V&R unipress

650 Jahre Universität Wien – Aufbruch ins neue Jahrhundert

Band 5

Hrsg. von Friedrich Stadler

im Namen der »Universitären Kommission zur wissenschaftlichen Aufarbeitung der Universitätsgeschichte, insbesondere im Rahmen des 650-Jahr-Jubiläums« und des Forums »Zeitgeschichte der Universität Wien« (Katharina Kniefacz und Herbert Posch)

Die Bände dieser Reihe sind peer-reviewed.

Daniela Angetter / Birgit Nemec /
Herbert Posch / Christiane Druml /
Paul Weindling (Hg.)

Strukturen und Netzwerke

Medizin und Wissenschaft in Wien 1848–1955

Mit 52 Abbildungen

V&R unipress

Vienna University Press

Bibliografische Information der Deutschen Nationalbibliothek
Die Deutsche Nationalbibliothek verzeichnet diese Publikation in der Deutschen Nationalbibliografie; detaillierte bibliografische Daten sind im Internet über http://dnb.d-nb.de abrufbar.

Veröffentlichungen der Vienna University Press erscheinen im Verlag V&R unipress GmbH.

Mit finanzieller Unterstützung der Österreichischen Akademie der Wissenschaften, der Universität Wien / Forum Zeitgeschichte der Universität Wien, der MA 7 / Kulturabteilung der Stadt Wien und des Josephinums – Ethik, Sammlungen und Geschichte der Medizin.

Umschlagabbildung unter Verwendung von: Eingang Alserstraße 4, Zeitungsdruck, Josephinum – Ethik, Sammlungen und Geschichte der Medizin, MedUni Wien/Josephinum – Ethics, Collections and History of Medicine, MedUni Vienna, Bildarchiv, MUW-FO-IR-000105–0108.
Druck und Bindung: CPI books GmbH, Birkstraße 10, D-25917 Leck
Printed in the EU.

Vandenhoeck & Ruprecht Verlage | www.vandenhoeck-ruprecht-verlage.com

ISBN 978-3-8471-0916-7

Inhalt

3. Gesetze, Richtlinien und Reformen

4. Formen der Institutionalisierung

5. Austausch zwischen Wissenschaft, Philosophie und Kunst

6. Mobilität und Wissenstransfer

Geleitwort des Rektors der Universität Wien und des Rektors der Medizinischen Universität Wien

Die vorliegende Publikation zur Wiener Medizingeschichte 1848 bis 1955 ist der fünfte Band der Festschrift *650 Jahre Universität Wien – Aufbruch ins neue Jahrhundert*, die zum 650-Jahr-Jubiläum der Universität Wien 2015 begonnen wurde, und fokussiert auf die Medizin, die 639 dieser 650 Jahre als Fakultät der Universität Wien wirkte, seit 2004 als Medizinische Universität Wien eigenständig ist. Die Medizin war und ist ein wichtiger Faktor für die internationale Bedeutung von Wien als Universitätsstandort. Der Band beschäftigt sich wie die gesamte Reihe mit dem Zeitraum des »langen 20. Jahrhunderts« und nimmt dabei auch die Auswirkungen von Faschismus und Nationalsozialismus in den Blick.

Churchills Zitat »*A nation that forgets its past has no future*« ist für den vorliegenden Sammelband ein passendes Motto. Noch bis zur rezenten Jahrtausendwende war die österreichische Medizingeschichte vielfach romantisch geprägt von der glorreichen Zeit der I. und II. Wiener Medizinischen Schule und dem Versuch »nahtlos« an die Gegenwart anschließen zu können. Diese Vergangenheitsvergessenheit hat auch für unsere Universitäten tiefgreifende Folgen mit sich gebracht. Insbesondere die verheerenden Auswirkungen des Jahres 1938 waren eine Warnung der Geschichte an kommende Generationen, die lange ungehört blieb.

Die Beiträge dieses Bandes gehen weit über den engeren Rahmen der universitären Medizinwissenschaft hinaus und nehmen die verschiedenen außeruniversitären gesellschaftlichen Wirkungsfelder der Medizin in den Blick wie auch ihre Strukturen und Netzwerke international.

Der Campus der Universität Wien, das alte Allgemeine Krankenhaus, war seinerzeit die Wirkstätte der I. und II. Wiener Medizinischen Schule. Der Gebäudekomplex wurde 1988 durch die Stadt Wien der Universität Wien geschenkt. Seit der Eröffnung 1998 wird er als Campus der Geistes- und Kulturwissenschaften der Universität Wien genutzt und feiert heuer das 20-jährige Bestehen. Der Campus der Medizinischen Universität, das Areal des neuen Allgemeinen

Krankenhauses (AKH), dient weiterhin der medizinischen Forschung und Lehre sowie der medizinischen Versorgung Österreichs.

Unser besonderer Dank gilt der »Arbeitsgruppe Geschichte der Medizin«, die in internationaler und interdisziplinärer Arbeit die letzten drei Jahre organisationsübergreifend – Universität Wien, Medizinische Universität Wien, Josephinum – Ethik, Sammlungen und Geschichte der Medizin, Kommission für Geschichte und Philosophie der Wissenschaften an der Akademie der Wissenschaften u. a. – diesen wichtigen Beitrag zur Medizingeschichte Österreichs ermöglichte.

Univ.-Prof. Dr. Heinz W. Engl
Rektor der Universität Wien

Univ.-Prof. Dr. Markus Müller
Rektor der Medizinischen Universität Wien

Geleitwort der Direktorin des Josephinums – Ethik, Sammlungen und Geschichte der Medizin

Wir können die großartigen Errungenschaften der heutigen Medizin nur verstehen, bewerten und anerkennen, wenn wir um die Geschichte der Medizin, die Theorie und Philosophie wissen. Dieses Wissen trägt zur Wertschätzung der Leistungen der früheren Ärztinnen und Ärzte und zum Verständnis für ihre Entdeckungen und Entwicklungen bei, die sich alle nur aus der Geschichte heraus in ihrer ganzen Bedeutung den heutigen BeobachterInnen darstellen. An der Grenze zwischen Naturwissenschaften und Geisteswissenschaften gelagert, muss Medizin auch methodisch verstanden werden. Und besonders wichtig ist die Medizingeschichte für das Gebiet der Medizinethik: Ethik als wissenschaftliche Reflexion der Moral, die uns begründete Antworten auf die Frage »Was soll ich tun?« geben kann.

Es gibt keinen anderen Ort in Wien, der so eng mit der Geschichte der Medizin verbunden ist, der der logische Ort ihrer Institutionalisierung ist, wie das Josephinum in der Währingerstrasse 25 – damit ist das Josephinum für uns auch Symbol des Verständnisses der Medizin. Das Josephinum wurde von Joseph II. 1785 unmittelbar neben dem nur ein Jahr früher errichteten Allgemeinen Krankenhaus als militärchirurgische Akademie gegründet. Isidor Canevale, aus Vincennes bei Paris stammend, hat es erbaut. Es ist der Ort, der die Chirurgie erstmals zu einer akademischen Disziplin gemacht hat: Mit dem Josephinum wurde des Kaisers Wunsch, die Ausbildung der Feldchirurgen dem Studium der an der Universität Wien gelehrten Ärzte gleichwertig zu machen, umgesetzt.

Nach einer wechselvollen Geschichte der Institution, auf die an anderem Ort in diesem Band näher eingegangen wird, wurde im Jahr 1920 auf Anregung des Internisten Karel Frederik Wenckebach das schon 1914 gegründete medizinhistorische Institut im Gebäude des Josephinums untergebracht. Hier existiert seither die Medizingeschichte – die einzige derartige universitäre Institution Österreichs. Das Josephinum ist ein Teil der Medizinischen Universität Wien und damit ihr historisches Symbol. Wenckebach war es auch, der schon früh dafür eintrat, im Josephinum »ein österreichisches medizinhistorisches Museum« einzurichten. Dieses gibt es heute: Es präsentiert die großartigen anatomischen Wachsmodelle aus Florenz, die Joseph II. privat in Auftrag gegeben hatte, die gegen Ende des 18. Jahrhunderts auf Maultieren über die Alpen gekommen waren und seither ununterbrochen im Josephinum ausgestellt sind. Des Weiteren ist die Sammlung chirurgischer Instrumente, darunter die Musterinstrumente, die Giovanni Brambilla als erster Direktor der Akademie in Auftrag gegeben hatte, integraler Teil des Museums und seiner Sammlungen. Auch umfangreiche Bibliotheken und viele andere bedeutende medizinhistorische Objekte, die von Max Neuburger, dem Doyen der Medizingeschichte und ersten im Josephinum residierenden Ordinarius, gesammelt worden waren oder durch Nachlässe und Schenkungen in das Haus gekommen sind, sind zu besichtigen.

Die Medizinische Universität Wien, die 2004 aus der 1365 gegründeten Universität Wien hervorgegangen ist, hat einen neuen Aufschwung für das traditionelle Haus initiiert. Ab 2011 wurden ein neues Konzept, ein neuer Öffentlichkeitsauftritt, extern kuratierte Ausstellungen, die sich vertiefend den Beständen des Hauses widmen und dazu noch die Einbeziehung der großartigen Leistungen der Hightech-Medizin der Ärzte und Ärztinnen der Medizinischen Universität im Allgemeinen Krankenhaus der Stadt Wien lanciert. Ebenso wurde mit zeitgenössischer Kunst das Josephinum in den Fokus des Interesses neuer Besuchergruppen gebracht.

Viele einzelne Aspekte können heute zusammengefasst werden, die das öffentliche Augenmerk auf die Sammlungen und das Haus lenken und zum Besuch des medizinhistorischen Museums einladen: Der Gedanke der »medizinhistorischen Meile«, einst von Karl Sablik geprägt, wurde von der Medizinischen Universität aufgegriffen und von Franz Kainberger in seiner Zeit als Präsident der Gesellschaft der Ärzte in Wien 2014 gemeinsam mit dem Josephinum neu interpretiert. Aktivitäten mit anderen Institutionen wie dem Narrenturm, der jetzt zum Naturhistorischen Museum gehört, dem Institut für Zeitgeschichte der Universität Wien, dem Forschungszentrum für molekulare Medizin der Österreichischen Akademie der Wissenschaften – CeMM oder Institutionen im Ausland wie dem Medizinhistorischen Museum der Charité in Berlin bieten ein neues Forum für Vernetzungen, InteressentInnen und BesucherInnen. Leitmotiv all dieser Tätigkeiten ist die Geschichte der Medizin.

Eine der nachhaltigsten Aktivitäten zur Reanimierung der österreichischen Medizin- und Wissenschaftsgeschichte wurde auf Initiative von Felicitas Seebacher unternommen. Es ist ihrer konsequenten Bemühung zu verdanken, dass 2015 gemeinsam mit dem Josephinum eine Arbeitsgruppe zur Geschichte der Medizin der Kommission für Geschichte und Philosophie der Wissenschaften an der Österreichischen Akademie der Wissenschaften ins Leben gerufen wurde. Diese Initiative fasst die zu diesem Thema forschenden WissenschaftlerInnen aus den verschiedensten Disziplinen zum Zwecke des Austauschs und der Diskussion zusammen. Das Projekt wird von Felicitas Seebacher mit Helmut Denk, Arzt und früherem Präsidenten der Österreichischen Akademie der Wissenschaften, geleitet.

Neue Formate auf diesem Gebiet sind auch: Die der Medizingeschichte gewidmeten »Max Neuburger-Lectures«, gemeinsam vom Josephinum und der Arbeitsgruppe veranstaltet und im Jahr 2015 durch einen Vortrag von Paul Weindling von der Oxford Brookes Universität inauguriert, oder die neuen, im Jänner 2018 erstmalig veranstalteten »Josephinum Lectures«, die Wissenschaft, Kultur, Kunst und Medizin auf intellektueller und internationaler Ebene verbinden.

Mit großer Freude habe ich die Arbeitsgruppe zur Geschichte der Medizin eingeladen, ihre Tätigkeit im »Josephinum – Ethik, Sammlungen und Geschichte der Medizin« anzusiedeln und dem Thema hier ein würdiges Heim zu geben! Die erste Veröffentlichung *Strukturen und Netzwerke – Medizin und Wissenschaft in Wien, 1848–1955. Wissenschaft, Politik, Ökonomie, Gesellschaft und Kultur im Kontext internationaler Veränderungsprozesse* ist hier entstanden und weist den Genius Loci dieses wunderbaren Gebäudes und seiner großen Vergangenheit auf.

Christiane Druml
Direktorin des Josephinums –
Ethik, Sammlungen und Geschichte der Medizin
der Medizinischen Universität Wien

Geleitwort des Altpräsidenten der Österreichischen Akademie der Wissenschaften

Die interdisziplinäre Arbeitsgruppe »Geschichte der Medizin« wurde 2014 im Rahmen der Kommission für Geschichte und Philosophie der Wissenschaften der Österreichischen Akademie der Wissenschaften gegründet. Ihr besonderes Anliegen sind Wiederbelebung und Förderung medizinhistorischer Forschung im Zusammenwirken zwischen der Akademie, den Universitäten, wissenschaftlichen Gesellschaften und ärztlichen Interessensvertretungen. Es gilt, wissenschaftliche Erkenntnisse, Strukturen und Organisationsformen, nationale und internationale Vernetzung sowie Ausstrahlung in Lehre und Forschung der österreichischen, insbesondere aber der Wiener Medizin, sowie deren mannigfaltige Wechselbeziehungen mit Gesellschaft, Kunst und Politik zu beleuchten. Gleichzeitig sollen Mythenbildung und Fortschrittserzählungen kritisch hinterfragt werden.

Die Beiträge in der vorliegenden Publikation werden diesem Auftrag gerecht und zeichnen ein buntes Bild der Wiener Medizin zwischen 1848 und 1955, einer Zeit mit Höhen und Tiefen, Licht und Schatten, internationaler Ausstrahlung und provinzieller Verblendung, Fortschritt und Stillstand, bahnbrechenden Leistungen und menschlichen Tragödien.

Mehr denn je gilt heute für die Medizin: »Die Tiefen der Medizin bleiben denjenigen verborgen, die die Naturgeschichte nicht kennen«[1], wobei geisteswissenschaftliches Grundlagenwissen einzubeziehen ist.

Helmut Denk
Präsident der ÖAW von 2009 bis 2013 /
Gemeinsam mit Felicitas Seebacher
Leiter der AG »Geschichte der Medizin«

1 Vgl. den Beitrag von Daniela Angetter in diesem Band.

Geleitwort des Obmanns der Kommission für Geschichte und Philosophie der Wissenschaften der Österreichischen Akademie der Wissenschaften

Es ist mir eine besondere Freude, die Fertigstellung des vorliegenden Sammelbandes begrüßen zu können. Alle Arbeitsgruppen der Kommission für Geschichte und Philosophie der Wissenschaften haben das Ziel, in Publikationen die Ergebnisse ihrer Forschungen zu präsentieren. Obwohl mehrere Werke sich in teilweise weit vorgeschrittenem Stadium der Fertigstellung befinden, ist der vorliegende Band der erste, der tatsächlich gedruckt wird und somit die Ergebnisse der Arbeitsgruppe Medizingeschichte dokumentiert.

Innerhalb der Kommission hat diese Arbeitsgruppe besonders viele Aktivitäten gesetzt. Sie gehen weit über ihr wichtigstes Projekt, die Erstellung des vorliegenden Sammelbandes, hinaus. Sie hält regelmäßige Treffen ab und bezieht viele Personen ein, die an ihren Themen Interesse haben. Sie hat auch die Max Neuburger Lectures ins Leben gerufen, die sich medizinhistorischen Themen widmen.

Ich gratuliere der Arbeitsgruppe, insbesondere Herrn Prof. Denk und Frau Dr. Seebacher, herzlich zu diesem großen Erfolg!

Hermann Hunger
ÖAW Kommissionsobmann

Daniela Angetter / Birgit Nemec / Herbert Posch

Einleitung

Die Geschichte der Medizin in Wien wurde bisher vielfach als Geschichte erfolgreicher lokaler Schulen und produktiver intellektueller Milieus beschrieben. Die sogenannte II. Wiener Medizinische Schule wird noch heute mit dem Aufstieg Wiens als Standort für medizinische Wissenschaft und Praxis in der Mitte des 19. Jahrhunderts assoziiert. Die bisherige Medizingeschichtsschreibung beleuchtete vor allem den Umstand, dass die »Wiener Medizin« ihr hohes Prestige durch herausragende Persönlichkeiten und spezielle lokale Innovationen erhielt – ermöglicht durch ein kreatives und intellektuelles Umfeld Wiens als Reichsmetropole der Habsburgermonarchie, gekoppelt an den umfassenden Zugang zu »Krankenmaterial« eines der größten Allgemeinen Krankenhäuser in Europa und die Verknüpfung der metropolitanen Krankenversorgung mit der medizinischen Forschung an den Wiener Universitätskliniken. Wie auch an den anderen wichtigen europäischen Medizinstandorten war die Medizingeschichtsschreibung in Wien lange Zeit lokal geprägt. Die »Wiener Medizinische Schule« wurde konstruiert, beforscht und vermittelt, wobei immer »großzügig« mit der Reklamierung von »Wiener MedizinerInnen« umgegangen wurde, die anderswo beispielsweise als Budapester, Prager oder Krakauer MedizinerInnen gelten. Als Beispiel wäre hier etwa der Gynäkologe und Geburtshelfer Ignaz Philipp Semmelweis (1818–1865) zu nennen, der Vorreiter der Antisepsis, dessen Leistungen sowohl Wien als auch Budapest für ihre jeweilige Traditionsbildung und Geschichtsschreibung beanspruchten. Demgegenüber stellt die Frage, welche Wissenschaftsbeziehungen und überregionalen Netzwerke lokale Strukturen prägten und umgekehrt, noch weitgehend ein Forschungsdesiderat dar. Anhand einer Darstellung dieser komplexen Beziehungen zwischen AkteurInnen und ihrem Umfeld sowie zwischen den akademischen, medizinischen und standespolitischen Institutionen, denen sie angehörten, können wissenschaftliche und soziale Strukturen und Netzwerke, die Wien mit anderen Zentren der Medizin verbanden und eine hohe Prägekraft für Forschung, Ausbildung, Karrierewege, medizinische Praxis und Memorialisierung bewiesen, rekonstruiert werden. Diese Beobachtung trifft auf Wien, aber ebenso auf andere

Standorte medizinischer Fakultäten zu, etwa auf Prag, Budapest oder Lemberg. Standards in der Forschung und der klinischen Praxis, sozialer und professioneller Austausch, das Zusammenwirken medizinischer und künstlerischer Sphären sowie die Mobilität von Menschen und Dingen – hierbei handelt es sich häufig um transnationale Phänomene. Diese Erkenntnis erfordert eine Aufmerksamkeit für Prozesse des Austauschs und ein Rekontextualisieren der bislang vielfach lokal fokussierten Geschichten der Medizin.

Ziel des Bandes ist diese Rekontextualisierung medizinischer Wissenschaft und Praxis in Wien im Sinn einer kritischen Erweiterung der bestehenden Forschungsliteratur und Evaluierung tradierter Fortschrittserzählungen, etwa von einer »Wiener Medizin« und ihren »Schulen«[1]. Perspektiven in der medizinhistorischen Forschung, die einen zeithistorisch orientierten, analysierenden Zugriff wählten und die sich bemühten, die Verbindung von ProtagonistInnen, Netzwerken, Institutionen und Themen herzustellen, wurden bereits zuvor gewählt, doch von einer sehr überschaubaren Gruppe von AkteurInnen und mit geringer Sichtbarkeit. Methodologisch ist der Band in diesem Sinn als Anregung zu einer verstärkten Forschung in diesem Bereich zu verstehen, als eine exemplarische, nicht auf Vollständigkeit ausgelegte Sammlung aussagekräftiger Fallstudien, die es durch zukünftige Arbeiten zu verdichten gilt. In einer nächsten Phase könnte ein Synthetisieren der Einzelstudien und Forschungsergebnisse erfolgen, wie auch eine stärkere Reflexion und ein Weiterentwickeln gemeinsamer Theorien und Forschungswerkzeuge. Anstatt allerdings den Versuch zu unternehmen, rasch ein neues Narrativ anzubieten, war es vor allem das Ziel, mit diesem Band ein offenes Forum für weitere Perspektiven einer kritischen Medizingeschichtsschreibung zu schaffen.

Perspektiven einer Geschichte der Medizin in Wien

Themen, die im Rahmen des Bandes nur in ersten Ansätzen behandelt werden konnten, jedoch in Zukunft eine eingehendere Betrachtung verdienen, sind unter anderem Fragen nach Netzwerken im regionalen, europäischen sowie internationalen Raum. Diese könnten etwa anhand der Geschichte professioneller Netzwerke eingehender rekonstruiert werden. Zu der **Gesellschaft der Ärzte** in Wien, zu diversen **ärztlichen Fachgesellschaften** und den zahlreichen renommierten **wissenschaftlichen Zeitschriften** (z. B. *Wiener Medizinische Wochenschrift* [1851–dato], *Wiener klinische Wochenschrift* [1888–dato]), die sowohl

1 Vgl. etwa Erna Leskys Publikation *Die Wiener medizinische Schule im 19. Jahrhundert* (Studien zur Geschichte der Universität Wien 6), Graz–Köln: Böhlaus Nachf. 1965.

medizinische als auch historische Beiträge publizierten, liegen erst vereinzelt Studien vor.

Eingehender unter dem Aspekt der Frage nach komplexen Beziehungen zwischen AkteurInnen und ihrem Umfeld zu untersuchen sind zudem **medizinische Orte und Einrichtungen** wie die **Poliklinik** in Wien, die sich auf die praktische allgemeinmedizinische Forschung und Versorgung konzentrierte und aus der wichtige Beiträge zur Wiener Medizin geliefert wurden, aber ebenso die anderen rund 15 **Wiener Spitäler** sowie die zahlreichen wissenschaftlichen **Fachbibliotheken**, wie jene der Gesellschaft der Ärzte und auch jene des Josephinums, der militärärztlichen Akademie in Wien, wo ein sehr früher Vertreter der Disziplin, Burghardt Eberle (1799–1839, ab 1832 Bibliothekar und Museumsleiter) historiografische Grundlagenarbeit leistete. Weiters zu nennen wären hier **Museen und Sammlungen** und deren Rolle in internationalen Beziehungen als zentraler Netzwerkknoten, von wo MedizinerInnen ihr Wissen in die Welt getragen haben sowie umgekehrt zahlreiche ExpertInnen aus dem Ausland zur Vertiefung ihres Wissens in Forschung und Versorgung nach Wien kamen und ihre Erfahrungen hier einbrachten. Der wissenschaftliche Austausch und die Frage nach Auswirkungen von Netzwerken auf Forschung, Karrierewege und medizinische Praxis könnten zudem eingehender an einem Modell der Gesundheitsversorgung untersucht werden; zum sogenannten geschlossenen Fürsorgesystem der sozialdemokratischen Stadtverwaltung des »**Roten Wien**« (1919–1934) liegen beispielsweise noch keine Studien vor, die internationale Bezugspunkte der lokal umgesetzten Form von Volkswohlfahrt oder hygienischer Versorgung beleuchten.

Wie die Beiträge dieses Bandes zeigen, orientierten sich Forschung und Praxis der Medizin in Wien von der Mitte des 19. bis zur Mitte des 20. Jahrhunderts generell international, wodurch die Medizinische Fakultät der Universität Wien zu einem Zentrum medizinischen **Wissenstransfers** wurde. Dieser Prozess war aber kein geradliniger, sondern auch immer wieder geprägt von **Brüchen und Zäsuren.** Als innerwissenschaftlicher und nationalpolitischer Bruch ist hier zentral die sich verändernde **Rolle der Sprachen** der Medizin zu nennen, die zu weiterführenden Forschungen anregen könnte. Das heute dominierende Englisch als *lingua franca* war damals noch auf das britische Kolonialreich beschränkt; das innerhalb der österreichisch-ungarischen Monarchie verbreitet verwendete Deutsch wurde zunehmend als national geprägt abgelehnt und an den Universitäten der Kronländer in Lehre, Forschung und Publikationen durch die jeweilige Nationalsprache ersetzt. Näher zu beleuchten wäre in Zukunft, wie dies einerseits den – oft unfreiwilligen – Abgang der rein deutschsprachigen Lehrenden aus den entsprechenden Universitäten und Kliniken (z. B. Prag, Budapest, Krakau, Lemberg etc.) mit einem starken Zug an die deutschsprachigen Universitäten der österreichischen Reichshälfte, allen voran Wien, bedingte. Andererseits wirkte sich die Sprachenvielfalt negativ auf die Rezeption der publizierten Forschungsergebnisse innerhalb der k. u. k Monarchie wie auch international aus, was bisher ebenfalls nur in Ansätzen untersucht wurde.

Auf die zentrale Rolle von politischen Zäsuren, etwa jene von **1918** durch die Auflösung der Monarchie nach dem verlorenen Weltkrieg und die Gründung neuer Nationalstaaten, wurde bereits in einem früheren Band dieser Reihe ausführlich hingewiesen.[2] Für den Bereich der Medizin wurde die Frage nach dem Entstehen neuer und nationaler Gesundheitssysteme mit ihren jeweiligen Anforderungen sowie Fragen der Umdeutung und Transformation bestehender Systeme, Werte und Praktiken bereits mit unterschiedlichen Schwerpunkten thematisiert und ebenfalls in den Beiträgen dieses Bandes behandelt. Es wäre lohnend, gezielter zu untersuchen, wie sich entlang politischer Zäsuren Wiener Standortvorteile oder -nachteile veränderten, wie sich etwa die Gültigkeit eines in Wien erworbenen Doktorats in Ländern der Monarchie wandelte oder welche »Privilegien« als Motivation für Studium oder Forschungen in Wien durch politische Veränderungen entstanden oder umgekehrt an Wirkung verloren.

Strukturelle Fragen nach der Rolle der ökonomischen Krise(n) nach dem verlorenen Weltkrieg und den folgenden Restriktionen besonders im staatlich finanzierten Gesundheits- und Bildungssektor werden in zahlreichen Überblicksdarstellungen erwähnt, doch fehlen noch tiefergehende Detailstudien zu den Auswirkungen auf die wissenschaftliche Praxis. Diese reichten von Einkommensverlusten, die Wien als Arbeitsort unattraktiver machten, über die Unmöglichkeit, aktuelle wissenschaftliche Publikationen oder essenzielle Forschungsmaterialien und -geräte zu erwerben, was, wie in Beiträgen dieses Bandes gezeigt, unter anderem zu tiefgreifenden Veränderungen in der universitären und außeruniversitären Lehre (als Einkommensquelle) sowie im Austausch von ForscherInnen und Forschungsergebnissen im internationalen Feld führte. Ursache und Wirkung hatten gleichermaßen einen Verlust des Vertrauens in die Überlebensfähigkeit des Reststaates Österreich zur Folge. Dies findet in der weit größeren Zäsur von **1938** seine Zuspitzung, als im Zuge der Machtergreifung der Nationalsozialisten annähernd die Hälfte der Wiener MedizinerInnen, der UniversitätsprofessorInnen und DozentInnen aus »rassischen« Gründen entlassen, vertrieben und vielfach auch ermordet wurden. Forschung und Lehre wurden im Nationalsozialismus diesem personell, wissenschaftlich und ideologisch untergeordnet. Der Zweite Weltkrieg entwickelte sich – wie schon zuvor der Erste Weltkrieg – medizinisch-wissenschaftlich gleichermaßen zu einem großen Experimentierfeld, wo jenseits der Grenzen von Menschlichkeit

2 Mitchell G. Ash, Die Universität Wien in den politischen Umbrüchen des 19. und 20. Jahrhunderts, in: Ders./Josef Ehmer (Hg.), *Universität – Politik – Gesellschaft* (650 Jahre Universität Wien – Aufbruch ins neue Jahrhundert 2), Göttingen: V&R unipress 2015.

und Menschenrechten auch medizinische Massenversuche durchgeführt wurden. Der 1938–1945 erfolgte Braindrain wirkte sich gerade im Bereich der Medizin katastrophal aus, zumal Österreich auch nach dieser Zeit wenig dazu beitrug, hier an alte Traditionen - personell wie inhaltlich - anzuknüpfen, aber nur in geringem Ausmaß das Potenzial hatte, diese in einem international relevanten Maßstab neu hervorzubringen. Strukturelle Veränderungen der Jahre nach 1945 bzw. 1955 in Wissenschaft und Praxis der Medizin in Wien stellen eine wichtige Perspektive dar, die in einer folgenden Publikation noch vertieft werden soll.

Hintergrund und editorische Hinweise

Der vorliegende Band geht auf eine Initiative der Arbeitsgruppe »Geschichte der Medizin« der »Kommission für Geschichte und Philosophie der Wissenschaften an der Österreichischen Akademie der Wissenschaften« (ÖAW) zurück, die es sich 2015 zur Aufgabe stellte, »lokale Strukturen und globale Netzwerke der ›Wiener Medizin‹ von 1848 bis 1955«, also das Zusammenspiel der »Wiener Medizin« mit Wissenschaft, Politik, Ökonomie, Gesellschaft und Kultur im Kontext internationaler Wissenschaftsbeziehungen, Veränderungsprozesse und Netzwerke zu untersuchen. Ziel war zudem eine Verankerung und Weiterbearbeitung der Ergebnisse im Rahmen von »open science« bzw. »science for policy«[3], also die Behandlung gesellschaftsrelevanter Fragen und die Anregung zur Erörterung des Verhältnisses von Wissenschaft und Gesellschaft aus historischer Perspektive, einfach zugänglich für eine größere Zahl von Menschen. Diese Charakteristika des Wissenschaftsforums prägten die Entstehung und den Charakter des Bandes und spiegeln sich zudem in einer interdisziplinären AutorInnenschaft (u. a. MedizinerInnen, ZeithistorikerInnen, KunsthistorikerInnen, WissenschaftshistorikerInnen, JuristInnen, SoziologInnen, GermanistInnen, PhilosophInnen, JapanologInnen) unterschiedlicher Herkunftsländer (Österreich, Deutschland, Tschechien, Ungarn, Ukraine, Großbritannien, Japan, Iran, Neuseeland) und institutioneller Zusammenhänge (Universitäten, Medizinische Universitäten, Akademien der Wissenschaften, Bibliotheken, Museen, aber auch außerhalb gängiger Institutionen arbeitender WissenschaftlerInnen

3 Ulrich Herb, *Open Science in der Soziologie. Eine interdisziplinäre Bestandsaufnahme zur offenen Wissenschaft und eine Untersuchung ihrer Verbreitung in der Soziologie* (Schriften zur Informationswissenschaft 67), Glückstadt: Hülsbusch 2015. – Michael Nielsen, *Reinventing Discovery. The New Era of Networked Science*, Princeton, N. J.: Princeton University Press 2011. – Peter Faulstich (Hg.), *Öffentliche Wissenschaft. Neue Perspektiven der Vermittlung in der wissenschaftlichen Weiterbildung*, Bielefeld: transcript 2006. – Andreas E. Neuhold, *Open Science. Potentiale eines neuen Wissenschaftsansatzes*, Norderstedt: Books on Demand 2016.

wie auch Studierender und internationaler Postgraduates) wider. Die hierbei interagierenden, disziplinär unterschiedlichen Arbeitsweisen, wissenschaftlichen Methoden und Fragestellungen stellen sowohl eine produktive Stärke und Bereicherung dieses Bandes dar, sind aber auch immer wieder Herausforderungen der inter- bzw. transdisziplinären Zusammenarbeit.

Auch in diesem Band der Reihe »650 Jahre Universität Wien« wurden zudem gewisse sprachliche Authentizitätsmerkmale der AutorInnen nach Möglichkeit erhalten. Auf die Nennung der jeweiligen Adelstitel der behandelten historischen ProtagonistInnen wurde der Übersichtlichkeit halber verzichtet.

Aufbau des Buches

Die 32 in diesem Band versammelten Beiträge teilen neben den genannten historiografischen Überlegungen die Frage nach dem Zusammenwirken von Strukturen und Netzwerken – welche als eng verschränkte Ebenen verstanden werden. Unter dem Begriff der Strukturen werden hier, etwa im Sinn Reinhard Kosseleks, Zusammenhänge verstanden, »die nicht in der strikten Abfolge von einmal erfahrenen Ereignissen aufgehen«[4], also etwa wissenschaftliche Organisationen und theoretische Ordnungen. Unter dem Netzwerk-Begriff wird für den Kontext dieses Bandes weniger die systematische Netzwerkanalyse gefasst, als allgemeiner ein »Gefüge, in dem man sich verstrickt, eine Struktur, die sich selber verknotet, oder aber auch eine Formation, die zusammenhält, verbindet, ordnet und strukturiert«[5]. Grundlegende Fragen nach Beziehungen (lokale, regionale, europäische sowie internationale) zwischen AkteurInnen und ihrem Umfeld sowie Formen des geistigen Austauschs und der Verflechtung stehen im Vordergrund. Gemeinsame forschungsleitende Fragen, die in den hier versammelten Einzelbeiträgen in ersten Ansätzen bearbeitet werden konnten, sind unter anderem: Wie griffen lokale Strukturen sowie trans- und internationale Netzwerke ineinander? Wie prägten transnationale Entwicklungen das Bild der Stadt als medizinisches Zentrum? Welche lokalen und internationalen Netzwerke wurden aufgebaut und welchen Einfluss hatten sie auf die medizinische Praxis in Wien und anderen Zentren der Medizin? Der zeitliche Fokus liegt auf dem Zeitraum 1848 bis 1955, wobei über den engen Rahmen hinaus weitergedacht wurde, wo es für den entsprechenden Zusammenhang erforderlich schien.

Den Auftakt des Bandes bilden **historiografische und erinnerungspolitische**

4 Reinhard Kosselek, Darstellung, Ereignis und Struktur, in: Ders., *Vergangene Zukunft. Zur Semantik geschichtlicher Zeiten*, Frankfurt: Suhrkamp 1979, 144–157, 146.

5 Heiner Fangerau/Thorsten Halling, *Netzwerke. Allgemeine Theorie oder Universalmetapher in den Wissenschaften?*, Bielefeld: transcript 2009, 7.

Gedanken zu den Wiener Medizinischen Schulen und Memorialformen exemplarischer Vertreter. Was war die Rolle von Memorialformen und Wechselbeziehungen mit literarischen, philosophischen und künstlerischen Positionen in der »Wiener Medizin«? Was lernen wir über Austauschprozesse mit anderen Orten der Medizin aus einer kritischen Analyse des Konzepts »medizinischer Schulen«, aus Selbst- und Fremddarstellungen der »Wiener Medizin« in Kunst und Literatur, aus Denkmälern an unterschiedlichen Orten? Brigitte Lohff untersucht das Konzept von zwei »Wiener Medizinischen Schulen«. Das Spezifikum der »I. Wiener Medizinischen Schule« im 18. Jahrhundert, die Ergänzung der theoretischen medizinischen Lehre um die praktische Ausbildung direkt an den PatientInnen, wurde entsprechend der gängigen Historiografie rasch vom schulspezifischen Charakteristikum zum medizinischen Standard. Im Zentrum der »II. Wiener Medizinischen Schule« stand Mitte des 19. Jahrhunderts die Vernaturwissenschaftlichung und Forschungsorientierung der medizinischen Ausbildung und Praxis sowie die Zielsetzung, Gesellschaft durch medizinisches Wissen umgestalten zu können, was im 20. Jahrhundert ebenfalls zur Norm wurde und damit das Ende eines Wiener Spezifikums darstellte. Lohff untersucht die sogenannten Wiener Schulen der Medizin anhand von umfangreichem Quellenmaterial in ihren Entstehungszusammenhängen, chronologisiert und arbeitet ihre Leitkonzepte und Protagonisten heraus und konfrontiert diese Befunde kritisch mit gängigen historiografischen Befunden. Wie unterschiedlich Protagonisten der »Wiener Medizin« in Erinnerung geblieben sind, veranschaulicht Julia Rüdiger in ihrer Auseinandersetzung mit den Denkmälern einiger Ärzte und Professoren der »Wiener Medizinischen Schulen«. Mit einem interdisziplinären Ansatz aus Kunstgeschichte, *cultural memory studies* und Medizingeschichte beschäftigt sich der Beitrag mit unterschiedlichen Formen der Denkmalsetzung für Mediziner und arbeitet heraus, was medizinhistorisch als darstellungswürdig galt und wie die Darstellungsformen das »Image« des Medizinberufs prägten.

Der zweite Abschnitt zu **Wissenschaft und Stadt** versammelt zwei Beiträge zu der **Frage nach der Transformation medizinischer Orte** im Stadtraum im Kontext internationaler Entwicklungen, wobei hier die größere Frage nach der Rolle materieller Kulturen der Medizin für den Austausch mit anderen Standorten medizinischer Praxis, Forschung, Ausbildung und Lehre den Hintergrund bildete. Tatjana Buklijas untersucht in ihrer Analyse anatomischer Sammlungen im Wien des 19. Jahrhunderts eine Sammlung im Kontext der Wiener bzw. österreichisch(-ungarischen) Gesellschaft, Kultur und Politik. Von anfangs noch »barocken« Sammlungstraditionen, die das Spektakuläre und den Schauwert der Präparate in den Mittelpunkt stellten, wird am Beispiel der anatomischen Sammlung von Joseph Hyrtl (1810–1894) verdeutlicht, wie sich innerhalb einer Generation der Umgang mit den Exponaten hinsichtlich ihrer erzieherischen und forscherisch-veranschaulichenden Verwendung, sowohl im universitären als auch im volksbildnerischen Kontext, veränderte. Brigitte Lohff untersucht anhand der 1784 gegründeten außeruniversitären medizinisch-chirurgischen Josephs-Akademie (»Josephinum«) und ihrer Protagonisten die Veränderung eines zentralen, jedoch bislang in der Forschung noch wenig beachteten Ortes der Medizin in der zweiten Hälfte des 19. Jahrhunderts. Lohff beleuchtet die institutionelle Verknüpfung von praktischen medizinischen Ausbildungserfordernissen des Militärs mit allgemeinen wissenschaftlichen Forschungsaufgaben sowie die Rolle der dafür erforderlichen materiellen Dimensionen, den Bücher-, Wachsmodell- und Präparatesammlungen. So wurde das Josephinum mit dem angeschlossenen Haupt-Garnisonsspital, neben und in Konkurrenz zur zivilen Forschung und Ausbildung an der Universität in Verbindung mit dem Allgemeinen Krankenhaus, eine wichtige Ressource der rasanten medizinischen Entwicklung des 19. Jahrhunderts.

Die Beiträge im dritten Abschnitt behandeln **Gesetze, Richtlinien und Reformen** und teilen hierbei die Frage, wie lokale Konzepte – etwa Universitätsreformen, Ausbildungsordnungen und Berufsgesetze – als Impulsgeber für strukturellen Wandel auf lokaler Ebene fungierten und inwieweit es sich dabei um transnationale Prozesse handelte. Welche Fachgesellschaften, Interessens-, Standesvertretungen, Auslandsbeziehungen und sonstigen nationalen und internationalen Netzwerke waren in der Umsetzung und Reform von oder Kritik an Gesetzen, Richtlinien und Reformen relevant, speziell was Veränderungen in Inhalt und Struktur des Medizinstudiums vom Ende des 18. bis zum Beginn des 20. Jahrhunderts betrafen? Daniela Angetter untersucht in ihrem Beitrag, inwieweit in den Studienordnungen der Universität Wien von 1774 bis zum beginnenden 20. Jahrhundert geistes- und naturwissenschaftliche sowie medizinhistorische Wissensbestände für die praktische Tätigkeit des Arztes für notwendig erachtet wurden. Hierbei spielten die Auffassung vom Umgang mit PatientInnen und Fragen der Ethik, der Gesundheitskommunikation und der Legitimation des therapeutischen Handelns eine wichtige Rolle. Felicitas Seebacher untersucht in ihrem Beitrag die Beziehungen zwischen Biopolitik und Gesetzgebung in Debatten um die Gleichberechtigung von Frauen im Medizinstudium. Damit beleuchtet sie einen bislang kaum untersuchten Zusammenhang von Frauenbewegung auf der einen Seite und medizinischem Blick auf die bürgerliche Geschlechterordnung auf der anderen Seite als Einflussfaktoren auf die Öffnung des Medizinstudiums für Frauen um 1900. Die Medizinische Fakultät der Universität Wien wird als Männerdomäne kenntlich gemacht, die Frauen den Zugang zur Universität lange Zeit mit biologistischen Argumenten und antifeministischem Lobbying in Wissenschaftspolitik und Gesellschaft verweigerte, wogegen die sich langsam formierenden Frauenbewegungen erst ankämpfen mussten. Weiters führt Seebacher aus, welche Bedeutung lokale und globale Netzwerke für das berufliche Selbstbewusstsein der ersten Medizinstudentinnen und Ärztinnen im 20. Jahrhundert hatten.

Der vierte Abschnitt fokussiert auf **Formen der Institutionalisierung** im Bereich der Medizin und behandelt dabei im Speziellen die Entwicklung von den Ärztevereinen zur Ärztekammer, die internationalen und nationalen Netzwerke der Gesellschaft der Ärzte in Wien und die Etablierung von losen Fortbildungsangeboten bis zu strukturierter postgradueller Weiterbildung von MedizinerInnen. Michael Memmer thematisiert in seinem Beitrag die Institutionalisierung der ärztlichen Standesvertretung im Zeitraum von 1848 bis 1949: Die Ablösung dieser Funktion von den universitären Doktorenkollegien hin zu eigenständigen, außeruniversitären Organisationsformen, von losen Vereinen bis zur ersten gesetzlich verankerten Ärztekammer und das Agieren – und Reagieren – der Wiener Ärzteschaft. Die Universitätsreform 1848/49, das erste Ärztekammergesetz 1891 und der »Anschluss« Österreichs 1938 bzw. die dadurch in Kraft tretende deutsche Reichsärzteordnung sind dabei wesentliche Meilensteine und Zäsuren. Hermann Zeitlhofer und Franz Kainberger konzentrieren sich in ihrem Beitrag anhand einer Analyse der »korrespondierenden Mitglieder« der Gesellschaft der Ärzte in Wien auf die internationalen und nationalen Netzwerke dieses außeruniversitären Vereins von der Mitte des 19. bis zur Mitte des 20. Jahrhunderts. Sie legen hierbei erste Forschungsergebnisse aus bislang unzugänglichen Archivbeständen vor und beleuchten so etwa die Rolle der Vereinsmitgliedschaft im Kontext der internationalen und überregionalen Vernetzung der korrespondierenden Mitglieder. Der Verein war im ersten Jahrhundert seines Bestehens einer der zentralen Kristallisationspunkte der Blütezeit der Wiener Medizin und übte eine wichtige Funktion als Standesvertretung im internationalen Gefüge medizinischer Netzwerke aus. Zur Struktur und Internationalität im Fortbildungsangebot der Medizinischen Fakultät der Universität Wien ab dem ausgehenden 19. Jahrhundert arbeitet Franz Lackner in seinem Beitrag zur postgraduellen Fortbildung. Er skizziert die Entwicklung der Fortbildungsangebote von österreichischen und internationalen MedizinerInnen von der Einführung von Ferialkursen bis zur dauerhaften Etablierung dieser Angebote im Rahmen der heute noch existierenden Wiener Medizinischen Akademie für Fortbildung und Forschung. Dabei macht er die Interaktion von Universität, Gesundheitsbehörden und deren gesellschaftlicher Vernetzung im Zusammenhang mit politischen Umbrüchen im 20. Jahrhundert sichtbar.

Im folgenden Abschnitt wird der interdisziplinäre **Austausch zwischen Medizin, Wissenschaften, Philosophie und Kunst** in den Blick genommen. Josef Hlade blickt zurück auf die Periode vor der besser beforschten Zeit der Medizin im Wien des Fin de Siècle und beschäftigt sich mit dem Austausch und der gegenseitigen Beeinflussung zwischen Vertretern der sogenannten II. Wiener Medizinischen Schule und der österreichischen Philosophie am Beispiel des deutsch-österreichischen Hirnanatomen Theodor Meynert (1833–1892). Hlade argumentiert, dass Meynert, unter anderem mit Referenz auf Ernst Machs (1838–1916) Prinzip der Denkökonomie, eine international bedeutende Wahrnehmungspsychologie entwickelte. Seine Physikalisierung des Ich, die sich auch in kritischer Auseinandersetzung mit Philosophen wie Franz Brentano (1838–1917) entwickelte, wurde zum Vorreiter der modernen Neuropsychologie und Neuropathologie sowie zur Grundlage der Psychiatrie und der Behandlung von »Geisteskrankheiten«. Ursula Rokitansky-Tilscher gibt in ihrem Beitrag einen ersten Einblick in die erst kürzlich entdeckte Privatkorrespondenz des pathologischen Anatomen Carl Rokitansky (1804–1878). Sie fokussiert hierbei auf einen bislang wenig bekannten Aspekt seiner Biografie, seine künstlerischen und philologischen Interessen sowie seine familiären Netzwerke mit bedeutenden VertreterInnen aus Literatur, Kunst und Musik. Rokitansky-Tilscher gelingt es mit ihrem Beitrag, der sich als Auftaktstudie versteht, lohnende Desiderate für weiterführende Forschungsarbeiten zu formulieren, etwa hinsichtlich dem Zusammenhang von Karrierewegen, privaten Vernetzungen sowie Idealen und Werthaltungen. Auch die kurze Studie Georg Vasolds beschreibt ein Forschungsdesiderat, in diesem Fall anhand des Physiologen Ernst Wilhelm Brücke (1819–1892). Vasold zeigt, dass die gegenseitige Befruchtung und Abgrenzung von Kunstwissenschaft und Wahrnehmungsphysiologie im Wien des Fin de Siècle als Themenfeld Aufmerksamkeit verdient, etwa indem er auf den Umstand verweist, dass Brücke als Mitglied eines informellen Netzwerks progressiv gesinnter Wissenschaftler in Auseinandersetzung mit dem Wiener Kunsthistoriker Rudolf Eitelberger (1817–1885) zahlreiche Studien verfasste, in denen er die Kunstforschung auf naturwissenschaftliche Grundlagen zu stellen suchte. Die engen personellen wie inhaltlichen Verflechtungen zwischen den Disziplinen im damaligen Wien können so beleuchtet werden. Bezüge zwischen Literatur und Medizin untersucht Tomoyo Kaba in ihrem Beitrag über die Darstellung von Krankheit um 1900 in ausgewählten Werken Arthur Schnitzlers (1862–1931). Durch eine Analyse des ärztlichen Umgangs mit Tuberkulose-, Sepsis- und SyphilispatientInnen und der Beschreibungen von Krankheit in Schnitzlers Arbeiten kommt sie zu der Schlussfolgerung, dass Schnitzlers literarisches Werk unter dem Einfluss der Tradition des »therapeutischen Nihilismus« stand, einem Merkmal der Medizin im Wien des 19. Jahrhunderts. Den Austausch zwischen Medizin und Wissenschaft, Philosophie, Soziologie und Sozialtheorie behandelt Gudrun Exner in ihrem Beitrag anhand des Wiener Privatgelehrten und Soziologen Rudolf Goldscheid (1870–1931). Dessen Konzept der »Menschenökonomie« wurde zum einen als utopisches Universalkonzept rezipiert, zum anderen wurde ihm zugetraut, einen Beitrag zum Aufbau des modernen Sozial- und Wohlfahrtsstaates zu leisten. Exner zeigt auf Basis bisher wenig bekannter Bezugspunkte und Korrespondenz von Goldscheid, etwa mit dem Sozialpolitiker und Anatomen Julius Tandler (1869–1936) oder der Pazifistin Bertha von Suttner (1843–1914), wie sich Debatten zu Wohlfahrtskonzepten, lamarckistisch motivierter Reformeugenik, Soziologie, Monismus, Pazifismus und der Frauenfrage überlagerten und gegenseitig Impulse lieferten.

Der sechste Abschnitt setzt sich mit dem Zusammenhang von **Mobilität und Wissenstransfer** auseinander. Die Beiträge teilen das Interesse für Prozesse des Transfers und Re-Transfers von Personen und Wissen und untersuchen in diesem Kontext speziell Aspekte von Bildung, Ausbildung, Karriereverläufen und Wissensproduktion als Formen der Vernetzung im urbanen, regionalen, europäischen und internationalen Feld. Jan Surman thematisiert die Mobilität der Mediziner der österreichisch-ungarischen Monarchie in den Jahren 1848 bis 1918 als »Peregrinatio Medica« und untersucht dabei die Konstruktion und Etablierung der Wiener Universität als Hauptstadtuniversität. Anhand kollektivbiografischer Methoden erforscht er die finanziellen und sozialen Bedingungen und Berufungspraxen der Medizinischen Fakultät der Universität Wien. Er stellt dabei das Potenzial der Privatdozenten den Ordinarien gegenüber in den Vordergrund und nimmt deren Perspektive für die Analyse ein. In seinem vergleichenden Ansatz erweitert er dabei den bisher dominierenden partikularistischen Blick auf die Wiener Universität und ihre Rolle in der Matrix der habsburgischen Hochschulwelt zwischen Privilegierung und Prekariat. Die umgekehrte Perspektive, von der Peripherie auf das Zentrum dieser Matrix, nehmen Marta Nadraga, Borys Zimenkovs'kyj, Oleksandr Lucyk und Tymofij Kalynjuk ein. Sie beleuchten den Einfluss der Wiener Medizin auf die Entwicklung der Nationalen Medizinischen Danylo-Halyc'kyj-Universität L'viv/Lemberg vom späten 18. Jahrhundert bis zum Ende des Ersten Weltkriegs. Die AutorInnen analysieren den Austausch des Know-hows zwischen Studenten, Assistenten und Professoren der österreichischen Universitäten in Lemberg und Wien in beide Richtungen und den Beitrag der Wiener Akteure beim Aufbau der medizinischen Lehre und Forschung in Lemberg in den unterschiedlichen Phasen der Entwicklung. Mit Netzwerken zwischen Wien und Budapest und ihren medizinischen Fakultäten setzt sich Tibor Frank auseinander; auch er wählt einen großen Beobachtungszeitraum von der Mitte des 18. Jahrhunderts bis zum Ende des Zweiten Weltkriegs und zeigt so, wie auf eine Zeit, die in Ungarn vom Zwang des Nacheiferns nach dem Wiener Vorbild geprägt war, in der Phase ab dem österreichisch-ungarischen Ausgleich 1867 der Ausbau und die Weiterentwicklung der institutionellen medizinischen Beziehungen zwischen den weiterhin kooperierenden aber nunmehr auch konkurrierenden Metropolen Wien und Budapest folgte. Mit seinem Fokus auf die Medizin in den böhmischen Ländern der österreichisch(-ungarischen) Monarchie nimmt Petr Svobodný die akademische Migration von Lehrenden wie Studierenden zwischen den medizinischen Fakultäten in Prag und Wien im Zeitraum von 1848 bis 1945 anhand reichhaltigen prosopografischen Materials in den Blick. Der Wandel des Migrationsmodells wird dabei unter anderem in Zusammenhang mit den radikalen nationalen und politischen Veränderungen Mitteleuropas in den Schlüsseljahren 1918, 1938/39 und 1945 interpretiert.

In den weiteren Beiträgen dieses sechsten Abschnitts wird der Blick über den unmittelbaren politischen Einflussbereich Österreichs hinaus erweitert. Marcel Chahrour zeigt, wie Wien ab 1848 eine starke anziehende Wirkung auf Medizinstudierende aus der arabischen und islamischen Welt ausübte, die in den 1920er- und 1930er-Jahren sowie in den 1950er-Jahren noch weiter zunahm – in einer Phase, in der sich die Anzahl von Studierenden aus dem deutschsprachigen Raum und den westeuropäischen Ländern bereits tendenziell verringerte. Er analysiert, dass Wien für viele junge Männer aus arabischen/islamischen Ländern als »Mekka der Medizin« galt, die mit dem Standort nicht nur die anerkannte Ausbildung an einer renommierten Universität, sondern auch Hoffnungen und Erwartungen an die Teilhabe an der als fortschrittlich empfundenen europäischen Gesellschaft verbanden. Dass hierbei auch exemplarisch die bislang wenig beachtete unmittelbare Nachkriegszeit des Zweiten Weltkrieges beleuchtet und hinsichtlich der Frage nach Grundlinien der politischen und gesellschaftlichen Hintergründe von Mobilität und Wissenstransfer untersucht wird, ist eine besondere Stärke dieses Beitrags. Afsaneh Gächter beschäftigt sich in ihrem Artikel mit Wissenstransfers zwischen Wien und Persien am Beispiel des Urologen Jacob E. Polak (1818–1891), der als Vertreter der »Wiener Medizinischen Schule« galt, zwischen 1851 und 1860 jedoch die Grundlage für die Institutionalisierung des modernen Medizinunterrichts als integralen Teil des Erziehungssystems in Persien legte. Auf Polaks Initiative hin wurden Äther und Chloroform an der Hochschule in Teheran sowie auch zahlreiche operative Eingriffe eingeführt. Gächter beschreibt diese Prozesse vor allem als Export von Wiener Theorien und Behandlungsmethoden und beleuchtet dabei auch deren technische und institutionelle Rezeption und Implementierung in Persien. Geografisch noch weiter reichende Austauschbeziehungen macht Bernhard Leitner in seinem Beitrag zur Psychiatrie und Neurologie zwischen Wien und Tokyo zum Thema und nimmt dabei speziell die Rolle transnationaler Netzwerke in der Entwicklung der akademischen Medizin in Japan um 1900 in den Blick. Als Bindeglied zwischen der Wiener und der japanischen Medizin fungierte das 1882 in Wien gegründete Neurologische Institut, das durch die interdisziplinäre Bündelung medizinischer Methoden aus Anatomie, Physiologie, Histologie, Pathologie und Psychiatrie der neurologischen Grundlagenforschung zu ihrer Durchsetzung verhalf. Leitner zeigt, warum dieses Vorhaben besonders in Japan großes Interesse weckte und durch zahlreiche Gastaufenthalte japanischer ForscherInnen ein weit bis ins 20. Jahrhundert andauerndes Netzwerk zwischen den Universitäten Wien und Tokyo entstehen ließ.

Neben diesen Aspekten einer räumlichen Ausdifferenzierung behandelt der siebente Abschnitt schwerpunktmäßig **politische Umbrüche und Fragen nach Kontinuitäten und Diskontinuitäten.** In welcher Beziehung standen Strukturen in Medizin und Wissenschaft und die politischen Zäsuren der Jahre 1918/19, 1933/34, 1938, 1945 und 1955? Welche Kontinuitäten und Diskontinuitäten sind in der Analyse von Migration, Flucht, Vertreibung, medizinischer Wissenschaft und Praxis in Phasen autoritärer Regime und politischer Umbrüche relevant? Die Beiträge gehen diesen Fragen nach, wobei, entsprechend des Forschungsstandes, ein Fokus auf die Auswirkungen des Nationalsozialismus auf medizinische Theorien, Methoden, Arbeitsweisen und Berufsbilder vorliegt.

Ilse Reiter-Zatloukal und Barbara Sauer beschäftigen sich mit Wien als Ziel und Ausgangspunkt ärztlicher Migration und beleuchten hierbei einen zeitlich weit gesteckten Rahmen von 1848 bis 1941. Sie stellen einerseits die MedizinerInnen-Migration nach Wien im Spiegel der jüdischen Zuwanderung und vor dem Hintergrund der einschlägigen Rechtsnormen dar und zeigen andererseits die verschärften Bedingungen für nach Wien zugewanderte Medizinstudierende sowie Ärzte und Ärztinnen in der Ersten Republik und im »Ständestaat« auf. Abschließend skizzieren sie die Emigrationsvorgänge nach 1933 bzw. dem »Anschluss« 1938. Ilsemarie Walter befasst sich in ihrem Beitrag mit einem noch jungen Feld der Medizingeschichte, der Pflegegeschichte, und untersucht die Emigration (zukünftiger) Pflegepersonen aus Österreich 1938/39 und deren Bedeutung für die Gesundheits- und Krankenpflege sowie deren internationale Vernetzung. Diese wichtige, wenngleich in der Forschung oft vernachlässigte Personengruppe war ebenso von rassistischer Vertreibung und Gefährdung betroffen und wurde zur Flucht gezwungen. Walter gelingt es in ihrer Studie Brücken zu anderen Themenfeldern zu schlagen, etwa der Genderproblematik in Medizin und Wissenschaft. Pflege als typischer »Frauenberuf« stellte eine wichtige Möglichkeit der Neuorientierung in der Emigration dar. So wechselten auch zahlreiche Medizinstudentinnen unter den Migrationsbedingungen in das leichter zugängliche Berufsfeld der angewandten Pflege bzw. in die sich entwickelnden Pflegewissenschaften. Walter schöpft aus umfangreichem Quellenmaterial und beleuchtet abschließend anhand biografischer Beispiele zweier Remigrantinnen Aspekte von Mobilität im Aufbau der Pflegewissenschaften in Österreich nach 1945.

Trotz des in den letzten Jahren zunehmenden Interesses an der Geschichte der Medizin im Nationalsozialismus wurde die Forschungspraxis an der Wiener Medizinischen Fakultät – mit wenigen Ausnahmen wie der Gerichtsmedizin oder der Verwertung von Opfern der NS-Justiz in der Anatomie – bisher nicht systematisch untersucht. Der Beitrag von Herwig Czech beleuchtet die Forschungspraktiken an der Wiener Medizinischen Fakultät während des Nationalsozialismus. Basierend auf zeitgenössischen wissenschaftlichen Publikationen, Dissertationen und Krankenakten gelingt es ihm, die Grauzone von erzwungener klinischer und theoretischer Forschung an PatientInnen und die daran beteiligten Netzwerke nachzuzeichnen, wobei er speziell die Bereiche Kinderheilkunde, innere Medizin, Psychiatrie, Neurologie, Neurochirurgie, Gerichtsmedizin und nicht zuletzt die ideologisch bedeutsame »Rassenbiologie« auf Kontinuitäten und Diskontinuitäten in der Forschungspraxis hin befragt. Eva Hallama erweitert mit ihrem Beitrag nicht nur den Forschungsgegenstand um den angewandten medizinischen Bereich, sie nimmt zugleich eine perspektivische Verschiebung vor, die zu weiterführenden Forschungen anregt. Hallama arbeitet mit einem lebensgeschichtlichen Interview mit einer ehemaligen Zwangsarbeiterin aus Weißrussland und analysiert die mit einer medizinischen Begutachtung und Entlausung im Kontext der NS-Zwangsarbeit verknüpften Gefühle der Scham und die Wahrnehmung von Prozessen der Verdinglichung. MedizinerInnen beteiligten sich auch hier an der Herstellung von abwertenden Differenzierungen und Distinktion zwischen autochthoner Bevölkerung und der Gruppe der »OstarbeiterInnen« nach rassistischen Kriterien. Neben den bekannten Formen der Entrechtung und Stigmatisierung nimmt Hallama die Beschämung der »OstarbeiterInnen« im Zuge der mehrfach wiederholten Entlausungs- und Untersuchungsprozeduren als Beispiel zur Verinnerlichung nationalsozialistischer Unwertshierarchien zwischen »Herrenmenschen« und »Arbeitstieren«. Katja Geiger und Thomas Mayer behandeln in ihrem Beitrag anhand von PatientInnenakten der psychiatrisch-neurologischen Universitätsklinik des Wiener Allgemeinen Krankenhauses (AKH) von 1945 bis 1947 das Phänomen »Flucht« als Problem und Chance in der Wiener Nachkriegspsychiatrie. Dabei steht die Historisierung psychiatrischen Wissens über Auswirkungen von Flucht und Vertreibung auf die psychische Gesundheit der Betroffenen zwischen 1945 und 1960 im Vordergrund. Der Faktor Flucht war mit den politisch-ideologischen Rahmenbedingungen der vom »Kalten Krieg« geprägten Nachkriegsordnung verbunden und mit dem Entstehen eines internationalen Diskurses über die spezielle psychosoziale Situation von Flüchtlingen ab Mitte der 1950er-Jahre. Die AutorInnen behandeln dabei auch jene Wiener PsychiaterInnen, die im Umgang mit den Flüchtlingen aus dem kommunistischen Ungarn 1956 theoretische Überlegungen anstellten, die kommunistische Gesellschaftsordnung und die Entstehung von individuellen psychischen Störungen engzuführen und damit ihr medizinisches Wissen im Kontext des Kalten Krieges zu positionieren. Daniela Angetter und Christine Kanzler befassen sich in ihrem Beitrag mit den Nachkriegskarrieren ehemaliger jüdischer »Krankenbehandler« und ihrem Beitrag zum Aufbau des Wiener Gesundheitswesens nach dem Ende des Zweiten Weltkriegs. Der Fokus richtet sich auf die Darstellung der schwierigen Phase ihres beruflichen Wiedereinstiegs im Bereich der Wiener Krankenkassen, des medizinischen Polizeiwesens und der Tuberkulose- und

Impfvorsorge anhand von Primärquellen aus dem Archiv der Republik (Bundesministerium für soziale Verwaltung) und beleuchtet damit Aspekte der Remigration für die Geschichte der Medizin in Wien nach 1945.

Der letzte Abschnitt des Bandes setzt sich mit **Disziplinen und Vernetzungen im internationalen Feld** auseinander. In welchem Verhältnis standen die Entwicklung von Disziplinen, Spezialisierung und Fachgebieten sowie Fragen der Konkurrenz und Kooperation im internationalen Feld oder der Außendarstellung der »Wiener Medizin«, etwa durch den Einsatz spezifischer Medien oder Techniken?

Wolfgang Schütz beschreibt den Einfluss der Pharmakologie, die sich Ende des 19. Jahrhunderts als eigene wissenschaftliche Disziplin etablierte, auf die moderne Medizin. Er zeigt, wie die stark wachsende pharmazeutische Industrie dabei eng mit der staatlichen universitären Forschungslandschaft kooperierte. Katrin Pilz analysiert Lorenz Böhlers (1885–1973) Lehrfilme zur Unfallmedizin und Orthopädie im Hinblick auf Debatten um Operationstechniken, Therapieformen, Konkurrenz und transnationale Wissensvermittlung. Bilder und Filme wurden dabei neben der Publikation wissenschaftlicher Texte als erweiterte Möglichkeit erachtet, Vorstellungen von Forschung und Praxis zu verbreiten und konkurrierenden FachkollegInnen Behandlungstechniken und Heilmethoden zu veranschaulichen. Pilz zeigt zudem, wie Bilder und Filme in der Vermarktung und Prozessen der Institutionalisierung und Etablierung der Unfallchirurgie als neue klinische Disziplin eingesetzt wurden und welche Formen der Zusammenarbeit hierbei mit der Arbeiterunfallversicherungsanstalt (AUVA) und den Krankenhäusern etabliert wurden. Patrizia Giampieri-Deutsch beschäftigt sich mit einem wissenschaftsphilosophischen Detailaspekt der in Wien entwickelten und von hier aus verbreiteten Psychoanalyse: Der Frage der Voraussage in der Psychoanalyse. Unter den Bedingungen der Emigration und der Auseinandersetzung mit analytischen Traditionen in den Emigrationsländern wie etwa den USA wurde diese Frage kontrovers diskutiert und differenziert. Robert Wallerstein (1921–2014) und die Menninger-Klinik als Zentrum psychoanalytischer empirischer Forschung und Anlaufstelle für emigrierte PsychoanalytikerInnen spielten dabei eine entscheidende Rolle. Ursula Rokitansky-Tilscher bearbeitet in ihrem Beitrag Aspekte der internationalen Verbreitung und Konkurrenz anhand des dreibändigen Handbuchs der pathologischen Anatomie von Carl Rokitansky. Mithilfe von Quellen aus dem Familienarchiv sowie von Rezensionen des Handbuchs beleuchtet sie dessen rasche internationale und überseeische Verbreitung, aber auch die kritische Auseinandersetzung damit. Der Beitrag versteht sich als Anregung für weitere Forschungen zu den Quellen aus dem Familienarchiv Rokitansky, speziell hinsichtlich Fragen der Vernetzungen, der Konkurrenz und der Kooperation von Protagonisten der »Wiener Medizin«. Den Abschluss bilden persönliche Gedanken zur Geschichte der Pathologie in

Österreich von Helmut Denk. Er betont dabei die Rolle der Pathologie als klinisch-theoretisches Fach und seine zentrale Stellung in medizinischer Diagnostik, Lehre und Forschung und analysiert in der Entwicklung von Diagnose, Therapiemöglichkeiten, Aussagen über Entwicklung (Pathogenese) und Prognose von Krankheitsverläufen die disziplinären historischen Erkenntnisse und Erfahrungen.

Danksagung

Den HerausgeberInnen dieses Sammelwerks ist es ein Bedürfnis, sich bei all denjenigen Personen zu bedanken, die sie während ihrer Arbeit an dem Band begleitet, unterstützt und motiviert haben.

In erster Linie gilt unser Dank dem Obmann der Kommission für Geschichte und Philosophie der Wissenschaften an der Österreichischen Akademie der Wissenschaften Hermann Hunger für die stete und wohlwollende Unterstützung. Besonders bedanken möchten wir uns bei den Leitern der Arbeitsgruppe für Geschichte der Medizin Helmut Denk und Felicitas Seebacher für ihr Engagement diese Arbeitsgruppe zu etablieren, ihren wissenschaftlichen Output zu fördern und ihre konstruktiven Ideen zum Zusammenführen der Interdisziplinarität, die die Stärke der Gruppe ausmacht. Unterstützt wurden sie dabei von den Mitgliedern des Organisationsteams der Arbeitsgruppe.

Einen wesentlichen wissenschaftlichen Input haben wir auch dem Scientific Board der Arbeitsgruppe zu verdanken. Namentlich seien hier genannt: Claude Debru, Heiner Fangerau, Hans-Georg Hofer, Brigitte Lohff und Paul Weindling.

Seitens der Universität Wien sei Rektor Heinz W. Engl für seine Bereitschaft zur Fortsetzung des Projekts »650 Jahre Universität Wien – Aufbruch ins neue Jahrhundert« und somit der Möglichkeit den Band in diese Reihe zu integrieren, sowie dem Reihenherausgeber Friedrich Stadler und dem Vorstand des Instituts für Zeitgeschichte Oliver Rathkolb gedankt. Stellvertretend für die wichtige Unterstützung seitens der Medizinischen Universität Wien seien Rektor Markus Müller, Alt-Rektor Wolfgang Schütz und Franz Kainberger hervorgehoben, für das Josephinum – Ethik, Sammlungen und Geschichte der Medizin, Christiane Druml und ihre MitarbeiterInnen Dominika Flomyn und Andreea Schwanzl.

Aus platztechnischen Gründen kann nicht allen MitarbeiterInnen sowie Institutionen, die zum Entstehen dieses Bandes entscheidend beigetragen haben, mit individueller Namensnennung gedankt werden. Stellvertretend bedanken wir uns bei zahllosen Kontakt- und Auskunftspersonen im In- und Ausland, bei den MitarbeiterInnen in öffentlichen und privaten Bibliotheken, in Archiven in Österreich, Deutschland, Italien, Polen, der Slowakei, Slowenien, Tschechien,

Ungarn, der Ukraine aber auch in den USA, im Iran oder in Japan sowie in Gemeinde-, Standes-, Einwohnermelde-, Pfarrämtern und Kultusgemeinden. Ganz spezieller Dank gilt der Österreichischen Nationalbibliothek, der Universitätsbibliothek Wien, der Wiener Stadt- und Landesbibliothek, dem Josephinum – Ethik, Sammlungen und Geschichte der Medizin, dem Österreichischen Staatsarchiv mit all seinen Abteilungen, den österreichischen Landes- und Diözesanarchiven, den österreichischen Stadtarchiven, den Archiven verschiedener Universitäten in Wien, Graz und Innsbruck und vor allem dem Universitätsarchiv Wien. Gefördert wurde der vorliegende Band hinsichtlich des wissenschaftlichen Austauschs und mit Anregungen in verschiedenen Kontexten durch Mitchell G. Ash und Michael Hubenstorf.

Ein ganz besonders herzlicher Dank gilt Yasmine Paul für ihr überaus sorgfältiges, arbeitsintensives und stringentes Lektorat. Gedankt seien zudem Roxolana Bahrjanyj und Armen Begic für ihre Unterstützung bei Übersetzungsarbeiten.

Für die unkomplizierte und kompetente Betreuung seitens des Verlags Vienna University Press bedanken wir uns herzlich bei der Verlagsleiterin Carola Müller und dem Projektleiter Oliver Kätsch.

Schließlich ist allen AutorInnen dieses Bandes, ohne deren Einsatz, Fachkenntnis und Arbeitsfreude ein Unternehmen wie dieses mit seinen internationalen Ansprüchen und Standards nicht zu verwirklichen wäre, besonderer Dank auszusprechen.

Um die Aktualität und Relevanz dieser Publikation, die Einhaltung wissenschaftlicher Standards sowie die inhaltliche und formale Qualität der Beiträge zu gewährleisten, wurden die eingegangenen Manuskripte einem internationalen Peer-Review-Begutachtungsverfahren zugeführt. Wir danken allen GutachterInnen für die aufmerksame, kritische, konstruktive Durchsicht der Beiträge. Sie haben uns allen sehr geholfen, den Band zu verbessern.

1. Historiografie und Memorialformen

Brigitte Lohff

Gedanken zum Begriff »Wiener Medizinische Schule«

Thoughts on the term »Viennese Medical School«

Abstracts

In der Geschichte der Medizin wird üblicherweise von zwei Wiener Medizinischen Schulen gesprochen. Die I. Schule der Medizin steht im Zusammenhang mit Gerard van Swietens (1700–1772) Berufung an den Wiener Hof 1745, Maria Theresias (1717–1780) Bildungsreform und den Universitätsreformen von Joseph II. (1741–1790). Charakteristisch für die I. Wiener Medizinische Schule war neben der theoretischen auch die praktische Ausbildung angehender Ärzte am Krankenbett. Im Zentrum der II. Wiener Medizinischen Schule Mitte des 19. Jahrhunderts standen vor allem eine an den Naturwissenschaften orientierte, veränderte Forschungspraxis und die Überzeugung, die Gesellschaft durch medizinisches Wissen umgestalten zu können. Mit der II. Wiener Schule werden bis heute die Namen Carl Rokitansky (1804–1878), Joseph Hyrtl (1810–1894), Joseph Škoda (1805–1881) und Ferdinand Hebra (1816–1880) verbunden. In diesem Beitrag wird auf die Fragen eingegangen, wann die beiden Wiener Schulen der Medizin begannen und endeten, wer dazugehörte und wie deren Leitkonzepte durchgesetzt werden konnten.

In the history of medicine, one commonly distinguishes two Schools of Viennese Medicine. The first one is related to the appointment of Gerard van Swieten to the Viennese Court in 1745, the reorganization of general education by Maria Theresia, and the reforms of academic education by Emperor Joseph II. Distinctive for the First School of Medicine was the training of students both in theoretical and in bedside medicine. The Second School of Medicine in the middle of the 19th century stressed the foundation of medicine in natural sciences. The representatives of this school also had the idea of reforming society by medical science. Until today, the second Vienna medical school is associated with the names of Carl Rokitansky, Joseph Hyrtl, Joseph Škoda and Ferdinand Hebra. This article discusses when both Schools of Medicine started and ended, who was a part of them and in which way their guiding concepts prevailed.

Keywords

I./II. Wiener Medizinische Schule, 1848er-Revolution, naturwissenschaftliche Medizin, Erkenntnistheorie der Medizin

First/Second Viennese School, the German revolution of 1848–1849, experimental medicine, theory of cognition in medicine

Der Begriff Wiener Medizinische Schule ist in der Historiografie ein geläufiger Terminus für die Besonderheit der Wiener Universitätsmedizin im 18. und vor allem im 19. Jahrhundert und ist auch heute in vielen Beiträgen ein gern verwendetes Schlagwort. Insbesondere die Publikation *Die Wiener medizinische Schule im 19. Jahrhundert* (1965) von Erna Lesky hat diesen zu einem feststehenden Begriff werden lassen. Für die Wiener Medizin im 19. Jahrhundert etablierte sich sowohl durch die zeitgenössische Presse als auch durch Autoren medizingeschichtlicher Werke bereits zur damaligen Zeit der Sammelbegriff Wiener Medizinische Schule. Wer zu dem Kreis der Mitglieder dieser Schule gezählt wurde, ist weniger eindeutig und variiert während der Zeit von 1848 bis zum Ende des 19. Jahrhunderts. Als Vertreter hat beispielsweise Karl Kraus 1899 Carl Rokitansky (1804–1878), Ernst Wilhelm Brücke (1819–1892), Joseph Hyrtl (1810–1894), Joseph Škoda (1805–1881), Johann Oppolzer (1808–1871) sowie Adalbert Duchek (1824–1882) und Heinrich Bamberger (1822–1888) benannt; nicht nannte er Ferdinand Hebra (1816–1880), dafür aber auch Franz Chvostek (1835–1884)[1], die Neurologen und Laryngologen Ludwig Türck (1810–1869) und Carl Stoerk (1832–1899), die Chirurgen Franz Schuh (1804–1865) und Johann Dumreicher (1815–1880) sowie von der Josephs-Akademie Franz Pitha (1810–1875).[2] In den Nachrufen der Generation von Medizinprofessoren am Ende des 19. Jahrhunderts galten z. B. der Anatom Karl Langer-Edenberg (1819–1887) oder der Gynäkologe Joseph Späth (1823–1896) als Koryphäen der Wiener Medizinischen Schule. Auch wurde in der Literatur Carl Stellwag von Carion (1823–1904) als Vertreter erachtet. Die Strahlkraft dieser Schule der Medizin im 19. Jahrhundert reicht bis in die Gegenwart und dient als Vorbild für eine erfolgreiche, international wahrgenommene Medizinforschung an der Universität in Wien. Im 20. Jahrhundert blieben hingegen in erster Linie Rokitansky, Hebra und Škoda in das historische Gedächtnis eingeschrieben.[3]

Wenn von einer I. und II. bzw. von einer Wiener Medizinischen Schule im 18. und 19. Jahrhundert gesprochen wurde und wird, ergeben sich die Fragen, wann diese Schulen jeweils begannen, aber vor allem zu welchem Zeitpunkt sie endeten und weshalb, sowie was darunter verstanden wird und welche Vertreter eigentlich gemeint sind.

Wie gebräuchlich und zugleich unscharf der Begriff »Wiener Schule« sein

1 Franz Chvostek vertrat bis zur Schließung der Josephs-Akademie nach dem Wechsel Ducheks an die Universität die Lehrkanzel Medizinische Klinik. Vgl. Salomon Kirchenberger, *Lebensbilder hervorragender österreichisch-ungarischer Militär- und Marineärzte*, Wien: Šafář 1913, 24–26.

2 Vgl. Karl Kraus, Universitätsbummel, in: *Die Fackel* 1 (1899) 8, 1–10. – Ders., Die Fakultät in Liquidation, in: *Die Fackel* 5 (1903) 144, 4–8, 5.

3 Vgl. etwa Wolfgang Uwe Eckart, *Illustrierte Geschichte der Medizin von der französischen Revolution bis zur Gegenwart*, 2. Auflage, Heidelberg: Springer 2011, 48.

kann, zeigt sich, wenn man das Internet befragt. Die Bezeichnung findet Verwendung in der bildenden Kunst, der Musik, der Astronomie, der Pastoraltheologie, der Volkswirtschaft u. a. – und der Medizin.[4] Lässt man sich hinsichtlich der Definition des Begriffes Schule vom *Historischen Wörterbuch der Philosophie* leiten, reicht diese von einem Ort, der der Pflege der Weisheit und dem Wohl des Allgemeinwesens dient (Aristoteles), bis hin zu Anhängerschaft oder Sekte. Besonders durch die Schriften von Georg Wilhelm Friedrich Hegel wurde die Interpretation als Anhängerschaft für wissenschaftliche Schulen herangezogen.[5] Zieht man eine kulturwissenschaftlich-soziologische Auslegung in Betracht, so definierte Helmuth Schelsky Schule als »entscheidende zentrale soziale Dirigierungsstelle« und als eine »bürokratische Zuteilungsapparatur von Lebenschancen«.[6] Der Pädagoge Helmut Fend bezeichnete Schule als Ort der Qualifizierung, Sozialisierung, Legitimierung und Selektion.[7] Diese Überlegungen beziehen sich primär auf die klassische Schule. Die Frage, ob und welche Kriterien sich auf Schulen in den Wissenschaften anwenden lassen, bleibt bestehen.

Um auszuloten, an welcher Stelle des Kontinuums zwischen Pflege der Weisheit und Anhängerschaft bzw. als Ort der Sozialisation oder Selektion sich diese Schulen der Medizin verorten lassen, müssen wir vorerst auf Personen, Hintergründe und Zielsetzungen der beiden Wiener Medizinischen Schulen eingehen, um Gemeinsamkeiten und Unterschiede zu verdeutlichen.

Der Aufstieg und Niedergang der Wiener Medizinischen Schule im 18. Jahrhundert

»Ein glücklicher Stern waltete über der medicinischen Schule zu Wien«, schrieb 1884 der Wiener Medizinhistoriker Theodor Puschmann (1844–1899) über die Zeit nach 1777, als Maximilian Stoll (1742–1787) die Lehrkanzel für Praktische Arzneikunde (teilweise finden wir auch die synonym gebrauchte Bezeichnung »Praktische Medizin«) erhielt.

4 Vgl. Wiener Schule, Wikipedia. Die freie Enzyklopädie, URL: de.wikipedia.org/wiki/Wiener_Schule (abgerufen am 4.3.2017).

5 Vgl. D. Klemenz, Schule, in: Joachim Ritter/Karlfried Gründer/Gottfried Gabriel (Hg.), *Historisches Wörterbuch der Philosophie* (Band 8), Basel: Schwabe 1992, 1471. – Georg Wilhelm Friedrich Hegel, Rede zum Schuljahrabschluss am 2. September 1811, in: Eva Moldenhauer/Karl Markus Michels (Hg.), *Georg Wilhelm Friedrich Hegel. Werke* (Band 4). *Nürnberger und Heidelberger Schriften 1808–1817*, Frankfurt/Main: Suhrkamp 1986, 344–359.

6 Helmuth Schelsky, *Auf der Suche nach Wirklichkeit*, Düsseldorf–Köln: Diederichs 1965, 136.

7 Vgl. Helmut Fend, *Theorie der Schule*, Berlin: Urban & Schwarzenberg 1980.

»Stoll war ein musterhafter Lehrer und der hervorragendste Kliniker, welcher damals auf deutschem Boden lebte. Unter ihm erreichte seine Lehranstalt [...] eine Stufe der Vollkommenheit, auf der sie unbedingt als ein Vorbild aller klinischen Schulen aufgestellt werden konnte. Der Ruhm der Wiener Klinik verbreitete sich weit über die Grenzen des Staates hinaus [...].«[8]

Dabei übernahm Puschmann eine Bewertung, die bereits der erste Ordinarius für Geschichte und Enzyklopädie der Medizin in Berlin, Justus Karl Friedrich Hecker (1795–1850), in seiner *Geschichte der neueren Heilkunde* 1839 formuliert hatte:

»Ihre Höhe erreichte die Wiener Schule in Maximilian Stoll, der die große Aufgabe zu lösen wußte, die Lebensregungen seines Zeitalters zu erkennen, und durch sein geistvolles Wirken die Aerzte auf die Wege der Forschung zurückführte, die einst Hippokrates und Sydenham betreten hatten, welche von denjenigen [vertreten wurde], die unter Gerhard von Swieten nach Wien berufen wurden.«[9]

Historisch betrachtet subsumierte man unter dem Begriff Wiener Medizinische Schule des 18. Jahrhunderts einen paradigmatischen Wandel in der Ausbildung angehender Ärzte und einen neuen Weg in der Krankheitssystematik. Dieser war dadurch ausgezeichnet, dass die Ausbildung am Krankenbett inhärenter Teil des Medizinstudiums wurde.[10] Den Wert der Kasuistik und die sich daraus ableitende Nosologie erneuerten das damalige Wissen über die Abgrenzung unterschiedlicher Krankheiten, Krankheitsverläufe und -behandlungen. Die Anfänge dieser veränderten Medizinauffassung sind in Schriften wie z. B. *On Acute and Chronic Diseases. With their Histories and Modes of Cure* (1676) des englischen Arztes Thomas Sydenham (1624–1689) zu verorten. Dieses neue Verständnis der Medizin fand seine philosophische Legitimierung durch die Schriften John Lockes (1632–1704), z. B. in seinem *Essay Concerning Humane Understanding* (1690). Locke hatte zudem sein medizinisches Wissen bei Sydenham erworben.[11] Diese aufklärerische Sicht auf die Medizin wurde im Laufe des 18. Jahrhunderts konsequent weiterverfolgt. Parallel dazu entwickelte sich bei den Ärzten ein Bewusstsein für die Historizität ihres Forschungsgegenstandes und der Definition von Krankheit und Gesundheit.

Die Umsetzung und Weiterführung von Sydenhams Ideen erfolgte durch Hermann Boerhaave (1668–1738), der an der Leidener Universität systematisch

8 Theodor Puschmann, *Die Medicin in Wien während der letzten 100 Jahre*, Wien: Perthes 1884, 45–47.

9 Friedrich Hecker, *Geschichte der neueren Heilkunde* (Band 2). *Die Wiener Schule 1745–1785*, Berlin: Enslin 1839, 500.

10 Dieser Wandel wurde in Verbindung mit der Planung und dem Bau des Allgemeinen Krankenhauses, welches für die Ausbildung mitgenutzt werden konnte, konsequent umsetzt.

11 Vgl. Udo Thiel, *John Locke, mit Selbstzeugnissen und Bilddokumenten*, Reinbek bei Hamburg: Rowohlt 1990.

den kasuistischen Ansatz erweiterte und als Ausbildungsziel implementierte. Der Ideentransfer von Leiden nach Wien erfolgte nicht nur durch die Schriften Boerhaaves, sondern auch über personelle Verknüpfungen. Als Protagonisten der I. Medizinischen Schule sind Gerard van Swieten (1700–1772)[12] und Anton de Haen (1704–1776) zu nennen, die beide bei Boerhaave in Leiden ausgebildet worden waren. Die Bedeutung Jean Baptiste Bassands (1680–1742) wird in der Literatur weniger beachtet, obwohl durch ihn der Kontakt des kaiserlichen Hofes in Wien zu Boerhaave geknüpft wurde. Bassand hatte sein Medizinstudium in Besançon und Paris absolviert und wurde 1705 promoviert. 1712 setzte er seine Ausbildung an der Universität Leiden bei Herman Boerhaave fort.[13] Anfänglich Militärchirurg in der französischen, wechselte Bassand zur österreichischen Armee und wurde 1724 Leibarzt von Herzog Franz Stephan von Lothringen (1708–1765), der 1736 Maria Theresia (1717–1780) heiratete und 1745 als Franz I. Stephan zum Kaiser des Heiligen Römischen Reiches Deutscher Nationen gekrönt wurde.[14] Bassand hatte den Herzog 1731 in die Niederlande begleitet und während dieses Aufenthaltes den Kontakt zu seinem ehemaligen Lehrer Boerhaave organisiert. Bassand und Franz I. Stephan können deshalb als Wegbereiter für den Transfer der Ideen Boerhaaves an den Wiener Hof angesehen werden, die 1745 zur Berufung von Gerard van Swieten führten.

Mit van Swietens Anstellung am Wiener Hof als Leibarzt Maria Theresias und zugleich als Direktor des gesamten Medizinalwesens begann der von ihm initiierte langsame Umbau[15] der allmächtigen Kontrolle der medizinischen Ausbildung durch die Studien- und Bücher-Zensur-Hofkommission.[16] An der

12 Vgl. Erna Lesky/Adam Wandruszka (Hg.), *Gerard van Swieten und seine Zeit* (Studien zur Geschichte der Universität Wien 8), Wien: Böhlau 1973.

13 Vgl. Ralf Bröer, *Höfische Medizin. Strukturen der medizinischen Versorgung eines frühneuzeitlichen Fürstenhofes am Beispiel des Wiener Kaiserhofes (1650–1750)*, med. Habil., Heidelberg 2006, 487–488. – Gerrit Arie Lindeboom, Gerard van Swietens erster Lebensabschnitt (1700–1745), in: Lesky/Wandruszka, *Swieten*, 63–79, 68. – L.-G. Michaud, Bassand (Jean-Baptiste), in: Ders. (Hg.), *Biographie universelle ancienne et moderne. Supplément* (Band 57), Paris: Selbstverlag 1834, 262–263, 262.

14 Vgl. Renate Zedinger, *Franz Stephan von Lothringen (1708–1765). Monarch, Manager, Mäzen*, Wien: Böhlau 2008, 55, 95.

15 Vgl. dazu Kapitel II in: Felicitas Seebacher, *»Primum humanitas, alterum scientia«. Die Wiener Medizinische Schule im Spannungsfeld von Wissenschaft und Politik*, phil. Diss., Klagenfurt 2000, 22–63.

16 1791 wurde die Studien- und Bücher-Zensur-Hofkommission (Studien-Revisions-Hofkommission) aufgelöst und durch den Studienkonzeß ersetzt, um dadurch quasi eine Selbstverwaltung an den Schulen und Universitäten einzuführen. Der Studienkonzeß war ein beratender – und kontrollierender – Ausschuss, quasi die behördliche Repräsentation im Rektorat der Universität. 1795 wurde die Studien-Revisions-Hofkommission erneut eingerichtet, womit wieder eine staatliche Interventionsmöglichkeit bestand. Vgl. Helmut Rumpler, *Eine Chance für Mitteleuropa. Bürgerliche Emanzipation und Staatsverfall in der Habsburger Monarchie* (Österreichische Geschichte 1804–1914), Wien: Überreuter 1997,

Wiener Universität förderte van Swieten die Berufung von Professoren, die die Medizinauffassung Boerhaaves vertraten, wodurch dieses neue Konzept an der Universität und den Wiener Spitälern Fuß fassen konnte. Die Berufung Maximilian Stolls, Schüler von Anton de Haen und dessen Nachfolger an der Lehrkanzel für Praktische Arzneikunde, trug dazu bei, dass die fortschrittliche Wiener Medizin besonders in den deutschsprachigen Ländern bekannt wurde und zahlreiche junge Ärzte während ihrer Bildungsreisen oder längeren Fortbildungsaufenthalten die Wiener Medizinische Fakultät aufsuchten. Ebenfalls zum Kreis der Neuerer gehörte ein Schüler von van Swieten, Anton Störck (1731–1803), der einflussreiche Protomedicus des Kaiserreiches und schließlich erste Direktor des 1784 unter Joseph II. (1741–1790) eröffneten Allgemeinen Krankenhauses. Auch als Vertreter dieser neuen Medizinauffassung zu zählen ist Johann Peter Frank (1745–1821), der aus Pavia berufen wurde, um von 1795 bis 1804 als Direktor diesem universitären Krankenhaus vorzustehen. Frank hatte bereits in Pavia begonnen, sein zukunftweisendes Konzept zur Vermeidung und Vorbeugung von Krankheiten zu entwickeln, welches er in seinem sechsbändigen Werk *System einer vollständigen medicinischen Polizey* niederschreib.

Alle genannten Mediziner propagierten und realisierten die neue medizinische Auffassung in der Lehre und in ihren Publikationen. So wurde vor allem Wien neben Edinburgh und Paris zur Kernzelle der Verbindung von medizinischer Theorie und klinischer Praxis für die gesamte europäische Medizin.

Jedoch wurde nicht jeder zeitgenössische Arzt als Vertreter dieser neuen Medizin angesehen: Der Wiener Arzt Leopold Auenbrugger (1722–1809), der durch die von ihm beschriebene Methode der Auskultation heute zu einem der wichtigen Neuerer in der Diagnostik gezählt werden muss, wurde anfänglich von den Wiener Kollegen der Leidener Schule nicht besonders geschätzt. Seine Bedeutung wurde erst erkannt und auch in Wien durch Stoll honoriert, als der französische Arzt Jean Nicolas Corvisart (1755–1821) Auenbruggers Werk ins Französische übersetzt hatte.[17]

Im historischen Bewusstsein sind neben den bereits erwähnten Vertretern nur wenige verblieben. Dennoch lehrten weitere Professoren in der Phase der Wiener Medizinischen Schule des 18. Jahrhunderts an der dortigen Universität. Es gibt keine verbindliche Festlegung, wer von den damaligen Professoren die von van Swieten in Wien umgesetzte Auffassung der Medizin vertrat und weiterentwickelte. Dies hängt von den einzelnen Autoren und deren medizin- oder universitätshistorischer Interpretationen ab.

111–112. – Vgl. auch Wilhelm Unger, *Systematische Darstellung der Gesetze über die höheren Studien in den gesamten deutsch-italienischen Provincen der österreichischen Monarchie*, Wien: Gerold 1840.

17 Vgl. Puschmann, *Medicin*, 32.

Name		Professor für/Lehrkanzel für/Funktion
van Swieten, Gerard	1700–1772	1749–1772 Präses der Medizinischen Fakultät
Störck, Anton	1731-1803	1751–1794 Protomedicus; 1775–1795 Präses der Med. Fakultät
de Haen, Anton	1704–1776	1754–1776 praktische Medizin
Lebmacher, Valentin	1726–1798	1755–1797 theoretische Geburtshilfe
Crantz, Johann Nepomuk	1722–1797	1756–1789 theoretische Medizin (Arzneimittellehre, Physiologie)
Leber, Ferdinand	1727–1808	1761–1808 Anatomie und theoretische Wundarzneikunde
Collin, Matthäus	1739–1817	1765–1776 Physiologie, ab 1776 Pathologie und Materia Medica
Jacquin, Nikolaus Joseph	1727–1817	1769–1794 Chemie und Botanik
Stoll, Maximilian	1742–1787	1777–1787 praktische Arzneikunde
Jordan, Peter	1751–1827	1784–1806 spezielle Naturgeschichte
Barth, Joseph	1745–1818	1785–1791 Anatomie und Augenheilkunde
Reinlein, Jakob	1744–1816	1787–1795 prakt. Arzneikunde; 1805–1814 prakt. Arzneikunde für Wundärzte
Langmayer, Joseph	1746–1797	1791–1796 theoretische Arzneikunde für Wundärzte
Prochaska, Georg	1749–1820	1791–1819 Anatomie und Physiologie
Frank, Johann Peter	1745–1821	1795–1804 praktische Arzneikunde; 1795–1804 Direktor des AKH
Jacquin, Joseph Franz	1766–1839	1794–1838 Chemie und Botanik
Steidele, Raphael Johann	1737–1823	1798–1816 chirurgische Lehre; ab 1803 Gynäkologie

Tab. 1: Professoren der I. Medizinischen Schule an der Universität Wien[18]

18 Die tabellarische Zusammenstellung basiert u. a. auf: *Hof- und Staatsschematismus des österreichischen Kaiserthums* [*HSS*], Wien: k. k. Hof- und Staatsdruckerei 1781–1874. –

Der Stern dieser angesehenen I. Wiener Medizin begann nach Stolls Tod zu verblassen. Die fortschrittliche, in Wien gelehrte Medizin – der erst durch geschichtliche Darstellungen die Auszeichnung »Wiener Schule« verliehen wurde – wurde nach 1800 an der Universität und am Allgemeinen Krankenhaus nicht mehr weiterentwickelt bzw. konsequent umgesetzt. Ihr guter internationaler Ruf existierte aber weiterhin, sodass angehende Ärzte aus Europa zur Fortbildung nach Wien reisten. Ausländische Ärzte, die mit besonderer Erwartung die Wiener Professoren der Medizinischen Fakultät aufsuchten, um dort ihre Ausbildung zu vertiefen, hatten ein durchaus gespaltenes Verhältnis zu den dort gemachten Erfahrungen.[19] So schrieb der Arzt und spätere Professor der Geburtshilfe in Bonn, Hermann Friedrich Kilian (1800–1863) über die Wiener Medizin: »Doch die glänzende Periode der Wiener Schule ist dahin [...] das kaum viel mehr als ein Schatten jener so wohlthätigen auf die allgemeine Aufklärung einwirkende Anstalt geblieben ist.«[20] Hecker konstatierte in seiner Darstellung 1839, dass selbst in der Hochzeit der Wiener Medizinischen Schule in den Jahren 1750–1790 »also nur drei wirklich verdiente und ausgezeichnete Männer unter den akademischen Lehrern in Wien« waren.[21] Bei den anderen Lehrern der Medizin stellte Hecker nur Mittelmäßigkeit fest:

> »Das Lehramt der Naturgeschichte bekleidete Joh. Jac. v. Well, ein Apotheker, [...], an dessen Namen sich keine erheblichen Erinnerungen knüpfen [...] Die Lehrämter der Chemie und Botanik Nic. Joseph Jacquin, die Chemie lehrte er nach einem eigenen, längst vergessenen Handbuche, in der Botanik wird sein Name noch auf die späte Nachwelt kommen. [...] Anatomie trug Barth, nach Leber's mittelmäßigem Lehrbuch vor, Physiologie Thomas Sedey[22], dessen Verdienste unbekannt geblieben sind, [...].«[23]

Besonders die Besetzung von Stolls Stelle durch Jacob Reinlein (1744–1816) schadete der Weiterentwicklung der Wiener Medizin. Hecker urteilte über seine Fähigkeiten: »Reinlein hat sich niemals, wiewohl von Störck so begünstigt, daß

Anton Phililebois (Hg.), *Wienerischer Universität-Schematismus*, Wien: Schmiedbauer 1792–1840. – Auf die Nennung der jeweiligen Adelstitel wurde der Übersichtlichkeit halber verzichtet.

19 Vgl. Reiseberichte z. B. Johann Friedrich Osiander, *Nachrichten von Wien über Gegenstände der Medicin, Chirurgie und Geburtshülfe*, Tübingen: Osiander 1817. – Hermann Friedrich Kilian, *Die Universitäten Deutschlands in medicinischer und naturwissenschaftlicher Hinsicht*, Heidelberg: Groos 1828. – Wilhelm Horn, *Reise durch Deutschland, Ungarn, [...] in Rücksicht auf medicinische und naturwissenschaftliche Institute, Armenpflege usw.* (Band 1), Berlin: Engelin 1831.

20 Vgl. Kilian, *Universitäten*, 80.

21 Hecker, *Geschichte*, 492.

22 Thomas Sedey (1757–1818), 1787 erwähnt als Professor der Anatomie und Physiologie an der Wiener Universität (vgl. *HSS*, Wien: k. k. Hof- und Staatsdruckerei 1787, 259), ab 1789 in gleicher Funktion in Lemberg (vgl. *HSS*, Wien: k. k. Hof- und Staatsdruckerei 1789, 270).

23 Hecker, *Geschichte*, 492.

er selbst zum Nachfolger Stoll's ernannt wurde, über die Mittelmäßigkeit erhoben.«[24] Puschmann ging noch weiter in seiner Beurteilung:

> »Reinlein vermochte seinen Vorgänger in keiner Weise zu ersetzen; er vernachlässigte den klinischen Unterricht und liess einen Theil der ohnedem zu kleinen Klinik unbesetzt, weil sich dadurch die Ausgaben derselben, für deren Bestreitung er eine Pauschalsumme empfing, verminderten. Der Ruf der Wiener Klinik schwand daher und die fremden Studierenden blieben fort.«[25]

Hecker vermutete, dass das Absinken des Niveaus dadurch erfolgte, »daß Störck von dem wesentlichsten Grundsatze [...], die Mittelmäßigen von den Lehrämtern fern zu halten, entweder durch die Umstände veranlaßt, oder aus Ueberzeugung abgewichen war«.[26] Aus der Sicht späterer Generationen gelang es den Wiener Medizinprofessoren Anfang des 19. Jahrhunderts nicht mehr, an die herausragenden Leistungen der Wiener Medizin unter van Swieten, Stoll und Frank anzuknüpfen, sodass der Pathologe und Medizinhistoriker August Hirsch (1817–1894) über den Direktor des Allgemeinen Krankenhauses von 1811 bis 1818 Johann Valentin Hildenbrand (1763–1818) urteilte: »[Hildenbrand] war ein ausgezeichneter practischer Arzt und Lehrer und hat sich um die Verwaltung des Sanitätswesens in Oesterreich verdient gemacht, seine wissenschaftliche Bedeutung aber reichte nicht dazu aus, den bereits erloschenen Glanz der alten Wiener Schule wieder aufzufrischen«.[27] Hingegen teilte das *Biographische Lexikon des Kaiserthums Österreich* diese Bewertung nicht. Dort wurde über Hildenbrand »von einem würdigen Vertreter der Wiener Medizinischen Schule« gesprochen.[28] Diese unterschiedlichen Einschätzungen wurden aus dem Blickwinkel historisch interessierter Ärzte und Biografen Ende des 19. Jahrhunderts getroffen.

Die Bezeichnung Wiener Schule verwendete vermutlich erstmals der Direktor des Botanischen Gartens in Halle und Mediziner Curt Polykard Joachim Sprengel (1766–1833). In seiner *Kritischen Uebersicht des Zustandes der Arzneykunde im letzten Jahrzehend* 1801 schrieb Sprengel über Stolls Schüler Mathias von Sallaba (1766–1797) von »eine[m] der würdigsten Schüler des großen

---

24 Ebd., 568.

25 Dieses Manko war so eklatant, dass seitens der Regierung Reinlein abgesetzt wurde und stattdessen Frank als Klinikdirektor berufen wurde. Vgl. Puschmann, *Medicin*, 50.

26 Hecker, *Geschichte*, 568.

27 August Hirsch, Hildenbrand, Johann Valentin Edler von, in: Historische Commission bei der königlichen Akademie der Wissenschaften (Hg.), *Allgemeine Deutsche Biographie* (Band 12), Leipzig: Dunker & Humblot 1880, 409–410.

28 Vgl. Constantin von Wurzbach, Hildenbrand, Valentin Johann Edler von, in: Ders. (Hg.), *Biographisches Lexikon des Kaiserthums Österreich* [*BLKÖ*] (Band 9), Wien: k. k. Hof- und Staatsdruckerei 1863, 14–16, 16.

Lehrers der Wiener Schule«.[29] Von Sprengel wurde der Begriff Schule im Sinne herausragender Leistungen einzelner Kliniker und seiner Schüler angewandt. Anfang des 19. Jahrhunderts wurde häufiger von dem »Ruhm« oder dem »Ruf« gesprochen, sodass die Zuordnung als Schule für die Wiener Medizin des 18. Jahrhunderts kein feststehendes Etikett war. In der Medizingeschichte nach 1945 wird in Abgrenzung zur Edinburgher[30] oder Pariser Schule der Medizin von der Wiener Schule gesprochen.[31]

Fragt man nach möglichen Gründen, weshalb die I. Wiener Medizinische Schule an Bedeutung verlor, so hatte Hecker mit seiner Kritik der Mittelmäßigkeit eines Teils der Professorenschaft in jener Zeit indirekt auf die Universitätsreform unter Joseph II. hingewiesen. Durch diese sollten die Universitäten zu Ausbildungsstätten für angehende Staatsdiener umgestaltet werden und weniger als Ort der Forschung und des Fortschritts dienen.[32] Damit verbunden war, dass Universitätsprofessoren dazu verpflichtet wurden, ein Lehrbuch zu verfassen, nach dem sie ausschließlich zu unterrichten und zu prüfen hatten.[33] Weitere Gründe ließen sich sowohl in der restaurativen, katholisch geprägten Grundhaltung der Habsburgermonarchie unter Franz (II.) I. (1768–1835), der von 1792 bis 1835 regierte, als auch in der konservativ restriktiven Haltung des Fakultätsdirektors Andreas Joseph Stifft (1760–1836) und seiner nepotistischen Berufungsstrategie an der Medizinischen Fakultät suchen. »Stifft gehörte zweifelsohne zu einer national-österreichischen Gruppierung«, stellte Rumpler fest.[34] Während seiner Amtszeit von 1804 bis 1835 hatte Stifft – zusätzlich bedingt

29 Mathias von Sallaba, *Galen vom Aderlassen gegen Erasistrat. Uebersetzt und mit Anmerkungen versehen,* Wien: Degen 1791. – Vgl. *Baldingers Medicinisch und physisches Journal* 7 (1792) 28, 9. Curt Sprengel, *Kritische Übersicht über den Zustand der Arzneykunde in dem letzten Jahrzehend,* Halle: Gebauer 1801, 97–98. – Die gleiche Würdigung erhielt auch die Geburtshilfe unter Johann Lucas Boer. Vgl. ebd., 103.

30 Vgl. Erich Ebstein, Die Entwicklung der klinischen Thermometrie in Edingburgh, in: A. Czerny/et al., *Ergebnisse der Inneren Medizin und Kinderheilkunde* (Band 33), Berlin–Heidelberg: Springer 1928, 408–502, 464–468.

31 Vgl. Wolfgang Eckart, *Geschichte der Medizin,* 6. Auflage, Heidelberg: Springer 2009, 175–184.

32 Vgl. Hubert Weitensfelder, *Studium und Staat. Heinrich Graf Rottenhan und Johann Melchior von Birkenstock als Repräsentanten der österreichischen Bildungspolitik um 1800* (Schriftenreihe des Universitätsarchivs der Universität Wien 9), Wien: WUV 1996, 189.

33 Vgl. Pasqual Joseph von Ferro, *Einrichtung der medicinischen Facultät zu Wien. Ihre Gesetze, Lehrart, und Prüfungen in den dahin gehörigen Wissenschaften der Arznei, Wundarznei, Entbindungskunde und Pharmaceutik,* Wien: Gräffer 1785.

34 Eine Gruppe von Professoren und Vertretern der Hofkanzlei setzten sich – im Gegensatz zu der liberalen Haltung Josephs II. – für ein Wiedererstarken der römisch-katholischen Kirche in Österreich ein. Die restaurativen Bestrebungen führten ab 1804 dazu, dass Lehrstühle für Religionswissenschaft eingeführt wurden, damit Studenten auf einen entsprechenden »Universitäts-Katechismus« hin erzogen werden. Vgl. Rumpler, *Chance für Mitteleuropa,* 271.

durch seine Funktion als Leibarzt von Franz (II.) I. – über Jahrzehnte eine einflussreiche Position hinsichtlich des Sanitätswesens und der Besetzungspolitik innerhalb der Wiener Medizinischen Fakultät. Er machte seinen Einfluss geltend, indem Lehrkanzeln mit Personen besetzt wurden, die ihm durch familiäre Bande verpflichtet waren oder keinen Widerstand gegenüber seiner Auffassung einer akademischen Medizin leisteten. So verhinderte er Besetzungen wie z. B. die des späteren Josephs-Akademie-Professors Friedrich Jäger (1784–1871), weil dieser gewagt hatte, 1815 eine Professur in Pest abzulehnen.[35] Stifft blockierte gegen den heftigen Widerstand der Professoren der Medizinischen Fakultät Jägers Berufung als Nachfolger von Georg Joseph Beer (1763–1821) an die Lehrkanzel für Augenheilkunde. Andererseits förderte Stifft seinen Schwiegersohn Johann Nepomuk Raimann (1780–1847), indem er es ihm ermöglichte, mehrfach die Lehrkanzel problemlos ohne Konkurs zu wechseln.[36] So war für Raimann der Weg geebnet worden, Direktor des Allgemeinen Krankenhauses zu werden und 1836 die Nachfolge seines Schwiegervaters als Fakultätsdirektor anzutreten. Allerdings verschloss sich Stifft nicht grundsätzlich einzelnen Neuerungen: Im Rahmen der Studienreformen 1802 wurde die Ausbildung in den Fächern Chemie, Botanik, Pharmazie und Augenheilkunde obligatorisch, sodass Stifft die Einrichtung neuer Lehrkanzeln, wie z. B. die der Augenheilkunde und der Staatsarzneikunde unterstützte. 1807 wurde mit Stiffts Billigung nach dem Vorbild des 1804 eröffneten militärchirurgischen Operationsinstituts an der Josephs-Akademie ein ziviles Operationsinstitut für die praktische Chirurgenausbildung eingerichtet.[37] Es ist jedoch unbestreitbar, dass die Wiener Medizin in den ersten 40 Jahren des 19. Jahrhunderts in historischer Gemächlichkeit verharrte. Ob der Niedergang der I. Wiener Schule durch die restriktiven Lehrvorschriften für den Unterricht an den Universitäten oder durch die Berufungspolitik bedingt war, sei hier nicht weiter ausgeführt.[38]

35 Vgl. Kirchenberger, *Lebensbilder*, 83–89.

36 Raimann wechselte 1814 von der Lehrkanzel für Pathologie und Therapie an der Josephs-Akademie auf die Lehrkanzel der Medizin für Wundärzte an der Universität und 1818 als Nachfolger von Johann Valentin Hildenbrand auf die Lehrkanzel für Praktische Medizin. Vgl. Brigitte Lohff, *Die Josephs-Akademie im Streit der Meinungen (1785–1874). Eine Geschichte der Institution, Personen und Netzwerke* (unveröffentlichtes Manuskript), Kopie im Besitz der Verfasserin.

37 Vgl. Adolph Bäuerle, *Was verdankt Österreich der beglückenden Regierung Kaiser Franz des Ersten?*, Wien: Haykul 1834, 150.

38 Puschmann schildert, dass Franks Abschied von Wien mit einer Denunziation Stiffts zusammenhing. »Frank hatte sich die erbitterte Feindschaft des K. Leibarztes Stifft zugezogen, welcher kurz vorher zum Nachfolger Störck's als Chef des gesammten Medicinalwesens und Director der medicinischen Facultät ernannt worden war. Derselbe legte dem Kaiser eine Anklageschrift gegen Frank vor, in welcher er behauptete, dass Frank in seinen Vorlesungen sich über hohe und höchste Stellen in unehrerbietiger Weise äussere, dass die Studierenden nichts bei ihm lernen und dass in Folge der von ihm geduldeten Brown'schen Heilmethode

Übergangszeit und Beginn der II. Wiener Medizinischen Schule

Mit Beginn des 19. Jahrhunderts verlor sich somit die Vorbildfunktion der ersten medizinischen Wiener Schule für die europäischen Ärzte und bis zum Beginn der zweiten Wiener Schule vergingen mehrere Jahrzehnte. Diese Zeit, die von der alten zur Wiener Medizin der Mitte des 19. Jahrhunderts überleitete, kann in zwei Phasen gegliedert werden: eine »Zwischenzeit« und eine »Übergangszeit«. Der Zwischenzeit könnte die Generation von Professoren, die unter der Ägide des Studiendirektors Stifft berufen wurden, zugeordnet werden.

Name		Professor für/Lehrkanzel/Funktion
Peutl [Beutel], Anton	1752–1814	1804–1806 praktische Arzneikunde
Nord, Franz	?–?	1805–1811 Direktor des AKH
Kern, Vincenz	1760–1829	1805 Chirurgie
Rudtorffer, Franz Xaver	1760–1833	1810 theoretische Chirurgie
Vietz, Ferdinand Bernhard	1772–1815	1805 erste Professur für gerichtliche Medizin und Staatsarzneikunde
Scherer, Joh. Anton Baptist	1755–1844	1806–1839 spezielle Naturkunde
Hildenbrand, Johann Valentin	1763–1818	1807–1818 praktische Arzneiwissenschaft; 1811–1818 Direktor des AKH
Boër/Boer, Johann Lucas	1751–1835	1808–1822 Geburtshilfe
Hartmann, Philipp Carl	1773–1830	1811–1829 Pathologie und Materia medica; 1829 ärztliche Klinik und spezielle Therapie
Beer, Georg Joseph	1763–1823	1812–1819 erster Lehrstuhl für Augenheilkunde
Bernt, Johann Joseph	1770–1842	1813–1842 Staatsarzneikunde
Mayer, A. Michael	?–1830	1814–1829 Anatomie

die Sterblichkeit im Allgemeinen Krankenhause ungewöhnlich vermehrt sei.« Vgl. Puschmann, *Medicin,* 133.

(Fortsetzung)

Name		Professor für/Lehrkanzel/Funktion
Raimann, Johann Nepomuk	1780–1847	1814–1847 Med. Klinik für Wundärzte; 1833 Rektor; 1818–1831 Direktor des AKH; 1837–1847 Studiendirektor der Medizinischen Fakultät
Herrmann, Leopold Franz	1785–1839	1815–1839 theoretische Medizin für Wundärzte; 1834–1839 Pathologie und Pharmakologie
Lenhossek, Michael	1763–1840	1819–1825 Physiologie
Wawruch, Andreas Ignaz	1782–1842	1819–1842 Vorstand der med. Klinik für Wundärzte
Biermayer, Lorenz	1778–1843	1821–1829 ad personam ao. Prof. für pathologische Anatomie
Rosas, Anton	1791–1855	1821–1850 Augenheilkunde, Nachfolger von Beer
Horn, Johann Philipp	1774–1845	1822–1845 theoretische Geburtshilfe
Klein, Johann	1788–1856	1822–1856 praktische Geburtshilfe
Wattmann, Joseph	1789–1866	1824–1848 Chirurgie
Löweneck, Franz	?	1827–? theoretische Chirurgie

Tab. 2: Professoren in der »Zwischenzeit«

Die Übergangszeit ließe sich mit dem Einfluss Ludwig Türkheims (1777–1846) in Verbindung bringen. Einerseits konnte dieser sich auf hochschulpolitischer Ebene als Referent der k. k. Studien-Hofkommission und Vizedirektor des medizinisch-chirurgischen Studiums dafür einsetzen, dass durch die Besetzungen von Lehrkanzeln neuen Ideen in Forschung und Lehre Raum gegeben wurde. Andererseits beteiligte er sich als Mitinitiator der Gründung einer wissenschaftlichen Gesellschaft der Ärzte daran, reformwilligen Ärzten ein Forum für den Austausch ihrer Ideen zu verschaffen.[39]

39 Vgl. Seebacher, »*Primum humanitas, alterum scientia*«, 67–76.

Name		Professor für/Lehrkanzel/Funktion
Czermak, Joseph Julius	1799–1851	1827–1848 Physiologie und höhere Anatomie
Mohs, Friedrich	1773–1839	1828–1835 Mineralogie/Naturgeschichte des Mineralreichs
Berres, Joseph	1796–1844	1830–1844 Anatomie, Nachfolger von M. Mayer
Hildebrandt, Franz Xaver	1789–1859	1830–1841 innere Medizin/medizinische Klinik
Wagner, Johann	1799–1832	1830–1832 pathologische Anatomie
Knolz, Johann Jacob	1791–1862	1830–1833 allgemeine Pathologie und Therapie
Güntner, Franz Seraphin	1790–1882	1831–1837 Direktor des AKH; 1845/46 Rektor
Wisgrill, Johann	1795–1851	1834–1848 Vorbereitungswissenschaft der Wundärzte; 1835–1848 Medizin
Fischer, Sigmund Caspar	1793–1860	1834–1848 spezielle Naturkunde (Naturgeschichte)
Lippich, Franz Wilhelm	1799–1845	1834–1845 innere Medizin/medizinische Klinik
Schiffner, Johann Christian	1779–1857	1837–1848 Direktor des AKH; 1841 Rektor
Pleischl, Adolf	1787–1867	1839–1848 Chemie
Tölténуi, Stanislaus	1795–1852	1840–1848 allgemeine Pathologie, Pharmakologie u. Therapie
Löbisch, Johann Elias	1795–1853	1841–1848 ao. Prof. für Kinderheilkunde
Endlicher, Stephan Ladislaus	1804–1849	1841–1848 Botanik
Schuh, Franz	1804–1865	1843–1865 Chirurgie und Vorstand der II. Chirurg. Klinik
Bartsch, Franz Anton	1800–1861	1844–1861 theoretische und praktische Geburtshilfe für Hebammen

Tab. 3: Professoren in der »Übergangszeit«

Wie schwierig eine klare Trennlinie zwischen den beiden Phasen zu ziehen ist, zeigt sich z. B. an den Vertretern des Faches Augenheilkunde: Bereits 1812 wurde aufgrund der besonderen Leistungen in diesem Fach die erste Lehrkanzel für Augenheilkunde mit Georg Joseph Beer eingerichtet. Erfolgreich fortgesetzt wurde diese in der klinischen Anwendung bis 1850 durch seinen Nachfolger Anton Rosas (1791–1855)[40] – wenn auch nicht so innovativ wie Friedrich Jäger, der zur gleichen Zeit die Augenheilkunde an der Josephs-Akademie vertrat. Nahtlos wurde die internationale Bedeutung der Wiener Augenheilkunde durch Ferdinand Arlt (1812–1887) und Carl Stellwag von Carion in der Phase der II. Wiener Schule weitergeführt und -entwickelt. Ein anderes Beispiel wäre die fortschrittliche Geburtshilfe ab 1808 unter Johann Lucas Boer (1751–1835), während diese sowohl durch den ihm nachfolgenden Johann Klein (1788–1856) – Vorgesetzter von Ignaz Philipp Semmelweis (1818–1865) – als auch durch Johann Philipp Horn (1774–1845) gebremst wurde.[41]

Dass es mit der Wiener Medizin ab dem 19. Jahrhundert für mehrere Jahrzehnte nicht besonders gut stand, verbarg sich vermutlich auch hinter einer Preisfrage der Gesellschaft der Ärzte 1845. Sie lautete: »Was haben die österreichischen Ärzte seit van Swieten bis zum Beschluß des Jahres 1840 geleistet?«[42] Diese Anfrage führte zu keinem preiswürdigen Ergebnis, aber einer Reihe von Anregungen verschiedener Fachvertreter, welche neueren Kenntnisse die einzelnen Fächer vorangebracht hätten und welche Fragen noch unbeantwortet seien.[43]

Den innerwissenschaftlichen Beginn der II. Wiener Medizinischen Schule zu erfassen, wirft also Fragen auf. Ebenso lässt es sich kaum rational begründen, ob jemand allein aufgrund der zeitlichen Gliederung noch zur Phase der Stagnation oder zu der des Aufbruchs/Übergangs zur neuen medizinischen Schule zu rechnen ist. Einige Beispiele: Die progressiven Ideen des 1830 berufenen Anatomen Joseph Berres (1796–1844), dem es gelang, Daguerreotypien mit einem Hydro-Oxygengas-Mikroskop herzustellen, revolutionierten die Abbildungen von Feinstrukturen der Gewebe generell und deren Darstellungen in Lehrbü-

40 Vgl. Horn, *Reise*, 151–159. – Gabriela Schmidt-Wyklicky/Helmut Gröger, Anton von Rosas. Vorstand der Universitäts-Augenklinik in Wien 1821 bis 1855, in: *Spektrum der Augenheilkunde* 26 (2012) 6, 283–289.

41 Boer, der Johann Peter Franks Auffassungen in der Medizin nahestand, wurde von Stifft aus dem Amt gedrängt. Vgl. Stephan Schulz, Man sollte nichts Böses tun, dass etwas Gutes daraus entstehen möge. Die schwere Geburt und das Tötungsverbot im Denkkollektiv der Wiener Lehrer um 1800, in: Walter Bruchhausen/Hans-Georg Hofer (Hg.), *Ärztliches Ethos im Kontext* (Medizin und Kulturwissenschaften 6), Bonn: Bonn University Press 2010, 21–38, 37.

42 Zit. nach: [Isidor Fischer], *Geschichte der Gesellschaft der Ärzte 1837–1937*, Wien: Springer 1938, 27.

43 Vgl. ebd., 26–35.

chern und Fachpublikationen insbesondere.[44] Ebenso wurde durch ihn die Verwendung des Mikroskops in der Lehre eingeführt, welche den Fortschritt auf dem Feld der pathologischen Anatomie einleitete,[45] auf dem Carl Rokitansky dann systematisch aufbauen konnte. Desgleichen wurden medizinische Fragestellungen aus naturwissenschaftlicher Sicht durch den Pathologen Johann Wagner (1799–1832) und den Physiologen und vergleichenden Anatomen Joseph Julius Czermak (1799–1851) behandelt, die mit ihren Arbeiten über die nationalen Grenzen hinaus rezipiert wurden. Wagner, dessen Assistent Rokitansky war, wurde als der vorausschauende Erneuerer einer modernen Pathologie gesehen, der nur zu früh verstarb.[46] Czermaks Arbeiten trugen – vor der Entdeckung der Zellenlehre 1839 – zu der damals viel diskutierten Frage über die Bestandteile des Blutes bei. Gehörte Sigmund Caspar Fischer (1793–1860) mit seinen damals modernen Lehrbüchern der Naturgeschichte und Mineralogie zur alten oder neuen naturwissenschaftlich ausgerichteten Medizin?[47] Verhinderte das Ende der alten Universitätsstrukturen mit dem Jahr 1848 und die Entlassung vieler Professoren nur die historische Wahrnehmung bzw. Einordnung als Vertreter der II. Wiener Medizinischen Schule, wie z. B. bei Adolf Pleischl (1787–1867)? Bei diesem erlernte Josef Redtenbacher (1810–1870) die Grundlagen der modernen Chemie, um diese nach der Wiedereröffnung der Universität 1848/49 für die ärztliche Ausbildung in Österreich verpflichtend umzusetzen. Insofern bereiteten in der Übergangszeit einzelne neu berufene Lehrkanzelinhaber schon in den 1830er-Jahren den Boden, der dann nach 1848 zu einer inneren und äußeren Reform der universitären Medizin führte.

---

44 Vgl. Josef Berres, Über die Vervielfältigung der Daguerre'schen Lichtbilder für den Druck, in: *Annalen der Chemie und Pharmazie* 36 (1840), 337–341. – Vgl. auch den Bericht über die Sitzung der Gesellschaft der Ärzte vom 28.2.1840, in: *Österreichische Gesundheitszeitung*, 16.3.1840, 177–178.

45 Dass es gerechtfertigt ist, den Einsatz des Mikroskops in der Anatomie und Pathologie ab den 1820er-Jahren als Forschungsimpuls zu interpretieren, obwohl das Mikroskop selber bereits 1628 erfunden worden war, ist aus der Tatsache abzuleiten, dass im 18. Jahrhundert keine relevanten Erkenntnisse mittels des Mikroskops erfolgten.

46 Rokitansky charakterisierte ihn in seinem eigenen Lebenslauf als »eigentlichen Leiter«. Vgl. O. A., Bericht des Sekretärs der feierlichen Sitzung der math.-nat. Klasse, in: *Almanach der kaiserlichen Akademie der Wissenschaften zu Wien* 29 (1879), 150–157, 153. – Hans Bankl, Pathologische Anatomie in Österreich, in: Ders./Thaddäus Radaszkiewicz (Hg.), *Pathologie in Österreich. Festschrift für Univ.-Prof. Dr. J. H. Holzner*, Wien: Facultas 1993, 25–71, 43.

47 Fischers *Handbuch der Zoologie* war das erste österreichische Lehrbuch dieses Faches. Insgesamt galten seine beiden Lehrbücher als fortschrittlich, da sie über die damalige Systematik der Naturgeschichte anhand von äußeren Kennzeichen hinausgingen. Vgl. Matthias Svojtka, Der naturgeschichtliche Unterricht an der medicinisch-chirurgischen Josephs-Akademie (Josephinum) im Zeitraum von 1784 bis 1874, in: *Berichte der Geologischen Bundesanstalt* 103 (2013), 85–95.

Konzept und Ziele der Wiener Medizin Mitte des 19. Jahrhunderts

Es hat sich als feststehende Wortfügung in allen historischen Überblicken und in dem Selbstverständnis der Wiener Universität und der Wiener Medizinischen Universität eingebürgert, von der *II. Wiener Medizinischen Schule* oder der *Wiener Medizinischen Schule des 19. Jahrhunderts* zu sprechen. Über den Zeitraum dieser Schule gibt es in der Literatur unterschiedliche Auffassungen. Anfang und Hochzeit werden meistens mit dem Revolutionsjahr 1848 bis in die 1880er-Jahre angegeben. Rainer Leitner verlegt die Hochzeit, wie er in seiner im Juni 2017 erschienenen Sammelrezension über *Die Wiener Universität zwischen den Weltkriegen* angibt, auf die Zeit um 1900: »[I]hre wissenschaftliche Glanzzeit erlebt sie wohl in den Jahrzehnten um 1900. [...] So zählt in dieser Zeit die Zweite Wiener Medizinische Schule zu den globalhervorragendsten Institutionen.«[48]

Der in Leipzig lehrende Kliniker und Medizinhistoriker Carl Reinhold August Wunderlich (1815–1877) schrieb in seiner *Geschichte und Beurtheilung der gegenwärtigen Heilkunde* 1841 von der »jungen Wiener Schule«, die sich gegen die Naturphilosophie wendete.[49] Wunderlichs Ablehnung der Naturphilosophie entsprach dem damaligen Zeitgeist in der gesamten deutschsprachigen Medizinliteratur. Ab den 1830er-Jahren gehörte es sozusagen zum guten Ton eines jungen Forschers, konsequent jegliche naturphilosophische Deutung des gesunden und kranken Organismus zu verdammen. Dieses Verdikt haftet in der historischen Wahrnehmung bis heute vielen Forschern aus jener Zeit an, wie z. B. dem Berliner Anatomen und Physiologen Johannes Müller (1801–1858).[50] Wunderlich interpretierte diese junge Wiener Schule »als Denkrichtung im Sinne der systematischen vorurteilsfreien Analyse«, wie es der außerordentliche Professor Carl Rokitansky gezeigt habe.[51] Wunderlich verfasste eine Apologie zu Rokitanskys Forschungsstil und verehrte ihn und Joseph Škoda, deren beider Schüler er war. Diese Huldigung war bereits drei Jahre vor Rokitanskys Berufung zum ordentlichen öffentlichen Professor auf die Lehrkanzel für Pathologische

48 Rainer Leitner, Sammelrezension. Die Wiener Universität zwischen den Weltkriegen, H-Soz-Kult, URL: hsozkult.geschichte.hu-berlin.de/rezensionen/2017-2-132 (abgerufen am 2.6. 2017).

49 Vgl. Karl Reinhold August Wunderlich, *Wien und Paris, ein Beitrag zur Geschichte und Beurtheilung der gegenwärtigen Heilkunde in Deutschland und Frankreich*, Stuttgart: Ebner & Seubert 1841, 68–103.

50 Müller war zwar der Lehrer von Jakob Henle (1809–1885), Theodor Schwann (1810–1882), Hermann Helmholtz, Ernst Wilhelm Brücke, Rudolf Virchow, Emil du Bois-Reymond und Ernst Haeckel (1834–1919), die sich mit Stolz als seine Schüler bezeichnet haben, aber ihrem Lehrer nicht verziehen, dass er sich mit der Naturphilosophie auseinandergesetzt hatte. Vgl. Brigitte Lohff, Johannes Müller, Integration und Transformation naturphilosophischer Naturinterpretation, in: Olaf Breidbach/Thomas Bach (Hg.), *Naturphilosophie nach Schelling*, Frankfurt/Main: Frommann-Holzboog 2005, 331–370.

51 Vgl. Wunderlich, *Wien und Paris*, 89.

Anatomie 1844 verfasst worden. Wunderlichs Würdigung hatte wiederum Rokitansky derart beeindruckt, dass er am Ende seines Lebens noch darüber in seinen autobiografischen Erinnerungen berichtete.[52]

Das Credo und geistige Band, dem sich Mitglieder der neuen Wiener Medizinischen Schule verpflichtet fühlten, wurde 1865 prägnant von Rokitansky in seiner Funktion als Präsident der Gesellschaft der Ärzte zusammengefasst, als er beklagte, dass nichts unternommen wurde, »um den größten lebenden Physiologen dem Kaiserstaate zu erhalten.«[53] Diese Äußerung bezog sich auf Carl Ludwig (1816–1895), der von 1855 bis 1865 an der medizinisch-chirurgischen Josephs-Akademie die Physiologie vertrat. Rokitansky bekannte sich gemeinsam mit dem Pharmakologen Carl Damian Schroff (1802–1887) und dem Dermatologen Gustav Wertheim (1822–1888) dezidiert zu einer Medizin, die – wie die Physiologie – naturwissenschaftlich orientiert zu sein habe. In ihrer Grußadresse an Ludwig zitierten sie zur Bekräftigung ihres Credos den ersten Satz aus dessen *Lehrbuch der Physiologie* (1852) als Gebot für die ärztliche Welt in Wien: Die Medizin – und nicht nur die Physiologie – hat »die Aufgabe, die Leistungen des Thierleibes festzustellen und sie aus den elementaren Bedingungen desselben mit Nothwendigkeit abzuleiten.«[54] Damit schlossen sich die drei Vertreter der Wiener Medizin nicht nur der Aussage aus Ludwigs Lehrbuch an, sondern auch der von Ernst Wilhelm Brücke 1847 formulierten Leitidee für die Physikalische Gesellschaft. Brücke war seit Ende der 1830er-Jahre mit Carl Ludwig befreundet sowie mit den Müller-Schülern Hermann Helmholtz (1821–1894) und Emil du Bois-Reymond (1818–1896).[55] Gemeinsam gründeten sie 1847 – ein Jahr bevor Brücke nach Wien berufen wurde – eben jene Physikalische Gesellschaft, deren Mitglieder sich verschworen hatten, nichts anderes als die physikalisch-chemischen Kräfte im Organismus anzuerkennen. Insofern verfolgten die Wiener Medizinprofessoren das gleiche Ziel wie viele Forscher an anderen europäischen Universitäten: eine an den Naturwissenschaften orientierte medizinische Forschung.

Die neuere medizinhistorische Literatur vertritt die Auffassung, dass sich die klinische Forschung der Wiener Medizin dem Medizinkonzept der Pariser Schule anschloss und dieses weiterentwickelte. Diese Pariser Denkweise wurde durch Antoine François Comte de Foucroy (1755–1809) initiiert und über Marie

52 Vgl. O. A., Bericht des Sekretärs, 154.

53 Zit. nach: Constantin von Wurzbach, Ludwig, Karl, in: Ders. (Hg.), *BLKÖ* (Band 16), Wien: k. k. Hof- und Staatsdruckerei 1867, 136–138, 138.

54 Carl Ludwig, *Lehrbuch der Physiologie des Menschen* (Band 1), Heidelberg: Winter 1852, 1. Zit. nach: Wurzbach, Ludwig, 137.

55 Vgl. Brigitte Lohff, Gab es eine Johannes-Müller-Schule?, in: Rüdiger Stolz (Hg.), *Wissenschaft und Bildung* (Alma Mater Jenensis. Studien zur Hochschul- und Wissenschaftsgeschichte 7), Jena: Universitätsverlag 1991, 169–183.

François Xavier Bichat (1771–1802), René Théophile Laennec (1781–1826), François Josef Victor Broussais (1772–1838) bis hin zu Claude Bernard (1813–1878) ausgebaut mit folgenden Prinzipien: exakte empirisch-sensualistische Beobachtung des Patienten/der Patientin, physikalische Untersuchungen (Perkussion, Auskultation, Thermometrie), Vergleich postmortaler Sektionen mit der Krankheitsdiagnose, statistische Auswertung klinisch-pathologischer Ergebnisse.[56]

Neben dieser für die Forschung zukünftigen Ausrichtung stellt sich die Frage, ob es für die Vertreter der II. Wiener Medizinischen Schule noch einen viel weiter reichenden Beweggrund gab, sich im Sinne einer Schule zusammenzuschließen. Wie Felicitas Seebacher in ihrer Untersuchung über die Wiener Medizinische Schule aus dem Jahr 2000 ausgeführt hatte, kam es nach der Wiedereröffnung der Universität bereits Anfang der 1850er-Jahre zu Spannungen zwischen dem liberalen und konservativen Flügel unter den Professoren. Anlass war vermutlich die im Ministerrat 1853 diskutierte Auffassung, dass

> »die Pflege der Wissenschaft im Einklange mit dem Geiste der Kirche unter besonderer Beachtung der Interessen des Staates [zu sein habe], dass aus den österreichischen Universitäten alles ausgeschlossen seyn soll, was der katholischen Kirche entgegen ist, und dass katholisch gesinnte Männer auf denselben angestellt werden sollen.«[57]

Abgewichen werden konnte gegen diese Festlegung bei Berufungen »für Fächer, welcher zu der [Kirche] in minder naher Beziehung stehen, wie Mathematik, Naturwissenschaften, etc. etc., [so dass] unter näher zu bezeichnenden Umständen auch Männer, die nicht der katholischen Kirche angehören, angestellt werden können.«[58]

So kam es zu dem am 18. August 1855 von Franz Joseph I. (1830–1916) unterzeichneten Pakt von »Thron und Altar«, welcher »der Kirche [erneut] einen entscheidenden Einfluß auf das Bildungswesen« zugestand.[59] Das führt zu den Fragen, ob mehr als nur protestiert wurde, sondern erstens, dieser liberale Teil der Wiener Mediziner mit einem Pakt »Wissenschaft gegen Kirche« zu antworteten versuchte und zweitens, ob Rokitansky Gründer einer Schule der Medizin werden wollte, die einen Gegenentwurf zur tradierten engen Bindung von »Universität und Altar« darstellen sollte. In seiner Rede 1863 *Über Zeitfragen die Universität betreffend* befasste sich Rokitansky mit dem Schulbegriff. Vorab

56 Vgl. Eckart, *Illustrierte Geschichte*, 38–48. – Eckart, *Geschichte*, 192–198.

57 Protokoll der Ministerkonferenz am 29. November 1853. Zit. nach: Mitchell G. Ash, Wurde ein »deutsches Universitätsmodell« nach Österreich importiert? Offene Forschungsfragen und Thesen, in: Christof Aichner/Brigitte Mazohl (Hg.), *Die Thun-Hohenstein'schen Universitätsreformen 1849–1860. Konzeption – Umsetzung – Nachwirkungen*, Wien: Böhlau 2017, 90.

58 Ebd., 76–96.

59 Vgl. Seebacher, *»Primum humanitas, alterum scientia«*, 17.

stellte er fest, dass namentlich die österreichischen Universitäten eine lange Zeit »unproduktiv« gewesen seien und die Professoren sich deshalb so wie der »Klerus« und die »politischen Beamten« verhalten hätten.[60] Erst die politischen Umwälzungen des Jahres 1848 ermöglichten es, den wissenschaftlichen Fortschritt wieder aufleben zu lassen und dafür bedürfe es der wissenschaftlichen Schulen. Rokitansky führte dazu aus:

> »Die Universitäten sind zwar überhaupt gelehrte Schulen [...]. Allein nebstdem sind sie auch Gelehrtenschulen b. i. Schulen für die Ausbildung eigentlicher Fachgelehrten, aus denen namentlich die Lehrer selbst hervorgehen, Schulen, in welchen die verschiedensten Fächer in ihrer ganzen Ausdehnung oder in einzelnen Theilen oder Zweigen zum Zwecke der Förderung und Erweiterung der Wissenschaft betrieben werden, und die Auserwählten die Anleitung zu zeitgemäßer Auffassung ihrer Wissenschaft, zu Vertiefung in ihre Aufgaben und zu selbstständiger Forschung in den hierzu gewidmeten Fachinstituten erlangen.«[61]

Damit wurde zweierlei von Rokitansky besonders hervorgehoben: Wissenschaftliche Schulen sollen die Wissenschaft fördern, aber sie sollten auch den Nachwuchs zur zeitgemäßen Auffassung derselben anleiten. Das scheint trivial, beinhaltet aber zugleich, dass in einer wie auch immer gearteten Schule die Jünger oder »Auserwählten« selektiert werden, die dieses Verständnis von Wissenschaft vertreten und weitertragen. Rokitanskys Äußerungen unterstreichen Fends These von der (wissenschaftlichen) Schule als Ort der Qualifizierung, Sozialisierung, Legitimierung und Selektion. Ebenfalls griff Rokitansky indirekt in der Gleichstellung von Klerus und wissenschaftlicher Unproduktivität der österreichischen Universitäten eine Denkfigur auf, die in jener Zeit in allen Auseinandersetzungen zwischen den kirchlichen Vertretern mit den Vertretern einer neuen Wissenschaft ausgefochten wurde: die Erkenntniskraft der Wissenschaft gegenüber der kirchlichen Deutungshoheit über die Welt. Ein prägnantes Beispiel lieferte die Debatte zur Evolutionslehre in der British Association of Science im Juli 1860, acht Monate nach Erscheinen von Charles Darwins (1809–1882) *Origin of species*, zwischen Thomas S. Huxley (1825–1895) und Samuel Wilberforce (1805–1873). In diesem »Kampf« wurde exemplarisch und tumultuarisch um die Deutungsmacht der naturwissenschaftlichen Welterkenntnis gegen die theologische Welterklärung gefochten.[62] Rokitansky befand sich mit seiner an naturwissenschaftlichem Denken orientierten »Genau-

60 Vgl. Carl Rokitansky, *Zeitfragen betreffend die Universität mit besonderer Beziehung auf Medicin*, Wien: Sallmayer 1863, 3.

61 Ebd.

62 Vgl. Brigitte Lohff, Darwins Entwicklungslehre im Streit der Meinungen, in: Dietrich von Engelhardt/Jürgen Nolte (Hg.), *Von Freiheit und Verantwortung in der Forschung. Symposium zum 150. Todestag von Lorenz Oken (1779–1851)* (Schriftenreihe zur Geschichte der Versammlung Deutscher Naturforscher und Ärzte 9), Stuttgart: WVG 2002, 93–109.

igkeit« als Zentrum seiner akademischen Sicht auf die Welt damit auf einer Linie mit europäischen Wissenschaftlern wie dem Anatomen Huxley, dem Physiologen Ludwig und dem Pathologen Rudolf Virchow (1821–1902). Virchow hatte sich in seiner Konfrontation mit der preußischen Restauration und der Naturphilosophie in den Lebenswissenschaften ebenfalls gegen den Einfluss der (katholischen) Kirche als Hoheit in der Weltdeutung gewandt und den schrittweisen Sieg der Naturwissenschaften propagiert. So erklärte er 1849 in seiner Rede *Über das Einheitsbestreben der Medizin:* »Die Aufgabe der Wissenschaft ist daher nicht die Gegenstände des Glaubens anzugreifen, sondern nur die Grenzen zu stecken, welche die Erkenntnis erreichen kann, und innerhalb derselben das einheitliche Selbstbewußtsein zu begründen.«[63] Wie naturwissenschaftliche Erkenntnisse entstehen, formulierte er zwei Jahre zuvor:

> »Die naturwissenschaftliche Frage ist die logische Hypothese, welche von einem bekannten Gesetz durch Analogie und Induction weiterschreitet; die Antwort darauf giebt das Experiment, welches in der Frage selbst vorgeschrieben liegt. [...] Die Naturforschung setzt also Kenntnis der Thatsachen, logisches Denken und Material voraus; diese drei, in methodischer Verknüpfung, erzeugen die Naturwissenschaft.«[64]

Rokitansky schrieb 1862 in seinem Vortrag anlässlich der Eröffnung des Wiener Anatomisch-Pathologischen Instituts:

> »Die aus dem unmittelbaren Verkehre mit den Dingen hervorgehenden anschaulichen Vorstellungen, klar und befriedigend nach Massgabe der Schärfe der Sinne und des Verstandes, constituiren die Erfahrung, unsere empirischen Erkenntnisse; sie und allein sie bilden die Grundlage unseres Wissens von der Natur.«[65]

Beide Forscher strebten eine Medizin an, die auf systematischer Beobachtung, Experiment und Logik basierte. Zugleich wurde damit ein Gegenentwurf zu den Einflüssen von Politik und Kirche auf die Entwicklung der Wissenschaft und die Zukunft der Gesellschaft artikuliert. Das wurde unmissverständlich 1849 von dem 29-jährigen Virchow in der letzten Ausgabe der Zeitschrift *Die medicinische Reform* geäußert: »Die medicinische Reform, die wir gemeint haben, war eine Reform der Wissenschaft und der Gesellschaft. Wir haben ihre Principien entwickelt; sie werden sich ohne das Fortbestehen dieses Organs Bahn brechen.«[66] Rokitansky beschrieb seine angestrebte Reform der Medizin nicht so dezidiert politisch, sondern begründete diese mehr wissenschaftsphilosophisch. Sein Ziel

63 Rudolf Virchow, *Einheitsstreben in der wissenschaftlichen Medizin,* Berlin: Reimer 1849, 3.

64 Rudolf Virchow, Die naturwissenschaftliche Methode und die Standpunkte in der Therapie, in: *Archiv für pathologische Anatomie und Physiologie und für klinische Medicin* 2 (1849) 1/2, 3–37, 7–8.

65 Carl Rokitansky, Die Freiheit der Naturforschung, in: *Wiener Medizinische Wochenschrift* 12 (1862) 22, 337–343, 340–341.

66 Rudolf Virchow, o. T. (Nachwort), in: *Die Medicinische Reform* 2 (1849) 52, 273–286, 274.

war auch eine in die Zukunft gerichtete Teilhabe der bürgerlichen Gesellschaft an den Früchten der Forschung und die Umgestaltung der Weltdeutung durch Medizin.

> »Wer sollte nicht merken [...], dass es der Mensch ist, den die heutigen realistischen Bestrebungen jener concentrischen Strömungen in den Mittelpunkt stellen, als Aufgabe der Naturforschung [...], welche in der Naturgeschichte des Menschen die Fundamente und Standpuncte schafft, von denen aus die Geschichte des Einzelnen, die Geschichte der Völker, die Civilisation mit ihren Anschauungen von der Natur, von der Gesellschaft und von dem Staate, von Sitten und Recht tiefer erfasst und verstanden werden. Wer sollte das nicht einsehen, dass es vor allem die Medicin ist, welcher jene Aufgabe dem Wesentlichen nach zufällt [...].«[67]

Strategien der Umsetzung

Dass es an der Wiener Universität zu einem Aufschwung in der wissenschaftlichen Medizin ab den 1840er-Jahren kam, ist ein Faktum. Dieser Aufschwung wird stets verbunden mit Carl Rokitansky, der zur Symbolfigur der II. Wiener Medizinischen Schule avancierte, und zwar nicht nur in medizinhistorischen Schriften,[68] sondern auch in der Belletristik, sodass er z. B. noch 2014 in dem Roman über Anna Sacher als »große[r] Pathologe und Begründer der zweiten Wiener Medizinischen Schule« Erwähnung findet.[69] Mit ihm werden meistens als feststehender Dreiklang der Kliniker Joseph Škoda und der Dermatologe Ferdinand Hebra genannt.[70] Bei den Protagonisten der Wiener Medizin handelt es sich vorwiegend um einen Kern von Personen, die wenige Jahre vor der März-/Oktoberrevolution 1848 den Ruf an eine Lehrkanzel an der Universität erhielten oder kurz nach der Wiedereröffnung der Universität 1849 berufen wurden.

---

67 Carl Rokitansky, Die Conformität der Universität mit Rücksicht auf gegenwärtige österreichische Zustände (1863), in: Helmut Rumpler/Helmut Denk (Hg.), *Carl Freiherr von Rokitansky 1804–1878. Pathologe, Politiker, Philosoph, Gründer der Wiener Medizinischen Schule des 19. Jahrhunderts*, Wien: Böhlau 2005, 254–270, 257.

68 Vgl. Eckart, *Illustrierte Geschichte*, 48. – Vgl. auch die Beiträge von Ursula Rokitansky-Tilscher in diesem Band.

69 Vgl. Monika Czernin, *Anna Sacher und ihr Hotel im Wien der Jahrhundertwende*, München: Knaus 2014, 195.

70 Vgl. Roland Sedivy, Rokitansky und die Wiener Medizinische Schule. Von der Naturphilosophie zur Naturwissenschaft, in: *Wiener Medizinische Wochenschrift* 154 (2004) 19/20, 443–453.

Name		Professor für/Lehrkanzel/Funktion
Rokitansky, Carl	1804–1878	ab 1844 pathologische Anatomie; Wissenschaftspolitiker; 1852/53 Rektor
Raimann, Johann	1780–1847	ab 1844 Klinik für Wundärzte
Feuchtersleben, Ernst	1806–1849	ab 1844 Psychiatrie
Kolletschka, Jakob	1803–1847	ab 1844 gerichtliche Arzneikunde und medizinische Polizei
Heller, Florian	1813–1871	ab 1844 Leiter des pathologisch-chemischen Instituts; ab 1852 o. Prof.
Hyrtl, Joseph	1810–1894	ab 1845 Anatomie (Nachfolger von Berres); 1864/65 Rektor
Škoda, Joseph	1805–1881	ab 1846 Medizin; 1840 Leiter der Klinik für Brustkranke am AKH
Dlauhy, Johann	1808–1888	ab 1848 Staatsarzneikunde
Brücke, Ernst Wilhelm	1819–1892	ab 1848 Physiologie; 1879/80 Rektor
Haindl, Anton	1803–1855	ab 1848 provisorischer, 1851–1855 Direktor des AKH
Sigmund, Karl Ludwig	1810–1883	ab 1849 ao. Prof. für Dermatologie und Venerologie; 1869 o. Prof.
Dumreicher, Johann	1815–1880	ab 1849 Chirurgie und Vorstand der I. Chirurgischen Klinik
Hebra, Ferdinand	1816–1880	ab 1849 ao. Prof. für Dermatologie; 1869 o. Prof.
Redtenbacher, Josef	1810–1870	ab 1849 medizinische Chemie
Schroff, Carl Damian	1802–1887	ab 1850 Pharmakologie und Pharmakognosie; 1856/57 Rektor
Oppolzer, Johann	1808–1871	ab 1850 klinische Medizin; 1860/61 Rektor
Kurzak, Franz	1801–1868	ab 1850 theoretische Medizin

Tab. 4: Initiatoren der II. Wiener Medizinischen Schule 1844–1850

Hochschulpolitisch kam der Thun-Hohenstein'schen Universitätsreform 1848/49 deshalb eine entscheidende Rolle zu, weil von politischer Seite wichtige Weichen gestellt wurden,[71] die ein neues Selbstbewusstsein der akademischen

71 Mit der provisorischen Universitätsreform von 1849 erfolgten die Veränderungen in der Gremienstruktur. Zu den einzelnen strukturellen Veränderungen vgl.: Akademischer Senat der Wiener Universität (Hg.), *Geschichte der Wiener Universität von 1848 bis 1898*, Wien:

Lehrer zur Folge hatte. Die gewonnene Lehr- und Lernfreiheit war darunter eines der Hauptziele für die akademische Jugend und die liberal gesinnten Professoren:

> »Als jüngst die Strahlen der politischen Freiheit Oesterreich erreichten, trafen sie zuerst und am kräftigsten die Universitäten, wo die Intelligenz und das wissenschaftliche Bedürfniss, längst mit dem Unterdrückungssysteme im geistigen Kampfe begriffen [...]. Sah nun endlich der Lehrkörper sich durch die ertheilte, ausgedehnteste Lehr- und Lernfreiheit von den starren, in mancher Hinsicht fehlerhaften und pedantischen Studienplänen, den vorgeschriebenen Lehrbüchern, der Censur und polizeilichen Ueberwachung befreit [...].«[72]

Durch die neuen Richtlinien konnten nun Berufungen von den akademischen Gremien vorgeschlagen werden und nicht mehr von einer Studien-Hofkommission. Dadurch konnten Wissenschaftler berufen werden, die mit den Ideen der inneruniversitären Entscheidungsträger konform gingen. Zu dem Personenkreis, der sich auf hochschulpolitischer Ebene engagierte, gehörten neben Rokitansky sowohl sein ehemaliger Schüler und späterer Vertreter der Staatsarzneikunde Johann Dlauhy (1808–1888) als auch der Pharmakologe Carl Damian Schroff, der mit Rokitansky zusammen die Geschicke der Ärztekammer ab 1850 über 28 Jahre mitbestimmte. Ebenfalls einflussreich war Franz Xaver Kurzak (1801–1868), der nach Professuren in Prag und Innsbruck 1850 in Wien an die Lehrkanzel der Theoretischen Medizin berufen wurde. Darüber hinaus war er in der Abteilung Pharmakologie aktiv in die Gesellschaft der Ärzte eingebunden.[73] Diese und andere Universitätslehrer der Medizinischen Fakultät, die im Universitätskonsistorium aktiv waren (vgl. Tab. 5), konnten nun ihren Einfluss bei der Benennung der jeweiligen Mitglieder in den Berufungskommissionen geltend machen.

Hölder 1898, 27–45. – Vgl. auch den Beitrag von Daniela Angetter über die Studienordnungen und Universitätsreformen in diesem Band. – Aichner/Mazohl, *Die Thun-Hohenstein'schen Universitätsreformen.*

72 Dr. Ryba, Bemerkungen über die von den medicinisch chirurgischen Lehrkörpern der Wiener und der Prager Universität den Ministerium des Unterrichts überreichten Anträge zu einer zeitgemässen Universitätsreform, in: *Vierteljahrschrift für die praktische Heilkunde* [hg. von der medicinischen Facultät in Prag] 5 (1848) 4, 87–112, 87.

73 Vgl. Heinz Huber, *Geschichte der Medizinischen Fakultät Innsbruck und der medizinisch-chirurgischen Studienanstalt (1673–1938),* Wien: Böhlau 2010, 115.

Jahr	Mediziner als Rektor/Prorektor[74]	Dekan des med. Professorenkollegs	Dekan des med. Doktorenkollegs[75]	Prodekan des med. Professorenkollegs	Senior des med. Doktorenkollegs
1848/49	W. Well[76]	J. Škoda	J. Lerch	C. Rokitansky	J. Schiffner
1849/50	/W. Well	C. Rokitansky	J. Lerch	J. Škoda	J. Schiffner
1850/51		C. Schroff		[C. Rokitansky]	
1851/52		J. Dlauhy		[C. Schroff]	
1852/53	C. Rokitansky	F. Kurzak	J. Schneller	J. Dlauhy	J. Schiffner
1853/54	/C. Rokitansky	J. Raimann	J. Knolz	F. Kurzak	J. Schiffner
1854/55		J. Dlauhy	J. Knolz	J. Raimann	J. Schiffner
1855/56		J. Raimann	J. Knolz	J. Dlauhy	J. Schiffner
1856/57	C. Schroff	C. Rokitansky	A. Aitenberger	J. Raimann	J. Schiffner
1857/58	/C. Schroff	F. Kurzak	A. Aitenberger	C. Rokitansky	entfällt[77]
1858/59		J. Dlauhy	A. Aitenberger	F. Kurzak	
1859/60		C. Rokitansky		[J. Dlauhy]	
1860/61	J. Oppolzer	F. Kurzak	M. Viszanik	F. Kurzak	
1861/62	/J. Oppolzer	J. Dlauhy	M. Viszanik	C. Rokitansky	

74 Hinter dem Schrägstrich steht jeweils der Prorektor des Jahres.

75 Von den Vertretern des hochschulpolitisch einflussreichen Doktorenkollegs spielte allerdings bis Mitte der 1870er-Jahre keiner eine bedeutende Rolle in der neuen Forschungsrichtung der II. Wiener Schule. Es handelt sich bei den Personen in der Tabelle um: Johann Alexander Lerch (1813–1897), politisch aktiver Arzt; Joseph Schneller (1814–1885); Johann Joseph Knolz (1791–1862), 1821–1830 Professor der theoretischen und praktischen Medizin an der medizinisch-chirurgischen Lehranstalt am kaiserlich-königlichen Lyceum in Salzburg und ab 1830 Professor der allgemeinen Pathologie und Pharmakologie an der Universität Wien, Mitherausgeber der *Österreichischen Zeitschrift für praktische Heilkunde*, Alois Aitenberger (1810–1892), ab 1861 Medizinalrath; Michael Viszanik (1792–1872), Primararzt an der Wiener Irrenanstalt; Karl Bernt (1806–1873), Distriktarzt.

76 Wilhelm von Well (1797–1879), Doktor der Medizin und Vizerektor der medizinisch-chirurgischen Studien.

77 Die Funktion des Seniors des Doktorenkollegs gab es nur noch für die Theologische und Juristische Fakultät.

(Fortsetzung)

Jahr	Mediziner als Rektor/Prorektor[74]	Dekan des med. Professorenkollegs	Dekan des med. Doktorenkollegs[75]	Prodekan des med. Professorenkollegs	Senior des med. Doktorenkollegs
1862/63		C. Rokitansky	K. Bernt	J. Dlauhy	
1863/64		F. Kurzak	K. Bernt	C. Rokitansky	
1864/65	J. Hyrtl	J. Späth	K. Bernt	F. Kurzak	

Tab. 5: Mitglieder der Medizinischen Fakultät im Universitätskonsistorium 1848–1865[78]

Rokitansky konnte neben seinem inneruniversitären Einfluss seine Vorstellungen in die Gesellschaft der Ärzte einbringen, deren Präsident er von 1850 bis 1878 war, wie auch in seiner Funktion als Präsident der kaiserlichen Akademie der Wissenschaften zu Wien in den Jahren 1862 bis 1878.[79] Auf politischer Ebene konnte er seiner Auffassung ebenfalls Gehör verschaffen, da er am 17. November 1856 zum Mitglied der ständigen Medicinal-Commission am Ministerium für Cultus und Unterricht ernannt wurde.[80]

Wer zum Kern der Wiener Medizinischen Schule zählt, ist, wie erwähnt, nicht einheitlich festgeschrieben. Es werden neben Rokitansky, Škoda und Hebra oft der Physiologe Brücke, der Chirurg Theodor Billroth (1829–1894), der Ophthalmologe Arlt, der Pädiater Ludwig Wilhelm Mauthner-Mauthstein (1806–1858) oder der Psychiater Theodor Meynert (1833–1892) genannt. Seltener dazu gezählt werden der Anatom Langer-Edenberg und der Gynäkologe Späth. Über letzteren wurde 1896 im Nachruf in *Die Presse* gesagt, dass mit »Professor Späth eine Koryphäe aus der Glanzzeit der Wiener Medizinischen Fakultät [starb].«[81] Das Zitat verweist darauf, wie viel Interpretationsspielraum der Begriff Wiener Schule zuließ. Auf jeden Fall kann man eine rasche Konsolidierung der Ideale und Zielsetzung der Wiener Medizin erkennen, die auch in der Berufung von klinischen Professoren von der Mitte der 1850er- bis in die 1860er-Jahre ihren Ausdruck fand.

---

78 Diese Periode umfasst den Zeitraum bis zu Rokitanskys doppelter Präsidentschaft in der Gesellschaft der Ärzte und der kaiserlichen Akademie der Wissenschaften zu Wien. – Da »nach 1848 eine sechsjährige Stockung in der vollständigen Erstellung des Hof-Staats-Schematismus eintrat« (vgl. Vorwort, in: *HSS*, Wien: k. k. Hof- und Staatsdruckerei 1866, II.), sind alle anderen Quellen auch nicht ganz vollständig.

79 Vgl. Salomon Hajek, *Geschichte der k. k. Gesellschaft der Ärzte zu Wien von 1837 bis 1888 zur Gelegenheit des fünfzigjährigen Jubiläums*, Wien: Hölder 1889, 84–86. – Richard Meister, *Geschichte der Akademie der Wissenschaften in Wien 1847–1947* (Denkschriften der Gesamtakademie 1), Wien: Holzhausen 1947, Anhang: Übersicht III.

80 Vgl. Peter Urbanitsch, Zwischen Revolution und Konstitutionalismus. Rokitanskys Weg in die Politik, in: Rumpler/Denk, *Carl Freiherr von Rokitansky*, 147–162, 151.

81 Hofrath Josef Späth †, *Die Abend-Presse*, 30. 3. 1896, 3.

Name		Professor für/Lehrkanzel für/Funktion
Wedl, Carl	1815–1891	ab 1851 Histologie; 1872 erster Lehrstuhl für Histologie; 1883/84 Rektor
Sigmund, Karl Ludwig	1810–1883	ab 1852 syphilitische Krankheiten
Mauthner-Mauthstein, Ludwig Wilhelm	1806–1858	ab 1851 Klinik für Kinderkrankheiten
Helm, Theodor	1810–1875	ab 1852 praktische Medizin; 1855–1869 Direktor des AKH
Arlt, Ferdinand	1812–1887	ab 1856 Augenheilkunde
Braun, Carl Rudolph	1823–1891	ab 1856 Gynäkologie; 1868/69 Rektor
Späth, Joseph	1823–1896	ab 1861 Geburtshilfe; 1873/74 Rektor
Voigt, Christian August	1808–1890	ab 1863 Anatomie
Türck, Ludwig	1810–1869	ab 1864 Neurologie und Laryngologe
Billroth, Theodor	1829–1894	ab 1867 Chirurgie; 1879/80 Rektor

Tab. 6: Während der »Konsolidierungsphase« an die Universität Wien berufene Professoren

Das von den Gründern dieser Schule verfolgte Ideal einer fortschrittlichen Medizin in Forschung und Lehre hatte sich 20 Jahre nach der Thun-Hohenstein'schen Universitätsreform etabliert und eine zweite Generation führte als ordentlich öffentliche Lehrkanzelinhaber diese medizinische Forschungsrichtung weiter fort:

Name		Professor für/Lehrkanzel für/Funktion
Hoffmann, Josef	1823–1887	1869–1887 Direktor des AKH
Kainzbauer, Josef	1812–1888	ab 1869 Pharmazie und Pharmakognosie
Seligmann, Franz Romeo	1808–1892	ab 1869 Geschichte der Medizin, Epidemiologie
Langer-Edenberg, Karl	1819–1887	ab 1870 II. Lehrkanzel für Anatomie
Duchek, Adalbert	1824–1882	ab 1871 Medizinische Klinik
Bamberger, Heinrich	1822–1888	ab 1872 spez. med. Pathologie, Therapie und Klinik

(Fortsetzung)

Name		Professor für/Lehrkanzel für/Funktion
Vogl, August Emil	1833–1909	ab 1873 Pharmakologie
Meynert, Theodor	1833–1892	ab 1873 Psychiatrie
Stricker, Salomon	1834–1898	ab 1873 allgemeine und experimentelle Pathologie
Stellwag von Carion, Carl	1823–1904	ab 1873 Ophthalmologie, II. Klinik für Augenheilkunde
Braun, Gustav	1829–1911	ab 1874 praktische Geburtshilfe an der Hebammenschule
Ludwig, Ern(e)st	1842–1915	ab 1874 angewandte medizinische Chemie; 1892/93 Rektor
Stoerk, Carl	1832–1899	ab 1875 Laryngologie
Heschl, Richard Ladislaus	1824–1881	ab 1875 pathologische Anatomie
Hofmann, Eduard	1837–1897	ab 1875 Gerichtsmedizin

Tab. 7: Professoren der »zweiten Generation« bis zum Tod von Rokitansky

Mit der Konsolidierungsphase hatte sich ein Forschungsstil an der Wiener Medizinischen Fakultät etabliert, der selbstverständliche Voraussetzung für eine Berufung an die Universität geworden war. Damit endete aus meiner Sicht auch die II. Wiener Medizinische Schule, denn ihre Ziele und Ideale waren erreicht worden und der Übergang in die Phase einer *Normalwissenschaft* begann, wie Thomas S. Kuhn dies 1961 in seinem Buch *Structure of Scientific Revolution* bezeichnet hat.

Jedenfalls deutete sich das Ende der Medizinischen Schule des 19. Jahrhunderts schon in den 1870er-Jahren an, als die »zweite Generation« von Ordinarien berufen wurde. Nach dem Tod von Johann Oppolzer am 16. April 1871 erfolgte eine Auseinandersetzung um die Besetzung der Lehrkanzel der Medizinischen Klinik, die auch mit dem Verlust der Ideen der Wiener Schule verbunden wurde:

> »Es ist die Besetzung dieser Kanzel mit einer productiven Kraft um so dringender geboten, als die Wiener Schule Gefahr läuft, nachdem ihr ihre besten Kräfte theils abgestorben, theils abzusterben drohen, ihren alt angestammten Ruf zu verlieren. Die physikalische Richtung ist es, welche die Medicin einschlagen muss, und nur auf diesem Boden blühen der Medicin noch heutzutage Rosen.«[82]

82 B. Kraus, Nachfolge weiland Oppolzer's, in: *Allgemeine Wiener medizinische Zeitung* 16 (1871) 20, 160–161, 161.

Zugleich deutete sich ein Konflikt mit der Nachwuchsgeneration an, indem die Macht der Professoren in der Besetzungspolitik kritisiert wurde:

> »[...] Protection daher mitunter die Hauptrolle bei Erlangung einer solchen Stelle spielt, und es liegt auch nicht immer im Interesse der Professoren, bedeutende hervorragende und geniale Männer an ihrer Seite zu haben, weil sie sich keine mächtigen Rivalen auferziehen wollen.«[83]

Der Stern dieser Wiener Schule der Medizin verlischt aus Sicht der Zeitzeugen Ende des 19. Jahrhunderts. Karl Kraus beklagt den Zustand in seinem Beitrag *Die Fakultät in Liquidation:*

> »[D]as ist der Zustand, in dem sich am Beginn des neuen Studienjahres die Hochschule der Medizin befindet, die in halbvergangenen, halbvergessenen Tagen die hohe Schule der gesamten medizinischen Welt gewesen ist. [...] Wer kennt die Namen ihrer Nachfolger? Beschämt müßte der Wiener von heute, wenn man ihm von der ›Wiener Schule‹ spräche, eingestehen, daß er kein halbes Dutzend ihrer Lehrer zu nennen weiß. [...][84] Die Wiener medicinische Facultät ist zum Schauplatz einer Feudalherrschaft sondergleichen geworden. Statt eine Gelehrtenrepublik zu sein, in der die Fähigsten das Principat innehaben, ist sie eine auf zufällige Secundogenituren gestützte Oligarchie. Das Seltsamste ist, dass in dieser Welt noch die Todten für ihre Kinder sorgen. Wer an der Fernwirkung nach dem Tode[85] gezweifelt haben sollte, wird auf sie schwören, wenn er die Verhältnisse an der Wiener Facultät von heute kennen gelernt hat.«[86]

Dass es sich bei der Wiener Medizin Ende des Jahrhunderts für die Zeitzeugen nur noch um »die alte Schule« handelte, illustriert auch die abgewandelte Abbildung der bekannten Grafik *Professoren-Collegium der Wiener Medizin* anlässlich der Pensionierung des Gynäkologen Joseph Späths 1886 (Vgl. Abb. 1).

83 B. Kraus, Das Unterrichtsministerium, in: *Allgemeine Wiener medizinische Zeitung* 16 (1871) 23, 185.

84 Kraus, Die Fakultät in Liquidation, 4–5.

85 Mit der »Fernwirkung« nimmt Kraus darauf Bezug, dass bei Lehrkanzelbesetzungen oft »familienberücksichtigende« Politik zu beobachten war, wie z. B. hinsichtlich der Brüder Carl und Gustav Braun als Lehrkanzelvertreter für Geburtshilfe.

86 Kraus, Die Fakultät in Liquidation, 4–5, 8.

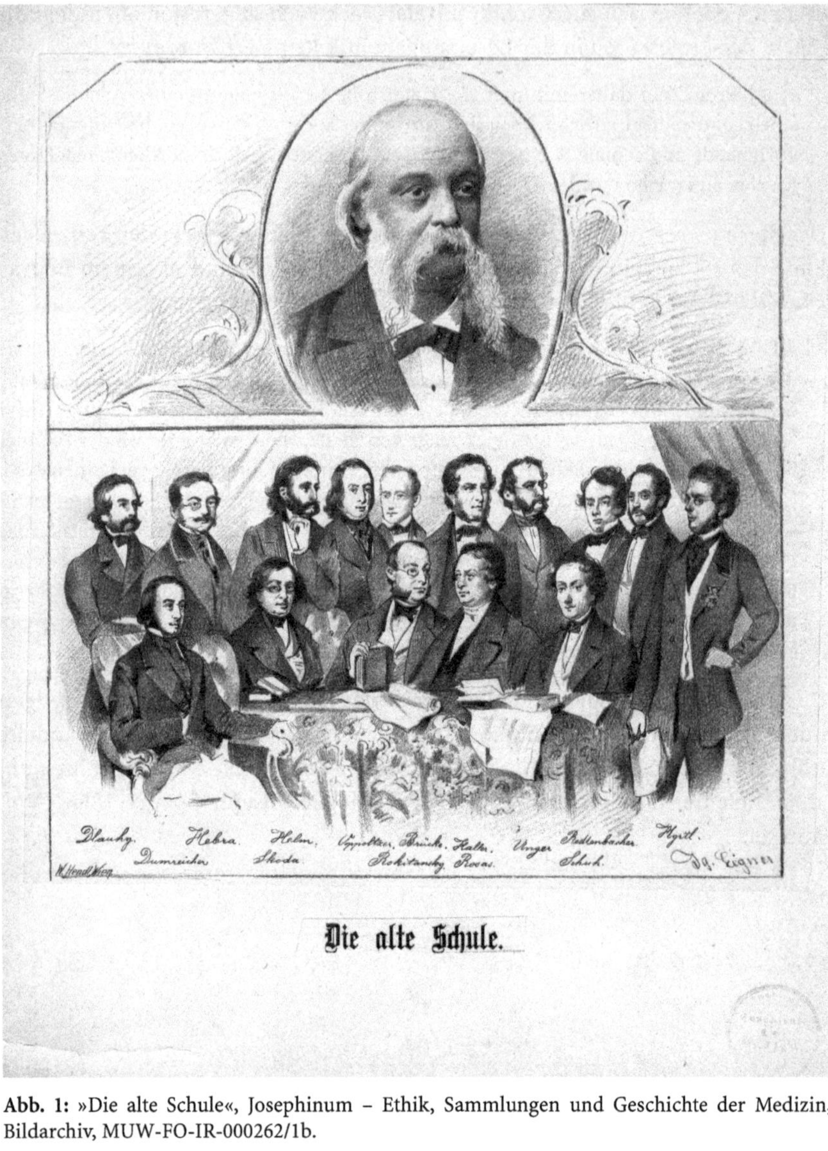

Abb. 1: »Die alte Schule«, Josephinum – Ethik, Sammlungen und Geschichte der Medizin, Bildarchiv, MUW-FO-IR-000262/1b.

Resümee

Betrachtet man die Verwendung der Bezeichnung Wiener Medizinische Schule, so handelte es sich weniger um die Innenansicht einer universitären Gruppe als um eine von außen zugeteilte Beschreibung. Das Etikett *Wiener Medizinische*

Schule des 18. bzw. des 19. Jahrhunderts selbst entstand als Zuschreibung durch medizinhistorisch interessierte Ärzte und Medizinhistoriker des 19. Jahrhunderts, welches dann von der professionellen Medizingeschichte im 20. Jahrhundert übernommen wurde. Bei der Charakterisierung der Wiener Medizin im 18. Jahrhundert ist dieser Bezug eindeutig zu belegen. Die medizinischen Entwicklungen des 19. Jahrhunderts wurden sowohl durch die Presse als auch durch Autoren medizingeschichtlicher Werke bereits im laufenden Jahrhundert unter dem Sammelbegriff Wiener Medizinische Schule subsumiert. Wer zu dem Kreis der Mitglieder dieser Schule gezählt wird, ist weniger eindeutig und variiert mit der Zeit von 1848 bis zum Ende des 19. Jahrhunderts. Während Karl Kraus 1899 etwa eine größere Gruppe (Rokitansky, Brücke, Hyrtl, Škoda, Oppolzer, Duchek, Bamberger, Chvostek, Türck, Stoerk, Schuh, Dumreicher und Pitha) als Vertreter benannt hat,[87] blieben im 20. Jahrhundert vor allem Rokitansky, Hebra und Škoda im historischen Gedächtnis eingeschrieben.

Die sich Mitte des 19. Jahrhunderts konstituierende II. Wiener Schule der Medizin entwickelte sich im Zusammenhang mit den Reformbestrebungen, die an allen europäischen Zentren der Medizin verfolgt wurden und die zugleich wissenschaftlich als auch ideologisch begründet waren. Insofern unterscheidet sich die II. von der I. Medizinischen Schule. Für die Wiener Medizin im 18. Jahrhundert sind folgende Merkmale hervorzuheben: Es war eine politisch motivierte Entscheidung vonseiten der Herrschenden, gefordert und unterstützt von einer Gruppe von Ärzten, um eine Umgestaltung der medizinischen Versorgung der Bevölkerung herbeizuführen und infolge dessen auch eine Reform der Ausbildung. Die Wiener Schule der Medizin im 18. Jahrhundert führte zu einem Paradigmenwechsel in der europäischen Medizin, durch den endgültig die tradierten Vorstellungen aus der antiken humoralpathologischen Medizin und die Idee einer Ausbildung vom Katheder aus abgelöst wurden.

Politische Verhältnisse spielten bei der Wiener Medizin des 19. Jahrhunderts zwar eine wichtige Rolle, aber die Dynamik der Entstehung eines neuen Verständnisses von der Aufgabe der Medizin wurde aus einer anderen Richtung erzeugt. Hier stand ein neues Wissenschaftsverständnis im Mittelpunkt, welches ihr Leitbild nicht aus einer inhärenten ärztlichen Tätigkeit ableitete, sondern von der naturwissenschaftlichen Sicht auf den zu beobachtenden Menschen, seine Normwerte in Gesundheit und Abweichungen in Krankheit. Medizinische Kenntnisse sollten sich auf empirisch erhobene Daten berufen und sich an dem Erkenntnisideal der exakten Naturwissenschaften orientieren. Ausschließlich durch Beobachtung und Experiment sollten Tatsachen ergründet, um in den Kanon medizinischer Fakten integriert zu werden. In der Forschung verfolgten die Wiener Universitätsärzte die gleichen wissenschaftlichen Zielsetzungen wie

87 Vgl. Kraus, Die Fakultät in Liquidation, 4.

in den anderen europäischen Zentren der Medizin ab Mitte des 19. Jahrhunderts: eine naturwissenschaftlich-experimentelle Begründung medizinischer Fragestellungen. Insofern handelte es sich weniger um eine Schule als um einen Wandel des Denkstils, der das historische Moment der 1848er-Revolution aufgriff, um ein neues Medizinverständnis in Forschung und Lehre zu verwirklichen. Die deutliche Ausrichtung der Wiener Forscher auf klinische Fragestellungen ergab sich durch die besondere Personenkonstellation durch Rokitansky als pathologischen Anatomen, Hebra als Dermatologen und Škoda als Diagnostiker von Brustkrankheiten.

Viele an den Universitäten lehrende Ärzte verfolgten Mitte des 19. Jahrhunderts zugleich gesellschaftspolitische Ambitionen. Dass die von Virchow und Rokitansky angestrebte »neue Medizin« auch als gesellschaftsverändernde Kraft interpretiert wurde, wird anhand Virchows Äußerungen in *Die Medicinische Reform* 1849 und Rokitanskys Rede *Die Conformität der Universität* 1863 deutlich. Die von den Vertretern der Medizin in Wien und auch von anderen europäischen Zeitgenossen avisierte wissenschaftliche Welterklärung verweist auf einen durch medizinische Forschung gezielt herbeigeführten kulturellen Wandel in der Wahrnehmung des gesunden und kranken Menschen – einschließlich der damit verbundenen sozialen, politischen und juridischen Implikationen.

Die beiden Schulen der Medizin in Wien wirkten innovativ auf die Forschung und die medizinische Lehre an den österreichischen Universitäten. Das Ende der Wiener Medizin im 18. Jahrhundert wurde durch die Reduzierung der Universität zur Ausbildungsinstitution für Staatsdiener ihres Forschungsimpulses beraubt. Der Nepotismus in der Berufungspolitik verstärkte diese Tendenz. Die II. Wiener Schule der Medizin endete mit dem ausgehenden 19. Jahrhundert, als diese neue Forschungsausrichtung Teil des Selbstverständnisses der universitären Medizin wurde. Das Forschungskonzept der II. Wiener Medizinischen Schule wurde damit als verbindlich akzeptiert und auf dieser Basis wissenschaftlich gearbeitet. Ob die bedeutenden Leistungen und Entdeckungen der nachfolgenden Forschergenerationen zu Beginn des 20. Jahrhunderts bis zum »Anschluss« Österreichs 1938 an der Wiener Universität als eine III. Wiener Medizinische Schule zu bezeichnen wären oder eine logische Konsequenz und Weiterentwicklung des fruchtbaren Forschungskonzepts einer an den Naturwissenschaften orientierten Medizin war, soll hier nicht weiter thematisiert werden.

brigitte.lohff[at]meduniwien.ac.at

Julia Rüdiger

Fallstudien zur Ikonografie und Funktion des Medizinerdenkmals in Wien[1]

Case studies on the iconography and function of the medical monument in Vienna

Abstracts

Mit einem interdisziplinären Ansatz aus Kunstgeschichte, *cultural memory studies* und der Medizingeschichte nähert sich der Beitrag den zahlreichen Denkmalsetzungen für Mediziner in Wien. Der Blick auf ausgeklügelte und – wie im Falle der Errungenschaft der Antisepsis – speziell entwickelte Ikonografien zeigt, was medizinhistorisch darstellungswürdig war und stellt zudem das »Image« des Medizinberufs dar. In der Nahsicht auf einzelne Werke – Gerard van Swieten (1700–1772), Theodor Billroth (1829–1894) und Ignaz Philipp Semmelweis (1818–1865) – wird deutlich, wie die Medizin auf unterschiedliche Weise, als theoretische Wissenschaft oder auch als praktisch-künstlerisches Handwerk, definiert wurde. Zudem geben Medizinerdenkmäler Aufschluss darüber, welcher Nutzen Denkmälern über die *memoria* der geehrten Person hinaus zugetraut wurde, nämlich als wirkmächtige Werkzeuge innerhalb politischer Netzwerke und sozialer Strukturen.

With an interdisciplinary approach from art history, cultural memory studies and the history of medicine the article approaches the numerous monuments for physicians in Vienna. The look at sophisticated and – as in the case of the achievement of the antisepsis – specially developed iconographies shows on the one hand what in the history of medicine was worth presenting and on the other hand how the forms of representation influenced the »image« of the medical profession. A closer look at individual works – those representing Gerard van Swieten, Theodor Billroth and Ignaz Philipp Semmelweis – reveals the value of monuments beyond the memoria of the honored person, namely as effective tools within political networks and social structures.

Keywords

Denkmalkultur, Medizinerdenkmal, Gelehrtendenkmal, Denkmalpolitik, Antisepsis, Gerard van Swieten, Theodor Billroth, Ignaz Philipp Semmelweis, Denkmalikonografie, Memoria

Monuments, monument for physicians, medical monuments, scholars' monuments, politics of memoria, antisepsis, Gerard van Swieten, Theodor Billroth, Ignaz Philipp Semmelweis, monuments' iconography, memoria

1 Dieser Text entstand im Rahmen des Back-to-Research-Grants der Universität Wien, den die Autorin von Jänner bis Oktober 2017 bezogen hat.

Der Zeitraum von 1848 bis 1955, in dem die Strukturen und Netzwerke der Medizin in Wien in diesem Band untersucht werden, deckt sich weitgehend mit der Hochzeit der bürgerlichen Denkmalsetzung, wovon heute zahlreiche Personendenkmäler im Straßenbild, in Parks und eigenen Denkmalensembles zeugen. Im Arkadenhof der Universität Wien befinden sich beispielsweise 160 Personendenkmäler von ProfessorInnen der Universität, wobei die Mediziner mit fast einem Drittel stark vertreten sind.[2] Dieser massiven Repräsentation im Stadtbild steht der Umstand gegenüber, dass die Medizinerdenkmäler in der medizin- als auch in der kunsthistorischen Forschung bislang kaum beachtet wurden. Im Folgenden möchte ich zeigen, dass wir durch eine genaue Betrachtung der Denkmäler und durch die Einordnung der Denkmalsetzung in ihren (medizin-)historischen Kontext Neues über die Netzwerke und Strukturen innerhalb der Wiener Medizin zwischen 1848 und 1955 lernen können. In dieser Fallstudie wird deutlich, was bereits für Personendenkmäler im Allgemeinen dokumentiert ist,[3] dass nämlich erstens den Denkmälern eine große Wirkmacht zugesprochen und zweitens aus diesem Grund der formalen und inhaltlichen Gestaltung der Denkmäler von KünstlerInnen und AuftraggeberInnen ein hoher Stellenwert beigemessen wurde. Hierbei war meist nicht nur die genaue Wiedergabe der Physiognomie einer Person gefordert, sondern nach Möglichkeit auch ihrer wissenschaftlichen Errungenschaften und sozialen Position.[4] Die Funktion eines Personendenkmals geht zudem über die Ehrung einer individuellen Leistung und die dadurch implizierte Vorbildwirkung hinaus. Ziel ist es, die institutionelle Verankerung und die AuftraggeberInnen durch die Denkmalsetzung ebenfalls zu ehren und dauerhaft im Stadtbild zu verankern.[5] Aus interdisziplinärer Perspektive gilt es daher neben den künstlerischen Entste-

2 Ein Vergleich des Verhältnisses von MedizinerInnen zu Gelehrten anderer Disziplinen in größeren (universitären) Denkmalensembles, beispielsweise jenen der Humboldt-Universität und Charité in Berlin, ist ein Forschungsdesiderat, das Aufschluss über den Stellenwert dieses Repräsentationsmediums in der Wissenschaft geben kann.

3 Vgl. Hans-Ernst Mittig/Volker Plagemann (Hg.), *Denkmäler im 19. Jahrhundert. Deutung und Kritik*, München: Prestel 1972. – Vgl. insbesondere: Gerhardt Kapner, Skulpturen des 19. Jahrhunderts als Dokumente der Gesellschaftsgeschichte. Eine kultursoziologische Studie am Beispiel einiger Ringstraßendenkmäler in Wien, in: Ebd., 9–17. – Vgl. ebenso die Kritik des Beitrags: Thomas Nipperdey, Zur Denkmalsgeschichte in Deutschland, in: Ebd., 18–19. – Volker Plagemann, Bismarck-Denkmäler, in: Ebd., 217–252.

4 Vgl. Ingeborg Schemper-Sparholz, Der Arkadenhof im Hauptgebäude der Universität Wien. Ruhmeshalle, Geschichtsgalerie oder Campo Santo?, in: Dies./et al. (Hg.), *Der Arkadenhof der Universität Wien und die Tradition des Gelehrtenmemoria in Europa*, Wien–Köln–Weimar: Böhlau 2017, 11–34, 29.

5 Für Personendenkmäler gilt gleichermaßen, was Thomas Nipperdey für nationale Denkmäler postuliert hat: Dass sie »im wesentlichen von etablierten Kräften« zu deren Nutzen und Eigenrepräsentation errichtet werden. Vgl. Thomas Nipperdey, Nationalidee und Nationaldenkmal in Deutschland, in: *Historische Zeitschrift* 206 (1968) 3, 531.

hungsbedingungen wie Künstlerstil und zeitgenössischer Porträtpraxis auch nach nicht-künstlerischen Bedingungen der Denkmalsetzung, wie dem sozialen Kontext des Dargestellten, dem Aufstellungskontext und der Intention von Auftraggeberseite zu fragen. Denn diese Bedingungen geben Aufschluss über die ursprüngliche Bedeutung eines Denkmals und seine Funktion. Die Historikerin Ludmilla Jordanova betont: »portraits always need to be seen in the physical contexts for which they were made for – for example, the public settings, such as institutions, through which they acquired associations and significance.«[6] Folglich lassen sich auf Basis einer Analyse von Denkmälern von Medizinern unter Berücksichtigung ihres Entstehungskontexts künstlerische und erinnerungspolitische Intentionen beleuchten, was für eine Untersuchung von Netzwerken und Strukturen innerhalb der medizinischen Wissenschaftsgemeinde wichtige Aufschlüsse verspricht. Als Fallbeispiele dienen hier die Denkmäler dreier Wiener Mediziner. Die zwei Büsten des Leibarztes Maria Theresias (1717–1780) Gerard van Swieten (1700–1772) sind zwar vor dem in diesem Band vorgegebenen historischen Rahmen entstanden, doch lässt sich an ihnen die funktionsorientierte künstlerische Gestaltung gut nachweisen. Anhand eines Standbildes für den preußisch-österreichischen Chirurgen Theodor Billroth (1829–1894) wird deutlich, wie die Ikonografie die neuesten Entwicklungen der Wissenschaft aufnimmt. Zuletzt kann mit dem Heidelberger Denkmal für den ungarisch-österreichischen Gynäkologen Ignaz Philipp Semmelweis (1818–1865) im Vergleich mit einem Billroth-Standbild von 1944/49 nachgewiesen werden, wie sich eine etablierte Ikonografie und deren politische Lesbarkeit verselbstständigt.

Das Personendenkmal in Wien wurde in der zweiten Hälfte des 20. Jahrhunderts als Forschungsfeld der Kunstgeschichte bearbeitet und mit Fokus auf eine künstlerbiografische oder epochenhistorische Einordnung, insbesondere im Kontext der Wiener Ringstraße, behandelt – nicht jedoch aus einer wissenschaftshistorischen Perspektive.[7] Kontextorientierte Annäherungen, wie sie in kunsthistorischen Fragen und einer politisch-ikonografisch orientierten Denkmalforschung bereits bekannt und üblich sind,[8] wurden erst in Ansätzen

6 Ludmilla Jordanova, *Defining Features. Scientific and Medical Portraits 1660–2000*, London: Reaktion Books 2000, 25–26.

7 Vgl. Gerhardt Kapner/Walter Krause/et al., *Ringstraßendenkmäler* (Die Wiener Ringstraße 9/1), Wiesbaden: Steiner 1973. – Gerhardt Kapner, Auftragslage der Plastik im 19. Jahrhundert. Kulturhistorische Fragestellungen zu abwertenden Urteilen in der Forschung, in: *artibus et historiae* (1981) 51, 97–112. – Walter Krause, *Die Plastik der Wiener Ringstraße von der Spätromantik bis zur Wende um 1900* (Die Wiener Ringstraße 9/3), Wiesbaden: Steiner 1980. – Ders., Denkmäler als Symbole österreichischer Identität im 19. und 20. Jahrhundert, in: *Österreich in Geschichte und Literatur* (2003) 47, 207–215.

8 Hier zu nennen sind unter anderen: Dieter Brunner (Hg.), *Die obere Hälfte. Die Büste seit Auguste Rodin*, Bönnigheim: Wachter 2005. – Dietrich Erben, *Der steinerne Gast. Die Be-*

auf den Bereich der Gelehrtendenkmäler in Wien übertragen.[9] Das Forschungsprojekt *Ge(l)ehrte Köpfe. Ikonographie und Stellenwert der Denkmäler im Arkadenhof der Universität Wien*[10] ist in diesem Zusammenhang als wichtige Vorarbeit zu nennen, speziell hinsichtlich der Bedeutung der Denkmäler im wissenschaftsgeschichtlichen Kontext.[11] Einen verwandten Bereich der Gelehrtenehrung bilden auch die seit der Antike überlieferten und im Humanismus wieder verstärkt publizierten Bildnissammlungen im Buch. Diese können hier aber nicht zusätzlich in den Fokus genommen werden.[12]

---

gegnung mit Statuen als Vorgeschichte der Betrachtung, Weimar: VDG 2005. – Thomas Gaehtgens/Gregor Wedekind (Hg.), *Le culte des grands hommes. 1750–1850*, Paris: Maison des Sciences de l'Homme 2009. – Angelika Keune, *Gelehrtenbildnisse der Humboldt-Universität zu Berlin. Denkmäler, Büsten, Reliefs, Gedenktafeln, Gemälde, etc.*, Berlin: Unze 2001. – Ursula Merkel, *Das plastische Porträt im 19. und 20. Jahrhundert. Ein Beitrag zur Geschichte der Bildhauerei in Frankreich und Deutschland*, Berlin: Akademie-Verlag 1995. – Mittig/Plagemann (Hg.), *Denkmäler im 19. Jahrhundert*. – Stefan Riesenfellner (Hg.), *Steinernes Bewusstsein* (Band 1). *Die öffentliche Repräsentation staatlicher und nationaler Identität Österreichs in seinen Denkmälern*, Wien: Böhlau 1998. – Werner Telesko, *Kulturraum Österreich. Die Identität der Regionen in der bildenden Kunst des 19. Jahrhunderts*, Wien–Köln–Weimar: Böhlau 2008.

9 Vgl. Roland Kanz, *Dichter und Denker im Porträt. Spurengänge zur deutschen Porträtkultur des 18. Jahrhunderts*, München: Deutscher Kunstverlag 1993, 12. – Hans Belting, Das Werk im Kontext, in: Ders./et al., *Kunstgeschichte. Eine Einführung*, Berlin: Reimer 1996, 223–240. – Rudolf Preimesberger, Einleitung, in: Ders./Hannah Baader/Nicola Suthor (Hg.), *Porträt*, Berlin: Reimer 1999, 13–64, 17–21, 28–30, 45–53, 59–61. – Jordanova, *Defining Features*, 25–26.

10 OeNB-Projektnummer P 15808 am Institut für Kunstgeschichte der Universität Wien unter der Leitung von Ingeborg Schemper-Sparholz, 2014–2015, unter Mitarbeit von Martin Engel, Andrea Mayr sowie der Autorin des vorliegenden Beitrags.

11 Vgl. Schemper-Sparholz, *Gelehrtenmemoria.*

12 In diesen Bildnissammlungen manifestiert sich nicht nur das Interesse am Denkmal, sondern sie fußen selbst auf einer langen Tradition der publizierten Gelehrtenbildnisse oder »Berühmten Männer«, die spätestens seit dem Humanismus (Bildnissammlungen von Francesco Petrarca, Fulvio Orsini, Giovanni Pietro Bellori, später Johann Jakob Bernoulli etc.) eine durchgehende Tradition haben und als »mobile« Ehrenhallen verwendbar waren, um den Ruhm eines Staates, einer Nation oder einer Institution zu verbreiten. Vgl. Elisabeth Klecker, Begegnung mit der Vergangenheit. Porträts antiker Autoren im Prunksaal der Österreichischen Nationalbibliothek, in: *BIBLOS. Beiträge zu Buch, Bibliothek und Schrift* 59 (2010) 2, 5–22. – Julia Rüdiger, Begegnung mit dem steinernen Autor. Die Gelehrten an der Fassade der Universität Wien, in: Elisabeth Klecker (Hg.), *Autorschaft. Konzeptionen, Transformationen, Diskussionen*, Wien: Präsens Verlag 2013, 223–246. – Bernd Ernsting, The Portable Scholar's Monument. Des (Kunst-)Gelehrten Denkmal im Frontispiz seiner Schriften, in: Schemper-Sparholz, *Gelehrtenmemoria*, 235–256.

Das Personendenkmal als Ausdruck bürgerlicher Souveränität

Im 18. Jahrhundert waren die Bildnisbüste und das Personendenkmal noch weitgehend der dynastischen Repräsentation vorbehalten, wobei die Büste durch die Darstellung in dreidimensionaler (Über-)Lebensgröße als Inbegriff des Herrscherbildnisses galt.[13] Im Nachklang der Aufklärung und des beginnenden Historismus wurde das Medium aber auch für Geistesadel und Bürgertum interessant. Aus der – zumindest ideellen – Überwindung der Herrschaft von Adel und Kirche hatte sich ein neues bürgerliches Selbstverständnis entwickelt und in Wissenschaft, Kultur und Politik niedergeschlagen.[14] Gleichzeitig erforderte die mit Beginn des 19. Jahrhunderts einsetzende Systematisierung der Geschichtswissenschaft ein quellenkritisches Vorgehen, um eine geprüfte Abfolge eines geschichtlichen Ablaufs zu definieren.[15] Hierbei gelangten sowohl die einzelnen Ereignisse als auch die agierenden Persönlichkeiten als Weichensteller der Geschichte in den Vordergrund.[16] Dies rechtfertigte es, anderen *Helden* als Regenten und Heerführern Denkmäler zu setzen. Diese neue Bildaufgabe stellte die BildhauerInnen jedoch vor eine Herausforderung: Es musste nun nicht mehr der Souverän möglichst glanzvoll in einem formelhaften Herrscherbildnis repräsentiert, sondern Individuen für ihre außerordentlichen Leistungen geehrt werden. Der Geistesadel und die bürgerliche Elite wurden als neue Leitfiguren einer liberalen und zunehmend säkularisierten Weltanschauung wahrgenommen. Als Medium dieser gesellschaftlichen Verschiebung eignete sich die Porträtmalerei ebenso wie die Porträtplastik, die beide den Typus des Herrscherporträts für ein bürgerliches Standesporträt nutzbar machen sollten.[17] Doch entsprechende bürgerlich-heroische Ikonografien und Bildnistypen waren für

13 Vgl. Frank Matthias Kammel (Hg.), *Charakterköpfe. Die Bildnisbüste in der Epoche der Aufklärung*, Nürnberg: Germanisches Nationalmuseum 2013, 11. – Carolin Remlein, *Das Bürgertum auf dem Postament. Die Geschichte der bürgerlichen Denkmalstatue in Europa von ihren Anfängen bis zur Mitte des 19. Jahrhunderts*, Berlin: Wissenschaftlicher Verlag Berlin 2016, 61.

14 Vgl. Reinhard Koselleck, Einleitung. Zur anthropologischen und semantischen Struktur der Bildung, in: Ders. (Hg.), *Bildungsbürgertum im 19. Jahrhundert* (Band 2). *Bildungsgüter und Bildungswissen*, Stuttgart: Klett-Cotta 1990, 21–22.

15 Vgl. Otto Gerhard Oexle, Die Geschichtswissenschaft im Zeichen des Historismus. Bemerkungen zum Standort der Geschichtsforschung, in: *Historische Zeitschrift* 238 (1984) 1, 17–55, 24.

16 Vgl. Moritz Csáky, Geschichtlichkeit und Stilpluralität. Die sozialen und intellektuellen Voraussetzungen des Historismus, in: Hermann Fillitz (Hg.), *Der Traum vom Glück. Die Kunst des Historismus in Europa* (Band 2), Wien: Künstlerhaus 1996, 27–31, 27–28. – J. D. Braw, Vision as Revision. Ranke and the beginning of modern history, in: *History and Theory* 46 (2007) 4 (Themenheft *Revision in History*), 45–60, 49.

17 Vgl. Kanz, *Dichter und Denker*, 11–12.

diese Bildaufgabe nicht etabliert.[18] Die Aufgabe der KünstlerInnen bestand an der Wende des 18. zum 19. Jahrhundert darin, geeignete Modi zu entwickeln, die sich vom barocken Herrscherporträt absetzten und stattdessen eine bürgerliche Souveränität zum Ausdruck bringen sollten. Ein Rückgriff auf antike Autorenbildnisse bildete hierbei den ersten Schritt. Diese Suche nach der geeigneten Form und dem passenden Ausdruck lässt sich am Beispiel zweier Büsten des Mediziners Gerard van Swieten nachvollziehen und zeigt die gestalterischen und inhaltlichen Möglichkeiten der Porträtplastik um 1800.

Zwei Bildnisse des Mediziners Gerard van Swieten: zwischen herrschaftlich-repräsentativ und antik-heroisch

Auch im Kontext der Universität Wien setzte die Popularisierung des Gelehrtenporträts, im Sinn einer bürgerlichen Aneignung des Standesporträts, Ende des 18. Jahrhunderts ein. Neben den Rektorenbildnissen, die das soziale Ansehen des Hauptes der *universitas* repräsentieren sollten,[19] befand sich bis 1778 nur ein einziges Bildnis eines Wissenschaftlers im Universitätsgebäude.[20] Für den Hörsaal der Medizinischen Fakultät hatte Maria Theresia im Jahr 1769 das Porträt ihres Leibarztes und Beraters Gerard van Swieten bei Franz Xaver Messerschmidt (1736–1783) in Auftrag gegeben (Abb. 1).

Der Künstler inszenierte den Arzt in Manier eines Herrscherbildnisses mit gehobenem Haupt und Allongeperücke, in pelzverbrämter Robe mit Orden und in einer dynamischen Drehung. Damit bediente er die wichtigsten Merkmale des herrschaftlichen barocken Repräsentationsbildnisses. In der bisherigen kunsthistorischen Forschung zu diesem Werk, die sich primär um die Einordnung der Büste in das Werk des Bildhauers bemüht hatte, wurde das Porträt daher auch als persönlich motivierte Denkmalsetzung der Herrscherin interpretiert und der Kontrast zwischen barock bewegter Ausarbeitung der Bekleidung und der veristischen Darstellung des Gesichts besonders hervorgehoben. Darin kündige sich ein stilistischer Wandel in Messerschmidts Werk an, der in einer späteren van Swieten-Büste des Künstlers – vermutlich zwischen 1770 und 1772 – deutlich wird (Abb. 2).[21] In diesem Werkstück verzichtete Messerschmidt auf Anspie-

18 Vgl. Kammel, *Charakterköpfe*, 16.

19 Vgl. Heidrun Rosenberg, Bilder der Magnifizenz. Die Kaiserliche Rektorengalerie der Universität Wien, in: Schemper-Sparholz, *Gelehrtenmemoria*, 47–70.

20 Vgl. (Tobias) Günther Natter, *Icones Rectorum. Werden und Eigenart der Rektorengalerie an der Universität Wien*, phil. Diss., Innsbruck 1998, 250–251.

21 Vgl. Maria Pötzl-Malikova, Die Anfänge der Gelehrtenehrung an der Wiener Universität und die Bildnisse des Nikolaus von Jacquin, in: Schemper-Sparholz, *Gelehrtenmemoria*, 37–45, 37. – Maria Pötzl-Malikova, *Franz Xaver Messerschmidt. 1736–1783*, Weitra: Verlag Biblio-

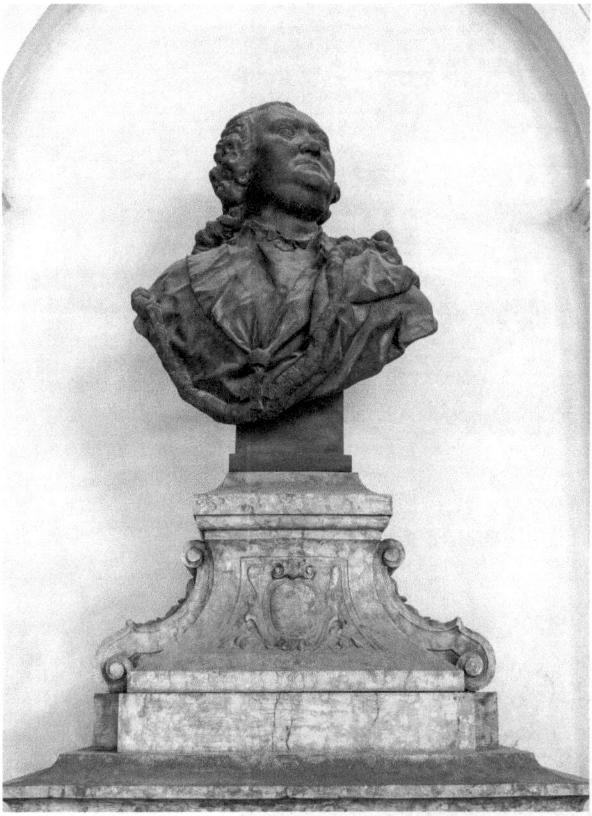

Abb. 1: Franz Xaver Messerschmidt, Denkmalbüste für den kaiserlichen Leibarzt Gerard van Swieten, 1769. Heutiger Aufstellungsort im Arkadenhof der Universität Wien. Foto: Armin Plankensteiner, Institut für Kunstgeschichte, Universität Wien, 2013.

lungen auf den gesellschaftlichen Rang. Stattdessen stellte er die Person van Swieten in heroischer Nacktheit dar und betonte dadurch vielmehr den Charakter eines Gelehrten in antiker Tradition stehend.

Für den auffälligen Unterschied zwischen den beiden Porträts aus 1769 sowie 1770/72 wurde bisher vor allem der stilistische Wandel des Künstlers verantwortlich gemacht. Die unterschiedlichen Aufstellungsorte, die implizierten Intentionen der AuftraggeberInnen und deren Einfluss auf die Gestaltung der Bildnisse wurden bisher zu wenig thematisiert. Aus der eingangs beschriebenen kontextorientierten Perspektive lässt sich hingegen nachvollziehen, warum der Porträtist Messerschmidt für denselben Mediziner innerhalb weniger Jahre zwei

thek der Provinz 2015. – Michael Krapf (Hg.), *F. X. Messerschmidt* (Ausstellungskatalog Österreichische Galerie Belvedere), Ostfildern-Ruit: Hatje Cantz Verlag 2002, 158.

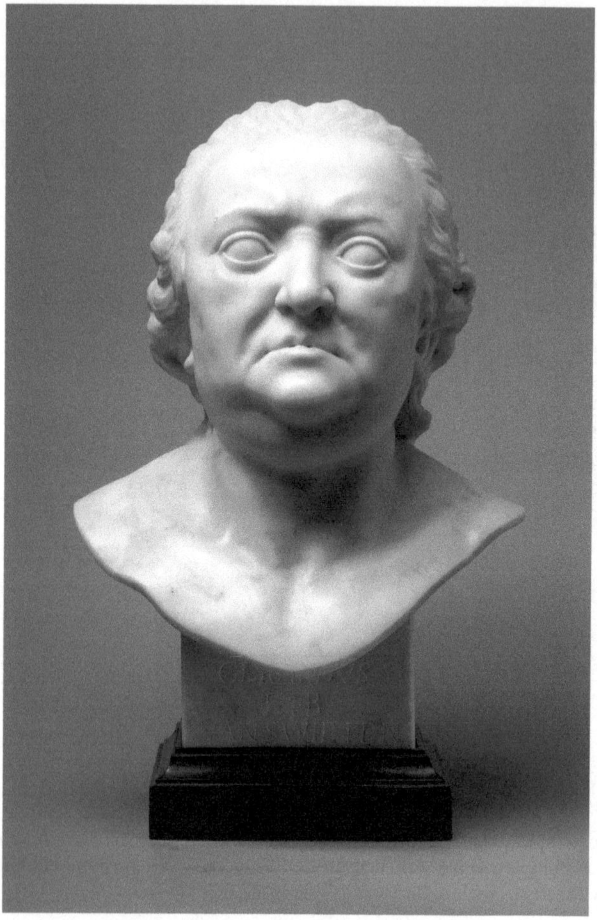

Abb. 2: Franz Xaver Messerschmidt, Denkmalbüste für den kaiserlichen Leibarzt Gerard van Swieten, 1770/72, Kunsthistorisches Museum Wien, Kunstkammer, Inv.-Nr. 8921. Foto: KHM-Museumsverband, o. J.

völlig unterschiedliche Bildnistypen verwendet hat: jenen des barocken Repräsentationsporträts und jenen klassizistischen der heroisierenden Nacktheit. Die erste Büste wurde direkt von allerhöchster Stelle beauftragt und öffentlich im Hörsaal der Medizinischen Fakultät im damaligen Hauptgebäude der Universität aufgestellt. Die zweite wurde wahrscheinlich – möglicherweise posthum – für das Direktorenzimmer der Hofbibliothek, also van Swietens (ehemaliges) Arbeitszimmer, bestellt. Insbesondere der gesicherte ursprüngliche Aufstellungskontext des ersten Bildnisses[22] legt den Schluss nahe, dass der Repräsentations-

22 Nach der revolutionsbedingten Schließung der alten Universität im Jahr 1848 wurde die van

wunsch weit über eine Ehrung des Leibarztes hinausgeht. In dem neu errichteten Universitätsgebäude ehrte die Büste van Swieten als Mediziner, vor allem aber auch als Berater der Regentin.[23] In seiner Rolle als eine Schlüsselfigur der theresianischen Universitätsreform repräsentierte die Büste die reformerischen Leistungen Maria Theresias an dem damit am engsten verbundenen öffentlichen Ort, dem in ihrem Auftrag errichteten Universitätsgebäude. So stand das Denkmal für den Leibarzt und dessen Leistungen zugleich auch für die Institution und die Auftraggeberin. Betrachterpublikum der Büste waren das Bildungsbürgertum und die Studenten, also zu einem Gutteil angehende Ärzte im Dienste der Herrscherin, denen der Fortschritt im Bildungssystem und der Medizinwissenschaft unter ihrer Regentschaft durch die Büste vermittelt werden sollte.

Dass Messerschmidt sich bei der wenig später entstandenen zweiten Porträtbüste von van Swieten auf antike Traditionen des Gelehrtenbildnisses bezog, ist ebenfalls durch die Aufstellung in einer spezifischen Raumsituation zu erklären, nämlich der Aufstellung im Direktorenzimmer der Hofbibliothek, van Swietens ehemaligem Arbeitszimmer. Die Bildsprache referiert auf die antike Tradition, innerhalb von Bibliotheken Büsten von AutorInnen und Gelehrten aufzustellen um zu einem imaginären Gespräch zwischen LeserIn und AutorIn zu animieren.[24] Wenn also antike Autoren wie Sokrates, Seneca und Hippokrates den Prunksaal der Hofbibliothek schmückten, war es nur konsequent, eine antikisierende Büste des früheren Direktors der Institution in dessen ehemaligem Arbeitszimmer aufzustellen. Die Büste erinnerte hier an van Swietens Leistung für die Institution, sie kann aber auch als Appell an seine Nachfolger und Erinnerung an deren institutionellen Rückhalt interpretiert werden. Das zu erwartende Publikum im Direktorenzimmer der Hofbibliothek waren Personen mit gehobener Bildung und Verständnis für die klassizistische Orientierung der zeitgenössischen Kunstproduktion, weshalb Messerschmidt in der Büste bemüht war, künstlerisch an das vermeintliche zivilisatorische Ideal der Antike anzuknüpfen.

Die Analyse der Darstellungen dieses frühen Vertreters der Wiener Medizi-

Swieten-Büste zunächst im Festsaal des Allgemeinen Krankenhauses aufgestellt und schließlich in den Arkadenhof der Universität Wien gebracht. Heute befindet sich die Originalbüste in der Österreichischen Galerie Belvedere und eine Bronzekopie im Arkadenhof.

23 Vgl. Rudolf Kink, *Geschichte der kaiserlichen Universität zu Wien* (Band 1). *Geschichtliche Darstellung der Entstehung und Entwicklung der Universität bis zur Neuzeit*, Wien: Gerold 1854, 449–454. – Viktor Kreuzinger, *Gerhard van Swieten und die Reform der Wiener Universität unter Maria Theresia bis zur Errichtung der Studienhofkommission*, phil. Diss., Wien 1924. – Notker Hammerstein, *Aufklärung und katholisches Reich. Untersuchungen zur Universitätsreform und Politik katholischer Territorien des Heiligen Römischen Reichs deutscher Nation im 18. Jahrhundert*, Berlin: Duncker & Humblot 1977, 176–178.

24 Vgl. Klecker, Begegnung mit der Vergangenheit, 6.

nischen Schule macht deutlich, dass das Medium Büste im ausgehenden 18. Jahrhundert in unterschiedlichen Darstellungsformen für unterschiedliche Denkmalaufgaben genutzt wurde, die dem Standort und der Adressierung entsprachen. Doch orientieren sich die besprochenen Büsten weiterhin an tradierten Vorbildern: im einen Fall an Herrscherporträts, im anderen Fall an antiken Vorbildern.

Entwicklung geeigneter Ikonografien

Die begonnene Nutzbarmachung des Mediums für bürgerliche Bildnisse und die Gelehrtenehrung erforderte eine sukzessive Ausweitung der Bildsprache, die die Geehrten deutlich als *bürgerliche* Leistungsträger auswies und hierbei idealerweise die Gelehrten in Zusammenhang mit ihrer Disziplin brachte. In dieser Ausdifferenzierung der Bildsprache spielten die Neuerungen in der jeweiligen Disziplin selbst eine gewichtige Rolle. Person, Disziplin, Institution, Kontext und Intention wurden konzentriert in der künstlerischen Gestaltung des plastischen Bildnisses.

Die gestalterische Zuspitzung betraf auch die Kleidung am Personendenkmal und daher setzte sich zu Beginn des 19. Jahrhunderts der historistisch und kunsttheoretisch motivierte Diskurs über die Kleidung an Denkmälern unter dem Stichwort *Kostümstreit* – einer Gegenüberstellung von Realismus und Idealismus – fort.[25] Streitpunkt war die Frage, ob die im Denkmal zu ehrende Person in einer historisch korrekten Bekleidung oder auch in einer idealisierenden Form – heroisch nackt oder in Toga – dargestellt werden dürfe.[26] Einen guten Überblick über die Darstellungsmöglichkeiten von Gelehrten im 19. und 20. Jahrhundert bietet der Arkadenhof der Universität Wien.[27] Diese Büsten, Standbilder und Porträtreliefs zeigen die gesamte Bandbreite an Kostümen: antikisierende Bruststücke, Togen, Uniformen, Fräcke und Straßenanzüge, sogar ein Talar und schließlich auch Chirurgenkittel.

Nach dem am Herrscherbildnis orientierten barockisierenden Büstentypus des van Swieten und dem klassizistisch-antikisierenden, wie wir es ebenfalls bei van Swieten gesehen hatten, bot sich gerade für die bürgerliche Klientel der dunkle Straßenanzug als passende Bekleidung des Denkmals an. Dieser hatte

25 Vgl. Frank Büttner/Andrea Gottdang, *Einführung in die Ikonographie. Wege zur Deutung von Bildinhalten*, München: Beck 2009, 225–226.

26 Vgl. u. a. Wilhelm Gottlieb Becker, *Vom Costume an Denkmälern*, Leipzig: Müller 1776. –Thomas Kirchner, *Der epische Held. Historienmalerei und Kunstpolitik im Frankreich des 17. Jahrhunderts*, München: Fink 2001, 333–443.

27 Vgl. monuments. Das Wiki zu den Denkmälern der Universität Wien, Universität Wien, monuments.univie.ac.at/index.php?title=Kategorie:Mediziner (abgerufen am 2.9.2017).

sich als bürgerliche Standeskleidung im 19. Jahrhundert durchgesetzt und wurde auch in der medizinischen Praxis, sowohl bei Operationen als auch bei Obduktionen, getragen.[28] Der Anzug als »Kostüm« avancierte daher rasch zum sinnstiftenden Merkmal des *bürgerlichen* Personendenkmals im 19. Jahrhundert und war gleichermaßen auch für die Darstellung von praktizierenden Ärzten geeignet.[29] Die Umsetzung antiseptischer Methoden gegen Ende des 19. Jahrhunderts eröffnete zudem der Medizinerdarstellung neue Möglichkeiten.

Kaspar Zumbuschs Denkmal für Theodor Billroth: der Chirurgenkittel als repräsentatives Standessymbol

Im überlebensgroßen Monument für den Chirurgen Theodor Billroth wurde erstmals in Wien der Chirurgenkittel in einem Denkmal verwendet. Im Folgenden wird nachvollzogen, wie der Kittel als Bildformel für antiseptische Methoden bis 1897 zum geeigneten Denkmalskostüm avancierte.

Die von Ignaz Philipp Semmelweis, Louis Pasteur (1822–1895) und Joseph Lister (1827–1912) entwickelten Theorien zur Infektion durch Keime sowie Methoden zur Antisepsis wurden zunächst nur zögerlich in der medizinischen Praxis akzeptiert.[30] Erst im Laufe der späten 1870er-Jahre setzten sich Keimtheorie und Antisepsis auch im deutschsprachigen Raum nachhaltig durch, insbesondere unter dem Einfluss der Schriften des Mediziners und Hygienikers Robert Koch (1843–1910).[31] Parallel zur Instrumenten- und Handhygiene machte auch der Gebrauch antiseptischer Kleidung im Operationssaal einen

28 Vgl. Thomas Schlich, Asepsis and Bacteriology. A Realignment of Surgery and Laboratory Science, in: *Medical History* 56 (2012) 3, 308–334, 309.

29 Vgl. zur Kleidung als sinnstiftendes Merkmal in der künstlerischen Darstellung u. a.: David Ganz/Marius Rimmele (Hg.), *Kleider machen Bilder. Vormoderne Strategien verstimentärer Bildsprache*, Emsdetten–Berlin: Imorde 2012. – Hier insbesondere: Philipp Zitzlsperger, Kleiderbilder und die Gegenwart der Geschichte. Gattungsübergreifende Überlegungen zum Verhältnis von Personaldenkmal, Historienbild und der Kleidung in der Kunst, in: Ebd., 117–138.

30 Vgl. Atul Gawande, Two hundred years of surgery, in: *The New England Journal of Medicine*, 18 (2012), 1716–1723, 1718–1720. – Michael Worboys, Joseph Lister and the Performance of Antiseptic Surgery, in: *The Royal Society Journal of the History of Science* 67 (2013) 3, 199–210, 203. – Joseph Lister, A Method of Antiseptic Treatment Applicable to Wounded Soldiers in the Present War, in: *British Medical Journal* 2 (1870) 505, 243–244. – W. W. Keen, Before and After Lister, in: *Science, New Series* 41 (1915) 1068, 881–891, 884–885. – Schlich, Asepsis, 308.

31 Vgl. Robert Koch, *Untersuchungen über die Aetiologie der Wundinfectionskrankheiten*, Leipzig: Vogel 1878, 5. – Barbara Elkeles, *Der moralische Diskurs über das medizinische Menschenexperiment im 19. Jahrhundert*, Stuttgart–Jena–New York: Fischer 1996, 92–94. –Wolfgang Eckart, *Geschichte, Theorie und Ethik der Medizin*, 8. Auflage, Berlin–Heidelberg: Springer 2017, 209–211.

großen Fortschritt. Der Wiener Chirurg Theodor Billroth führte den Kittel 1878 verpflichtend in seinem Operationssaal ein. Doch fast wehmütig bekannte er 1889:

> »Alle Chirurgen tragen jetzt die antiseptische Uniform, das Individuelle tritt gewaltig in den Hintergrund. Mit reinen Händen und reinem Gewissen wird der Ungeübteste jetzt weit bessere Resultate erzielen als früher der berühmteste Professor der Chirurgie.«[32]

Die Wirksamkeit der antiseptischen Methoden und der sterilisierbaren Leinenmäntel überzeugte die Mediziner schließlich und setzte sich nicht nur bei den OPs, sondern bald in allen medizinischen Bereichen durch.[33] Hierbei stand der immense medizinische Nutzen nicht nur über Fragen des bürgerlichen Habits, sondern die Arbeitskleidung selbst wurde zur Auszeichnung der Mediziner, die damit einen bemerkenswerten Fortschritt in der medizinischen Praxis gemacht hatten. Als *Pars pro Toto* der gesamten lebensrettenden antiseptischen Methoden und wegen des deutlichen Wiedererkennungseffekts fand der Chirurgenkittel rasch Aufnahme in die Denkmalsikonografie. Das erste in Wien bekannte Denkmal eines Mediziners in Arbeitskleidung ist jenes, das der Bildhauer Kaspar Zumbusch (1830–1915) für Theodor Billroth geschaffen hat. (Abb. 3).

Das Denkmal selbst rahmt die überlebensgroße Halbfigur des Chirurgen im weitem Kittel zwischen Ädikula und Lehrkanzel.

Die Nachbildung von Haaren, Haut und Gesichtskontur machen deutlich, dass Zumbusch Billroth hier als gealterten und erfahrenen Mediziner porträtierte. Dennoch mit wachem Blick sieht die Büste über die Kanzel in die Arkaden. Auf der Lehrkanzel liegt die marmorne anatomische Zeichnung eines Femurs, die auf Billroths Erfolge bei Knochenoperationen anspielt. In seiner rechten Hand hält Billroth zusätzlich ein Skalpell, seine linke deutet einen Redegestus an. Mit dieser Vielzahl an Attributen verweist das Standbild auf die unterschiedlichen Aufgabenbereiche von Billroths Professur. Die anatomische Zeichnung und die Lehrkanzel verorten Billroth in der Lehre und in der theoretischen Vermittlung von medizinischem Wissen, wohingegen das Skalpell und der Kittel auf Billroths chirurgische Fertigkeit und die Vermittlung praktischer, also handwerklicher Kompetenzen verweisen. Ein kurzer Presseartikel berichtete aus Zumbuschs Atelier und beschrieb das fast vollendete Tonmodell:

32 Zit. nach: Wolfgang Eckart, *Illustrierte Geschichte der Medizin. Von der französischen Revolution bis zur Gegenwart*, Berlin–Heidelberg: Springer 2011, 143. – Vgl. auch Leopold Schönbauer, *Das Medizinische Wien. Geschichte – Werden – Würdigung*, Berlin–Wien: Urban & Schwarzenberg 1944, 291.

33 Vgl. Sandra Abend (Hg.), *Götter in Weiss. Arztmythen in der Kunst* (Ausstellungskatalog Wilhelm-Fabry-Museum Hilden), Hilden: Wilhelm-Fabry-Museum 2010, 137.

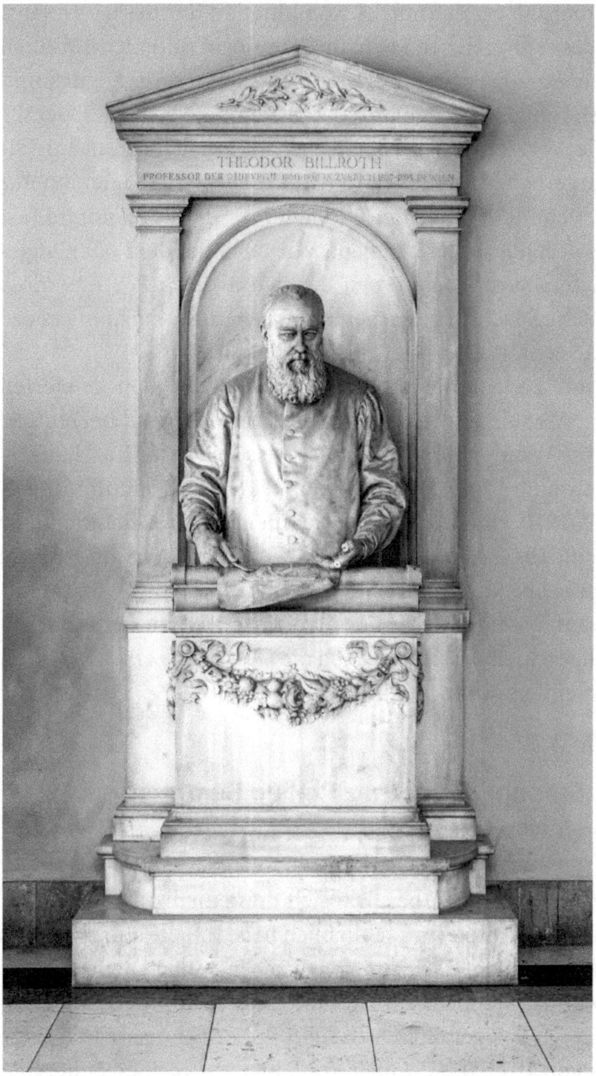

Abb. 3: Kaspar Zumbusch, Denkmal für Theodor Billroth, 1897. Arkadenhof der Universität Wien. Foto: Armin Plankensteiner, Institut für Kunstgeschichte, Universität Wien, 2013.

»Man wähnt, Billroth lebend vor sich zu sehen. Die überlebensgroße Statue stellt den berühmten Chirurgen auf der Lehrkanzel, im Operationskittel stehend derart dar, daß hinter der Kathederbrüstung der Oberleib nur bis über die Hüften zu sehen ist.«[34]

34 Localbericht. Aus dem Atelier Zumbusch, *Neue Freie Presse*, 19.1.1896, 6.

Angemerkt wird auch hier die eigentümliche Kombination der beiden wesentlichen Charakteristika des erfolgreichen Mediziners in einem Bildnis: zum einen der Professor, der in Vorlesungen sein fundiertes Wissen theoretisch lehrt, und zum anderen der lehrende Chirurg, der praktische Kompetenzen im Operationssaal vermittelt.[35] Die Vorlesungen an der Lehrkanzel hielt Billroth mit Sicherheit im dunklen bürgerlichen Dreiteiler. In Kittel hingegen sah man ihn nur im OP oder Seziersaal. Dennoch wählte der Bildhauer für dieses Standbild just die Arbeitskleidung als gestalterisches Moment. Wie auch bei dem oben angeführten Beispiel der unterschiedlichen Typen der van Swieten-Porträts muss hier diesem Merkmal mehr Beachtung geschenkt werden, umso mehr als es das erste Denkmal im Chirurgenkittel-Kostüm im Arkadenhof war.[36]

Der Kittel wurde zum Bedeutungsträger und Symbol für den gefeierten Fortschritt der Medizin. Als solcher wiederholt er sich nachfolgend bei einigen Medizinerdenkmälern im Arkadenhof, wie beispielsweise jenen für Karl Langer-Edenberg (1819–1887, enthüllt 1903), Eduard Albert (1841–1900, enthüllt 1909), Emil Zuckerkandl (1849–1910, enthüllt 1924) sowie einem späteren Standbild für Theodor Billroth (enthüllt 1944, Abb. 4). Diese Entwicklung macht am Beispiel der Einführung antiseptischer Methoden nachvollziehbar, wie rasch das Medium Personendenkmal auf Fortschritte in der Medizin reagieren kann und so nicht nur eine Personengeschichte, sondern auch die Geschichte einer Disziplin reflektiert und deren öffentliches Image mitprägt.

Friedrich A. Müller, Standbild für Ignaz Philipp Semmelweis: politische Inhalte in Bronze gegossen

In einem weiteren Denkmal wird spürbar, wie sich diese medizinische Ikonografie zunehmend verselbstständigte und schließlich neue Inhalte aufnahm. Das Heidelberger Standbild des ungarisch-österreichischen Gynäkologen Ignaz Philipp Semmelweis (Abb. 5) ähnelt auf verblüffende Weise dem Billroth-Denkmal von 1944 (Abb. 4). Spiegelbildlich zu Billroth wendet dieser in Bronze gegossene Semmelweis von 1971 stark seinen Kopf, hier zur rechten Seite, und hält seine Hände auf Höhe der gegenüberliegenden Hüfte. Trotz dieser ähnlichen Drehung wirkt die Semmelweis-Figur im Gegensatz zu jener von Billroth weniger dynamisch, da die Bewegtheit nicht nur durch die Drehung, sondern auch durch

35 Vgl. ebd.

36 Das Denkmal und seine Entstehungsgeschichte sind ausführlich besprochen in: Julia Rüdiger, Medicus in effigie. Repräsentationsformen und -funktionen des Medizinerdenkmals am Beispiel Theodor Billroths, in: Schemper-Sparholz, *Gelehrtenmemoria*, 103–118, 109–113.

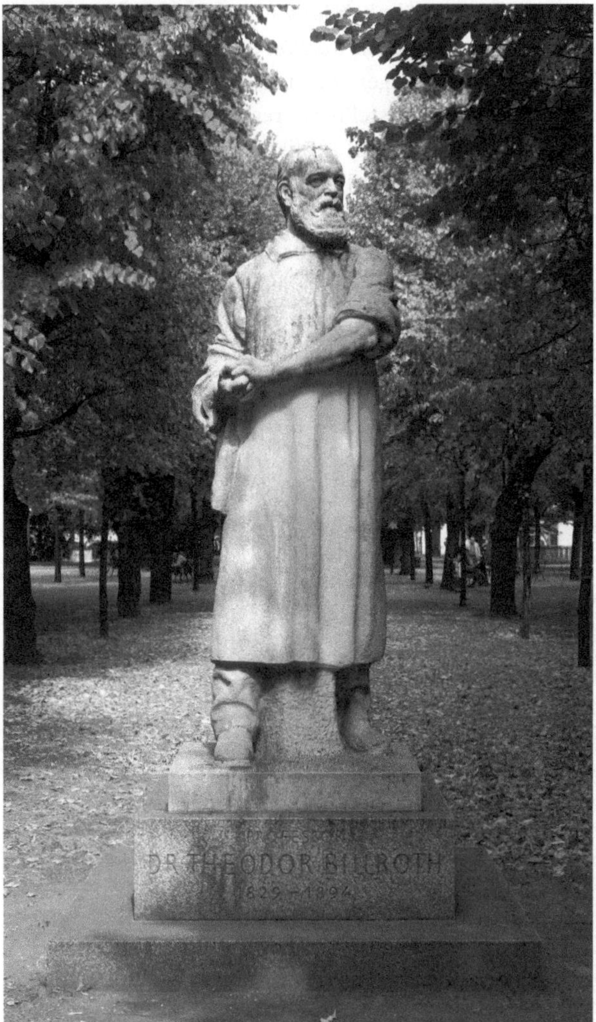

Abb. 4: Michael Drobil, Denkmal für Theodor Billroth, Marmorskulptur aus 1949 (Gipsoriginal 1944). Hof 1 des ehemaligen Allgemeinen Krankenhauses, heute Campus der Universität Wien. Foto: René Steyer, Institut für Kunstgeschichte, Universität Wien, 2011.

die Schrittstellung erzeugt wird. Während Billroth mit bereits aufgekrempeltem Kittel beim Waschen der Hände und damit bei einer im höchsten Maße antiseptischen Tätigkeit dargestellt ist, wurde Semmelweis im Augenblick des Hochkrempelns des zweiten Ärmels festgehalten. Sein weites Hemd mit einer locker gebundenen Fliege erinnert an die Stofflichkeit eines locker fallenden Kittels. Doch statt eines Sakkos, wie es zu dem Hemd passend erschiene, trägt

Semmelweis darüber eine Schürze, die ähnlich lang wie Billroths Kittel in weichen vertikalen Falten über die Beine fällt. Das *Kostüm* orientiert sich also weder an dem bürgerlichen Typus des Anzugträgers noch an einer anderen idealisierenden Form, sondern versucht eine vorstellbare, realistische Bekleidungssituation zu präsentieren. Dieses Bemühen um Realismus ist auch in der Oberflächenbehandlung spürbar. Der Bildhauer Friedrich A. Müller (1914–1976) legte bei seiner Bronze Wert auf eine glattere, durchmodellierte Oberfläche, die vielmehr einem künstlerischen Porträtverständnis aus dem 19. Jahrhundert folgt. Im Wiener Vergleichsbeispiel hingegen beließ der Bildhauer Michael Drobil die Oberfläche bewusst rau und mit groben Bearbeitungsspuren, als wäre die Skulptur schnell wie ein dreidimensionaler Schnappschuss entstanden.

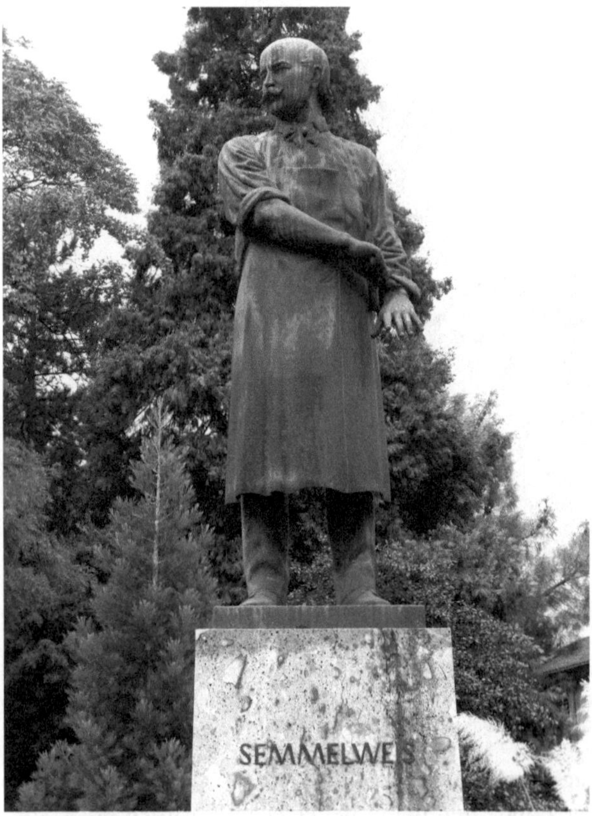

Abb. 5: Friedrich A. Müller, Standbild für Ignaz Philipp Semmelweis, 1971. Vgl.: monuments. Das Wiki zu den Denkmälern der Universität Wien, Universität Wien, monuments.univie.ac.at/index.php?title=Ignaz_Philipp_Semmelweis (abgerufen am 1.2.2018).

In Anbetracht der Vielzahl an Möglichkeiten ein Medizinerdenkmal zu gestalten (als Büste, Relief, Standbild, mit oder ohne Lehrkanzel, unbekleidet, mit Toga, im

Anzug, im Kittel, im Talar, dynamisch-gedreht oder frontal stehend, sitzend, etc.) wirft die formale Nähe der beiden Standbilder die Frage nach einer gestalterisch-inhaltlichen Verwandtschaft auf. Der folgende Abschnitt geht dieser Frage mit Blick auf die Entstehungsgeschichte und deren Kontext nach und sucht nach möglichen Gründen für die visuelle Ähnlichkeit.

Mit dem Billroth-Denkmal, das von dem Wiener Chirurgen Leopold Schönbauer (1888–1963)[37] beauftragt, 1944 zunächst in Gips und 1949 schließlich in Marmor errichtet wurde, beschäftigen sich bereits einige Publikationen.[38] Es stellt den preußisch-österreichischen Chirurgen deutlich jünger und tatkräftiger dar, als dies in Zumbuschs Denkmal im Arkadenhof der Fall ist. Es wurde im fünften Kriegsjahr des Zweiten Weltkriegs im Rahmen eines großen Chirurgenkongresses an Billroths 50. Todestag im Eingangsbereich des ehemaligen Allgemeinen Krankenhauses enthüllt und gilt als Maßnahme der nationalsozialistischen Durchhaltepropaganda.[39] Als solch ein Propagandainstrument eignete sich die Person Billroth insofern, als er 1875 durch seine antisemitischen Bemerkungen in seiner Schrift *Über das Lehren und Lernen der medicinischen Wissenschaften an den Universitäten der deutschen Nation* den akademischen Antisemitismus befördert hatte. Damit hatte er sich die Gunst der Deutschnationalen und Burschenschafter trotz seiner späteren Mitgliedschaft im *Verein zur Abwehr des Antisemitismus* dauerhaft erworben.[40] Als freiwilliger Kriegsarzt auf preußischer Seite im Deutsch-Französischen Krieg 1870/71 bot seine Vita daher eine geeignete Projektionsfläche für großdeutsche Propaganda. Dieser

37 Der Chirurg Leopold Schönbauer war 1939 aufgrund seiner (erfolgreichen) Anwartschaft auf NSDAP-Mitgliedschaft zum Leiter der I. Chirurgischen Klinik ernannt worden. Unter seiner späteren Leitung des Allgemeinen Krankenhauses wurde das Denkmal nach dem Zweiten Weltkrieg im Jahr 1949 in Marmor neu errichtet. Vgl. Bernhard Grois, *Das Allgemeine Krankenhaus in Wien und seine Geschichte*, Wien: Maudrich 1965, 204. – Renate Burgstaller/ Herbert Posch, Zeitgenössische Kunst und Geschichte im Alten Allgemeinen Krankenhaus. Eine Dialogführung durch den Campus der Universität Wien, in: Linda Erker (Hg.), *Update! Perspektiven der Zeitgeschichte*, Innsbruck–Wien–Bozen: StudienVerlag 2010, 749.

38 Vgl. Burgstaller/Posch, Dialogführung durch den Campus, 749. – Grois, *Das Allgemeine Krankenhaus in Wien*, 204. – Rüdiger, Medicus in effigie, 103–118.

39 Vgl. Rüdiger, Medicus in effigie, 116–118.

40 Vgl. Theodor Billroth, *Über das Lehren und Lernen der medicinischen Wissenschaften an den Universitäten der deutschen Nation. Eine Culturstudie*, Wien: Carl Gerold's Sohn 1876, 149–153. – Felicitas Seebacher, *Das Fremde im »deutschen« Tempel der Wissenschaften. Brüche in der Wissenschaftskultur der Medizinischen Fakultät der Universität Wien*, Wien: Verlag der Österreichischen Akademie der Wissenschaften 2011, 84–86, 101. – Oliver Rathkolb, Gewalt und Antisemitismus an der Universität Wien und die Badeni-Krise 1897. Davor und danach, in: Ders. (Hg.), *Der lange Schatten des Antisemitismus. Kritische Auseinandersetzungen mit der Geschichte der Universität Wien im 19. und 20. Jahrhundert* (Zeitgeschichte im Kontext 8), Göttingen: V&R unipress 2013, 69–92, 71–72. – Felicitas Seebacher, »Der operierte Chirurg«. Theodor Billroths Deutschnationalismus und akademischer Antisemitismus, in: *Zeitschrift für Geschichtswissenschaft* 54 (2006) 4, 317–338.

politische Aspekt muss in der Analyse des formal sehr ähnlichen Semmelweis-Denkmals mitgedacht werden.

Die Initiative für das Semmelweis-Denkmal in Heidelberg entstand im Sommer 1965 anlässlich des 100. Todestages des ungarisch-österreichischen Mediziners.[41] In München war ein sogenanntes Semmelweis-Komitee gegründet worden, das circa 200 MedizinerInnen, ZahnmedizinerInnen, ApothekerInnen und VeterinärmedizinerInnen aus den ehemals deutschen Südostgebieten und Siebenbürgen vereinigte. Sie hatten nach Ende des Zweiten Weltkriegs ihre Heimat verlassen müssen und in der Bundesrepublik Deutschland eine neue Existenz gegründet, doch haderten sie mit ihrer Situation.[42] Zeugnis von der Zerrissenheit und dem Bestreben zur Aufrechterhaltung der südostdeutschen oder donauschwäbischen Identität legen verschiedene Periodika ab – darunter die *Südostdeutschen Vierteljahrsblätter* oder *Der Donauschwabe*, der zwischen 1958 und 2002 wöchentlich erschien. Diese Zeitschriften berichteten nicht nur aus den ehemaligen Heimaten der Vertriebenen, sondern machten sich besonders für den Erhalt ihrer (südost-)deutschen und donauschwäbischen Kultur stark, engagierten sich sozial und vertraten auch politisch eine klare Linie. Insbesondere die bundesrepublikanische Entspannungspolitik unter Willy Brandt (1913–1992) als Außenminister und Bundeskanzler stieß den Südostdeutschen und Donauschwaben auf.[43] Die friedenspolitisch motivierte Öffnung nach links wurde im *Donauschwaben* als »Selbstentmannung unserer freiheitlichen Demokratie« und »Anpassung an die kommunistische Gesellschaftsordnung« gegeißelt.[44] Diese Politik, die schließlich in den Ostverträgen mündete, in denen die Bundesrepublik den Status quo in Europa anerkannte, war eine

41 Die einzige bekannte wissenschaftliche Publikation zu diesem Denkmal ist folgender Artikel: Herbert Rabl, Ein Denkmal für Jakob Ignaz Philipp Semmelweis (1971), in: *Heidelberger Denkmäler 1788–1981. Neue Hefte zur Stadtentwicklung und Stadtgeschichte* (1982) 2, 104–109, 104. – Für Hinweise und Material zum Semmelweis-Denkmal danke ich herzlich den MitarbeiterInnen des Universitätsarchivs Heidelberg sowie dem Stadtarchiv Heidelberg. Insgesamt ist sehr wenig der eigentlichen Ideenfindung, des Entstehungsprozesses, der Künstlerauswahl und der Standortentscheidungen dokumentiert. Über vorgegebene Denkmalvorbilder, alternative Entwürfe oder Änderungswünsche nach Vorlage des ersten künstlerischen Entwurfs ist nach heutiger Aktenlage nicht mehr bekannt als Herbert Rabl in seinem Artikel vorgelegt hat. Mithilfe kunsthistorischer Methoden des Werkvergleichs und der Kontexterforschung soll ein mögliches Szenario der Formwanderung von Billroth zu Semmelweis vorgeschlagen werden.

42 Vgl. Snežana Stanković, Friedhöfe als Wallfahrtsstätte. Orte kollektiver Nostalgie, in: *Zeitschrift für Balkanologie* 51 (2015) 1, 103–110, 103.

43 Vgl. Rabl, Denkmal für Semmelweis, 107–108.

44 O. A., Verteidigung der Freiheit heute nicht mehr gefragt, in: *Der Donauschwabe. Bundesorgan der Heimatvertriebenen aus Jugoslawien, Rumänien und Ungarn* 20 (1970) 14, 1.

herbe Enttäuschung für diese Gruppen, die sich »ihrer Heimat ewig verpflichtet« fühlten.[45]

Die Errichtung des Semmelweis-Denkmals sollte die gemeinsame Identität stärken, indem man hierfür eine Person wählte, die biografisch für eine ungarisch-deutsche Vereinnahmung geeignet war, wie Leserreaktionen im *Donauschwaben* illustrieren: »Ich stamme selbst aus Siebenbürgen und habe mich im Rahmen meiner Möglichkeiten stets dafür eingesetzt, daß Semmelweis nicht als Ungar bezeichnet wird« oder »Es ist nur recht, wenn Deutschland sich auch seiner Großen erinnert, auch wenn sie im Südosten geboren sind«.[46] Als Künstler wurde ohne Ausschreibung der donauschwäbische Bildhauer Friedrich A. Müller nominiert und seine Fortschritte ebenfalls im *Donauschwaben* dokumentiert, jedoch nicht die Formfindung selbst.[47]

Die Analyse der formalen Nähe zwischen diesem Semmelweis-Denkmal und dem vorher besprochenen Billroth-Standbild basiert auf dem kunsthistorischen Vergleich und einer Betrachtung der möglichen Auftraggeber-Intentionen. Aufgrund der bemerkenswerten Ähnlichkeit muss gefragt werden, woher der Künstler Friedrich A. Müller oder sein Auftraggeber, hier das Semmelweis-Komitee oder dessen Vorsitzender, der ungarndeutsche Heidelberger Radiologe Josef Becker (1905–1983), das angenommene Vorbild gekannt haben konnten und aus welchen inhaltlichen Gründen es als Vorbild geeignet war.

Die deutschsprachigen, aus den ehemaligen Kronländern der Habsburgermonarchie stammenden und gleichzeitig medizinisch ausgebildeten Mitglieder des Komitees konnten leicht mit Leopold Schönbauers medizinhistorischer Publikation *Das Medizinische Wien. Geschichte – Werden – Würdigung* in Berührung gekommen sein. Schönbauer, der wie oben angeführt als Auftraggeber des Billroth-Standbildes gilt, nutzte als Frontispizbild beider Ausgaben, derjenigen von 1944 und derjenigen von 1947, jeweils eine Aufnahme des gipsernen Standbildes aus dem Hof des Allgemeinen Krankenhauses.[48] Doch wird in keinem Dokument zur Entstehungsgeschichte des Semmelweis-Denkmals darauf verwiesen. Allein im *Donauschwaben* wird unter dem Titel »Begeisterte Zu-

45 Stanković, Friedhöfe als Wallfahrtsstätte, 105.

46 O. A., Begeisterte Zustimmung zur Semmelweis-Aktion, in: *Der Donauschwabe* 15 (1965) 39, 7.

47 Vgl. u. a.: O. A., »Retter der Mütter« soll mit einem Denkmal geehrt werden, in: *Der Donauschwabe* 15 (1965) 36, 2. – O. A., Probeaufstellung des Semmelweis-Denkmals, in: *Der Donauschwabe* 20 (1970) 1, 2. – O. A., Das Semmelweis-Standbild, in: *Der Donauschwabe* 20 (1970) 17, 5.

48 Vgl. Schönbauer, *Das Medizinische Wien*. – Vgl. ebenso die überarbeitete Fassung von 1947. – Zur Person Schönbauer vgl.: Ingrid Arias, Felix Mandl. Chirurg im Wiener Gemeinderat/ Leopold Schönbauer. Chirurg und Abgeordneter zum Nationalrat, in: Mitchell G. Ash/J. Ehmer (Hg.), *Universität – Politik – Gesellschaft* (650 Jahre Universität Wien – Aufbruch ins neue Jahrhundert 2), Göttingen: V&R unipress 2015, 324–325.

stimmung zur Semmelweis-Aktion« in der Ausgabe vom 3. Oktober 1965 ein Aquarell des historischen Allgemeinen Krankenhauses abgebildet.[49] Lediglich mit der Bildunterschrift »Das Wiener Allgemeine Krankenhaus« versehen und ohne weiteren Kommentar könnte es höchstens für Wissende eine Anspielung auf das dort befindliche Billroth-Denkmal gewesen sein oder ein Hinweis auf eine von Semmelweis' Wirkungsstätten. Zuletzt wäre auch die Vermittlung über einen direkten Kontakt denkbar, da die Wiener Medizinhistorikerin und Semmelweis-Biografin Erna Lesky die Festrede bei der Enthüllung des Heidelberger Semmelweis gehalten hat. Möglicherweise war sie schon vorher in die Planung des Denkmals eingebunden und könnte so die Bandbreite der Wiener Denkmalformen für Mediziner nach Heidelberg vermittelt haben.[50]

Ausgehend von Zumbuschs Billroth-Denkmal im Arkadenhof fand der antiseptische Kittel (oder die formale Anspielung darauf als lange Schürze) zunächst Eingang in die Ikonografie des Gelehrtendenkmals als Zeichen der heroischen Überwindung des Keims, wurde dann als anachronistische Heroisierung in nationalsozialistischer Propaganda genutzt und findet sich schließlich als Bedeutungsträger einer deutschnationalen Gesinnung 1971 im Semmelweis-Denkmal wieder, um gegen eine sozialdemokratische Entspannungspolitik zu protestieren.

Resümee

Diese stichprobenartige Durchsicht von ziemlich genau 200 Jahren Medizinerdenkmalgeschichte zielt nicht auf Vollständigkeit ab, sondern darauf, eine eingehendere Betrachtung des Medizinerdenkmals als produktives Forschungsthema anzuregen. Die hier angeführten Fallbeispiele zeigen auf, dass die formale Gestaltung nicht allein von einem Epochen- oder Künstlerstil abhängig ist, sondern dass Bildnisform und -typus immer als Teil der kommunikativen Kraft eines Denkmals zu betrachten sind. Sie machen deutlich, wie viel uns die gewissenhafte kunst- und kulturhistorische Betrachtung der Denkmäler über die kulturellen, institutionellen und politischen Netzwerke und Strukturen lehren können. Denn Denkmäler sind in ihrer Intention, ihrer Form, ihrem Stil, ihrer inhaltlichen und materiellen Gestaltung Teil eines historischen, künstlerischen und repräsentativen Kommunikationssystems. Durch bewusstes Hinsehen und Hinterfragen öffnet dieses den Horizont über die reine Erinnerung an eine Person hinaus für einen Blick in die Strukturen und Netzwerke der Medizinge-

49 Vgl. O. A., Begeisterte Zustimmung zur Semmelweis-Aktion, in: *Der Donauschwabe* 15 (1965) 39, 7.

50 Rabl, Denkmal für Semmelweis, 104.

schichte. Daher möchte ich für eine intensivere Erforschung der Geschichte des Medizinerdenkmals plädieren. Durch einen Vergleich der sehr gut dokumentierten Professorenbildnisse der Charité in Berlin[51] mit dem großen Bestand in Wien ließen sich sowohl Unterschiede in der Bildnisgestaltung als auch in der Institutionalisierung solcher Büstensammlungen herausarbeiten und als Vergleichsbasis für weitere europäische und nordamerikanische Ehrenhallen verwenden. Eine derartige komparatistische Erforschung der Denkmalkultur in der Medizingeschichte kann die Grundlage bilden für ein tieferes Verständnis der Netzwerke und Strukturen, die hinter den (auch verabsäumten) Denkmalsetzungen für die Protagonisten der Disziplin standen.

julia.ruediger[at]univie.ac.at

51 Diese sind dokumentiert bei Keune, *Gelehrtenbildnisse der Humboldt-Universität* (vgl. Anm. 8) sowie im Rahmen des Universitätssammlungsprojekts der DFG Kunst in der Charité. Vgl. Kunst in der Charité, Wissenschaftliche Sammlungen an der Humboldt-Universität zu Berlin, URL: www.sammlungen.hu-berlin.de/sammlungen/57 (abgerufen am 8.6.2011).

2. Wissenschaft und Stadt – Zur Transformation von Orten

Tatjana Buklijas

Eine Kartierung anatomischer Sammlungen im Wien des 19. Jahrhunderts[1]

Mapping anatomical collections in nineteenth-century Vienna

Abstracts

Dieses Kapitel behandelt die Geschichte und Geografie der anatomischen Sammlungen in Wien in der zweiten Hälfte des 19. Jahrhunderts: von Universitätssammlungen und deren Übersiedlung aus der Innenstadt auf den Alsergrund bis hin zu populären Attraktionen im Wiener Prater. Ich untersuche den wechselnden Gebrauch, die unterschiedlichen Benutzer dieser Sammlungen und wie grundlegende Veränderungen im breiteren gesellschaftlichen Kontext und in der urbanen Landschaft das Schicksal der Sammlungen über die Untersuchungszeit und darüber hinaus prägten.

This chapter traces the history and geography of anatomical collections in Vienna in the second half of the nineteenth century: from the university collections, as they moved from the Inner City to Alsergrund, to popular shows in the Prater. I examine the changing uses and users of these collections, and how profound shifts in the broader social context and urban landscape shaped their fates over the examined period and beyond.

Keywords

Anatomie, Anatomische Sammlung, Wien, Geschichte der Medizin, Stadtgeschichte, 19. Jahrhundert

Anatomy, Anatomical Collections, Vienna, History of Medicine, Urban History, 19th Century

Die Stadt Wien ist bekannt für ihre historischen medizinischen Sammlungen. Die bekanntesten darunter sind die pathologisch-anatomische Sammlung im *Narrenturm*, die neben Feuchtpräparaten befallener Organe auch dermatologische *Moulagen* ausstellt, sowie die Sammlung florentinischer anatomischer

---

1 Dieses Kapitel erschien ursprünglich in englischer Sprache unter dem Titel »Mapping anatomical collections in nineteenth-century Vienna«, in: Rina Knoeff/Robert Zwijnenberg (Hg.), *The Fate of Anatomical Collections*, Farnham: Ashgate 2015, 143–159. Ich danke Routledge (Nachfolger von Ashgate Publishing) für die Erlaubnis, eine deutsche Übersetzung zu publizieren, und Birgit Nemec für die Einladung, für den vorliegenden Band einen Beitrag zu leisten.

Wachsmodelle, die Kaiser Joseph II. (1741–1790) im 18. Jahrhundert von der florentinischen Werkstatt Felice Fontanas (1730–1805) nach Wien brachte.[2] Die Aufbereitung und Ausstellung dieser Sammlungen in Räumlichkeiten, die sich seit Jahrzehnten oder Jahrhunderten kaum verändert haben, wie auch die Präparate, häufig noch in ihren ursprünglichen Gefäßen, lassen das Gefühl aufkommen, sie so zu sehen, wie sie die Urheber dieser Sammlungen aufbereitet haben. Sammlungen, so scheint es, sind statisch: Sie lehren geradlinig anatomisches und pathologisches Wissen, das den Test der Zeit und neuer wissenschaftlicher Fortschritte bestanden hat. Betrachtet man beispielsweise die josephinischen Wachsmodelle, differenziert sich dieses Bild: Ursprünglich angeschafft für die neue medizinisch-chirurgische Militärakademie (1785) Josephs II., bekannt als Josephinum, zur Ausbildung medizinischen Militärpersonals und als Testlabor für die radikalen Bildungskonzepte des Kaisers geschaffen, wurden die teuren Modelle kritisch von den Wiener Medizinern aufgenommen.[3] Indem diese die Sektion den Wachsmodellen vorzogen, stellten sie sich auch gegen die Ideen Josephs II. zur Reformierung und Restrukturierung der Medizin.[4] Während die Modelle im Josephinum verblieben, änderte sich im Laufe des 19. und 20. Jahrhunderts sowohl mehrfach der Verwendungszweck als auch der Besitzer des Gebäudes. Die Militärakademie schloss und eröffnete wiederholt, bis der Betrieb 1874 endgültig eingestellt wurde. Als das Institut für Geschichte der Medizin der Universität Wien (heute Sammlung der Medizinischen Universität Wien) im 20. Jahrhundert in das Josephinum einzog, nahmen sich neue Kuratoren – Medizinhistoriker anstelle von Anatomen und Klinikern – der Modelle an und unterzogen sie einer Neudeutung. Anstelle einer Betrachtung kontroverser und möglicherweise obsoleter Lehrobjekte traten sie nun in ihrer Bedeutung als wichtiges Zeugnis der Vergangenheit und als wertvolle Kunstobjekte in Erscheinung.

In diesem Beitrag werden die anatomischen Sammlungen Joseph Hyrtls (1810–1894) näher untersucht. Hyrtl lehrte zwischen 1845 und 1873 als Professor

---

2 Vgl. J. Szilvássy, Ein öffentlich zugängliches Pathologisch-Anatomisches Museum, in: Norbert Stefenelli (Hg.), *Körper ohne Leben. Begegnung und Umgang mit Toten*, Wien: Böhlau 1998, 389–392. – Manfred Skopec/Helmut Gröger, *Anatomie als Kunst. Anatomische Wachsmodelle des 18. Jahrhunderts im Josephinum in Wien*, Wien: Brandstätter 2002.

3 Vgl. T. C. W. Blanning, *Joseph II and Enlightened Despotism* (Seminar Studies in History), London: Longman 1970, 68. – Sonia Horn, »… eine Akademie in Absicht der Erweiterung der medizinisch-chirurgischen Wissenschaft…« Hintergründe für die Entstehung der medizinisch-chirurgischen Akademie »Josephinum«, in: Wolfgang Schmale/Renate Zedinger/Jean Mondot (Hg.), *Josephinismus. Eine Bilanz/Échecs et réussites du Joséphisme*, Bochum: Winkler 2008, 215–244.

4 Vgl. Anna Maerker, Florentine Anatomical Models and the Challenge of Medical Authority in Late-Eighteenth Century Vienna, in: *Studies in History and Philosophy of Biological and Biomedical Sciences* 43 (2012) 3, 730–740.

für Anatomie an der Universität Wien, einer kritischen Periode in politischer, sozialer, urbaner und universitärer Hinsicht, zwischen *Vormärz* und Ende der *Gründerzeit*. Während Hyrtls Sammlungen heute außerhalb Wiens weitgehend unbekannt und große Teile nicht mehr erhalten sind, waren sie im 19. Jahrhundert hoch angesehen und international renommiert. Die folgende Untersuchung soll zeigen, dass tiefgreifende Veränderungen im breiteren sozialen Kontext dieser Sammlungen deren Schicksal über den untersuchten Zeitraum und darüber hinaus geformt haben. Während die 1840er-Jahre eine leichte Entspannung gegenüber dem im frühen 19. Jahrhundert begonnenen politischen und kulturellen Konservatismus brachten, folgten auf die Revolution 1848 radikale nationale politische und gesellschaftliche Umwälzungen, welche die Struktur der Kaiserstadt und die Organisation der Universität grundlegend änderten. Die alte Innenstadt Wiens – der Sitz der säkularen und religiösen Macht – verband sich zunehmend mit den Vororten der Arbeiter und Handwerker. Es entstand eine neue Mittelschicht, die über das Interesse sowie die finanziellen Mittel und ausreichend Freizeit für Bildung verfügte. Die Universität wurde tiefgreifenden Reformen unterzogen. Im Folgenden werde ich skizzieren, wie sich anatomische Sammlungen in dieser sich schnell verändernden Stadt bewegten und sich sowohl ihr Klientel als auch ihre Nutzung und Rezeption grundlegend veränderten. Am Beispiel von Hyrtls Sammlungen können wir anhand der verschiedenen Kontexte, in denen sie über einen Zeitraum von 30 Jahren eingesetzt wurden, nicht nur viel über das Schicksal anatomischer Sammlungen lernen, sondern auch über die Entwicklung anatomischer Disziplinen, medizinischer Ausbildung und gesellschaftlicher Haltungen gegenüber und Erwartungen an die Wissenschaft.

Anatomien in der Innenstadt und den Vororten vor 1848

Zu Beginn der Revolution 1848 bestand Wien noch immer in seiner mittelalterlichen Form: Die Innenstadt (später 1. Bezirk), die den kaiserlichen Hof, die Kirche und die Residenzen des Adels beherbergte, war umgeben von Befestigungsanlagen, Kanälen und Feuchtgebieten. Dieses Gelände wurde einst genutzt, um das Vorrücken des Osmanischen Reichs aufzuhalten, behinderte nun jedoch die Integration der Vororte in die Stadt. Die Universität Wien war im Osten der Innenstadt, im alten Jesuitenkolleg, untergebracht, einem weitläufigen Gebäude, das 1756 unter Erzherzogin Maria Theresia errichtet worden war und als *Neue Aula* oder *Theresianisches Gebäude* bekannt war.[5] Bereits 1848 konnte die wachsende Zahl an Disziplinen und Instituten der Theologischen, Juristischen

5 Vgl. Franz Gall, *Die Alte Universität*, Wien: Zsolnay 1970.

und Medizinischen Fakultät kaum noch dort untergebracht werden. Die klinische Medizin wurde daher nicht mehr innerhalb der Stadtmauern unterrichtet, sondern im *Allgemeinen Krankenhaus*, einem riesigen Komplex neun miteinander verbundener Innenhöfe, der 1784 von Kaiser Joseph II. am Alsergrund (dem späteren 9. Bezirk) für diesen Zweck errichtet worden war. 1785 eröffnete Joseph II. schließlich das Josephinum – ebenfalls am Alsergrund – und legte somit den Grundstein für die Entwicklung eines internationalen Zentrums für medizinische Forschung und Praxis.

In den 1830er-Jahren beheimatete das Allgemeine Krankenhaus eine beträchtliche Anzahl florierender klinischer Disziplinen. Dessen Mäzen war Ludwig Türkheim (1777–1846), ein hochrangiger kaiserlicher Bürokrat mit der Vision eines weltweit führenden medizinischen Zentrums für Wien, sein Leiter war der innovative Pathologe Carl Rokitansky (1804–1878).[6] Die stark empirisch orientierte Medizin, die Rokitansky und seine Kollegen praktizierten, war inspiriert von der französischen klinischen Medizin des frühen 19. Jahrhunderts und des deutschen Biedermeier, der Reaktion auf die romantische Naturphilosophie. Einen lokalspezifischen Schwerpunkt für Wien stellte allerdings der starke Fokus auf die Autopsie und das Experimentieren mit Leichen dar, wie auch auf Methoden der Beobachtung und der körperlichen Untersuchung von PatientInnen.[7]

So kann man die pathologische Anatomie als das Herzstück des Allgemeinen Krankenhauses bezeichnen, die normale Anatomie hingegen als Kerngebiet der Medizinischen Fakultät in der Innenstadt. Besucher wie der Arzt William Wilde (1815–1876), Oscar Wildes (1854–1900) Vater, erachteten den Professor für Anatomie Joseph Berres (1796–1844) in der Blütezeit der vergleichenden Anatomie, der mikroskopischen Analyse und der Embryologie um 1840 zwar nicht als in einer Liga mit führenden europäischen Anatomen, doch waren sie durchweg begeistert von der ausgezeichneten Versorgung des Instituts mit Leichen aus den zwei größten Spitälern in den Vororten, dem Allgemeinen Krankenhaus und dem Spital der Barmherzigen Brüder in der Leopoldstadt, dem späteren 2. Bezirk auf der anderen Seite des Donaukanals.[8] Die gute Versor-

6 Vgl. Felicitas Seebacher, *»Freiheit der Naturforschung!« Carl Freiherr von Rokitansky und die Wiener Medizinische Schule. Wissenschaft und Politik im Konflikt*, Wien: Verlag der Österreichischen Akademie der Wissenschaften 2006. – Erna Lesky, *Die Wiener medizinische Schule im 19. Jahrhundert* (Studien zur Geschichte der Universität Wien 6), Graz–Köln: Böhlaus Nachf. 1965, 121–125.

7 Vgl. Johanna Bleker, Biedermeiermedizin – Medizin der Biedermeier? Tendenzen, Probleme, Widersprüche 1830–1850, in: *Medizinhistorisches Journal* 23 (1988) 1/2, 5–22. – Jens Lachmund, *Der Abgehorchte Körper. Zur Historischen Soziologie der Medizinischen Untersuchung*, Opladen: Westdeutscher Verlag 1997.

8 Vgl. Irene Montjoye (Hg.), *Oscar Wildes Vater über Metternichs Österreich. William Wilde –*

gungslage ging auf ein Gesetz von 1749 zurück, das Anatomieprofessoren Zugriff auf die Körper der in den örtlichen Krankenhäusern Verstorbenen erlaubte. So standen für alle genug Leichen zur Verfügung: zur Sektion für die Studenten, für die Professoren, um Präparationen anzufertigen sowie auch für Institutsbedienstete, die einen bescheidenen Handel mit Knochen betrieben.[9]

1845 wurde Berres' Professur von Joseph Hyrtl, einem jungen Prager Professor und ehemaligen Wiener Student, übernommen (Abb. 1).[10] Bereits während seiner Studentenzeit hatte sich Hyrtl den Ruf eines geschickten Sezierers erarbeitet und galt als Meister diffiziler Techniken der Injektions- und Korrosionsanatomie, die im 17. Jahrhundert von niederländischen Anatomen entwickelt wurden, deren berühmtester Vertreter Frederik Ruysch (1638–1731) war. Gerard van Swieten (1700–1772), Maria Theresias (1717–1780) Berater und Reformer der österreichischen Medizin, brachte eine korrosionsanatomische Sammlung aus Leiden mit, als er seinen Posten in Wien Mitte des 18. Jahrhunderts antrat. Es war van Swietens Sammlung, die Hyrtl dazu inspirierte, die in Vergessenheit geratene Technik wiederzubeleben und weiter zu verbessern.[11] Die Herstellung korrosionsanatomischer Präparate beinhaltete die Injektion von farbigem Wachs in hohle Organe wie Blutgefäße und Ausführungsgänge. Nachdem das Wachs ausgehärtet war, wurde das umliegende Gewebe mit Lösungsmittel entfernt und so die filigrane korallenähnliche Struktur offengelegt, die Hyrtl im Anschluss sorgfältig bemalte, um sie der natürlichen Färbung der Organe anzugleichen.[12] Indem Hyrtl die Korrosionspräparate mit einer dicken Klebstoffschicht überzog, umging er deren Problem, das in ihrer Fragilität bestand. Die so gewonnene Stabilität erlaubte es den Objekten weit zu reisen: Ab den 1840er-Jahren betrieb Hyrtl regen Handel mit seinen Modellen und verkaufte seine Meisterwerke auf der ganzen Welt.

Hyrtls Faszination von der Korrosionsanatomie war Teil seines traditionellen, »barocken« Auftretens als Anatom. Er kleidete sich in schwarze, fließende Roben, inszenierte seine Vorträge in einer Art, die an Gottesdienste erinnerte, und bestand darauf, sie in Latein abzuhalten, als sich Deutsch als Unterrichtssprache zunehmend durchsetzte. In seiner Arbeit maß er Schönheit einen glei-

ein irischer Augenarzt über Biedermeier und Vormärz in Wien (Studien zur Geschichte Südosteuropas 5), Frankfurt/Main: Lang 1989, 67.

9 Vgl. Tatjana Buklijas, Cultures of Death and Politics of Corpse Supply. Anatomy in Vienna, 1848–1914, in: *Bulletin of the History of Medicine* 82 (2008) 3, 570–607.

10 Vgl. Rudolf-Josef Gasser/Christine Mitterwenger-Fessl (Hg.), *Der Anatom Joseph Hyrtl*, Wien: Maudrich 1991, 19–26.

11 Vgl. Joseph Hyrtl, *Vergangenheit und Gegenwart des Museums für menschliche Anatomie an der Wiener Universität*, Wien: Braumüller 1869. – Gasser/Mitterwenger-Fessl, *Joseph Hyrtl*, 68.

12 Vgl. Joseph Hyrtl, *Die Corrosions-Anatomie und ihre Ergebnisse*, Wien: Braumüller 1873.

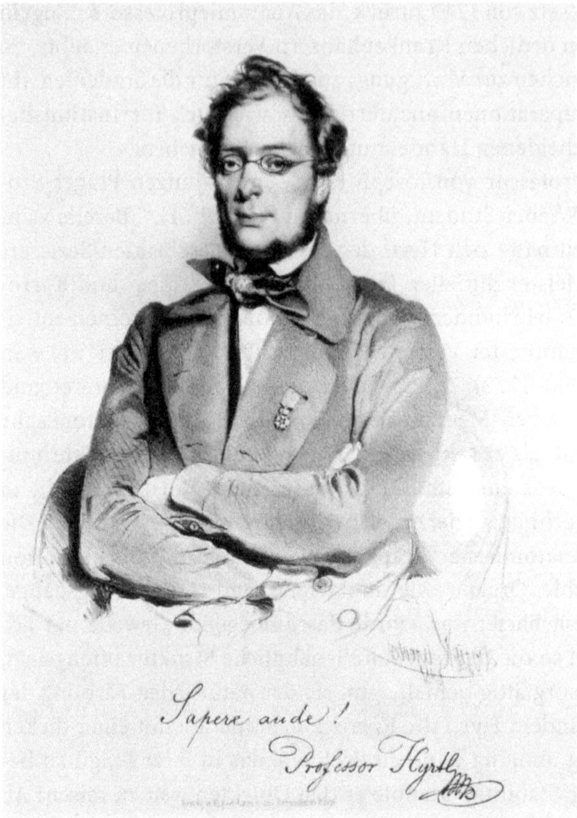

Abb. 1: Fotografie eines litografischen Porträts von Joseph Hyrtl, 1848. Eduard Kaiser (Lithografie), Fotostudio Helmreich. Kleingedruckt am unteren Rand des Bildes steht »Verlag und Eigenthum von Joseph Bermann in Wien«. Joseph Bermann war Kunst- und Musikalienhändler, Verleger, Schriftsteller und staatlicher Verwaltungsbeamter. Das Motto *Sapere aude*, ursprünglich aus Horaz' *Episteln* (I, 2, 40), wurde von Immanuel Kant in seinem Essay »Beantwortung der Frage: Was ist Aufklärung?« aufgegriffen und interpretiert als »Habe Mut, dich deines eigenen Verstandes zu bedienen«. Vgl. Universitätsarchiv Wien, Sammlungen, Fotoarchiv Universitätsgeschichte (19. Jhr.–ca. 2007), 106.I.563.

chermaßen hohen Stellenwert zu wie Innovation und Genauigkeit.[13] Seine Lehrmethode entsprach den Idealen österreichischer Monarchen der Aufklärung: Der Fokus lag auf der Vermittlung praxisrelevanten Wissens – mit Nutzen für große Teile der Bevölkerung – statt auf theoretischer Wissenschaft ohne unmittelbaren Nutzen. Folglich dozierte Hyrtl über Krankheiten und chirurgische Behandlungsmethoden und schrieb außerdem ein Lehrbuch zur topogra-

13 Vgl. Alfred Meissner, *Geschichte meines Lebens*, Wien: Karl Prochaska 1884, 84–85. – Hyrtls Anatomisches Theater, *Wiener Tagblatt*, 18.7.1894, 1–2.

fischen (und chirurgischen) Anatomie.[14] Kritische Fachkollegen verglichen den bekennenden Christen und Anti-Materialisten Hyrtl mit Abraham a Sancta Clara (1644–1709), dem berühmten gegenreformatorischen Prediger, der auf dieselben rhetorischen Mittel zurückgriff und etwa derbe Witze mit hochtrabenden Themen kombinierte.[15] Hyrtls charakteristischer Unterrichtsstil war nicht nur unter Studenten beliebt, sondern ebenso in den aristokratischen und diplomatischen Kreisen der Stadt: In vorrevolutionären Zeiten nahmen Abgesandte der Vereinigten Staaten und der Hanse, ebenso wie einflussreiche Adelige, etwa Franz Seraph Graf von Stadion-Warthausen (1806–1853), privaten Anatomieunterricht – und unterstützten im Gegenzug, so wurde spekuliert, Hyrtls Karriere.[16] Diese Studenten, wie auch andere einflussreiche BesucherInnen, hatten unter anderem Zugang zu Hyrtls Privatsammlung, die neben besonders gelungenen Korrosionspräparaten (des menschlichen Ohrs, der Plazenta und von Teilen des Kreislaufsystems) amphibische Skelette und menschliche Schädel enthielt.

Obwohl Hyrtls anfängliche Begeisterung für die Korrosionsmethode möglicherweise seiner Liebe zur anatomischen Tradition entsprang, nahm er sich auch der Lösung neuer Probleme an. Er war ein leidenschaftlicher vergleichender Anatom, pflegte Kontakte zu namhaften Kollegen wie Rudolf Wagner (1805–1864) in Göttingen und Johannes Müller (1801–1858) in Berlin, mit denen er auch anatomische Modelle austauschte.[17] 1845 löste Hyrtl das Klassifikationsrätsel um den *Lepidosiren paradoxa*, einer Spezies aus dem Amazonasbecken, die Kiemen und eine Art Lunge aufweist. Mittels der Korrosionsmethode gelang es ihm, sie anhand ihres Kreislaufsystems als Fisch zu klassifizieren.[18] Nicht zuletzt war die Korrosionsmethode, neben den gängigen »feuchten« und »trockenen« (Knochen-)Präparationen, eine der Techniken, die Hyrtl anwandte, um Objekte für das Universitätsmuseum für menschliche Anatomie zu produzieren, das seiner Ansicht nach von seinen Vorgängern stark vernachlässigt worden war. Wie in Vorträgen und Lehrbüchern zur deskriptiven Anatomie üblich, ordnete er die Präparate in seiner Sammlung ihren jeweiligen Organsystemen zu und schuf damit ein bedeutendes Lehrmedium für Medizinstudenten und BesucherInnen der Universität.

---

14 Vgl. Joseph Hyrtl, *Handbuch der topographischen Anatomie und ihrer praktisch medizinisch-chirurgischen Anwendungen*, Wien: Wallishausser 1847.

15 Vgl. Astrid Dreher, *Briefe von Carl Ludwig an Jacob Henle aus den Jahren 1846–1872*, med. Diss., Heidelberg 1980, 174.

16 Vgl. Constantin von Wurzbach, Joseph Hyrtl, in: Ders. (Hg.), *Biographisches Lexikon des Kaiserthums Österreich* (Band 9), Wien: k. k. Hof- und Staatsdruckerei 1863, 464–469. – Hyrtl, *Vergangenheit und Gegenwart.* – Gasser/Mitterwenger-Fessl, *Joseph Hyrtl*, 24.

17 Vgl. Gernot Rath, Josef Hyrtls Briefe an Rudolf Wagner, in: *Gesnerus* 19 (1962) 3/4, 155–162.

18 Vgl. Gasser/Mitterwenger-Fessl, *Joseph Hyrtl*, 68.

Trotz der erklärten Hauptverwendung anatomischer Sammlungen als Unterrichtsinstrument im Medizinstudium, dienten sie somit vor 1848 auch anderen Zwecken. Sie waren Forschungswerkzeuge, erlesene Objekte, um sozial Höhergestellten zu imponieren, Geschenke, die er zum Aufbau fachlicher Beziehungen nutze, und kostbare Handelsgüter.

Sammlungen während der Revolution: soziale und urbane Transformationen um und nach 1848

Studenten spielten bei der Revolution 1848 in Wien eine zentrale Rolle. Durch die im Vergleich zu Deutschland höhere Zahl an Immatrikulationen von Studenten aus der unteren Mittel- und Arbeiterschicht, teilten diese die Probleme ihrer VermieterInnen und NachbarInnen in den Vororten.[19] Forderungen nach wirtschaftlichen, sozialen und politischen Reformen vermischten sich mit solchen nach einer Universitätsreform nach deutschem Modell. Die Universität wurde zum zentralen Treffpunkt für Revolutionäre und der Sektionssaal der Anatomie – der am wenigsten beaufsichtigte und zentralste Platz im Gebäude – zum Ort an dem sich ein »förmlicher Bund« gründete.[20] Im Gegensatz zur revolutionären Studentenschaft nahmen die Professoren unterschiedliche Standpunkte ein: Während Professoren des Allgemeinen Krankenhauses, angeführt von Carl Rokitansky, zwar Verständnis für die Forderungen der Studenten zeigten, jedoch nicht aktiv eingriffen, floh Hyrtl, der die Revolution ablehnte, an die Adria, um Meerestiere für seine vergleichend-anatomische Sammlung zusammenzutragen. Hyrtls Flucht erwies sich als nicht förderlich für die Anatomie, die aufgrund ihrer Haltung während der Aufstände stark in Mitleidenschaft gezogen wurde: Das Museum, das Amphitheater und Hyrtls Wohnräume wurden verwüstet und zahlreiche Objekte aus all seinen Sammlungen gingen verloren.[21]

Nach dem Ende der Revolution machte die Rolle der Studenten während der Revolution die Universität zum Ziel politischer Repressalien. Das Universitätsgebäude wurde durch die Armee besetzt und die drei Fakultäten wurden örtlich voneinander getrennt.[22] Während die Juristische Fakultät in den Südosten der

19 Vgl. Gary B. Cohen, *Education and Middle-Class Society in Imperial Austria 1848–1918*, West Lafayette, Ind.: Purdue University Press 1996, 76–77, 130–131.

20 Vgl. Seebacher, *»Freiheit der Naturforschung!«*, 63.

21 Vgl. Schreiben Joseph Hyrtls an das Ministerium für Unterricht, Österreichisches Staatsarchiv [ÖStA], Allgemeines Verwaltungsarchiv [AVA], Unterricht: Allgemeine Reihe (1848–1914), Universität Wien, Medizinische Fakultät, Sig. 4 G, Fasz. 808, Z. 1028/303 (1849).

22 Vgl. M. Rentetzi, The City as a Context for Scientific Activity. Creating the Mediziner-Viertel in Fin-de-siècle Vienna, in: *Endeavour* 28 (2004) 1, 39–44. – Thomas Maisel, *Alma Mater auf*

Stadt nach Wieden (später 4. Bezirk) verlegt wurde und die Theologie, die sich am wenigsten beteiligt hatte, in der Innenstadt verblieb, wurde die Medizin in das kürzlich aufgelöste Josephinum nahe des Allgemeinen Krankenhauses ausgesiedelt. Die als Strafmaßnahme gedachte Verlegung und Zersplitterung der Universität erwies sich als Segen für die Medizinische Fakultät. Die Nähe aller medizinischen Abteilungen und der erleichterte Zugriff auf Ressourcen (wie sezierbare Leichen) etablierte den Alsergrund zu einer Zeit als *Medizinerviertel*, als Wien am Beginn einer Transformation stand: Mit dem Bau der Ringstraße nahm die Angliederung der Vororte an die Innenstadt ihren Anfang.[23] Besucher, die klinische Medizin studierten, konnten nun mühelos auch Lehrveranstaltungen für Anatomie und Physiologie besuchen und umgekehrt. Als beispielsweise Ernst Haeckel (1834–1919) zum Studium der klinischen Medizin 1856 nach Wien kam, besuchte er ebenso Vorträge zur Anatomie und Physiologie.[24] Die Situation blieb jedoch unsicher. Obwohl die Räumlichkeiten des Josephinums für Lehre und Studium gut geeignet waren, drohte die Wiedereröffnung der Militärakademie und die Anatomie richtete sich nie vollständig im Gebäude ein. Viele der Präparate und Chemikalien aus dem alten Institut wurden ungeöffnet unter den Bänken des Vorlesungssaales gelagert. Im Februar 1853 entflammte die achtlos weggeworfene Zigarre eines Studenten leichtentzündliches Terpentin. Innerhalb weniger Minuten war der Saal zerstört und mit ihm viele Objekte aus dem alten Museum. Die Befürchtungen bewahrheiteten sich 1854: Das Josephinum wurde wiedereröffnet und die Anatomie musste erneut umziehen, diesmal in die weit weniger geeigneten Räumlichkeiten der verlassenen *k. k. Gewehrfabrik* in der unmittelbaren Umgebung (Abb. 2).[25]

Der Umzug in diese Räumlichkeiten in einer Zeit schnell steigender Studentenzahlen kann als Ausdruck des schwindenden Ansehens Hyrtls innerhalb der neuen Universität gesehen werden. Obwohl die Revolution gescheitert war, griff die Universitätsreform der 1850er-Jahre unter Minister Leo Graf von Thun und Hohenstein (1811–1888) fast alle Forderungen von 1848 auf.[26] Das Allgemeine Krankenhaus um Rokitansky gewann in dieser neuen Situation an Einfluss, während Hyrtl politisch und innerhalb der Universität immer mehr an den Rand gedrängt wurde. Er konkurrierte mit den Klinikern um Zugang zu Leichen und ab den 1870er-Jahren auch mit dem neu etablierten II. Anatomischen

den Barrikaden. Die Universität Wien im Revolutionsjahr 1848, Wien: Universitätsverlag 1998.

23 Vgl. Carl E. Schorske, *Fin-de-siècle Vienna. Politics and Culture*, New York: Knopf 1979. – Rentetzi, The City.

24 Vgl. H. Schmidt, Die Wiener Medizinische Fakultät um 1857. Ein Brief Ernst Haeckels an seine Eltern, in: *Münchener Medizinische Wochenschrift* 75 (1928) 4, 2019–2020, 2064–2067.

25 Vgl. Lesky, *Wiener medizinische Schule*, 244.

26 Vgl. ebd.

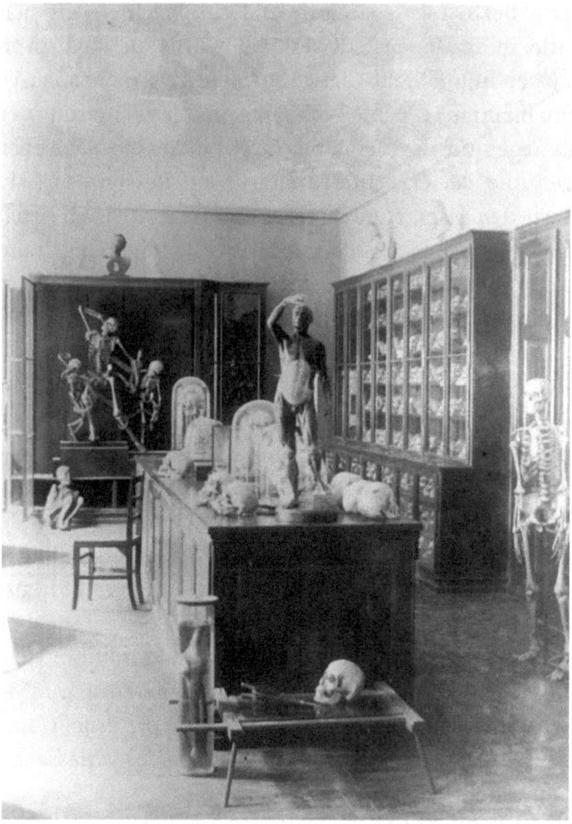

Abb. 2: Hyrtls anatomisches Museum. Diese Fotografie zeigt das Innere eines Raumes in Hyrtls anatomischem Museum in der alten Gewehrfabrik. Die Anordnung in der Mitte beinhaltet einen »Muskelmann« – das Modell eines ganzen männlichen Körpers, bei dem die Haut entfernt wurde –, Korrosionsmodelle unter Glasglocken und mehrere menschliche Schädel. Im Vordergrund findet sich ein Feuchtpräparat des Kniegelenks und Unterschenkels (Tibia und Fibula) sowie ein weiterer Schädel und am rechten Bildrand das aufrechte Skelett eines Erwachsenen. Im Schaukasten rechts lassen sich vielzählige Schädel erkennen, während die Vitrine im Hintergrund des Fotos (mit der Nummer 5 darauf) die Laokoon-Gruppe zeigt, eine Gruppierung von menschlichen (erwachsenen und kindlichen) und Schlangenskeletten. Diese Anordnung repräsentiert die klassische griechische Erzählung des Trojanischen Priesters Laokoon, der die Trojaner vor dem hölzernen Pferd der Griechen warnte; als Strafe sandten die verärgerten Götter Seeungeheuer, um ihn und seine Söhne zu töten. Die römische Statue von Laokoon und seinen Söhnen, 1506 entdeckt und im Vatikan ausgestellt, ist eines der bekanntesten Beispiele für antike Skulpturen. Sie hatte großen Einfluss auf die Kunst der Renaissance und des Barock, von Michelangelo bis Rubens. Hyrtls Präparation wurde im Zuge der alliierten Bombenangriffe auf Wien 1945 im Feuer zerstört. Auch beachtenswert sind die klassischen Büsten auf den Vitrinen und das kauernde erwachsene Skelett vor der Laokoon-Gruppe. Vgl. Josephinum – Ethik, Sammlungen und Geschichte der Medizin, Bildarchiv, MUW-FO-IR-S-000732.

Lehrstuhl.[27] Wie ich im nächsten Abschnitt darlegen werde, war es jedoch vor allem seine bisher dominierende Haltung zur Anatomie und zur Erstellung und Nutzung anatomischer Sammlungen, die in Frage gestellt wurde.

Ausbildung von Medizinstudenten und Aufklärung der Öffentlichkeit: vergleichend-anatomische Sammlungen in den 1860er-Jahren

Ein gutes Beispiel für die sich ändernden Ansichten zu und Nutzungsmodi von anatomischen Sammlungen ist das Schicksal der vergleichend-anatomischen Sammlung. Im Jahr 1850 bewarb sich die Geologische Reichsanstalt, eine mächtige Institution verantwortlich für Minen im gesamten Reich, über das Ministerium für Landeskultur und Bergwesen beim Ministerium für Cultus und Unterricht um eine Erlaubnis für die Schaffung eines vergleichend-anatomischen Museums.[28] Es sollte die in der Revolution verlorengegangene Sammlung am kaiserlichen Hof in der Hofburg ersetzen, zum Zweck »einer genaue[n] Bestimmung der organischen Reste die sich in den Gebirgsschichten der verschiedenen Formationen vorfinden«.[29] Die Geologen verlangten explizit danach, Hyrtl damit zu betrauen, diese Institution, die sich an den Vorbildern des Jardin des Plantes, des Royal College of Surgeons und Johannes Müllers Museum in Berlin orientieren sollte, zu etablieren – ein Museum, das Wien in eine Reihe mit den besten vergleichenden Anatomien stellen würde. Mit der beachtlichen Summe von 3.000 Gulden Förderung jährlich zwischen 1851 und 1854 machten sich Hyrtl und sein Team von Assistenten, Studenten, Handwerkern und Präparatoren daran, ein Museum in vier Räumen des Josephinums einzurichten: jeweils ein Raum für Fische, Amphibien, Vögel mit Säugetieren, und einer ausschließlich für Säugetiere. Der Aufbau des Museums folgte einem vergleichend-anatomischen Klassifikationsschema – wobei unklar bleibt, inwiefern dieser für Geologen hilfreich gewesen wäre, scheint doch eine Systematisierung nach geologischen Schichten aus dieser Perspektive als dienlicher. Hyrtl seinerseits hoffte, dass ihm die neue Sammlung zu einer außerordentlichen Pro-

27 Vgl. Buklijas, Cultures of Death.

28 Vgl. Schreiben der Geologischen Reichsanstalt an das Ministerium für Landeskultur und Bergwesen betreffend der Schaffung eines vergleichend-anatomischen Museums, ÖStA, AVA, Unterricht: Allgemeine Reihe (1848–1914), Universität Wien, Medizinische Fakultät, Sig. 4 G, Fasz. 808, Z. 1540/229 (1850).

29 Ebd. Das vollständige Zitat lautet an dieser Stelle: »Zu einer genauer [sic] Bestimmung der organischen Reste die sich in den Gebirgsschichten der verschiedenen Formationen vorfinden bedarf man vor Allem einer guten Sammlung von Präparaten der einzelnen Theile jetzt lebender Thiere, mit einem Worte ein Museum für vergleichende Anatomie.«

fessur für vergleichende Anatomie an der Medizinischen Fakultät verhelfen würde.

Nach 1854 wurden jedoch keine neuen Subventionen bewilligt und auch die Professur blieb aus. Als sieben Jahre später (1861) der Lehrstuhl für vergleichende Anatomie geschaffen wurde, brachte man diesen an der Philosophischen Fakultät unter (um den nicht mehr zeitgemäßen Lehrstuhl für Allgemeine Naturgeschichte zu ersetzen) und vergab ihn an einen Neuling im Wiener Lehrkörper, dessen beruflicher Werdegang und Zugang zur Lehre sich stark von dem Hyrtls unterschied. Carl Bernhard Brühl (1820–1899), ein in Wien studierter Arzt und einst erfolgloser Bewerber für eine Assistenzstelle bei Hyrtl, war ein Liberaler und einstiger Revolutionär. Während der Revolution 1848 hatte Brühl gemeinsam mit Ernst Feuchtersleben (1806–1849), damals Staatssekretär für Bildung, ein Konzept für ein öffentliches Institut und Museum für Naturwissenschaften (auch als »österreichischer Jardin des Plantes« bezeichnet) erarbeitet, das eine Sammlung für vergleichende Anatomie enthalten würde.[30] In den 1850er-Jahren unterrichtete Brühl an der Budapester Universität, verlor seine Stelle aber als die wachsende ungarische Nationalbewegung von Professoren forderte, den Unterricht in der Landessprache abzuhalten. Im Zuge des Antritts von Brühl zur neuen Professur in Wien ordnete das Ministerium für Cultus und Unterricht Hyrtl an, einen Teil seiner Sammlung an Brühl abzugeben.[31] Diese Forderung beschränkte sich später zwar nur auf Duplikate von Wirbeltieren und Wirbellosen, führte aber zu tiefen Ressentiments zwischen den beiden Wissenschaftlern. Brühls Sammlung in seinem provisorischen Institut in der Wiener Berggasse wurde zusätzlich mit Exemplaren aus dem Zoo in Schönbrunn und dem k. k. Tierspital vergrößert sowie mit Tieren, die Brühl im Sommer 1863 an der Adriaküste gesammelt hatte.[32] Quasi auf der gegenüberliegenden Straßenseite arbeitete Hyrtl nach wie vor daran, die Reste seiner Sammlung zu erweitern (Abb. 3).

Brühls Zugang zur Lehre vergleichender Anatomie und zur Nutzung der Sammlung unterschied sich klar von dem seines Konkurrenten. Hyrtl, dem 1864 quasi als Entschädigung der Titel des Professors für menschliche und vergleichende Anatomie verliehen wurde, bot an der Medizinischen Fakultät »ausgewählte Kapitel« an. Zu Beginn noch kostenlos und öffentlich zugänglich, wurde die Teilnahme bald auf Studenten beschränkt. Im Gegensatz dazu lud Brühl von Anbeginn seines neuen Instituts neben Studenten auch außeruniversitäres Pu-

30 Vgl. H. H. Egglmaier, Ernst Freiherr von Feuchtersleben und Carl Bernhard Brühl. Ihr Plan der Gründung eines Naturhistorischen Institutes in Wien. Ein Beitrag zu den Reformbestrebungen von 1848 im österreichischen Bildungswesen, in: *Mitteilungen der Österreichischen Gesellschaft für Geschichte der Naturwissenschaften* 7 (1987), 58–81.

31 Vgl. O. A., Feuilleton, *Wiener Medizinische Wochenschrift* 13 (1863) 18, 283–284.

32 Vgl. O. A., Feuilleton, *Wiener Medizinische Wochenschrift* 13 (1863) 10, 158–159.

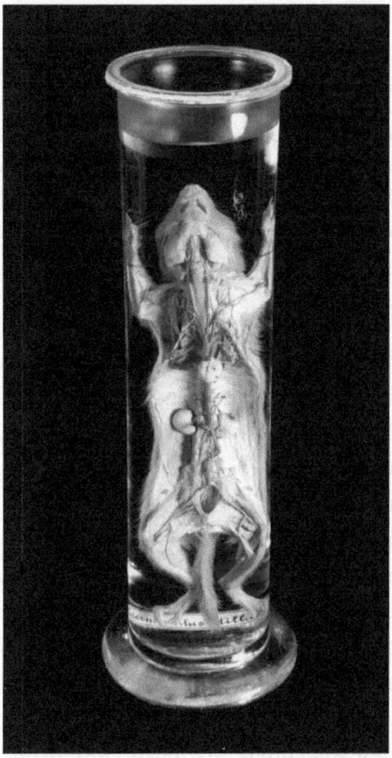

Abb. 3: Ein vergleichend-anatomisches Präparat. Korrosionspräparat eines *Spermophilus citellus L.* 1766 (Europäisches Ziesel) aus Hyrtls vergleichend-anatomischer Sammlung. Um die Aorta und den Aortenbogen zu veranschaulichen, wurden die Blutgefäße mit rotem Wachs injiziert. Produziert zwischen 1865 und 1874. Vgl. Zoologische Sammlung des Instituts für Theoretische Biologie, Universität Wien, Foto: Gregor Eder, Core Facility für Cell Imaging und Ultrastrukturforschung, Universität Wien.

blikum ein. Nach der Ablehnung vergleichender Anatomie als Pflichtfach im medizinischen Curriculum in den 1870er-Jahren schwanden Brühls Studentenzahlen, und die öffentlichen Vorträge entwickelten sich zum Hauptangebot des Instituts. Sie forderten die bestehende Ordnung in mehrfacher Hinsicht heraus: Sie fanden sonntagsmorgens statt und konkurrierten so mit der Heiligen Messe, sie standen nicht nur den Männern des Bürgertums offen, sondern auch Frauen, Handwerkern und Fabrikarbeitern. Zudem beschäftigten sie sich mit kontroversen Themen. Offiziell darauf ausgelegt, die menschliche und vergleichende Anatomie von Organsystemen – wie dem Gehirn und zentralen Nervensystem – zu lehren, flocht Brühl in seine Vorträge provokante Debatten über Materialismus, Religion und Wissenschaft sowie Darwinismus ein.

Brühls Verwendung seiner Sammlung war gleichermaßen radikal. In den meisten anderen Institutionen, wie dem Pathologischen Museum in Berlin, konnten das allgemeine Publikum und die Studenten die Reihen von Glasgefäßen nur aus der Ferne betrachten.[33] Brühl hingegen animierte seine BesucherInnen dazu, die Objekte zu berühren und daran zu riechen. Ein einheimischer Journalist schrieb:

> »Manche, bisher nur mit den feinsten Parfums zufriedene, Dame hat mit wahrem Heroismus den Alkoholgeruch eines im stärksten Weingeist erhärteten Gehirns ihres Mitmenschen ganz unbeachtet gelassen, um die vielsagende Oberfläche eines solchen Gehirns mit ihren zarten Fingern genauer prüfend betasten zu können.«[34]

> »[...] und dass zuletzt die zartesten Damen menschliche Gehirnteile so tapfer in die Hand nahmen, wie irgendein Candidatus medicinae.«[35]

In der Blütezeit von Brühls Anatomievorträgen, in den späten 1860er-Jahren, initiierten loyale UnterstützerInnen ein Vorhaben zur Schaffung eines *Anatomischen Volksmuseums*, ein Institut »*durch das Volk für das Volk*« finanziert durch Abonnements, das umfassende anatomische, zoologische, anthropologische und ethnologische Sammlungen beinhalten sollte, ebenso wie »Konversations-« und »Präparationsräume«.[36] Die Umsetzung des Plans – vermutlich von Brühl selbst angestoßen und anknüpfend an seine Ideen von 1848 – scheiterte, obwohl Brühl seine Bestrebungen nie gänzlich aufgab. Er führte seine Vorträge über Jahrzehnte in einem ähnlichen Format fort und erst als die liberale politische Ordnung um 1890 unter den Angriffen von Christlichsozialen des rechten Flügels zusammenzubrechen begann, wiederfuhr Brühl heftige Kritik. Die rechte Wiener Tageszeitung *Das Vaterland* griff den alternden Brühl an, indem sie anhand von Auszügen aus seinen Vorträgen das häretische Wissen, das innerhalb universitärer Strukturen verbreitet wurde, anprangerte.[37] Das Ministerium für Cultus und Unterricht hatte kein Interesse daran, einen alten Professor kurz vor seiner Pensionierung zu verteidigen, und man bat Brühl, sich diskret in den Ruhestand zu begeben.

33 Vgl. Angela Matyssek, Die Wissenschaft als Religion, das Präparat als Reliquie. Rudolf Virchow und das Pathologische Museum der Friedrich-Wilhelms-Universität zu Berlin, in: Anke te Heesen/E. C. Spary (Hg.), *Sammeln als Wissen. Das Sammeln und seine wissenschaftliche Bedeutung*, Göttingen: Wallstein 2001, 142–168.

34 O. A., Feuilleton, *Wiener Medizinische Wochenschrift* 16 (1866) 7, 116.

35 O. A., Feuilleton, *Wiener Medizinische Wochenschrift* 15 (1865) 29, 507–508.

36 Vgl. Tatjana Buklijas, Public Anatomies in Fin-de-siècle Vienna, in: *Medicine Studies* 2 (2010) 1, 71–92.

37 Vgl. eine Serie von Artikeln zu Brühl in der Tageszeitung *Das Vaterland*, z. B.: O. A., Schule und Erziehung. Professor Brühl als Volksbildner, *Das Vaterland*, 4.4.1890, 5. – O. A., Confiscirt!, *Das Vaterland*, 12.4.1890, 1. – O. A., Gleiches Reicht für Alle!, *Das Vaterland*, 16.4.1890, 1. – O. A., Christlich-sozialer Verein, *Das Vaterland*, 18.4.1890, 5. – O. A., § 302 und § 303, *Das Vaterland*, 22.4.1890, 3.

Sammlungen im Freizeitpark im Wiener Prater in den frühen 1870er-Jahren

Das große öffentliche Interesse an Brühls populären Vorlesungen spiegelte das wachsende Verlangen der Bevölkerung nach lehrreicher Unterhaltung in einer schnell wachsenden Stadt. Radikale Vorträge zu besuchen war eine Art, an dieser neuen Mode teilzuhaben; eine politisch weniger kontroverse Möglichkeit war der Besuch von kommerziellen anatomischen Museen oder der Weltausstellung. In diesem Abschnitt möchte ich mich auf die Korrosionspräparate von Joseph Hyrtl konzentrieren, deren didaktischer, wissenschaftlicher und ästhetischer Wert in den 1840er-Jahren so überaus hochgepriesen wurde. Wie wurden diese Objekte drei Jahrzehnte später verstanden? Die Kulisse dieses Berichts - außerhalb des universitären Bereichs im Vergnügungspark des Wiener Praters - unterstreicht das neue Verständnis und die sich wandelnde Nutzungsweise anatomischer Sammlungen zu einer Zeit, in der der neue Mittelstand nach Unterricht und Unterhaltung verlangte. Es war also im Prater, wo 1871 ein neues öffentliches anatomisches Museum eröffnet wurde und Joseph Hyrtl bei der Weltausstellung, die 1873 ebendort stattfand, ausstellte.

Durch die Verknüpfung des Glaubens an wissenschaftlichen Fortschritt, internationale Reisen, neue Medien, Konsumdenken und zwischenstaatlichen Wettbewerb repräsentierten Weltausstellungen die Quintessenz des 19. Jahrhunderts.[38] Die Wiener Ausstellung 1873 sollte die Macht der Habsburgermonarchie demonstrieren, in einer Ära des wirtschaftlichen Wachstums und umfassender Liberalisierung, zwischen dem Ende der Kriege mit Italien und Preußen (1866) und dem Börsenkrach im Sommer 1873.[39] Die Präsentation anatomischer Exponate wurde zur Darstellung nationaler Fortschritte in den Bereichen Bildung, Kultur und Wirtschaft genutzt. Bereits an anderer Stelle habe ich argumentiert, wie die japanische Skelettsammlung für die Öffnung dieses Landes Richtung Westen stand, wie deutsche anatomische Modelle den Aufstieg des Landes zu einer neuen industriellen Macht repräsentierten und wie italienische Aussteller durch die Behandlung von menschlichen Leichen als industriellem Rohmaterial eine materialistische und »fortschrittliche« Wende in dem erst seit kurzem unabhängigen Land akzentuierten.[40] Die österreichisch-ungarische Gruppe entschied sich allerdings für die Hervorhebung anderer Qualitäten.

38 Vgl. Paul Greenhalgh, *Ephemeral Vistas. The Expositions Universelles, Great Exhibitions and World's Fairs, 1851–1939*, Manchester: Manchester University Press 1988.

39 Vgl. Helmut Rumpler, *Eine Chance für Mitteleuropa. Bürgerliche Emanzipation und Staatsverfall in der Habsburgermonarchie*, Wien: Ueberreuter 1997, 459–463.

40 Vgl. Buklijas, Public Anatomies.

Von allen österreichisch-ungarischen Ausstellern anatomischer Exponate war Joseph Hyrtl der mit Abstand bekannteste und erfahrenste. Er stellte Präparate des normalen und pathologischen plazentaren Blutkreislaufs, Korrosionsmodelle, Bücher und anatomische Präparate des Ohres sowie Skelette von Fischen und Amphibien aus.[41] Bei der Weltausstellung in London 1862 war er einer von zwei österreichischen medizinischen Ausstellern, die eine Goldmedaille gewannen; die delikaten Strukturen in wunderschönen Farben wurden von Experten und fachfremdem Publikum gleichermaßen bewundert.[42] Der Erfolg in London half Hyrtls Renommee bei der Exposition 1867 in Paris, wo seiner Sammlung ein prominenter Platz zugewiesen wurde, an dem seine Korrosionsmodelle und osteologischen Exponate in aufeinander abgestimmten Glasgefäßen auf polierten Mahagonipodien präsentiert wurden. Der Zuspruch war abermals enthusiastisch. Jedoch traten auch die ersten Zweifel zutage, als ein Journalist der *Wiener Medizinischen Wochenschrift* anmerkte, dass die »Injektionen« zwar zweifellos prächtig seien, aber »kein Fortschritt in der Präparationsmethode oder in der conservierenden Anatomie zu finden ist«.[43]

Die Weltausstellung 1873 bot Hyrtl schließlich die Möglichkeit, ein letztes Mal vor seiner Pensionierung später in diesem Jahr vor heimischem und internationalem Publikum auszustellen. Sein Buch *Die Corrosions-Anatomie und ihre Ergebnisse* wurde zeitgleich mit der Ausstellung publiziert: Die luxuriöse Ausgabe enthielt Lithografien aus der Feder eines führenden medizinischen Illustrators, und war zur selben Zeit technisches Handbuch, Katalog für die Weltausstellung und Einkaufshilfe für potenzielle KundInnen.[44] Die Presse zeigte sich erneut euphorisch, von den örtlichen Anatomen wurde die Ausstellung jedoch augenscheinlich gemieden. Ein Grund dafür könnte in Hyrtls zunehmender politischer Isolation an der Universität als Konservativer in der Hochzeit des neuen Liberalismus gelegen haben. Zum Teil jedoch könnte diese Ablehnung seinem Fokus auf die Korrosionsanatomie an sich zuzuschreiben sein. Die Objekte waren unbestreitbar ästhetisch, aber auch kostspielig zu produzieren und extrem fragil. Ihr Nutzen für die Lehre war dadurch sehr limitiert, da sie Studenten nicht anvertraut werden konnten.

Auch der Forschungswert von Hyrtls Präparaten war problematisch: Während sie die Form hohler Organe – in erster Linie Blutgefäße – sehr klar zeigen

41 Vgl. Joseph Hyrtl, *Professor Hyrtls anatomische Präparate auf der Wiener Weltausstellung*, Wien: Selbstverlag des Verfassers 1873.

42 Vgl. Joseph Arenstein (Hg.), *Österreichischer Bericht über die Internationale Ausstellung in London 1862, im Auftrage des k. k. Ministeriums für Handel und Volkswirtschaft*, Wien: k. k. Hof- und Staatsdruckerei 1862.

43 Vgl. O. A., Von Wien durch Paris nach Frankfurt (Originalbericht der mediz. Wochenschr.) III, in: *Wiener Medizinische Wochenschrift* 17 (1867) 80, 1267–1277.

44 Vgl. Hyrtl, *Corrosions-Anatomie*.

konnten, wurde das umliegende Gewebe zerstört. Allerdings gewannen bereits in den 1840er-Jahren, anschließend an Berliner Forschungsarbeiten zur Zelle als Grundbaustein des Organismus, histologische Untersuchungen der detaillierten Struktur von verschiedenem Körpergewebe an Bedeutung. Obwohl die Korrosionsmethode beim Klassifikationsproblem des Lungenfisches zum Erfolg geführt hatte, scheiterte Hyrtl daran, mithilfe dieser Technik die Frage der Urinproduktion in der Niere zu beantworten.[45] Aus diesem wissenschaftlichen Disput ging der britische Anatom William Bowman (1816–1892) anhand histologischer Schnitte und ausführlicher mikroskopischer Beobachtung als Sieger hervor. In den 1850er-Jahren beschrieb Hyrtls angesehener Kollege, der renommierte Physiologe und Wiener Professor Ernst Wilhelm Brücke (1819–1892), diesen wie folgt: »ein geschickter anatomischer Techniker und ein guter Redner und Schriftsteller aber sonst nichts«[46]. Ernst Haeckel behauptete hingegen: »trotz seines schönen Museums [lese Hyrtl] keine vergleichende Anatomie und [lasse] auch keinen anderen aufkommen«.[47] Hyrtls jüngere Wiener Kollegen wie Brühl und an den prominentesten Stellen Carl Toldt (1840–1920), der Direktor des *Leichenhof* im Josephinum, und Karl Langer-Edenberg (1819–1887), Professor am neu etablierten II. Anatomischen Institut der Universität Wien (1870), verfolgten einen »moderneren« Ansatz in der anatomischen Forschung und sahen anatomische Präparate eher als Mittel zum Zweck denn als Endziel. Toldt verfügte über Qualifikationen im Bereich der Histologie und Interesse an Anthropologie; Langer war in der mechanischen Anatomie tätig, einer Forschungsrichtung, die sich mit der Form als Folge der Funktion auseinandersetzte und von der experimentellen Physiologie inspiriert war.[48]

Letztendlich könnte der kommerzielle Aspekt von Hyrtls Anatomie ein Kernproblem gewesen sein. Seine Präparate wurden vor und nach der Weltausstellung weltweit zu hohen Preisen verkauft: Eine Sammlung ost- und zentraleuropäischer Schädel sowie Präparate des plazentaren Blutkreislaufs wurden an das Mütter Museum in Philadelphia in den USA verkauft;[49] Skelette von Fischen waren an Edward Drinker Cope (1840–1897) von der University of

45 Vgl. Reinhard Hildebrand, Mikroskopische Anatomie mit den Augen des makroskopischen Anatomen. Der Wiener Anatom Joseph Hyrtl und seine mikroskopischen Injektionspräparate, in: *Sudhoffs Archiv* 76 (1992) 2, 203–213.

46 Zit. nach: Felicitas Seebacher: *»Primum humanitas, alterum scientia«. Die Wiener Medizinische Schule im Spannungsfeld von Wissenschaft und Politik*, phil. Diss., Klagenfurt 2000, 139.

47 Zit. nach: Seebacher, *»Freiheit der Naturforschung!«*, 56.

48 Vgl. Tatjana Buklijas, *Orthopaedic Surgery, the Mechanical Body and the Empire in the Late-Nineteenth Century Vienna* (unveröffentlichtes Manuskript, Vortrag beim Jahrestreffen der History of Science Society, Washington, D.C., 2007), Kopie im Besitz der Verfasserin.

49 Vgl. Moriz Benedikt, *Aus meinem Leben. Erinnerungen und Erörterungen*, Wien: Konegen 1906, 60.

Pennsylvania verkauft worden;[50] eine Sammlung von (Korrosions-)Modellen des Blutkreislaufes wurde von Sultan Abdul Medjid (1823–1861) für die medizinische Schule Galata Serai in Istanbul akquiriert, während andere Präparate ihren Weg in Sammlungen in Paris und St. Petersburg fanden. Joseph Hyrtl erwirtschaftete so beachtlichen privaten Reichtum, den er in späteren Jahren für karitative Zwecke einsetzte.[51] Der Verkauf anatomischer Präparate, sogar ein Vermögen mit anatomischen Sammlungen zu machen, war keineswegs neu: Im 18. Jahrhundert veräußerte Frederik Ruysch seine anatomische Kollektion an den russischen Zaren für eine Summe, um die man zu der Zeit einen ganzen Häuserblock in einem populären Amsterdamer Viertel kaufen konnte.[52] Gegen Ende des 19. Jahrhunderts wurden jedoch solche kommerziellen Tätigkeiten nicht mehr als angemessen für einen Universitätsprofessor erachtet.

Der Standort im Prater während der Weltausstellung hob die problematischen Aspekte von Hyrtls Ausstellung und Korrosionsanatomie zusätzlich hervor. Nur zwei Jahre zuvor, im Jahr 1871, eröffnete der deutschstämmige ehemalige Zirkusdompteur Hermann Präuscher (1839–1896) sein *Panoptikon und Anatomisches Museum.*[53] Volksnahe anatomische Museen – Institutionen, die menschliche und tierische Präparate und Modelle für zahlendes Publikum ausstellten – florierten im Europa und in den USA des 19. Jahrhunderts.[54] Sie erhoben den Anspruch, sowohl Bildung als auch Unterhaltung zu bieten, bewegten sich jedoch oft auf dem schmalen Grat zwischen lehrreichen und anzüglichen Inhalten – mancherorts wurde auch medizinischer Rat zu sexuell übertragbaren Krankheiten gegeben. Letzteres brachte zwar Profite ein, warf jedoch einen Schatten auf diese Institutionen sowie die Moral und den Charakter von deren Besitzern, wie der Fall von Joseph Kahns Museum in London veranschaulicht.[55] Der Standort von Präuschers Etablissement im Wiener Prater positionierte es eher im Vergnügungs- als im Bildungsmilieu, obwohl der Besitzer sich offensichtlich bemühte, seine Institution – zumindest in den Augen seines Publikums – mit

50 Vgl. Gretchen Worden (Hg.), *Mütter Museum of the College of Physicians of Philadelphia*, New York: Blast Books 2002, 178–180.

51 Vgl. O. T., *Österreichische Volks-Zeitung*, 19.11.1889, 1.

52 Vgl. Dániel Márgocsy, A Museum of Wonders or a Cemetery of Corpses? The Commercial Exchange of Anatomical Collections in Early Modern Netherlands, in: Sven Dupré/Christoph Lüthy (Hg.), *Silent Messengers*, Berlin: Lit 2011, 185–215.

53 Vgl. Hans Pemmer/Nini Lackner, *Der Prater. Von den Anfängen bis zur Gegenwart* (Wiener Heimatkunde), Wien: Jugend und Volk 1974. – Buklijas, Public Anatomies.

54 Vgl. Michael Sappol, *A Traffic of Dead Bodies. Anatomy and Embodied Social Identity in Nineteenth-Century America*, Princeton: Princeton University Press 2004. – S. J. Alberti, The Museum Affect. Visiting Collections of Anatomy and Natural History, in: Aileen Fyfe/Bernard Lightman (Hg.), *Science in the Marketplace*, Chicago: University of Chicago Press 2007, 371–403. – A. W. Bates, »Indecent and Demoralising Representations«. Popular Anatomical Museums in Mid-Victorian England, in: *Medical History* 52 (2008) 1, 1–22.

55 Vgl. ebd.

bildenden Universitätssammlungen in Zusammenhang zu bringen. So enthielt Präuschers Museum Kuriositäten zweifelhafter Natur, wie ein »Monstrum, in Wien mittelst des Kaiserschnittes geboren«[56] und »eine natürliche, gegerbte Menschenhaut von einem Mädchen von 19 Jahren aus Wien«.[57] In der Sammlung befanden sich aber auch Exponate, die chirurgische Verfahren veranschaulichten, außerdem beinhaltete sie einen Bereich, der universitären anatomischen Museen dieser Zeit klar nachempfunden war: Wachsembryos, natürliche Feucht-, Trocken- (Knochen-) und Injektionspräparate sowie sogar Korrosionsmodelle.

Es ist nicht bekannt, wer diese Präparationen für Präuscher vorgenommen hatte: Wien verfügte über eine lange und glanzvolle Tradition in der Wachsmodellierung und kompetente außeruniversitäre PräparatorInnen – Karoline Hemmer, aus Joseph Erbachs Naturalienhandlung, stellte »eine Serie fein präparierter Skelette« bei der Weltausstellung aus. Auch menschliche Leichen konnten erworben werden: Briefe in der Handschriftensammlung der Medizinischen Universität Wien zeigen, dass im späten 19. Jahrhundert die Armen gegen Bezahlung ihre Körper posthum der Anatomie anboten.[58] Und schließlich waren es die Institutsdiener der Anatomie in Wien und anderswo, die traditionellerweise überschüssige Skelette und Knochen an Medizinstudenten verkauften – eine Praxis, die von den staatlichen Behörden nur widerwillig geduldet wurde. Es ist somit vorstellbar, dass Präuscher seine anderen Präparate von Anatomen an der Universität erworben hatte.

Conclusio

Während die Anatomie in Wien stark den internationalen Trends der Disziplin folgte – diese beizeiten auch vorgab –, war sie dennoch fest verwurzelt in der österreichischen und Wiener Gesellschaft, Politik und Kultur. Aus diesem Grund lohnt sich bei der Nachverfolgung des Schicksals anatomischer Sammlungen, sie in Beziehung zu politischer, sozialer und urbaner Geschichte zu betrachten. Hyrtls bemerkenswerte Präparate können als Fortführung einer barocken medizinischen Tradition gesehen werden, begonnen im 18. Jahrhundert unter Maria Theresia und Joseph II. und geprägt von Gerard van Swieten, der wiederum selbst stark von der dänischen anatomischen Tradition beeinflusst war. Hyrtl und seine BefürworterInnen sahen in den Präparaten Lehr- und For-

56 Vgl. Hermann Präuscher, *Neuer Führer durch das Anatomische, Pathologische und Ethnologische Museum*, Dresden: Schulze 1875, 6.

57 Vgl. ebd., 9.

58 Vgl. Buklijas, Public Anatomies.

schungsinstrumente, zuallererst aber Schönheitsobjekte. Ihr kommerzieller und wissenschaftlicher Wert war abhängig von erstklassiger Kunstfertigkeit und Eleganz, ebenso wie von Genauigkeit und Nützlichkeit. Seine Präparate sind somit am Ende eines Zeitraums zu verorten, der sich von der Renaissance bis ins 19. Jahrhundert erstreckte, als anatomische Illustrationen und Präparate ebenso sehr mit Ästhetik und Theologie zusammenhingen, als sie auch als objektive Repräsentationen des Körpers und Unterrichtmaterial für das Medizinstudium gesehen wurden.[59] Der Wendepunkt für anatomische Sammlungen in Wien war das Jahr 1848 – das Jahr, das die Stadt veränderte. Als sich die Anatomie von Kirche, Hof und Adel entfernte und näher an das Allgemeine Krankenhaus rückte, wo Kliniker »moderne« Medizin basierend auf Observation und Experimenten praktizierten, wurde die Universität grundlegend reformiert. Die Stadt vollzog eine Transformation, die die aufkommende und schnell wachsende Mittel- und Arbeiterschicht immer weiter in den Stadtkern vordringen ließ und so die Nutzung und Rezeption anatomischer Sammlungen veränderte. Vergleichend-anatomische Sammlungen, einst nur für Studenten und Fakultätsmitarbeiter zugänglich, wurden nun von einer breiten Öffentlichkeit wahrgenommen, die etwa in Carl Bernhard Brühls Vorträgen die Möglichkeit hatte, radikales Wissen zu Materialismus und Evolution in Verbindung mit anatomischer Bildung zu erlangen. Hyrtls vortreffliche Korrosionsmodelle waren immer auch aus ästhetischen Gründen dem Publikum präsentiert worden, ab den 1870er-Jahren trübte dieser Fokus auf Schönheit vor Nützlichkeit jedoch deren Rezeption, besonders unter jungen Anatomen. Teure, einzigartige Präparate anzufertigen war einst das Merkmal eines erfolgreichen Anatomen, in dieser neuen Zeit rückten derartige Objekte jedoch immer weiter in den Bereich zwielichtiger öffentlicher Museen wie Präuschers Institution im Prater.[60] Mit der Stadt veränderten sich auch das Publikum und die Standorte anatomischer Sammlungen, und mit ihnen auch die Möglichkeiten, wie sie verstanden und genutzt werden konnten.

t.buklijas[at]auckland.ac.nz

59 Vgl. Martin Kemp/Marina Wallace, *Spectacular Bodies. The Art and Science of the Human Body from Leonardo to Now*, London: Hayward Gallery 2000. – Gijsbert M. van de Roemer, From Vanitas to Veneration. The Embellishments in the Anatomical Cabinet of Frederik Ruysch, in: *Journal of the History of Collections* 22 (2010) 2, 169–186.

60 Vgl. Márgocsy, Museum of Wonders.

Brigitte Lohff

Das Josephinum als Ort der wissenschaftlichen Medizin in der zweiten Hälfte des 19. Jahrhunderts

The Josephinum as a venue of scientific medicine in the second half of the 19th century

Abstracts

Bekannterweise war das Josephinum ein Ort für die Ausbildung zukünftiger Militärärzte, weniger präsent ist, dass mehrere bedeutende Wissenschaftler an der Josephs-Akademie lehrten und forschten. Carl Ludwig (1816–1895), bedeutender Physiologe des 19. Jahrhunderts, hat zehn Jahre an der medizinisch-chirurgischen Josephs-Akademie unterrichtet und geforscht. Gleiches gilt für den Physiologen Karl Ewald Konstantin Hering (1834–1918), der 1865–1870 an der Akademie wirkte und währenddessen den Hering-Breuer-Effekt als Grundlage zum Phänomen der Selbstregulation des Organismus identifizierte. Franz Coelestin-Schneider (1812–1897), der zwölf Jahre lang Josephs-Professor war, begründete in Österreich die wissenschaftliche Hygiene. Zu dieser Gruppe gehört auch der Ophthalmologe Carl Stellwag von Carion (1823–1904), der 19 Jahre an dieser Ausbildungsstätte für Militärärzte forschte und während dieser Zeit wichtige Beiträge zur Sinnesphysiologie verfasste. Die Forschungen der Josephs-Professoren nach 1854 und die von ihnen ausgebildeten Schüler, die selber später bekannte Wissenschaftler wurden, sollen das Josephinum als Ort der Ausbildung und Forschung neben der Universität ins Licht rücken.

It is almost forgotten that many eminent medical scientists made important contributions to the field during their stay at the medical-surgical Josephinum (Josephs-Academy) in Vienna. The eminent and influential physiologists Carl Ludwig was researching and teaching there for ten years. During his stay at the Academy (1865–1870), the physiologist Karl Ewald Konstantin Hering discovered the so-called Hering-Breuer-Effect as a fundamental law for the homeostasis of the organism. Franz Coelestin-Schneider, who taught at the Josephs-Academy for twelve years, instituted experimental hygiene in Austria. The ophthalmologist Carl Stellwag von Carion was a professor at the Academy for nineteen years (1854–1873), during which he discovered substantial aspects of sensory physiology. Also many research-assistants at this institution became well-known scientists later on. In this article I want to recall the important impact of the Josephinum-Academy in scientific research and education, which seems sometimes obscured by the Viennese university.

Keywords

Josephinum, Josephs-Akademie, militärmedizinische Akademie, Militärärzte, Wiener Medizinische Schule, kaiserliche Akademie der Wissenschaften in Wien

Josephinum, academy of military medicine, military surgeons, Viennese medical school of medicine, imperial academy of science in Vienna

Erna Lesky schreibt in ihrem Standardwerk *Die Wiener medizinische Schule im 19. Jahrhundert*, dass durch die Arbeiten von Carl Rokitansky (1804–1878), Joseph Hyrtl (1810–1894), Franz Schuh (1804–1865), Jakob Kolletschka (1803–1847), Joseph Škoda (1805–1881) und Ferdinand Hebra (1816–1880) die II. Wiener Medizinische Schule ihren Anfang nahm.[1] Dazu gezählt werden auch u. a. Ludwig Wilhelm Mauthner-Mauthstein (1804–1865), Johann Dumreicher (1815–1880), Carl Stellwag von Carion sowie Karl Langer-Edenberg (1819–1887). Welche Rolle oder welchen Einfluss die an der Josephs-Akademie lehrenden und forschenden Professoren nach der 1854 erfolgten Wiedereröffnung der Josephs-Akademie, die im Revolutionsjahr 1848 geschlossen worden war, auf die Herausbildung der Wiener Medizin oder der sogenannten II. Wiener Medizinischen Schule gehabt haben, wird in den meisten geschichtlichen Darstellungen zur Wiener Medizin weniger hervorgehoben. In der Literatur werden vornehmlich die Forschungen von Medizinprofessoren an der Wiener Universität in den Mittelpunkt gestellt.[2] Zwar geht Lesky im Rahmen der biografischen Anmerkungen darauf ein, wenn einzelne Professoren eine gewisse Zeit ihres Wissenschaftlerlebens an der medizinisch-chirurgischen Josephs-Akademie zur Ausbildung von Militärärzten verbracht haben, dennoch bleibt der Eindruck haften, dass kaum Forschungsaktivitäten in den Räumen des Josephinums stattgefunden haben. Bei einer systematischen Beschäftigung mit der Geschichte dieser akademischen Einrichtung lässt sich dieser Eindruck nicht aufrechterhalten.[3] Auf den Beitrag der Josephs-Professoren zur Wiener Medizin in der zweiten Hälfte des 19. Jahrhunderts, der in den letzten 20 Jahren des 89-jährigen Bestehens dieser militärmedizinischen Ausbildungsstätte geleistet wurde, soll in diesem Beitrag eingegangen werden.

1 Vgl. Erna Lesky, *Die Wiener medizinische Schule im 19. Jahrhundert* (Studien zur Geschichte der Universität Wien 6), Graz–Köln: Böhlaus Nachf. 1965, 129.

2 Vgl. den Beitrag von Brigitte Lohff, Gedanken zum Begriff »Wiener Medizinische Schule« in diesem Band.

3 Vgl. Brigitte Lohff, *Die Josephs-Akademie im Streit der Meinungen (1785–1874). Eine Geschichte der Institution, Personen und Netzwerke* (unveröffentlichtes Manuskript), Kopie im Besitz der Verfasserin.

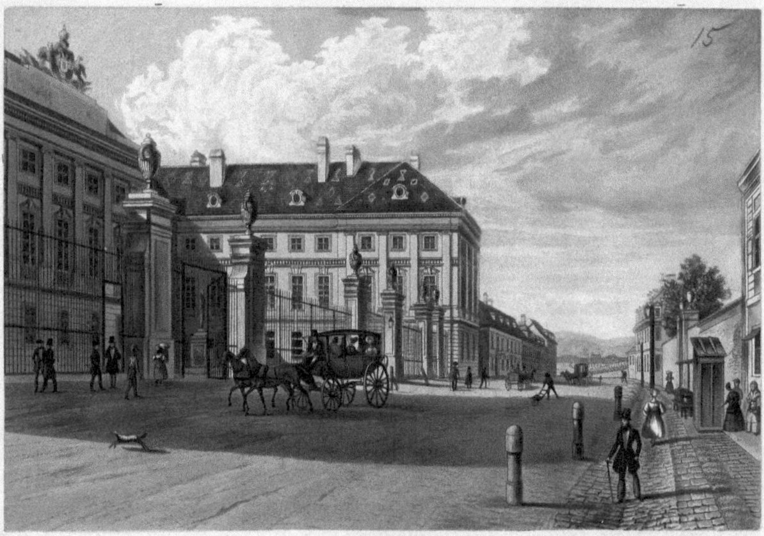

Abb. 1: Außenansicht des Josephinums. Unsignierte kolorierte Tuschfederzeichnung, Wien, undatiert (ca. erste Hälfte des 19. Jahrhunderts), Josephinum – Ethik, Sammlungen und Geschichte der Medizin, Bildarchiv, MUW-FO-IIR-000094-0010.

Vorgeschichte: die Jahre 1840 bis 1854

Nachdem 1785 die *medicinisch-chirurgische Josephs-Academie* offiziell eröffnet worden war, war durch allerhöchste Entschließung von Kaiser Franz (II.) I. (1768–1835) 1824 bestimmt worden, dass an der Josephs-Akademie eine gleichwertige Ausbildung von Militärärzten wie bei den Universitätsärzten stattzufinden habe und die entsprechenden Fächer sowohl an der Universität als auch an der Akademie unterrichtet werden sollten. Infolge dessen konnte der Doktorgrad der Medizin und Chirurgie von der Josephs-Akademie verliehen werden.[4] Während der Revolution wurden in Wien sowohl die Universität als auch die Josephs-Akademie am 4. Oktober 1848 geschlossen und der damalige Akademiedirektor Ignaz Rudolph Bischoff (1784–1850) reichte sein Pensionierungsgesuch ein.[5] Die anderen Josephs-Professoren wurden in den vorzeitigen

4 Vgl. Note vom 22. Nov. 1822 von Hofkriegsrat Heinrich Bellegarde an die Studien-Hofkommission, Österreichisches Staatsarchiv [ÖStA], Allgemeines Verwaltungsarchiv [AVA], 15a Josephs-Akademie, ad 288 ex Nov. 822.

5 Vgl. O. A., *Zur Erinnerung an Professor Dr. Ignaz Rudolph Bischoff*, Jena: Frommann 1880, 100.

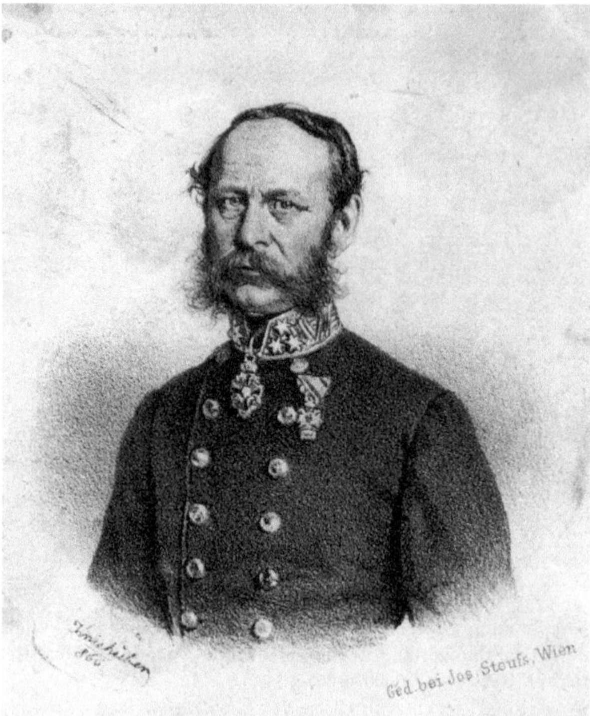

Abb. 2: Studiendirektor der Josephs-Akademie 1854–1874 Prof. Carl Heidler von Egeregg nach einer Lithographie von Joseph Kriehuber 1866, aus: Josephinum – Ethik, Sammlungen und Geschichte der Medizin, Bildarchiv, MUW-F0-IR-002005-0002-003.

Ruhestand versetzt oder als Militärstabsärzte zur Armee zurückbeordert. Zu den verbleibenden Aufgaben der »emeritierten« Josephs-Professoren gehörten die Mitarbeit in der permanenten Feld-Sanitätskommission und die Organisation der Lehre im Vorbereitungskurs für Unterchirurgen und Magister der Chirurgie am sogenannten *Feldärztlichen Institut.* Dessen Leitung wurde interimistisch von 1850 bis 1854 von Johann Traugott Dreyer (1803–1871), Lehrkanzel für Naturgeschichte, und Carl Heidler (1809–1887), Professor für theoretische und praktische Medizin für Wundärzte, übernommen. Heidler wurde nach der Restaurierung der *medizinisch-chirurgischen Josephs-Akademie*, die am 23. Oktober 1854 feierlich wiedereröffnet wurde, zum Studiendirektor der Akademie ernannt. In seiner Funktion als oberster Feldarzt der k. k. Armee seit 1851 ging Dreyer in seiner Eröffnungsrede auf die Rolle des Militärarztes ein: »Diesem Reglement [für die Josephs-Akademie] liegt vor allem die Idee zu Grunde, dass das Wesen eines wahren Feldarztes stets aus zwei Elementen bestehen müsse, nämlich aus dem ärztlichen-wissenschaftlichen und dem militärischen [...].«[6] Mit der überarbeiteten Studienordnung für Militärärzte sei die Notwendigkeit einer wissenschaftlichen Ausrichtung der einzelnen Disziplinen berücksichtigt worden, so dass

> »die einzelnen Doctrinen des gesammten medicinischen-chirurgischen Wissens, nicht separatistisch einhergehen, und im gegenseitigen Kampfe begriffen, divergirende Richtungen verfolgen; sondern dass sich dieselben gegenseitig unterstützen und erleuchten, und dass sie sich zu einem gesunden organischen Ganzen vereinigen. [...] Halten Sie stets im Auge, dass die Wissenschaft in einem erhabenen edlen Geiste getrieben, das eigentliche Lebensprincip der Akademie bleiben müsse.«[7]

Der neue Studiendirektor Heidler versprach, dass ein zeitgemäßer, vollständiger Unterricht an der Josephs-Akademie wiederhergestellt und äquivalent mit den Studienplänen der universitären Ausbildung sei. Er würde »daher nie wieder hinter der Zeit zurückbleiben; Medicin und Chirurgie sind in einem Gusse verschmolzen, dem militärischen Elemente ist genügend Rechnung getragen.«[8] Mit der vorläufigen Universitätsreform von 1848/49 durch Leo Graf von Thun und Hohenstein (1811–1888), ab 1849 Minister für Cultus und Unterricht, waren Veränderungen beschlossen worden, welche die Zöglinge, die Ausbildungsverordnung und das Berufungsverfahren, aber auch die Anstellung von Assistenten an der Josephs-Akademie betrafen. Infolge dessen wurden neue Lehrkanzeln eingerichtet oder alte umbenannt. 1859 wurde per Dekret eine Gleichstellung aller Josephs-Professoren mit den Universitätsprofessoren bestimmt, sofern sie das vorgeschriebene Triennium erledigt hatten. Das hieß, wenn sie drei Jahre im Rang eines Oberarztes ihre militärische Dienstverpflichtung abgeleistet hatten, sollten sie aus dem Militär ausgemustert werden. Danach wurden sie den Zivilprofessoren gleichgestellt und sollten wieder an der Akademie angestellt werden. Damit sollte die Unterteilung von »militärärztlichen« Professoren und Zivilprofessoren aufgegeben werden. Josephs-Professoren wurden in Rang, Stellung und Uniformierung den Universitätsprofessoren gleichgestellt.[9] Ebenfalls gewannen die Josephs-Professoren größeren Einfluss auf die Berufung neuer Lehrstuhlvertreter und die Auswahl ihrer Assistenten.

---

6 Johann Traugott Dreyer, *Rede zur feierlichen Eröffnung der auf allerhöchster Entschliessung vom 15. Februar 1854 restaurierten Medicinisch Chirurgischen Josephs-Akademie am 23. October 1854*, Wien: k. k. Hof- und Staatsdruckerei 1854, 4.

7 Ebd., 5.

8 Carl Heidler, *Rede zur feierlichen Eröffnung der auf allerhöchster Entschliessung vom 15. Februar 1854 restaurierten Medicinisch Chirurgischen Josephs-Akademie am 23. October 1854*, Wien: k. k. Hof- und Staatsdruckerei 1854, 21.

9 Vgl. O. A., Miscellen, in: *Vierteljahrschrift für die praktische Heilkunde* [hg. von der medicinischen Facultät in Prag] 16 (1859) 2, 115. – Professoren trugen zu feierlichen Anlässen eine entsprechende Uniform.

Professoren an der Josephs-Akademie und ihr Beitrag zur Wiener Medizin

Carl Heidlers »Lebensaufgabe« als Studiendirektor (1854–1874) war das »Wohlergehen der Anstalt«, wie Carl Toldt (1840–1920) in seiner *Geschichte der Familie Toldt* anmerkte.[10] Toldt berichtete weiter, dass die Studenten im höheren Kurs in einer lebendigen Atmosphäre und auf anspruchsvollem Niveau ausgebildet wurden:

> »An dieser [Anstalt] herrschte ein reges wissenschaftliches Leben. Denn der Lehrkörper bestand durchaus aus hervorragenden, in der Blütezeit ihres geistigen Schaffens stehenden Kräften. Es lehrten die Professoren Karl Langer, Constantin Ettingshausen, Karl Ludwig und dessen Nachfolger Ewald Hering, Franz Schneider, Joseph Engel, Wenzel Bernatzki, Albert Ducheck, Ritter von Pitha, Carl Stellwag von Carion, Albert Reder, Joseph Späth und als dessen Nachfolger Gustav Braun. Da das Lehrinstitut vorzüglich ausgestattet und reichlich mit Lehrmitteln versehen war und überdies die Zahl der Schüler eine verhältnismäßig geringe war, so konnte auch die praktische Seite des Unterrichts, auf welche großer Wert gelegt wurde, nicht nur in den vorbereitenden sogenannten theoretischen Fächern, sondern auch in den klinischen Fächern und den Spezialzweigen derselben unter Beihilfe der Assistenten erfolgreich durchgeführt werden. So wurde im Josefinum das angestrebte Ziel einer gründlichen und harmonischen Ausbildung in allen Zweigen der Heilkunde bei der Gesamtheit aller Schüler erreicht. Der vorzügliche Ruf der Anstalt war nicht nur durch die wissenschaftlichen Leistungen des Lehrkörpers erreicht, sondern auch durch die allgemein anerkannten Unterrichtserfolge begründet.«[11]

Die bereits Anfang der 1860er-Jahre einsetzende Diskussion, ob die Josephs-Akademie weiterhin bestehen bleiben oder geschlossen werden sollte, führte zu Brüchen in den akademischen Biografien der von Toldt erwähnten Josephs-Professoren. Mit der Ankündigung der sukzessiven Auflösung der Josephs-Akademie ab September 1868[12] wurde nicht nur die Aufnahme neuer Zöglinge beendet, sondern auch die Professoren mussten sich nach weiteren beruflichen Möglichkeiten umsehen. Die meisten waren zwischen ihrem 40. und 50. Lebensjahr und hatten durch den beruflichen Werdegang bereits ein eigenes Forscher- und Lehrerprofil entwickelt. Dass die Akademie durchaus ein vergleichbarer Ort der Forschung und ein Ort der Ausbildung von Nachwuchswissenschaftlern war wie in jener Zeit an der Medizinischen Fakultät, soll an einigen

10 Vgl. Carl Toldt, *Geschichte der Familie Toldt verfasst von Carl Toldt 1893*, bearbeitet und ergänzt von seinem Sohn Karl Toldt, Innsbruck: o. V. 1939, 10.

11 Ebd., 10–11.

12 Vgl. O. A., Über den Bestand der Josephs-Akademie zu Wien, in: *Österreichische Militärische Zeitschrift* 3 (1862/3), 346–350. – [Johann] Hassinger/[Adalbert] Michaelis, Grundzüge zur Anbahnung von Reformen des Sanitätswesens der k. k. Armee, in: *Der Militärarzt* 2 (1868) 23, 203–214.

Persönlichkeiten in Hinblick auf ihre Lehr- und Forschungstätigkeit an der Josephs-Akademie dargestellt werden.

Franz Seraph (Coelestin-)Schneider: Lehrkanzel für Chemie und Naturkunde

In der Interimszeit 1848 bis 1854 gehörte es zu den unverzichtbaren Aufgaben, dass die 1848 emeritierten Josephs-Professoren ihre beratende Funktion in der permanenten Feldsanitäts-Kommission weiterhin wahrnahmen. Nachdem Stephan Emanuel Schroff (1799–1853) 1852 aus Krankheitsgründen in Pension ging, übernahm Franz Coelestin-Schneider dessen Position. Franz Seraph Schneider,[13] Sohn des Schneidermeisters Jakob Schneider, wurde am 28. September 1812 in Krems an der Donau geboren. Nach der Matura entschied er sich, in das Benediktinerkloster des Stifts Göttweig einzutreten. Seinen Ordensnamen *Coelestin* behielt er bei, als er 1835 den Orden verließ, um im Wintersemester 1835/36 das Medizinstudium in Wien aufzunehmen. Dieses schloss er 1842 mit der Dissertation *De morbo venero apud antiquos* ab.[14] Nach dreijähriger ärztlicher Tätigkeit in Herzogenburg in der Nähe von St. Pölten bewarb sich Schneider 1846 erfolgreich um eine Assistentenstelle an der Lehrkanzel für Chemie bei Adolf Martin Pfleischl (1787–1867).[15] Bei der großen Entlassungswelle an der Wiener Universität nach der Märzrevolution 1848 wurden sowohl Schneider als auch sein Lehrer Pfleischl entlassen. Noch im gleichen Jahr erhielt er in Prag eine Assistentenstelle bei dem Chemiker Josef Redtenbacher (1810–1870), der 1849 an die Wiener Universität berufen wurde. Da eine Bewerbung Schneiders an die medizinisch-chirurgische Lehranstalt in Salzburg erfolglos blieb, suchte er um die Habilitation[16] an, die ihm 1850 für das Fach *spezielle anorganische und organische Chemie* gewährt wurde. Seine Antrittsrede

13 Vgl. Helmut Engelbrecht, Schneider, Franz Cölestin Rr. v., in: Historische Kommission bei der Bayerischen Akademie der Wissenschaften [BAdW] (Hg.), *Neue Deutsche Biographie* [*NDB*] (Band 23), Berlin: Duncker & Humblot 2007, 290–291. – Heinz Flamm, Franz Coelestin Ritter von Schneider. Wiens erster medizinischer Chemiker und Lehrer der ersten österreichischen Hygieniker. Zur 200. Wiederkehr seines Geburtstages, in: *Wiener Medizinische Wochenschrift* [*WMW*] 163 (2013) 1, 21–31.

14 Vgl. Curr. Vitae Schneider, Universitätsarchiv Wien [UAW], Med. Fak., Personalakt [PA] 638, Franz Coelestin Ritter von Schneider, Bl. 1.

15 Vgl. ebd., Bl. 15.

16 Die Zuerkennung des Privatdozententitels wurde auf allerhöchste Empfehlung erteilt und mit einer Inaugurationsrede öffentlich gemacht. Die Habilitation wurde erst 1888 in Österreich verpflichtend für die Bewerbung um eine Professur vorgeschrieben. Vgl. Matti Klinge, Die Universitätslehrer, in: Walter Rüegg (Hg.), *Geschichte der Universitäten in Europa. Vom 19. Jahrhundert bis zum 2. Weltkrieg* (Band 3), München: Beck 2004, 113–143, 124.

als Privatdozent befasste sich mit dem Thema *Ueber den Einfluß der Naturwissenschaften, insbesondere der Physik und Chemie, auf das Studium der Heilkunde.*[17] Am 15. Juni 1852 wurde er zum Professor für das Fach Vorbereitungswissenschaften für feldärztliche Zöglinge am Feldärztlichen Institut ernannt,[18] welches dazu diente, ein Basiswissen in den Naturwissenschaften zu vermitteln. Zugleich nahm er damit auch seine Tätigkeit in der permanenten Feld-Sanitätskommission auf. Mit allerhöchster Genehmigung wurde er bereits am 1. Juli 1854 zum ordentlichen Professor für das Fach Naturkunde und Chemie an die restaurierte Josephs-Akademie berufen und lehrte und forschte dort die kommenden 16 Jahre. Nachdem Josef Redtenbacher am 5. März 1870 verstorben war und eine mögliche Schließung der Josephs-Akademie bereits seit 1868/69 bevorstand, bewarb sich Schneider für die Lehrkanzel für Chemie an der Universität Wien. Schneider wurde Nachfolger von Redtenbacher auf dem umbenannten *Lehrstuhl für Allgemeine und Medizinische Chemie.* Am 29. November 1897 verstarb Franz Coelestin-Schneider mit 85 Jahren in Wien.[19]

An der Josephs-Akademie sind von Schneider wichtige Weichenstellungen für den neuen Forschungszweig der medizinischen Chemie vorgenommen worden.[20] Dazu gehörten die in jener Zeit verfassten *Grundzüge der allgemeinen Chemie*, 1851; *Die gerichtliche Chemie für Gerichtsaerzte und Juristen*, 1852; *Anfangsgründe der Chemie*, 1853 und der wichtige *Commentar zur neuen österreichischen Pharmacopöe* (2 Bände), 1855.[21] Während der Zeit an der Josephs-Akademie erschienen einige Veröffentlichungen in den *Sitzungsberichten der mathematisch-naturwissenschaftlichen Classe der kaiserlichen Akademie der Wissenschaften* in Wien zu toxikologischen Fragen und zu chemischen Analysen von Mineralquellen. Schneider war, wie Heinz Flamm schreibt, der erste Wiener Chemiker, der Chemie und Medizin verband. Für die Entwicklung der forensischen Toxikologie und den Ausbau des österreichischen Sanitätswesens kam damit Schneider eine wichtige Schlüsselfunktion zu.[22] Mit der von ihm geförderten Verbindung von experimenteller Medizin und Chemie zählt er zu den

17 Die Inauguralrede erschien bei Manz in Wien 1852. Vgl. Constantin von Wurzbach, Schneider, Franz Cölestin, in: Ders. (Hg.), *Biographisches Lexikon des Kaiserthums Oesterreich* [*BLKÖ*] (Band 31), Wien: k. k. Hof- und Staatsdruckerei 1876, 20–21.

18 Vgl. Ernennungsschreiben vom 15.6.1852, UAW, Med. Fak., PA 638, Schneider, Bl. 72.

19 Vgl. Herrenhaus-Mitglied Dr. Ritter von Schneider †, *Wiener Abendpost. Beilage zur Wiener Zeitung*, 9.11.1897, 5.

20 Vgl. Flamm, Franz Coelestin, 25–29.

21 Die 3. Auflage wurde 1880 gemeinsam mit August Emil Vogl, dem ehemaligen Assistenten von Constantin Ettingshausen an der Josephs-Akademie und nachmaligen Professor für Pharmakologie, herausgegeben. Vgl. auch Salomon Kirchenberger, *Lebensbilder hervorragender österreichisch-ungarischer Militär- und Marineärzte,* Wien: Šafář 1913, 213–215.

22 Vgl. Flamm, Franz Coelestin, 27–29.

Gründungsvätern einer wissenschaftlich-experimentellen Hygiene in Österreich.

Während Schneider an der Josephs-Akademie lehrte und forschte, waren ihm folgende Assistenten offiziell zugeordnet, die mit zur Etablierung einer medizinischen Chemie und Hygiene in Österreich beigetragen hatten: *Carl Böhm* (1827–1902)[23] wurde in Hořovice in Böhmen geboren, studierte Medizin in Wien und schloss dieses Studium 1851 als Dr. med. et chir. ab. Unmittelbar danach trat er eine Stelle als Oberarzt bei der Infanterie an und wurde 1853 Josephs-Assistent sowohl an der chirurgischen als auch an der Lehrkanzel der Chemie und Naturkunde. 1859 übertrug man ihm eine Dozentur an der Josephs-Akademie für *theoretische Chirurgie, Instrumenten-Bandagenlehre und Zahnheilkunde*, die er bis 1864 innehatte.[24] Während dieser Zeit leitete er die chirurgische Abteilung des I. Haupt-Garnisonsspitals in Wien. 1865 nahm er seinen Abschied vom Militär und wurde Primararzt für Chirurgie an der I. chirurgischen Abteilung der Rudolfstiftung, deren Direktor er ab 1870 war. Von 1887 bis 1896 war Böhm Direktor des Allgemeinen Krankenhauses in Wien; 1891 erfolgte seine Erhebung in den Adelsstand mit dem Zusatz Edler von Böhmersheim. Seine dreijährige Assistententätigkeit bei Franz Coelestin-Schneider wirkte sich dahingehend aus, dass er sich auf dem Gebiet der experimentellen Hygiene für die damit zusammenhängende technische Verbesserung von Sanitäts- und Krankenhauseinrichtungen einsetzte (z. B. Heizungs- und Belüftungssysteme). Ebenfalls hat Böhm in der *Gesellschaft der Ärzte* durch seine Vorträge zur Verbreitung des Wissens über hygienische Maßnahmen beigetragen.[25] Nachhaltigen Einfluss hinsichtlich der Bedeutung der Chemie in dem aufkommenden Fachgebiet der Hygiene lässt sich bei Schneiders zweitem Assistenten *Joseph Koettstorfer* (1835–1910) ebenfalls belegen.[26] Er absolvierte von 1854 bis 1859 den höheren Lehrkurs an der Josephs-Akademie und erwarb den Titel eines »Doktors der gesamten Heilkunde.« Nach Böhms Antritt der Vertretungsprofessur für theoretische Chirurgie übernahm Koettstorfer dessen Assistentenstelle, die er im Studienjahr 1865/66 ausübte. Zudem nahm er seine ärztlichen Aufgaben am I. Haupt-Garnisonsspital in Wien wahr. 1869 berief man ihn als Lehrer der

23 Vgl. O. A., Böhm, Carl, in: Heribert Sturm (Hg.), *Biographisches Lexikon zur Geschichte der böhmischen Länder* (Band 1), München: Oldenbourg 1974, 117–118. – Kirchenberger, *Lebensbilder*, 214.

24 Vgl. *Militär-Schematismus des österreichischen Kaiserthumes* [*MSK*], Wien: k. k. Hof- und Staatsdruckerei 1859, 502. – *MSK*, Wien: k. k. Hof- und Staatsdruckerei 1864, 664.

25 Vgl. [Isidor Fischer], *Geschichte der Gesellschaft der Ärzte in Wien 1837–1937*, Wien: Springer 1938.

26 Vgl. E. Hillbrand, Koettstorfer (Köttsdorfer), Josef, in: Österreichische Akademie der Wissenschaften [ÖAW] (Hg.), *Österreichisches Biographisches Lexikon 1815–1950* [*ÖBL*] (Band 4), Wien–Graz–Köln: Verlag Hermann Böhlaus Nachf. 1969, 52.

Chemie und Naturgeschichte an die Marineakademie in Fiume.[27] Seine dortige Ernennung zum Professor erfolgte 1872. Koettstorfer engagierte sich für die Verbesserung der Wasserversorgung der Stadt Fiume durch chemisch-bakteriologische Untersuchungen. Schriftstellerisch war er ebenfalls aktiv und gab u. a. 1894 einen *Leitfaden der Chemie für den Unterricht an der k. u. k. Marine-Akademie* heraus. Schneiders Assistent *Joseph Novak* (1841–1886)[28] hat in der Geschichte der Medizinischen Fakultät der Wiener Universität eine Pionierrolle eingenommen. Joseph Novak stammte aus Trautenau in Böhmen. Schneiders Assistent wurde er 1868 und verblieb in dieser Funktion bis zur endgültigen Schließung der Josephs-Akademie am 31. Juli 1874. Novak wurde 1873 zum Privatdozenten für das Fach Hygiene an der Medizinischen Fakultät und mit 34 Jahren 1875 zum ersten Professor in diesem Fach an der Universität Wien ernannt. Weiterhin blieb er – mittlerweile im Rang eines Regimentsarztes 2. Klasse – der militärärztlichen Ausbildung verbunden und unterrichtete nach der Aufhebung der Josephs-Akademie im *militärärztlichen Kurs* das Fach Militärhygiene. 1881 veröffentlichte er das *Lehrbuch der Hygiene*, das auf diesem Gebiet als erstes modernes Fachbuch in Österreich galt.[29] Da Novak schon mit 45 Jahren verstarb, übernahm *Florian Kratschmer* (1843–1922),[30] ebenfalls Absolvent des höheren Lehrkurses an der Josephs-Akademie, 1886 die Lehrkanzel für Hygiene. Kratschmer wurde am 20. April 1843 in Giebau in Mähren als Sohn eines Webers geboren. Seine ärztliche Ausbildung an der Josephs-Akademie schloss er als Doktor med. et chir. 1869 ab. Er war Assistenzarzt am I. Haupt-Garnisonsspital in Wien und in der Phase der Auflassung der Josephs-Akademie zog man ihn 1872/73 als Examinator für das Fach Chirurgie heran. In seiner weiteren Karriere wurde er 1876 Mitglied des militärärztlichen Sanitäts-Komitees und des Obersten Sanitätsrats. An der Medizinischen Fakultät erlangte er 1877 den Titel eines Privatdozenten für forensische und hygienische Chemie und übernahm nach dem Tode von Josef Novak 1886 vorerst die Vertretung des Lehrstuhls für Hygiene. Zwei Jahre später wurde er zum außerordentlichen Professor ernannt. Erst 15 Jahre danach, 1903, berief man ihn zum ordentlichen Professor der Hygiene. Die Verbindung mit der militärärztlichen Ausbildung nahm Kratschmer wieder auf, indem er angehende Militärärzte an der *Militärärztlichen Applikationsschule* in den Räumen der ehemaligen Josephs-Akademie unter-

27 Gemeinsam mit Coelestin-Schneider erschien: Analyse der Mineralquellen des Herkulesbades nächst Mehadia, in: *Sitzungsberichte der kaiserlichen Akademie der Wissenschaften*, math.-nat. Klasse, Abteilung II, 64 (1871), 286.

28 Vgl. Marlene Jantsch, Nowak, Josef, in: ÖAW (Hg.), *ÖBL* (Band 7), Wien: Verlag der ÖAW 1978, 164. – Kirchenberger, *Lebensbilder*, 148–149.

29 Vgl. Flamm, Franz Coelestin, 28.

30 Vgl. O. A., Kratschmer von Forstburg, Florian, in: ÖAW (Hg.), *ÖBL* (Band 4), Wien–Graz–Köln: Verlag Hermann Böhlaus Nachf. 1969, 216–217.

richtete. Am 18. November 1908 wurde er in den Adelsstand erhoben. Ab 1909 war Kratschmer von Forstburg Generaloberstabsarzt und Chef des militärärztlichen Offizierskorps. Im Jahre 1911 trat er in den Ruhestand und starb elf Jahre später im Alter von 79 Jahren am 11. Juni 1922 in Wien. Kratschmer hat sich vorwiegend mit Hygienefragen im militärischen Umfeld beschäftigt und eine Reihe von Veröffentlichungen zur Wasser- und Nahrungsmittelhygiene verfasst.[31]

Karl Langer-Edenberg: Lehrkanzel für Deskriptive Anatomie des Menschen

Anfänglich war mit dem 1. September 1854 auf die Lehrkanzel für Deskriptive Anatomie Joseph Engel (1816–1899) berufen worden. Zwei Jahre später wurde die Lehrkanzel mit Karl Langer-Edenberg besetzt. Die Berufung Langer-Edenbergs 1856 auf den Lehrstuhl für Deskriptive Anatomie des Menschen war eine Folge der Umwandlung von Engels Anstellung in eine neue Lehrkanzel für Pathologische und Topographische Anatomie.[32] Karl Langer-Edenberg, als Sohn eines Militärrechnungsbeamten am 15. April 1819 geboren, begann 1834 in Prag das zweijährige philosophische Grundstudium, um ab 1836 an der Prager Universität das Medizinstudium aufzunehmen.[33] Seine anatomische Ausbildung erhielt er bei dem 1837 nach Prag berufenen Anatomen Joseph Hyrtl.[34] Langer-Edenberg wechselte 1838 an die Wiener Universität und wurde bei dem Physiologen und Anatomen Joseph Julius Czermak (1799–1851) am 5. August 1842 mit der Arbeit *Über den Bau der Nerven* promoviert. Nach der Assistentenzeit bei dem Anatomen Joseph Berres (1796–1844)[35] wurde Langer-Edenberg am 30. Oktober 1847 Assistent bei Joseph Hyrtl, was zugleich mit den Aufgaben eines Prosektors verbunden war. Das Revolutionsjahr 1848 bestand Langer-Edenberg politisch unbeschädigt als Hilfsarzt am Wiedener Krankenhaus. Ein Jahr später bewarb er sich um eine Privatdozentur und legte als Habilitationsschrift die Abhandlung *Ueber den Haarwechsel bei Tieren und Menschen* vor, über die bereits zwei Jahre zuvor im ersten Band der *Sitzungsberichte der kai-*

31 Vgl. Flamm, Franz Coelestin, 29.

32 Vgl. *MSK*, Wien: k. k. Hof- und Staatsdruckerei 1861, 678.

33 Vgl. O. A., Langer von Edenberg, Karl, in: ÖAW (Hg.), *ÖBL* (Band 5), Wien–Graz–Köln: Verlag Hermann Böhlaus Nachf. 1972, 8. – Ferdinand Hochstetter, Prof. Karl Langer, in: *Wiener Medizinische Blätter* 50 (1887) 50, 1597–1599.

34 Vgl. Johannes Steudel, Hyrtl, Joseph, in: BAdW (Hg.), *NDB* (Band 10), Berlin: Duncker & Humblot 1974, 109–110.

35 Vgl. Leopold Schönbauer, Berres, Christian Joseph Edler von, in: BAdW (Hg.), *NDB* (Band 2), Berlin: Duncker & Humblot 1957, 147.

serlichen Akademie der Wissenschaften in Wien berichtet wurde.[36] Dem Angebot einer Vertretungsprofessur für Zoologie an der Universität zu Pest folgte Langer-Edenberg 1851. In dieser Zeit erschien seine vielzitierte vergleichend-anatomische Publikation *Über den Bau und die Entwicklung der Milchdrüsen.*[37] Am 21. September 1856 erhielt er die Ernennungsurkunde als ordentlicher Professor für deskriptive Anatomie an der Josephs-Akademie[38] – eine Stelle, die er für 14 Jahre innehatte. Bereits 1857 wurde er zum korrespondierenden Mitglied der kaiserlichen Akademie der Wissenschaften in Wien gewählt.[39] Viele seiner Publikationen in dieser Zeit sind in deren *Sitzungsberichten* erschienen. Langer-Edenberg, der anfänglich hauptsächlich zoologische Publikationen verfasst hatte, veröffentlichte in den Jahren während seiner Lehrtätigkeit an der Josephs-Akademie beachtete Werke zur Anatomie des Menschen: *Zur Anatomie und Physiologie der Haut* (1860–1861) sowie sein *Lehrbuch der Anatomie des Menschen* (1865), welches ab der zweiten Auflage unter dem Titel *Lehrbuch der systematischen und topographischen Anatomie* publiziert wurde und bis zur zwölften Auflage 1921 erschien.

Eine Übernahme an die Universität in der Phase der Auflassung der Josephs-Akademie erfolgte problemlos und Langer-Edenberg wechselte 1870 auf die neu errichtete II. Lehrkanzel für Anatomie an der Universität. Allerdings hatte er keinen Anspruch auf ein eigenes Institut – wie Erna Lesky berichtete –, sondern musste die Leichenräume im I. Haupt-Garnisonsspital in Wien benutzen.[40] Nachdem Hyrtl 1874 sein Amt wegen zunehmender Sehschwäche niedergelegt hatte, wurde Langer-Edenberg 1874 sein Nachfolger an der I. Lehrkanzel für Anatomie. Unmittelbar nach dem Wechsel an die Universität 1870 engagierte sich Langer-Edenberg hochschulpolitisch und wurde für das Jahr 1875/76 zum Rektor gewählt.[41] Darüber hinaus übernahm er weitere bildungs- und gesundheitspolitische Aufgaben, indem er 1879 zum Mitglied des Obersten Sanitätsrats und als Nachfolger von Rokitansky als Fachreferent in den Beirat des Ministeriums für Cultus und Unterricht berufen wurde. Langer-Edenberg bemühte sich um die Verbesserung der Studienbedingungen und den Ausbau des Anatomi-

36 Vgl. Carl Langer, Einleit. e. Arbeit über den Haarwechsel bei Thieren und Menschen, in: *Sitzungsberichte der kaiserlichen Akademie der Wissenschaften*, math.-nat. Klasse, 1 (1847), 435.

37 Carl Edenberg Langer, Ueber den Bau und die Entwicklung der Milchdrüse bei beiden Geschlechtern, in: *Denkschriften der kaiserlichen Akademie der Wissenschaften in Wien*, math.-nat. Klasse, Abteilung II, 3 (1852), 25–38.

38 Vgl. Amtlicher Theil, *Wiener Zeitung*, 28.9.1856, 2863.

39 Vgl. Richard Meister, *Geschichte der Akademie der Wissenschaften in Wien 1847–1947* (Denkschriften der Gesamtakademie 1), Wien: Holzhausen 1947, Anhang III.

40 Vgl. Lesky, *Wiener medizinische Schule*, 594.

41 Seine Rektoratsrede befasste sich mit dem Thema »Über Willis Fortschritte in der Anatomie des Gehirns«. Vgl. Hochstetter, Langer, 1599.

schen Instituts. Eine wichtige Neuerung in der Ausbildung war die von ihm durchgesetzte Einführung eines »Studirsaals.«[42] Trotz dieser vielfältigen Anforderungen blieb er weiterhin bis zu seiner Emeritierung wissenschaftlich aktiv. Am 7. Dezember 1887 verstarb Langer-Edenberg in Wien. Carl Toldt, Assistent der Physiologie an der Josephs-Akademie, fasste die wissenschaftliche Bedeutung Langer-Edenbergs in seinem Nachruf mit knappen Worten zusammen: »Professor Langer war nicht bloß ein vorzüglicher Lehrer, sondern zählte zu den bedeutendsten Anatomen, er war der Organisator des gesammten medicinischen Studiums«, er war »ein Anatom von Bedeutung.«[43] Langer-Edenbergs Forschungsschwerpunkte konzentrierten sich auf die vergleichend anatomische und funktionelle Betrachtung einzelner Körperteile sowie die Anatomie der Gefäße, die Paradebeispiele für entwicklungsgeschichtliches Arbeiten sind. Auch der Psychiater und Neuroanatom Theodor Meynert (1833–1892) betonte in dem von ihm verfassten Nachruf, dass Langer-Edenberg, Mitbegründer und Vizepräsident der Anthropologischen Gesellschaft Österreich, mit seinen anatomischen Forschungen »auf die Wichtigkeit der anatomischen Thatsachen für jede Art anthropologischen Denkens und anthropologischer Forschung« hingewiesen habe.[44] Somit verfolgte Karl Langer-Edenberg in gleicher Weise wie der Pathologe Rudolf Virchow (1821–1902) den Grundsatz, dass die anatomische Perspektive zur Klärung anthropologischer Fragen herangezogen werden sollte.

Von den Prosektoren und Assistenten hat *Emanuel Zaufal* (1837–1910) eine akademische Laufbahn eingeschlagen.[45] Zwei von Langer-Edenbergs Universitätsassistenten wurden später bedeutende Anatomen: *Carl Toldt*[46], der auch bei Karl Ewald Konstantin Hering Assistent an der Josephs-Akademie war, und *Emil Zuckerkandl* (1849–1910)[47], der 1888 seinem Lehrer Langer-Edenberg auf die Lehrkanzel der Deskriptiven und Topographischen Anatomie an der Universität folgte.

42 Ebd.

43 Carl Toldt, Carl von Langer. Ein Nachruf, in: *WMW* 37 (1887) 51, 1659–1661.

44 Feuilleton, *Wiener Zeitung*, 6.1.1888, 2–3, 2.

45 Vgl. Kirchenberger, *Lebensbilder*, 235–238.

46 Vgl. Lohff, Gedanken zum Begriff »Wiener Medizinische Schule« in diesem Band.

47 Vgl. Nachruf Emil Zuckerkandl, *Neue Freie Presse*, 29.5.1910, 30. – Susanne Blumesberger/Michael Doppelhofer/Gabriele Mauthe (Hg.), *Handbuch österreichischer Autorinnen und Autoren jüdischer Herkunft 18. bis 20. Jahrhundert* (Band 3), München: Saur 2002, 1524.

Joseph Engel: Lehrkanzel für Pathologische und Topographische Anatomie des Menschen

Erna Lesky schrieb 1965 über Joseph Engel, dass er der begabteste Schüler Rokitanskys gewesen sei und Hans Bankl konstatierte 1993, dass Engel wohl einer der bedeutendsten österreichischen pathologischen Anatomen seiner Zeit gewesen sei.[48] Carl Ludwig schätzte ihn als exzellenten Wissenschaftler und sprach »mit Liebe und Begeisterung von Engel, seinem Vorgänger im Amt [in Zürich, Anm.] und lobt[e] dessen wissenschaftliche Gründlichkeit und österreichische Gemütlichkeit.«[49] An ihm schieden sich jedoch die Geister. Joseph Engel wurde als Sohn eines Regimentsarztes am 31. Jänner 1816 in Wien geboren.[50] Sein Medizinstudium erfolgte an der Wiener Universität, welches er im Mai 1839 mit dem Doktorexamen und einer Dissertation mit dem Thema *De Hypophysis cerebri et infunditubo* abschloss, die er seinem Lehrer Rokitansky widmete. Im Jänner 1840 bewarb er sich auf eine Assistentenstelle an der Pathologischen Anatomie und erhielt die frei gewordene, unbezahlte Stelle eines zweiten Assistenten.[51] Engel, ein ausgezeichneter Mikroskopiker,[52] arbeitete am Institut mit Ferdinand Hebra zusammen, den Engel in die Technik des Mikroskopierens eingeführt hatte. Bereits 1843 wurde für Engel »durch seine Gönner der Antrag zur Erteilung einer Lehrkanzel der vergleichenden Anatomie«[53] gestellt, der allerdings scheiterte. Als Johann Dlauhy (1808–1888) an die Lehrkanzel für Staatsarzneikunde zu Jakob Kolletschka wechselte, bewarb Engel sich erfolgreich auf dessen besoldete Assistentenstelle.[54] Das friedliche Verhältnis zwischen Rokitansky und Engel wurde allerdings erheblich gestört, als Engel 1844 um zwei Monate Urlaub bat, mit der Begründung, »behufs meiner wissenschaftlichen Kenntniserweiterung in die Schweizer Berge zu fahren.«[55] Er kehrte nach seinem »Urlaub« nicht auf die Assistentenstelle zurück, da er zwischenzeitlich den Ruf auf das Extraordinariat für topografische und histologi-

48 Vgl. Lesky, *Wiener medizinische Schule*, 140. – Hans Bankl/Thaddäus Radaszkiewicz (Hg.), *Pathologie in Österreich. Festschrift für J. H. Holzner*, Wien: Facultas 1993, 75.

49 Geheimer Polizeibericht Bern, ÖStA, Kriegsarchiv, 2444/Bundesministerium ex 855, Bl. 3.

50 Vgl. O. A., Prof. Dr. Joseph Engel, in: *WMW* 49 (1899) 18, 877–881. – O. A., Ein vergessener Gelehrter. Zum hundertsten Geburtstag des Pathologen Josef Engel, in: *WMW* 66 (1916) 16, 635–640.

51 Vgl. Brief Joseph Engel vom 13.1.1840, UAW, Med. Fak., PA 678, Joseph Engel, Fol. 1–82, Bl. 6.

52 Vgl. Joseph Engel, *Kritische Betrachtung der mikroskopischen Anatomie*, Wien: Braumüller 1842.

53 Protokoll der Kommission zur Wiederbesetzung des Lehrstuhls für Staatsarzneikunde vom 7.9.1847, UAW, Med. Fak., S 17/18, Bl. 50.

54 Vgl. Schreiben Joseph Engel vom 1.1.1844, UAW, Med. Fak., PA 678, Joseph Engel, Bl. 61, 63.

55 Vgl. Schreiben Joseph Engel vom 5.7.1844 an Carl Rokitansky, UAW, Med. Fak., PA 678, Joseph Engel, Bl. 69.

sche Anatomie in Zürich erhalten hatte, welches durch Jakob Henles (1809–1885)[56] Ruf an den zweiten Lehrstuhl für Anatomie in Heidelberg zum Sommersemester 1844 vakant geworden war. Damit vertrat Engel neben Albert Kölliker (1817–1905)[57] die Anatomie an der 1833 gegründeten Universität Zürich. Als Kölliker 1847 nach Würzburg berufen wurde, beauftragte die Fakultät Engel, zusätzlich die pathologische Anatomie zu lesen.[58] Am 26. April 1847 war in Wien Jakob Kolletschka, Professor für Staatsarzneikunde, verstorben. Der Beschluss einer Wiederbesetzung erfolgte unmittelbar.[59] Neben Dlauhy bewarb sich auch Joseph Engel. In dem Gutachten wurde seine wissenschaftliche Qualifikation außer Frage gestellt: Er hätte

> »unstreitig im In- und Ausland durch seine ausgezeichneten Kenntnisse in der allgemeinen und speziellen, chirurgischen und gerichtlichen und pathologischen Anatomie [...] durch zahlreiche wissenschaftliche Abhandlungen, insbesondere durch seine selbständigen Werke [...] den ausgebreitesten Ruf erworben.«[60]

Da Dlauhy den Ruf erhielt, bemühte sich die Prager Universität, Engel nach Prag zu berufen, was am 22. Juni 1849 durch die Annahme des Rufs durch Engel erfolgte. Während der Prager Zeit erschienen die ersten acht Bände seiner zwölfbändigen *Entwicklungsgeschichte und vergleichenden Anatomie des Menschen.* Ebenfalls wurden kontinuierlich ab 1851 seine Arbeiten in den *Sitzungsberichten der kaiserlichen Akademie* auf Drängen von Joseph Hyrtl publiziert. Heidler und Dreyer beförderten Engels Rückkehr von Prag nach Wien an die Josephs-Akademie. Am 22. Juli 1854 erfolgte seine Berufung auf die Lehrkanzel für Deskriptive Anatomie.[61] Bereits im Jahr seines Amtsantritts erschien 1854 die Publikation *Darstellung der Leichenerscheinungen und deren Bedeutung unter steter Berücksichtigung der haeufigsten Fehlerquellen bei Leichenuntersuchungen; vorzugsweise für Anatomen, Amts- und Gerichtsaerzte.* Mit der Übernahme der Lehrkanzel für Pathologische Anatomie wurde 1856 *Spezielle pathologische Anatomie* publiziert, 1860 die beiden Werke *Topographische Anatomie* und *Allgemeine pathologische Anatomie* und 1865 sein *Lehrbuch der pathologischen Anatomie: Zum Gebrauche bei seinen Vorlesungen.*

---

56 Zu Jakob Henle, Begründer der modernen Kontagienlehre (Henle-Koch'sches Postulat), vgl.: Fritz Dross/Kamran Salimi (Hg.), *Henle. Bürgerliches Leben und »rationelle Medicin«* (Schriftenreihe des Stadtarchivs und Stadtmuseums Fürth 2), Fürth: Metz 2009.

57 Vgl. Erhart Kahle, Koelliker, Albert Ritter v., in: BAdW (Hg.), *NDB* (Band 12), Berlin: Duncker & Humblot 1980, 322–323.

58 Vgl. Georg Dhom, *Geschichte der Histopathologie*, Berlin: Springer 2001, 346.

59 Vgl. Schreiben des Professorenkollegiums vom 17.5.1847, Wiederbesetzung der Lehrkanzel Staatsarzneikunde nach Joseph Bernt, UAW, Med. Fak., S 17/18, No 153 ex 847, Bl. 41.

60 Protokoll der Studien-Hof-Commission vom 8.11.1847, Wiederbesetzung der Lehrkanzel Staatsarzneikunde nach Joseph Bernt, UAW, Med. Fak., S 17/18, No 153 ex 847, Bl. 50.

61 Vgl. Kopie aus Grundbuch Josephs-Akademie 1867–1874, UAW, Med. Fak., PA 678, Joseph Engel, Bl. 1.

Nach der Annahme der Professur 1854 schwelte die wissenschaftliche sowie persönliche Auseinandersetzung zwischen ihm und Rokitansky fort. Engel scheute sich nicht, Ungenauigkeiten in Rokitanskys Forschungen zu benennen und durch eigene Beobachtungen zu korrigieren, wie z. B. in der 1861 bei Braumüller in Wien veröffentlichten Schrift *Sektionsbeschreibungen. Eine Sammlung von Beispielen für angehende Anatomen und Ärzte zusammengestellt.* Trotz seines wissenschaftlichen Renommees hatte Engel in der Phase der endgültigen Auflassung der Josephs-Akademie keine Chance, von der Universität übernommen zu werden.[62] Engel verlor nach der endgültigen Schließung der Akademie mit 58 Jahren sein akademisches Betätigungsfeld. Erblindet, verbittert und vereinsamt verstarb Engel mit 83 Jahren in Wien.[63]

Anton Weichselbaum (1845–1920) war von 1869 bis 1872 offiziell Engel als Assistent zugeordnet. Weichselbaum war, wie das *Neue Wiener Journal* 1920 schrieb »aus der ernsten Schule des Wiener Josefinums hervorgegangen.«[64] Er erhielt dort seine medizinische Ausbildung und wurde 1869 an der Josephs-Akademie promoviert. Als Oberarzt und später als Regimentsarzt war er am I. Haupt-Garnisonsspital in Wien beschäftigt. In der Phase der Auflassung der Akademie hatte er sich um die Prosektur sowie die pathologisch-anatomische Sammlung gekümmert und diese durch eigene Präparate bereichert.[65] 1878 habilitierte er an der Wiener Universität im Fach pathologische Anatomie. 1882 übernahm er die Prosektur am Rudolfspital. 1885 übertrug man Weichselbaum den Aufbau des neu geschaffenen *Instituts für Pathologische Histologie und Bakteriologie* an der Wiener Universität, an dem er z. B. den Erreger Streptococus pneumonia oder den Erreger der kindlichen Meningitis entdeckte. Weichselbaum verstarb am 20. Oktober 1820 in Wien.

Carl Ludwig und Karl Ewald Konstantin Hering: Lehrkanzel für Physiologie

Wenn eine Person für die gesamte europäische Medizin zur Symbolfigur der naturwissenschaftlich experimentell messenden medizinischen Forschung wurde, so hat Carl Ludwig diese Rolle ausgefüllt. Bereits 1867, nachdem Ludwig zwei Jahre zuvor von Wien nach Leipzig gewechselt hatte, wurde im *Biographischen Lexikon des Kaiserthums Oesterreich* Carl Ludwigs Wirken in Wien wie folgt charakterisiert: »Wien verlor an ihm einen Fachmann, der nicht nur zu den

62 Vgl. Commissionsbericht vom 21.6.1871, UAW, Med. Fak., PA 678, Joseph Engel, Bl. 80–81.
63 Vgl. O. A., Ein vergessener Gelehrter, in: *WMW* 66 (1916) 16, 635–640, 640.
64 Vgl. Professor Dr. Anton Weichselbaum gestorben, *Neues Wiener Journal*, 23.10.1920, 2.
65 Vgl. Eduard Miloslavich, Anton Weichselbaum, in: *WMW* 70 (1920) 45, 1869–1872.

Zierden des Wiener ärztlichen Collegiums, sondern der Wissenschaft selbst zählt.«[66] Ab dem 12. Juni 1855 forschte und lehrte der Physiologe und Anatom Carl Ludwig für zehn Jahre Physiologie und Zoologie an der Josephs-Akademie. Carl Ludwig[67] wurde in Witzenhausen/Kassel am 29. Dezember 1816 als Sohn eines Rittmeisters geboren. Nach seinem Staatsexamen wurde er 1840 zum Doktor der Medizin mit der Arbeit *De olei jecoris aselli partibus efficacibus* in Marburg promoviert. Seine wissenschaftliche Laufbahn begann er an der Universität Marburg als zweiter Prosektor der Anatomie. 1842 erfolgte die Habilitation für das Fach Physiologie und 1846 die Ernennung zum ao. Professor für vergleichende Anatomie an der Marburger Universität. Nachdem Albert Kölliker und Joseph Engel Rufen nach Würzburg und Prag gefolgt waren, wurde Ludwig 1849 auf die Lehrkanzel der Anatomie und Physiologie an die Universität Zürich berufen. Ludwig war bereits zu dieser Zeit als exzellenter Experimentator bekannt, denn mit seiner Habilitationsschrift *Beiträge zur Lehre vom Mechanismus der Harnsecretion* hatte er 1843 die Grundlagen für die moderne Nephrologie geschaffen. Ebenfalls konnte er mit dem von ihm 1846 entwickelten Kymographion seine Forschungen zur Herzphysiologie auf synchron erhobenen Messdaten von Blutdruck und Zeit aufbauen. In Zürich erschien 1852 der erste Band seines legendären *Lehrbuchs der Physiologie des Menschen: Physiologie der Atome, der Aggregatzustände der Nerven und Muskeln.* Ebenfalls begann Ludwig mit dem zweiten Band des Lehrbuchs *Aufbau und Verfall der Säfte und Gewebe, Thierische Wärme* in Zürich, der dann 1856 in Wien beendet wurde. Als die zweite Auflage seines Lehrbuches 1858/1861 erschien, wurde dieses ausführlich in der *Wiener Zeitung* besprochen, da es »als eine epochemachende literarische Erscheinung einen großartigen Wendepunkt im Entwicklungsgange der Wissenschaft von den Lebensvorgängen der Organismen d. h. der Physiologie« darstellt.[68] In dem geheimen Polizeibericht aus Bern anlässlich der potenziellen Berufung Ludwigs nach Wien wurde über ihn geäußert, dass er

> »keineswegs starsinnig wie die meisten deutschen Gelehrten seines Rufes [sei]. Er wolle in Ehren nach Deutschland zurückkehren, und dort namentlich Österreich […], weil er die Überzeugung trägt, dass dessen Regierung die einzige gegenwärtig in Deutschland ist, welches die wahre Bedeutung der Naturwissenschaften für die gesellschaftliche Entwicklung erfaßt hat.«[69]

66 Constantin von Wurzbach, Ludwig, Karl, in: Ders. (Hg.), *BLKÖ* (Band 16), Wien: k. k. Hof- und Staatsdruckerei 1867, 136–138, 137.

67 Vgl. Max E. Valentinuzzi/Klaus Beneke/Germán E. González, Ludwig, The Physiologist, in: *IEEE pulse* 3 (2012) 5, 46–59, 49–58. – Hans Schröer, *Carl Ludwig. Begründer der messenden Experimentalphysiologie 1816–1895*, Stuttgart: Wissenschaftliche Verlagsgesellschaft 1967.

68 Physiologie des Menschen, *Wiener Zeitung*, 2.6.1858, 2089–2091, 2089.

69 Carl Ludwig, geheimer Polizeibericht aus Bern, ÖStA, Kriegsarchiv, Kriegsministerium, Präs. 1855/5882, Bl. 3.

In Wien traf Ludwig seinen Freund Ernst Wilhelm Brücke (1819–1892),[70] der 1848 den Lehrstuhl für Physiologie an der Wiener Medizinischen Fakultät übernommen hatte.[71] Nach zwei Jahren in Wien wurde Ludwig am 28. Mai 1857 zum wirklichen Mitglied der mathematisch-naturwissenschaftlichen Klasse der kaiserlichen Akademie der Wissenschaften in Wien gewählt.[72] Dass Ludwig 1858 einen Ruf nach Breslau ablehnte, begründete er damit:

> »An Österreich band mich [...] die Dankbarkeit für die Bereitwilligkeit, mit welcher sie [Anm.: die Behörde] hier meine wissenschaftlichen Wünsche unterstützte [...] ein wohl eingerichtetes Institut, ein Kreis tüchtiger Schüler [...] und endlich die Überzeugung, dass ich im Interesse der deutschen Nation hier mehr am Platz sei, als in Preußen, dass an Physiologen gar keinen Mangel hat.«[73]

Ludwig experimentierte stets gemeinsam mit seinen Schülern oder Gastwissenschaftlern aus dem In- und Ausland in den Räumen der Josephs-Akademie[74] und trug diese Ergebnisse in den Sitzungen der kaiserlichen Akademie der Wissenschaften vor, die dann in den *Sitzungsberichten* publiziert wurden.[75]

Es gelang nicht, Ludwig in Wien zu halten und viele der Wiener Kollegen beklagten, dass nichts unternommen wurde, »um den größten lebenden Physiologen dem Kaiserstaate zu erhalten.«[76] Mit dem Auf- und Ausbau des international renommierten Leipziger Physiologischen Laboratoriums ab 1865 wurde besonders deutlich, welche Koryphäe für zehn Jahre an der Josephs-Akademie geforscht und gelehrt hatte. Aus dem Sendschreiben der Medizinischen Fakultät zum 70. Geburtstag von Carl Ludwig am 29. Dezember 1886 wurde Ludwigs Einfluss für die Wiener Medizin mit den Worten zusammenge-

70 Vgl. Hans Brücke/Wolfgang Hilger/Walter Höflechner/Wolfram W. Swoboda (Hg.), *Ernst Wilhelm von Brücke. Brief an Emil Du Bois-Reymond* (2 Bände) (Publikationen aus dem Archiv der Universität Graz 8/1), Graz: Akademische Druck- und Verlagsanstalt 1978. – Felicitas Seebacher, »*Primum humanitas, alterum scientia*«. *Die Wiener Medizinische Schule im Spannungsfeld von Wissenschaft und Politik*, phil. Diss., Klagenfurt 2000, 124–129, 147–148.

71 Vgl. Lesky, *Wiener medizinische Schule*, 259–267.

72 Vgl. Protokoll der Gesammtsitzung vom 28. Mai 1857 der kaiserlichen Akademie der Wissenschaften, Archiv der ÖAW, A0111, Bl. 5, 6.

73 Zit. nach: Schröer, *Carl Ludwig*, 68–69.

74 Ludwig selbst hat seinen Schülern bei den Publikationen stets den Vortritt gelassen, sodass er als Autor oft nicht erwähnt wird. Vgl. O. A., Bericht des Sekretärs der mathematisch-naturwissenschaftlichen Klasse, in: *Almanach der kaiserlichen Akademie der Wissenschaften* 45 (1895), 291–295. – Ein prägnantes Beispiel dafür sind Einbrodts Forschungen zur mechano-elektrischen Herzaktivität. Vgl. Jochen Schaefer/Brigitte Lohff/Jöns Dittmer, Carl Ludwig's (1847) and Pavel Petrovich Einbrodt's (1860) physiological research and its implications for modern cardiovascular science, in: *Progress in Biophysics and Molecular Biology* 115 (2014) 2/3, 154–161.

75 Zu den Publikationen, die Ludwig mit seinen Schülern veröffentlichte, vgl.: Wurzbach, Ludwig, 137. – Schröer, *Carl Ludwig*, Anhang. – Lohff, *Die Josephs-Akademie.*

76 Wurzbach, Ludwig, 138.

fasst: »Ihre Arbeit ist eine reiche Saat, die aufgegangen ist und die Frucht getragen hat, und die Frucht ist wieder gesäet worden und hat wieder Frucht getragen.«[77] Ludwig dankte mit den Worten »Der Wiener medicinischen Fakultät, welche heute wie vor Zeiten durch ihren Gehalt und weitleuchtenden Ruhm allen anderen in deutschen Landen voransteht, bringe ich [...] Dank«.[78]

Als Assistent an der Lehrkanzel für Physiologie unterstütze Ludwig von 1856 bis 1858 *Mathias Schwanda* (1821–1885), der später das Fach medizinische Physik an der Josephs-Akademie und an der Universität unterrichtete. *Vladimir Tomsa* (1831–1895) war bis 1864 als Oberarzt am I. Haupt-Garnisonsspital in Wien angestellt[79] und forschte von 1859 bis 1864 mit Ludwig an der Josephs-Akademie. Tomsas und Ludwigs gemeinsame Untersuchungen über *Beiträge zur Lymphbildung* erschienen in den *Sitzungsberichten*. Tomsa übernahm für ein Semester nach Ludwigs Weggang kommissarisch die Leitung der Physiologie an der Josephs-Akademie und folgte ihm 1866 nach Leipzig. Später übernahm er die Professur für Physiologie in Kiew.[80]

Nur wenige Monate nach Ludwigs Wechsel von Wien nach Leipzig wurde dem 32-jährigen *Karl Ewald Konstantin Hering* die Lehrkanzel übertragen. Hering wurde 1834 als Sohn eines Pfarrers in Alt-Gersdorf bei Zittau in Sachsen geboren. Er studierte Medizin an der Universität Leipzig und erlernte dort die Grundlagen der experimentellen Physiologie bei den Sinnesphysiologen Gustav Theodor Fechner (1801–1887) und Ernst Heinrich Weber (1795–1878). Hering wurde 1856 mit einer Arbeit über *Die Generationsorgane des Regenwurmes* promoviert. Nach ärztlicher Tätigkeit und als Assistent an der Poliklinik in Leipzig habilitierte sich Hering 1862 bei Weber mit der Arbeit über *Das binoculare räumliche Sehen.*[81] Vom Professorenkollegium der Josephs-Akademie wurde Hering einstimmig der Ruf erteilt und am 4. September 1865 durch kaiserliches Dekret bestätigt.[82] An der Josephs-Akademie gelang Hering zusammen mit Josef Breuer (1842–1925),[83] Assistent an der Lehrkanzel für Klinische Medizin bei Johann

77 Vgl. Sendschreiben der Medizinischen Fakultät zum 70. Geburtstag von Carl Ludwig am 29. Dezember 1886, UAW, Med. Fak., PA 601, Carl Ludwig, fol. 1–36, Med. Dec. Act 220 aus 1886/87, Bl. 3.

78 Brief Carl Ludwig vom 4. 1. 1887, UAW, Med. Fak., PA 601, Carl Ludwig, Med. Dec. Act 238 aus 1886/87, Bl. 4.

79 Vgl. *MSK*, Wien: k. k. Hof- und Staatsdruckerei 1865, 667.

80 Vgl. Marta Fischer, *Lebensmuster. Biobibliographisches Lexikon der Physiologen zwischen Deutschland und Russland im 19. Jahrhundert* (Relationes 9), Aachen: Shaker 2012, 290–292.

81 Vgl. Dietrich Trincker, Hering, Karl Ewald Konstantin, in: BAdW (Hg.), *NDB* (Band 8), Berlin: Duncker & Humblot 1969, 617–619. – Julius Pagel, *Biographisches Lexikon hervorragender Ärzte des neunzehnten Jahrhunderts*, Berlin–Wien: Urban & Schwarzenberg 1901, 723–724.

82 Vgl. Hof- und Personal-Nachrichten, *Neue Freie Presse*, 29.7.1865, 13. – Amtlicher Theil, *Wiener Zeitung*, 19.9.1865, 773.

83 Josef Breuer wurde als erster Sohn eines Rabbiners in Wien geboren, studierte dort Medizin

Oppolzer (1808–1871), die Entdeckung der »Selbststeuerung« der Atmung durch sensible Nervenfasern der Lungen (*Die Selbststeuerung der Atmung durch den Nervus vagus*, 1868). Diese Entdeckung führte zur Formulierung des *Hering-Breuer-Reflexes* und bildete die Grundlage für die Erforschung der Selbstregulation des Organismus. Während Herings Zeit an der Josephs-Akademie erschienen seine Publikationen vorwiegend in den *Sitzungsberichten.*[84] 1868 wurde seine Monografie *Die Lehre vom binocularen Sehen* veröffentlicht. Hering ergriff in der Auflösungsbewegung der Josephs-Akademie die Chance, sich an einer anderen Universität zu bewerben. Als ihm 1869 die Nachfolge auf Jan Evangelista Purkyněs (1787–1869) Lehrkanzel für Physiologie von der Universität Prag angeboten wurde, wechselte Hering 1870 dorthin. Nach der Teilung der Prager Universität in eine tschechische und eine deutsche Universität im Jahr 1882 wurde Hering erster Rektor der deutschen Universität. 1895 wechselte er als Nachfolger Carl Ludwigs nach Leipzig, wo er weiterhin wissenschaftlich erfolgreich arbeitete. Während des Ersten Weltkrieges starb Hering am 26. Jänner 1918 in Leipzig.

Herings einziger Assistent von 1867 bis 1870 an der Lehrkanzel in Wien war der aus Südtirol stammende *Carl Toldt,*[85] der am 3. Mai 1840 in Brunneck als Sohn eines Stiftungsverwalters geboren wurde. Er studierte mit einem Stipendium an der Josephs-Akademie Medizin, die, wie er meinte, »im wesentlichen den Charakter und die Einrichtung einer medizinischen Fakultät [besaß], jedoch mit Ausschluß der Lehr- und Lernfreiheit«.[86] Carl Heidler bot ihm eine Assistentenstelle bei Hering an. Trotz anfänglicher Skepsis seitens Herings stieg

---

und wurde mit 22 Jahren zum Doktor der Medizin promoviert. Breuer habilitierte in Physiologie bei Ernst Wilhelm Brücke. Seine Forschungen über den Gleichgewichtssinn führten zur Mach-Breuer'schen Strömungstheorie der Endolymphe des Innenohres. Nach dem Tod Johann Oppolzers ließ er sich als praktischer Arzt in Wien nieder. In Zusammenhang mit seiner Behandlung der berühmten Patientin Berta Pappenheimer (Anna O.) entstand die gemeinsam mit Sigmund Freud herausgegebene Schrift *Über psychische Mechanismen hysterischer Phänomene*, die eine der Basispublikationen zur Entwicklung der Freud'schen Psychoanalyse werden sollte. Albrecht Hirschmüller, *Physiologie und Psychoanalyse in Leben und Werk Josef Breuers* (Jahrbuch der Psychoanalyse, Beiheft 4), Bern: Huber 1978.

84 Ewald Hering, Über den Bau der Wirbelthierleber, in: *Sitzungsberichte der kaiserlichen Akademie der Wissenschaften*, math.-nat. Klasse, Abtheilung I, 54 (1866), 335–341. – Ders., Über den Bau der Wirbelthierleber (Zweite Mittheilung.), in: Ebd., 496–515. – Ders., Über den Einfluß der Athmung auf den Kreislauf. Erste Mittheilung: Über Athembewegungen des Gefässsystems, in: Ebd., Abteilung II, 60 (1869), 829–856. – Ders., Zweite Mittheilung. Über eine reflectorische Beziehung zwischen Lunge und Herz, in: Ebd., Abtheilung II, 64 (1871), 333–353.

85 Vgl. Toldt, *Familie Toldt*. – Rudolf Pöch, Carl Toldt, in: *Wiener klinische Wochenschrift* 33 (1920) 48, 1041–1042. – O. A., Carl Toldt, in: *WMW* 70 (1920) 48, 2045. – Universität Wien (Hg.), *Die feierliche Inauguration des Rektors der Wiener Universität für das Studienjahr 1921/1922*, Wien: Selbstverlag 1921, 30–32.

86 Toldt, *Familie Toldt*, 10.

Toldt zu dessen wichtigstem Mitarbeiter auf, der auch den Unterricht in der Mikroskopie übernahm. Zwei Untersuchungen entstanden unter Anleitung von Hering: *Über lymphoide Organe der Amphibien* und *Eine Methode der Injektion in Lymphdrüsen*, 1868. Diese fasste Toldt zu einer Habilitationsschrift zusammen, so dass er 1869 zum Dozenten für mikroskopische Anatomie ernannt wurde. Zusammen mit Hering und mit dem Münchener Stoffwechselphysiologen Carl Voit (1831–1908) untersuchte Toldt die Stickstoffbilanz der Nahrung. Toldt übernahm vertretungsweise Herings Unterricht in Wien, als dieser nach Prag berufen wurde. Als Karl Langer-Edenberg von der Josephs-Akademie an die II. Lehrkanzel für Anatomie an die Universität wechselte, folgte ihm 1871 Toldt als Assistent. Toldt erhielt 1876 eine Professur für Anatomie in Prag und nahm 1884 den Ruf auf die II. Lehrkanzel für Deskriptive und Topographische Anatomie an der Universität Wien als Nachfolger von Karl Langer-Edenberg an. Wie schon in Prag organisierte er auch in Wien den Neubau des Anatomischen Instituts. Sein *Lehrbuch der Gewebelehre mit vorzugsweiser Berücksichtigung des menschlichen Körpers* und der *Anatomische Atlas für Studierende und Ärzte* (beide 1877) avancierten zu Standardwerken. Die von Toldt überarbeiteten Versionen des *Lehrbuchs der systematischen und topographischen Anatomie* seines Lehrers Karl Langer-Edenberg wurden 1890 und 1921 publiziert. Im Studienjahr 1897/98 war Toldt Rektor der Universität Wien. Er verstarb am 13. November 1920 in Wien.

Constantin Ettingshausen (1826–1897): Lehrkanzel für Botanik, Mineralogie und Zoologie

Mit der Universitätsreform 1848/49 mussten in der Lehre die Fächer Physik, Botanik und Zoologie für Medizinstudenten angeboten werden.[87] Es wurde bereits vor der Eröffnung der Josephs-Akademie angekündigt, dass Constantin Ettingshausen für den Unterricht in »populäre Physik« für den niederen Kurs und für den höheren Kurs für das Fach Mineralogie und Botanik· verpflichtet worden sei.[88] Damit berief man an die Josephs-Akademie einen aufstrebenden Wissenschaftler, der bereits 1853 mit 27 Jahren zum Mitglied der kaiserlichen Akademie der Wissenschaften in Wien gewählt worden war.[89]

87 Vgl. Erlass des provisorischen Ministers des Unterricht vom 4. Dezember 1848, in: *Allgemeines Reichsgesetz- und Regierungsblatt für das Kaiserthum Österreich* 4/1848 (Ergänzungsband), 4–5.

88 Vgl. *MSK*, Wien: k. k. Hof- und Staatsdruckerei 1854, 767.

89 Vgl. Meister, *Geschichte der Akademie*, 391.

Constantin Ettingshausen[90] wurde als ältester Sohn des Physikers und Gründungsmitglieds der kaiserlichen Akademie der Wissenschaften zu Wien, Andreas Ettingshausen (1796–1878),[91] am 16. Juni 1826 in Wien geboren. Er studierte von 1842 bis 1848 Medizin an der Wiener Universität. Allerdings hatte er kein Interesse, sich dem ärztlichen Beruf zu widmen, sondern bewarb sich um eine Stelle bei Stephan Ladislaus Endlicher (1804–1849),[92] Ordinarius der Botanik an der Wiener Universität. Mit seiner ersten Abhandlung über *Das Accommodationsvermögen des menschlichen Auges*[93] wurde der Geologe und Mineraloge Wilhelm Karl Haidinger (1795–1871)[94] auf ihn aufmerksam und unterstützte Ettingshausens paläobotanische und geologische Interessen, so dass er eine Reihe von Forschungsreisen zu den wichtigsten Fundorten fossiler Pflanzen in der Habsburgermonarchie unternehmen konnte. Die dort aufgefundenen Objekte wurden von ihm während seiner Professur an der Josephs-Akademie analysiert und systematisiert. In Zusammenarbeit mit der Hof- und Staatsdruckerei, die das Verfahren des Naturselbstdrucks perfektioniert hatte, konnte Ettingshausen mit dem Botaniker Alois Pokorny (1826–1886) die unschätzbaren Funde in mehreren Prachtbänden herausgeben. Nach Antritt seiner Professur an der Josephs-Akademie 1854 tauschte er mit Carl Ludwig dessen Lehrfach Zoologie gegen das seinige der medizinischen Physik.[95] Bereits 1855 wurde von ihm und Pokorny der Großquart-Folienband *Physiotypia plantarum austriacarum* mit 300 Foliotafeln veröffentlicht. Während seiner Zeit an der Josephs-Akademie publizierte er acht weitere mit vielen Tafeln und Abbildungen bestückte Monografien wie z. B. *Die Blattskelette der Dikotyledonen* (1861), *Die Physiographie der Medicinalpflanzen* (1862) und das *Photographische Album der Flora Oesterreichs* (1864). Außerdem sind über 50 einzelne Aufsätze vor allem in den

90 Vgl. Fridolin Krasser, Constantin Freiherr von Ettingshausen. Eine biographische Skizze, in: *Oesterreichische Botanische Zeitschrift* 47 (1897), 273–281, 349–356.

91 Vgl. Ludwig Flamm, Ettingshausen, Johannes Andreas Jakob v., in: BAdW (Hg.), *NDB* (Band 4), Berlin: Duncker & Humblot 1959, 665–666.

92 Vgl. Helmut Dolezal, Endlicher, Stephan Ladislaus, in: BAdW (Hg.), *NDB* (Band 4), Berlin: Duncker & Humblot 1959, 496–497. – Constantin von Wurzbach, Endlicher, Stephan Ladislaus, in: Ders. (Hg.), *BLKÖ* (Band 4), Wien: k. k. Hof- und Staatsdruckerei 1858, 44–46. – O. A., Endlicher, Stephan Ladislaus, in: ÖAW (Hg.), *ÖBL* (Band 1), Graz–Köln: Verlag Hermann Böhlaus Nachf. 1957, 249.

93 Publiziert in: Wilhelm Haidinger (Hg.), *Berichte über die Mittheilungen von Freunden der Naturwissenschaften in Wien* (Band 5), Wien: Braumüller 1849, 69–70.

94 Vgl. Wilhelm Gümbel, Haidinger, Wilhelm von, in: Historische Commission bei der königlichen Akademie der Wissenschaften (Hg.), *Allgemeine Deutsche Biographie* (Band 10), Leipzig: Duncker & Humblot 1879, 381–386.

95 Vgl. Matthias Svojtka, Der naturgeschichtliche Unterricht an der medicinisch-chirurgischen Josephs-Akademie im Zeitraum von 1784 bis 1874, in: Daniela Angetter/Bernhard Hubmann/Johannes Seidl (Hg.), *Geologie und Bildungswesen* (Berichte der Geologischen Bundesanstalt 103), Wien: Selbstverlag der Geologischen Bundesanstalt 2013, 85–95.

Sitzungsberichten und den *Denkschriften der mathematisch-naturwissenschaftlichen Classe der kaiserlichen Akademie der Wissenschaften* in Wien erschienen. Mit diesen Werken schuf Ettingshausen wichtige Grundlagen für morphologische und phytopaläontologische Untersuchungen. Die internationalen Anerkennungen als hochgeschätzter Experte hoben besonders sein methodisches Vorgehen hervor: »Coupled with great power of accurate observations and strictly scientific methods of investigation.«[96] Auch Ettingshausen suchte ein neues Wirkungsfeld, als das Ende der Josephs-Akademie voraussehbar war. Er erhielt 1871 den Ruf nach Graz als Professor der Botanik und Phytopathologie. Ettingshausen starb am 1. Februar 1897 in Graz.[97]

In den 16 Jahren, die Ettingshausen an der Akademie lehrte, wurde er regelmäßig von Assistenten unterstützt: Sein bekanntester Assistent war zweifellos *August Emil Vogl* (1833–1909), der von 1860 bis 1864 der Lehrkanzel Ettingshausens zugeordnet war.[98] Vogl, am 3. Juli 1833 in Mährisch-Weißkirchen geboren, studierte von 1854 bis 1859 Medizin an der Josephs-Akademie. Er wurde dort 1860 promoviert als »der erste, der in Österreich den Titel eines ›Doktors der gesamten Heilkunde‹ erhielt.«[99] 1864 habilitierte er sich als Privatdozent an der Wiener Universität und versah von 1866 bis 1867 seinen ärztlichen Dienst im I. Haupt-Garnisonsspital in Wien und an verschiedenen Garnisonsspitälern der Monarchie. Ebenfalls wurde es ihm in der Funktion eines Privatdozenten gestattet, an der Universität zu unterrichten. In Erfüllung seiner Verpflichtung gegenüber der Josephs-Akademie wurde Vogl dort 1867 Bibliothekar und unterstützte Franz Coelestin-Schneider als Adjunkt im Laboratorium für gerichtliche, chemische und mikroskopische Untersuchungen. 1870 erhielt er den Ruf als Titularprofessor an das Prager Polytechnicum und wurde 1872 als Nachfolger von Carl Damian Schroff (1802–1887) an die Medizinische Fakultät der Wiener Universität zum Ordinarius für Pharmakologie und Pharmakognosie berufen.[100] Vogl verstarb am 25. Juli 1909 in seiner Villa Fernheim in Mazzon bei Bozen.[101]

96 Zit. nach: Krasser, Constantin Freiherr von Ettingshausen, 277.

97 Vgl. Karl Zittel, Ettingshausen: Constantin Freiherr von E., in: Historische Commission bei der königlichen Akademie der Wissenschaften (Hg.), *ADB* (Band 48), München–Leipzig: Duncker & Humblot 1904, 435–436.

98 Vgl. *MSK*, Wien: k. k. Hof- und Staatsdruckerei 1861, 678.

99 Hofrat Professor August v. Vogl †, *Neues Wiener Tagblatt*, 26.7.1909, 6. – J. Jurenitsch/et al., *200 Jahre Pharmakognosie. Eine Wissenschaft im Dienst der Arzneimittelsicherheit*, Wien: Facultas 1998, 27–29.

100 Vgl. Wiederbesetzung der Lehrkanzel Carl Daiman Schroff, UAW, Med. Fak., 666, Bl. 142–145, Bl. 168, Curr. Vitae August Emil Vogl.

101 Vgl. Kleine Chronik, *Wiener Zeitung*, 26.7.1909, 2.

Johann Baptist Vitus Liberalis Chiari (1817–1854), Joseph Späth (1823–1896) und Gustav Braun (1829–1911): Lehrkanzel für Geburtshilfe

Am Neujahrstag des Jahres 1855 hielt Franz Coelestin-Schneider die Gedenkrede auf den am 11. Dezember 1854[102], wenige Wochen nach der offiziellen Wiedereröffnung der Josephs-Akademie verstorbenen Professor der Lehrkanzel für Geburtshilfe Johann Baptist Chiari,[103] der am 22. Juli 1854 die offizielle Berufung für die Lehrkanzel für Geburtshilfe erhalten hatte, die zugleich mit der Position des Primararztes an der Geburtsklinik verbunden war.[104] Den im Oktober begonnenen Unterricht ebenso wie die Behandlung in seiner gerade eröffneten Privatpraxis konnte Chiari nur wenige Monate wahrnehmen.[105] Noch am 20. November hielt er einen Vortrag bei der *Gesellschaft der Ärzte* über das Thema der epidemischen Ausbreitung des Kindbettfiebers.[106] Die sich von der Region Bengalen ausbreitende dritte Cholera-Pandemie erreichte im November 1854 Wien. Chiari infizierte sich im Zuge der Betreuung von Erkrankten und verstarb im Dezember 1854. Erst nach seinem Tod wurde die von ihm mit Carl Braun (1823–1891) und Joseph Späth gemeinsam verfasste *Klinik der Geburtshülfe und Gynäkologie* herausgegeben.

Mit dem unerwarteten Verlust des gerade berufenen Vertreters der Geburtshilfe musste diese Position für die Ausbildung von Militärärzten umgehend wiederbesetzt werden. Die Wahl fiel auf den 31-jährigen *Joseph Späth,* der sich als Mitautor der international ausführlich besprochenen *Klinik der Geburtshülfe und Gynäkologie* einen Namen gemacht hatte. Joseph Späth wurde am 13. März 1823 als Sohn eines Amtsdieners in Bozen geboren. Nach Beendigung der Schul- und Vorbereitungszeit für die Universität begann er ein Theologiestudium in Brixen.[107] Trotz des Wissens, sich sein Studium selber finanzieren zu müssen, wechselte er 1844 an die Universität Wien, um Medizin zu studieren, wo er am 26. November 1849 zum Dr. med. promoviert wurde.[108] Noch im selben Jahre nahm er eine Stelle als Assistent bei dem Primarius Dr. Johann Chiari an der Abteilung für Frauenkrankheiten im Allgemeinen Krankenhaus an. In der

102 Vgl. Verstorbene zu Wien, *Wiener Zeitung*, 14.12.1854, 3443–3444, 3444.

103 Vgl. Franz Coelestin-Schneider, *Gedächtnisrede auf Johann Chiari. Gehalten an der k. k. med. chir. Josephs-Akademie am 1. Jänner 1855*, Wien: Manz 1855.

104 Vgl. Amtlicher Theil, *Wiener Zeitung*, 26.7.1854, 1997.

105 Vgl. O. A., Nekrolog, in: *WMW* 4 (1854) 50, 795.

106 Vgl. K. k. Gesellschaft der Ärzte, *Wiener Zeitung*, 30.11.1854, 3292–3293, 3293.

107 Vgl. Rudolph Vierhaus (Hg.), *Deutsche Biographische Enzyklopädie* (Band 9), 2. überarbeitete und erweiterte Ausgabe, München: Saur 2008, 522.

108 Vgl. Personalakt Joseph Späth, UAW, Med. Fak., PA 674 /81, Bl. 005 [aus Josephiner-Akten 901/1854].

Funktion eines Assistenten war Späth ab 1850 an der Klinik für Hebammen der Medizinischen Fakultät unter Franz Anton Bartsch (ca. 1801–1861)[109] angestellt worden. 1853 übernahm er eine Vertretungsprofessur für die Lehre an der Geburtshilfe in Salzburg.[110] Nach dem Tod von Chiari wurde unmittelbar die Wiederbesetzung der Lehrkanzel an der Josephs-Akademie beschlossen und Späth als Kandidat an die erste Stelle gesetzt, allerdings vorerst nur in der Position einer Vertretungsprofessur. Die Unzufriedenheit mit seiner beruflichen Stellung an der Josephs-Akademie mag Grund dafür gewesen sein, dass Späth am 20. Dezember 1856 dem Dekanat der Medizinischen Fakultät seine Gründe darlegte, wieder an der II. Gebärklinik des Akademischen Krankenhauses arbeiten zu wollen.[111] Die Ernennung zum ordentlichen Professor der Josephs-Akademie erfolgte noch 1856. In dieser Position verblieb Späth bis 1861. Nach dem Tod des Lehrkanzelinhabers Franz Anton Bartsch an der Hebammenlehranstalt bewarb sich Späth auf diese Stelle, die er als ao. Professor 1861 übernahm. Erst zwölf Jahre später, 1873, wurde Späth zum ordentlichen Professor ernannt, nachdem er im akademischen Jahr 1872/73 Rektor der Universität Wien gewesen war. Eine massive Wundinfektion infolge einer Verletzung bei einer Operation führte zu einer gravierenden Seh- und Stimmstörung, so dass er 1886 vollständig erblindete und auch kaum mehr sprechen konnte.[112] Späth verstarb nach kurzer Krankheit am 29. März 1896, was in zahlreichen Tageszeitungen der Habsburgermonarchie bekannt gegeben wurde. In der Zeitung *Die Presse* wurde geschrieben, dass mit ihm »eine Koryphäe aus der Glanzzeit der Wiener Medizin«[113] gestorben sei. Sein Schüler Friedrich Schauta (1849–1919)[114], der von 1876 bis 1881 dessen Assistent war, merkte in seinem Nachruf an, dass die Jahre an der Josephs-Akademie Späths »fruchtbarste literarische Thätigkeit« gewesen seien.[115] Während dieser Zeit verfasste Späth 1857 das *Compendium der Geburtshülfe für Studirende*, 1869 erschien das *Lehrbuch der Geburtshilfe für Hebammen*. Anfänglich stand Späth der Lehre Ignaz Philipp Semmelweis' (1818–1865) von der Entstehung des Puerperalfiebers skeptisch gegenüber.

109 Vgl. O. A., Miscellen, in: *Vierteljahrschrift für die praktische Heilkunde* [hg. von der medicinischen Facultät in Prag] 18 (1861) 4, 117. – Lesky schreibt Franz Xaver Bartsch, vgl. Lesky, *Wiener medizinische Schule*, 78.

110 Vgl. Brief an das Studiendekanat 1853, UAW, Med. Fak., PA 674/81, Joseph Späth, Bl. 077.

111 Vgl. Brief vom 20. 12. 1856 an das Professorenkollegium, UAW, Med. Fak., PA 674 /81, Joseph Späth, Bl. 056.

112 Vgl. Späth bittet um Versetzung in den Ruhestand, da er schwer erkrankt (Blindheit) sei, 1. 9. 1886, UAW, Med. Fak., PA 674 /81, Joseph Späth, Bl. 120.

113 Hofrath Josef Späth †, *Die Presse*, 30. 3. 1896, 3.

114 Friedrich Schauta wurde 1891 Nachfolger auf dem Lehrstuhl von Carl Braun von Fernwald an der Wiener Universität.

115 Vgl. Friedrich Schauta, Erinnerungen an Josef Späth, in: *Wiener klinische Wochenschrift* 9 (1896) 17, 322–329, 329.

Nach seiner systematischen Studie »Über die Sanitätsverhältnisse der Wöchnerinnen«[116] wurde er – wie bereits vorher Chiari – zum vehementen Verteidiger der Semmelweis'schen Auffassung. Späth war, wie Isidor Fischer hervorhebt, vor allem als Lehrer besonders hervorgetreten und hatte seinen Schülern moderne Geburtshilfe und operative Gynäkologie vermittelt.[117]

Als Späth an die Universität zurückgekehrt war, wurde *Gustav Braun,*[118] Bruder des Ordinarius für Gynäkologie an der Universität Carl Braun, im März 1862 der Ruf an die Lehrkanzel an der Josephs-Akademie erteilt.[119] Im Zusammenhang mit der endgültigen Schließung der Akademie wurde die Übernahme Gustav Brauns unproblematisch geregelt, so dass er 1873 als ordentlicher Professor und Vorstand der geburtshilflichen Klinik für Hebammen abermals Joseph Späths Nachfolger wurde. Bis 1901 leitete Gustav Braun diese Klinik und übernahm das Amt des Dekans der Medizinischen Fakultät im Studienjahr 1883/84. 1901 trat er in den Ruhestand und verstarb am 8. Februar 1911 in Wien.[120] Während seiner Zeit an der Josephs-Akademie hat Gustav Braun drei Lehrbücher publiziert: *Compendium der Kinderheilkunde* (1862; 2. Aufl. 1870); *Compendium der Frauenkrankheiten* (1863; 2. Aufl. 1870); *Compendium der Geburtshilfe* (1864; 2. Aufl. 1871; ital. Übersetzung 1864) sowie eine große Anzahl von Berichten und Artikeln vor allem in der *Wiener Medizinischen Wochenschrift.*[121] Von seinen drei Assistenten trat später keiner besonders hervor.

Carl Stellwag von Carion: Lehrkanzel für Ophthalmologie

Das Fach Augenheilkunde wurde sowohl an der Medizinischen Fakultät als auch an der Josephs-Akademie seit Ende des 18. Jahrhunderts stets von ausgezeichneten Augenärzten vertreten, die das diagnostische und therapeutische Wissen mit neuen Erkenntnissen bereichert haben: Joseph Barth (1745–1818), Professor für Anatomie und Augenheilkunde an der Universität und Johann Adam

116 Joseph Späth, Über die Sanitäts-Verhältnisse der Wöchnerinnen an der Gebärklinik für Hebammen in Wien vom October 1861 bis Jänner 1863, in: *Wiener Medizinische Jahrbücher* 19 (1863) 1, 10–27.

117 Vgl. Isidor Fischer, *Geschichte der Geburtshilfe in Wien,* Leipzig–Wien: Deuticke 1909, 342–343.

118 Vgl. Universität Wien (Hg.), *Die feierliche Inauguration des Rektors der Wiener Universität für das Studienjahr 1911/12,* Wien: Selbstverlag der Universität 1911, 61.

119 Vgl. Bewerbungen auf die Professur für Geburtshilfe an der Josephs-Akademie, UAW, Med. Fak., PA 655, Gustav Braun, Bl. 1.

120 Vgl. Fischer, Prof. Gustav v. Braun, in: *WMW* 61 (1911) 7, 477.

121 Vgl. Ludwig Eisenberg, *Das geistige Wien. Künstler- und Schriftsteller-Lexikon* (Band 2, medicinisch-naturwissenschaftlicher Theil), Wien: Daberkow 1893, 46–47. – Brauns *Lehrbuch zur Geburtshilfe für Hebammen* erschien 1888.

Schmidt (1759–1809), der zur gleichen Zeit an der Josephs-Akademie lehrte und in der folgenden Generation an der Universität Georg Joseph Beer (1763–1821), dessen Nachfolger Anton Rosas (1791–1855) sowie an der Josephs-Akademie Friedrich Jäger (1784–1871).[122] Diesem Anspruch wurde der 1854 berufene Carl Stellwag von Carion in vollem Umfang gerecht. Stellwag von Carion wurde am 28. Jänner 1823 in Langendorf in Mähren[123] als Sohn des Justiziars des Hoch- und Deutschmeisterordens Alois Stellwag von Carion (1753–1838) geboren. Seine Schulzeit verbrachte er in Olmütz, wo er auch sein zweijähriges philosophisches Vorbereitungsstudium absolvierte. Die ersten beiden Semester seines Medizinstudiums verbrachte er an der Prager Universität, bevor er zum Wintersemester 1843 nach Wien wechselte. Dort beendete er sein Studium am 9. März 1847 und erwarb den Doktortitel mit einer Dissertation über *Die Körperverletzungen als Gegenstand der gerichtsärztlichen Begutachtung*. Unmittelbar nach Beendigung seines Studiums wurde er Sekundararzt und Assistent an der ophthalmologischen Klinik von Anton Rosas. Am 1. Oktober 1848 ernannte man Stellwag von Carion zum Primararzt der augenärztlichen Abteilung des Allgemeinen Krankenhauses. Zwischenzeitig hatte bzw. musste Stellwag von Carion die Universität verlassen, da seine offizielle Assistentenzeit endete und er keine Unterstützung von Anton Rosas erfuhr. Stellwag von Carion eröffnete eine Privatpraxis in Brünn, kehrte aber nach kurzer Zeit an die Universität zurück, um systematisch ophthalmologische Präparate zu untersuchen. Die Ergebnisse führten zu einer Reihe von Publikationen wie *Ueber doppelte Brechung und davon abhängige Polarisation des Lichtes im menschlichen Auge* oder den ersten Band *Ophthalmologie vom naturwissenschaftlichen Standpuncte* 1853. Am 1. Februar 1854 stellte Stellwag von Carion den Antrag, habilitieren zu dürfen.[124] Er wies darauf hin, dass seine Arbeiten, »die Lage vom gesunden und kranken Auge [betreffen], soweit diese [sich] auf anatomische und mathematisch-physikalische Untersuchungen« beziehen. In seinem Gesuch kündigte er an, dass er eine Habilitationsschrift *Über die Krankheiten des dioptrischen Apparates und des Auges* einreichen wolle, in der diese »von dem naturwissenschaftlichen Standpuncte aus charakterisiert [werden].«[125] Die ansehnliche Zahl seiner Veröffentlichungen bewog dann auch das Professorenkollegium, ihn am 5. Februar 1854 zur Habi-

122 Zur Bedeutung der Augenheilkunde in Wien vgl. die 18 Einzelbeiträge von Gabriela Schmidt-Wyklicky und Helmut Gröger zum Thema 200 Jahre Universitäts-Augenklinik, in: *Spektrum Augenheilkunde* 26 (2012) 6.

123 Vgl. Curr. vitae vom 1.2.1851, UAW, Med. Fak., PA 703, Carl Stellwag von Carion, Bl. 37. – Constantin von Wurzbach, Stellwag von Carion, Karl, in: Ders. (Hg.), *BLKÖ* (Band 38), Wien: k. k. Hof- und Staatsdruckerei 1879, 173–176. – F. Krogmann, Stellwag von Carion, Carl, in: ÖAW (Hg.), *ÖBL* (Band 13), Wien: Verlag der ÖAW 2010, 204–205.

124 Vgl. Brief an das Dekanat vom 1.2.1854, UAW, Med. Fak., PA 703 S, Stellwag von Carion, Bl. 35–36.

125 Habilitationsgesuch 1.2.1854, UAW, Med. Fak., PA 703, Stellwag von Carion, Bl. 35.

litation zuzulassen. Stellwag von Carion sah für sich keine gedeihliche Zukunft an der Medizinischen Fakultät, was ihn zu einer Bewerbung an der Josephs-Akademie veranlasste. Zum 16. Juli 1854 wurde er in der Funktion eines Oberarztes II. Klasse an der ophthalmologischen Abteilung am I. Haupt-Garnisonsspital in Wien angestellt.[126] Da sich die Wiederbesetzung der Lehrkanzel für Augenheilkunde an der Universität verzögerte, nahm Stellwag von Carion zum 1. September 1855 die Professur für Augenheilkunde für den niederen Kurs an der Josephs-Akademie an.[127] 1858 erfolgte die Berufung zum o. Professor. An der Josephs-Akademie blieb Stellwag von Carion ausreichend Zeit, sich um seine anatomisch-pathologischen und physikalisch orientierten Forschungen zu kümmern. Gerade die neuen Kenntnisse, die sich mit dem 1851 von Hermann Helmholtz (1821–1894) beschriebenen Augenspiegel eröffneten, wurden von Stellwag intensiv genutzt. Bereits am 12. April 1855 berichtete er über seine Untersuchungen zu *Accommodationsfehlern des Auges* in den *Sitzungsberichten.*[128] Auf der Grundlage seiner systematischen, mathematisch-physikalisch orientierten Arbeiten erschienen 1858 der zweite Band *Die Ophthalmologie, vom naturwissenschaftlichen Standpunkte aus bearbeitet*; erfolgreich war sein *Lehrbuch der praktischen Augenheilkunde* (1861/62). Dieses erschien in mehreren Auflagen und wurde in mehrere Sprachen übersetzt. Nach 20-jähriger Zugehörigkeit zum Lehrkörper der Josephs-Akademie musste sich der 52-jährige Stellwag von Carion um seine Zukunft vor der endgültigen Schließung der Akademie 1874 kümmern. Ferdinand Arlt (1812–1887), Ordinarius für Augenheilkunde an der Universität, schlug vor, Stellwag als *wirklichen Professor für Augenheilkunde* an die Universität zu übernehmen. Die offizielle Ernennung zum ordentlichen Professor der II. Klinik für Augenheilkunde an der Universität erfolgte im September 1873. Es wurde zusätzlich verfügt, dass Stellwag von Carion die augenärztlichen Untersuchungen und Behandlungen des militärischen Personals übernehmen sollte.[129] Zehn Jahre später, nach Arlts Pensionierung, wurde Stellwag von Carion zum Vorstand der Universitätsaugenklinik ernannt, die er bis zu seiner Pensionierung 1894 leitete. Wurzbach bewertete bereits 1879 die Forschungen Stellwag von Carions mit den Worten:

---

126 Vgl. Auszug aus dem Grundbuch der Josephs-Akademie, UAW, Med. Fak., PA 703, Stellwag von Carion, Bl. 15.

127 Vgl. ebd. – Am 15. Mai 1857 lag die Entschließung des Kaisers vor, Stellwag von Carion zum außerordentlichen Professor der Augenheilkunde an der Wiener Universität zu ernennen und im September erfolgte seine Ernennung zum ao. Professor und Stabsarzt an der Josephs-Akademie.

128 Vgl. Karl Stellwag von Carion, Accommodationsfehler des Auges, in: *Sitzungsberichte der kaiserlichen Akademie der Wissenschaften*, math.-nat. Klasse, 16 (1855), 187–281.

129 Vgl. Ministerielle Bestimmung 15.9.1873 bzgl. Überlassung der Augenklinik am Hauptgarnisonspital I an die Wiener Universität, UAW, Med. Fak., PA 703, Stellwag von Carion, Bl. 78–80.

»Immerhin darf das umfangreiche Werk (2152 Seiten) als eines der wichtigsten Fundamente des ophthalmologischen Neubaues und als eine der reichsten Fundgruben für Jene bezeichnet werden, welche ihr Wissen nicht bloß aus den Ephemeriden der jüngsten Tagesliteratur construiren, sondern tiefer greifen und auch der Entwicklung des Faches die gebührende Aufmerksamkeit schenken.«[130]

Anhand der umfangreichen Liste der Publikationen Stellwag von Carions ist ersichtlich, dass viele seiner zentralen Arbeiten in den Jahren seiner Forschungs- und Lehrtätigkeit an der Josephs-Akademie entstanden. Erstmals erfolgte 1855 in seiner Schrift *Accommodationsfehler des Auges* die Beschreibung der Übersichtigkeit (Hypermetropie) und 1869 beschrieb er die pathologisch verringerte Lidschlagfrequenz, die nach ihm als Stellwag-Zeichen benannt wurde (*Ueber gewisse Innervationsstörungen bei der Basedow'schen Krankheit)*. Stellwag von Carion starb am 21. November 1904. In der Trauerrede des Vorstands der Wiener Augenklinik, Ernst Fuchs (1851–1930), wurde Stellwag von Carion charakterisiert als, »ein eminent gescheiter Mann, aber, wie viele hochbegabte Menschen, etwas eigenartig und wollte sich nicht den anderen akkommodieren.«[131]

Franz Pitha (1810–1875): Lehrkanzel für Chirurgie

Am 9. August 1857 vermeldete *Die Presse*, dass »die Vorschläge zur Besetzung der zwei klinischen Lehrkanzeln [...] bereits erfolgt [seien], man nennt Professor Pitha aus Prag für die chirurgische, und Professor Duchek aus Heidelberg für die medicinische Klinik.«[132] Die Berufung beider Kandidaten an die Josephs-Akademie erfolgte wie man in der Zeitung angekündigt hatte. Die wichtige Lehrkanzel der Chirurgie wurde von Franz Pitha für die kommenden zwanzig Jahre bekleidet. Pitha[133] wurde am 8. Februar 1810 in Rakom in Böhmen geboren und studierte in Prag Medizin, wo er 1838 mit dem Titel eines Doktors der Medizin abschloss. Fast zwanzig Jahre, von 1836 bis 1857 erfolgte Pithas chirurgische Laufbahn an der Prager Medizinischen Fakultät. Von 1838 bis 1841 arbeitete er am dortigen Allgemeinen Universitätskrankenhaus in der Position eines Assistenten. Aufgrund seiner chirurgischen und wissenschaftlichen Tätigkeit wurde ihm bereits 1839 eine Vertretungsprofessur für Instrumentenlehre (Akologie) übertragen. Die nächsten vier Jahre war Pitha Primar der Chirurgischen Klinik. Eine Weiterbildungsreise durch Europa musste er vorzeitig beenden, da er am 17. Juni 1843 zum Professor der praktischen Chirurgie an der

130 Wurzbach, Stellwag von Carion, 176.
131 Hofrat Dr. Karl Stellwag v. Carion †, *Neues Wiener Abendblatt*, 22.11.1904, 3.
132 Tagesneuigkeiten, *Die Presse*, 9.8.1857, 3.
133 Vgl. Pagel, *Biographisches Lexikon*, 1301–1303.

Prager Universität als Nachfolger seines Lehrers Ignaz Fritz (1778–1841)[134] ernannt wurde.[135] Im Studienjahr 1854/55 war Pitha Rektor der Karl-Ferdinands-Universität Prag.[136] Als Pitha sich auf die Ausschreibung der Lehrkanzel für Chirurgie in Wien bewarb, war er nicht nur ein erfahrener, sondern auch innerhalb seines Faches anerkannter Chirurg, der über die gesamte Bandbreite chirurgischer Themen veröffentlicht hatte. Die von ihm mitherausgegebene Prager *Vierteljahrschrift für die praktische Heilkunde* bot ihm und auch den Wiener Kollegen die Möglichkeit, über Kasuistiken und Anwendungsbeobachtungen aus der praktischen Medizin zu publizieren. Die Berufung Pithas auf die Lehrkanzel der Chirurgie an der Josephs-Akademie wurde in der Prager Presse als ein »schwer zu ersetzender Verlust« für die Prager Universität bedauert.[137] Pitha hatte mit der Ernennung durch Kaiser Franz Joseph I. (1830–1916) am 20. August 1857[138] nicht nur die Verantwortung über die theoretische und praktische Ausbildung der Zöglinge und die Leitung der chirurgischen Abteilung des I. Haupt-Garnisonsspitals, sondern er wurde auch mit der Ernennung zum Stabsarzt[139] auf Wunsch des Kaisers mit den Aufgaben eines Militärchirurgen betraut. Während des Zweiten (1859) und Dritten Italienischen Unabhängigkeitskrieges (1866) übertrug man ihm nach der Ernennung zum Oberstabsarzt die gesamte Leitung der in Italien stationierten österreichischen Armee und die Aufsicht über die Feldspitäler. 1864 wurde er in das Militär-Sanitätskomitee berufen. In den Unterrichtsrat für die Belange der Medizinischen Fakultät und der Josephs-Akademie beim Ministerium für Cultus und Unterricht wurde Pitha 1863 gemeinsam mit Hyrtl, Carl Damian Schroff und Škoda gewählt. Trotz seiner Aufgaben in der Organisation des Sanitätswesens und in der Hochschulpolitik verfasste Pitha 1864 im sechsten Band von *Virchows Handbuch der speziellen Pathologie und Therapie* den Abschnitt zu Krankheiten der männlichen Geschlechtsorgane. Gemeinsam mit dem Chirurgen Theodor Billroth (1829–1894) war er Herausgeber des *Handbuches der allgemeinen und speziellen Chirurgie* und verfasste im ersten Band den Abschnitt über die Krankheiten der oberen und unteren Extremitäten.

Anfang der 1870er-Jahre verschlechterte sich Pithas Gesundheitszustand rapide, so dass er sich vorzeitig beurlauben ließ und am 24. Juli 1874 auf eigenen

134 Vgl. O. A., Todesfälle, in: Wilh. Rud. Weitenweber (Hg.) *Neue Beiträge zur Medizin und Chirurgie* 6 (1841) 3/4, 189–192, 189.

135 Vgl. Wien, *Wiener Zeitung*, 7.7.1843, 1429.

136 Vgl. O. A., Miscellen, in: *Vierteljahrschrift für die praktische Heilkunde* [hg. von der medicinischen Facultät in Prag] 11 (1854) 4, 1.

137 Vgl. Prager Briefe, *Klagenfurter Zeitung*, 18.8.1857, 1.

138 Vgl. Amtlicher Theil, *Wiener Zeitung*, 30.8.1857, 2453.

139 Pithas Ernennung zum Hofrat erfolgte am 3.4.1867. Vgl. Amtlicher Theil, *Wiener Zeitung*, 13.4.1867, 141.

Antrag mit 64 Jahren pensioniert wurde.[140] Am 29. Dezember 1875 verstarb er in Wien. In den Nachrufen wurde beklagt: »Die Wiener medicinische Schule hat wieder einen schmerzlichen Verlust erlitten [...] In ihm verliert Österreich einen seiner bedeutendsten Chirurgen, einen der besten Lehrer.«[141] Pitha wurde von dem Medizinhistoriker Julius Pagel wie folgt charakterisiert:

> »ein durchaus auf der Höhe der Wissenschaft stehender Chirurg, ein vortrefflicher Anatom, ein hervorragender Diagnostiker, ein eleganter und glücklicher Operateur, dessen ganzes Wesen daneben Liebenswürdigkeit und Bescheidenheit an sich trug, ein wohlwollender und gewissenhafter Lehrer, als Arzt weltmännisch, gentlemanlike, so dass ein jeder, der ihn kannte, zu seinen Verehrern zählte.«[142]

Adalbert Duchek (1824–1882): Lehrkanzel für die Medizinische Klinik

Zeitgleich mit der Chirurgie wurde das Verfahren für die Medizinische Klinik ausgeschrieben und die Zeitungen berichteten über die Entscheidung der Berufungskommission, dass Adalbert Duchek aus Heidelberg dafür vorgesehen sei.[143] Adalbert Duchek[144] wurde am 1. Dezember 1824 in Prag als Sohn eines Arztes geboren. Er studierte an der dortigen Universität und musste nach dem Tod seines Vaters den Lebensunterhalt und das Studium selber finanzieren. Er wurde im Revolutionsjahr 1848 mit der Dissertation *Über die Wirbeltuberkulose* an der Prager Universität promoviert. Danach wurde er Assistent bei Joseph Hamernick (1810–1887), Primarius an der Abteilung für Brustkranke an der Prager Universitätsklinik. Allerdings traf Hamernick das gleiche Schicksal wie viele andere Lehrer an den Universitäten der Habsburgermonarchie, er wurde 1848 entlassen. Duchek wurde an der Irrenanstalt in Prag als Sekundararzt bei Josef Gottfried Riedel (1803–1870) angestellt, bis 1851 Riedel Direktor der Wiener Irrenanstalt wurde. In dieser Zeit entstanden von Duchek einige Arbeiten wie z. B. *Über die Gehirnatrophie als Ursache paralytischen Blödsinns* (1851) oder solche über hirnanatomische Veränderungen durch Alkohol, Enzephalitis und Syphilis, die aufmerksam von Fachkollegen, darunter auch Rokitansky, verfolgt wurden. Duchek arbeitete ab 1850/51 wieder an der Medizinischen Klinik des Prager Universitätskrankenhauses und befasste sich zugleich mit anatomisch-pathologischen Fragestellungen. 1855 erhielt er einen Ruf an die

140 Vgl. Amtlicher Theil, *Wiener Zeitung*, 25.7.1874, 313.

141 † Hofrath Professor Pitha, *Neue Freie Presse*, 30.12.1875, 4–5, 4.

142 Vgl. Pagel, *Biographisches Lexikon*, 1303.

143 Vgl. Tagesneuigkeiten, *Die Presse*, 9.8.1857, 3.

144 Vgl. O. A., Adalbert Duchek, in: *WMW* 32 (1882) 9, 255–257. – Hofrath Professor Duchek †, *Die Presse* 3.3.1882, 10.

medizinisch-chirurgische Schule in Lemberg, wenige Monate später an die Klinik für Wundarzneikunde in Heidelberg. Dort unterrichtete er sowohl innere Medizin als auch allgemeine und spezielle Pathologie sowie pathologische Anatomie. 1857 erging an ihn der Ruf an die Josephs-Akademie in Wien. In den folgenden 13 Jahren – bis 1870 – unterrichtete und leitete er die Medizinische Klinik des I. Haupt-Garnisonsspitals in Wien. Duchek war während seiner Zeit an der Josephs-Akademie Herausgeber der *Zeitschrift der k. k. Gesellschaft der Ärzte zu Wien* und Mitherausgeber der *Wiener Medizinischen Jahrbücher.* Er verfasste 1862 den ersten Band seines *Handbuchs der speziellen Pathologie und Therapie*, das wichtige Darstellungen von Krankheiten der Atemorgane, des Kreislaufes und der Verdauung enthielt. Ihm wurde von seinen Zeitgenossen bescheinigt, dass er ein exzellenter Diagnostiker gewesen sei. In dem damals vorherrschenden *therapeutischen Nihilismus*, da sich ärztliche Therapieerfolge nicht so erforschen lassen wie naturwissenschaftliche Fragestellungen, habe Duchek den »goldenen Mittelweg« einer vorsichtigen medikamentösen Therapie gewählt.[145]

Zu Beginn des Jahres 1871 hatte Joseph Škoda sich in den Ruhestand versetzen lassen. Johann Oppolzer – Ducheks Lehrer aus seiner Prager Zeit – schlug dem Professorenkollegium an der Universität Duchek als Nachfolger von Škoda vor. Die Zustimmung erfolgte laut der *Neuen Freien Presse* einstimmig.[146] Ohne dass die Lehre und die Verantwortung in der Medizinischen Klinik an der Josephs-Akademie gesichert war, wurde diese Entscheidung unmittelbar umgesetzt und Duchek die Professur an der II. Medizinischen Klinik an der Universität Wien zuerkannt. Nach dem Tod von Johann Oppolzer am 16. April 1871 wurde er Direktor der II. Medizinischen Klinik. Er war ein gesuchter und anerkannter Arzt und geschätzter klinischer Lehrer. Ihm gelang es nicht mehr – wie man allgemein bedauerte – sein *Lehrbuch der speziellen Pathologie und Therapie* zu vollenden. Duchek starb am 2. März 1882. Ducheks Renommee lag in seiner außergewöhnlichen Arztpersönlichkeit, »daß es in Wien noch nie einen Arzt gegeben hat, dem sich das Vertrauen des Publicums in so ausgedehntem Maße zugewendet hätte«.[147] In den Nachrufen wurde in der Wiener Presse zugleich davor gewarnt, dass man in Tschechien Duchek »für sich reclamieren« würde, aber er gehöre wie die anderen aus Böhmen stammenden Mediziner Rokitansky und Škoda zu den »Leuchten und Säulen der deutschen Lehre und Forschung in Oesterreich.«[148]

Während Ducheks Zeit an der Josephs-Akademie standen ihm regelmäßig

145 Vgl. O. A., Adalbert Duchek, in: *WMW* 32 (1882) 9, 255–257, 257.
146 Vgl. Von der Wiener Universität, *Neue Freie Presse*, 25.1.1871, 6.
147 † Adalbert Duchek, *Neue Freie Presse*, 3.3.1882, 5.
148 Vgl. ebd.

Assistenten für den Unterricht zur Verfügung. Besonders trat *Franz Chvostek* (1835–1884) hervor,[149] der ab 1870 als Dozent an der Josephs-Akademie angestellt war und nach dem Wechsel Ducheks an die Universität diesen an der Josephs-Akademie vertrat.[150] Franz Chvostek wurde am 21. März in Mistek in Mähren geboren. Nach dem Besuch des Gymnasiums in Teschen absolvierte er das Studium an der Josephs-Akademie und diente als Oberarzt in einem Infanterieregiment und am I. Haupt-Garnisonsspital in Wien. Während der Zeit seiner Vertretungsprofessur bis zur Schließung der Josephs-Akademie wurde er noch zum außerordentlichen Professor ernannt. Er unterrichtete in dem *Militärärztlichen Kurs* physikalische Diagnostik und Elektrotherapie am I. Haupt-Garnisonsspital in Wien und trat durch eine Vielzahl von Vorträgen und wissenschaftlichen Veröffentlichungen hervor.[151]

Engagement in wissenschaftlichen Gesellschaften

Salomon Hajek und Isidor Fischer haben 1889 und 1938 die Gründungsgeschichte der Gesellschaft der Ärzte ausführlich beschrieben. So haben wir Kenntnis darüber, welche Ärzte sich für die Gründung einer gelehrten Gesellschaft in Wien einsetzten und sich bereits in abendlichen Sitzungen in der Privatwohnung Ludwig Türkheims (1777–1846) über Themen der Medizin, Gesundheitserziehung, ärztlichen Erfahrungen und der Zukunft der Heilkunde austauschten. Von der Josephs-Akademie gehörten Ignaz Rudolph Bischoff und Friedrich Jäger zu diesem Kreis.[152] Zu den ersten ordentlichen Mitgliedern, die auf 40 Personen beschränkt sein sollten, wurden von der Josephs-Akademie Bischoff, Jäger, der Chirurg Michael Hager (1795–1866), der Vertreter der Lehrkanzel für Spezielle Naturkunde Sigmund Caspar Fischer (1793–1860), der Anatom Anton Römer (1786–1842) und der Kliniker Stephan E. Schroff gewählt. Franz Pitha wurde 1840 in die Gesellschaft aufgenommen. In der Amtszeit des Präsidenten Franz de Paula Wirer von Rettenbach (1771–1844),[153] einer der

149 Vgl. Kirchenberger, *Lebensbilder*, 24–26.

150 Chvostek ist Vater von Franz Chvostek junior (1864–1944), der ab 1911 Ordinarius an der IV. Medizinischen Klinik an der Wiener Universität war. Vgl. Fischer, *Gesellschaft der Ärzte*, 262.

151 Vgl. O. A., Franz Chwostek, in: *WMW* 34 (1884) 47, 1412–1413, 1412.

152 Vgl. Johann Joseph Knolz, Geschichte der Entstehung der Gesellschaft, in: k. k. Gesellschaft der Ärzte (Hg.), *Verhandlungen der k. k. Gesellschaft der Ärzte zu Wien, von Entstehung der Gesellschaft bis zum Schlusse des dritten Gesellschaftsjahres*, Wien: Braumüller 1842, 3–10. – Fischer, *Gesellschaft der Ärzte*, 5–14.

153 Franz de Paula Wirer von Rettenbach war zehn Jahre als Militärarzt tätig, erwarb 1799 sein Doktordiplom als Dr. chir. an der Josephs-Akademie, und war Dekan und Rektor der

Hauptinitiatoren und Mitbegründer der Gesellschaft der Ärzte, war Bischoff von 1841 bis 1844 Vizepräsident und Friedrich Jäger hatte von 1847 bis 1850 dieses Amt inne.[154] Die Gesellschaft wurde zum Zentrum des Austausches und der Diskussion über wissenschaftliche und berufliche Interessen der Ärzte. Bischoffs Vortrag am 15. Dezember 1842 über die Möglichkeit von *Bluttransfusionen auf dem Schlachtfeld*, die er auf der Grundlage seiner tierexperimentellen Versuche erörtert hatte, führte zu heftigen Diskussionen in der Gesellschaft der Ärzte.[155] Von den Josephs-Professoren haben nach 1848 Coelestin-Schneider, Pitha, Späth und Ludwig Vorträge gehalten.[156]

Dass nach der Gründung der kaiserlichen Akademie der Wissenschaften in Wien kein Josephs-Professor als korrespondierendes oder wirkliches Mitglied gewählt wurde, hängt mit der Schließung des Josephinums im Oktober 1848 zusammen. Zusätzlich waren alle in Frage kommenden Vertreter einer theoretischen Medizin in den 1840er-Jahren kaum wissenschaftlich aktiv, da in dieser Zeit viele Stellen unbesetzt und gehäuft interne und externe Konflikte zu bewältigen waren. Die Mitwirkung von Professoren aus der Josephs-Akademie änderte sich mit der Wiederaufnahme des dortigen Lehr- und Forschungsbetriebs 1854: Carl Ludwig wurde offiziell am 4. September 1857 aufgenommen.[157] Karl Ewald Konstantin Hering wurde 1868 korrespondierendes und 1869 wirkliches Mitglied.[158] Hering hielt in den fünf Jahren seiner Mitgliedschaft regelmäßig Vorträge, die in den *Sitzungsberichten* publiziert wurden. Constantin Ettingshausen war bereits vor seiner Berufung an die Josephs-Akademie 1853 korrespondierendes, wurde aber nie zum wirklichen Mitglied gewählt. Er hat während seiner Zeit in Wien über 30 Artikel in den *Sitzungsberichten* und den *Denkschriften* der kaiserlichen Akademie der Wissenschaften publiziert. Karl Langer-Edenberg, der von 1856 bis 1872 an der Josephs-Akademie lehrte, wurde 1857 zum korrespondierenden und 1867 zum wirklichen Mitglied der kaiserlichen Akademie der Wissenschaften in Wien gewählt. Von den insgesamt 26 Publikationen in den Schriften der Akademie der Wissenschaften fallen 19 in seine Zeit an der Josephs-Akademie. Joseph Engel hat in den ersten Jahren, bis zur Übernahme der Lehrkanzel für Pathologische Anatomie, häufig in den *Sitzungsberichten* publiziert: fünf Beiträge vor seiner Berufung nach Wien und von

Universität. Vgl. Fischer, *Gesellschaft der Ärzte*, 5. – Salomon Hajek, *Geschichte der k. k. Gesellschaft der Ärzte in Wien von 1837–1888*, Wien: Hölder 1898, 23–27.

154 Vgl. Hajek, *Gesellschaft der Ärzte*, 84.

155 Vgl. Fischer, *Gesellschaft der Ärzte*, 48. – Vgl. auch den Beitrag von Hermann Zeitlhofer und Franz Kainberger in diesem Band.

156 Vgl. Fischer, *Gesellschaft der Ärzte*, 90.

157 Vgl. O. A., Bericht des Sekretärs der mathematisch-naturwissenschaftlichen Klasse, 292.

158 Vgl. Otto Hittmair/Herbert Hunger (Hg.), *Akademie der Wissenschaften. Entwicklung einer österreichischen Forschungsinstitution* (Denkschriften der Gesamtakademie 15), Wien: Verlag der ÖAW 1997, 158.

1854 bis 1857 acht weitere. Er selbst wurde aber nicht zum Mitglied der kaiserlichen Akademie ernannt. Von den ehemaligen Assistenten an der Josephs-Akademie sind im Laufe ihrer wissenschaftlichen Karriere der Zoologe Ludwig Karl Schmarda (1819–1908) (1870), August Emil Vogl (1885), Carl Toldt, (1888) und Anton Weichselbaum (1894) zu wirklichen Akademiemitgliedern gewählt worden.

Resümee

Betrachtet man die 16 Jahre der noch ungestörten Lehr- und Forschungstätigkeit an der Josephs-Akademie von 1854 bis zu den Auflösungsbewegungen ab 1869/70, so waren es vom wissenschaftlichen Standpunkt aus gesehen erfolgreiche Jahre. Die Schüler fanden – folgt man den Ausführungen Toldts – eine anregende Ausbildungssituation vor und erlebten den lebendigen Austausch zwischen den Disziplinen. Die endgültige Schließung dieser akademischen Institution 1874 erfolgte vor allem aus politischen und finanziellen Gründen infolge des Deutsch-Österreichischen Krieges von 1866 und durch die Einführung der allgemeinen Wehrpflicht am 5. Dezember 1868, aber nicht aufgrund mangelnder wissenschaftlicher Aktivität. Die enge Vernetzung der Vertreter der Josephs-Akademie mit denjenigen an den Universitäten Wien und Prag zeigt sich anhand der Lebensläufe dieser Professoren vor und nach ihrer Zeit an der medizinisch-chirurgischen Josephs-Akademie. Dass während ihrer Tätigkeit an der Akademie Freiräume für das wissenschaftliche Arbeiten bestanden, wird anhand der erzielten Resultate erkennbar. Die Forschungsergebnisse der Josephs-Professoren entsprachen dem damaligen Verständnis von medizinischer Wissenschaft und bewegten sich auf dem gleichen Niveau wie ein großer Teil der normalen universitären medizinischen Forschungen in jener Zeit. Adalbert Ducheks, Joseph Späths und Franz Pithas Publikationen befassten sich mit wichtigen Aspekten in der klinischen, chirurgischen und geburtshilflichen Medizin. Alle Josephs-Kliniker waren in ihrer Zeit geschätzte Ärzte. Die Arbeiten von Carl Ludwig, Karl Ewald Konstantin Hering, Karl Langer-Edenberg und Carl Stellwag von Carion lieferten relevante Beiträge zur Weiterentwicklung der theoretischen Grundlagen der Medizin. Auf der Basis systematischer Beobachtung und experimenteller Forschungen bereicherten die Forschungsergebnisse der Josephs-Professoren die damalige Medizin und fügten sich in das Wissenschaftsverständnis der Wiener Medizin im 19. Jahrhundert ein.

brigitte.lohff[at]meduniwien.ac.at

3. Gesetze, Richtlinien und Reformen

Daniela Angetter

»Die Tiefen der Medizin bleiben also denjenigen verborgen, die die Naturgeschichte nicht kennen«.[1] Studienordnungen, Universitätsreformen und Fragen nach dem Wert eines geistes- und naturwissenschaftlichen Grundlagenwissens für das Medizinstudium

»The depths of medicine thus remain hidden from those who do not know natural history.« Study regulations, university reforms and questions about the value of basic human and scientific knowledge for medical studies

Abstracts

Der vorliegende Beitrag befasst sich anhand des Vergleichs von Studienordnungen von 1774 bis zum frühen 20. Jahrhundert an der Universität Wien, die einerseits im Haus-, Hof- und Staatsarchiv und andererseits im Archiv der Universität Wien einzusehen sind, mit der Fragestellung, inwieweit geistes- und naturwissenschaftliches Grundlagenwissen, jedoch auch Erkenntnisse aus der Geschichte der Medizin, als notwendig für das Verständnis eines Arztes/einer Ärztin erachtet wurden, speziell im Umgang mit seinen/ihren PatientInnen und dem Respekt vor deren Autonomie, in Fragen der Ethik, der Gesundheitskommunikation sowie der Legitimation des therapeutischen Handlungsaspekts. Einerseits widerspiegeln die mehrmaligen Änderungen der Studienordnungen die Diskussionen über die Notwendigkeit, MedizinstudentInnen naturwissenschaftliches, insbesondere botanisches, zoologisches und sogar erdwissenschaftliches Wissen, zu vermitteln, andererseits verdeutlicht die Analyse, wie sich die Ansichten über die Inhalte eines grundlegenden Basiswissens für angehende Ärztinnen und Ärzte im jeweiligen historischen Kontext, unter Einfluss von MedizinerInnen, aber auch PolitikerInnen, stetig veränderten. Solche Fragen nach grundlegender Allgemeinbildung für WissenschaftlerInnen werden auch im Diskurs mit dem Humboldt'schen Bildungsideal immer wieder aufgegriffen.[2]

Through comparison of a number of study regulations at the University of Vienna, which are available in the Haus-, Hof- und Staatsarchiv and in the archives of the University of Vienna, the present paper deals with the question of how far basic knowledge in the philosophical and natural sciences and even knowledge of the history of medicine are

1 Anton Störk, *Instituta Facultatis Medicae Vindobonensis*, Wien: J. Thomas Nob. de Trattnern 1775, 28.

2 Vgl. Mitchell G. Ash (Hg.), *Mythos Humboldt. Vergangenheit und Zukunft der deutschen Universitäten*, Wien: Böhlau 1999. – Tobias Prüwer, *Humboldt reloaded. Kritische Bildungstheorie heute* (Wissenschaftliche Beiträge aus dem Tectum-Verlag, Reihe Philosophie 12), Marburg: Tectum 2009.

necessary for the understanding of the role of doctors and especially in their dealing with patients and the respect for their autonomy, to questions of ethics, health communication and the legitimacy of therapeutic action. On the one hand, the multiple changes of study regulations reflect discussions about the need to teach medical students botanical, zoological, and even earth science knowledge. On the other hand, the analysis clarifies how the ideas about the content of basic knowledge for the development of medical students were constantly changing in the respective historical context, under the influence of physicians, but also politicians. Such questions of basic general education for scientists are also repeatedly taken up in the discourse with the educational ideal from Humboldt.

Keywords

Studienordnung, Philosophie, Naturgeschichte/Naturwissenschaften, Geschichte der Medizin, Medical Humanities

Study regulations, philosophy, natural history/science, history of medicine, medical humanities.

Die Nacht vom 8. auf den 9. November 1895 kann als ein Meilenstein in der medizinischen Forschung bezeichnet werden. Es war jene Nacht, in der der Physiker Conrad Wilhelm Röntgen (1845–1923) die später nach ihm benannten Röntgenstrahlen entdeckte – eine Erkenntnis, die rasch zu weiteren Forschungen und zahlreichen Experimenten führte. Die Darstellung des Skeletts und damit die Erkennung von Frakturen sowie die Lokalisierung metallischer Fremdkörper waren von Anfang an möglich. Doch in Unkenntnis der Gefährlichkeit der Strahlen versuchte man zunächst alles Mögliche mittels Röntgenstrahlen zu erforschen. Bis in die späten 1950er-Jahre überprüfte man die Passform neuer Schuhe mithilfe der Strahlen, ebenso untersuchte man Kanonenrohre auf Gussfehler. Außerdem galten Röntgenstrahlen als Allheilmittel: Man behandelte AknepatientInnen, zu stark behaarte Körperstellen und versuchte bei Blinden, durch Bestrahlung Netzhautbilder zu erzeugen. Warnungen vor den gefährlichen Strahlen erfolgten zwar bereits 1898 durch den schottischen Arzt John Macintyre (1857–1928), der von Schäden an seiner Hand, hervorgerufen durch Röntgenstrahlen, berichtete. Doch diese Warnungen verhallten ungehört und obwohl im selben Jahr noch die ersten Schutzempfehlungen veröffentlicht wurden, dauerte es viele weitere Jahre bis die Gefährlichkeit der ionisierenden Strahlen allgemein anerkannt war und physikalisches Wissen auf die Anwendung der Röntgenstrahlen in der Medizin Einfluss nahm.

Das Wissen über medizinische Innovationen, daraus entstehende wissenschaftliche Kontroversen, aber auch die Veränderung des Menschen- und Patientenbilds in der Medizin in bestimmten zeitlichen Perioden sowie in einem bestimmten sozio-ökonomischen Umfeld können, so die übereinstimmende Erkenntnis an zahlreichen medizinischen Fakultäten vor allem im deutschsprachigen Raum, zum Verständnis für aktuelle Zielsetzungen und Problemstellungen in der Medizin beitragen. Humanistisches, aber auch medizinhistorisches Wissen sei daher sowohl für die wissenschaftliche und professionelle Identitätsbildung von Ärzten und Ärztinnen, aber auch für ForscherInnen im Bereich der Medizin und den angrenzenden theoretischen Fächern von bleibender Relevanz, was im deutschsprachigen Raum 2003, mit Einführung der neuen Approbationsordnung, zur Etablierung des Fachs Geschichte, Theorie und Ethik der Medizin führte.[3] Aus diesen Überlegungen heraus stellt sich bis heute die Frage, inwieweit geistes- und naturwissenschaftliches Grundlagenwissen die Basis für ein Medizinstudium bilden kann und soll.[4] Dieser Gedankenansatz ist allerdings nicht nur auf die Gegenwart bezogen, denn beschäftigt man sich näher mit den diversen Studienordnungen an der Wiener Universität, die sich inhaltlich sowohl auf die Medizinische als auch auf die Philosophische Fakultät bezogen, so erkennt man rasch, dass solche Diskussionen bereits verstärkt ab dem 18. Jahrhundert einerseits von Vertretern des Kaiserhauses, der Politik, aber auch Medizinern selbst geführt wurden und sich in verschiedenen Universitätsreformen manifestierten. Im Zuge dieser Universitätsreformen änderten sich, so die These dieses Beitrags, zwar immer wieder Inhalt und Dauer der philosophisch-naturhistorischen/naturwissenschaftlichen Grundausbildung, eine Aussage blieb aber bis ins 20. Jahrhundert unverändert: Die Medizinerin/der Mediziner benötigt ein philosophisch-naturhistorisches Wissen, bevor er/sie sich der theoretischen und praktischen Fachausbildung unterziehen durfte und darf. Tiefer greifende Veränderungen erfolgten bekanntlich 1848/49 durch die Universitätsreform des Ministers Leo Graf von Thun und Hohenstein (1811–1888), die die Vereinigung von Lehre und Forschung zum Ziel hatten und die »Rahmenbedingungen für ein Jahrhundert universitären Lebens in Österreich«[5] schufen, wie in einer kürzlich erschienenen Publikation umfassend dargestellt wird.[6] Aber auch im Zuge dieser Reform wurde am Grundsatz, dass der künftige Arzt, bzw. ab dem 20. Jahrhundert auch die künftige Ärztin eine fundierte naturwissenschaftliche und philosophische Vorbildung erhalten soll, nicht gerüttelt. In diesem Beitrag werden in Überprüfung dieser These die grundlegenden Veränderungen vor allem nach dieser umfassenden Universi-

3 Vgl. Stefan Schulz/Klaus Steigleder/Heinrich Fangerau/Norbert W. Paul (Hg.), *Geschichte, Theorie und Ethik der Medizin. Eine Einführung*, Frankfurt/Main: Suhrkamp 2006. – Ortrun Riha, *Grundwissen. Geschichte, Theorie, Ethik der Medizin*, Bern: Huber 2008.

4 Vgl. Riha, *Grundwissen*, 11–20.

5 Werner Ogris, *Die Universitätsreform des Ministers Leo Graf Thun-Hohenstein. Festvortrag anläßlich des Rektortages im Großen Festsaal der Universität Wien am 12. März 1999* (Wiener Universitätsreden 8), Wien: WUV 1999, 22.

6 Vgl. Christof Aichner/Brigitte Mazohl (Hg.), *Die Thun-Hohenstein'schen Universitätsreformen 1849–1860. Konzeption – Umsetzung – Nachwirkungen* (Veröffentlichungen der Kommission für Neuere Geschichte Österreichs 115), Wien–Köln–Weimar: Böhlau 2017.

tätsreform des Jahres 1848/49 im Detail untersucht. Um die Tragweite dieser Änderungen nachvollziehen zu können, ist es jedoch notwendig, als Vorgeschichte auf die Entwicklungen der Universitätsreformen ab dem Jahr 1774 einzugehen.

Bevor die eigentliche Thematik dieser Studie behandelt wird, sollen als Grundlage zum besseren Verständnis der Inhalte der Studienordnungen drei kurze Begriffsdefinitionen vorangestellt werden. Das 18. Jahrhundert brachte bedeutende Veränderungen in den Anschauungen der Wissenschaften, die sich vor allem durch das vermehrte Interesse an wissenschaftlichen Problemstellungen zeigten.[7] Unter Naturgeschichte verstand man zunächst eine beschreibende, seit Carl Linnés (1707–1778) 1735 erschienenem Werk *Systema natura* eine systematisierende Wissenschaft, die ausschließlich mineralogische, zoologische und botanische Objekte nach ihren äußerlichen Merkmalen charakterisierte. In der zweiten Hälfte des 18. Jahrhunderts und insbesondere ab der Einführung des Begriffs Biologie in unserem heutigen Sinn im Jahre 1802 wandelte sich die Naturgeschichte von einer Beschreibung der Lebewesen zur Wissenschaft des Lebens, gekennzeichnet durch die Anwendung naturwissenschaftlicher Methodik und Experimente, die Herausbildung von Fachdisziplinen und die Gründung von Fachgesellschaften.[8] Der Begriff Naturphilosophie bzw. Philosophie der Natur setzte sich im deutschen Sprachgebrauch erst im 18. Jahrhundert durch und befasste sich mit dem Verhältnis des Menschen zur Natur sowie mit dem Wesen und Entstehen der materiellen Außenwelt.[9]

Die theresianische Universitätsreform – *mache er mir tüchtige Ärzte*

Bis 1773 wurden die österreichischen Universitäten durch Mitglieder des Jesuitenordens verwaltet. Bereits zu Beginn des 18. Jahrhunderts wurde jedoch Kritik an den Lehrmethoden der Jesuiten laut, etwa an theologisch indoktrinierten Unterrichtsmaterialien, der Vernachlässigung historischer Kenntnisse

7 Vgl. Gernot Böhme/Wolfgang van den Daele/Wolfgang Krohn, *Experimentelle Philosophie. Ursprünge autonomer Wissenschaftsentwicklung*, Frankfurt/Main: Suhrkamp 1977.

8 Vgl. Herbert H. Egglmaier, *Naturgeschichte. Wissenschaft und Lehrfach. Ein Beitrag zur Geschichte des naturhistorischen Unterrichts in Österreich* (Publikationen aus dem Archiv der Universität Graz 22), Graz: Akademische Druck- und Verlagsanstalt 1988, 3–9. – Vgl. dazu auch: Stephen Finney Mason, *Geschichte der Naturwissenschaften in der Entwicklung ihrer Denkweisen*, Stuttgart: Verlag für Geschichte der Naturwissenschaft und der Technik 1991.

9 Vgl. Wolf Lepenies, *Das Ende der Naturgeschichte. Wandel kultureller Selbstverständlichkeiten in den Wissenschaften des 18. und 19. Jahrhunderts*, Frankfurt/Main: Suhrkamp, 1978. – Uwe Meixner (Hg.), *Schwerpunkt: Geschichte der Naturphilosophie*, Paderborn: Mentis 2004. – Hans-Dieter Mutschler, Naturphilosophie, Stuttgart: Kohlhammer 2002.

oder dem langatmigen Diktieren des Unterrichtsstoffs,[10] und vor allem der mangelhafte Zustand der weltlichen Fakultäten (Medizin und Jurisprudenz), die damals weit hinter dem westeuropäischen und deutschen Standard zurücklagen, moniert. Zudem gab es kaum Unterricht in naturgeschichtlichen Fächern, mit Ausnahme von Kräuterkunde, die beispielweise in Prag oder in Freiburg im Breisgau gelehrt wurde. Im medizinischen Bereich fehlten einerseits praxisorientierter Unterricht und andererseits studierte Ärzte. Die Hauptlast der medizinischen Versorgung der Bevölkerung trugen in dieser Zeit Bader und Wundärzte.[11] Dies führte zu weitreichenden Überlegungen seitens Erzherzogin Maria Theresias (1717–1780) und ihres Leibarztes Gerard van Swieten (1700–1772) betreffend eine Universitätsreform. Im Jänner 1749 legte van Swieten einen diesbezüglichen Plan vor, worin er vor allem die Bedeutung des botanischen und chemischen Grundlagenwissens für Medizinstudenten hervorhob. Demzufolge wurde noch im selben Jahr eine Lehrkanzel für Botanik und Chemie an der Universität Wien etabliert, nicht zuletzt auch um die Ausbildung der Pharmazeuten zu verbessern. 1752 wurde im Rahmen der Reformen der Philosophischen Fakultät der Universität Wien die Naturgeschichte in den philosophischen Fächerkanon aufgenommen.[12] In diesen Anfängen lag der Schwerpunkt des Unterrichts wohl eher auf Botanik und Mineralogie – und das obendrein in einem sehr bescheidenen Ausmaß –, während das Fach Zoologie im Allgemeinen an den Universitäten noch unberücksichtigt blieb. Im Jahre 1754 erwarb Maria Theresia die Heunischen Gartengründe am Rennweg, um einen botanischen Garten als »Hortus Medicus« anzulegen.[13] Generelles Ziel dieser Reformen war es, für die Medizinwissenschaft qualifizierte Forscher und für die praktische Heilkunde bestens ausgebildete Ärzte hervorzubringen – ein durchaus ambitioniertes Ziel, wobei Forschung nicht im Sinne heutiger wissenschaftlicher Zielsetzungen verstanden werden darf. Im Vordergrund stand das Unterrichten, die Aufgabe der Professoren war durch die Lehre und nicht durch experimen-

---

10 Vgl. Norbert Conrads (Hg.), *Die tolerierte Universität. 300 Jahre Universität Breslau 1702 bis 2002*, Stuttgart: Steiner 2004, 227–228.

11 Vgl. Felicitas Seebacher, *»Primum humanitas, alterum scientia«. Die Wiener Medizinische Schule im Spannungsfeld von Wissenschaft und Politik*, phil. Diss., Klagenfurt 2000, 24. – Marianne Acquarelli, Die Ausbildung der Wundärzte, in: Alexander Weber (Hg.), *Catalogus Chirurgorum. Die Prüfungsprotokolle der Wundärzte an der Universität Wien 1752–1822* (Familia Austria, Schriftenreihe Österreichische Gesellschaft für Genealogie und Geschichte 3), Wien: Verein Familia Austria 2017, 15–25. – Daniela Angetter, Des Doktors ehrvergessener Gehilfe – die Wundärzte in den Jahren 1751 bis 1785, in: Ebd., 5–13.

12 Vgl. Matthias Svojtka, Lehre und Lehrbücher der Naturgeschichte an der Universität Wien von 1749 bis 1849, in: *Berichte der Geologischen Bundesanstalt* 83 (2010), 48–61, 50.

13 Vgl. ebd., 48. – Marianne Klemun/Helga Hühnel, *Nikolaus Joseph Jacquin (1727–1817) – ein Naturforscher (er)findet sich*, Göttingen: V&R unipress 2017, 275–286.

telles Arbeiten und Erstellung von Publikationen definiert.[14] Änderungen versuchte man daher vor allem in Hinblick auf Unterrichtsmethoden, Prüfungen, aber auch Verwaltungsangelegenheiten durchzusetzen. Insbesondere wurde die Rückwendung von den Lehrbüchern hin zur Beobachtung der Natur und das Prinzip des klinischen Unterrichts – also das Lehren und Lernen am Krankenbett – eingeführt. Wien erhielt nach dem Vorbild der niederländischen Stadt Leiden 1754 die erste medizinische Universitätsklinik im deutschsprachigen Raum. Darüber hinaus sollte das ab 1755 in Wien bestehende anatomische Theater für die Praxisausbildung genutzt werden. Als zentrale Verwaltungsorganisation wurde 1760 die Studienhofkommission zur Regelung aller Studienangelegenheiten eingerichtet, die unter der Regentschaft Kaiser Leopold II. (1747–1792) 1790 durch die martinische Reform zwar kurzfristig abgeschafft, aber 1806 erneut eingeführt wurde. Lehrbücher mussten von staatlicher Seite approbiert werden. Seit Maria Theresia lag die Gesundheitsvorsorge der Bevölkerung in staatlicher Hand. Dies bedingte somit – anders als vergleichsweise im Deutschen Reich, wo beispielsweise die einheitliche Prüfungsordnung erst 1883 erreicht werden konnte, – eine Verstaatlichung der Universitäten und führte dazu, dass die Studienpläne künftig immer als gesetzliche Verordnungen erlassen wurden. Auch hinsichtlich der Kontrolle der Lehre war dies ein krasser Gegensatz beispielsweise zu den sogenannten Reformuniversitäten Halle oder Göttingen, die vor allem an den philosophischen Fakultäten bereits Ende des 17. und im 18. Jahrhundert die Freiheit der Lehre und die Selbstbestimmung der verwendeten Lehrmittel umsetzten.

1772 wurde in Wien verfügt, dass zur Aufnahme als Medizinstudent die Absolvierung des Studiums der Philosophie, insbesondere des darin inkludierten Teilbereichs Experimentalphysik, Voraussetzung war.[15] Im Verfassungsplan der Wiener Medizinischen Fakultät 1774 hieß es einleitend zur Ordnung des Studii Medici:

> »Ein Medicinae Studiosus muß vorläufig die ganze Phylosophie, besonders aber das Studium Historia naturalis und Physices experimentalis absolviret haben; dann kann

14 Vgl. Walter Höflechner, Österreich: eine verspätete Wissenschaftsnation?, in: Karl Acham (Hg.), *Geschichte der österreichischen Humanwissenschaften* (Band 1). *Historischer Kontext, wissenschaftssoziologische Befunde und methodologische Voraussetzungen*, Wien: Passagen 1999, 93–114, 95.

15 Vgl. Doctoren-Collegium der Wiener medizinischen Fakultät (Hg.), *Historische Darstellung der Entwicklung der medicinischen Fakultät zu Wien, nebst einer kurzen Uebersicht der wissenschaftlichen Leistungen des medicinischen Doctoren-Collegiums*, Wien: Zamarski, Universitäts-Buchdruckerei 1856, 11–12. – Vgl. auch: Kurt Mühlberger, Das »Antlitz« der Wiener Philosophischen Fakultät in der zweiten Hälfte des 19. Jahrhunderts. Struktur und personelle Erneuerung, in: Johannes Seidl (Hg.), *Eduard Suess und die Entwicklung der Erdwissenschaften zwischen Biedermeier und Sezession* (Schriften des Archivs der Universität Wien 14), Göttingen: V&R unipress 2009, 67–102, 70–71.

er In [sic] dem ersten Jahre die Anatomie, Chemie, und Botanie frequentiren, weilen diese Theil mit der Physique und historia naturali viele Verwandtschaft haben, und zu den folgenden vorläufig nöthig sind.«[16]

Betont wurde insbesondere, dass das Wissen aus allen drei »Naturreichen«, gemeint sind damit Zoologie, Botanik und Mineralogie, zur »Nahrung und Erhaltung des gesunden menschlichen Körpers als [auch] zur Heilung des Kranktens [sic] gebraucht«[17] werde. Für das philosophische Studium, das damals kein Studium im eigentlichen Sinne war, sondern mehr auf die Basisvermittlung von mathematisch-naturwissenschaftlichen Lehrinhalten abzielte, waren zwei Jahre anberaumt. Unterrichtet wurde das Fach Naturgeschichte an der Philosophischen Fakultät, aber unter der Kontrolle des medizinischen Studiendirektors.[18] Insgesamt wurden an der Universität Wien im Zuge der theresianischen Reform 1774 zehn neue Lehrstühle errichtet, nämlich 1. Logik, Ethik und Metaphysik, 2. Physik, 3. Mathematik, 4. Naturgeschichte, 5. und 6. zwei Kanzeln für Astronomie, 7. Ästhetik und Altphilologie, 8. Universalgeschichte, 9. Historische Hilfswissenschaften und 10. Kameralwissenschaften.[19] Dieses Wiener Vorbild sollte beispielgebend für alle anderen Universitäten im Habsburgerreich sein, eingeführt wurde der naturgeschichtliche Unterricht bis zum Ende der 1770er-Jahre aber neben Wien nur an den Universitäten in Prag, Innsbruck und Tyrnau (die 1777 nach Buda verlegt wurde).[20] Die naturgeschichtlichen Vorlesungen standen nicht nur den Hörern des philosophischen Studierkurses offen, sondern allen Interessierten, selbst wenn sie nicht im eigentlichen Sinne ein Studium absolvierten, wie etwa Fabrikanten, Handwerkern oder Bergwerksarbeitern.[21] Der wesentliche Grund für die Einführung eines naturwissenschaftlichen Basisunterrichts bestand in dem bereits angesprochenen geänderten Wissenschaftsverständnis der damaligen Zeit, demzufolge Wissenschaft eben nicht nur auf abstrakte Forschung und Lehre, sondern vor allem auf praktische Anwendbarkeit ausgerichtet sein sollte.[22] Insbesondere bei der Einführung neuer chirurgischer Instrumente, wie etwa die technische At-

16 Einleitung zum Verfassungs-Plan der Wienerischen-Medicinischen Facultät, Universitätsarchiv Wien [UAW], Med. Doktorenkollegium, Fasz. 1748–1799.

17 Votum von Anton von Störck, verfasst etwa zu Jahresbeginn 1783, Österreichisches Staatsarchiv [ÖStA], Allgemeines Verwaltungsarchiv [AVA], Studienhofkommission 4 in genere: Zl 110/1783.

18 Vgl. Rainhard Domanegg, Vom Philosophicum zur Philosophischen Fakultät, ein Beitrag zur österreichischen Geschichte, in: *historia scribere* 3 (2011), 317–357, 331.

19 Vgl. ebd., 331.

20 Vgl. Egglmaier, *Naturgeschichte*, 39.

21 Vgl. ebd., 43.

22 Vgl. ebd., 12.

mungsunterstützung, war beispielsweise physikalisches Grundlagenwissen dringend erforderlich.[23]

Bereits 1775 wurde der verpflichtende Besuch der naturgeschichtlichen Vorlesungen für Medizinstudenten jedoch wieder etwas gelockert, weil die dort vermittelten Inhalte immer noch den Charakter eines Propädeutikums hatten. In den in diesem Jahr im Druck erschienenen *Instituta facultatis medicae Vindobonensis* hieß es daher nur noch »manifestum est, neminem posse Medicinam intimus assequi, qui diligentius non perlustraverit, Naturalique Historiae cognoscendae animum non appulerit«[24], zu Deutsch, die Tiefen der Medizin bleiben denjenigen verborgen, die die Naturgeschichte nicht kennen[25]. Für Medizinstudenten war allerdings die Kenntnis der drei »Naturreiche« schon angesichts des pharmazeutischen Unterrichts relevant, weil die *Pharmacopoae Austriaco-provincialis* von 1774 bereits im ersten Teil eine Auflistung der Arzneistoffe getrennt nach pflanzlichen, mineralischen und tierischen Produkten enthielt.[26]

Die josephinische Universitätsreform – Heranbildung tüchtiger Staatsbeamten

Die Frage, wieviel humanistische Grundausbildung für einen Mediziner notwendig war und welchen Nutzen man aus diesem Basiswissen ziehen sollte, beschäftigte Politiker und Bildungsverantwortliche auch in der josephinischen Ära. Im Jahre 1780 erfolgte daher eine entscheidende Änderung, indem die Lehrkanzel für Naturgeschichte von der Philosophischen an die Medizinische Fakultät transferiert und dort unterrichtet wurde. Kaiser Joseph II. (1741–1790) bestimmte 1782 folgende Direktive für den medizinischen Unterricht:

> »Muß nichts den jungen Leuten gelehrt werden, was sie nachher entweder seltsam, oder gar nicht zum Besten des Staates gebrauchen, oder anwenden können, da die wesentlichsten Studien in Universitäten für die Bildung der Staatsbeamten nur dienen, nicht aber bloß zur Erziehung Gelehrter gewidmet sein müssen«.[27]

Dieser Gedankenansatz spiegelt die Forderung Joseph II. nach einem straff zentralistisch geführten Staatsapparat wider. Stand für Maria Theresia noch die

23 Vgl. Wolfgang U. Eckart, *Geschichte der Medizin*, 4. Auflage, Berlin–u. a.: Springer 2000, 242.

24 Störk, *Instituta Facultatis Medicae Vindobonensis*, 28.

25 Übersetzung D. A.

26 Vgl. Kurt Ganzinger, Geschichte der Pharmazie im Spiegel der österreichischen Pharmakopöen von Maria Theresia bis 1855, in: *Österreichische Apotheker-Zeitung* 26 (1972) 49, 861–868, 863.

27 Zit. nach: Erna Lesky, *Die Wiener medizinische Schule im 19. Jahrhundert* (Studien zur Geschichte der Universität Wien 6), Graz–Köln: Böhlaus Nachf. 1965, 302–303.

Heranbildung des effizienten Arztes in Verbindung mit Wissenschaftlichkeit im Vordergrund, hatte für Joseph II. die Universität in der Erziehung und Heranbildung von Studenten lediglich den Erfordernissen des Staates zu dienen. Das bedeutete unter anderem für ihn, Mediziner und vor allem Wundärzte möglichst rasch auszubilden. Eine kürzere Ausbildungszeit sparte Geld und deckte insbesondere den dringenden Bedarf an Militärärzten.[28] In Hinblick auf die medizinische Ausbildung verlangte er daher, dass die Medizinstudenten und künftigen Chirurgen im ersten Jahr Anatomie verbunden mit Physiologie lernten, darüber hinaus die Medizinstudenten Botanik und Chemie und die angehenden Wundärzte die Durchführung von Operationen, Bandagenlehre und Geburtshilfe. Im zweiten Studienjahr mussten Wundärzte die chirurgische und medizinische Praxis sowie die Geburtshilfe im Spital festigen. Damit war ihre Ausbildung abgeschlossen. Für die Medizinstudenten standen im zweiten Studienjahr die Materia medica (Wirkung und Anwendung von Heilpflanzen) sowie die Pathologie und im dritten Studienjahr die Spitalspraxis auf dem Stundenplan. Dann war auch ihre Ausbildung beendet.[29] Diese für Joseph II. wesentliche Forderung nach dem möglichst geringen Inhalt der naturwissenschaftlichen Grundausbildung für den Mediziner und die damit verbundene kürzere Studienzeit sollte rund 100 Jahre später in einem Konflikt zwischen den Chirurgen Theodor Billroth (1829–1894) und Johann Dumreicher (1815–1880) wieder aufgegriffen werden.

Um im Gegensatz zu Joseph II. den Wert einer naturhistorischen Allgemeinbildung zu verdeutlichen, initiierte 1783 Gerard van Swietens Sohn, der Diplomat Gottfried van Swieten (1733–1803), in seinem Entwurf für das philosophische Lehrfach die Errichtung einer eigenen Lehrkanzel für physikalische Erdbeschreibung und Naturgeschichte an der Philosophischen Fakultät.[30] Deren Ziel war es, allgemeine Naturgeschichte, vor allem auch in Hinblick auf physikalische Grundgesetze und physische Geographie zu vermitteln. Ab der Errichtung dieser Lehrkanzel war es für die Medizinstudenten zwar nicht gesetzlich verpflichtend, jedoch die Regel, dieses Ausbildungsangebot an der Philosophischen Fakultät zu nutzen, denn ein dem Staat nützlicher Arzt sollte vertiefende Kenntnisse aus dem gesamten Naturreich besitzen, um dem physiologischen Unterricht Folge leisten zu können.[31] Kaiser Joseph II. erteilte der Studienhofkommission aber bereits 1786 einen weiteren Auftrag zur Ausarbeitung eines neuen medizinischen Studienplans. Der Kaiser blieb hier bei seinen Ansichten,

28 Vgl. Acquarelli, Die Ausbildung der Wundärzte, 17.

29 Vgl. Akademischer Senat der Wiener Universität (Hg.), *Geschichte der Wiener Universität von 1848 bis 1898. Als Huldigungsfestschrift zum fünfzigjährigen Regierungsjubiläum seiner k. u. k. Apostolischen Majestät des Kaisers Franz Josef I.*, Wien: Hölder 1898, 252.

30 Vgl. Svojtka, Lehre und Lehrbücher der Naturgeschichte, 50.

31 Vgl. Egglmaier, *Naturgeschichte*, 56–58.

die Basisausbildung auf das Wesentlichste zu beschränken und sich von Ausbildungsbeginn an auf die medizinischen Inhalte zu konzentrieren. Gegenüber der Studienhofkommission betonte er, dass für die medizinische und chirurgische Ausbildung an allen Universitäten sieben Professoren genügten, darunter ein Professor für Chemie und Botanik, jedoch keiner für spezielle Naturgeschichte. Der vorgelegte Studienplan wich allerdings von den Vorstellungen des Kaisers etwas ab, wurde von diesem aber trotzdem genehmigt. Die Dauer der Ausbildung der Mediziner und höheren Wundärzte wurde nun mit vier Jahren festgelegt und auch bei den niederen Ärzten entschied man sich wieder für mehr theoretischen Unterricht. Neu war darüber hinaus die Abschaffung der Inauguraldissertation, die die Doktoranden der Medizin bis dahin vorlegen mussten. Stattdessen musste eine praktische Prüfung direkt am Krankenbett abgelegt werden.[32] 1810 wurde die Dissertation für den Erwerb des Doktorats in der Medizin wiedereingeführt und 1848 erneut abgeschafft. Eine der wesentlichsten Änderungen 1786 erfolgte jedoch durch die Zweiteilung des Lehrfaches Naturgeschichte, wobei spezielle Naturgeschichte an der Medizinischen Fakultät und allgemeine Naturgeschichte an der Philosophischen Fakultät eingerichtet wurden. Der Unterricht in allgemeiner Naturgeschichte war nur für jene Studenten verpflichtend, »die im Genuße eines Konviktplatzes, eines Stipendiums oder der Unterrichtsgeldbefreiung sich befinden« und hatte mehr den Charakter einer im heutigen Sinn außerordentlichen Vorlesung.[33] Unterschiedlich war auch der Stellenwert der Professoren. Das Prestige jener Professoren, die die naturwissenschaftlichen Fächer an der Medizinischen Fakultät unterrichteten, war wesentlich höher und manifestierte sich zudem in einem besseren Entlohnungsschema.[34] Die Trennung der Naturgeschichte in zwei unterschiedliche Fachbereiche bewirkte auch nicht den gewünschten Erfolg hinsichtlich einer strafferen und bedarfsorientierten Basiswissensvermittlung für Studenten, was in der ersten Hälfte des 19. Jahrhunderts weiterhin unter dem Einfluss führender Mediziner, aber auch der Regenten selbst, zu zahlreichen Änderungen der Studienordnungen führte.

32 Vgl. ebd., 252–253.

33 Zit. nach: Helmut W. Flügel, *Geologie und Paläontologie an der Universität Graz 1761–1976* (Publikationen aus dem Archiv der Universität Graz 7), Graz: Akademische Druck- und Verlagsanstalt 1977, 13.

34 Vgl. Bestand der Studienhofkommission, ÖStA, AVA, Studienhofkommission 4 Phil., Geschichte: Zl 151/1784.

Viele Versuche – aber kaum Auswirkungen auf die Bildungspolitik

Die oben erwähnte Trennung der Naturgeschichte in eine allgemeine und eine spezielle sorgte rasch für Diskussionen unter Medizinern und war mit ein Grund für die nächsten Änderungen im medizinischen Curriculum. 1798 legte Johann Peter Frank (1745–1821), damaliger Direktor des Wiener Allgemeinen Krankenhauses, einen Studienplanentwurf einerseits für das medizinische Curriculum und andererseits für die Ausbildung von Chirurgen, Hebammen und Pharmazeuten vor. Frank, der sich vor allem als Reorganisator des Medizinstudiums in Pavia Verdienste erwerben konnte, schien damals der beste Fachmann für Verbesserungsvorschläge in fachlichen und organisatorischen Fragen der medizinischen und chirurgischen Ausbildung zu sein.[35] Als Basis diente ihm der Entwurf eines medizinischen Studienplans des Politikers und Schulreformers Johann Melchior Birkenstock (1738–1809) aus dem Jahr 1795, der jedoch nie öffentlich zur Diskussion gestellt wurde.[36] Birkenstock, der nach seinem Studium in Göttingen und Erfurt 1763 in österreichische Staatsdienste trat, besuchte im Rahmen einer Studienreise durch Deutschland dortige Lehr- und Erziehungsanstalten und legte als Angehöriger der neuen Studien-Revisionskommission weit vorausweisende Denkschriften zur Neuordnung des Schul- und Erziehungswesens vor. Er trat vehement für die Stellung der Naturgeschichte als Wissenschaft ein und erachtete sie nicht nur als grundlegend für den Mediziner, sondern für alle Fachrichtungen. Ebenso verlangte er die Aufhebung der 1786 erfolgten Trennung in eine allgemeine und in eine spezielle Naturgeschichte. Er befürchtete, dass die Kenntnisse über die allgemeine Naturgeschichte, die Studenten im Rahmen des philosophischen Einführungsunterrichts, eines zwischen dem 15. und 17. Lebensjahr an einer Universität oder an einem Lyceum zu absolvierenden Vorstudiums, erlernten, drei Jahre später zu Beginn des Medizinstudiums bereits wieder vergessen wären. Zudem schloss er sich der Meinung der Professoren für spezielle Naturgeschichte an, die die Trennung der beiden Fächer als unnötig erachteten und plädierte für die Rückführung der Naturgeschichte zu einem gemeinsamen Fach. Weiters vertrat er die Ansicht, die Naturwissenschaften müssten an der Philosophischen Fakultät angesiedelt sein, Chemie und Botanik bedürften ebenso wie die Elementaranatomie eigener Lehrstühle, zoologisches und physiologisches Grundwissen wären für Mediziner entscheidend, sollten aber verstärkt im Rahmen des Medizinstudiums unterrichtet werden und die naturwissenschaftliche Vorbildung

35 Vgl. Egglmaier, *Naturgeschichte*, 77.

36 Vgl. Bestand der Studienrevisionshofkommission, Haus-, Hof- und Staatsarchiv [HHStA], Studienrevisionshofkommission, Kt. 23, Zl 3846/1801.

sollte im dritten Jahr des Lyceumbesuchs absolviert werden.[37] Hier nahm Frank bereits einige Überlegungen vorweg, die später in der Thun-Hohenstein'schen Studienreform umgesetzt wurden.

In der Studienordnung von 1804[38], die auf den kaiserlichen Leibarzt, Protomedicus und Direktor der Medizinischen Fakultät Andreas Joseph Stifft (1760–1836) zurückging, wurde die Dauer des Medizinstudiums von vier auf fünf Jahre verlängert.[39] Kaiser Franz (II.) I.[40] (1768–1835) verlangte in seinem Bestreben, moralisch und staatspolitisch verlässliche Bürger, Beamte und Ärzte heranzubilden, »drey Jahrgänge Logik, Physik und Methaphysik« als Vorbereitung zum Jus- und Medizinstudium – die Metaphysik wurde allerdings später als unnötig für den Medizinstudenten erachtet und daher 1824 wieder gestrichen.[41] 1804 wurde zudem der Unterricht von Staatsarzneikunde für Hörer des 5. Jahrgangs eingeführt, wobei im Wintersemester »Gerichtsmedizin« und im Sommersemester »Medizinische Polizei« vorgetragen wurden. Gegenstand dieser Fächer waren vor allem Regeln und Pflichten für den Arzt, aber auch der Umgang mit PatientInnen, mit dem Ziel ein Bewusstsein für ein verbessertes Gesundheitswesen zu schaffen.[42] Allerdings musste sich dieser Plan den Vorwurf gefallen lassen, nicht zukunftsorientiert zu sein und es verabsäumte, das Lehrangebot den damaligen Erfordernissen, nämlich der Notwendigkeit einer öffentlichen Gesundheitspflege und einer sozialen Fürsorge für alle Untertanen, anzupassen.[43] Daher kam es bereits ein Jahr später zu einer Abänderung dieses Studienplans. Jener von 1805 setzte sich ebenfalls zum Ziel, aus den philosophischen Lehranstalten treue und religiöse Staatsdiener hervorzubringen,[44] und sah für die ersten beiden Studienjahre fünf verpflichtende philosophische Fächer[45] vor, während im dritten Studienjahr je nach Studienziel unterschiedliche

37 Vgl. Egglmaier, *Naturgeschichte*, 78.

38 Vgl. Plan zu einer gleichmäßigen auf allen Universitäten der österreichischen Monarchie zu beobachtenden Studienordnung, in Bezug auf Arzneykunde, Wundarzneykunst und Pharmacie, *Medizinisch chirurgische Zeitung*, 6.5.1804, 193–208.

39 Vgl. Doctoren-Collegium, *Historische Darstellung*, 13.

40 Franz war als Franz II. 1792–1806 Kaiser des Heiligen Römischen Reiches und als Franz I. 1804–1835 Kaiser von Österreich.

41 Vergleiche dazu auch die Ausführungen von Carl Rokitansky über seinen Studienplan, in: Seebacher, *»Primum humanitas, alterum scientia«*, 48–50.

42 Vgl. Egglmaier, *Naturgeschichte*, 91–93.

43 Vgl. Herbert Hans Egglmaier, *Geschichte der pharmazeutischen Ausbildung in Österreich* (Teil 1). *Die Ausbildung der Apotheker und Pharmazeuten in den Ländern des Habsburgerreiches bis 1853* (Publikationen aus dem Archiv der Universität Graz 14/1), Graz: Akademische Druck- und Verlagsanstalt 1985, 58.

44 Vgl. Rudolf Kink, *Geschichte der kaiserlichen Universität zu Wien* (Band 1). *Geschichtliche Darstellung der Entstehung und Entwicklung der Universität bis zur Neuzeit. Sammt urkundlichen Beilagen*, Wien: Carl Gerold & Sohn 1854, 603.

45 Im 1. Studienjahr: theoretische Philosophie, griechische Sprache, Religionslehre, Mathematik, Universalgeschichte; im 2. Studienjahr: praktische Philosophie, griechische Sprache,

Fächer gehört werden mussten. Für alle Theologie-, Jus- und Medizinstudenten waren Religionslehre und klassische Literatur obligatorisch, angehende Ärzte mussten darüber hinaus Vorlesungen zu griechischer Philologie und allgemeiner Naturgeschichte hören. Weiters stand eine breite Auswahl an Wahlfächern zur Verfügung, die aber nur in geringem Ausmaß frequentiert wurden, sodass den Studenten durchwegs bloß mäßige philosophische und historische Kenntnisse beschieden werden konnten. Somit galt auch dieser Studienplan als gescheitert.[46] Im Jahre 1810 wurde daher ein weiterer Studienplan vorgelegt, der im Wesentlichen eine neue Fächerverteilung berücksichtigte und der vor allem die medizinisch-naturwissenschaftliche Vorbildung betraf. Insbesondere wurde der immer wichtiger werdenden Chemie und ihrer Experimente für Mediziner und Pharmazeuten mehr Bedeutung beigemessen und der verpflichtende Besuch von Vorlesungen in diesem Fachgebiet auf zwei Semester ausgedehnt.[47] Verbesserungen sollten auch im anatomischen Unterricht spürbar werden, einerseits durch die Erhebung der Prosektoren zu ordentlichen Professoren und andererseits durch die Errichtung neuer bzw. der Aufstockung vorhandener anatomisch-pathologischer Sammlungen. Regelungen wurden zudem hinsichtlich der Prüfungsvorschriften erlassen.[48] Doch aufgrund dessen, dass seit der Einführung des Studienplans von 1805 der Notendurchschnitt bei den Prüfungen merklich gesunken war und damit das allgemeine Bildungsniveau der Studenten weiterhin stark zu wünschen übrig ließ, erstattete die Studienhofkommission Ende Oktober 1812 sogar eine Anzeige. Man kritisierte einerseits, dass die Professoren zu unterschiedliche Lehrinhalte vortrugen, monierte andererseits aber auch, dass die Anforderungen an die Studenten wohl doch zu hoch waren.[49] Um mehr Einheitlichkeit zu erreichen, wurde daher 1818 eine Revision aller Studienpläne angeordnet, die nach langwierigen Verhandlungen aber erst 1824 in Kraft trat. Verpflichtend mussten nun Religionswissenschaft, Philosophie, reine Elementarmathematik, Physik und lateinische Philologie besucht werden, der philosophische Einführungsunterricht wurde wieder auf zwei Jahre verkürzt und außerdem für den ersten Jahrgang Naturgeschichte und für den zweiten Weltgeschichte (Universalgeschichte) empfohlen. Betreffend die Universalgeschichte wurde allerdings argumentiert, dass das diesbezügliche im Gymnasium vermittelte Wissen grundsätzlich als ausreichend zu erachten wäre, sodass dieses

Religionslehre, Physik und Universalgeschichte. Vgl. dazu: Domanegg, Vom Philosophicum zur Philosophischen Fakultät, 337–338.

46 Vgl. ebd., 338.

47 Vgl. Egglmaier, *Naturgeschichte*, 112.

48 Vgl. Herbert Hans Egglmaier, *Das medizinisch-chirurgische Studium in Graz. Ein Beispiel für den Wandel staatlicher Zielvorstellungen im Bildungs- und Medizinalwesen* (Dissertationen der Universität Graz 50), Graz: dbv – Verlag für die Technische Universität Graz 1980, 88.

49 Vgl. Kink, *Geschichte der kaiserlichen Universität zu Wien*, 605.

Fach nur fakultativ angeboten wurde.[50] Die übrigen Freifächer wie Naturgeschichte, Erziehungskunde, österreichische Staatengeschichte, historische Hilfswissenschaften, klassische Literatur, griechische Philosophie, Ästhetik, Geschichte der Philosophie, Landwirtschaftslehre und diverse Sprachen, darunter Deutsch, Italienisch oder slawische Sprachen, konnten von interessierten Studenten zusätzlich besucht werden.[51] Eine weitere Studienordnung von 1833 brachte kaum Änderungen. Die Ophthalmologie und die Vorbereitungswissenschaften (Physik, Chemie, Botanik) wurden obligat, der Unterricht in Ophthalmologie sowie in Chemie ausgeweitet und die Studienzeit für den niederen Kurs der Wundärzte um ein Jahr verlängert.[52]

Der Studienplan von 1846 verpflichtete Mediziner - angelehnt an das Humboldt'sche Bildungsideal[53], das in einer Fachausbildung einen grundlegenden Anspruch auf vorausgehende Allgemeinbildung fordert, - im ersten Studienjahr im Ausmaß von 18 Stunden Logik/Philosophie, Elementarmathematik, klassische Literatur und Universalgeschichte, im zweiten Studienjahr Metaphysik, Experimentalphysik, klassische Literatur sowie Mineralogie/Botanik, ebenfalls im Ausmaß von 18 Stunden, und im dritten Studienjahr 16 Stunden Geschichte der Philosophie, Ästhetik, Zoologie und Chemie zu absolvieren.[54] Diese ständigen Änderungen und Adaptierungen im Lehrplan der Universität, die dazu beitragen sollten, dem Studenten ein allgemeines Grundlagenwissen zu vermitteln, führten allerdings zu herber Kritik innerhalb der österreichischen Universitäten, weil nach wie vor die staatliche Kontrolle über die Lehre sowie die Erziehung des Studenten zum gehorsamen Staatsbeamten im Vordergrund standen und nicht die Heranbildung von Fachkräften und Wissenschaftlern. Die Universitäten waren in der ersten Hälfte des 19. Jahrhunderts in Österreich noch immer alles andere als Orte der Forschung. An den Universitäten wurde gelehrt - geforscht wurde neben deren eigentlichen Aufgaben an Einrichtungen des Hofes und anderen außeruniversitären staatlichen Instituten.[55] Gleichzeitig wollte man

50 Vgl. ebd., 606–608. – Helmut Engelbrecht, Das österreichische Gymnasium zwischen 1790 und 1848, in: Gerda Mraz, *Österreichische Bildungs- und Schulgeschichte von der Aufklärung bis zum Liberalismus*, Eisenstadt: Selbstverlag des Instituts für Österreichische Kulturgeschichte 1974, 99–117. – Peter Stachel, Das österreichische Bildungssystem zwischen 1749 und 1918, in: Karl Acham (Hg.), *Geschichte der österreichischen Humanwissenschaften* (Band 1). *Historischer Kontext, wissenschaftssoziologische Befunde und methodologische Voraussetzungen*, Wien: Passagen 1999, 115–146.

51 Vgl. Mühlberger, Das »Antlitz« der Wiener Philosophischen Fakultät, 75.

52 Vgl. Theodor Puschmann, *Die Medizin in Wien während der letzten 100 Jahre*, Wien: Perles 1984, 193.

53 Vgl. Michael N. Forster, Humboldts Bildungsideal und sein Modell der Universität, in: Michael Dreyer/Michael Forster/Kai-Uwe Hoffmann/Klaus Vieweg (Hg.), *Die Bildung der Moderne*, Tübingen: Francke 2013, 11–38.

54 Vgl. Domanegg, Vom Philosophicum zur Philosophischen Fakultät, 342.

55 Als Beispiele für außeruniversitäre Forschungsinstitutionen sind zu nennen: naturhistori-

durch die Konzentration der Universität auf die Lehre auch jede Form von aufkeimendem liberalem Gedankengut sofort im Keim ersticken, da gerade die Studenten als potenziell revolutionär und empfänglich für liberale Ansichten galten.[56] Der Philologe Salomon Frankfurter (1856–1941) stellte die Universitäten in seiner Biografie über Thun-Hohenstein als

> »zusammenhangloses Gemenge von theologischen, medicinischen und juristischen Fachschulen dar, die nur die Aufgabe hatten, dem Staat gute Beamte zu liefern, denn ›wir brauchen nur gute Beamte, keine Gelehrten‹ und ›die leitende Classe solle nicht mit Kenntnissen luxuriren‹. Ein gelehrtes Studium, das die Pflege der Wissenschaft als Selbstzweck betrachtet, gab es nicht und die Universität war ein Körper ohne Seele, da ihr das fehlte, was sie erst zu einer universitas litterarum macht: die philosophische Fakultät.«[57]

Der Pathologe Carl Rokitansky (1804–1878) formulierte es ebenfalls treffend: Die Universitäten in der Habsburgermonarchie waren im Vormärz »von den Regierungen beaufsichtigte, bevormundete Staatsanstalten«.[58]

All diese Versuche, den Medizinstudenten ein fundiertes naturhistorisches bzw. naturwissenschaftliches Basiswissen zu vermitteln, auf dem die medizinische Ausbildung fußen kann, wurden vor allem durch den Wandel von der Beobachtungsmedizin, die sich damit begnügte, die Diagnose und nicht die Heilung in den Vordergrund zu stellen, hin zur experimentellen, naturwissenschaftlich orientierten Medizin besonders bedeutsam.

Im 18. und beginnenden 19. Jahrhundert galt noch die Vier-Säfte-Lehre als Grundlage für jede medizinische Therapie, den kosmischen Influenzen wurde Einfluss auf Physiologie, Pathologie und die Ausbreitung von Epidemien zugesprochen und die Auswirkungen klimatischer Verhältnisse hielt man relevant für Krankheitskonstitutionen. Ab der Mitte des 19. Jahrhunderts sollte die Neuorientierung des diagnostischen Blicks und des therapeutischen Angebots der

---

sche Sammlungen, Hofbibliothek, Münzkabinett, Kunst- und Antiquitätenkabinett, Orientalische Akademie, Haus-, Hof- und Staatsarchiv, polytechnische Institute, kaiserliche Akademie der Wissenschaften etc.; vgl. auch: Höflechner, Österreich: eine verspätete Wissenschaftsnation?, 107. – Fritz Steininger/Daniela Angetter/Johannes Seidl, *Zur Entwicklung der Paläontologie in Wien bis 1945* (Abhandlungen der Geologischen Bundesanstalt 72), Wien: Selbstverlag Geologische Bundesanstalt 2018, 15–23. – Richard Meister, *Geschichte der Akademie der Wissenschaften in Wien 1847–1947* (Denkschriften der Gesamtakademie 1), Wien: Holzhausen 1947.

56 Vgl. Thomas Maisel, Lehr- und Lernfreiheit und die ersten Schritte zu einer Universitäts- und Studienreform im Revolutionsjahr 1848, in: Aichner/Mazohl, *Die Thun-Hohenstein'schen Universitätsreformen*, 99–117, 104.

57 Salomon Frankfurter, Thun-Hohenstein, Graf Leo von, in: Historische Kommission bei der Bayerischen Akademie der Wissenschaften (Hg.), *Allgemeine Deutsche Biographie* (Band 38), Leipzig: Duncker & Humblot 1894, 178–212.

58 Carl Rokitansky, *Zeitfragen betreffend die Universität mit besonderer Beziehung auf Medizin*, Wien: Sallmayer 1863, 26.

Medizin infolge der technischen Entwicklungen, wie beispielsweise des Mikroskops, beziehungsweise der Durchbruch der Naturwissenschaften der Ärzteschaft zu einem neuen Krankheitsverständnis verhelfen. Die Kliniker forschten nach den physikalischen Ursachen von krankhaften Organveränderungen, medizinische Befunde an Lebenden wurden mit pathologischen Befunden verglichen, um neue Erkenntnisse betreffend Krankheitsentstehung und Therapiemöglichkeiten zu gewinnen.[59] Weiters wurde der Arzt zum Anwalt für die Bevölkerung und die Gesamtbevölkerung zur Patientin oder potenziellen Patientin erklärt und unter die Obhut der Ärzteschaft gestellt.[60] Das Wohl aller PatientInnen lag im Interesse des Staates. Seuchengesetzgebung, Lebensmittelüberwachung oder Hygienebestimmungen, um nur drei Bereiche des täglichen Lebens zu nennen, von denen man annahm, dass sie gesundheitsrelevant seien, wurden gesetzlichen Bestimmungen untergeordnet. Die Entwicklung neuer Ballungszentren stellte die Ärzte ebenfalls vor neue Herausforderungen, unter anderem in Hinblick auf Seuchenprophylaxe.[61] Deutlich wurde diese Richtungsänderung von der Naturphilosophie hin zur Naturwissenschaft auch in der Gesellschaft der Ärzte in Wien, in deren wissenschaftlichen Sitzungen pathologisch-anatomische Befunde und diagnostische Hilfsmittel wie Perkussion und Auskultation ebenso thematisiert wurden wie die Rolle von Chemie und Physik in den biologischen Abläufen.[62]

Immerhin wurde man sich bereits ab den 1830er-Jahren immer mehr der Tatsache bewusst, dass das Vermitteln von Grundlagenwissenschaften, wie dies an der Philosophischen Fakultät erfolgte, allein nicht ausreichte, um den Ruf einer Wissenschaftsnation begründen zu können. Im Gegenteil, Österreich hatte dringend Reformen nötig, um gegenüber den deutschen Universitäten konkurrenzfähig zu werden.[63] Die Feststellung der Relevanz, Wissen nicht nur zu übernehmen und weiter zu geben, sondern neue Erkenntnisse zu erforschen, führte auf der einen Seite zu einer entsprechenden Adaptierung der Lehrpläne und auf der anderen Seite zu einer weitreichenden Universitätsreform mit gra-

59 Siehe dazu den Beitrag »Das Handbuch der pathologischen Anatomie und seine Auswirkung auf Carl Freiherr von Rokitanskys internationale Verbindungen« von Ursula Rokitansky-Tilscher in diesem Band.

60 Vgl. Paul U. Unschuld, Der Patient als Leidender und Kunde, in: *Deutsches Ärzteblatt* 103 (2006) 17, A1136–A1139.

61 Vgl. Eckart, *Geschichte der Medizin*, 251–256.

62 Vgl. Karl Heinz Tragl, *Geschichte der Gesellschaft der Ärzte in Wien seit 1838 als Geschichte der Medizin in Wien*, Wien–Köln–Weimar: Böhlau 2011, 26–28.

63 Vgl. Katharina Kniefacz/Elisabeth Nemeth/Herbert Posch/Friedrich Stadler (Hg.), *Universität – Forschung – Lehre. Themen und Perspektiven im langen 20. Jahrhundert* (650 Jahre Universität Wien – Aufbruch ins neue Jahrhundert 1), Göttingen: V&R unipress 2015, 225.

vierenden Änderungen sowohl an der Philosophischen als auch an der Medizinischen Fakultät.[64]

Die Thun-Hohenstein'sche Universitätsreform als Zentralisation von Forschung und Lehre

Die bereits oben erwähnte Zweiteilung der naturwissenschaftlichen Fächer in die allgemeine und die spezielle Naturgeschichte und ihr Unterricht teils an der Medizinischen, teils an der Philosophischen Fakultät, blieb bis zur großen Universitätsreform von Thun-Hohenstein 1849 bestehen. Erst Thun-Hohenstein, ab dem Sommer 1849 Minister für Cultus und Unterricht, leitete durch die völlige Umgestaltung der österreichischen Universitäten eine gänzlich neue Phase im universitären Bereich ein. Bereits im März 1848 wurde die Studienhofkommission durch das Ministerium des öffentlichen Unterrichts (ab 1849 k. k. Ministerium für Cultus und Unterricht) abgelöst, eine Woche später die Lehr- und Lernfreiheit an den Universitäten propagiert, weiters die Habilitationen eingeführt sowie bei der Besetzung von Lehrkanzeln das Konkursverfahren durch das Berufungsverfahren ersetzt.[65] Eine wichtige Maßnahme war die Umgestaltung der österreichischen Universitäten von bloßen Lehranstalten mit einem festgesetzten Lehrplan zu Stätten der wissenschaftlichen Forschung. Die philosophischen Fakultäten verloren durch diese Reform ihren rein auf das Studium an den drei höheren Fakultäten (Medizin, Theologie und Jus) vorbereitenden Charakter und wurden zu wissenschaftlichen Fakultäten. Dafür hatte sich der Philosophieprofessor Franz Exner (1802–1853) bereits 1846 in einem Bericht für die Studienhofkommission stark gemacht.[66] Zur Aufwertung der philosophischen Fakultäten wurden die naturwissenschaftlichen Fächer von den medizinischen an die philosophischen Fakultäten transferiert, wobei aber ihr Studium für Medizinstudenten verpflichtend blieb. Infolge der Aufwertung der philosophischen Fakultät wurde eine Reform der Gymnasien nötig, die nun die propädeutischen philosophischen Lehrinhalte vermitteln sollten. Daher wurden diese auch von sechs auf acht Jahre verlängert. Die abgelegte Matura war Voraussetzung für die Zulassung zum Studium.[67] Zusätzlich wurde durch die Re-

64 Vgl. Höflechner, Österreich: eine verspätete Wissenschaftsnation?, 101.

65 Vgl. Walter Höflechner, *Die Thun'schen Reformen im Kontext der Wissenschaftsentwicklung in Österreich*, in: Aichner/Mazohl, *Die Thun-Hohenstein'schen Universitätsreformen*, 28–52, 35.

66 Vgl. auch: Flügel, *Geologie und Paläontologie*, 14.

67 Vgl. Christof Aichner/Brigitte Mazohl, »Für Geist und Licht! ... Das Dunkel schwand!« Die Thun-Hohenstein'schen Universitätsreformen, in: Aichner/Mazohl, *Die Thun-Hohenstein'schen Universitätsreformen*, 13–27, 13–17, 19.

form von 1849 für die Fächer Mineralogie, Botanik, Zoologie und Chemie je eine eigene Lehrkanzel geschaffen. Diese längst fällige Maßnahme war bereits in einer Bildungsdiskussion um 1800 angedacht worden und beinhaltete die Definition der »unteren« Fakultäten als Orte der gesamten Wissenschaft – also noch als Propädeutikum – und die »oberen« Fakultäten als Orte der Spezialisierung – quasi als speziell-wissenschaftliche Ausbildung. Damit war die Basis für ein Aufstreben der naturwissenschaftlichen Forschung gelegt.[68]

Für die medizinische Studienrichtung legte Ernst Feuchtersleben (1806–1849), Mediziner und Unterstaatssekretär im Ministerium des öffentlichen Unterrichts, im Mai 1848 einen Lehrplanentwurf vor. Darin empfahl er den Studenten den Besuch der Lehrveranstaltungen in einer bestimmten Reihenfolge unter dem Motto Theorie vor Praxis, bestand auf die Möglichkeit der freien Wahl der Vortragenden, plädierte für die Aufhebung der getrennten Graduierungen von Ärzten und Chirurgen sowie für die Einrichtungen von diversen neuen Instituten. Darüber hinaus wurden im Zuge der Thun-Hohenstein'schen Reform etliche Speziallehrkanzeln wie die Lehrkanzel für Haut- und Geschlechtskrankheiten, jene für Kinderheilkunde oder jene für Histologie als außerordentliche Lehrkanzeln errichtet. Auch der Forderung nach Doppellehrkanzeln, wie etwa in der internen Medizin oder der Chirurgie, wurde stattgegeben. Deutlich strich Feuchtersleben die Notwendigkeit einer tüchtigen Vor- und Ausbildung im Bereich der Naturwissenschaften und Philosophie für angehende Mediziner heraus.[69] Im August 1848 wurde die Abfassung der Dissertation als Voraussetzung für das medizinische Doktorat abgeschafft und die Rigorosen dafür als ausreichend erachtet.[70] An der Durchsetzung einer medizinischen Rigorosenordnung scheiterte Thun-Hohenstein allerdings und somit blieb diesbezüglich der Lehrplan aus 1833 bis zur Rigorosenordnung 1872 unverändert.[71]

Die Reformen von 1848/49 sollten sich in weiterer Folge auch auf die medizinisch-chirurgischen Lehranstalten auswirken, die nicht mehr als zeitgemäß empfunden wurden. Mit einem Erlass vom 13. August 1848 erfolgte die Aufhe-

68 Vgl. Bestand der Studienrevisionshofkommission, HHStA, Studienrevisionshofkommission, Kt. 5, Zl 3508/1798. – Mühlberger, Das »Antlitz« der Wiener Philosophischen Fakultät, 92. – Elmar Schübl, *Mineralogie, Petrographie, Geologie und Paläontologie. Zur Institutionalisierung der Erdwissenschaften an österreichischen Universitäten, vornehmlich an jener in Wien, 1848–1938* (Scripta geo-historica 3), Graz: Grazer Universitätsverlag 2010, 67. – Allerunterthänigster Vortrag des treugehorsamsten Ministers des Cultus und des Unterrichtes, Leo Grafen v. Thun, *Wiener Zeitung*, 14.10.1849, 2844–2845.

69 Vgl. Maisel, Lehr- und Lernfreiheit, 111–112. – Franz Gall, *Alma Mater Rudolphina 1365–1965. Die Wiener Universität und ihre Studenten*, herausgegeben von der Österreichischen Hochschülerschaft an der Universität Wien, 3. Auflage, Wien: Austria Press 1965, 24.

70 Vgl. Maisel, Lehr- und Lernfreiheit, 112.

71 Vgl. Lesky, *Wiener medizinische Schule*, 124.

bung des niederen chirurgischen Studiums – eine Anordnung, die in der Monarchie jedoch erst später zum Tragen kam. Dies sollte nämlich frühestens durch die Gründung der medizinischen Fakultäten in Graz (1863) und Innsbruck (1869) erfolgen. 1871 wurde die Aufhebung der medizinisch-chirurgischen Lehranstalten definitiv bestimmt, die letzten Rigorosen erfolgten im Studienjahr 1874/75.[72]

»Naturwissenschaftliche Erkenntnisse« als Basis für Diagnose und Therapie

Im Protokoll über die Behandlung der Universitätsreform in den Sitzungen der Ministerkonferenzen in den Jahren 1853/54 hieß es, dass der Mediziner »bevor er die Klinik besuchen könne, er früher die theoretische Medizin studirt haben müsse, und zu dieser selbst nicht eher zugelassen werde, bis er nicht die vorbreitenden naturwissenschaftl. Studien [Mineralogie, Botanik, Zoologie und Chemie] gemacht hat.«[73] Des Weiteren wurde eine vertiefende Ausbildung in Physik verlangt, da in Hinblick auf die raschen Entwicklungen speziell in der Elektrizität, dem Galvanismus und Magnetismus – entgegen der Ansicht der Thun-Hohenstein'schen Universitätsreform – das Gymnasialwissen als Basiswissen für das Studium nicht mehr als ausreichend erachtet wurde. Der damalige Justizminister Karl Krauß (1789–1881) ging in der Diskussion sogar noch einen Schritt weiter und forderte für Mediziner einen philosophischen Jahrgang als Vorbereitungsstudium, in dem Fächer wie Logik, Metaphysik, Ethik und Physiologie nicht fehlen dürften.[74]

1853 legte das k. k. Ministerium für Cultus und Unterricht der Öffentlichkeit die Denkschrift *Die Neugestaltung der österreichischen Universitäten* vor.[75] Erklärtes Ziel war es, die österreichischen Universitäten zu international konkurrenzfähigen Unternehmen auszugestalten sowie dem Auftrag der Pflege der Wissenschaften nachzukommen nach dem Gedankenansatz: »Wissenschaftliche Forschung und Wissensvermittlung in der Lehre sind Formen des Strebens nach Erkenntnis, und Universitäten sind zuallererst Orte der Erkenntnisarbeit.«[76] Dies machte einerseits die Berufung einer großen Anzahl an ausländi-

72 Vgl. ebd.

73 Hans Lentze, *Die Universitätsreform des Ministers Graf Leo Thun-Hohenstein*, Graz–Köln–Wien: Böhlau 1962, 322.

74 Vgl. ebd.

75 Vgl. Ministerium für Cultus und Unterricht (Hg.), *Die Neugestaltung der österreichischen Universitäten über Allerhöchsten Befehl dargestellt von dem k. k. Ministerium für Kultus und Unterricht*, Wien: k. k. Hof- und Staatsdruckerei 1853.

76 Schübl, *Mineralogie, Petrographie, Geologie und Paläontologie*, 13.

schen Professoren an die Universität Wien nötig, da man es bislang verabsäumt hatte, eigenen wissenschaftlichen Nachwuchs zu fördern, anderseits wurde aber auch die Errichtung moderner Forschungslaboratorien obligat.[77]

Im Jahre 1863 unterstrich Carl Rokitansky nochmals die Bedeutung des naturwissenschaftlichen und philosophischen Basiswissens für den angehenden Mediziner, vor allem auch in Hinblick auf die Schulung der Beobachtungsgabe, mit den Worten

> »Der Mediciner hat als Studirender und als selbstständiger Arzt unzählige Veranlassungen, vom Menschen als seinem nächsten Objecte zurückzuschauen bis in das Reich der unorganischen Natur, ja an ihn vor Allem, als den Träger von Cultur und Wissen, werden in unzähligen Fällen, auf öffentlichen und privaten Anlaß, Fragen gestellt werden, deren Beantwortung man in der gerechtfertigten Voraussetzung seines Bewandertseins in diesen Wissenschaften von ihm erwartet«[78]

und legte den Studenten eine gründliche Allgemeinbildung ans Herz.[79]

Gleichzeitig warnte er aber davor, diese Basisausbildung zu überdimensionieren, worunter der Unterricht in den klinischen Fächern leiden könnte. Er schlug eine Reform dieses Einführungsunterrichts dahingehend vor, dass statt einer »sachlichen Durchbildung«, wie er es nannte, die Kenntnis jenes Überblickswissens vom Prüfungskandidaten nachgewiesen werden sollte, das für die Erforschung des Organismus, für die Symptomatologie sowie für die Diagnose von Krankheiten, aber auch für die medizinische Anwendung von Pflanzen und Naturprodukten primär nötig ist.[80] Um den interdisziplinären Austausch unter den Studenten zu fördern und eine Gleichstellung aller Studenten zu erlangen, sollte es in der Monarchie künftig nur sogenannte vollständige Universitäten geben, in denen alle Fakultäten vertreten waren, und wo vor allem die gesetzlichen Grundlagen (wie etwa Studienordnung, Promotions- bzw. Habilitationsrecht, Zusammensetzung der leitenden akademischen Behörden usw.), aber auch die Qualität der Lehr- und Lernbehelfe ident waren.[81] 1872 wurde statt der einzelnen Diplome für Medizin, Chirurgie, Geburtshilfe und Augenheilkunde der Doktor der gesamten Heilkunde eingeführt. Die dafür erforderliche Prüfung erfolgte in drei Rigorosen mit mehreren praktischen Einzel- und einer theoretischen Gesamtprüfung, die zum Teil bereits während des Studiums absolviert werden konnten. Dem ersten Rigorosum gingen Prüfungen in Mineralogie,

77 Vgl. Höflechner, Österreich: eine verspätete Wissenschaftsnation?, 97.
78 Rokitansky, *Zeitfragen*, 26.
79 Vgl. Akademischer Senat der Wiener Universität, *Geschichte der Wiener Universität*, 200.
80 Vgl. Rokitansky, *Zeitfragen*, 27.
81 Siehe dazu Helmut Engelbrecht, *Geschichte des österreichischen Bildungswesens. Erziehung und Unterricht auf dem Boden Österreichs. Von 1848 bis zum Ende der Monarchie* (Geschichte des österreichischen Bildungswesens 4), Wien: Österreichischer Bundesverlag 1986.

Botanik und Zoologie voraus;[82] das Rigorosum selbst umfasste Physik, Chemie, Anatomie und Physiologie mit Histologie. Die beiden anderen Rigorosen beinhalteten medizinische Fächer in Theorie und Praxis.[83] Die neue Rigorosenordnung brachte für die Medizinstudenten zudem eine Aufweichung des bis dahin starren Lehrplans. Es gab nur mehr einige wenige verpflichtende Gegenstände, darunter fielen der Sezierkurs sowie die Fächer innere Medizin, Chirurgie, Augenheilkunde und Geburtshilfe.[84] Die übrigen Fächer konnten frei gewählt werden. Diese Studienordnung hatte nur noch das Ziel, den Studenten auf seinem Ausbildungsweg anzuleiten, praktisch der »Wegweiser für seinen Studiengang«[85] zu sein. Theodor Billroth, ursprünglich ein Verfechter dieser Lernfreiheit,[86] trat allerdings bald wieder für mehr Lernzwang und für eine härtere Abschlussprüfung ein. Man befürchtete nämlich durch die Lernfreiheit einen eklatanten Qualitätsmangel in der Ausbildung, was letztlich den Ausschlag gab, die Studienfächer wieder stärker zu reglementieren.[87] Bereits 1857 hatten einige Universitätsprofessoren, allen voran der Dermatologe Ferdinand Hebra (1816–1880), der Syphilidologe Karl Ludwig Sigmund (1810–1883), der Anatom Joseph Hyrtl (1810–1894), der Kinderarzt Ludwig Wilhelm Mauthner-Mauthstein (1806–1858) und der Medizinhistoriker Franz Romeo Seligmann (1808–1892) verlangt, dass ihre Fachgebiete zu obligaten Lehr- und Prüfungsfächern erhoben werden. Diesem Wunsch sollte aber erst – mit Ausnahme des Fachs Geschichte der Medizin[88] – in der Rigorosenordnung von 1899 entsprochen werden.[89] Zur Erlangung des Doktorats in Medizin und zur Ausübung der

82 Vgl. Verordnung des Ministers für Cultus und Unterricht vom 15. April 1872, durch welche für die Universitäten der im Reichsrathe vertretenen Königreiche und Länder bezüglich der Erlangung des Doctorates an den weltlichen Facultäten neue Bestimmungen erlassen werden, § 2 Rigorosen-Ordnung für die medizinische Facultät, *Reichsgesetzblatt für die im Reichsrathe vertretenen Königreiche und Länder* [*RGBl*] 57/1872.

83 Vgl. Akademischer Senat der Wiener Universität, *Geschichte der Wiener Universität*, 254–255.

84 Vgl. § 2 Rigorosen-Ordnung für die medizinische Facultät, *RGBl* 57/1872.

85 Lesky, *Wiener medizinische Schule*, 125.

86 Vgl. Theodor Billroth, *Aphorismen zum »Lehren und Lernen der medicinischen Wissenschaften«. Mit einer Tafel: Frequenz-Bewegung der Studirenden an der Wiener medicinischen Fakultät von 1866–1886*, Wien: Gerold's Sohn 1886, 15–17.

87 Vgl. Matthias Köhler, *Das Medizinstudium im Nationalsozialismus. Änderungen in Studienplan und Lehrveranstaltungsangebot an der Universität Wien*, Dipl. Arb., Wien 2013, 152–153.

88 So ist es auch nicht weiter verwunderlich, dass es in den *Vorschlägen zur Reform des Medicinischen Unterrichtes in Wien* 1869 heißt: »Dass z. B. Wien eine ruhmreiche Stätte der Medicin seit Generationen schon war, das dürfte 99 unter 100 Medicinern eine völlig unerfindliche Tatsache sein!« Vgl.: O. A., *Vorschläge zur Reform des Medicinischen Unterrichtes in Wien*, Wien: Commissions-Verlag der G. J. Manz'schen Buchhandlung 1869, 39.

89 Vgl. Lesky, *Wiener medizinische Schule*, 125–126.

ärztlichen Praxis waren nun drei strenge Prüfungen (Rigorosen) nötig.[90] Die naturwissenschaftlichen Fächer Mineralogie, Botanik und Zoologie wurden dabei durch eine theoretische Prüfung über »allgemeine Biologie« ersetzt, die von ordentlichen Professoren der Botanik oder Zoologie an der Philosophischen Fakultät abgenommen wurden.[91] Dies lag nicht zuletzt daran, dass ab dem Jahr 1889 Medizinstudenten ihren verpflichtenden Militärdienst während des Studiums ableisteten und ihnen somit Studienzeit fehlte. Diese »verlorene« Zeit sollte durch die Kürzung des naturhistorischen Unterrichts wieder eingespart werden.

All diese Adaptierungen der Studienpläne folgten vor dem Hintergrund des Forcierens wissenschaftlicher Interessen und dem Ausbau der Universitätskliniken. Die Lehre von der Lokalisation der Krankheiten führte zwangsläufig zu einer immer größeren Aufsplitterung der medizinischen Spezialfächer. In Wien wurden beispielsweise die ersten Haut-, Augen- und Hals-Nasen-Ohren-Kliniken der Welt gegründet. Daraus resultierte das Streben nach einer Aufstockung der Lehrkanzeln sowie nach einem verstärkten Wissenstransfer, unterstützt durch Forschungsreisen, durch die Teilnahme an nationalen und internationalen Kongressen, die Organisation von Ausstellungen, darunter die Wiener Weltausstellung 1873, und den fachlichen Austausch mit ausländischen Kollegen.[92] In weiterer Folge stieg die Anzahl der Studenten stark an. Im Jahre 1897 wurden Frauen an der Philosophischen, 1900 an der Medizinischen Fakultät der Universität Wien erstmals zum Studium zugelassen.

Im Zuge der jahrzehntelangen Diskussionen um die Verankerung der naturwissenschaftlichen Fächer im Lehrplan für Mediziner ging es letztlich um die Frage, ob der Mediziner die Universität als Fachkraft verlassen sollte, ausgestattet mit all den Fähigkeiten, die er zur Ausübung des Berufs benötigt oder akademisch gebildet, nur mit der Kenntnis ausgestattet, um sich praktisches Wissen selbst anzueignen.[93] Während Forderungen von Johann Dumreicher laut wurden, den naturwissenschaftlichen Unterricht mit Ausnahme der Botanik aus dem Lehrplan herauszunehmen, vertrat vor allem Theodor Billroth, der in der Berliner Schule ausgebildet worden war und somit schon früh eine naturwissenschaftliche Grundausbildung für Mediziner kennengelernt hatte, die Ansicht, dass der Fortschritt der Medizin von den Naturwissenschaften, insbesondere Zoologie, Botanik und Mineralogie, und ihrer Methodik ausginge. Er meinte hierzu:

90 Vgl. Verordnung des Leiters des Ministeriums für Cultus und Unterricht vom 21. Dezember 1899, § 1, *RGBl* 271/1899.

91 Vgl. Lesky, *Wiener medizinische Schule*, 301. – Vgl. auch § 7 und § 14, *RGBl* 271/1899.

92 Vgl. Höflechner, Österreich: eine verspätete Wissenschaftsnation?, 102.

93 Vgl. Lesky, *Wiener medizinische Schule*, 301.

»Erst von der Zeit an, seit welcher man den Schülern nicht nur die Materie beibringt, sondern sie zwingt, mit dem Lehrer gemeinsam darüber zu denken, wie es die naturwissenschaftliche Methode des Universitäts-Unterrichtes jetzt erfordert, – ist der Unterricht ein mehr akademischer geworden, der sich eben durch die Methode von dem früher allein üblichen Tradiren unterscheidet.«[94]

Dumreicher hingegen vertrat die Ansicht, dass man auf Basis der Naturwissenschaften Ärzte zu sehr zu Forschern ausbilden wollte und somit »aus der medicinischen Fachschule für die praktische Thätigkeit untaugliche Ärzte, einseitig und halbgebildete Theoretiker hervor[gingen]«.[95] Darüber hinaus forderte er, die physiologischen Übungen und das Mikroskopieren einzuschränken.[96] Diese gegensätzlichen Anschauungsweisen hatten auch die im internationalen Vergleich in Wien stark verzögerte Einführung der Labormedizin und die Diskussion um Beobachtungsmedizin versus Experiment zur Folge. Letztlich konnte sich aber aus den verschiedenen Gruppierungen der Wundärzte, Chirurgen und Ärzte ein einheitlich akademisch gebildeter Berufsstand bilden, der über die naturwissenschaftliche Ausrichtung zu einem neuen Selbstverständnis fand, und so wurde der propädeutische-methodologische Modellanspruch der Naturwissenschaften auch im Medizinstudium des 20. Jahrhunderts beibehalten.

Abschließende Überlegungen zu Auswirkungen auf die heutige Medizin – Medical Humanities als medizinische Grundlage im 21. Jahrhundert?

Stand zunächst die über die Philosophie definierte naturwissenschaftliche Basisausbildung für den Mediziner bzw. die Medizinerin im Vordergrund, so ist es das Ziel in der Ausbildung für angehende Ärztinnen und Ärzte des 21. Jahrhunderts über die Medical Humanities das Verständnis von MedizinerInnen im Umgang mit den PatientInnen und hinsichtlich des Respekts vor deren Autonomie auf Fragen der Ethik, der Gesundheitskommunikation, aber auch der Legitimation des therapeutischen Handlungsaspekts zu lenken. Eine Beschäftigung mit diesen Themen resultiert einerseits aus den Erfolgen der naturwissenschaftlich-experimentellen Grundlagenforschung und andererseits der klinischen Forschung. Würde nämlich der Mensch in der Medizin nur mehr als Objekt der Forschung gelten und über seine Krankheit definiert werden, ginge seine Würde verloren. Bereits am 24. Mai 1862 warnte Rokitansky anlässlich der

94 Zit. nach ebd., 302.
95 Zit. nach ebd.
96 Vgl. ebd., 304.

Eröffnung des neuen Pathologisch-Anatomischen Instituts davor, »die Freiheit der Naturforschung« zu missbrauchen. Der Pathologe thematisierte damit zukunftsweisend die Frage der Ethik in der Medizin: Wenn der Mensch nur mehr als Objekt der Forschung gesehen werde, gehe die Würde des Menschen verloren. Der Naturforscher müsse sich daher des Menschen als »erkennendes Subjekt« bewusst sein, um »dem Drange nach Erkenntniss« folgen zu dürfen.[97]

Daniela.angetter[at]oeaw.ac.at

97 Carl Rokitansky, *Festrede: Freiheit der Naturforschung. Feierliche Eröffnung des pathologisch-anatomischen Instituts im k. k. allg. Krankenhaus am 24. Mai 1862*, Wien: Wallishausser 1862, 12–13. – Vgl. auch Felicitas Seebacher, *»Freiheit der Naturforschung!« Carl Freiherr von Rokitansky und die Wiener Medizinische Schule. Wissenschaft und Politik im Konflikt*, Wien: Verlag der Österreichischen Akademie der Wissenschaften 2006, 13.

Felicitas Seebacher

»Gleiches Gehirn, gleiche Seele, gleiches Recht!« Der medizinische Blick auf die bürgerliche Geschlechterordnung als Einflussfaktor auf die Legalisierung des Medizinstudiums für Frauen

»Same brain, same soul, equal rights!« The medical view on the bourgeois gender order. A significant factor on the legalization of medical studies for women

Abstracts

Die soziokulturellen Geschlechterrollen des Bürgertums im 19. Jahrhundert wurden von einer hierarchischen und biologistischen Ordnung bestimmt. Sie verweigerte Frauen den Zugang zur Universität. Um die Medizinische Fakultät der Universität Wien als Männerdomäne zu bewahren, beeinflussten Mediziner Wissenschaftspolitik und Gesellschaft durch antifeministische Studien. Die Frauenbewegung stellte die untergeordnete Stellung der Frau in der Gesellschaft in Frage und forderte das Medizinstudium für Frauen. Dessen gesetzliche Verankerung verzögerte sich in Österreich bis 1900, die gesellschaftliche Akzeptanz von Ärztinnen wesentlich länger. In diesem Aufsatz werden die Beziehungen zwischen Biopolitik und Gesetzgebung in Debatten dargestellt, die für und gegen die Gleichberechtigung der Frauen im Medizinstudium geführt wurden. Besonders wird die Frage beleuchtet, wie weit Mediziner als Experten des Wissens über Körper und Psyche durch ihre Publikationen die antifeministische Haltung in der Bildungspolitik beeinflussten. Es wird untersucht, welche Bedeutung lokale und globale Netzwerke für das berufliche Selbstbewusstsein der ersten Medizinstudentinnen und Ärztinnen hatten und wie sich die liberale Gesellschaft formierte, um das Frauenstudium durchzusetzen.

The sociocultural gender roles of the bourgeoisie were determined by a hierarchical and biologistic order, refusing women to gain access to university in the 19th century. For preserving the Medical Faculty of the University of Vienna as a male domain, physicians were influencing science policy and society by antifeminist studies. The women's lib questioned the minor position of women in society and claimed medical studies for women. Its legal anchoring was delayed in Austria until 1900, the social acceptance of female physicians much longer. The aim of this paper is to show the relations between biopolitics and legislation in debates, held for and against women's equality of rights in medical studies and practice. Especially the question will be highlighted, how far physicians as experts of knowledge about body and mind influenced the antifeminist attitude in education policy by their publications. It will be examined, which importance local and global networks had on the professional self-image of the first female medical students and physicians and how the liberal society formed up for pushing through women studies.

Keywords
Medizinische Fakultät der Universität Wien, Bürgertum, Frauenrechte, Frauenstudium, Biopolitik, Antifeminismus, Netzwerke

Medical Faculty of the University of Vienna, bourgeois, women's rights, women's studies, biopolitics, antifeminism, networks

Naturalisierung der bürgerlichen Gesellschaft

»Es steht Jedermann frei, seinen Beruf zu wählen und sich für denselben auszubilden, wie und wo er will.«[1] Artikel 18 des Staatsgrundgesetzes vom 21. Dezember 1867 wurde in den vorausgehenden Debatten im Herren- und Abgeordnetenhaus des Reichsrats als »sonnenklarer Grundsatz« für bürgerliche Freiheit und Gleichheit vor dem Gesetz verstanden.[2] Er galt nicht für das weib-

1 Staatsgrundgesetz vom 21. December 1867, über die allgemeinen Rechte der Staatsbürger für die im Reichsrathe vertretenen Königreiche und Länder, Artikel 18, *Reich-Gesetz-Blatt für das Kaiserthum Österreich* [*RGBl*] 142/1867.

2 Vgl. Elisabeth Berger, *Das Frauenstudium an der Universität Wien im Zeichen des Liberalismus*, Wien: Cajetan-Felder-Institut 2009, 3–4. – Als Materialiensammlung für weitere Studien vgl.: Margarete Maurer, *Frauenforschung in Naturwissenschaften, Technik und Medizin. Dokumentation und Bibliographie, Literatur, Zeitschriften, Adressen*, Wien: Wiener Frauenverlag 1993. – Siehe weiter die Auswahlbibliografie zum Frauenstudium an der Medizinischen Fakultät der Universität Wien, erschienen vor und nach dem 100-Jahr-Jubiläum: Waltraud Heindl/Marina Tichy (Hg.), *»Durch Erkenntnis zu Freiheit und Glück…«. Frauen an der Universität Wien (ab 1897)* (Schriftenreihe des Universitätsarchivs der Universität Wien 5), Wien: WUV 1990. – Bundesministerium für Wissenschaft und Kultur (Hg.), *100 Jahre Frauenstudium. Zur Situation der Frauen an Österreichs Hochschulen* (Materialien zur Förderung von Frauen in der Wissenschaft 6), Wien: Österreichische Staatsdruckerei 1997. – Birgit Bolognese-Leuchtenmüller/Sonja Horn (Hg.), *Töchter des Hippokrates. 100 Jahre akademische Ärztinnen in Österreich*, Wien: Verlag der Österreichischen Ärztekammer 2000. – Sonja Stipsits, *Der lange Weg zu Hippokrates. Pionierinnen der akademischen Medizin. Betrachtungen anläßlich des Jubiläums 100 Jahre Medizinstudium für Frauen in Österreich*, Dipl. Arb., Wien 2002. – Sonja Horn/Ingrid Arias (Hg.), *Medizinerinnen* (Wiener Gespräche zur Sozialgeschichte der Medizin 3), Wien: Verlag Haus der Ärzte 2003. – Eva Maria Sabitzer, *Der lange Weg der Frauen zum Medizinstudium. Vergleichsstudie an den Beispielen Österreich, Deutschland und Schweiz*, Dipl. Arb., Klagenfurt 2012. – Neuere Literatur und Hochschulschriften zum Medizinstudium von Frauen berücksichtigen auch die Forschungsergebnisse der Gender Studies und der Sozialisationsforschung. Vgl. Isidora Radak, *»Ausbruch« aus der geschlechtsspezifischen Sozialisation, dargestellt am Beispiel der Pionierinnen des akademischen Arztberufes in Wien um 1900*, Dipl. Arb., Wien 2012. – Julia Pintsuk, *»Jedes Wesen bleibe, wohin es die Natur gewiesen!« Zur Ko-Produktion von Wissenschaft und Gesellschaft im universitären Diskurs über die Zulassung von Frauen zum Medizinstudium und Arztberuf (Wien, 1867–1900)*, M. A. Arb., Wien 2013. – Marcel H. Bickel, *Die ersten Ärztinnen in Europa und Amerika und der frühe Feminismus* (1850–1900), Bern–Wien: Lang 2017. – Felicitas Seebacher, *Das Fremde im »deutschen« Tempel der Wissenschaften. Brüche in der Wissenschaftskultur der Medizinischen Fakultät der Universität Wien* (Österreichische Akademie der Wissenschaften [ÖAW], math.-nat. Klasse, Veröffentlichungen der Kommission für Ge-

liche Geschlecht. Artikel 3 besagte zwar, dass »die öffentlichen Aemter [...] für alle Staatsbürger gleich zugänglich« seien.[3] Weil das Wort »Staatsbürgerinnen« in der patriarchalischen Gesellschaft im Gesetzestext noch gar nicht in Erwägung gezogen wurde, galt dieses Recht als »Männerrecht«.[4] Es schien daher selbstverständlich, dass nur das männliche Geschlecht Zugang zur höheren Bildung erhielt. Die Forderung von Frauenbildungsvereinen, Knaben und Mädchen die gleichen Bildungschancen für eine freie Berufswahl zu bieten, wiesen sogenannte Experten in Geschlechterfragen zurück. Eine Gymnasialbildung für Mädchen widerspreche dem »Wesen« der Frau und ihren eigentlichen Aufgaben als Hausfrau und Mutter.[5] Die Argumente verdeutlichten, dass Bildung den »Prozess von gesellschaftlicher und politischer Emanzipation sowie Integration« steuerte.[6]

Die soziale Bestimmung von Mann und Frau war im Allgemeinen Bürgerlichen Gesetzbuch von 1811 im Familienrecht in § 91 verankert. Der Mann wurde als »Haupt der Familie« bestimmt, der das Recht hatte, »das Hauswesen zu leiten« und seiner Ehefrau »nach seinem Vermögen den anständigen Unterhalt zu verschaffen und sie in allen Vorfällen zu vertreten«. Nach § 92 erhielt »die Gattinn den Nahmen des Mannes« und war verpflichtet, ihm »in der Haushaltung und Erwerbung nach Kräften beizustehen und, soweit es die häusliche Ordnung erfordert, die von ihm getroffenen Maßregeln sowohl selbst zu befolgen, als befolgen zu machen«.[7] In diesem »bürgerlichen Familienmodell« waren Frauen abhängig von den Entscheidungen und Anordnungen des Mannes.[8] Die bürgerlichen Grundrechte von 1867 hatten darauf wenig Einfluss. Dessen ungeachtet hatte die zunehmende Säkularisierung der bürgerlichen Gesellschaft

---

schichte der Naturwissenschaften, Mathematik und Medizin 65), Wien: Verlag der Österreichischen Akademie der Wissenschaften 2011. In dieser Publikation werden die Parallelen zwischen Antisemitismus und Antifeminismus genauer verdeutlicht, die hier nicht ausführlich erörtert werden können.

3 Staatsgrundgesetz vom 21. December 1867, Artikel 3, *RGBl* 142/1867.

4 Vgl. Renate Flich, *Wider die Natur der Frau? Entstehungsgeschichte der höheren Mädchenschulen in Österreich dargestellt anhand von Quellenmaterial* (Frauenforschung 3), Wien: Bundesministerium für Unterricht und Kunst 1992, 13.

5 Vgl. Michaela Hafner/Heidi Niederkofler, *»Etappensiege – Frauen in Wissenschaft und Forschung«. Vortrag, Veranstaltung des Bundesministeriums für Wissenschaft und Forschung am 7. März 2011 anlässlich 100 Jahre Frauentag*, Wien: Bundesministerium für Wissenschaft, Forschung und Wirtschaft, Stabsstelle Gender- und Diversitätsmanagement 2011, 1.

6 Vgl. Waltraud Heindl, Bildung und Emanzipation. Studentinnen an der Universität Wien, in: Mitchell G. Ash/Josef Ehmer (Hg.), *Universität – Politik – Gesellschaft* (650 Jahre Universität Wien – Aufbruch ins neue Jahrhundert 2), Göttingen: V&R unipress 2015, 529–563, 530.

7 *Allgemeines bürgerliches Gesetzbuch für die gesammten Deutschen Erbländer der Oesterreichischen Monarchie*, Wien: k. k. Hof- und Staatsdruckerei 1811, 32–33.

8 Vgl. Radak, *»Ausbruch« aus der geschlechtsspezifischen Sozialisation*, 49. – Erst 1907 wurde im Herrenhaus des Reichsrats ein Gesetzesentwurf zur Reform des Familienrechts eingebracht. Vgl. ebd., 50.

bewirkt, dass die »philosophisch-theologische« Begründung, in der ein »Wille Gottes« das Frauenbild bestimmt hatte, an Einfluss verlor.[9]

Mit dem Aufschwung der Naturwissenschaften legitimierten naturwissenschaftliche Erkenntnisse die bestehende soziale Ordnung. Für die »Naturalisierung soziokultureller Differenzen« wurde ihnen die »Legitimationsmacht« übertragen. Der Medizin als Naturwissenschaft verlieh das Bürgertum in seiner »Wissenschaftsgläubigkeit« einen ganz besonderen Status.[10] Ärzte erhielten das »Wissensmonopol« über Gesundheit und Krankheit.[11] Für Michel Foucault war der Mediziner der »Herr des Normalen und des Pathologischen«,[12] der in einer naturwissenschaftlich orientierten Gesellschaft viel Einfluss und Macht besaß. »Gesund« und »krank« waren nicht mehr objektive Kategorien, sondern hingen davon ab, wie »der ärztliche Blick« den Menschen subjektiv, aus den konstruierten soziopolitischen Normen heraus, diagnostizierte.[13] Durch ihr Wissen über eine »naturwissenschaftlich erfassbare Natur« glaubten Mediziner, Differenzen zwischen den Geschlechtern zu erkennen.[14] Diese Unterschiede wurden anhand der Familie, der kleinsten gesellschaftlichen Einheit, festgemacht und dienten als Basis für die Zuschreibung von Geschlechterrollen. Die Trennlinie zwischen den Geschlechtern verlief nun entlang einer fiktiven biologischen und sozialen Bestimmung von Frau und Mann.[15] Das dafür konstruierte »idealisierte Bild« der verantwortungsvollen, altruistischen Ehefrau, Hausfrau und Mutter wurde gerne zur Sicherung »männlicher Exklusivrechte« verwendet. Dadurch konnte die Einforderung des Rechts auf höhere Mädchenbildung und der Zugang zur Universität verwehrt werden. Das Aufbegehren »des irritierten bürgerlichen Mannes«, das sich vor allem auf die Sicherung des akademischen Terrains für das eigene Geschlecht bezog, verlief parallel zu dem Versuch, die traditionellen Rollenbilder in der Familie zu bewahren.[16]

Die Universität war geprägt von einer Wissenschaftskultur, die Männer von Anfang an gestaltet hatten – eine »glorifizierende Kultur«, beginnend mit männlichen Initiationsriten in Burschenschaften[17] bis zur Verherrlichung jener

9 Vgl. Hafner/Niederkofler, *Etappensiege*, 12.

10 Vgl. Karin Schmersahl, *Medizin und Geschlecht. Zur Konstruktion der Kategorie Geschlecht im medizinischen Diskurs des 19. Jahrhunderts* (Sozialwissenschaftliche Studien 36), Opladen: Leske & Budrich 1998, 1.

11 Vgl. ebd., 2.

12 Michel Foucault, *Mikrophysik der Macht, Über Strafjustiz, Psychiatrie und Medizin*, Berlin: Merve 1976, 120. Zit. in: Schmersahl, *Medizin und Geschlecht*, 11.

13 Vgl. ebd.

14 Vgl. ebd., 3.

15 Vgl. Patricia M. Mazón, *Gender and the Modern Research University. The Admission of Women to German Higher Education 1865–1914*, Stanford: Stanford University Press 2003, 42.

16 Vgl. Berger, *Das Frauenstudium an der Universität Wien*, 23.

17 Vgl. Pintsuk, *»Jedes Wesen bleibe, wohin es die Natur gewiesen!«*, 18.

Autoritäten, die den Gipfel der akademischen Karriere erreicht hatten. Es war eine exklusive männliche Wissenschaftskultur starker Netzwerke von Korporationen und akademischen Vereinigungen wie Sängerschaften oder Lesevereinen, die Studenten und Professoren als akademische Bürger verband.[18] Ein Universitätsabschluss bot die Perspektive der sozialen Mobilität, aber auch die verlockende Chance, durch Netzwerke von Studentenverbindungen eine gehobene Position zu erhalten, verbunden mit Macht und Einfluss in der Gesellschaft. Frauen blieben ausgeschlossen.

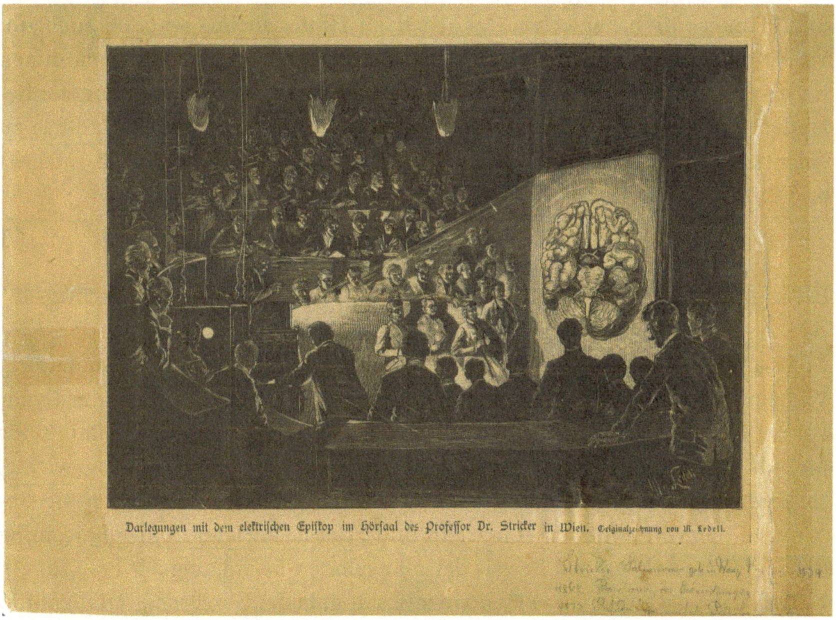
Darlegungen mit dem elektrischen Episkop im Hörsaal des Professor Dr. Stricker in Wien. Originalzeichnung von M. Ledell.

Abb. 1: Projektion der Gehirnbasis mittels Episkop in einer Vorlesung von Salomon Stricker (Experimentelle Pathologie), Josephinum – Ethik, Sammlungen und Geschichte der Medizin, Bildarchiv, MUW-FO-IR-000230-0002.

Der beliebteste Nachweis für die psychische Unfähigkeit der Frau für das Medizinstudium war der »Gehirnbeweis«, in dem die »Struktur des Gehirns oder der Gehirnfunktionen« die Unterschiede zwischen Mann und Frau erklärte.[19] Für das Erkennen der Funktionen wurden angebliche anatomische Unterschiede durch wissenschaftliche Studien belegt, die vom Sichtbaren auf das Unsichtbare schlossen. Die Forschungsergebnisse beeinflussten die Vorstellung von »natürlichen Geschlechterdifferenzen und -polaritäten« und wiesen nach, dass Frauen

18 Vgl. Mazón, *Gender and the Modern Research University*, 17.
19 Vgl. Schmersahl, *Medizin und Geschlecht*, 3.

ein Medizinstudium weder physisch noch psychisch bewältigen könnten. Um »etabliertes Wissen« für das männliche Geschlecht zu bewahren, wurden manche wissenschaftliche Theorien verworfen oder neu interpretiert.[20] Die Berufung auf wissenschaftliche Autoritäten zeigte ihre Wirkung in einer autoritätshörigen Gesellschaft. Wiederholt wurden die physiologisch-anatomischen Unterschiede zwischen Mann und Frau zitiert, die der Anatom Joseph Gall (1758–1828) durch Gehirnstudien belegt hatte.[21] Durch Tastbefunde des Schädels versuchte er, Begabungen und Gehirnfunktionen in bestimmten Gehirnarealen zu lokalisieren.[22] Seine Forschung bestätigte Gall, dass Frauen bei Herausforderungen emotional und Männer rational agierten. Der »corticale Hinterlappen« sei bei Frauen »im Verhältnis zum gesamten Cortex stärker entwickelt«, wodurch angenommen werden könne, dass sich dort »die Organe für die Gemütseigenschaften« befänden. Galls »cerebrale Differenzierung« zwischen Mann und Frau führte zu einer wissenschaftlich legitimierten Ordnung der Geschlechter nach Intellekt und Emotion.[23]

Biologistisches Expertenwissen von Anatomen und Gynäkologen

Auf Galls Geschlechterordnung beriefen sich die Anatomen Theodor Ludwig Wilhelm Bischoff (1807–1882) und Nicolaus Rüdinger (1832–1896), der Gynäkologe Joseph Späth (1823–1896) oder der Neurologe und Psychiater Julius Möbius (1853–1907).[24] Sie vermaßen Kopfgrößen, verglichen Gehirngewichte, sezierten Gehirne und präparierten Anschauungsobjekte, an denen sie bestimmte Gehirnfunktionen von Mann und Frau nachwiesen.[25] Ihre Forschung konzentrierte sich auf den Beweis der mangelnden Befähigung der Frau für ein Universitätsstudium.[26] Diese Mediziner bestätigten der Gesellschaft und Politik, dass eine Frau »biologisch inferior und geistig nicht zu höheren Leistungen« befähigt sei.[27] Der Kulturphilosoph Otto Weininger (1880–1903) kritisierte die

20 Vgl. Pintsuk, *»Jedes Wesen bleibe, wohin es die Natur gewiesen!«*, 113.

21 Vgl. Michael Hagner, *Homo cerebralis. Der Wandel vom Seelenorgan zum Gehirn*, Berlin: Wissenschaftliche Buchgesellschaft 1997, 104.

22 Vgl. Erna Lesky, *Die Wiener medizinische Schule im 19. Jahrhundert* (Studien zur Geschichte der Universität Wien 6), Graz–Köln: Böhlaus Nachf. 1965, 21.

23 Vgl. Hagner, *Homo cerebralis*, 105.

24 Vgl. Waltraud Heindl, Zur Entwicklung des Frauenstudiums in Österreich, in: Heindl/Tichy, *»Durch Erkenntnis zu Freiheit und Glück…«*, 17–26, 22.

25 Vgl. Ute Planert, *Antifeminismus im Kaiserreich. Diskurs, soziale Formation und politische Mentalität* (Kritische Studien zur Geschichtswissenschaft 124), Göttingen: Vandenhoeck & Ruprecht 1998, 79.

26 Vgl. Mazón, *Gender and the Modern Research University*, 2.

27 Vgl. Sonja Stipsits, »… so gibt es nichts Widerwärtigeres als ein die gesteckten Grenzen

Methode, durch Expertenwissen von Medizinern Antworten auf die Frauenfrage zu suchen:

> »Man hat in dem Streite um die Frauenfrage vielfach den Anatomen als Schiedsrichter angerufen, um durch ihn die kontroverse Abgrenzung der unabänderlichen, weil angeborenen, gegen die erworbenen Eigenschaften der männlichen und weiblichen Sinnesart vornehmen zu lassen. Sonderbar genug war es, von seinen Befunden die Entscheidung abhängig zu machen in der Frage der natürlichen Begabung von Mann und Weib: als ob, wenn wirklich alle andere Erfahrung hier keinerlei Unterschied hätte feststellen können, zwölf Deka Hirn plus hier auf der einen Seite ein solches Resultat zu widerlegen vermöchten.«[28]

Ute Planert bezeichnet die Diskussion um den »Gehirnbeweis« als »die Visualisierung der Andersartigkeit«. Physiologische Merkmale wurden zu psychischen transformiert und soziale Normen wurden als medizinische Fakten in der »Lehre von Geschlechtsunterschieden« im Curriculum von Medizinstudenten aufgenommen. Mediziner, besonders Anatomen, Neurologen, Psychiater und Gynäkologen, präsentierten sich als Experten für »Frauen- und Geschlechterfragen« und vermittelten ihre misogynen Theorien in Vorlesungen weiter. Mit zunehmender Bedeutung der Gehirnforschung wurde das Gehirn als Zentralorgan für die Steuerung aller körperlichen Funktionen erkannt und dort die Verschiedenheit der Geschlechter lokalisiert. Indem nach dem »materiellen Substrat der Geschlechterdifferenz« geforscht wurde, wandte sich der medizinische Blick vom Äußeren in das Innere des Körpers.[29] Die Frage, »ob sich das Weib für das Studium der Medizin und den Beruf des Arztes« eigne, konnte nach Meinung von Medizinern nur von Vertretern »einer praktisch-medizinischen Disziplin« beantwortet werden, weil ihnen »das Weib als solches, in somatischer und psychischer Beziehung, bis in dessen innerste Tiefen ungeschminkt« bekannt sei. Ein »Laie«, wie ein »Lehrer, Erzieher oder Philosoph« sei nicht imstande, »durch die Schale in den Kern einzudringen und die Psyche des Weibes zu ergründen, da ihm die Basis hierzu, die Kenntnis der Physiologie des weiblichen Organismus vollkommen« fehle.[30] Um Kritik an ihrem medizinischen Expertenwissen zu vermeiden, wurden die Erfahrungen anderer Berufsgruppen als Laienwissen abgewertet.

überschreitendes Mannweib«. Die konstruierte Devianz. Argumente gegen das Frauenstudium und Analyse der Umstände, die 1900 dennoch zur Zulassung von Frauen zum Medizinstudium geführt haben, in: Bolognese-Leuchtenmüller/Horn, *Töchter des Hippokrates*, 27–43, 30.

28 Otto Weininger, *Geschlecht und Charakter. Eine prinzipielle Untersuchung*, Nachdruck, Hamburg: Severus 2014 [1903], 7.

29 Vgl. Planert, *Antifeminismus im Kaiserreich*, 79.

30 Vgl. Ludwig Kleinwächter, *Zur Frage des Studiums der Medizin des Weibes*, Berlin–Leipzig–Neuwied/Rhein: Louis Heuser 1896, 7.

Der Diskurs der Mediziner über die Befähigung von Frauen zum Medizinstudium wurde in der Habsburgermonarchie und im Deutschen Reich neben wissenschaftlichen auch über populärwissenschaftliche Publikationen und Vorträge geführt, um eine breitere Öffentlichkeit zu erreichen. Die Forschungsmethoden und wissenschaftlichen Inhalte wurden dabei oft nur partiell erwähnt, um das Zielpublikum nicht durch wissenschaftliche Termini zu verunsichern. »Durch Naturalisierung und Moralisierung gesellschaftlicher Vorstellungen und Ordnungen« erklärten sie die Nachteile des Frauenstudiums. Gerne wurden dabei die eigene »Objektivität« und die »Kompetenz« der von ihnen zitierten Kollegen betont.[31]

1872 publizierte Bischoff *Das Studium und die Ausübung der Medicin durch Frauen.*[32] Mit seiner Studie legte er physische und psychische »Fakten« über Mann und Frau dar, Geschlechterzuschreibungen, welche vielen angeblich ohnehin bekannt waren und nun durch Bischoff wissenschaftliche Legitimation erhielten.[33] Inspiriert von Bischoff hielt Späth, 1872 Rektor der Universität Wien, die Inaugurationsrede »Das Studium der Medizin und die Frauen«, die er sofort in der *Wiener Medizinischen Presse* publizierte. Die Frauenfrage an der Universität sei, unterstrich Späth, »in der neuesten Zeit nicht blos theoretisch häufig ventilirt worden, sondern [habe] schon ernste praktische Bedeutung gewonnen«. Es werde »gewiss bald auch von uns« eine Entscheidung getroffen werden müssen, denn die *Studiosae et Doctorices medicinae* aus der Schweiz, wo Frauen seit 1864 an der Medizinischen Fakultät der Universität Zürich studierten, würden nun überall in Europa das Recht auf ein Frauenstudium einfordern und auch in Wien Eintritt in die Hörsäle verlangen.[34] Späth teilte zwar die Meinung, dass »die soziale Stellung der Frauen« ein Parameter für die »Kultur eines Volkes« sei. Die Hochkultur ginge verloren und verfalle »dem Barbarismus«, wenn die »Frauenwürde« nicht geachtet und »das Weib zur Sklavin, zur Sache« erniedrigt werde. Doch Späth konnte sich nicht erklären, warum daraus das Recht auf ein Medizinstudium abgeleitet werden könne:

> »Gestützt auf diese Thatsache glauben nun Manche, dass selbst bei uns die Frauen noch nicht genügend geachtet und noch nicht auf jene Höhe gestellt seien, die ihnen vermöge der allgemeinen Menschenrechte gebühre. Die Frauen seien den Männern ebenbürtig und in jeder Hinsicht vollkommen gleich zu stellen – und somit sei ihnen der Tempel

31 Vgl. Planert, *Antifeminismus im Kaiserreich*, 125.

32 Theodor Ludwig Wilhelm Bischoff, *Das Studium und die Ausübung der Medicin durch Frauen*, München: Riedel 1872.

33 Vgl. Pintsuk, »*Jedes Wesen bleibe, wohin es die Natur gewiesen!*«, 116.

34 Vgl. Joseph Späth, Das Studium der Medizin und die Frauen. Rektoratsrede, gehalten am 12. November 1872, in: *Wiener Medizinische Presse* 13 (1872) 48, 1109–1118, 1111.

der Wissenschaften ebenso zugänglich zu machen wie den Männern. Diesem Ideengange kommt die Alles nivellirende Gegenwart wesentlich zu Hilfe.«[35]

Wie in anderen Berufen, Späth erwähnte die Post und die Eisenbahn sowie »die Hallen der Kunst«, werde versucht, die Frauen »unabhängiger und selbstständiger zu stellen, ihnen einträglichere Erwerbsquellen zu eröffnen«. Nun sei man bestrebt, Frauen Berufe wählen zu lassen, die eine »wissenschaftliche Ausbildung« erfordern. Für sie sollten die Universitäten geöffnet werden, auch die medizinischen Fakultäten.[36] Die »scharfe Kontroverse« die daraus resultierte, wurde von Professoren der Universität Zürich als »Anwälte der Frauen« und Bischoff als ihr »Gegner« geführt.[37] Der Anatom behauptete: »Es fehlt dem weiblichen Geschlechte nach göttlicher und natürlicher Anordnung die Befähigung zur Pflege und Ausübung der Wissenschaften und vor allem der Naturwissenschaften und der Medizin.«[38]

Späth lehnte die extreme Position von Bischoff ab. Es sei »unmöglich aus der absolut geringeren Gehirnmenge des Frauengehirns [auf] deren geistige Inferiorität« zu schließen und die Frau als »absolut unfähig für die Kultur der Wissenschaften« zu erklären.[39] Doch er war überzeugt, dass eine Medizinstudentin nicht »unserem Begriffe von Weiblichkeit« entspreche.[40] Das »Naturgesetz« bestimme nämlich für jedes »Wesen eine bestimmte Mission in der Schöpfung«. Die »geistigen Anlagen« konzentrierten sich bei der Frau auf die Familie. »Die Menschheit« werde der »Verwilderung« preisgegeben, wenn Kinder die ersten Lebensjahre nicht in mütterlicher Geborgenheit verbringen könnten.[41] Deshalb sei für eine Ärztin ihr Beruf mit »den von der Natur vorgezeichneten heiligsten Pflichten der Frau« nicht vereinbar.[42] Als Rektor der Universität Wien lehne er das Frauenstudium mit einem entschiedenen »Nein« ab.[43] Späth verstand es, mit seinen Argumenten das Image des Beschützers der bürgerlichen Familie zu vermitteln und gleichzeitig eine Öffnung der Universität für Frauen zu verzögern.

Ludwig Kleinwächter (1839–1906)[44] präzisierte, stellvertretend für viele Gy-

35 Ebd., 1109–1110.
36 Vgl. ebd., 1110.
37 Vgl. ebd., 1111.
38 Ebd.
39 Vgl. ebd., 1111.
40 Vgl. ebd., 1116.
41 Vgl. ebd., 1113.
42 Vgl. ebd., 1114.
43 Vgl. ebd., 1117.
44 Vgl. zum neuesten Forschungsstand das Forschungsprojekt von Marina Hilber: Medical Networks. Ludwig Kleinwächter's (1839–1906) participation in the transnational scholarly network of gynaecology and obstetrics, Hertha-Firnberg Projekt, 2. Oktober 2017 bis 1. Oktober 2020, Forschungszentrum Medical Humanities, Universität Innsbruck.

näkologen, die psychische Labilität der Frau, die rationales Denken ausschließe. Der Beginn der Pubertät sei bei Mädchen »mit viel bedeutenderen und eingreifenderen Veränderungen« im Organismus verbunden als bei Knaben. Durch die Menstruation komme es zu periodischen »Wellenbewegungen ihres Lebens«, verbunden mit Veränderung des Pulses, der Temperatur, des Blutdrucks, der Muskelkraft und der Harnstoffausscheidung. Diese »Wellenbewegung« erfasse auch die Psyche. »Melancholische Seelenzustände, eine Verminderung der Thätigkeit der Verstandeskräfte, ja selbst ein Aufgehobensein der Zurechnungsfähigkeit« seien als Symptome feststellbar. Das Denken der Frau, die durch die Hormonschwankungen von Gefühlen beherrscht werde, unterscheide sich wesentlich vom Manne. Sie könne nicht »Nebensächliches von dem Wesentlichen« unterscheiden.[45] Auch Späth führte die »Geschlechterdifferenz« auf Hormone zurück, die alle Lebensphasen der Frau beeinflussten. Der Mann hingegen werde in seinem Verhalten nicht von Hormonen gesteuert.[46] Gynäkologen, Experten des Wissens über den weiblichen Organismus, und Anatomen, Experten des Wissens über den Aufbau des menschlichen Gehirns, bewiesen dem Bürgertum mit ihrer Interpretation von Weiblichkeit, warum Frauen nicht Medizin studieren sollten und der Beruf der Ärztin unvereinbar mit Familie sei. Ihre Publikationen wurden »gezielt zur Diskreditierung weiblicher Leistungen« eingesetzt.[47]

Internationale Vorbilder und Netzwerke

Die starre Verteilung der Geschlechterrollen und das Ausschließen der Frau aus öffentlichen Räumen verhinderte die Entwicklung neuer Gesellschaftsmodelle. Mit dem Börsenkrach von 1873 wurde das bürgerliche Rollenideal der liebenden Ehefrau und Mutter in Frage gestellt. Auch für »höhere« Töchter war, bedingt durch die folgende Wirtschaftskrise, ein Beruf zur sozialen Absicherung notwendig. Die Ehe als einzige Zukunftsperspektive genügte nicht mehr.[48] Trotz der geringen beruflichen Chancen als Lehrerin oder Gouvernante – Berufe, die als die »verlängerte Mutterrolle« gesehen wurden[49] – gab das Ministerium für Cultus und Unterricht am 6. Mai 1883 für Universitäten in Österreich eine Verordnung heraus, die eine »allgemeine Zulassung von Frauen zu akademischen Studien im

45 Vgl. Kleinwächter, *Zur Frage des Studiums der Medizin des Weibes*, 9–10.
46 Vgl. Späth, Das Studium der Medizin und die Frauen, 1113.
47 Vgl. Planert, *Antifeminismus im Kaiserreich*, 80.
48 Vgl. Waltraud Heindl, Frauenbild und Frauenbildung in der Wiener Moderne, in: Lisa Fischer/Emil Brix (Hg.), *Die Frauen der Wiener Moderne*, Wien–München: Verlag für Geschichte und Politik 1997, 21–33, 22.
49 Vgl. Heindl, Bildung und Emanzipation, 533.

Geiste der bestehenden Normen« weiter ablehnte. Sie gewährte allerdings zwei Ausnahmen: Frauen durften »Separat-Vorlesungen« besuchen, die »ausschließlich für Frauen« konzipiert und vom Ministerium genehmigt waren. »Fallweise« durften sie auch Vorlesungen »für die männliche Jugend« besuchen, wofür aber sowohl die betreffende Fakultät als auch der Vortragende die Erlaubnis erteilen mussten. Da eine Frau aber nur den Status einer »Hospitantin« erhielt und weder als ordentliche, noch als außerordentliche Hörerin galt, erhielt sie weder eine »amtliche Besuchsbestätigung« für die Vorlesung, noch wurde sie zu einer Prüfung zugelassen.[50]

International hatte die bürgerliche Frauenbewegung durch ihre Netzwerke die Öffnung der staatlichen Universitäten für Frauen schon erreicht,[51] obwohl auch dort Widerstände von Medizinern und Politikern zu überwinden waren. Seit Mitte des 19. Jahrhunderts ordinierten Ärztinnen in den USA. 1842 inskribierte Elisabeth Blackwell, »beseelt von dem glühenden Gedanken, die medicinische Laufbahn der Frauenwelt zu erschliessen«, an der Medizinischen Fakultät in Geneva im Staat New York. Sie wurde 1847 promoviert. Im selben Jahr wurde in Boston ein Medical College für Frauen gegründet,[52] 1850 in Philadelphia, 1865 in New York, 1870 in Chicago und 1882 in Baltimore.[53] Frauen, die in den USA Medizin studierten, waren wie in Europa oft wesentlich älter als Medizinstudenten, teilweise schon verheiratet und unterrichteten vorher meist an Mädchenschulen. Fast alle interessierten sich für Frauenkrankheiten und für Hygiene und glaubten, Ärztinnen »could help in lifting the curtain of ignorance and superstition that surrounded the physiology of women«.[54]

Auch in Frankreich setzte die bürgerliche Frauenbewegung das Frauenstudium durch. Sie berief sich auf den in der Aufklärung propagierten Grundsatz »Freiheit und Gleichheit«, der beiden Geschlechtern die gleichen Rechte zugestand.[55] Ab 1868 studierten die ersten vier Medizinstudentinnen an der Universität Paris, ab 1884 waren es stets über hundert.[56] In Großbritannien engagierten sich Frauen und Männer des urbanen liberalen Milieus für die rechtliche Gleichstellung der Frau. John Stuart Mill (1806–1873), Mitglied im House of

50 Vgl. Carl Brockhausen (Hg.), *Vorschriften über das Frauenstudium an österreichischen Universitäten*, Wien: Konegen 1898, 6–7.

51 Vgl. Ilse Costas, Der Zugang von Frauen zu akademischen Karrieren. Ein internationaler Überblick, in: Hiltrud Häntzschel/Hadumod Bußmann (Hg.), *Bedrohlich gescheit. Ein Jahrhundert Frauen und Wissenschaft in Bayern*, München: Beck 1997, 15–34, 18.

52 Vgl. Rosa Kerschbaumer, Ueber die ärztliche Berufsbildung und Praxis der Frauen, in: *Jahresbericht des Vereines für erweiterte Frauenbildung in Wien* 1 (1889), 1–16, 8.

53 Vgl. Thomas Neville Bonner, *To the Ends of the Earth. Women's Search for Education in Medicine*, Cambridge–London: Harvard University Press 1992, 20.

54 Ebd., 14.

55 Vgl. Costas, Der Zugang von Frauen zu akademischen Karrieren, 17.

56 Vgl. Kerschbaumer, Ueber die ärztliche Berufsbildung, 4.

Commons, unterstützte im Parlament eine Petition für höhere Bildung.[57] Mit den Schriften *On Liberty* und *The Subjection of Women*[58] stärkte Mill dort die Frauenbewegung.[59] Im Oktober 1874 wurde in London die erste Medical School für Frauen mit dreiundzwanzig Studentinnen eröffnet. Die Genehmigung des Öffentlichkeitsrechts und die Praxisgenehmigung sei das Resultat eines »langwierigen Kampfes« gewesen. Er begann 1869 mit einer Ablehnung von Sophia Louisa Jex-Blake (1840–1912) an der Universität London und ihrer Inskription an der Universität Edinburgh und endete mit einem Prozess gegen die Medizinische Fakultät in London wegen Diskriminierung der Frauen.[60]

In Italien wurden Frauen 1876 zum Medizinstudium zugelassen[61] und in Schweden immatrikulierten Frauen ab 1870 an der Universität Stockholm Medizin. Für Asien war Indien beispielgebend, wo Frauen hinduistischer und islamischer Konfession nicht von Ärzten untersucht werden durften. 1889 ordinierten dort einhundert Ärztinnen. In Persien eröffneten drei russische Ärztinnen in Isfahan ein Ambulatorium für Frauenkrankheiten, für die Kaiserin von China stand eine Leibärztin zur Verfügung. Selbst in Nordafrika arbeitete an der École de médecine in Algier eine »Madame Dr. Fumot« als Assistenzärztin.[62]

In der Schweiz wurde Nadežda Suślova (1844–1918) 1867 als erste Russin an der Universität Zürich in Medizin promoviert.[63] In St. Petersburg eröffnete sie eine gynäkologische und pädiatrische Praxis.[64] Ab 1872 konnten Frauen an der Militär-Medizinischen Akademie in St. Petersburg Medizin studieren, 1878 wurden Ärztinnen den Ärzten in Russland »rechtlich völlig gleichgestellt«.[65] 1873 studierten an der Universität Zürich 90 Frauen Medizin, 88 von ihnen waren Russinnen. In den folgenden Jahren studierten vermehrt Medizinstudentinnen aus den Kronländern der Habsburgermonarchie an Schweizer Universitäten

57 Vgl. Costas, Der Zugang von Frauen zu akademischen Karrieren, 17–18.

58 John Stuart Mill, *On Liberty*, London: John W. Parker and Son 1859. – Ders., *The Subjection of Women*, London: Longmans, Green, Reader and Dyer 1869.

59 Vgl. Sandra Donner, *Von Höheren Töchtern und Gelehrten Frauenzimmern. Mädchen- und Frauenbildung im 19. Jahrhundert. Dargestellt an den Schlossanstalten Wolfenbüttel* (Europäische Hochschulschriften III, Geschichte und ihre Hilfswissenschaften 1006), Frankfurt/Main–Berlin–Bern: Lang 2005, 113.

60 Vgl. Kerschbaumer, Ueber die ärztliche Berufsbildung, 5.

61 Vgl. ebd., 6.

62 Vgl. ebd., 7.

63 »Education had become the passion of the Russian ›women of the sixties‹, indispensable to their fight for economic independence and equality with men.« Vgl. Bonner, *To the Ends of the Earth*, 33.

64 Vgl. Matrikeledition, Suslowa (oo Erismann, oo Golubew) Nadejda/Nadeschda Prokofjewna, Universität Zürich, URL: www.matrikel.uzh.ch/active/static/27956.htm (abgerufen am 28.5.2018).

65 Vgl. Kerschbaumer, Ueber die ärztliche Berufsbildung, 5–6.

Medizin.[66] Für das strebsame Bürgertum Europas präsentierte sich die Schweiz im 19. Jahrhundert als »Aufnahmegesellschaft, [als] Asyl [...], das allen Nationen offen stand«. Der Schweiz war es als einzigem Staat in Europa gelungen, nach der Revolution von 1848 ihre liberalen Ideale in einer republikanischen Verfassung zu verankern, was sich in der Öffnung der Universitäten für alle Ethnien, alle Konfessionen und beide Geschlechter zeigte. Aufgrund der niedrigen Einwohnerzahl der Schweiz hatten ihre Universitäten genügend Kapazität für Studentinnen und Studenten aus dem Ausland.[67] Für Schweizer Staatsbürgerinnen war die frühe Öffnung der Universitäten für Frauen nicht von Vorteil, weil die höheren Schulen für Mädchen weder eine humanistische, noch eine naturwissenschaftliche Bildung anboten. Auch in diesem so tolerant erscheinenden Land nahmen staatliche Gymnasien nur Knaben auf. Mädchen konnten eine Hochschulreife nur durch Privatunterricht und schwierige Aufnahmeprüfungen erreichen.[68] Das erklärte, warum es selbst in der Schweiz unter den Medizinprofessoren Gegner des Frauenstudiums gab, was an der Universität Zürich zu heftigen Senats- und Fakultätsdebatten führte, denn die Studentin war nach dem Zürcher Hochschulgesetz ein »vollberechtigter akademischer Bürger«.[69]

Die bürgerliche Frauenbewegung in Wien oder in anderen Universitätsstädten der Monarchie konnte genügend internationale Vorbilder anführen, um das Frauenstudium durchzusetzen. Der *Verein für erweiterte Frauenbildung in Wien,* der sich am 28. Oktober 1888 konstituierte, ist ein Beispiel für eine erfolgreiche Kooperation von Damen und Herren des Bürgertums, »Apologeten« der höheren Frauenbildung. Die Frauenrechtlerin Marianne Hainisch (1839–1936) gehörte zu den vierzehn Gründungsmitgliedern des Vereins.[70] Der Neurologe Moriz Benedikt (1835–1920) erwähnte in seiner Selbstbiografie, dass er sich »sehr lebhaft an der Gründung« beteiligt habe. »Man kann sich heute keine Vorstellung von der Borniertheit machen, welche damals über diese Frage in den gebildeten bürgerlichen Kreisen – auch in den akademischen – herrschte«, schrieb Benedikt.[71] Die Öffnung des »extrem männerbündischen Raum[es]«[72]

66 Vgl. Ernst Moriz Kronfeld, *Die Frauen und die Medicin. Professor Albert zur Antwort. Zugleich eine Darstellung der ganzen Frage*, Wien: Konegen 1895, 13–14.

67 Vgl. Natalia Tikhonov, Das weibliche Gesicht einer »wissenschaftlichen und friedlichen Invasion«. Die ausländischen Professorinnen an den Schweizer Universitäten vom Ende des 19. Jahrhunderts bis 1939, in: *Jahrbuch für Europäische Geschichte* 6 (2005), 99–116, 99.

68 Vgl. ebd., 100.

69 Vgl. Agnes Bluhm, Leben und Streben der Studentinnen in Zürich. Vortrag, gehalten am 1. März 1890 in Wien, in: *Jahresbericht des Vereines für erweiterte Frauenbildung in Wien* 2 (1890), 16–27, 19.

70 Vgl. O. A., Mitglieder-Verzeichnis, in: *Jahresbericht des Vereines für erweiterte Frauenbildung in Wien* 1 (1889), 12.

71 Moriz Benedikt, *Aus meinem Leben. Erinnerungen und Erörterungen*, Wien: Konegen 1906, 279.

Universität erforderte Sensibilität. Ärztinnen luden ihre ehemaligen Schweizer Professoren als Vortragende in den Verein für erweiterte Frauenbildung ein und verteilten ihre Publikationen zum Frauenstudium unter den Vereinsmitgliedern. Im Aufbau von Netzwerken zeigte sich deutlich, dass höhere Bildung für Frauen nur durch internationale Kooperation erreicht werden konnte. Netzwerkstrukturen zeichneten den Verein als Organisation der Moderne aus. Die Mitglieder hielten Vorträge auf internationalen Kongressen und kooperierten unter anderen mit dem Verein »Reform« in Weimar, dem »Allgemeinen deutschen Frauenverein« in Leipzig und dem »Verein der Studentinnen« in Zürich.[73]

Am 2. April 1889 hielt Rosa Kerschbaumer (1851–1923) im Verein für erweiterte Frauenbildung in Wien einen Vortrag über *Die ärztliche Berufsbildung und die Praxis der Frauen aus internationaler Perspektive.* Die gebürtige Russin war eine Absolventin der Universität Zürich und die erste in Österreich praktizierende Ärztin. Kerschbaumer widerlegte die biologistischen Argumente der Gegner des Medizinstudiums für Frauen, wie mangelnde Intelligenz, die angeblich auf ein »geringeres Gewicht des Frauenhirns« zurückzuführen sei. Die »Wissenschaft und Erfahrung« belegten längst, dass Intelligenz nicht in Relation zur Gehirnmasse stehe.[74] Carl Bernhard Brühl (1820–1899), Professor für vergleichende Anatomie, der bereits 1863 Frauen in seine Vorlesungen einlud, bestärkte sie in der Einforderung des Rechts der Frau auf akademische Bildung. In Vorträgen im Verein für erweiterte Frauenbildung thematisierte er ihre begrenzten Berufsmöglichkeiten aufgrund eines zu geringen Bildungsniveaus. Mit den Aufsätzen »Frauenhirn, Frauenseele, Frauenrecht«[75] und »Einiges über die Gaben der Natur«[76] legte er dar, dass der »Gehirnbeweis« kein Argument gegen ein Frauenstudium sein könne. Mit einer Gehirndemonstration zeigte Brühl, dass ein weibliches Gehirn »wie das männliche gebaut« sei.[77] Er erklärte die

72 Irene Bandhauer-Schöffmann, Frauenbewegung und Studentinnen. Zum Engagement der österreichischen Frauenvereine für das Frauenstudium, in: Heindl/Tichy, *»Durch Erkenntnis zu Freiheit und Glück…«*, 49–78, 76.

73 Vgl. O. A., Erster Jahresbericht für die Zeit vom 1. October 1888 bis 1. October 1889, in: *Jahresbericht des Vereines für erweiterte Frauenbildung in Wien* 1 (1889), 1–3, 3.

74 Kerschbaumer, Ueber die ärztliche Berufsbildung, 12.

75 Carl Bernhard Brühl, Frauenhirn, Frauenseele, Frauenrecht, in: *Auf der Höhe* 2 (1883) 1, 4.

76 Ders., »Einiges über die Gaben der Natur, an die Frau und die Consequenzen hieraus für Bedeutung, Stellung, Aufgaben und Rechte der Frau in der menschlichen Gesellschaft«. Ein von Gehirn-Demonstrationen begleiteter Vortrag, gehalten am 30. Mai 1892 im »Vereine für erweiterte Frauenbildung in Wien«, in: *Jahresbericht des Vereines für erweiterte Frauenbildung in Wien* 4 (1892), Separat-Abdruck 1893.

77 Vgl. ebd., 12. – Brühl habe »die Gleichwerthigkeit des Frauengehirns mit dem des Mannes« nachgewiesen. Durch seine »siegreichen Beweisführungen« gegen »Gelehrte« wie Bischoff gebühre ihm die Anerkennung »von allen denkenden Frauen«. Vgl. E. Libicka, Professor Dr. Karl Bernhard Brühl (1820–1899), in: *Frauenleben. Blätter zur Vertretung der Frauen-Interessen* 11 (1899) 7, 3.

verschiedenen Funktionen der grauen Rindensubstanz des Gehirns und der weißen Marksubstanz. Die »graue Gehirnmasse« übernehme die zentralen »Aufgaben des Gehirns«. Durch die »Geistesarbeit« sei sie »allein das einzige und wahre ›Seelenorgan‹«.[78] Die weiße Gehirnsubstanz, die aus Nervenfasern bestehe, sei im Körper für die Weiterleitung der »Leistungen der grauen Substanz« verantwortlich. »Bewegung, Empfindung und psychisches Vollbringen« organisierten »0,01 bis 0,1 mm große Eiweißklümpchen«, die Nervenzellen.[79] Kein Anatom habe bis jetzt Unterschiede in den Gehirnzellen von Mann und Frau nachgewiesen.[80] Trotzdem legitimierten die angeblichen Unterschiede zwischen männlichem und weiblichem Gehirn in patriarchalischen Gesellschaftssystemen noch immer die untergeordnete Stellung der Frau. Selbst in »sogenannten civilisirten Ländern« sei die Frau vom Mann abhängig.[81] Frauen müssten »Gefährtinnen« der Männer werden. Brühl ermutigte Frauen zu studieren, weil ihr Gehirn gleich gut organisiert sei wie das männliche.[82] »Gleiches Gehirn, gleiche Seele, gleiches Recht!«, lautete seine »anatomische Theorie« für beide Geschlechter:[83] Mit dem gendersensiblen Blick auf die vorherrschende, biologistische Geschlechterordnung hinterfragte Brühl die bürgerlichen Geschlechterrollen.

Doch die Widerstände gegenüber dem Frauenstudium an medizinischen Fakultäten konnten dadurch nicht gebrochen werden. Besonders Disziplinen wie die Chirurgie wurden lange als männliche Machtbastionen verteidigt. Chirurgen hinderten Frauen vehementer am Eintritt in ihre »heiligen Hallen« als Leiter von Kliniken der weniger prestigeträchtigen Disziplinen, wie zum Beispiel der Augenheilkunde.[84] Um das Terrain der Medizinischen Fakultät der Universität Wien auch zukünftig für Männer zu sichern, konstruierte der Chirurg Eduard Albert (1841–1900) in der Broschüre *Die Frauen und das Studium der Medicin* 1895 eine Theorie, die beweisen sollte, warum Frauen weder physisch noch psychisch für ein Medizinstudium geeignet seien.[85] Dem extrovertierten Mann, »das Zoon politikon, das Culturtier« stellte der Chirurg die Frau als das introvertierte »Naturwesen« gegenüber.[86] Frauen ließen sich von Emotionen leiten

78 Vgl. Brühl, Einiges über die Gaben der Natur, 16.
79 Vgl. ebd., 17.
80 Vgl. ebd., 19.
81 Vgl. ebd., 10.
82 Vgl. ebd., 23.
83 Vgl. ebd., 26.
84 Vgl. Claudia Huerkamp, *Bildungsbürgerinnen. Frauen im Studium und in akademischen Berufen 1900–1945* (Bürgertum, Beiträge zur europäischen Gesellschaftsgeschichte 10), Göttingen: Vandenhoeck & Ruprecht 1996, 246.
85 Vgl. Eduard Albert, *Die Frauen und das Studium der Medizin*, Wien: Hölder, 7.
86 Vgl. ebd., 8.

und seien nicht imstande, in der Medizin rationale Entscheidungen zu treffen.[87] Sein angebliches Mitgefühl für Mädchen, die höhere Bildung anstrebten, war Teil seiner Taktik. Er lehnte die »Gleichberechtigung« in der Bildung ab, um Mädchen nicht den gymnasialen »Folterkammern« auszusetzen. Albert wollte ihnen nicht die Enttäuschung zumuten, nach der Matura und dem Medizinstudium erst »am Beginne eines Kampfes um das Dasein« zu stehen.[88]

Die in Fachkreisen geführte Polemik über das Frauenstudium war nicht nur eine Frage des Machterhalts, sie war auch verbunden mit Konkurrenzängsten. Rund ein Drittel der Chirurgen in höheren Positionen an Universitätskliniken operierten in ihrer Freizeit in Privatkliniken und führten eine Privatpraxis, wo sie zusätzlich gut verdienten. Weibliche Konkurrenz erschien dort aus finanziellen Gründen am bedrohlichsten.[89] Für Johanna Bleker ist das Verhalten der Chirurgen nicht nur ein Spiegel »antifeministischer Geisteshaltung«, sondern genauso ein »Ausdruck realer Veränderungsängste«.[90] Hans-Georg Hofer sieht die beharrende Verteidigung der »Männerbastion Universität« als Angst vor Verlust der Sicherheit in einem »sozialen, gesellschaftlichen und ökonomischen Transformationsprozess«.[91]

Emanzipation vom Patriarchat

Kerschbaumer reagierte auf Alberts antifeministische Broschüre mit einem Vortrag im Verein für erweiterte Frauenbildung über die gesellschaftliche Bedeutung von Ärztinnen. Das Frauenstudium war für sie vorrangig eine juridische Frage, die der moderne Rechtsstaat zu lösen hatte.[92] Wie die Frauenrechtlerin Hedwig Dohm (1831–1919) Bischoffs Schrift gegen ein Frauenstudium als »geschlechterideologisches Pamphlet« eingestuft hatte,[93] gelang es Kerschbaumer, Alberts Broschüre als oberflächlich recherchierte Arbeit eines Chauvinisten

87 Vgl. ebd., 14.

88 Vgl. ebd., 26–27.

89 Vgl. Huerkamp, *Bildungsbürgerinnen*, 246.

90 Vgl. Johanna Bleker, Frauen in der Wissenschaft als Gegenstand der Fortschrittsgeschichte, in: Dies. (Hg.), *Der Eintritt der Frauen in die Gelehrtenrepublik. Zur Geschlechterfrage im akademischen Selbstverständnis und in der wissenschaftlichen Praxis am Anfang des 20. Jahrhunderts* (Abhandlungen zur Geschichte der Medizin und der Naturwissenschaften 84), Hussum: Matthiesen 1998, 7–16, 10.

91 Vgl. Hans-Georg Hofer, Schwachstellen der männlichen Abwehrfront. Arztberuf und Medizinstudium im Spiegel der Neurastheniedebatte um 1900, in: Horn/Arias, *Medizinerinnen*, 45–53, 48.

92 Vgl. Rosa Kerschbaumer, Professor Albert und die weiblichen Aerzte, in: *Neue Revue. Wiener Literatur-Zeitung* 6 (1895) 44, 1381–1390, hier Separatabdruck, 10.

93 Vgl. Hedwig Dohm, *Die wissenschaftliche Emanzipation der Frau*, Berlin: Wedekind & Schwieger 1874.

darzustellen.[94] Neben Kerschbaumer kritisierten die Frauenrechtlerinnen Rosa Mayreder (1858–1938), Marianne Hainisch und Helene Lange (1848–1930) Alberts Studie. Hainisch hielt im Verein für erweiterte Frauenbildung den Vortrag »Seherinnen, Hexen und die Wahnvorstellungen über das Weib im 19. Jahrhundert«.[95] Lange interpretierte die rege Beteiligung von Männern im Bildungsdiskurs, gemeinsam mit Frauen, als einen »entschiedenen sozialen Fortschritt«.[96] Beispielgebend war für sie der Aufsatz *Die Frauen und die Medizin. Professor Albert zur Antwort* von Ernst Moriz Kronfeld (1865–1942), Botaniker, Philosoph und freier Schriftsteller. Er betone die Leistungen der Frauen in Kunst und Wissenschaft - Erfolge, die von Frauen »trotz der erschwerenden Umstände« erreicht worden seien.[97] Kronfeld erwähnte in seinem Aufsatz als europäische Modelle die Schweiz sowie England, das »goldene Land der Ärztinnen«. In Wales plane die Regierung eine Medical School, wo Männer und Frauen gleichberechtigt studieren und lehren konnten.[98] In der Habsburgermonarchie sollte in der Diskussion um das Frauenstudium zumindest der dringende Bedarf an Frauenärztinnen in jenen Kronländern berücksichtigt werden, wo es Frauen aufgrund ihrer Konfession verboten war, sich von einem Arzt untersuchen zu lassen. »Man [gebe] uns weibliche Ärzte!«, forderte Kronfeld.[99] Es sei »nicht im Sinne einer gütigen Alma Mater«, nur Söhne zu haben. Sie werde auch Töchter begrüßen, »die sich ihrer würdig erweisen«.[100] »Schüchterne Anfänge« für eine Öffnung der Medizinischen Fakultät der Universität Wien für Frauen nahm Kronfeld bei Carl Toldt (1840–1920) wahr, wo eine »Dame« seine Anatomievorlesungen besuchte. Er hatte beobachtet, dass sich die »Herren Collegen« ihr gegenüber höflich verhielten und sich Studenten durch ihre »hübsche Erscheinung« nicht ablenken ließen. Toldt erlaubte der Frau den Zugang zur Prosektur, den Seziersaal durfte sie nicht betreten.[101]

Ferner rezensierte Emanuel Hannak (1841–1899), Direktor der gymnasialen Mädchenschule in Wien, Alberts Broschüre. Die Schule war im Herbst 1892 auf Initiative des Vereins für erweiterte Frauenbildung eröffnet worden. Der Päda-

94 Vgl. Elke Kleinau/Christine Mayer (Hg.), *Erziehung und Bildung des weiblichen Geschlechts. Eine kommentierte Quellensammlung zur Bildungs- und Berufsbildungsgeschichte von Mädchen und Frauen* (Band 1), Weinheim: Deutscher Studien-Verlag 1996, 201.

95 Vgl. Marianne Hainisch, Seherinnen, Hexen und die Wahnvorstellungen über das Weib im 19. Jahrhundert, in: *Das Recht der Frau. Zeitschrift des Allgemeinen österreichischen Frauenvereines* (1895) 196, 7.

96 Vgl. Helene Lange, Professor Albert und das medizinische Studium der Frauen, in: *Die Frau* 2 (1894/95), 145–148, 145.

97 Vgl. ebd., 148.

98 Vgl. Kronfeld, *Die Frauen und die Medicin*, 8.

99 Ebd., 42.

100 Vgl. ebd., 53.

101 Vgl. ebd., 20.

goge wies auf das intellektuelle Potenzial von Frauen hin, das »nur der Weckung« bedürfe.[102] Mit Beispielen aus der modernen Gehirnforschung, der Vererbungslehre und der Evolutionsbiologie entwarf er ein neues Frauenbild, verbunden mit Gleichberechtigung und Chancengleichheit. Gymnasien seien keine »Folterkammern« für Mädchen, wie Albert befürchte, sondern das Studium verhindere die »Langeweile« von Mädchen aus den »besseren Schichten«. Langeweile sei die wahre Ursache für »die beklagte Nervosität der Frauenwelt«.[103] Für beide Geschlechter sollten die »gleichen Rechte und Pflichten« gelten, sowohl im Medizinstudium als auch im Berufsleben.[104]

Der Zutritt von Frauen zur Universität bedeutete den Zutritt zum öffentlichen Raum. Skeptiker befürchteten, dass Frauen nach Studienabschluss Partizipation einfordern könnten.[105] Um diese gesellschaftliche Veränderung zu verzögern, verwies die »Abwehrfront [...] der akademische[n] Männerwelt« noch einmal auf ihr Exklusivrecht, dieses Mal über die neue Disziplin Anthropologie.[106] Wilhelm Svetlin (1849–1914), Psychiater und Leiter der Privatheilanstalt Svetlin für Nerven- und Gemütskranke, behauptete, dass die anthropologische Forschung deutlich eine »Reihe von Unterscheidungsmerkmalen körperlicher Natur zwischen Mann und Weib« festgestellt habe.[107]

> »Selbst das Blut des Mannes zeigt seine ausschlaggebende Stellung in der socialen Ordnung: der Mann besitzt in einem Cubikcentimeter seines Blutes um eine halbe Million rother Blutkörperchen mehr als das Weib sie in gleichem Raume hat. Unsere heutige Physiologie verweist aber den ganzen Chemismus des Blutes, seine erzeugende, ernährende und erhaltende Kraft in diesen Blutkörperchen und gibt uns so ungezwungen und folgerichtig den Schlüssel zum Verständnis der grösseren Leistungsfähigkeit des Mannes«.[108]

Svetlins Expertise war antifeministisch, angepasst an die »vorherrschenden Klassifikations- und Ordnungsschemata«.[109] Seine biologistische Interpretation der Geschlechterordnung wurde im Auftrag der Wiener Ärztekammer erstellt[110] und diente als Vorlage für eine Stellungnahme der Akademischen Senate[111]

102 Vgl. Emanuel Hannak, *Prof. E. Alberts Essay. Die Frauen und das Studium der Medicin, kritisch beleuchtet*, Wien: Hölder 1895, 13.
103 Vgl. ebd., 35–36.
104 Vgl. ebd., 37.
105 Vgl. Mazón, *Gender and the Modern Research University*, 6.
106 Vgl. Hofer, Schwachstellen der männlichen Abwehrfront, 48.
107 Vgl. Wilhelm Svetlin, *Die Frauenfrage und der ärztliche Beruf*, Leipzig–Wien: Deuticke 1895, 12.
108 Ebd., 13.
109 Pintsuk, *»Jedes Wesen bleibe, wohin es die Natur gewiesen!«*, 116.
110 Vgl. ebd., 124.
111 Zum Akademischen Senat vgl.: Kamila Maria Staudigl-Ciechowicz, *Das Dienst-, Habilita-*

österreichischer Universitäten zum Frauenstudium. Diese trafen 1895 die Entscheidung, dass keine »Änderung des scientifischen und disciplinaren Charakters der Universität« vorgenommen werden dürfe, die Frauen begünstige und Männer benachteilige. Dass Frauen, ihren von »Natur und Sitte angewiesenen Wirkungskreis« verlassen, um »in den Kreis der Männer störend einzutreten« sei unökonomisch und widerspreche einer »fortschrittlichen sozialen Ordnung«. Die Universität werde »eine Vorschule für die verschiedenen Berufszweige des männlichen Geschlechts [bleiben], solange [...] der Schwerpunkt der Leitung der sozialen Ordnung noch in dem männlichen Geschlechte ruht«. Es bestehe kein Bedarf, »Frauen an der Universität ein Terrain einzuräumen, welches in den weiteren Folgen unmöglich zu begrenzen wäre«. Vieles, was »sich dem Ohr der Männer eigne«, müsse erst für »züchtige Jungfrauen« adaptiert werden, was wiederum dem »männlichen Charakter« nicht gerecht werde. Die Anwesenheit von beiden Geschlechtern in den Hörsälen berge »große Gefahren für den wissenschaftlichen und sittlichen Ernst«.[112] Das Gutachten wiederholte den Text des Erlasses, den Karl Lemayer (1841–1906), Sektionschef im Unterrichtsministerium, 1878 in *Die Verwaltung der österreichischen Hochschulen* herausgegeben hatte.[113] Die juridische Begründung für die Ablehnung des Medizinstudiums von Frauen blieb siebzehn Jahre unverändert, weil auf Tradition gesetzt wurde, um den Fortschritt zu verzögern. Wenzel Robert Graf von Kaunitz (1848–1913) stellte bei einer Budgetdebatte im Herrenhaus des Reichsrats am 9. Juli 1895 fest:

> »Von allen Staaten der Erde stehen heute nur noch Oesterreich und Deutschland auf dem Standpunkte, dass sie der weiblichen Jugend das Universitätsstudium verwehren wollen. [...] Dort wo es sich um einen humanitären und wissenschaftlichen Fortschritt handelt, kommen wir immer zuletzt.«[114]

Drei Jahre später, im August 1898, gratulierte die Zeitschrift *Frauenleben* den ersten elf Abiturientinnen der gymnasialen Mädchenschule, die im Juli die Matura am Akademischen Gymnasium für Knaben bestanden hatten.[115] Um den Unter-

---

tions- und Disziplinarrecht der Universität Wien 1848–1938, Göttingen: V&R unipress 2017, 65–68.

112 Vgl. Gutachten der Akademischen Senate österreichischer Universitäten zum Frauenstudium, Wien 1895. Zit. in: Adolf Merkl, Grundzüge des österreichischen Hochschulrechtes, in: *Österreichische Zeitschrift für öffentliches Recht* 12 (1962) 3, 277–331, 279.

113 Vgl. Karl Lemayer, *Die Verwaltung der österreichischen Hochschulen von 1868–1877. Im Auftrage des k. k. Ministers für Cultus und Unterricht*, Wien: Hölder 1878, 96–97.

114 Bericht über die Budgetdebatte vom 9. Juli 1895, *Neues Wiener Tagblatt*, 10.7.1895. Zit. in: Marina Tichy, Die geschlechtliche Un-Ordnung. Facetten des Widerstands gegen das Frauenstudium von 1870 bis zur Jahrhundertwende, in: Heindl/Tichy, *»Durch Erkenntnis zu Freiheit und Glück...«*, 27–48, 27.

115 Vgl. Eleonore Riemann, Unsere ersten österr. Abiturientinnen, in: *Frauenleben. Blätter zur Vertretung der Frauen-Interessen* 10 (1898) 5, 1–2. – 1890 wurde in Prag mit Unterstützung des Frauenbildungsvereins »Minerva« die erste private höhere Mädchenschule »Střední

schied zum Knabengymnasium hervorzuheben, durfte sich die Schule für Mädchen nicht Gymnasium nennen. Der Lehrplan entsprach zwar jenem des humanistischen Knabengymnasiums, aber die gymnasiale Mädchenschule schloss nicht mit der Matura ab. Diese musste an Knabengymnasien in Wien ablegt werden.[116] Der Verein für erweiterte Frauenbildung in Wien habe »die Pforte der Wissenschaft« für Schülerinnen geöffnet, »die so viel Begabung, Muth und Ausdauer besitzen, alle jene Hindernisse zu überwinden, welche sich insbesondere den weiblichen Studierenden entgegenstellen«, schrieb Eleonore Riemann in der Zeitschrift *Frauenleben*. Den Eltern dieser Mädchen seien Glückwünsche übermittelt worden, weil sie »manch schweres Opfer gebracht haben [und] den weisen Rathschlägen und Warnungen sog. theilnehmender Freunde« kein Gehör geschenkt hatten.[117] Da das Akademische Gymnasium in Wien an Mädchen bei der Externistenmatura höhere Anforderungen stelle als an Knaben, müssten die Prüfer von der »Leistungsfähigkeit der Frauen« überzeugt sein. Das beweise, dass »Frauen den geistigen Anstrengungen« physisch und psychisch gewachsen seien.[118] Die Zeitschrift forderte Mädchengymnasien, die mit der Matura abschlossen, weil dann »an Stelle des oberflächlichen zersplitterten Wissens, das dem weibliche Geschlechte bisher geboten wurde, […] humanistische Bildung« trete. Erst sie ermögliche, »erfolgreich beruflich thätig zu sein«.[119]

Antifeministische und rassistische Abwehrmechanismen

Der Erlass des Ministeriums für Cultus und Unterricht vom 6. Juni 1850 enthielt eine provisorische Bestimmung über die Nostrifikation ausländischer Doktordiplome.[120] Mit einer Ergänzung von 19. März 1896 gewährte der Unterrichts-

soukromá škola dívčí« eröffnet. 1895 bestanden 25 Prozent der Schülerinnen, die 1890 in die Schule eingetreten waren, die externe Matura am Akademischen Gymnasium in Prag. Vgl. Soňa Štrbáňová, The Institutional Position of Czech Women in Bohemia, 1860–1939, in: Dies./Ida H. Stamhuis/Kateřina Mojsejová (Hg.), *Women Scholars and Institutions. Proceedings of the International Conference, Prague, June 8–11, 2003* (Studies in the History of Sciences and Humanities 13B), Prag: Výzkummné centrum pro dějiny vědy 2004, 69–94, 83.

116 Vgl. Marcella Stern, Gabriele Possanner von Ehrenthal, die erste an der Universität Wien promovierte Frau, in: Heindl/Tichy, *»Durch Erkenntnis zu Freiheit und Glück…«*, 189–219, 201.

117 Vgl. Riemann, Unsere ersten österr. Abiturientinnen, 1.

118 Vgl. ebd., 2.

119 Vgl. Eliza Ichenhaeuser, Mädchengymnasien, in: *Frauenleben. Blätter zur Vertretung der Frauen-Interessen* 10 (1898) 6, 3–4, 4.

120 Vgl. Erlaß des Ministers des Cultus und Unterrichts vom 6. Juni 1850, betreffend die Geltung auswärtiger Doctors-Diplome für den Umfang der österreichischen Monarchie, *Allgemeines Reichs-Gesetz- und Regierungsblatt für das Kaiserthum Österreich* 240/1850.

minister auch Frauen diese Möglichkeit, die allerdings an gewisse Bestimmungen gebunden war. In § 1 wurde verlangt, dass eine junge Akademikerin für die Zulassung zur Nostrifikation die österreichische Staatsbürgerschaft nachweise und vierundzwanzig Jahre alt sein müsse. Sie sollte die Matura an einem inländischen Staatsgymnasium abgelegt und zehn Semester Medizin an einer ausländischen Universität studiert haben. »Gegen ihr Verhalten während der Studienzeit im Auslande [durfte] kein Anstand erhoben« worden sein.[121] § 2 besagte, dass jedes einzelne Ansuchen um Nostrifikation nach Beschluss des Professorenkollegiums dem Unterrichtsministerium vorzulegen sei. § 3 verlangte die Wiederholung aller theoretischen und praktischen »strengen Prüfungen«, wobei die Anforderungen »vollkommen gleich« zu sein hatten wie bei Kandidaten. Wenn die Kandidatin, so § 4, alle Vorgaben erfüllt hatte, konnte sie promoviert werden und zum zweiten Mal ihr Doktordiplom erhalten.[122]

Der Beruf der Ärztin sei jedoch

> »mit ernsten Gefahren für die physische Beschaffenheit und den natürlichen Berufe des Weibes verbunden und geschähe auch nicht ohne schwere Benachtheiligung des Mannes, dessen Erwerbsfähigkeit im Kampfe der Concurrenz leicht auf ein Maß herabsinken könnte, welches die Bildung und Erhaltung einer Familie erschwert oder ausschließt.«[123]

Die beschriebene Verordnung bezog sich nicht nur auf den Schutz der Frau vor physischen Belastungen als Ärztin, sondern im selben Maße auch auf den Schutz des Mannes vor Einschränkungen in seiner gesicherten Existenz. Von der Zeitschrift *Dokumente der Frauen* wurde ein Gegenbeispiel angeführt, um aufzuzeigen, dass Verordnungen dieser Art nicht nur zum Schutze der Familie dienten, sondern auch mit Eigeninteressen verbunden waren. Es sei für Mediziner und Behörden nämlich unbedeutend, dass »Hunderttausende von Arbeiterinnen durch die Fabrikarbeit der Familie entzogen« würden.[124]

Durch Druck von außen war die Regierung gezwungen zu handeln. Mit der Einführung des österreichischen Gesundheitssystems in Bosnien-Herzegowina wurde publik, dass sich Frauen aus dem islamischen Kulturkreis nicht von Ärzten untersuchen ließen. Das bedeutete, dass zumindest für diese Frauen dringend Ärztinnen benötigt wurden.[125] Die Zulassung von Frauen zum Medi-

121 Vgl. Verordnung des Ministers für Cultus und Unterricht vom 19. März 1896 betreffend die Nostrification der von Frauen im Auslande erworbenen medicinischen Doctordiplome, § 1–§ 5, *Reichsgesetzblatt für die im Reichsrathe vertretenen Königreiche und Länder* [RGBl] 45/1896.

122 Vgl. ebd., 212.

123 Brockhausen, *Vorschriften über das Frauenstudium*, 19.

124 Vgl. Theodor Wollschak Teifen, Ein Wort zur Frauenfrage, in: *Dokumente der Frauen* 4 (1899), 84. Zit. in: Hafner/Niederkofler, *Etappensiege*, 15.

125 Vgl. Heindl, Bildung und Emanzipation, 541.

zinstudium wurde »auf Grund allerhöchster Ermächtigung« vom 31. August 1900 »im Einvernehmen mit dem Ministerium des Inneren« genehmigt. Für die Immatrikulation war der Nachweis der österreichischen Staatsbürgerschaft und der Matura »an einem öffentlichen inländischen oder vom Minister für Cultus und Unterricht für gleichwerthig erkannten ausländischen Gymnasium« erforderlich. »Im Falle der Nichtzulassung [stand] der Aufnahmswerberin der Recurs an den Minister für Cultus und Unterricht offen«.[126] In § 3 der Verordnung des Unterrichtsministers »betreffend der Zulassung von Frauen zu den medicinischen Studien« wurde nochmals ausdrücklich darauf hingewiesen, dass alle Bestimmungen für die Immatrikulation und Inskription, die für Hörer der Medizinischen Fakultät galten, auch für Hörerinnen zu gelten hatten. »Ausnahmsweise«, betonte § 4, könnten »einzelne Vorlesungen oder Semester, welche Frauen an in- oder ausländischen Facultäten besucht haben«, mit Genehmigung des Professorenkollegiums der Medizinischen Fakultät vom Unterrichtsministerium für das Studium anerkannt werden.[127]

Eine hohe Motivation und eine starke Frustrationstoleranz begünstigten den Studienabschluss der ersten Medizinstudentinnen an der Universität Wien und förderten bei Absolventinnen von Schweizer Universitäten den Entschluss zur Nostrifikation ihrer Doktordiplome. Als prägnantes Beispiel dafür steht Gabriele Possanner-Ehrenthal (1860–1940).[128] In einem Interview berichtete die Ärztin dem *Neuen Wiener Tagblatt* 1930 von »berühmten Universitätsprofessoren, die sich weigerten, eine Frau zu prüfen«. Albert sei zur Prüfung erst gar nicht erschienen und musste dafür von seiner Wohnung abgeholt werden.[129] Bereits in seiner Schrift *Die Frauen und das Studium der Medizin* hatte er gewarnt:

> »In Angelegenheiten des Frauenstudiums bin ich für Niemand zu sprechen. Für Niemand! Weder für die Kandidatinnen, noch für ihre Fürsprecher. Denn darauf kann sich Jedermann gefaßt machen, daß ein einziger solcher Fall ein ganzes Heer von Fürsprechern und Fürsprecherinnen entfesseln würde. Gott schütze Jeden vor dieser Unheilsarmee!«[130]

Salomon Stricker (1834–1898) und Hermann Nothnagel (1841–1905) versuchten, Prüfungen von Studentinnen abzulehnen und die Nostrifikation von im

126 Vgl. Wilhelm von Hartel, Zulassung der Frauen zum medizinischen Berufe, in: *Frauenleben. Blätter zur Vertretung der Frauen-Interessen* 12 (1900) 10, 6–7, 6.

127 Vgl. Verordnung des Ministers für Cultus und Unterricht im Einvernehmen mit dem Ministerium des Inneren vom 3. September 1900, betreffend die Zulassung von Frauen zu den medicinischen Studien und zum Doctorate der gesammten Heilkunde, § 1–§ 7, *RGBl* 149/1900.

128 Vgl. Stern, Possanner von Ehrenthal, in: Heindl/Tichy (Hg.), *»Durch Erkenntnis zu Freiheit und Glück…«*, 189–219.

129 Vgl. Die erste Ärztin Wiens, *Neues Wiener Tagblatt*, 25.1.1930, 2–3, 2.

130 Albert, *Die Frauen und das Studium der Medizin*, 38.

Ausland erworbenen Doktordiplomen zu verhindern. Als Begründung wurde immer wieder angegeben, dass eine Frau »überhaupt nicht die geistigen Fähigkeiten zum Hochschulstudium« besitze.[131] Die ersten Frauen, die an der Medizinischen Fakultät der Universität Wien ab 1900 studierten, wurden von Gegnern des Frauenstudiums wegen ihrer angeblichen *Studierunfähigkeit* kaum zur Kenntnis genommen. Mit dem zunehmenden Rassismus und Antifeminismus wurde akzeptiert, wenn Mediziner den Aufbau des Gehirns von Frauen nun mit jenem von Schwarzen verglichen. Die Studie *Über den physiologischen Schwachsinn des Weibes* von Möbius, erschienen 1900,[132] machte die Parallelen zwischen Rassismus, Antisemitismus und Antifeminismus deutlich, wobei immer dieselben Abwehrmechanismen erkennbar waren: Erniedrigung und Abwertung des als fremd Wahrgenommenen und Erhöhung des Eigenen. So erkannte Möbius eine Ähnlichkeit zwischen dem Gehirn von Frauen und dem Gehirn von »geistig niedrig stehende[n] Männer[n] [wie] Neger[n]«. Das beweise der einfachste, beinahe »tierähnliche« Aufbau des weiblichen Gehirns.[133] Was bei »Kindern, Weib[ern] und Neger[n] [als] normale[s] Verhalten« angesehen werde, sei bei Erwachsenen, Männern und Europäern bereits pathologisch. Kinder, Frauen und Schwarze standen für Möbius deutlich auf einer niederen Entwicklungsstufe.[134]

Biologistische Ausgrenzungsmodelle bildeten in der Medizin und den Naturwissenschaften ein »Instrument der Absicherung von Herrschaftsansprüchen« gegenüber Emanzipationsbestrebungen von außen, wobei Frauen genauso als Fremde empfunden wurden wie Juden oder Schwarze.[135] Das neue Forschungsfeld Rassenkunde eröffnete für Gegner des Frauenstudiums weitere Themenbereiche, die sich erneut auf die Unvereinbarkeit von Beruf und Familie konzentrierten. Max Gruber (1853–1927), Mediziner, Biologe und Rassenhygieniker, hielt in München den Vortrag »Mädchenerziehung und Rassenhygiene«.[136] Er behauptete, dass Frauen durch ein Studium die »Gesundheit der ›Rasse‹ gefährdeten«, weil sie für ihren Beruf als Ärztin auf Kinder verzichteten, was besonders im Bürgertum zu einem Geburtenrückgang führe.[137] Die Ärztin Ida Hilfiker-Schmid (1866–1951), eine der ersten in Zürich praktizierenden

131 Vgl. Die erste Ärztin Wiens, *Neues Wiener Tagblatt*, 25.1.1930, 2–3, 3.

132 Vgl. Paul Julius Möbius, *Ueber den physiologischen Schwachsinn des Weibes*, 3. veränderte Auflage, Halle/Saale: Marhold 1901.

133 Vgl. ebd., 45.

134 Vgl. ebd., 43.

135 Vgl. Planert, *Antifeminismus im Kaiserreich*, 79–80.

136 Max Gruber, *Mädchenerziehung und Rassenhygiene. Vortrag, gehalten anläßlich der Generalversammlung des Verbandes zur Hebung hauswirtschaftlicher Frauenbildung am 4. Juli 1910 im alten Rathaussaale in München*, München: Reinhardt 1916.

137 Hafner/Niederkofler, *Etappensiege*, 13.

Ärztinnen, rezensierte den Vortrag von Gruber, über den sie sich »genügend geärgert« hatte:

> »Man sollte denken, wo von Rassenhygiene gesprochen wird, müsste das Wohl der Frau in erster Linie stehen; wir hätten also durchaus keinen Grund uns zu wehren. Leider sind über dieses Wohl die Meinungen sehr geteilt. Es ist immer noch ein Selbstverständliches, dass die Frau nur Mittel ist zum Zweck – Mutter der künftigen Generation zu werden –; von ihrer Persönlichkeit, von den Forderungen ihres Ich ist nie die Rede.«[138]

Hilfiker kritisierte die Tradierung der alten Rollenklischees wie »die Frau gehört ins Haus« oder »der Beruf der Frau ist Gattin und Mutter zu werden«. Nicht die Zahl der Geburten sei für eine Frau entscheidend, sondern das Ziel, die Kinder in ihrer Familie zu »gesunden und kräftigen Menschen heranwachsen« zu lassen. Es bestehe »keine Gefahr, dass die Frau das Wohl ihrer Kinder vergesse«.[139]

Trotzdem sahen Wissenschaftler wie Gruber oder Möbius durch Akademikerinnen den Fortschritt in der Gesellschaft gefährdet. Eine Konzentration auf den Beruf führe zu einem Geburtenrückgang und in der Folge zur Überalterung der Gesellschaft. Möbius machte dafür die Frauenrechtsbewegung verantwortlich.[140] Er fand, dass ein »Weib« »gesund und dumm« sein sollte. »Uebermässige Gehirntätigkeit« mache es krank. Gelehrte Frauen seien schlechte Mütter: »Je besser die Schulen werden, umso schlechter werden die Wochenbetten, umso geringer wird die Milchabsonderung, kurz, um so untauglicher werden die Weiber«.[141] Julius Tandler (1869–1936), der erste Professor der Medizinischen Fakultät in Wien, der in seinem Institut für Anatomie eine Assistentin anstellte, erkannte das Recht der Frau auf Bildung in einem »Rechtsstaat« an. Trotzdem befürchtete er, »dass im Studium die Fähigkeit zur Fortpflanzung leide und dass die Frau für die Aufzucht der [nächsten] Generation weniger leisten« werde. Der Anatom wies aber auch auf die Vorteile hin, die Kinder durch Mütter erhielten, »deren Gehirnzellen sich auch einmal einer vernünftigen Beschäftigung« gewidmet hatten.[142] Die Balance zwischen bürgerlichem Geschlechterrollenverständnis und dem Recht der Frau war selbst für Tandler schwierig zu halten.

Bevor 1909 in Preußen, neun Jahre nach Österreich, das Medizinstudium für Frauen gesetzlich verankert wurde, fanden dort dieselben Debatten statt. Mit naturwissenschaftlichen und kulturhistorischen Abhandlungen wurde versucht,

138 Ida Hilfiker, Über den Vortrag von Max von Gruber: Mädchenerziehung und Rassenhygiene, in: *Frauenbestrebungen. Offizielles Organ der Union für Frauenbestrebungen* (1910) 9, 65–66, 65.

139 Vgl. ebd., 66.

140 Vgl. Pintsuk, »*Jedes Wesen bleibe, wohin es die Natur gewiesen!*«, 110.

141 Möbius, *Ueber den physiologischen Schwachsinn des Weibes*, 53.

142 Vgl. Karl Sablik, *Julius Tandler. Mediziner und Sozialreformer. Eine Biographie*, mit einem Geleitwort von Univ.-Prof. Dr. Alois Stacher, Wien: Schendl 1983, 96.

Wissenschaftler, Politiker und die bürgerliche Gesellschaft von der Unfähigkeit oder der Befähigung der Frau zum Medizinstudium zu überzeugen. Ergebnisse der Gehirnforschung wurden weiterhin zitiert, um die Vorurteile gegenüber dem Frauenstudium zu widerlegen:

> »Nun sind es aber nur ganz bestimmte Bezirke der grauen Rinde des Gehirns, welche die organische Unterlage für die Geistestätigkeit bilden. Die größere, darunter liegende Masse des Gehirns dient körperlichen Funktionen. [...] Wer auf Grund des Gewichtsunterschiedes von Männer- und Frauengehirn eine Inferiorität der Leistungen bei der Frau behauptet, müsste also nachweisen, dass das geringere Gewicht bedingt ist durch eine geringere Ausbildung und Masse der psychischen Sphären der Gehirnrinde. Ein solcher Beweis ist bis jetzt nie geführt worden. [...] Bei all dem ist noch zu bedenken, dass für die Leistungen der Gehirnsubstanz nicht allein das Gewicht, d. h. die Masse ausschlaggebend sein muss, sondern dass auch die Organisation und der feinere Bau der Zellen und Fasern in Betracht kommt.«[143]

Langsame Akzeptanz von Frauen in der Männerdomäne Medizin

Antifeministische Schriften mit biologistischen Zuschreibungen bewirkten selbst im 20. Jahrhundert noch, dass Medizinprofessoren an Universitäten erfolgreich die gläserne Decke bauen konnten, die Frauen akademische Karrieren lange Zeit erschwerte. Kollegen versuchten fachliche und bürokratische Barrieren zu errichten, die oft nicht mehr als die Fortführung der »versteckten Diskriminierungen« waren, welche Frauen während ihrer Studienzeit erlebt hatten.[144] Als das Frauenstudium an der Universität Wien sein dreißigjähriges Jubiläum feierte, bekannte der Rektor Hans Molisch (1856–1937), dass erst alle »Hemmungen, Einwände und Bekämpfungen« der Gegner überwunden werden mussten, weil die Zulassung von Frauen zur Universität »eine soziale Notwendigkeit« geworden war. Die früheren Gegner mussten ihren Standpunkt, »der Not gehorchend und nicht dem eigenen Trieb«, ändern. »Die Tore der Universität haben sich der Frau geöffnet und siegreich zog sie ein«, betonte der Rektor. Sie hat »uns an der Universität keine Enttäuschung gebracht, sondern sich sowohl im Studium als auch im endgültigen Beruf bewährt«.[145] Für den Chirurgen Anton Eiselsberg (1860–1939) war die Motivation für ein Medizinstudium nicht nur »die wirtschaftliche Not«, sondern auch »das Bestreben der Frau: das Gleiche

143 Ernst Bumm, *Über das Frauenstudium. Rede zur Gedächtnisfeier des Stifters der Berliner Universität König Friedrich Wilhelms III. in der Aula am 3. August 1917*, Berlin–Heidelberg: Springer 1917, 9.

144 Vgl. Berger, *Das Frauenstudium an der Universität Wien*, 33.

145 Vgl. Hans Molisch, Begrüßungsschreiben des Rektors der Universität Wien, in: Alfons Dopsch (Hg.), *Dreißig Jahre Frauenstudium in Österreich 1897 bis 1927. Festschrift*, Wien: Festausschuss anlässlich des dreißigjährigen Fraustudiumjubiläums 1927, 5.

leisten zu können wie der Mann«.[146] »Politisch weniger abgelenkt«, erweise sich die Medizinstudentin »als williger und guter Arbeiter, besonders dort, wo sie zielbewusste Führung und Anleitung« erhalte. Auch wenn Eiselsberg der Meinung war, dass sich Ärztinnen »in der Behandlung von Kindern und Frauen und in der Fürsorge durchaus bewährt« hatten, war er doch der Überzeugung, dass in Österreich für sie noch kein Bedarf bestehe. Er gestand offen, dass der Existenzkampf in der Stadt durch Ärztinnen für Ärzte erschwert wurde, und hoffte daher, dass Frauen in wirtschaftlich besseren Zeiten wieder auf ein Universitätsstudium »verzichten und ihre von der Natur gegebene Stellung in der Familie, am häuslichen Herd, kurz überall dort wieder einnehmen, wo sie vermöge ihres angeborenen Altruismus unersetzlich« seien.[147]

Besonders in Wirtschaftskrisen, wie in der Zwischenkriegszeit, waren viele Frauen gezwungen, ihren Beitrag zum Familieneinkommen zu leisten. Gleichzeitig flammten wieder Vorurteile gegenüber Medizinstudentinnen und Ärztinnen auf, um Frauen zurück »an den Herd« zu holen, damit genügend Praxisstellen und akademische Positionen für Männer gesichert waren. Das Klischee vom »Wesen der Frau« und ihrer naturgegebenen Aufgaben wurde aktiviert, wenn es zu wenig freie Stellen und eine zu geringe Finanzierung der Universitäten gab. Dann wurde wieder eine »patriarchalisch-konservative Familienform verherrlicht«, die Frauen ihren Platz in der Familie zuwies.[148] Während es 1908 erst 34 Ärztinnen in Österreich gab, waren es 1929 bereits 477, von denen die Mehrheit in Wien arbeitete. 1934 erhöhte sich die Anzahl auf 665. 1951 ordinierten 1.710 Ärztinnen. Sie spezialisierten sich auf Pädiatrie und Gynäkologie, auf Zahnmedizin oder arbeiteten als Schulärztinnen - Disziplinen, die von Ärzten nicht als prestigeträchtig eingestuft wurden. In der Medizin wurde die Geschlechterdifferenz fortgesetzt: die »Nischenfächer« für Frauen und die angesehenen und gewinnbringenden, wie zum Beispiel die Chirurgie, für Männer.[149] Einige Ärztinnen konnten sich in der Männerdomäne Universität durchsetzen und durch internationale und lokale Netzwerke eine akademische Karriere beginnen.[150]

146 Vgl. Anton Eiselsberg, Zum medizinischen Studium der Frauen, in: Ebd., 11–12, 11.
147 Vgl. ebd., 12.
148 Vgl. Berger, *Das Frauenstudium an der Universität Wien*, 40.
149 Vgl. ebd., 34.
150 Vgl. ebd., 38.

Resümee

Die Geschichte des Frauenstudiums spiegelt die Geschichte des gebildeten Bürgertums in Wien mit allen seinen politischen und ökonomischen Facetten. Das Bürgertum vertrat die Werte des Liberalismus, die mit einer Gleichstellung der Geschlechter und einer Öffnung der Universitäten für Frauen verbunden waren. Obwohl es anfangs Widerstände gegenüber Frauen in der Medizin gab, setzte sich doch in vielen Ländern das Recht auf Bildung, verankert in den Menschenrechten, vor 1880 durch. In Österreich dauerte die Gleichstellung von Mann und Frau in höherer Bildung und im Medizinstudium sehr lange. Wenn Späth als Rektor der Universität Wien die »allgemeinen Menschenrechte« im Kontext der Gleichstellung von Frauen erwähnte, war dies nur ein politisches Zugeständnis, denn für ihn und die Mehrheit seiner Kollegen an der Medizinischen Fakultät entschied das »Naturgesetz« die diffizile Frage des Medizinstudiums für Frauen. Das österreichische Bildungssystem war traditionsgebunden und seine Akteure handelten autoritär. Professoren an Medizinischen Fakultäten agierten in einer Männerdomäne, wo soziokulturelle Geschlechterdifferenzen biologistisch erklärt und die Frau auf ihre Rolle als Hausfrau und Mutter reduziert wurde. Für ein Medizinstudium und den Beruf der Ärztin erschien sie nicht befähigt. Die Regierung und die Standesvertretungen stimmten in ihrer »Wissenschaftsgläubigkeit« den überzeugenden Meinungen dieser Autoritäten zu. Der Appell des Anatomen Brühl, »Gleiches Gehirn, gleiche Seele, gleiches Recht!« wurde lange nicht wahrgenommen.

Durch lokale und globale Vernetzung sowie durch kritisches Hinterfragen der überhöhten Position medizinischer Autoritäten und des Patriarchats erreichten bürgerliche Frauenbildungsvereine die gesetzliche Verankerung des Frauenstudiums. Das Recht auf ein Frauenstudium an medizinischen Fakultäten Österreichs wurde 1900 gesetzlich festgeschrieben. Das Vorurteil, ein Universitätsstudium sei für Frauen »eher schädlich, da es vermännlichend«[151] wirke, wurde weiter tradiert. Trotzdem ließ sich die erste Generation von Medizinstudentinnen weder im Hörsaal noch in der Klinik durch den antifeministischen Habitus mancher Medizinprofessoren und Kollegen entmutigen. Sie emanzipierten sich von gesellschaftlichen Normen und bildeten mit ihrem politisch-ideologisch übergeordneten Verständnis von Frau-Sein die Basis für ein modernes Frauenbild, in dem Familie und Beruf vereinbar war.

felicitas.seebacher[at]aau.at

151 Zit. nach: Huerkamp, *Bildungsbürgerinnen*, 152.

4. Formen der Institutionalisierung

Michael Memmer

Die Institutionalisierung des ärztlichen Standes. Von den Ärztevereinen zur Ärztekammer – Aktionen und Reaktionen der Wiener Ärzteschaft

The institutionalization of the medical profession. From the medical associations to the Medical Council – actions and reactions of the Viennese doctors

Abstracts
Viele Jahrhunderte lang vertrat die Medizinische Fakultät der Universität Wien die Interessen der Ärzte in all ihren sozialen, wirtschaftlichen und beruflichen Belangen. Dies endete mit der Universitätsreform im 19. Jahrhundert. In der Folge kam es zur Gründung zahlreicher Ärztevereine, ab 1873 setzte sich der Ärztevereinstag für die Errichtung einer Standesvertretung ein. Nach langwierigen Bemühungen verabschiedete der Reichsrat 1891 das Ärztekammergesetz; es dauerte aber noch mehr als drei Jahre, bis die Ärztekammer Wien ihre Arbeit aufnehmen konnte. In den ersten zehn Jahren noch nicht sehr effektiv, wurde die Wiener Ärztekammer ab 1907 uneingeschränkt akzeptiert. Nach dem »Anschluss« Österreichs 1938 trat die Reichsärzteordnung in Kraft und die Ärztekammern wurden aufgelöst, bis 1949 mit dem Ärztegesetz eine neue Rechtsgrundlage geschaffen wurde. Der Fokus dieses Artikels richtet sich dabei auf die Frage, welche Beiträge die Wiener Ärzteschaft zur Institutionalisierung des ärztlichen Standes in der Zeit von 1848 bis 1949 geleistet hat.

In the course of centuries the Medical Faculty of the University of Vienna had represented the doctors' interests in all social, economic and professional matters. This came to an end due to academic reforms in the 19th century. Subsequently several doctors' associations emerged, followed by the Congress of Austrian Doctors' Associations which submitted a petition to parliament calling for it to enable the creation of a statutory professional body. Following these lengthy efforts, the Medical Council Act was finally passed by parliament. After three more years the Medical Council of Vienna got on with its work. Within the first decade of its presence the Council was not very effective. Finally the Council which was elected in 1907 was able to gain full recognition. In 1938, after the »annexation« of Austria, the German »Reichsärzteordnung« came into effect and all former Medical Councils were dissolved. In 1949 a new legal situation has been created with the Medical Profession Act. The focus of this article is on the institutionalization of the Viennese medical profession from 1848 until 1949.

Keywords
Standesvertretung, Ärztevereine, Ärztevereinstag, Ärztekammergesetz, Wiener Ärztekammer, Ärztegesetz

Statutory professional body, Doctors' Associations, Congress of Doctors' Associations, Medical Council Act, Medical Council of Vienna, Doctors' Act

Die Ausgangslage um 1850: Auflösung des ärztlichen Standes

Jahrhunderte lang hatte die Medizinische Fakultät der Universität Wien die Interessen und die Standesaufsicht über sämtliche Heilpersonen wahrgenommen. Erzherzogin Maria Theresia (1717–1780) griff mit der Universitätsreform erstmals in die beherrschende Stellung der Medizinischen Fakultät ein,[1] ihr Sohn und Nachfolger Joseph II. (1741–1790) hob später die Universitätsgerichtsbarkeit auf.[2]

Im 19. Jahrhundert kam es zu weiteren massiven Veränderungen, die eine fortschreitende Auflösung der alten Ordnung zur Folge hatten. 1849 wurde die Fakultät in das Professorenkolleg, in dem die Professoren zusammengeschlossen waren, und das Doktorenkolleg, dem die praktisch tätigen Ärzte angehörten, gegliedert.[3] Die Notwendigkeit einer Reorganisation des Doktorenkollegs wurde mit den Jahren immer offenkundiger:

> »Wenn eine Korporation von nahezu 600 Mitgliedern an einem Abend […] nicht im Stande ist, bis zum Schlusse der Sitzung die zur Beschlussfähigkeit nothwendige Zahl von 40 Mitgliedern beisammen zu halten und wenn sie zur nächsten einberufenen Sitzung nicht einmal diese geringe, beschlussfähige Anzahl zusammen zu bringen vermag, so müssen wohl gewichtige Momente vorherrschen, die eine solche Apathie rechtfertigen können. […] Das Doctoren-Kollegium der medizinischen Fakultät ist eine Körperschaft, die […] lediglich dem Zwang ihr Bestehen verdankt. Wer in Wien praktizieren will, muss Mitglied der Gesellschaft werden, ob er ihre Tendenzen billigt oder nicht. Er betritt den Versammlungssaal mit einer halb gerechtfertigten Animosität gegen eine Korporation, der er eben, um seine dornenvolle, mühsame und besonders im Anfange so wenig lohnende Laufbahn zu beginnen, eine Summe von mehr als 200 fl. übergeben, und zwar übergeben ohne zu wissen, zu welchem Zwecke, zu wessen

1 Vgl. zu dieser Entwicklung: Erna Lesky, *Österreichisches Gesundheitswesen im Zeitalter des aufgeklärten Absolutismus*, Wien: Rohrer 1959, 44–57. – Dies., *Die Wiener medizinische Schule im 19. Jahrhundert*, Graz: Böhlau 1987, 15–18.

2 Vgl. Allerh. Entschließung vom 4.8.1783. Zit. nach: Rudolf Kink, *Geschichte der kaiserlichen Universität zu Wien* (Band 2). *Statutenbuch der Universität Wien*, Wien: Carl Gerold & Sohn 1854, 590–591, Nr. 191.

3 Vgl. Erlass des Ministers des Cultus und Unterrichts vom 30. September 1849, womit das von Seiner Majestät mit Allerhöchster Entschließung vom 27. September 1849 genehmigte provisorische Gesetz über die Organisation der akademischen Behörden kundgemacht wird, *Allgemeines Reichs-Gesetz- und Regierungsblatt für das Kaiserthum Österreich* [*RGBl*] 401/1849.

> Vortheile oder Nutzen er sie eigentlich übergab. Für ihn, das weiss er, sind sie verloren.«[4]

Im Jänner 1865 baten die Professorenkollegien der drei weltlichen Fakultäten der Universität Wien in einer Eingabe an das Staatsministerium »um endliche Organisation der Universität mit Ausschluss der Doctoren-Collegien«.[5] Das Doktorenkolleg widersprach und überreichte seinerseits dem Staatsminister Anton Schmerling (1805–1893) eine Protestnote. Der Staatsminister, der die ganze Angelegenheit als Verzögerung der Universitätsreform empfand, versicherte, »dass die Doktoren-Kollegien bei einer etwaigen Berathung der Universitäts-Organisation nicht übergangen würden. Der Staat bedürfe nicht nur Professoren, sondern auch Männer des praktischen Lebens«.[6] Lange Zeit wehrte sich das Doktorenkolleg gegen eine Herauslösung aus der Fakultät; seine Vertreter beriefen sich dabei immer auf den Albertinischen Stiftungsbrief.[7] Sogar der Kaiser wurde mit dieser Bitte anlässlich einer Berichterstattung über die Aktionen des Doktorenkollegs im Krieg 1866 befasst:

> »Ew. Maj. glorreicher Ahn' hat vor mehr als einem halben Jahrtausend bei der Stiftung der Wiener Universität das theoretische und praktische Element vereinigt; geruhen nunmehr Eu. Maj. das Wirken des Doktoren-Kollegiums und sein Verbleiben im Verbande der Universität allergnädigst zu schirmen!«[8]

Dass die notwendige Neuorganisation außer Streit gestellt und 1870 »Grundzüge eines Organisations-Entwurfes für die medizinischen Doktoren-Kollegien« veröffentlicht wurden, nützte nichts mehr.[9] In seiner Thronrede bei der Eröffnung des Reichsrats am 15. September 1870 erwähnte der Kaiser bereits die Reorganisation der Universität; das mehr als zwei Jahrzehnte andauernde Provisorium sollte einem zeitgemäßen Verhältnis zwischen Professoren und praktischen Ärzten weichen.[10] 1873 wurde das Doktorenkolleg aus der Fakultät ausgeschieden,[11] wodurch es seinen behördlichen Charakter verlor.

---

4 O. A., Das Doctoren-Kollegium der medizinischen Fakultät, in: *Wiener Medizinische Presse* [*WMPr*] 7 (1866) 7, 193.

5 Vgl. O. A., Notizen, in: *Wiener Medizinische Wochenschrift* [*WMW*] 15 (1865) 1, 14–15, 14. – O. A., Notizen, in: *WMW* 15 (1865) 2, 30. – Die *Wiener Medizinische Wochenschrift* zählt zu den ältesten deutschsprachigen Wochenschriften und bietet gerade für den hier zu behandelnden Zeitraum zahlreiche (Standes-)Notizen.

6 O. A., Notizen, in: *WMW* 15 (1865) 30, 167–168, 167.

7 Vgl. O. A., Notizen, in: *WMW* 20 (1870) 53, 1296–1297, 1296. – O. A., Notizen, in: *WMW* 24 (1874) 1, 18–21, 19.

8 O. A., Notizen, in: *WMW* 16 (1866) 94, 1509–1510.

9 Vgl. O. A., Zur Reform des medizinischen Doktoren-Kollegiums, in: *WMPr* 11 (1870) 44, 891–900.

10 Vgl. Kaiser Franz Joseph, Thronrede, in: *Stenographische Protokolle über die Sitzungen des Hauses der Abgeordneten des österreichischen Reichsrathes* [*StProtAH*] (1870) 6. Sess., 1–4, 3. – Vgl auch: O. A., Notizen, in: *WMW* 20 (1870) 46, 1114–1115, 1114.

Diese Entwicklungen hatten zu einer völligen Desorganisation des Ärztestandes geführt. Die Folge war das Fehlen einer effektiven politischen Vertretung in Bezug auf die Organisation des Gesundheitswesens und die Wahrung ärztlicher Standesinteressen,[12] aber auch eine Apathie aufseiten der Ärzte. Adolph Neustadt, Stadtarzt in Krakau, brachte die damalige Situation in der *Wiener Medizinischen Presse* auf den Punkt:

»Die Apathie hinsichtlich der allgemeinen Standesinteressen, so wie der geschäftliche Kampf um's Dasein sind noch immer die Dominante in den Anschauungen und Strebungen einer grossen, ja leider der grössten Zahl der Ärzte. Jeder jammert, wie es gar so miserabel mit dem Stande stehe, beinahe Jeder zuckt aber auch die Achseln, wenn man ihn auffordert, dagegen etwas zu tun. Die Folgen der Apathie und Lässigkeit mehren sich.«[13]

Die Gründung von Ärztevereinen

Die Mediziner waren sich bewusst, »dass die Zustände unter den Aerzten ungesunde und unerquickliche seien und Abhilfe erfordern.«[14] Da zudem Doktorenkollegien nur an den Universitäten eingerichtet waren und somit viele Ärzte in den Provinzen keiner Korporation angehörten, suchte man im regionalen Bereich nach Möglichkeiten der Zusammenkunft, des wissenschaftlichen Austauschs und der Verfolgung gemeinsamer Ziele. Die Zäsur in dieser Entwicklung ist das Vereinspatent von 1852, das die Schaffung von ärztlichen Vereinen erlaubte. Deshalb zählten die Kronländer ohne Doktorenkolleg zu den Vorreitern in Sachen Vereinsbildung: Am 28. Oktober 1861 wurde in Krain der Ärztliche Leseverein gegründet, der schon im folgenden Jahr, am 4. Dezember 1862, in den Verein der Ärzte in Krain umgewandelt wurde und somit als der älteste ärztliche Landesverein der damaligen österreichischen Länder gilt.[15] 1862 schlossen sich

11 Vgl. § 24 Gesetz vom 27. April 1873 betreffend die Organisation der Universitätsbehörden, *RGBl* 63/1873.

12 Vgl. Michael Memmer, Die Entwicklung der ärztlichen Standesgerichtsbarkeit unter besonderer Berücksichtigung der Wiener Verhältnisse, in: *Beiträge zur Rechtsgeschichte Österreichs* 6 (2016) 2, 480–515.

13 Adolph Neustadt, Die Reform des ärztlichen Standes in Oesterreich, in: *WMPr* 13 (1872) 32, 735–739, 735–736.

14 Joseph Scholz, *Fünfundzwanzig Jahre des ärztlichen Vereins der südlichen Bezirke Wien*, Wien: Brzezowsky 1899, 3. – Vgl. Isidor Fischer, Zur Vorgeschichte der österreichischen Ärztekammern, in: *Mitteilungen der Wiener Ärztekammer* 7 (1933) 1, 10–14, 11.

15 Vgl. zur Gründung des Lesevereins: Neuer wissenschaftlicher Verein in Laibach, *Klagenfurter Zeitung*, 10.7.1861, 623. – Vgl. zur Umwandlung in einen Ärzteverein: Laibach, *Correspondent für Untersteiermark*, 25.9.1862, 2. – Ed[uard] Suess, Feuilleton, in: *WMW* 13 (1863) 5, 75–76, 76. – Vgl. auch O. A., Notizen, in: *WMW* 62 (1912) 21, 1449–1451, 1449. –

in Vorarlberg die Ärzte zu einem Verein zusammen, dessen Statuten am 27. Mai 1863 durch allerhöchste Entschließung seiner k. k. Majestät bestätigt wurden.[16] 1862 kam es auch in der Steiermark zur Gründung eines Ärztevereins;[17] es folgten der Verein der Ärzte in Oberösterreich 1865,[18] der Ärztliche Verein für das Herzogthum Salzburg 1869[19] und wenige Monate später der Verein der Ärzte in Kärnten.[20]

In Wien setzte eine starke Bewegung in diese Richtung erst in den 1870er-Jahren ein. Nach seiner Loslösung von der Universität konstituierte sich das Doktorenkolleg als Verein.[21] Die Gründungsversammlung verlief turbulent; jene zwei Fraktionen, die schon im alten Kollegium vertreten waren, trafen neuerlich aufeinander:

> »Obwohl die ehemalige Oppositionspartei, die ›Jungen‹, sich fast gänzlich absentirten, war doch eine verhältnismässig grosse Anzahl von Mitgliedern des ehemaligen Kollegiums erschienen, da manche Naive gehofft hatten, dass nun ein neuer Geist in die Sitzungen der Doktoren einziehen werde. Welche Täuschung! Wüster Lärm, allseitiges Herumschreien, Protestanmeldungen u. dgl. m. charakterisirten gleich die erste Sitzung. Anlass hiezu gab ein Wahlmanöver der ehemaligen ›Alten‹, welche seit Wochen geheime Konventikel abhielten und eine Wahlliste zusammenstellten, von welcher die übrigen Mitglieder des Kollegiums erst in dem Momente Kenntniss erhielten, als sie den Sitzungssaal betraten. Das Verlangen einiger Mitglieder, die definitive Wahl zu vertagen und diese Sitzung als Vorversammlung zu betrachten, gab nun Anlass zu dem erwähnten turbulenten Verlauf.«[22]

Als die Sitzung unterbrochen wurde, um den Mitgliedern Zeit zur privaten Besprechung zu geben, wurden von den designierten Vorstandsmitgliedern Stimmzettel abgesammelt, sodass das Ergebnis der Wahl bereits feststand, als die Sitzung wiedereröffnet wurde. »Ein grosser Theil der Mitglieder verliess hierauf

---

Lavric Jagic, Festschrift anlässlich des Jubiläums des Vereines der Ärzte in Krain, in: *WMW* 62 (1912) 43, 2848–2852, 2849.

16 Vgl. Aerztlicher Verein, *Feldkircher Zeitung*, 13.6.1863, 1. – Leopold Bischof, Geschichtliche Entwicklung der Ärztekammer für Vorarlberg, in: *Österreichische Ärztezeitung* [*ÖÄZ*] 25 (1970) 21, 2676–2686. – Ders., Geschichtliche Entwicklung der Ärztekammer in Vorarlberg, in: *Montfort* 24 (1972) 3/4, 521–532.

17 Vgl. O. A., Ein medizinisches Parlament, in: *WMW* 12 (1862) 30, 477–479, 477. – Ferdinand Gosch, Die Ärztekammer für Steiermark, in: *ÖÄZ* 25 (1970) 21, 2656–2666.

18 Vgl. Amtlicher Theil, *Klagenfurter Zeitung*, 13.3.1866, 1. – O. A., Notizen, in: *WMW* 16 (1866) 23, 374. – Ernst Kammerer, Beiträge zur Geschichte der Ärztekammer für Oberösterreich, in: *ÖÄZ* 25 (1970) 21, 2608–2616.

19 Vgl. O. A., Anklang/Ausklang. Sylvesterbrief von 1929, in: *WMW* 80 (1930) 3, 118–120, 118.

20 Vgl. ebd. – O. A., Notizen, in: *WMW* 82 (1932) 48, 1505.

21 Vgl. O. A., Aus dem Doktoren-Kollegium der medizinischen Fakultät, in: *WMPr* 14 (1873) 42, 978. – Allgemein zu dieser Entwicklung vgl.: Fischer, Zur Vorgeschichte der österreichischen Ärztekammern, 10. – Elfriede Koppe, *Sozialgeschichte der Ärzteschaft 1870–1918*, Dipl. Arb., Wien 1997, 27.

22 O. A., Neues medizinisches Doktorenkollegium, in: *WMW* 24 (1874) 26, 583.

den Saal.«[23] In einer zweiten Notiz zu diesem Vorfall wurde noch hinzugefügt, »dass eine Anzahl von Mitgliedern gegen die Giltigkeit der Wahlen beim Ministerium Protest einlegen wolle.«[24] Da sich viele Ärzte, nicht zuletzt wegen des verhältnismäßig hohen Mitgliedsbeitrags, vom Kollegium zurückzogen, kam diesem in der weiteren Geschichte kein gestalterischer Einfluss mehr zu. Im Gegenteil: Bei der Forderung nach einer legitimen Standesorganisation in Form von Ärztekammern erwies sich das Doktorenkolleg lange Zeit als Hindernis. Es sah sich weiterhin als einzig legitimer Nachfolger des alten Universitätskollegiums und reklamierte auch in den folgenden Jahren immer wieder die Funktion der Standesvertretung für sich. Ein Vorstoß im Jahr 1877, einen permanenten Ausschuss zur Beratung der sozialen und materiellen Interessen der Ärzte unter der Patronanz des Kollegiums zu bilden und so größere standespolitische Bedeutung zu erhalten, scheiterte.[25]

Die Kompetenz zur Standesvertretung verlagerte sich auch in Wien – dem Beispiel der österreichischen Kronländer folgend – in Richtung lokaler Ärztevereine. 1873 kam es zur Gründung des Vereins der Ärzte in Niederösterreich, der in wichtigen Bezirksstädten bzw. in Wien in einzelnen Bezirken Sektionen einrichtete, so z. B. die Sektion Hernals (mit 54 Mitgliedern), die Sektion Fünfhaus (mit 61 Mitgliedern) und die Sektion Wien (mit 110 Mitgliedern).[26] 1874 wurden die ersten ärztlichen Bezirksvereine ins Leben gerufen, nämlich der Ärztliche Verein der westlichen Bezirke, der Verein des 2. Bezirks, der des 3. Bezirks und der Verein der südlichen Bezirke.[27] Der letztere, der den 4., 5. und 10. Bezirk umfasste, ging auf eine Initiative der ortsansässigen Ärzte zurück, die sich 1872 zur Beratung in Bezug auf die drohende Choleraepidemie getroffen hatten. Damals war ein Komitee eingesetzt worden, das 1874 die Vereinsgründung vorbereitete.[28]

Der Zusammenhang zwischen Auflösung bzw Neukonstituierung des Wiener medizinischen Doktorenkollegs und der Gründung der Bezirksvereine ist evident. Nachdem die kostenpflichtige Zwangsmitgliedschaft im Doktorenkolleg weggefallen war, stand es den Ärzten offen, neue Assoziationen zu bilden, in denen sie mehr Mitspracherecht hatten als in der alten Korporation:

> »Offenbar steht dieses Erwachen der Aerzte aus der Apathie, in welche selbe verfallen waren, mit den Vorgängen der letzten Zeit […] im innigsten Zusammenhange. Hiezu

23 Ebd.

24 Ebd.

25 Vgl. Wochen-Chronik, *Allgemeine Wiener medizinische Zeitung*, 25.12.1877, 487.

26 Vgl. O. A., Notizen, in: *WMW* 24 (1874) 6, 117–120, 119. – O. A., Notizen, in: *WMW* 24 (1874) 14, 281–284, 283. – O. A., Notizen, in: *WMW* 24 (1874) 20, 431–432, 431.

27 Vgl. O. A., *Chronik des Aerztlichen Vereines im II. Bezirk*, Wien: Selbstverlag des Vereins 1899, 9.

28 Vgl. O. A., Notizen, in: *WMW* 24 (1874) 29, 650–653, 652.

kommt noch der Umstand, dass die älteren ärztlichen Vereine und Gesellschaften, gegenwärtig blosse Werkzeuge in den Händen einzelner Persönlichkeiten und Parteien, für die Bedürfnisse und Interessen des prakt. Arztes weder Herz noch Verständniss zeigen. [...] Wie wir vernehmen sind einige sehr weitreichende Fragen bereits in Angriff genommen und bürgt das einträgliche Zusammengehen dieser Vereine und der ihnen angehörenden zahlreichen Mitglieder für gewichtige Resultate in so mancher brennenden Frage auf ärztlichem Gebiete.«[29]

Als Vereinszweck wurde in den Statuten die »Förderung des wissenschaftlichen Strebens ihrer Mitglieder auf dem Gebiete der Heilkunde und des öffentlichen Sanitätswesens, so wie Anbahnung und Kräftigung collegialen Zusammenwirkens im Interesse des ärztlichen Standes« definiert.[30] Die Ärzte wollten vor allem in ihrem Wirkungsbereich mit den ihnen zukommenden Möglichkeiten gegen Auswüchse im Konkurrenzkampf (der in Wien besonders drastische Ausmaße angenommen hatte) und gegen unlautere Werbung ankämpfen. Manche Vereine setzten zu diesem Zweck Ehrengerichte ein, um wenigstens in ihrem kleinen Wirkungskreis Zucht und Ordnung zu halten. So hatte die Sektion Hernals des Vereins der Ärzte Niederösterreichs am 3. Dezember 1874 ein Ehrengericht beschlossen;[31] auch der Ärztliche Verein der südlichen Bezirke Wiens hatte einen Ehrenrat installiert, wenngleich dieser keine nennenswerten Aktivitäten entfaltete.[32] Andere Bezirke, z. B. der Verein des 2. Bezirks, wollten zwar einen solchen institutionalisieren, doch wurde ihnen dies durch die niederösterreichische Statthalterei wegen des Eingriffs in die staatliche Gerichtsbarkeit untersagt.[33] Sehr effektiv waren die Ehrenräte aber nicht, da sie nur Verstöße von Vereinsmitgliedern ahnden konnten und auch hier die Sanktionsmöglichkeiten auf Abmahnungen oder allenfalls einen Ausschluss aus dem Verein eingeschränkt waren. Gerade ein Ausschluss und der damit verbundene Entfall der Zahlungspflicht gegenüber dem Verein entfaltete wenig Wirkung.[34]

Bedeutung kommt diesen Vereinen und dem von ihnen eingesetzten Centralkomité insofern zu, als sie Lösungen offener Fragen suchten, z. B. die Festlegung einheitlicher Tarife für ärztliche Leistungen, die Reklamefrage oder das Verhältnis zwischen Hausarzt und Konsiliararzt. Viele der damaligen Beschlüsse

29 O. A., Notizen, in: *WMW* 24 (1874) 25, 558–560, 559.

30 So die Statuten des Vereins der Ärzte der Steiermark in: O. A., Ein medizinisches Parlament, in: *WMW* 12 (1862) 30, 477–479. – Ähnlich auch: *Statuten des »ärztlichen Vereines im II. Bezirke« in Wien*, Wien: Selbstverlag des Vereins 1893.

31 Vgl. O. A., Notizen, in: *WMW* 24 (1874) 50, 1093–1095, 1094.

32 Vgl. Scholz, *Fünfundzwanzig Jahre*, 20.

33 Vgl. O. A., *Chronik des Aerztlichen Vereines*, 20.

34 Vgl. Abg. Dr. Ritter von Wiedersperg, in: *StProtAH* (1891) 11. Sess., 2532–2536, 2535. – O. A., Notizen, in: *WMW* 41 (1891) 43, 1754–1760, 1758.

gingen später in die Standesordnung der Wiener Ärztekammer ein bzw. waren die Grundlage für ähnliche Regelungen.[35]

Ärztevereinstage und Ärztevereinsverband

Die kleinen Regionalvereine hatten jedoch keinen Einfluss auf die Regierung und Behörden, zumal nicht einmal alle Ärzte im Einzugsgebiet eines Vereins diesem angehörten. 1873 trafen sich deshalb auf Anregung des Vereins der Ärzte der Krain 23 ärztliche Korporationen und Ärzte aus mehreren Städten Cisleithaniens im Anschluss an eine internationale Tagung in Wien zu einem Ärztevereinstag, auf dem eine mögliche Standesorganisation beraten wurde.[36] Der Vereinstag kam zu keinem abschließenden Ergebnis, zwei Grundanschauungen standen einander diametral gegenüber: Die eine Gruppe der Delegierten strebte eine ärztliche Vertretung aus den Vereinen heraus an, die andere plädierte für eine Vertretung durch eine per Gesetz geschaffene Kammer mit Beitrittszwang.[37] Ein Wegbereiter für diese Idee kann im Verein der Ärzte der Steiermark gesehen werden, der bereits am 23. Februar 1865 eine Petition zur Schaffung einer »Kammer der Ärzte« eingebracht hatte.[38] Da es außerhalb von Wien und Prag, dem Zuständigkeitsbereich der beiden Doktorenkollegien, keine Korporationen gab, sollten solche im Wege von Ärztekammern entstehen. Vorbild für das »Kammermodell« waren die damals schon bestehende Handels- und Gewerbekammer und die 1849 eingerichtete Advokatenkammer. Dieses Modell hatte auch der Verein Deutscher Ärzte in Prag 1872 in Form eines »Entwurfs betreffend die Organisation der ärztlichen Vertretungskörper für die im Reichsrat vertretenen Königreiche und Länder« ausgearbeitet und am Petitionsweg den beiden Häusern des Reichsrats zugeleitet. Danach sollten alle Ärzte berechtigt, bei Ausübung der Praxis sogar verpflichtet sein, diesem Kollegium beizutreten.[39]

35 Vgl. Memmer, Die Entwicklung der ärztlichen Standesgerichtsbarkeit, 494–500.

36 Vgl. O. A., Der österreichische Aerzte-Vereinstag, in: *Vierteljahrschrift für praktische Heilkunde* [hg. von der medicinischen Facultät in Prag] 33 (1873) 2, 536. – Fischer, Zur Vorgeschichte der österreichischen Ärztekammern, 11. – Gerhard R. Josef, Wie entstanden die Ärztekammern in Österreich?, in: *ÖÄZ* 15 (1960) 10, 561–566, 561.

37 Vgl. Oesterreichischer Aerzte-Vereinstag, *Klagenfurter Zeitung*, 12.9.1873, 3. – O. A., Notizen, in: *WMW* 23 (1873) 37, 862–864, 863. – [Leopold] W[ittelshöfer], Der zweite österreichische Aerzte-Vereinstag, in: *WMW* 26 (1876) 32, 800.

38 Vgl. den Abdruck der Petition in: O. A., Feuilleton, in: *WMW* 15 (1865) 19, 329–331, 329. – Vgl. auch: Abgeordnetenhaus, 34. Sitzung am 20. März, *Klagenfurter Zeitung*, 23.3.1865, 270–271, 271. – Aerztliche Kammern, *Linzer Tages-Post*, 10.6.1865, 1. – Matthias Macher, *Zur Medizinalreform in Oesterreich*, Graz: Leuschner & Lubensky 1868, 21. – Koppe, *Sozialgeschichte*, 40.

39 Vgl. Schriftführer Brandstetter, in: *StProtAH* (1873) 7. Sess., 1127. – Dr. Hoefer, in: *Stenographische Protokolle des Herrenhauses des Reichsrates* [*StProtHH*] (1873) 7. Sess., 245–246.

Der Ärztliche Verein in Wien brachte im März 1874 eine Petition im Reichsrat ein; weitere Vereine unterstützten durch eigene (wortgleiche) Petitionen diesen Schritt.[40] Der Petitionsausschuss beurteilte das Begehren des ärztlichen Standes um eine angemessene Vertretung mit gesetzlichem Wirkungskreis als berechtigt und empfahl eine entsprechende Regelung; bezüglich der Details wurde aber eine Reihe von Bedenken geäußert.[41] Die Abgeordneten einigten sich wegen der differenzierten Beurteilung darauf, die Petition an die Regierung abzutreten, was dem Sprachgebrauch des Reichsrats zufolge die Ablage des Ärztekammerprojekts bedeutete.[42] Verärgert meldete die *Wiener Medizinische Wochenschrift* im Jänner 1876:

> »So wurden jüngst die Petitionen der ärztlichen Vereine, welche die Einrichtung der Ärztekammern als wünschenswert, ja als notwendig darstellten, trotz deren Befürwortung durch den Petitionsausschuss einfach abgewiesen, oder, was noch ärger ist, ›an die Regierung abgetreten‹, weil ein hervorragendes, einflussreiches Mitglied des Parlamentes erklärte, der Gegenstand, um den es sich handle, sei zu wichtig, um im Petitionsausschuss erledigt zu werden.«[43]

Am 2. Ärztevereinstag nahmen bereits 48 Vereine und zwei Korporationen mit 129 Delegierten, die 5.700 Ärzte vertraten, teil.[44] Das bestimmende Thema war naturgemäß die Schaffung von Ärztekammern, da man nur durch ein entsprechendes Gesetz eine effektive Vertretung der Ärzte gewährleistet sah;[45] außerdem forderte der Ärztevereinstag eine Repräsentation des ärztlichen Standes in den gesetzgebenden Körperschaften, um so seine Anliegen besser vertreten zu

– Vgl. hierzu: Neustadt, Die Reform, 739. – Fischer, Zur Vorgeschichte der österreichischen Ärztekammern, 11.

40 Die Eingabe wurde durch Abg. Suess am 17. 3. 1874 überreicht. Vgl. *StProtAH* (1874) 8. Sess., 1196. – Zwölf weitere Vereine überreichten in den folgenden Monaten ebenfalls Petitionen. Vgl. Bericht des Petitionsausschusses vom 8. 3. 1875, in: *Beilagen zu den Stenographischen Protokollen über die Sitzungen des Hauses der Abgeordneten des österreichischen Reichsrathes [BlgAH]* 362 (1875) 8. Sess. – Vgl. hierzu: Fischer, Zur Vorgeschichte der österreichischen Ärztekammern, 11. – Josef, Wie entstanden die Ärztekammern, 561. – Helga Stellamor-Peskir, 75 Jahre Wiener Ärztekammer 1894–1969, in: *ÖÄZ* 25 (1970) 21, 2689–2720, 2690. – Gerhard R. Josef, Die ärztliche Standesvertretung in Österreich, in: *ÖÄZ* 46 (1991) Sonderheft *100 Jahre Ärztekammern in Österreich*, 3–68, 16.

41 Vgl. Bericht des Petitionsausschusses, in: *BlgAH* 362 (1875) 8. Sess.

42 Vgl. *StProtAH* (1875) 8. Sess., 5128. – Bericht des Sanitätsausschusses über die Petition des österreichischen Ärztevereinsverbandes um Errichtung von Ärztekammern, in: *BlgAH* 234 (1891) 11. Sess., 2.

43 O. A., Notizen, in: *WMW* 26 (1876) 3, 66–68, 66–67.

44 Vgl. O. A., Notizen, in: *WMW* 26 (1876) 4, 92–94, 94. – O. A., Notizen, in: *WMW* 26 (1876) 10, 235–236. – O. A., Notizen, in: *WMW* 26 (1876) 26, 657–660, 659. – Zur Liste der teilnehmenden Vereine vgl.: Bericht des Sanitätsausschusses, in: *BlgAH* 234 (1891) 11. Sess., 2.

45 Vgl. O. A., Der zweite österreichische Aerzte-Vereinstag, in: *WMW* 26 (1876) 32, 800–801, 800.

können.[46] Damals waren die Ärzte noch der Meinung, dass sich die Beschlüsse einer so geschlossenen Versammlung wohl nicht ignorieren lassen. »Die in den Kaulich'schen Anträgen den Aerztekammern gestellten Aufgaben [...] haben vollen Anspruch auf die Würdigung seitens des Publikums und der Regierung.«[47] Sie irrten aber; auch diese Petition zeitigte keinen Erfolg.

Für die weitere Entwicklung bedeutsam war ein anderer Beschluss, der »eine festere Verbindung der cisleithanischen ärztlichen Vereine und [die Einsetzung] eines permanenten Ausschusses« zum Inhalt hatte und zur Gründung des Ärztevereinsverbands führte.[48] Diese Institution wurde zur bestimmenden Kraft in den weiteren Bemühungen um ein Ärztekammergesetz.

Der 3. Ärztevereinstag 1879 bekräftigte die bisher gefassten Beschlüsse. Einstimmigkeit konnte allerdings nicht erzielt werden, da sich vier (mehrheitlich Wiener) Vereine gegen ein Kammersystem aussprachen;[49] auch das Wiener Doktorenkolleg, das seine von ihm nach wie vor behauptete Vorrangstellung nicht an eine Ärztekammer abtreten wollte, boykottierte den Beschluss.[50] Die Heftigkeit der Diskussion lässt sich durch die zeitgenössischen Presseberichte leicht erahnen. Die Befürworter sahen in den Ärztekammern jene Körperschaft, »durch welche endlich eine Disziplinargewalt ausgeübt werden könne, welche bei den Ärzten nicht minder notwendig ist als bei den Advokaten«. Ärztekammern könnten die Standesinteressen am besten wahren und »gegen Verletzungen der Standesehre einschreiten, die ja nie zum Wohle, sondern stets nur zum Schaden des Publikums führen.«[51] An Beispielen mangelte es nicht: Ein Arzt wurde wegen Vergehens gegen die öffentliche Sittlichkeit verurteilt, es gab aber keine Handhabe, ihm wegen der Schädigung der Ehre des Berufsstandes die Praxisbefugnis zu entziehen. In einem anderen Fall beschuldigte ein Arzt einen Kollegen vor seinem Klienten eines Behandlungsfehlers; eine Ehrenbeleidigungsklage war im konkreten Fall nicht möglich, der betroffene Arzt war

46 Vgl. O. A., Notizen, in: *WMW* 26 (1876) 15, 235–236, 235. – O. A., Notizen, in: *WMW* 43 (1893) 3, 130–134, 131.

47 O. A., Der zweite österreichische Aerzte-Vereinstag, in: *WMW* 26 (1876) 51, 800–801, 801. – Zweiter österreichischer Aerztevereinstag, *Neue Freie Presse*, 1.8.1876, 5. – Zweiter österreichischer Aerztevereinstag, *Wiener Zeitung*, 1.8.1876, 2–3.

48 Zweiter österreichischer Aerztevereinstag, *Wiener Zeitung*, 2.8.1876, 2–3, 3. – Vgl. Zweiter österreichischer Aerzte-Vereinstag, *Local-Anzeiger der Presse*, 2.8.1876, 11. – O. A., Notizen, in: *WMW* 27 (1877) 22, 543–545, 543–544. – Geschäftsausschuss des Oesterreichischen Aerztevereinsverbands (Hg.), *Der Oesterreichische Aerztevereinsverband. Sein Werden und Wirken 1873–1909*, Wien: Verlag des Oesterreichischen Aerztevereinsverbandes 1910, 3–4.

49 Vgl. O. A., Notizen, in: *WMW* 30 (1880) 9, 237–242, 240. – Bericht des Ausschusses zur Berathung der Petitionen um Errichtung von Aerztekammern, in: *BlgAH* 517 (1882) 9. Sess., 2.

50 Vgl. O. A., Notizen, in: *WMW* 29 (1879) 1, 17–18. – Scholz, *Fünfundzwanzig Jahre*, 13.

51 O. A., Warum sind Aerztekammern wünschenswerth?, in: *WMW* 30 (1880) 10, 263–264.

machtlos gegenüber dem systematischen Ruin seines Rufes.[52] In einem Ehrenbeleidigungsprozess gab der beklagte Arzt zur Frage nach seiner Unbescholtenheit an, er wäre einmal verurteilt worden, »weil er ›nur‹ einen Kollegen geohrfeigt habe.« In einem anderen Verfahren rechtfertigte sich ein Kurpfuscher vor Gericht mit einer Vollmacht, »die ein Arzt ihm um einen gewissen Preis verkauft hat, Kraft der er ihm das Recht zur Behandlung der einschlägigen Fälle zuspricht.«[53] Diese und andere Beispiele belegten für die Befürworter die notwendige Einrichtung von Ärztekammern: »Im Wesen ist dieselbe eine Nothwendigkeit, ein wahres Bedürfnis!«[54]

Die Gegner sahen in den Ärztekammern ein noch schrecklicheres Gespenst als in den staatlichen Behörden. Sie betonten immer wieder die Konkurrenz zu den staatlichen Gerichten sowie den Eingriff in die persönliche Freiheit und fürchteten Willkürakte durch einen Ehrenrat.[55] Einige Ärzte wandten sich sogar an die Tagespresse und forderten die Öffentlichkeit auf, gegen eine Ärztekammer Front zu machen; es waren jene Ärzte, die schon damals und auch später durch ihre ständigen Zeitungsannoncen auffielen. Den Befürwortern wurde unter anderem vorgeworfen, bloß nach »Ehrentiteln« zu streben, wogegen ihnen das Schicksal der Standesgenossen gleichgültig wäre. Wie verfehlt dieses Argument war, zeigt der Umstand, dass einer der Proponenten dieser Erklärung vom Magistrat wegen Führung eines unrechtmäßigen amerikanischen Professorentitels zu einer Geldstrafe verurteilt worden war.[56]

Wie mehrheitlich beschlossen, wurde im Dezember 1879 eine Petition bezüglich der Errichtung von Ärztekammern im Reichsrat vorgelegt[57] und in der Folge von 37 Ärztevereinen Cisleithaniens unterstützt.[58] Weiters wurde sie dem Ministerpräsidenten als Leiter des Ministeriums des Innern überreicht.[59]

Die Regierung ließ die Wünsche durch den Obersten Sanitätsrat prüfen. Dieser lehnte in seinem Gutachten eine Kammer mit obligatorischem Beitritt der Ärzte und Wundärzte ab.[60] Als Grund für sein Votum machte er einen möglichen

52 Vgl. O. A., Zur Frage der Aerztekammern, in: *WMW* 30 (1880) 24, 698–699.

53 Vgl. O. A., Notizen, in: *WMW* 30 (1880) 28, 805–807, 806–807.

54 Ebd., 807.

55 Vgl. O. A., Gutachten des Obersten Sanitätsrates, in: *Das Österreichische Sanitätswesen* 3 (1891) Beilage vom 1.1.1891, 2.

56 Vgl. O. A., Ein Konsortium gegen die Aerztekammern, in: *WMW* 31 (1881) 26, 767.

57 Vgl. Abg. Dr. Wiedersperg, in: *StProtAH* (1879) 9. Sess., 851–852.

58 Vgl. Bericht des Ausschusses zur Berathung der Petitionen um Errichtung von Aerztekammern, in: *BlgAH* 517 (1882) 9. Sess. – Bericht des Sanitätsausschusses, in: *BlgAH* 234 (1891) 11. Sess. – Geschäftsausschuss, *Der Oesterreichische Aerztevereinsverband*, 10.

59 Vgl. O. A., Notizen, in: *WMW* 29 (1879) 49, 1297–1299, 1298.

60 Vgl. Protokoll des Obersten Sanitätsrates vom 21.2.1880, Österreichisches Staatsarchiv [ÖStA], Archiv der Republik [AdR], Ministerium für soziale Verwaltung [MfsV], Zl 17955. – Bericht des Sanitätsausschusses, in: *BlgAH* 234 (1891) 11. Sess. – Siehe auch die späteren

Eingriff des Disziplinarrechts in die Befugnisse der Gerichte bzw. der politischen Behörden und die sich hieraus ergebenden »mannigfachen Conflicte« geltend. Außerdem sah er im Verhältnis zwischen Ärzten und Wundärzten, für die bereits eine Korporation bestand, ein Hindernis. Da eine Gleichartigkeit der wissenschaftlichen Ausbildung von Ärzten und Wundärzten fehlte, erschien dem Obersten Sanitätsrat eine Inkorporation der Wundärzte in die Ärztekammern problematisch – eine Aussage, die aus heutiger Sicht überrascht, da ja die Wundärzte zu diesem Zeitpunkt bereits auf den Aussterbeetat gesetzt worden waren[61] und sich dieses Problem somit im Laufe der Zeit von selbst gelöst hätte. Als Ausgleich für die Einstellung der Wundarztausbildung war den Wundärzten 1873 sogar die Befugnis der internen Praxis eingeräumt worden, was letztlich eine Gleichstellung mit den Ärzten bewirkt hatte. Der wahre Hintergrund des negativen Votums war die Uneinigkeit der Ärzte selbst: Wenngleich die Mehrheit die Schaffung von Ärztekammern befürwortete, hatte sich doch ein Teil der Delegierten am Vereinstag gegen eine obligatorische Beitrittsverpflichtung aller Ärzte ausgesprochen;[62] auch die Opposition des Doktorenkollegs hielt unvermittelt an. Diesen Stimmen folgend verwarf der Oberste Sanitätsrat die Idee eine Kammer mit Beitrittszwang und befürwortete »freie ärztliche Vereinigungen«. Wegen dieser Äußerung nahm die Regierung schließlich eine passive bis ablehnende Haltung ein.[63]

Das Abgeordnetenhaus wies diesmal den Antrag einem Spezialausschuss zur Vorbereitung und Berichterstattung zu, der wegen der Differenzen in der Wiener Ärzteschaft seinerseits zunächst ein Subkomitee einsetzte.[64] Als der Referent Gustav Wiedersperg (1839–1898) im Subkomitee einen Gesetzesentwurf vorlegte, wurde dieser nicht behandelt. Es wurde verlangt, vor der Sachdiskussion zunächst »eine Expertise zu veranstalten«. Die nachfolgende Abstimmung ergab Stimmengleichheit, worauf der Vorsitzende Eduard Gniewosz (1822–1906) zugunsten des Antrags dirimierte und die Beratung vertagte.[65] Nach Anhörung der Experten beschloss das Subkomitee, sich nur auf die Bildung der Kammern zu konzentrieren und die Errichtung eines Disziplinarstatus auf später zu verschieben.[66] Nur so schien es möglich, überhaupt die Erörterung fortführen zu können. In der Diskussion plädierte das Subkomitee unter Berücksichtigung der

Zitate in: O. A., Gutachten des Obersten Sanitätsrates. – Vgl. hierzu auch: Josef, Wie entstanden die Ärztekammern, 562.

61 Vgl. Gesetz vom 17. Februar 1873 betreffend die Praxis der Wundärzte, *RGBl* 25/1873.

62 Vgl. Josef, Wie entstanden die Ärztekammern, 562.

63 Vgl. Bericht des Sanitätsausschusses, in: *BlgAH* 234 (1891) 11. Sess., 3.

64 Vgl. ebd., 2. – Josef, Wie entstanden die Ärztekammern, 562.

65 Vgl. O. A., Notizen, in: *WMW* 31 (1881) 23, 659–662, 661.

66 Vgl. Bericht des Ausschusses zur Berathung der Petitionen um Errichtung von Aerztekammern, in: *BlgAH* 517 (1882) 9. Sess., 2. – O. A., Notizen, in: *WMW* 31 (1881) 53, 1489–1492, 1490.

großen Zahl der in Wien ansässigen Ärzte und der Wünsche des Wiener Doktorenkollegs für eine separate Ärztekammer für Wien.[67] Erst am 10. Dezember 1881, zwei Jahre nach Überreichung der Petition, hielt der Ärztekammerausschuss des Abgeordnetenhauses seine erste Sitzung ab. Der Bericht des Ärztekammerausschusses vom 27. März 1882[68] sollte am 25. April 1882 im Abgeordnetenhaus zur Verhandlung kommen, wurde jedoch wegen der Abwesenheit des Berichterstatters kurzfristig von der Tagesordnung gestrichen.[69] Auch in der Folgezeit stand die Vorlage mehrmals auf der Tagesordnung,[70] wurde aber nie behandelt, da man »für die Wünsche der Ärzte keine Zeit erübrigte.«[71] Man war sich im Grundsätzlichen einig, aber in den Clubs gab es massive Meinungsverschiedenheiten in Bezug auf die Details. Eine Fraktion wollte nur einen gesetzlichen Rahmen schaffen, innerhalb dessen es den Ärztekammern überlassen gewesen wäre, »mit grösstmöglichster Latitude die ärztlichen Verhältnisse zu regeln«, wogegen die Alternativmeinung »im Interesse der Aerzte selbst ein präcises Gesetz [wünschte], welches den Stand mit genau bestimmten Rechten auszustatten hätte.«[72]

Auch im Herrenhaus war dieses Anliegen anlässlich der Petition des Ärztevereins Klattau um Erledigung der Petition des österreichischen Ärztevereinsverbandes zur Sprache gekommen. Wieder wurde außer Streit gestellt, dass es sich um eine dringende Regelung handle, aber der Einwand erhoben, »ob gerade die Creirung von Aerztekammern dasjenige Mittel sei, welches sich als geeignet erweise, den beklagten Uebelständen Abhilfe zu schaffen.«[73]

Um das Anliegen in Evidenz zu halten, wurde die Petition vonseiten des Ärztevereinsverbands im Februar 1883 erneuert.[74] Eine Interpellation des Vizepräsidenten des Abgeordnetenhauses Hermann Gödel-Lannoy (1820–1892) am 18. März 1884 an den Obmann des Ärztekammerausschusses wurde von diesem »sehr dunkel« im Sinne von inhaltsleer beantwortet.[75] Der Antrag verschwand abermals unerledigt in der Ablage.[76]

---

67 Vgl. O. A., Notizen, in: *WMW* 31 (1881) 10, 282–285, 284.

68 Vgl. Bericht des Ausschusses zur Berathung der Petitionen um Errichtung von Aerztekammern, in: *BlgAH* 517 (1882) 9. Sess.

69 Vgl. *StProtAH* (1882) 9. Sess., 7809.

70 Vgl. Bericht des Sanitätsausschusses, in: *BlgAH* 234 (1891) 11. Sess.

71 Fischer, Zur Vorgeschichte der österreichischen Ärztekammern, 13. – Vgl. auch: Bericht des Sanitätsausschusses, in: *BlgAH* 234 (1891) 11. Sess., 2.

72 Bericht des Sanitätsausschusses, in: *BlgAH* 234 (1891) 11. Sess., 2.

73 Vgl. Berichterstatter Ritter v. Arneth, in: *StProtHH* (1880) 9. Sess., 224. – O. A., Notizen, in: *WMW* 30 (1880) 22, 634–636, 635.

74 Vgl. Schriftführer Dr. Nitsche, in: *StProtAH* (1883) 9. Sess., 9044–9045, 9045.

75 Vgl. Abg. Dr. Freiherr v. Gödel-Lannoy, in: *StProtAH* (1884) 9. Sess., 12044–12045. – O. A., Notizen, in: *WMW* 34 (1884) 12, 356–358, 356.

76 Vgl. Bericht des Sanitätsausschusses, in: *BlgAH* 234 (1891) 11. Sess., 3.

Die letzten Schritte zum Ärztekammergesetz

Der 7. Ärztevereinstag 1886 in Innsbruck stand abermals im Zeichen der Ärztekammerdiskussion.[77] Der Auslöser hierfür war die zu dieser Zeit in Preußen installierte Ärztekammer, die nunmehr als Vorbild diente.[78] Volle Einigkeit konnte aber auch jetzt nicht erzielt werden. Bei den Beratungen verlangte z. B. der Verein des 2. Bezirks, »dass in Ausübung der Disciplinargewalt eine mildere Praxis eintrete, als wie bei der Advocatenkammer.«[79] Gerade die Angst vor strengen Disziplinarmaßnahmen behinderte lange Zeit die Verabschiedung eines Ärztekammergesetzes. Auch die Gegnerschaft durch das Wiener medizinische Doktorenkolleg war ungebrochen. Hatten die Wortführer in den 1870er-Jahren in der Errichtung von Ärztekammern eine Herabsetzung der Stellung und des Einflusses ihres Kollegiums, ihrer persönlichen Stellung und ihres persönlichen Einflusses gesehen, so änderte der Verein jetzt seine Positionierung: Wenn schon Kammern eingerichtet werden, so wäre das Kollegium zu einer Ärztekammer für Wien umzugestalten.[80]

Die neuerliche Petition wurde durch den Ärztevereinsverband im Namen und im Auftrag aller dem Verband angehörenden Ärzte eingebracht, zusätzlich aber durch Einzelpetitionen dieser Vereine unterstützt.[81] Der Sanitätsausschuss erkannte die Berechtigung der Forderung an: »Eine legale Standesvertretung der Aerzte würde das Bewusstsein ihrer Zusammengehörigkeit, ihren collegialen Sinn kräftigen und das Gefühl der Verpflichtung zur Wahrung der Standesehre erhöhen.«[82] Außerdem sah der Sanitätsausschuss in der durch die Ärztekammern erleichterten Evidenzhaltung der Ärzte Österreichs einen positiven Nebeneffekt für die staatliche Verwaltung. Die grundlegenden Prinzipien wurden folglich außer Streit gestellt, aber die Vorstellungen in Bezug auf das Disziplinarrecht – der Zankapfel all die Jahre hindurch – zurückgewiesen.[83]

Logischerweise war die Errichtung von Ärztekammern auch am 8. Ärztevereinstag 1888 in Wiener Neustadt das vorrangige Gesprächsthema. Beschlossen wurde, mindestens eine Kammer pro Kronland anzustreben, also die Möglichkeit zu eröffnen, auch mehrere Kammern pro Kronland zu etablieren. Diese Bestrebungen waren vom Zentralverein deutscher Ärzte in Böhmen ausgegangen, da sich dieser mit Rücksicht auf die nationalen Verhältnisse die

77 Vgl. Abg. Dr. Ritter von Wiedersperg, in: *StProtAH* (1888) 10. Sess., 8128. – Vgl. O. A., Notizen, in: *WMW* 36 (1886) 35, 1201–1203, 1201–1202.

78 Vgl. O. A., Notizen, in: *WMW* 37 (1887) 10, 311–315, 312.

79 O. A., *Chronik des Aerztlichen Vereines*, 13.

80 Vgl. O. A., Notizen, in: *WMW* 37 (1887) 10, 311–315, 312.

81 Vgl. Bericht des Sanitätsausschusses, in: *BlgAH* 234 (1891) 11. Sess.

82 Ebd., 4.

83 Vgl. ebd.

Möglichkeit zweier Kammern offenhalten wollte. Dies schien auch in Hinblick auf die besondere Situation der Hauptstadt Wien - zwei Kammern für Niederösterreich, so wie es später tatsächlich verwirklicht werden sollte - sinnvoll.[84]

Die Abgeordneten Anton Steidl (1832–1913) und Franz Kindermann (1842–1921) brachten die Petition des österreichischen Ärztevereinsverbandes im Abgeordnetenhaus ein; Wiedersperg stellte den Antrag, die Petition wegen ihrer besonderen Wichtigkeit dem Protokoll beizufügen und dem Sanitätsausschuss zur weiteren Beratung zuzuweisen.[85] Da man in den Vorbereitungsarbeiten auf die Ausübung einer Disziplinargewalt verzichtet und sich nach deutschem Vorbild mit der Bildung eines Ehrenrates begnügt hatte, war der Weg nunmehr frei. Mit den vorgeschlagenen Entschärfungen im Disziplinarrecht verloren die Gegner eines Kammergesetzes die Grundlage ihres Widerstandes, die Zahl der Befürworter wuchs. Selbst das Wiener Doktorenkolleg schloss sich den Befürwortern an und sprach »den dringenden Wunsch aus, dass Aerztekammern nach dem vorliegenden Gesetzesentwurfe des Abg. Dr. Roser möglichst bald errichtet werden mögen.«[86] Diese nunmehr geschlossene Front erzielte den gewünschten Einfluss auf die Gesetzgebung.[87] Auch der Oberste Sanitätsrat akzeptierte 1890 die Errichtung von Ärztekammern. Seine Abkehr von der 1880 ausgesprochenen Ablehnung begründete er damit, dass

> »insbesondere die Forderung der von vielen ärztlichen Corporationen bekämpften Disciplinarbefugnis der Aerztekammern gegenüber ihren Mitgliedern ihres schroffen Inhaltes entkleidet und das Schwergewicht bezüglich der Aufgaben der Aerztekammern auf die gedachte Vertretung der Standesinteressen der Aerzte gelegt wurde. [...] Hiebei muss hervorgehoben werden, dass materielle Disciplinarstrafen mit Fug von allen Aerzten perhorrescirt werden. Die Erlassung einer Disciplinarordnung im Verordnungsweg beseitigt wohl die befürchtete Gefahr, enthält jedoch immerhin eine Drohung. Auch könne wohl ein umfassendes Disciplinar-Statut nur im Gesetzes- und nicht im Verordnungswege erlassen werden. Werden, wie in Preußen, lediglich moralische Mittel zur Hintanhaltung von würdelosem Benehmen von Aerzten in Aussicht genommen, wie die Entziehung des activen und passiven Wahlrechtes in die Kammer auf Zeit oder dauernd, so ist dem Zwecke vorerst vollkommen Genüge geleistet.«[88]

84 Vgl. O. A., Vom VIII. österreichischen Aerztevereinstage, in: *WMW* 38 (1888) 37, 1260.

85 Vgl. Abg. Dr. Ritter von Wiedersperg, in: *StProtAH* (1888) 10. Sess., 8128. - Petition des »Österreichischen Ärztevereinsverbandes« in Wien um Errichtung von Ärztekammern, in: Ebd., 8158–8160. - O. A., Notizen, in: *WMW* 38 (1888) 21, 728–732, 729.

86 O. A., Vom Wiener medizinischen Doktorenkollegium, in: *WMW* 40 (1890) 24, 1033. - Am 22.3.1890 beschloss das Wiener medizinische Doktorenkolleg dem Ärztevereinsverband beizutreten. Vgl. O. A., Notizen, in: *WMW* 40 (1890) 13, 540–543, 542. - O. A., Vom Wiener medizinischen Doktorenkollegium, in: *WMW* 40 (1890) 24, 1033. - O. A., Notizen, in: *WMW* 40 (1890) 25, 1075–1077, 1075.

87 Vgl. Josef, Wie entstanden die Ärztekammern, 565.

88 O. A., Gutachten des Obersten Sanitätsrates, 9.

Zudem musste der Oberste Sanitätsrat auch die großen Umwälzungen im ärztlichen Stand anerkennen: die Organisation des Gemeinde-Sanitätsdienstes, das Versicherungswesen, die Konkurrenz unter den Ärzten und die Spezialisierung der medizinischen Fächer, namentlich der ärztlichen Praxen in den großen Städten. Diese Änderungen hatten eine Lockerung des sozialen Gefüges bewirkt, die durch die Tätigkeit der Vereine nicht kompensiert werden konnte. Der Oberste Sanitätsrat musste eingestehen, dass ein auf Dauer gefestigtes System nur auf einer gesetzlichen Grundlage beruhen konnte. Auch die Verhältnisse in Bezug auf die Wundärzte, die eine einheitliche Erfassung der Heilpersonen sehr erschwert hatte, hatten sich deutlich verändert. Hatte 1880 noch in vielen Kronländern die Zahl der Wundärzte jene der Ärzte bei weitem überstiegen, hatte sich dieses Verhältnis in den folgenden zehn Jahren deutlich zugunsten der Ärzte verschoben. 1890 waren die Wundärzte nur mehr in Salzburg und in Oberösterreich in der Majorität. Die Zahl war jedoch generell in steter Abnahme begriffen;[89] die 1890 geltende Studienordnung kannte nur mehr den Doktor der gesamten Heilkunde.[90] Diese Verschiebung im Personalstatus hatte natürlich eine Änderung im Gebiet der ärztlichen Betätigung zur Folge gehabt. Zuletzt musste der Oberste Sanitätsrat auch die internationalen Entwicklungen berücksichtigen. Er beharrte nur weiterhin auf einem Ausschluss der Militärärzte und der k. k. Sanitätsbeamten, weil bei diesen Personengruppen Standesinteressen und dienstliche Erfordernisse in Konkurrenz treten könnten. Auch lehnte er eine Vertretung der Ärztekammern bei Verhandlungen im Obersten Sanitätsrat – so wie es in Preußen der Fall war – »mit Rücksicht auf die ungleichartigen Verhältnisse in Oesterreich« dezidiert ab.[91]

Neben diesen Vorbehalten präsentierte der Sanitätsrat in seinem Gutachten auch einige kleinere Änderungen. Dass Modifikationen geboten waren, lag auf der Hand: Der Entwurf von Franz M. Roser (1818–1906) war als Diskussionsgrundlage (insbesondere für den Troppauer Ärztevereinstag) gedacht gewesen, weshalb er mancherlei Unklarheiten und Lücken enthielt. Resümierend, und dies war entscheidend, empfahl der Oberste Sanitätsrat jedoch eine möglichst rasche Konsolidierung des ärztlichen Standes durch die Errichtung von Ärztekammern,[92] der alle zur Ausübung der ärztlichen Praxis berechtigten Ärzte, somit auch alle Wundärzte, angehören sollten.

89 Zum Vergleich: 1879 gab es 4.682 Ärzte und 2.904 Wundärzte, im Jahr 1889 waren es bereits 5.261 Doktoren und nur mehr 1.825 Wundärzte.

90 Eingeführt mit der Rigorosenordnung für die Medizinische Fakultät. Vgl. Verordnung des Ministers für Cultus und Unterricht vom 15. April 1872, durch welche für die Universitäten der im Reichsrathe vertretenen Königreiche und Länder bezüglich der Erlangung des Doctorates an den weltlichen Facultäten neue Bestimmungen erlassen werden, *RGBl* 57/1872.

91 Vgl. O. A., Gutachten des Obersten Sanitätsrates, 9.

92 Vgl. O. A., Notizen, in: *WMW* 41 (1891) 2, 92–96, 92–93.

Zur parlamentarischen Behandlung kam es jedoch wegen der Auflösung des Reichsrats im Jänner 1891 nicht mehr. Nach der Konstituierung des neuen Abgeordnetenhauses musste via Initiativantrag der Abgeordneten Hugo Fuß (1853–1892) und Roser diese Agenda neu eingebracht[93] und ein neuer Sanitätsausschuss gebildet werden. Der Antrag wurde mit »ungewöhnlicher Raschheit« durchberaten.[94] In der Generaldebatte versuchten die Verfechter einer strengen Disziplinargerichtsbarkeit ein letztes Mal, diesen Punkt zu thematisieren,[95] mussten aber sehr schnell erkennen, dass sie sich mit dem Ehrenrat abfinden mussten, weil ansonsten gar kein Gesetz zustande käme. Um keine weitere Verzögerung der Beschlussfassung zu verursachen, wurde auf diesbezügliche Anträge verzichtet und auf eine mögliche Nachtragsnovelle gehofft.[96] Das vom Reichsrat beschlossene Ärztekammergesetz (ÄKG) wurde am 22. Dezember 1891 vom Kaiser sanktioniert und am 14. Jänner 1892 verlautbart.[97]

Die Gründung der Ärztekammern – Vorbereitung der ersten Wahlen

Das Ministerium des Innern beauftragte unverzüglich mit Erlass vom 19. Jänner 1892 alle politischen Landesbehörden mit der Durchführung des Gesetzes.[98] Dazu sollten die Behörden von den Landesvereinen Auskünfte einholen, um so die Zahl der Wahlsprengel, den Sitz der Ärztekammer und die Abgrenzung der Wahlgruppen innerhalb eines Sprengels festlegen zu können.[99] Besonders die Einteilung in Wahlgruppen erschien in Wien problematisch: Wäre Wien zu einer Wahlgruppe zusammengefasst worden, hätte die Stadt (mit ihren fast 1.500 Ärzten) nach dem Wortlaut des § 5 ÄKG nur ein Kammermitglied stellen können; Bezirkswahlgruppen wiederum erschienen angesichts der Tatsache, dass in den Bezirken unterschiedlich viele Ärzte tätig waren, sinnlos. Die Wiener forderten deshalb zum einen zwei Ärztekammern für das Kronland Niederösterreich, zum anderen wandten sie sich gegen mögliche Bezirkswahlgruppen, da

93 Vgl. Antrag der Abgeordneten Dr. Fuß, Dr. Hofer und Genossen, in: *BlgAH* 58 (1891) 11. Sess.

94 Vgl. O. A., Notizen, in: *WMW* 41 (1891) 29, 1246–1249, 1248. – Abdruck des Gesetzesentwurfs: O. A., Notizen , in: *WMW* 41 (1891) 30, 1278–1281, 1278.

95 Vgl. Berichterstatter Dr. Hofer, in: *StProtAH* (1891) 11. Sess., 2516–2518. – Als Verfechter vgl. z. B. Abg. Dr. Schneider, in: Ebd., 2524–2526.

96 Vgl. Abg. Dr. Schneider, in: *StProtAH* (1891) 11. Sess., 2524–2526, 2526.

97 Gesetz betreffend die Errichtung von Ärztekammern, *RGBl* 6/1892.

98 Abgedruckt in: O. A., Notizen, in: *WMW* 42 (1892) 5, 206–209, 206. – O. A., Aerztekammern, in: *Internationale klinische Rundschau* [*IkR*] 6 (1892) 5, 206.

99 Vgl. O. A., Notizen, in: *WMW* 42 (1892) 5, 206–209, 206. – O. A., Notizen, in: *WMW* 42 (1892) 8, 326–328, 327. – O. A., Notizen, in: *WMW* 42 (1892) 9, 365–368, 366.

das Gesetz nach ihrer Meinung die Zahl der Wahlgruppen nicht vorschrieb.[100] Einem Vorschlag des Vereins des 2. Bezirks folgend, plädierte man für den Schlüssel »Ein Kammermitglied je 50 Ärzte«; das wären bei etwa 1.500 Ärzten 30 Kammermitglieder gewesen. Außerdem sollte der Wahlgang für ganz Wien und nicht nach Bezirken erfolgen, um so »die Würdigsten und Tüchtigsten« zu wählen und nicht dem Gedanken des »Bezirkspatriotismus« die Bahn zu brechen.[101] Auch die k. k. Gesellschaft der Ärzte befürwortete in ihrer Sitzung am 18. März 1892 die Errichtung von zwei Ärztekammern für Niederösterreich, von denen die eine die Stadt Wien, die »Residenz«, umfassen und aus 30 Mitgliedern bestehen sollte.[102] Schließlich bejahte auch der niederösterreichische Landes-Sanitätsrat im März 1892 die Errichtung von zwei Kammern für Niederösterreich; bezüglich der Wahlgruppeneinteilung riet der Sanitätsrat ebenso zur Aufstellung von einem Mitglied je 50 Ärzten in Wien, also 30 Kammermitgliedern.[103] In diesem Punkt herrschte also weitgehend Einigkeit.

Danach verging ein Jahr, bis die für die Errichtung der Ärztekammern notwendigen Verordnungen erlassen wurden. Probleme in manchen Kronländern hatten dazu geführt, auch in den anderen Provinzen die Bestimmungen nicht umzusetzen. Die Verärgerung der Ärzteschaft war groß, da man zum Beispiel

> »in Wien […] auf das grosse Ergebniss bereits vollkommen vorbereitet [ist]. In den ärztlichen Bezirksvereinen bildet nicht nur seit Jahr und Tag die Aerztekammerangelegenheit einen ständigen Punkt der Diskussion, sondern man beschäftigt sich bereits mit der Nominierung und Anhörung von Kandidaten für die Wiener Kammer.«[104]

Der Centralverein deutscher Ärzte in Böhmen intervenierte sogar im Ministerium, weil »fast ein ganzes Jahr abgelaufen [ist], ohne dass die allgemein als dringlich anerkannte gesetzliche Institution in's Leben gerufen worden wäre.«[105]

Die ersten Ärztekammern wurden schließlich in Oberösterreich, Salzburg und Krain eingerichtet.[106] Zwei Monate später wurde die Errichtung der Ärztekammern in Galizien, in der Steiermark, in Mähren, Dalmatien, Kärnten, Schlesien und in der Bukowina angeordnet. Dieser Erlass des Ministeriums des Innern war für die spätere Wiener Ärztekammer insofern wesentlich, da für Galizien die Errichtung von zwei Kammern – eine in Lemberg, die andere in Krakau – vorgesehen wurde; äußere Umstände hatten diesen Schritt erforderlich

100 Vgl. O. A., Notizen, in: *WMW* 42 (1892) 8, 326–328, 327.
101 Vgl. ebd. – O. A., Notizen, in: *WMW* 42 (1892) 6, 206–209, 207.
102 Vgl. O. A., Notizen, in: *WMW* 42 (1892) 13, 525–527, 525.
103 Vgl. O. A., Notizen, in: *WMW* 42 (1892) 16, 642–644, 643.
104 O. A., Notizen, in: *WMW* 43 (1893) 11, 485–488, 486.
105 O. A., Aerztekammern, in: *IkR* 6 (1892) 48, 1973–1974.
106 Vgl. Erlass des Ministeriums des Innern 8.3.1893, abgedruckt in: O. A., Notizen. Die ersten Aerztekammern, in: *WMW* 43 (1893) 12, 532–533.

gemacht. Zudem wich der Erlass dahingehend von dem früheren betreffend Oberösterreich, Salzburg und Krain ab, als es »den wahlberechtigten Aerzten einer Wahlgruppe frei[gestellt wurde], einen ihrer Wahlgruppe nicht angehörigen Arzt zum Kammermitgliede oder Stellvertreter desselben zu wählen, insofern derselbe dem Kammersprengel angehört und wahlberechtigt ist.«[107] Damit wurde das Prinzip der freien Wahl verwirklicht, die für alle weiteren Kammerwahlen Gültigkeit hatte.

Die erste Wiener Ärztekammer (1894–1898)

Im September 1893 ordnete das Ministerium des Innern mit Erlass vom 5. September endlich die Errichtung von zwei Ärztekammern für Niederösterreich an, eine für die Hauptstadt mit Sitz in Wien, eine zweite für das Gebiet des Erzherzogtums Niederösterreich (Wien ausgenommen) mit Sitz in Baden.[108] Für den Wiener Kammersprengel wurden 29 Mitglieder festgelegt, von einer Einteilung in Wahlgruppen wurde abgesehen und angeordnet, dass »von der Gesammtheit der Aerzte in Wien sämmtliche Kammermitglieder und deren Stellvertreter [...] in einem Wahlakte zu wählen sind.«[109] Der Erlass bestimmte ferner:

> »Disziplinarangelegenheiten, welche die Beziehungen von Mitgliedern der beiden Aerztekammern betreffen, dann Angelegenheiten allgemeiner Natur, deren gemeinsame Behandlung von den beiden Aerztekammern im wechselseitigen Einvernehmen beschlossen wird, endlich Angelegenheiten, welche von der politischen Landesbehörde zur gemeinsamen Berathung und Beschlussfassung bestimmt werden, sind durch den Zusammentritt beider Kammervorstände zu erledigen, wobei im Vorsitze die beiden Präsidenten zu alterniren haben.«[110]

Das Vorbild hierfür war sicherlich die Aufteilung Galiziens in zwei Kammersprengel, wo schon eine ähnlich lautende Bestimmung die gemeinsamen Angelegenheiten geregelt hatte.

Das Ministerium trug damit dem Wunsch der Wiener Vereine nach Errichtung einer eigenen Kammer und einem einheitlichen Wahlakt Rechnung.[111] Dass als Sitz der Kammer für Niederösterreich (ohne Wien) die Stadt Baden bestimmt

107 O. A., Notizen, in: *WMW* 43 (1893) 24, 1667–1669, 1068.

108 Zum Erlass vom 5.9.1893 vgl.: O. A., Notizen. Aerztekammern, in: *WMW* 43 (1893) 38, 1574–1576. – Zur Geschichte der Wiener Ärztekammer vgl.: Stellamor-Peskir, 75 Jahre Wiener Ärztekammer, 2689. – Ärztekammer für Wien (Hg.), *125 Jahre Ärztekammer für Wien*, Wien: Verlag der Ärztekammer für Wien 2016.

109 O. A., Notizen. Aerztekammern, in: *WMW* 43 (1893) 38, 1574–1576, 1574–1575.

110 Ebd., 1575.

111 Vgl. O. A., Notizen, in: *WMW* 43 (1893) 39, 1605–1608, 1605.

wurde, lässt sich zum einen daraus erklären, dass Baden nach Wien die größte Ärztedichte aller niederösterreichischen Städte hatte, zum anderen erschien durch die Nähe der beiden Orte der Verkehr beider niederösterreichischen Kammern bequemer als von einer anderen Stadt aus (z. B. Wiener Neustadt oder Sankt Pölten).

Die Wahlen der ersten Ärztekammern in den Kronländern wurden von den Ärztevereinen organisiert. In Wien existierte jedoch keine einheitliche Korporation, die alle Ärzte in sich vereint hätte. Zwar betonten die Wiener Vereine »die Nothwendigkeit, in der Frage der Aerztekammer und der Wahlen in dieselbe gemeinschaftlich vorzugehen,«[112] dennoch waren angesichts der divergierenden Interessen Streitigkeiten unvermeidbar; jede Partei wollte sich den Einfluss auf die künftige Kammer sichern und die eigenen Vorstellungen umgesetzt sehen. Der Ärztevereinsverband hatte bereits 1892 beschlossen, die Erstellung einer Wahlliste über die Ärztevereine vorzubereiten;[113] das Doktorenkolleg reklamierte ebenfalls die Wahlvorbereitungen für sich,[114] aber auch andere Komitees nahmen diese Aufgabe für sich in Anspruch. In dieser Situation konstituierte sich das »Centralkomité der Wiener Vereine« als Wahlkomitee.[115] Da nicht alle Ärzte einem Bezirksverein angehörten bzw. in manchen Bezirken gar keine Vereine bestanden, wurden in allen Bezirken Wahlversammlungen organisiert, um niemanden zu benachteiligen. Jede Wählerversammlung durfte eine im Voraus bestimmte Anzahl an Vertretern nominieren, da andernfalls eine einheitliche Liste unmöglich geworden wäre. Das Interesse an den Kammerwahlen war zunächst sehr groß, wie das lebhafte Vereinsleben im Sommer 1893 belegt; verschiedene Gruppen- und Bezirksinteressen bewirkten aber auch eine Polarisierung innerhalb der Ärzteschaft.[116] Letztlich stellte sich die Mehrheit hinter das Centralkomité und nominierte seine Kandidaten, aus denen das Komitee eine Liste bildete und diese Bewerber zur Wahl empfahl.[117] Zu Missstimmung führte allerdings der Vorbehalt des Centralkomités, aus den Vorgeschlagenen eine Auswahl zu treffen und die endgültige Kandidatenliste aufzustellen; hierin sahen viele Ärzte eine unnötige Verkomplizierung und eine Missachtung ihrer personellen Wünsche.[118]

Die Wahl wurde schließlich für den 6. Mai 1894 festgelegt. Die Wahlzettel

112 O. A., Notizen, in: *WMW* 43 (1893) 28, 1237–1240, 1237.

113 Vgl. O. A., Notizen, in: *WMW* 42 (1892) 3, 126–129, 128.

114 Vgl. O. A., Notizen, in: *WMW* 42 (1892) 10, 405–407, 407. – O. A., Aerztekammern, in: *IkR* 6 (1892) 9, 364.

115 Vgl. O. A., Notizen, in: *WMW* 43 (1893) 39, 1605–1608, 1605.

116 Vgl. O. A., Notizen, in: *WMW* 42 (1892) 9, 365–368, 366.

117 Vgl. O. A., Notizen, in: *WMW* 43 (1893) 44, 1788–1792, 1789. – O. A., Notizen, in: *WMW* 43 (1893) 48, 1950–1952, 1950. – O. A., Notizen, in: *WMW* 43 (1893) 49, 1985–1988, 1986.

118 Vgl. O. A., Notizen, in: *WMW* 43 (1893) 41, 1678–1680, 1679. – O. A., Notizen, in: *WMW* 43 (1893) 42, 1709–1712, 1709.

waren am Wahltag entweder persönlich zu übergeben oder in einem unterschriebenen Kuvert einzusenden; dieser Modus ließ eine geheime Wahl nicht zu.[119] Letztlich gaben nur 976 von 1.593 Wahlberechtigten ihre Stimme ab. Die Wahlbeteiligung lag mit 61,3 % deutlich niedriger als jene in Niederösterreich, wo 80 % der Ärzte an der Wahl teilgenommen hatten.[120] Vermutlich glaubte ein nicht unbedeutender Teil der Wiener Ärzteschaft wegen der Streitigkeiten vor der Wahl nicht mehr an die Durchsetzungskraft der Kammer; ein zweiter Grund für die Stimmenthaltung vieler Ärzte war die Verpflichtung, den Wahlzettel zu unterschreiben.[121] »Würde die Wahl eine geheime sein, so dürfte durch dieselbe jedenfalls die wahre Ansicht der Aerzte über die Candidaten zum Ausdruck gelangen, was unter den gegenwärtigen Modalitäten aus leicht begreiflichen Gründen nicht der Fall sein kann«, kommentierte das *Deutsche Volksblatt* den Wahlausgang.[122] Am 30. Mai 1894 – fast dreieinhalb Jahre nach der Verabschiedung des Ärztekammergesetzes – erfolgte die Konstituierung der ersten Wiener Ärztekammer.[123]

Der neugewählte Vorstand für die erste Funktionsperiode 1894 bis 1898 ging sofort an die Arbeit. Trotz aller Bemühungen stieß die Wiener Ärztekammer aber auf wenig Akzeptanz. Von Beginn an stand sie in Konkurrenz zu den Ärztevereinen. Bereits zum Zeitpunkt der Verabschiedung des Ärztekammergesetzes war dieses Spannungsverhältnis vorherzusehen gewesen. Ein Redakteur der *Wiener Medizinischen Wochenschrift* sah »mit der Errichtung der Aerztekammern die Zeit für die Entwicklung intensiver Vereinsthätigkeit gekommen, denn Sache der Vereine wird es sein, bestimmenden Einfluss zu üben nicht nur auf die Zusammensetzung der Aerztekammern, sondern auch auf deren Thätigkeit.«[124] Signifikant für den Dualismus von Kammer und Vereinen ist eine Petition des Wiener Ärztevereins an das Abgeordnetenhaus, in der dieser die Aufhebung des § 359 des Strafgesetzes forderte.[125] Obwohl die Ärztekammer

119 Vgl. O. A., Notizen, in: *WMW* 44 (1894) 16, 721–723, 721.

120 Vgl. Stellamor-Peskir, 75 Jahre Wiener Ärztekammer, 2699–2700.

121 Vgl. z. B. Wahlen in die Aerztekammer, *Die Presse*, 27. 8. 1895, 10. – Aus der Aerztekammer, *Neue Freie Presse*, 27. 8. 1895, 3. – Wahlen in die Aeztekammer, *Neues Wiener Journal*, 27. 8. 1895, 2.

122 Wahlen in die Aerztekammer, *Deutsches Volksblatt Abendausgabe*, 27. 8. 1895, 2.

123 Vgl. Josef, Wie entstanden die Ärztekammern, 566. – Stellamor-Peskir, 75 Jahre Wiener Ärztekammer, 2699.

124 O. A., Die Aerztekammer und die ärztlichen Vereine in Wien, in: *WMW* 42 (1892) 1, 30. – Vgl. auch Carl Kohn, Ueber die Stellung der ärztlichen Vereine zu den Aerztekammern, in: *IkR* 8 (1892) 17, 710–713.

125 Gemäß dieser Bestimmung war ein Arzt, der in Ausübung seines Berufes Kenntnis von einer möglichen strafbaren Handlung erhielt, zur unverzüglichen Anzeige verpflichtet. – Begründet wurde der Antrag des Wiener Ärztevereins mit dem Widerspruch zwischen Geheimhaltungspflicht gegenüber dem Patienten und der in § 359 StG normierten Anzeigepflicht. Vgl. O. A., Notizen, in: *WMW* 45 (1895) 10, 457–460, 458.

inhaltlich mit dem Antrag übereinstimmte, drückte sie ihr Missfallen aus, weil der Verein mit seiner Petition an den Reichsrat die Ärztekammer als legale Vertretung übergangen hatte.[126]

Hinzu kam ein gespanntes Verhältnis der neuen Kammer zu den Behörden. Bereits die Geschäftsordnung als auch jene für den Ehrenrat wurden, obwohl der niederösterreichische Landes-Sanitätsrat sie begutachtet und mit einigen unwesentlichen Änderungen der Genehmigung empfohlen hatte,[127] vom Ministerium des Innern mehrmals zur Verbesserung an die Kammer zurückgeleitet.[128] Einige Wünsche konnte die Ärztekammer in diesem Verfahren nicht umsetzen: Der Antrag, Ehrenratserkenntnisse in der *Wiener Zeitung* publizieren zu dürfen, wurde abgelehnt; es wurde jedoch erlaubt, diese Erkenntnisse in einer Kammerversammlung zu verkünden und in das Protokoll dieser Versammlung aufzunehmen. Streit gab es auch mit dem Wiener Magistrat bezüglich der Honorarordnung; die niederösterreichische Statthalterei lehnte ein Einschreiten ab, da die Beschlüsse mangels Kompetenz der Ärztekammer keine bindende Wirkung hätten.[129] Auch in anderen Fällen kam es immer wieder zu Konflikten mit der Statthalterei. Der Vorstand der Ärztekammer sah als Ehrenrat im Gesetz keine zwingende Reihenfolge in der Erteilung von Erinnerungen und Verwarnungen. Die Statthalterei nahm in dieser Frage hingegen häufig eine abweichende Haltung ein und hob so manches Ehrenratserkenntnis auf, weil wegen der Schwere der Verfehlung anstelle einer Erinnerung sofort eine Verwarnung ausgesprochen worden war.[130]

Die Bilanz am Ende der ersten Funktionsperiode war aus der damaligen Sicht wenig erfolgreich; begründet wurde dies von der Ärztekammer mit den Mängeln des Ärztekammergesetzes und dem geringen Interesse der staatlichen Behörden.[131] Die Enttäuschung der Ärzteschaft war groß, ihre Erwartungen hatten sich nicht erfüllt. Dennoch darf aus heutiger Sicht der Erfolg dieser ersten Kammer nicht unterschätzt werden. Es war ihr gelungen, eine Standesordnung zu entwerfen und so verpflichtende »Richtlinien zur Aufrechterhaltung der Würde des ärztlichen Standes und zur Regelung des Verkehrs der Ärzte untereinander und mit dem Publikum« zu etablieren. Dem Ehrenrat der Ärztekammer kam dabei

126 Vgl. O. A., Notizen, in: *WMW* 45 (1895) 10, 457–460, 458. – O. A., Notizen, in: *WMW* 45 (1895) 13, 581–584, 582.

127 Vgl. O. A., Notizen, in: *WMW* 45 (1895) 21, 945–948, 946.

128 Vgl. O. A., Notizen, in: *WMW* 46 (1896) 12, 504–506, 506.

129 Vgl. O. A., Notizen, in: *WMW* 47 (1897) 44, 2059–2061, 2059.

130 Vgl. O. A., *Bericht des Vorstandes über die Thätigkeit der Wiener Aerztekammer in der Functionsperiode 1894–1889*, Wien: Verlag der Wiener Aerztekammer 1898, 36. – Präsidium der geschäftsführenden Aerztekammer Österreichs (Hg.), *Das erste Dezennium der Aerztekammern in Oesterreich. Ein kritischer Rückblick*, Wien: Verlag des Präsidiums der geschäftsführenden Aerztekammer Oesterreichs 1905.

131 Vgl. ebd.

als autonomes Schiedsgericht und als unabhängige Disziplinarstelle aus standespolitischer Sicht große Bedeutung zu, wenngleich die Ausübung der Disziplinarfunktion viel Zeit und auch die Sympathie der Kollegen kostete.[132] Dass so manches Erkenntnis aus heutiger Sicht überzogen war, könnte damit erklärt werden, dass in den ersten Jahren erst der Umgang mit dieser Institution erlernt werden musste.

Auf dem langen Weg zur Etablierung der Wiener Ärztekammer – die Phase der Uneinigkeit (1898–1907)

Das folgende Dezennium war, soweit es die Wiener Kammer betrifft, durch Kampfwahlen, Misstöne und Erfolglosigkeit geprägt.

Der Wunsch nach Durchsetzung der eigenen Positionen ließ den Wahlkampf für die zweite Funktionsperiode bereits im November 1896 beginnen, obwohl jene der amtierenden ersten Wiener Ärztekammer erst am 7. Mai 1897 enden sollte. Das Centralkomité der ärztlichen Bezirksvereine Wiens hatte beschlossen, wieder die Wahlbewegung zu leiten.[133] Diesmal formierte sich jedoch eine starke Opposition, die sich aus der Unzufriedenheit mit der aus der Liste des Centralkomités hervorgegangenen, noch amtierenden Kammer erklärt.

Offiziell eingeleitet wurden die Wahlvorbereitungen am 22. April 1897 durch die Aufforderung der niederösterreichischen Statthalterei an die Ärztekammer, ein Verzeichnis der kammerangehörigen Ärzte zu übermitteln und bekanntzugeben, welche dieser Ärzte per Ehrenratserkenntnis vom Wahlrecht ausgeschlossen worden waren.[134] Während der Einspruchsfrist reklamierte Julius Rader (geb. 1852) die Aufnahme von 425 (ungarischen) Ärzten in das Wählerverzeichnis, weil diese nicht in der Wählerliste für die Gemeinderatswahlen verzeichnet waren und ihnen somit kein aktives Wahlrecht zukam. Der Magistrat gab dem Einspruch Folge und verfügte die Streichung der monierten Ärzte. Gegen diese Entscheidung erhob der Kammervorstand Beschwerde an die Statthalterei, die mit Erlass vom 26. Juni die Entscheidung des Magistrats aufhob und die 425 ungarischen Ärzte wieder in das Wählerverzeichnis aufnahm. Rader rekurrierte daraufhin an das Ministerium, das seinem Begehren allerdings am 30. Juli 1897 keine Folge gab. Der Beschwerdeführer wandte sich daraufhin an den Verwaltungsgerichtshof (VwGH); da dieser Anrufung aber keine aufschiebende Wirkung zukam, wurde die Ärztekammerwahl ausgeschrieben.[135]

---

132 Vgl. Stellamor-Peskir, 75 Jahre Wiener Ärztekammer, 2699–2700.

133 Vgl. O. A., Notizen, in: *WMW* 46 (1896) 46, 2018–2022, 2020.

134 Vgl. O. A., Notizen, in: *WMW* 47 (1897) 17, 782–786, 782.

135 Zu diesen Vorfällen vgl. O. A., Notizen, in: *WMW* 47 (1897) 21, 974–976, 975–976. – O. A.,

Die Wahlbeteiligung war am 12. Jänner 1898 wegen der enttäuschten Hoffnungen vieler Ärzte, die sich durch die Tätigkeit der Ärztekammer eine Verbesserung der Situation erwartet hatten, und der Differenzen vor der (erstmals geheimen) Wahl unerwartet schwach; die lebhaften Diskussionen vor der Wahl hatten eine weitaus höhere Beteiligung erwarten lassen.[136] Nur 1.093 Ärzte machten von ihrem Wahlrecht Gebrauch. Die meisten bevorzugten die Briefwahl; 200 Ärzte hatten allerdings den Stimmzettel bereits vor dem Wahltag zur Post gegeben, was den Regeln widersprach. Gegen diese 200 Stimmen wurde nunmehr von Adolf Gruss (1857–1921) Protest erhoben. Die Statthalterei zählte sie getrennt aus und überließ die Entscheidung über die Gültigkeit dieser Stimmen der Kammer. Gruss rekurrierte daraufhin an das Ministerium, das den Rekurs als verspätet zurückwies.[137] Wegen dieses Einspruchs – von manchen Seiten als »Verschleppungstaktik« gesehen[138] – konnte die Konstituierung der Ärztekammer erst am 3. Oktober 1898 erfolgen.[139] In diesen eineinhalb Jahren, in denen die Funktionäre der ersten Ärztekammer über ihre normale Funktionsdauer hinaus weiterhin im Amt bleiben mussten, war es in wichtigen Fragen zum Stillstand gekommen.[140]

Am 15. Juni 1899 entschied der VwGH in der Causa Dr. Rader und hob die gegenteilige Ministerialentscheidung, welche die beeinspruchten 450 Ärzte zur Wahl zugelassen hatte, als nicht begründet auf.[141] Damit war klargestellt, dass den ungarischen Ärzten kein Wahlrecht in der Wiener Ärztekammer zukam. Die Ärztekammer musste sich fügen und erklärte die Entscheidung nach dem Buchstaben des Gesetzes für richtig, beharrte aber darauf, dass die Absicht des Gesetzgebers wohl eine andere gewesen sei.[142] Aufgrund der rechtswidrigen Wahlliste war die Wahl vom 12. Jänner 1898 ungültig, die Tätigkeit der zweiten Wiener Ärztekammer endete abrupt. Die Presse kolportierte, basierend auf einer fehlerhaften Auslegung des Ärztekammergesetzes, eine Fortführung der Ge-

Notizen, in: *WMW* 47 (1897) 28, 1318–1320, 1318–1319. – O. A., Notizen, in: *WMW* 47 (1897) 29, 1355–1356, 1355. – O. A., Notizen, in: *WMW* 47 (1897) 49, 2303–2306, 2304. – O. A., *Bericht des Vorstandes,* 49.

136 Vgl. O. A., Notizen, in: *WMW* 48 (1898) 3, 131–133, 132.

137 Zu diesem Protest vgl.: O. A., Notizen, in: *WMW* 48 (1898) 8, 374–376, 374. – O. A., Notizen, in: *WMW* 48 (1898) 9, 411–412, 411. – O. A., Die Kammerwahlen, in: *WMW* 48 (1898) 13, 619–620 (mit dem Wortlaut des Dekrets der Statthalterei). – O. A., Notizen, in: *WMW* 48 (1898) 31, 1531–1534, 1534.

138 Vgl. O. A., Notizen, in: *WMW* 48 (1898) 14, 663–665, 664.

139 Vgl. O. A., Notizen, in: *WMW* 48 (1898) 31, 1531–1534, 1534. – O. A., Wiener Aerztekammer, in: *Wiener klinische Rundschau* (*WkR*) 12 (1898) 13, 212.

140 Vgl. O. A., Notizen, in: *WMW* 48 (1898) 31, 1972–1976, 1972.

141 Vgl. Entscheidung des VwGH vom 15. 6. 1899, abgedruckt in: O. A., Notizen, in: *WMW* 49 (1899) 32, 1520–1522, 1521.

142 Vgl. O. A., Notizen, in: *WMW* 49 (1899) 25, 1217–1218, 1217.

schäfte durch die bisherigen Funktionäre.[143] Es kam aber zur Auflösung und zur Einsetzung eines Regierungskommissärs, der die Geschäfte der Kammer besorgte; ihm wurde ein Beirat zur Seite gestellt, dem fünf frühere Kammermitglieder und fünf Mitglieder des Wiener Ärztevereins angehörten.[144]

Die zunächst für das Frühjahr 1900 angekündigte Neuwahl lief wieder nicht klaglos ab. Einer der beiden Einsprüche gegen das Wählerverzeichnis wurde von Gabriele Possanner-Ehrenthal (1860–1940), der ersten in Wien promovierten Ärztin, eingebracht.[145] Sie hatte sich ordnungsgemäß bei der Wiener Ärztekammer angemeldet, war aber – entgegen der Befürwortung[146] – nicht in die Wählerliste aufgenommen worden. Der Magistrat der Stadt Wien hatte ihren Ausschluss mit § 6 ÄKG und dem Erkenntnis des VwGH von 1899 begründet. Das aktive Wahlrecht stand demnach nur Personen zu, welche nach den bestehenden Gesetzen nicht von der Ausübung des aktiven und passiven Wahlrechts in der Gemeinde ausgeschlossen waren;[147] Frauen waren zu diesem Zeitpunkt aber nicht wahlberechtigt. Die Argumentation der Kammerfunktionäre war formaljuristisch richtig, aber ethisch zweifelhaft, hatte doch die Ärztekammer selbst ein Jahr zuvor die Entscheidung des VwGH als nicht in Einklang mit der Absicht des Gesetzgebers bezeichnet. Zudem richtete sich damals die Entscheidung gegen die Zulassung ungarischer Ärzte zur Wahl (und eine mögliche Wahlmanipulation seitens jener Kreise, welche diese Ärzte in das Wählerverzeichnis aufgenommen hatten), wogegen es jetzt um das Wahlrecht einer Wiener Ärztin ging. Hier wird meines Erachtens die beabsichtigte Benachteiligung von Frauen deutlich.[148] Possanner erhob – nachdem sie den Instanzenzug

143 Vgl. Die Neuwahlen in die Wiener Aerztekammer, *Neuigkeits-Welt-Blatt*, 29.8.1899, 3.

144 Vgl. Wiener Aerztekammer, *Wiener Abendpost. Beilage zur Wiener Zeitung*, 29.11.1899, 5. – Wiener Aerztekammer, *Das Vaterland*, 30.11.1899, 6. – Fortführung der Geschäfte der Wiener Aerztekammer, *Reichspost*, 1.12.1899, 9. – O. A., Wiener Aerztekammer, in: *WkR* 13 (1899) 49, 879. – Die Einsetzung eines Beirats war nicht gesetzlich vorgeschrieben. Vgl. Aerztekammerwahlen, *Die Zeit*, 11.11.1903, 5.

145 Vgl. O. A., Notizen, in: *WMW* 50 (1900) 29, 1435–1436, 1435.

146 Vgl. Das Wahlrecht der Baronesse Dr. Gabriele Possanner, *Neues Wiener Journal*, 3.6.1900, 6.

147 Vgl. die Kundmachung zur Neuwahl der Ärztekammer: Neuwahlen der Mitglieder der Wiener Aerztekammer, *Amtsblatt zur Wiener Zeitung*, 19.4.1900, 492. – »Dies wird *den Herren Aerzten* des Wiener Gemeindegebietes mit der Einladung bekannt gegeben.« Vgl. ebd., Hervorh. M. M. – Diese Wortwahl findet sich – ungeachtet der Tatsache, dass Frauen seit 1900 in Wien Medizin studieren konnten – auch noch in den Jahren 1903 und 1907. Vgl. Neuwahlen der Mitglieder der Wiener Aerztekammer, *Amtsblatt zur Wiener Zeitung*, 22.10.1903, 425. – Neuwahlen der Mitglieder der Wiener Aerztekammer, *Wiener Zeitung*, 21.7.1907, 7.

148 Evident ist dies in: O. A., Notizen, in: *WMW* 52 (1902) 45, 2156–2158, 2158. – Der Verband der Ärzte Wiens forderte alle jene Ärzte, denen aufgrund des Erkenntnisses des VwGH 1899 das Wahlrecht aberkannt worden war, auf, dieses nunmehr zu reklamieren, weil »*einem*

durchschritten hatte[149] – Beschwerde an den VwGH, der das aktive und passive Wahlrecht der Beschwerdeführerin bestätigte.[150] In der Fachpresse wurde diese Entscheidung als richtig beurteilt: »Wer zur Ausübung der ärztlichen Praxis berechtigt ist, soll von der Wahl der legalen Vertretung der Aerzteschaft nicht ausgeschlossen sein.«[151] Kritisiert wurde aber von manchen Seiten der Widerspruch zur Entscheidung von 1899, wo der VwGH nach dem Wortlaut des Gesetzes, jetzt aber nach dem Sinn des Gesetzes geurteilt hatte. Das Fazit der Zeitgenossen war klar: »Daraus geht hervor, dass das Kammergesetz – wie in vielen anderen Punkten – auch bezüglich des Wahlrechts sehr reformbedürftig ist.«[152]

Nach Beendigung des Reklamationsverfahrens wurde die Wahl für den 30. Oktober 1900 ausgeschrieben.[153] Trotz aller Unstimmigkeiten – insbesondere in Bezug auf die Verteilung der Mandate hatte es »einen heißen Kampf« gegeben[154] – konnte letztlich eine gemeinsame Liste, in der »sämmtliche Parteischattirungen unter den Aerzten vertreten« waren, erstellt werden.[155] Die Wahlbeteiligung war abermals gering, von 1.845 wahlberechtigten MedizinerInnen gab nur rund die Hälfte ihre Stimme ab.

Gleich zu Beginn der Funktionsperiode kam es zu einer kammerinternen Diskussion ausgelöst durch die Frage, ob ein Kammermitglied sein Mandat niederlegen dürfe. Das Ärztekammergesetz enthielt diesbezüglich keine Regelung. Die Meinungen hierzu waren folglich geteilt: Teils bejahte man die Zulässigkeit, da das Gesetz eine Niederlegung nicht ausdrücklich verbiete. Die Gegenmeinung sah hingegen im Schweigen des Gesetzes den Grund für die Unzulässigkeit, zumal das Gesetz ausdrücklich bestimmte, dass »die Wahl nicht ohne triftigen Grund abgelehnt werden könne« (§ 8); wenn die Wahl nicht abgelehnt werden dürfe, so könne man dies nicht durch eine sofortige Mandats-

weiblichen Arzte das Kammerwahlrecht zuerkannt wurde, obgleich auch *dieser* das Wahlrecht in der Gemeinde nicht besitzt.« Vgl. ebd., Hervorh. M. M.

149 Vgl. O. A., Notizen, in: *WMW* 50 (1900) 37, 1764–1766, 1764.

150 Vgl. Die Gleichberechtigung der Frau, *Neues Wiener Journal*, 21.6.1901, 1. – Das Wahlrecht eines weiblichen Arztes, *Neuigkeits-Welt-Blatt*, 21.6.1901, 14. – O. A., Das Wahlrecht weiblicher Aerzte, in: *WkR* 15 (1901) 27, 486–487. – O. A., Notizen, in: *WMW* 51 (1901) 25, 1234–1237, 1236.

151 O. A., Notizen, in: *WMW* 51 (1901) 25, 1234–1237, 1236.

152 O. A., Notizen, in: *WMW* 51 (1901) 26, 1280–1283, 1281.

153 Vgl. Kundmachung betreffend die Ausschreibung der Wahl für die Wiener Aerztekammer, *Wiener Zeitung*, 12.10.1900, 1.

154 Vgl. O. A., Notizen, in: *WMW* 50 (1900) 20, 1003–1005, 1003–1004. – O. A., Notizen, in: *WMW* 50 (1900) 22, 1103–1105, 1103. – O. A., Notizen, in: *WMW* 50 (1900) 25, 1248–1250, 1249.

155 Vgl. O. A., Notizen, in: *WMW* 50 (1900) 46, 2198–2200, 2198. – O. A., Notizen, in: *WMW* 50 (1900) 48, 2292–2297, 2295. – Die Aerztekammerwahl in Wien, *Neue Freie Presse*, 17.10.1900, 7.

niederlegung nach der Wahl umgehen.[156] Ansonsten war die neugewählte Kammer mit all den Problemen der Vorgängerkammern konfrontiert: Konflikte mit den (ausschließlich männlichen) Ärzten selbst, Ärgernisse im Rahmen von Ehrenratsverfahren[157] und Konflikte mit den Behörden.

Beispielhaft für die Haltung des Vorstandes in dieser Zeit ist folgender Konflikt mit der niederösterreichischen Statthalterei: Die Ärztekammer sprach sich gegen die Annahme einer ärztlichen Stelle bei den Wiener Bankbeamten oder einer neu zu gründenden registrierten Hilfskasse, welche ihren Mitgliedern unentgeltliche ärztliche Behandlung beistellten, aus und beurteilte eine solche Handlung als standesunwürdig. Die Statthalterei äußerte ernste gesetzliche Bedenken, da nach ihrer Meinung ein solches Vorgehen nicht gegen die Würde und das Ansehen des ärztlichen Standes verstoße; folglich wäre ein entsprechendes Erkenntnis des Ehrenrates von der Statthalterei außer Kraft zu setzen.[158] Daraufhin wurde der Vorstand der Ärztekammer von mehreren Seiten zum Rücktritt aus Protest aufgefordert,[159] was dieser aber ablehnte:

> »Die Mitglieder der Kammer, und zu allererst jene des Vorstandes, hätten auf ihre Mandate, die ihnen so viel Opfer auferlegen und so wenig Dank einbringen, längst verzichtet, wenn sie es nicht als eine ernste Pflicht ansehen würden, angesichts der bevorstehenden Reform des Krankencassengesetzes auf ihren Posten auszuharren.«[160]

Vielleicht waren manchen Mitgliedern die Rücktrittsüberlegungen ernst; berücksichtigt man aber die später stattfindenden Streitigkeiten über die Aufnahmen in den neuen Wahlvorschlag, könnte es sein, dass so manches Vorstandsmitglied damals seinen »Posten« nicht wegen der Streitigkeiten mit der Statthalterei aufgeben wollte. »Wen träfe denn die Verantwortung dafür, wenn in einem so ernsten Momente die Vertretung der Interessen des ärztlichen Standes in den Händen eines k. k. Regierungscommissärs ruhen würden«, versuchte der Vorstand zu beschwichtigen.[161]

Der Juni 1903 offenbarte die Differenzen zwischen Ärzteschaft und Standesvertretung. Bei der Diskussion des Entwurfs einer Ärzteordnung kam es in der Vollversammlung in Bezug auf § 43, der als Disziplinarstrafe die Streichung aus der Ärzteliste normiert hätte, zu heftigen Auseinandersetzungen. In der folgenden »Urabstimmung«, an der aber nur 987 von 2.340 Stimmberechtigten

156 Vgl. O. A., Notizen, in: *WMW* 51 (1901) 1, 47–50, 48.
157 Vgl. z. B. Heinrich Keller, Standesfragen, in: *WkR* 17 (1903) 28, 536. – »Die bisherige Kammer war mehr Ehrenrat als Standesvertretung. Und darum war ihre Arbeit so fruchtlos.« Vgl. ebd.
158 Vgl. O. A., Notizen, in: *WMW* 52 (1902) 44, 2109–2112, 2110.
159 Z. B. vom Ärztlichen Verein im 2. Bezirk. Vgl. O. A., Notizen, in: *WMW* 52 (1902) 46, 2199–2202, 2200. – Vgl. auch: O. A., Notizen, in: *WMW* 52 (1902) 51, 2455–2258, 2455–2456.
160 O. A., Notizen, in: *WMW* 52 (1902) 47, 2250–2254, 2250.
161 Ebd.

teilnahmen, sprachen sich 547 Personen gegen die Erweiterung des Disziplinarrechts aus. Überraschenderweise wurde nun eine mögliche Streichung auch im Vorstand mit 13 gegen 12 Stimmen abgelehnt, obwohl ein Jahr zuvor 22 der Vorstandsmitglieder dafür gestimmt hatten.[162] Der Vorstand lehnte es daraufhin ab, diese Forderung beim Ärztekammertag in Linz zu vertreten. Zugleich richtete er an die Statthalterei die Bitte, die Wahlen möglichst bald auszuschreiben, da die Funktionsperiode am 30. Oktober ablaufen würde und

> »die Vorstandsmitglieder nicht in der Lage wären, ihre Mandate länger als bis zum Ablauf der gesetzlich vorgeschriebenen Funktionsdauer zu behalten, und, im Falle die Konstituierung der neuen Ärztekammer am 30. Oktober d. J. nicht erfolgen würde, an diesem Tage ihre Mandate niederlegen würden.«[163]

Dies begründete der Vorstand dahingehend, »daß er sich in wichtigen Fragen nicht mehr in Übereinstimmung mit der Kammer befindet, wodurch ein gedeihliches Zusammenwirken von Vorstand und Kammer nicht mehr möglich ist.«[164] Wie tief die Verstimmung zu diesem Zeitpunkt war, zeigt die Erklärung mehrerer Vorstandsmitglieder, eine mögliche Wahl in die neue Ärztekammer nicht anzunehmen.[165]

Ein neuerlicher Konflikt mit der Statthalterei führte zum bezeichnenden Ende dieser (vierten) Kammer – in einer Zeit, in der bereits der Wahlkampf für die nachfolgende Kammerwahl begonnen hatte. Die Ärztekammer hatte einen Krankenanstaltendirektor im Jahr 1901 ehrenrätlich für ein Fehlverhalten zur Verantwortung ziehen wollen, konnte dies aber nicht, da die Statthalterei eingeschritten war und klargestellt hatte, dass der Arzt ausschließlich der Disziplinargewalt seiner vorgesetzten Behörde, also der Statthalterei, unterliege. Es war zum Kompetenzkonflikt gekommen, in deren Verlauf der Statthalter schließlich mit der Auflösung der Kammer gedroht hatte. Zwei Jahre später griff der Statthalter diesen Vorfall mit abwertenden Worten in einer Landtagsrede im Oktober 1903 wieder auf. Der Vorstand zeigte sich jetzt wegen der »schweren Kränkung« und den »wenig achtungsvollen Worte über die Ärztekammer« verärgert;[166] am 7. November 1903 legten alle Vorstandsmitglieder wegen dieser Affäre ihre Mandate nieder. Der Statthalter verweigerte aus juristischen Gründen die Anerkennung dieses Beschlusses. Nach dem Ärztekammergesetz galten angenommene Wahlen nicht nur für die dreijährige Funktionsperiode, sondern auch für die Zeit nach Ende derselben bis zur Übernahme der Geschäfte durch die neugewählte Kammer. Dementsprechend stufte der Statthalter eine Amts-

162 Vgl. O. A., Notizen, in: *WMW* 53 (1903) 26, 1267–1272, 1269–1270.
163 O. A., Notizen, in: *WMW* 53 (1903) 27, 1317–1320, 1317–1318.
164 Ebd.
165 Vgl. O. A., Notizen, in: *WMW* 53 (1903) 41, 1939–1944, 1944.
166 Vgl. O. A., Notizen, in: *WMW* 53 (1903) 44, 2080–2084, 2080–2081.

niederlegung als rechtwidrig ein. Die von ihm verlangte Stellungnahme beantwortete der Kammerpräsident dahingehend, dass sich mit der Amtsniederlegung die Kammer aufgelöst hätte und deshalb keine Kammerversammlung »behufs Mitteilung des oben zitierten Statthaltereierlasses« einberufen werden könne. »Bei dieser Sachlage«, so die Schlussworte seiner Stellungnahme, »muß es der Statthalterei überlassen bleiben, die weiteren Verfügungen zu treffen.«[167] Wieder einmal übernahm ein Kommissär die einstweilige Führung der Kammer, die Kosten hierfür musste die Wiener Ärztekammer tragen.[168]

Der nächsten Wahl am 15. Jänner 1904 ging ein heftiger Wahlkampf voran; manche Wahlplattformen erhoben schwere Vorwürfe gegen die amtierenden Kammerfunktionäre. Eine einheitliche Liste scheiterte, weil der Wiener Ärzteverein, der etwa ein Fünftel der Wahlberechtigten in sich vereinte, 17 der 29 Listenplätze für sich reklamierte, der Verband der Ärzte Wiens, dem damals 18 Ärztevereine angehörten, dies aber ablehnte.[169] Außerdem wurde beklagt, dass sich die Ärztekammer in ein »Objekt des Rassenkampfes verwandelte«,[170] da im Wahlkampf standespolitische Argumente von antisemitischen Äußerungen überlagert worden waren. Anders als bei den früheren Wahlen lag diesmal die Wahlbeteiligung mit 1.889 von ca. 2.100 Wahlberechtigten sehr hoch; gewählt wurden die vom Verband aufgestellten Kandidaten. Die Konstituierung erfolgte am 15. Februar 1904.[171]

Die neue Kammer war wieder mit den alten Problemen befasst. Wie sollte die Annahme einer Stelle bei einer registrierten Hilfskasse eingestuft werden? Die alte Kammer hatte dies als ehrenwidrig eingestuft. Die Statthalterei hatte aber schon im Voraus klargestellt, dass entsprechende ehrenrätliche Erkenntnisse aufgehoben würden: Die Annahme einer Stelle bei einer staatlich anerkannten Vereinigung könne nicht mit Strafen belegt werden; der Zweck von Institutio-

167 Vgl. O. A., Notizen, in: *WMW* 53 (1903) 46, 2182–2183, 2182. – O. A., Der Konflikt zwischen Statthalter und Aerztekammer, *Neue Freie Presse*, 13. 11. 1903, 7. – O. A., Die Demission der Wiener Aerztekammer, *Neuigkeits-Welt-Blatt*, 14. 11. 1903, 7.

168 Vgl. O. A., Notizen, in: *WMW* 53 (1903) 48, 2286–2288, 2288. – O. A., Auflösung der Wiener Ärztekammer, *Grazer Volksblatt*, 21. 11. 1903, 4. – O. A., Auflösung der Wiener Aerztekammer, *Agramer Zeitung*, 21. 11. 1903, 5. – Kritisch stand Heinrich Keller dieser Demission gegenüber. Vgl. Heinrich Keller, Standesfragen, in: *WkR* 17 (1903) 28, 876–877. Zwar sah er den Schritt im Grunde als richtig an, monierte aber den Zeitpunkt – zwei Jahre nachdem sich der Vorfall ereignet hatte, also »knapp vor Torschluß [...] Sie blieb ohne Effekt. [...] Die jetzt, nach zwei Jahren, eintretende Entrüstung ist verspätet und daher unwirksam. [...] Die verflossene Kammer liebte immer die Halbheiten, und das war unser Unglück.« Vgl. ebd.

169 Vgl. O. A., Notizen, in: *WMW* 53 (1903) 52, 2467–2468, 2467. – O. A., Notizen, in: *WMW* 54 (1904) 1, 38–39. – O. A., Notizen, in: *WMW* 54 (1904) 2, 86–88, 86. – O. A., Die Aerztekammerwahl, *Neue Freie Presse*, 15. 1. 1904, 8.

170 Vgl. O. A., Notizen, in: *WMW* 54 (1904) 3, 140–143, 140.

171 Vgl. O. A., Notizen, in: *WMW* 54 (1904) 7, 329–332, 329. – O. A., Notizen, in: *WMW* 54 (1904) 8, 363–364, 363.

nen, denen vom humanitären und sozialpolitischen Standpunkt aus große Bedeutung zukomme, dürfe nicht vereitelt werden.[172] Der Kammervorstand ergriff Rekurs an das Ministerium des Innern und argumentierte mit der Schädigung bzw. dem Ruin des ärztlichen Standes.[173] Das Ministerium trat schließlich auf die Seite der Statthalterei und erklärte, dass die Kammer eine Gesetzesübertretung begehe, wenn sie die Annahme einer Kassenstelle verbiete und die Kassen hindere, Ärzte anzustellen. Die Ärzteschaft war empört, da ein solches direktes Verbot nie ausgesprochen worden war.[174] Den meisten Unmut erregte dabei der Umstand, dass das Ministerium dreieinhalb Jahre für diese Entscheidung gebraucht hatte. Wegen dieses Affronts stand eine Mandatsniederlegung im Raum, auf die aber letztlich als »wertloses Scheinmanöver«, da ja das Ende der Funktionsperiode ohnedies fast erreicht war, verzichtet wurde. Eine Demissionierung hätte nichts bewirkt, aber »den Regierungsvertreter wieder ins Haus [gebracht], und um das Geld, das dieses Provisorium kostet und das Witwen, Waisen, wohl auch notleidenden Ärzten entzogen werden müßte, sei es schade.«[175] Zumindest in diesem Punkt hatten die Kammermitglieder dazugelernt.

Die Etablierung der Ärztekammer: die »Kompromisskammer« 1907–1925

Die Neuwahl für die Funktionsperiode 1907–1911 wurde zunächst für den 23. September 1907 angekündigt,[176] dann aber wegen der Ferienzeit, in welcher »der vor Wahlen notwendige Meinungsaustausch innerhalb der Ärzteschaft über die aufzustellende Kandidatenliste […] nahezu unmöglich« wäre, auf Ersuchen der Ärztekammer auf den 28. Oktober verlegt.[177]

Die Ärztekammerwahl 1907 stand erstmals im Zeichen eines Kompromisses: Die Vereine hatten erkannt, dass die ständigen Querelen und Konflikte die Arbeit der Kammern massiv behindert hatten. Deshalb erstellte die Obmänner-Konferenz, die Nachfolgerin des Centralkomités, eine Kompromissliste.[178] In der Folge zeigte sich auch die Richtigkeit dieser Entscheidung. Der sogenannten

172 Vgl. O. A., Notizen, in: *WMW* 54 (1904) 11, 474–476, 475–476. – O. A., Notizen, in: *WMW* 54 (1904) 13, 558–560, 559.

173 Vgl. O. A., Notizen, in: *WMW* 54 (1904) 15, 655–656, 655.

174 Vgl. Heinrich Keller, Standesfragen, in: *WkR* 21 (1907) 27, 437.

175 Vgl. O. A., Notizen, in: *WMW* 57 (1907) 27, 1351–1352, 1351.

176 Vgl. O. A., Notizen, in: *WMW* 57 (1907) 36, 1737–1739, 1738.

177 Vgl. O. A., Notizen, in: *WMW* 57 (1907) 37, 1776–1778, 1776.

178 Vgl. O. A., Notizen, in: *WMW* 57 (1907) 43, 2090–2093, 2090–2091. – O. A., Notizen, in: *WMW* 57 (1907) 44, 2140–2143, 2142–2143. – O. A., Notizen, in: *WMW* 57 (1907) 48, 2333–2336, 2333. – Aerztekammerwahl, *Neue Freie Presse*, 17. 10. 1907, 9. – O. A., Notizen, in: *WMW* 67 (1917) 52, 2322–2324, 2322.

»Kompromisskammer«, die sich am 4. Dezember 1907 konstituierte,[179] war tatsächlich ein besseres Arbeiten als den Vorgängerkammern möglich. Trotz aller Widrigkeiten und Schwierigkeiten gelang es der Kompromisskammer, der Wiener Ärztekammer allgemeine Anerkennung zu verschaffen:

> »Die Ärztekammer ist heute eine Institution, ohne die die Ärzteschaft nicht mehr gedacht werden kann, die von Hoch und Niedrig in gleicher Weise respektiert und welcher als autonome Standesvertretung der Ärzteschaft auch von den politischen Faktoren und den staatlichen Behörden jene Stellung eingeräumt wird, die ihr als der legalen ärztlichen Standesbehörde gebührt.«[180]

Aufgrund dieser erfolgreichen Arbeit plädierte man für eine Wiederwahl der noch amtierenden »Kompromisskammer, welche sich gut bewährt hat,«[181] am 25. September 1911; auch das Präsidium wurde einstimmig wiedergewählt.[182] Der Kammer war es gelungen, die Gesamtheit der Ärzteschaft in allen ihren politischen und wirtschaftlichen Schattierungen zu vertreten und war so sichtbarer Ausdruck ihrer Einigkeit geworden. Von nun an konnte die Ärztekammer als Vertretung des Standes nicht mehr weggedacht werden:

> »Es ist das Verdienst der Kollegen, die [...] dem Vorstande angehören, daß eine Einigung in klagloser Weise zustande kam, die Parteileidenschaft ausgeschaltet wurde und die Kammer sich ihren wichtigen organischen und standesärztlichen Aufgaben widmen konnte. [...] Wenn der Einfluß des ärztlichen Standes am Anfange der Kammervorstandstätigkeit am Tiefstande war, so muß man heute zugeben, daß der Einfluß der Ärzte bei den politischen Faktoren in stetigem Steigen begriffen, daß sie ein achtungsgebietender Körper wurde, mit dem die staatlichen Faktoren zu rechnen beginnen und daß die Kammer auch in der Ärzteschaft eine Macht zu werden beginnt, ein Zentrum organisatorischer Bestrebungen.«[183]

Nach Ablauf der Funktionsperiode wurde die Neuwahl zunächst trotz des Kriegsausbruchs für den Herbst 1914 erwartet.[184] Dazu kam es aber nicht; während des Krieges war eine Neuwahl nicht möglich. Die bestehende Ärztekammer musste, soweit es die Verhältnisse zuließen bzw. verlangten, ihre Tätigkeit fortsetzen; das Präsidium und der Vorstand blieben alle Kriegsjahre über im Amt.[185]

---

179 O. A., Notizen, in: *WMW* 57 (1907) 50, 2436–2438, 2437.

180 Ludwig Frey, Zusammenfassender Bericht über die Tätigkeit der Wiener Ärztekammer während des Trienniums der abgelaufenen Kammerperiode (1907–1910), in: *WkR* 25 (1911) 12, 193–195, 193.

181 O. A., Notizen, in: *WMW* 61 (1911) 12, 799–803, 801.

182 Vgl. Wiener Aerztekammer, *Wiener Zeitung*, 19.10.1911, 10.

183 O. A., Notizen, in: *WMW* 67 (1917) 52, 2322–2324, 2322–2323.

184 Vgl. O. A., Notizen, in: *WMW* 64 (1914) 35, 1993–1996, 1994.

185 Vgl. Ernst Finger, Tätigkeitsbericht des Geschäftsausschusses der österreichischen Ärztekammern und der Wiener als geschäftsführende Ärztekammer während des Krieges

In der Kammerversammlung am 2. Juni 1918 diskutierte der Vorstand, ob er dem Vorbild Niederösterreichs, Oberösterreichs, Salzburgs und Deutsch-Tirols folgend die Statthalterei um Ausschreibung von Neuwahlen ersuchen solle. Die Vorstandsmitglieder waren zu diesem Zeitpunkt bereits elf Jahre lang im Amt, außerdem war der Vorstand, der auch den Ehrenrat bildete, durch die Verhinderung einzelner Vorstandsmitglieder wiederholt beschlussunfähig. Der Antrag wurde aber schließlich verworfen, weil zum einen Neuwahlen erhebliche verwaltungstechnische Schwierigkeiten entgegengestanden wären und zum anderen viele Wähler kriegsbedingt abwesend waren und vom Wahlrecht keinen Gebrauch hätten machen können.[186]

Nach Kriegsende wurde vom Vorstand die umgehende Durchführung der Kammerwahlen verlangt.[187] Zwar kündigte die niederösterreichische Landesregierung im Februar 1919 eine Neuwahl an, in Bezug auf das vom Magistrat der Stadt Wien erstellte Wählerverzeichnis verlangte aber die Ärztekammer eine behördliche Überprüfung der Praxisberechtigung vieler MedizinerInnen, die sich während des Krieges und nach dem Zerfall der Monarchie in Wien niedergelassen hatten. Die Standesliste war teils unvollständig, teils enthielt sie »eine nicht unbedeutende Zahl von Ärzten, welche weder nach den früher geltenden Bestimmungen noch nach der sinngemäßen Anwendung derselben für die Zeit nach dem Umsturz die Praxisberechtigung in Wien hätten erhalten sollen.«[188] Die Rede war von etwa 700 Ärztinnen und Ärzten, »darunter zumeist jüdisch-galizische.«[189] In der Folge unterblieb die Wahlausschreibung; der Grund lag anfangs sicherlich in den verworrenen Verhältnissen der Nachkriegszeit, später aber auch im Umstand, dass sich die Sanitätsbehörde »nicht sonderlich mit der Fertigstellung der Listen beeilt zu haben« schien.[190] Im Herbst 1919 resignierte der Kammerpräsident Hofrat Ern(e)st Finger (1856–1939) und trat von seinem Amt zurück; als offiziellen Rücktrittsgrund gab er »unaufschiebbare wissenschaftliche Arbeiten« an.[191] Der Vorstand wollte aus Solidarität ebenfalls seine Demissionierung einreichen, wurde aber von Finger gebeten zu

1914–18, in: *WMW* 69 (1919) 6, 318–323. – O. A., Tätigkeitsbericht des Vorstandes für die Jahre 1920 bis 1922, in: *WMW* 72 (1923) 15, 713–718, 716. – Stellamor-Peskir, 75 Jahre Wiener Ärztekammer, 2704.

186 Vgl. O. A., Notizen, in: *WMW* 68 (1918) 29, 1321–1324, 1322–1323.

187 Vgl. O. A., Wiener Aerztekammer, in: *WMW* 69 (1919) 12, 610–613, 610. – O. A., Offizielles Protokoll der Vorstandssitzung am 17. Juni 1919, in: *WMW* 69 (1919) 38, 1867–1870, 1867.

188 O. A., Notizen, in: *WMW* 71 (1921) 3, 179–180. – Vgl. auch: O. A., Offizielles Protokoll der Vorstandssitzung am 17. Juni 1919, in: *WMW* 69 (1919) 38, 1867–1870, 1867.

189 Die Neuwahlen für die Aerztekammern, *Reichspost*, 21. 10. 1919, 4–5.

190 O. A., Neuwahl der Wiener Ärztekammer, in: *WMW* 74 (1924) 49, 2645–2646, 2645.

191 Vgl. Rücktritt Hofrat Fingers vom Präsidium der Wiener Ärztekammer, *Salzburger Volksblatt*, 6. 10. 1919, 3. – O. A., Notizen, in: *WMW* 69 (1919) 41, 2023–2024, 2023. – O. A., Rücktritt des Präsidenten der Wiener Ärztekammer, in: *WMW* 69 (1919) 42, 2064.

bleiben, da er in einem kammerlosen Zustand »Komplikationen und allfällige schwere materielle Schädigungen« befürchtete.[192] Da der Vizepräsident Gruss zu diesem Zeitpunkt bereits schwer krank und nicht in der Lage war, die Aufgaben zu übernehmen, wurde die Geschäftsführung zwei Vorstandsmitgliedern, Ludwig Frey (1861–1937) und Friedrich Steuer, übertragen. Von einer sofortigen Neuwahl sah man wegen der damals bereits erwarteten regulären Neuwahl ab.[193] Nachdem aber keine Neuwahlen stattfanden und mit dem Tod des Vizepräsidenten Ende 1921 beide Präsidentenstellen unbesetzt waren, musste die Kammer eine Ergänzungswahl am 5. Dezember 1921 durchführen.[194]

Mehrmals wurde vom Vorstand eine Neuwahl urgiert, »um diesem dem Kammergesetze zuwiderlaufenden Zustande ein Ende zu bereiten.«[195] Die Verwaltung wollte allerdings die Verabschiedung der Ärzteordnung, die man damals in greifbarer Nähe wähnte – eine entsprechende Regierungsvorlage war im Juli 1921 vorgelegt worden[196] –, abwarten und die Kammer gemäß den neuen Regelungen wählen lassen.[197] Den Ärztinnen und Ärzten war die Bedeutung der neugewählten Kammer, »die nach der neuen Ärzteordnung mit wesentlich erweiterten Machtbefugnissen ausgestattet werden [sollte]«, bewusst, weshalb eine präzise Vorbereitung geboten schien.[198] Die Erwartungen der MedizinerInnen wurden aber in zweifacher Hinsicht enttäuscht: Zum einen sollte die Ärzteordnung noch mehr als ein Jahrzehnt auf sich warten lassen, zum anderen rückte eine Kammerwahl im Herbst 1923 wieder in weite Ferne. Nach den Nationalratswahlen am 21. Oktober 1923 brachte die Regierung im November einen völlig abgeänderten und mit der Ärzteschaft nicht abgesprochenen Entwurf einer Ärzteordnung im Nationalrat ein,[199] weshalb die Regierung eine aberma-

---

192 Vgl. O. A., Notizen, in: *WMW* 69 (1919) 46, 2272–2274, 2273.

193 Vgl. O. A., Notizen, in: *WMW* 69 (1919) 41, 2023–2024, 2023. – O. A., Rücktritt des Präsidenten der Wiener Ärztekammer, in: *WMW* 69 (1919) 42, 2064.

194 Vgl. Wiener Ärztekammer, *Wiener Zeitung*, 7.12.1921, 2. – O. A., Notizen, in: *WMW* 71 (1921) 51, 2249–2252, 2249–2250. – O. A., Wiener Ärztekammer. Tätigkeitsbericht des Vorstands für die Jahre 1920 bis 1922, in: *WMW* 73 (1923) 15, 713–718, 717.

195 O. A., Notizen, in: *WMW* 71 (1921) 3, 179–180, 180.

196 Vgl. Vorlage der Bundesregierung. Bundesgesetz betreffend die Regelung der Standesverhältnisse der Ärzte (Ärzteordnung), in: *Beilagen zu den Stenographischen Protokollen über die Sitzungen des Nationalrates der Republik Österreich* [*BlgNR*] 491 (1921), 1. Gesetzgebungsperiode.

197 Vgl. O. A., Wiener Ärztekammer. Tätigkeitsbericht des Vorstands für die Jahre 1920 bis 1922, in: *WMW* 73 (1923) 15, 713–718, 717.

198 Vgl. ebd., 716. – Ernst Becher, Sozialärztliche Rundschau, in: *WMW* 73 (1923) 45, 2029–2030, 2029.

199 Vgl. Vorlage der Bundesregierung. Bundesgesetz betreffend die Regelung der Standesverhältnisse der Ärzte (Ärzteordnung), in: *BlgNR* 22 (1923), 2. Gesetzgebungsperiode. – Vgl. hierzu: M. Laub, Tätigkeitsbericht des Vorstandes der Wiener Ärztekammer über das Geschäftsjahr 1923. Ärzteordnung, in: *WMW* 74 (1924) 22, 1136–1142.

lige Verlängerung der bestehenden Kammer anstelle einer Neuwahl beabsichtigte.[200]

Der Entwurf von 1923 musste wenige Monate später aus verfassungsrechtlichen Gründen zurückgezogen werden; er war in Ärztekreisen ohnedies auf vehementen Widerstand gestoßen.[201] Im Mai 1924 kündigte daraufhin die Landesregierung endlich angesichts der Ungewissheit, wann die Ärzteordnung Realität werden würde, Neuwahlen für den Herbst an.[202]

Die Wiener Ärztekammer 1925–1934

Als die Wahl zur Wiener Ärztekammer schließlich für den 4. Dezember 1924 offiziell ausgeschrieben wurde,[203] war man doch einigermaßen überrascht. Man hatte generell geglaubt, »daß es auch diesmal wieder nichts werden würde«, weshalb keine intensive Beratung über eine einheitliche Wahlliste stattgefunden hatte.[204]

1925 konstituierte sich endlich eine neue Kammer, die 1907 und 1911 gewählte Kompromisskammer konnte ihre Tätigkeit beenden. In Summe wurde ihre Arbeit von den Zeitgenossen als »eine der fruchtbarsten für die Ärzteschaft« bezeichnet[205] – sie ist es wohl auch aus moderner Sicht. Wenngleich es ihr nicht gelungen war, das Projekt »Ärzteordnung«, das sie all die Zeit über verfolgt hatte, zu einem Abschluss zu bringen, hatte sie eine uneingeschränkte Etablierung dieser Institution erreicht – sowohl nach innen, den Ärztinnen und Ärzten gegenüber, als auch nach außen, gegenüber der Gesetzgebung und der Verwaltung – und so wesentlich zur Institutionalisierung des Ärztestandes beigetragen.

Auch die Wahl am 10. Jänner 1928 verlief ohne in der Presse aufgezeigte Probleme. Die für den Wahlvorschlag nötigen Vorverhandlungen wurden – wie schon bei der vorangegangenen Wahl – von der »Wirtschaftlichen Organisation der Ärzte Wiens« im Einvernehmen mit dem noch amtierenden Präsidenten und mit verschiedenen Gruppen der Wiener Ärzteschaft geführt. In langwierigen Verhandlungen gelang es abermals, die Ärzteschaft auf eine gemeinsame Liste zu einigen.

> »Die weitgehenden Divergenzen, die derzeit unter der Ärzteschaft Wiens herrschen und noch ihrer Erledigung harren, haben natürlich auch ihre Ausstrahlungen auf den

200 Vgl. O. A., Tätigkeitsbericht des Vorstandes der Wiener Ärztekammer über das Geschäftsjahr 1923, in: *WMW* 74 (1924) 21, 1082–1086, 1082.
201 Vgl. Memmer, Die Entwicklung der ärztlichen Standesgerichtsbarkeit, 507–508.
202 Vgl. O. A., Notizen, in: *WMW* 74 (1924) 21, 1087–1089, 1087.
203 Vgl. O. A., Neuwahl der Wiener Ärztekammer, in: *WMW* 74 (1924) 49, 2645–2646, 2645.
204 Vgl. ebd.
205 Vgl. O. A., Notizen, in: *WMW* 69 (1919) 44, 2176–2179, 2176.

> Verlauf der Verhandlungen bezüglich der Kammerliste gehabt. Umso mehr darf es als ein Zeichen des überwiegenden Einflusses der zentripetalen Kräfte gewertet werden, wenn sich schließlich eine Einigung hinsichtlich aller zu wählenden Kandidaten ergab.«[206]

Die Geschlossenheit zeigte sich im Wahlergebnis: Von 1.739 abgegebenen Stimmen entfielen 1.627 auf die gemeinsame Liste.[207] Auch die nachfolgende Wahl im Jahr 1931 verlief »in voller Einmütigkeit.«[208]

Die Wiener Ärztekammer im Ständestaat

1934 wurden die Weichen neu gestellt. Entsprechend der Veränderung im politischen Aufbau Österreichs sollten die ständischen Vertretungen im Zentrum stehen, wobei

> »die Kammern [...] eine viel weitergehende Bedeutung erhalten, als ihnen bisher zukam, indem die künftige ärztliche Standesvertretung nicht nur berufen sein wird, als beratendes Organ der Regierung in sanitären und ärztlichen Angelegenheiten – wie die bisherigen Kammern –, sowie als gewerkschaftliche Interessenvertretung der Ärzte – wie es die Organisationen waren – zu fungieren, sondern darüber hinaus auch in allgemeinen öffentlichen Angelegenheiten, i.e. im öffentlichen Verfassungsleben als Vertretung des Standes mitzureden und mitzuarbeiten.«[209]

Der Entwurf für ein neues Ärztekammergesetz sah in jedem Bundesland eine Ärztekammer vor, die in der Bundesärztekammer zentral zusammengefasst worden wären. Kennzeichnend war der autoritäre Einschlag. Der Bundesminister für soziale Verwaltung hätte weitreichende Eingriffsmöglichkeiten eingeräumt bekommen. Zu seinen Aufgaben zählten laut Entwurf das Erlassen bzw. Genehmigen der Satzungen und Wahlordnungen sowie die Ernennung der Mehrheit der Mitglieder des Obersten Ehrenrates. Damit gab es vielfache Möglichkeiten, die Entwicklung im Sinne der Regierung zentral zu steuern. Die Entrüstung der Ärzteschaft war groß, weil »wenigstens die Mehrheit der Mitglieder dieses Senates vom Stand selbst und nicht von der Behörde bestellt werden« sollte.[210]

Mit dem Inkrafttreten dieses Gesetzes wären die bestehenden Ärztekammern aufgelöst worden. Da die Berufsstände aber noch nicht existierten, wären die

---

206 O. A., Die Wahlen in die Wiener Ärztekammer, in: *WMW* 78 (1928) 1, 41.

207 Die Wahl des Vorstandes der Wiener Aerztekammer, *Reichspost*, 10.12.1924, 5.

208 O. A., Notizen, in: *WMW* 81 (1931) 18, 623–624, 623.

209 Georg Weinländer, Der Aufbau des Ärztestandes, in: *WMW* 84 (1934) 43, 1174.

210 Vgl. Georg Weinländer, Der Ärztekammergesetz-Entwurf, in: *WMW* 86 (1936) 20, 561–563, 562.

Spitzen der Berufsstände zunächst von oben ernannt worden;[211] Wahlen wären erst für einen späteren Zeitpunkt vorgesehen gewesen.[212] Die Ärzte, die seit vier Jahrzehnten die Funktionäre der Ärztekammern durch Wahl bestimmten, monierten verärgert, dass gerade der Gedanke der berufsständischen Selbstverwaltung im vorgeschlagenen Gesetz zu wenig zum Ausdruck komme.[213]

Im Mai 1937 wurde von Bundesminister Josef Resch (1880–1939) ein radikal abgeänderter Gesetzesentwurf vorgelegt. Die Ärzteordnung sollte nur mehr die Ausübung des ärztlichen Berufs regeln, soweit dies Aufgabe der Bundesgesetzgebung war. Der Entwurf enthielt keine Vorschriften über die Interessenvertretung und das Standeswesen einschließlich des Disziplinarrechts; diesbezüglich sollte nach den Vorstellungen der Regierung das Ärztekammergesetz 1891 bis zur Erlassung eines berufsständischen Gesetzes in Geltung bleiben.[214] Die Endfassung wurde im November 1937 im Ministerrat präsentiert[215] und am 15. Dezember 1937 im Bundestag beschlossen.[216] Politische Gründe hatten ein weiteres Hinausschieben der gesetzlichen Regelung des ärztlichen Berufes nicht erlaubt.[217] Die Ärzteordnung, welche die Strukturen der Ärztekammern nicht berührte, wurde daher nur als Vorbereitung und Anbahnung eines späteren umfassenden Gesetzes gesehen.[218] Im Bundesgesetzblatt am 21. Dezember 1937 kundgemacht,[219] hätte die Ärzteordnung am 1. Mai 1938 in Kraft treten sollen.

211 Vgl. Ilse Reiter-Zatloukal, Berufsständische »Selbstverwaltung« in der österreichischen Diktatur 1933–1938, in: Peter Collin/Gerd Bender/Stefan Ruppert/Margrit Seckelmann/Michael Stolleis (Hg.), *Regulierte Selbstregulierung in der westlichen Welt des späten 19. und frühen 20. Jahrhunderts*, Frankfurt/Main: Klostermann 2014, 213–234, 225.

212 Vgl. Weinländer, Der Ärztekammergesetz-Entwurf, 561–563.

213 Vgl. ebd., 562.

214 Vgl. Ministerratsvortrag von BM Dr. Resch, Beilage G, ÖStA, AdR, BMfsV, Zl 27.717–10/1937. – Josef Resch, Zum Entwurf der Aerzteordnung, *Neue Freie Presse*, 21.9.1937, 1. – Vgl. weiters: Neuformung der Ärzteordnung, *Wiener Zeitung*, 24.9.1937, 2. – Die Aerzteordnung in Beratung, *Neue Freie Presse*, 24.9.1937, 4.

215 Vgl. Gertrude Enderle-Burcel/Alexandra Neubauer-Czettl/Peter Wackerlig (Hg.), *Protokolle des Ministerrates der Ersten Republik* (Abteilung IX, Band 7), Wien: Verlag Österreich 2011, 424, Fußnote 68.

216 Vgl. Berichterstatter Dr. Arzt, in: *Stenographische Protokolle über die Sitzungen des Bundestages des Bundesstaates Österreich* (1937) 48. Sitzung, 687–689, 689.

217 Vgl. O. A., Notizen, *WMW* 87 (1937) 42, 1097–1098, 1097.

218 Vgl. Aussage von Dr. Ranzi, zit. in: O. A., Notizen, in: *WMW* 87 (1937) 43, 1125–1126, 1125.

219 Bundesgesetz über die Ausübung des ärztlichen Berufes (Ärzteordnung), in: *Bundesgesetzblatt für die Republik Österreich* [*BGBl*] 430/1937, 1625–1630.

Die Auflösung der Ärztekammern 1938

Nach dem »Anschluss« Österreichs wurde die Ärzteordnung jedoch ausgesetzt[220] und stattdessen die Reichsärzteordnung vom 13. Dezember 1935 in der Ostmark eingeführt.[221] Auch die Ärztekammern wurden aufgelöst, an ihre Stelle trat die dem Führerprinzip verhaftete Reichsärztekammer.[222]

Ausblick: Vom Ärztekammergesetz zum Ärztegesetz

Schon bald nach der Verabschiedung des Ärztekammergesetzes 1891 hatten sich die Defizite dieses Regelwerks gezeigt und der Ruf nach einer Reform war laut geworden. Gleichzeitig war das Interesse an einer einheitlichen Standesordnung immer mehr in den Vordergrund getreten; bereits am Ärztevereinstag in Troppau im September 1891 wurde das Thema »Standesordnung« auf das Tagungsprogramm gesetzt.[223] Je deutlicher die Schwächen des Ärztekammergesetzes wurden, umso mehr forcierte die Ärzteschaft die Bemühungen um eine Ärzteordnung, in der sowohl das Standesrecht als auch die Standesvertretung ihre Regelung hätten finden sollen. Ab dem beginnenden 20. Jahrhundert lief die Institutionalisierung der Ärzteschaft über diese Schiene – über den Linzer Entwurf 1903, den Referentenentwurf 1911, die Allgemeine Ärzteversammlung am 31. Mai 1921, die Regierungsvorlagen 1921 und 1923 bis hin zur Ärzteordnung 1937.[224] Erst nach dem Zweiten Weltkrieg kam es zur Verwirklichung dieser Forderungen im Ärztegesetz 1949,[225] das die moderne Entwicklung einleitete.

michael.memmer[at]univie.ac.at

220 Vgl. Erlass des Ministeriums für soziale Verwaltung vom 26.4.1938, ÖStA, AdR, BMfsV, Zl 36.644/10-1938.

221 Vgl. Verordnung zur Einführung der Reichsärzteordnung in der Ostmark vom 24. Juni 1939, in: *Deutsches RGBl* I 112/1939, 1048 und *Gesetzblatt für das Land Österreich* 849/1939.

222 Zu den Jahren 1938–1945 vgl. insbesondere: Stellamor-Peskir, 75 Jahre Wiener Ärztekammer, 2709–2710.

223 Vgl. O. A., Notizen, in: *WMW* 40 (1890) 14, 586–589, 587.

224 Zu dieser Entwicklung vgl.: Memmer, Die Entwicklung der ärztlichen Standesgerichtsbarkeit, 500–511.

225 Vgl. Bundesgesetz vom 30. März 1949 über die Ausübung des ärztlichen Berufes und die Standesvertretung der Ärzte (Ärztegesetz), in: *BGBl* 92/1949, 397–411.

Hermann Zeitlhofer / Franz Kainberger

Die internationalen und nationalen Netzwerke der Gesellschaft der Ärzte in Wien (1850–1955). Eine Analyse der »korrespondierenden Mitglieder« der Gesellschaft[1]

National and international networks of the Society of Physicians in Vienna (1850–1955). An analysis of the Society's »corresponding members«

Abstracts

Mit nur wenigen Ausnahmen waren die jeweils zeitgenössisch bedeutendsten MedizinerInnen der Stadt und der Medizinischen Fakultät der Universität Wien auch Mitglieder der Gesellschaft der Ärzte in Wien, die speziell im ersten Jahrhundert ihres Bestehens einen der zentralen Kristallisationspunkte der Blütezeit der Wiener Medizin bildete. Über die Geschichte der Gesellschaft der Ärzte sind bereits einige Studien publiziert.[2] Was jedoch bislang in der Forschung vielfach unberücksichtigt blieb, ist eine systematische Untersuchung der internationalen Kontakte und Verflechtungen der Gesellschaft und ihre Position als Standesvertretung im internationalen Gefüge von medizinischen Netzwerken. Gerade die transnationalen Kontakte betreffend liegen nur sehr vereinzelte Studien zu besonderen Teilaspekten, wie etwa zur Geschichte der »American Medical Association of Vienna«, vor.[3] Ziel dieses Beitrags ist daher ein systematischer Blick auf die Gesamtheit der

1 Unser besonderer Dank gilt Daniela Angetter für die zahlreichen und überaus wertvollen inhaltlichen Anregungen und Ergänzungsvorschläge. Valerie Strunz danken wir für die mühsame Durchsicht und Aufbereitung der archivalischen Korrespondenz der Gesellschaft der Ärzte in Wien; für wertvolle Hinweise danken wir außerdem den Mitgliedern der Arbeitsgruppe »Geschichte der Medizin«, insbesondere Birgit Nemec und Felicitas Seebacher.

2 Vgl. Salomon Hajek, *Geschichte der k. k. Gesellschaft der Aerzte in Wien von 1837 bis 1888*, Wien: Hölder 1889. – [Isidor Fischer], *Geschichte der Gesellschaft der Ärzte in Wien 1837–1937*, Wien: Springer 1938. – Karl Sablik, Von der Gründung bis zur Revolution von 1848/49 (1837–1849), in: Karl H. Spitzy (Hg.), *Gesellschaft der Ärzte in Wien 1837–1987* (Wiener Beiträge zur Geschichte der Medizin 5), Wien: Brandstätter 1987. – Marlene Jantsch, Die Gesellschaft der Ärzte in Wien. Ihre Bedeutung für die Wiener medizinische Schule, in: *Wiener Medizinische Wochenschrift* 102 (1952), Sonderheft. – Karl H. Tragl, *Geschichte der Gesellschaft der Ärzte in Wien seit 1838 als Geschichte der Medizin in Wien*, Wien: Böhlau 2011.

3 Vgl. Franz X. Lackner, Zur Geschichte der Wiener »American Medical Association/Society«, Gesellschaft der Ärzte in Wien, URL: www.billrothhaus.at/index.php?option=com_content&view=article&id=499 (abgerufen am 14.7.2017). – Marita Baumgarten, *Professoren und Universitäten im 19. Jahrhundert. Zur Sozialgeschichte deutscher Geistes- und Naturwissenschaftler* (Kritische Studien zur Geschichtswissenschaft 121), Göttingen: Vandenhoeck & Ruprecht, 1997. – Eric Kandel, *Das Zeitalter der Erkenntnis. Die Erforschung des Unbewussten in Kunst, Geist und Gehirn von der Wiener Moderne bis heute*, München: Pantheon 2014, 43, 48. – Erna Lesky (Hg.), *Wien und die Weltmedizin. 4. Symposium der Internationalen*

internationalen und überregionalen Kontakte der korrespondierenden Mitglieder der Gesellschaft der Ärzte anhand der historischen gedruckten und ungedruckten Mitgliederverzeichnisse, die im Archiv der Gesellschaft aufbewahrt werden. Die vorliegende Arbeit beinhaltet erste Ergebnisse dieser Recherchen. In weiteren Forschungen, beispielweise biografischen Studien, wäre die Zusammenarbeit mit einzelnen Staaten näher zu untersuchen und damit detaillierter zu begründen.

With only a few exceptions, most of the significant physicians from the mid-19th to the mid-20th century – in the city of Vienna as well as at the Medical Faculty of the University of Vienna – were members of the Society of Physicians in Vienna. Particularly during the first century of its existence, this association represented a central focal point of the height of Viennese medical science. A number of studies about the Society of Physicians have been published already. However, research has largely neglected the Society's many international contacts as well as its position as a representative in the international medical community. Only a few studies have considered these transnational contacts and networks, and have mostly focused on very specific aspects, such as the history of the »American Medical Association of Vienna«. Therefore, this paper aims at providing a systematic insight into the entirety of the Society of Physician's international and trans-regional contacts of its corresponding members, on the basis of historical printed and handwritten membership records which are kept in the Society's archives. This paper includes initial results of this research. Further surveys – e. g. biographical studies – might focus more thoroughly on the Society of Physician's close cooperation with specific nations.

Keywords
Gesellschaft der Ärzte in Wien, Medizingeschichte 1850–1950, wissenschaftliche Netzwerke, transnationale Kontakte, Emigration 1938–1945, Nationalsozialismus

Society of Physicians in Vienna, medical history 1850–1950, scientific networks, transnational contacts, emigration 1938–1945, national socialism

Die Gesellschaft der Ärzte in Wien zählt zu den traditionsreichsten medizinischen Gesellschaften, aber auch zu den ältesten noch heute existierenden Vereinen in Österreich. Die Geschichte der von Beginn an der medizinischen Fortbildung und der Diskussion neuester wissenschaftlicher Erkenntnisse verpflichteten Gesellschaft ist auf das Engste verknüpft mit der Geschichte, der Entwicklung und den Veränderungen der Wiener Medizin, insbesondere mit Fragen nach ihren Strukturen und Netzwerken. Die Idee einer verstärkten Zusammenarbeit von Medizinern im Interesse einer bestmöglichen Bewältigung der Gesundheitsversorgung der Bevölkerung bestand in Wien bereits ab 1800 und manifestierte sich in losen Ärztetreffen in Privatwohnungen, bei denen

Akademie für Geschichte der Medizin veranstaltet im Institut für Geschichte der Medizin der Universität Wien 17.–19. September 1973, Graz: Böhlau 1974, 214–218.

Fachartikel aus deutschsprachigen medizinischen Zeitschriften, aber auch Praxisbeispiele aus der eigenen beruflichen Tätigkeit besprochen wurden. 1802 wurde in diesem Zusammenhang die sogenannte Ärztevereinigung für niedergelassene Ärzte von Johann Anton Heidmann (1772–1855) gegründet. Ab Anfang der 1830er-Jahre entstand parallel dazu das Ärzteforum, dem vor allem Professoren, Primarärzte und Generalstabsärzte angehörten. Bereits ab dem Jahr 1803 verfolgte der Chirurg und Kurarzt Franz de Paula Wirer von Rettenbach (1771–1844) die Idee, eine Gesellschaft von Ärzten zu gründen, um die Medizin als Wissenschaft zu fördern. Unterstützung fand er dabei in Ludwig Türkheim (1777–1846), einem Vorreiter des Fachs pathologische Anatomie und wie Wirer ebenfalls ehemaliger Rektor der Universität Wien. Beeinflusst wurde die Idee zur Gründung der Gesellschaft nicht zuletzt durch die medizinischen Anforderungen der Zeit. Insbesondere die Bekämpfung der Choleraepidemien, Überschwemmungen, aber auch die beginnende Wohnungsnot durch Landflucht und daher unzulängliche hygienische Verhältnisse in Wien in den 1830er-Jahren stellten die Ärzte vor neue, herausfordernde Aufgaben.[4]

Die Konstituierung der Gesellschaft der Ärzte erfolgte am 22. Dezember 1837 im Konsistorialsaal der alten Universität. Am 24. März 1838 fand die feierliche Eröffnungssitzung in Anwesenheit unter anderem zweier Erzherzöge, des Staatsministers Klemens Wenzel Lothar Fürst von Metternich-Winneburg (1773–1859), von Vertretern der Medizinischen Fakultät und der Ärzteschaft statt. Zum ersten Präsidenten wurde Johann Malfatti (1775–1859) gewählt.[5] Zielsetzungen waren monatlich zwei Versammlungen und die Herausgabe einer medizinischen Zeitschrift, zunächst ab 1842 die *Verhandlungen der k. k. Gesellschaft der Ärzte* gefolgt von der *Zeitschrift der k. k. Gesellschaft der Aerzte*, die ab 1845 realisiert wurde. Ab 1855 kam das *Wochenblatt der Zeitschrift der k. k. Gesellschaft der Aerzte* hinzu, das aktuelle Berichte sowie die Protokolle der wissenschaftlichen und administrativen Sitzungen publizierte. 1870 wurden die beiden Zeitschriften durch die *Medicinischen Jahrbücher der Zeitschrift der k. k. Gesellschaft der Aerzte* und den *Anzeiger der k. k. Gesellschaft der Aerzte in Wien* ersetzt. 1888 wurde die *Wiener klinische Wochenschrift* das alleinige Publikationsorgan der Gesellschaft.[6] Von Beginn an zentrale Vereinsziele waren die Schaffung einer medizinischen Fachbibliothek (realisiert ab 1840) sowie der intensive fachliche Austausch mit inländischen, aber auch ausländischen Kollegen, darunter renommierten Fachvertretern, denn nach Malfattis Worten bedürfe »kein Stand im Staat einer so umfassenden und gründlichen Ausbildung

4 Vgl. Tragl, *Geschichte*, 9–12.

5 Vgl. Sablik, Gründung, 9–19. – Fischer, *Geschichte*, 5, 104. – Hajek, *Geschichte*, 23–24. – Jantsch, Gesellschaft, 3. – Tragl, *Geschichte*, 11–19.

6 Vgl. Tragl, *Geschichte*, 249–261. – Fischer, *Geschichte*, 232–233.

[…] als jener des wahren Arztes.«[7] Auf dem zu dieser Zeit in Wien zentrierten medizinischen Grundlagenwissen aufbauend, lassen sich in den Anfangszeiten der Gesellschaft der Ärzte insbesondere der Wandel von der naturphilosophischen Ausrichtung zur naturwissenschaftlichen Methode und damit der Beginn einer neuen Ära nachvollziehen. Die rasanten Fortschritte in der Entwicklung der Medizin, insbesondere die Gründung von Laboratorien aber auch die Erfindung neuer medizinischer Instrumente und Gerätschaften rückten die wissenschaftlichen Aspekte der Heilkunde immer mehr in den Vordergrund und spiegelten sich in den Vorträgen, die von prominenten Vertretern der Gesellschaft, Professoren der Fakultät oder Primarärzten aus den Wiener Krankenanstalten gehalten wurden, sowie in Diskussionsforen der Gesellschaft wider. Insbesondere muss jedoch die Stellung der Gesellschaft der Ärzte als Ort der wissenschaftlichen Auseinandersetzungen vor allem mit der klinischen Medizin hervorgehoben werden. So charakterisiert sich zudem ihre Abgrenzung zur Universität, aber auch zur 1847 gegründeten kaiserlichen Akademie der Wissenschaften, wo vermehrt über die theoretischen bzw. Grundlagenwissenschaften wie Chemie, Physik, Anatomie oder Physiologie diskutiert und publiziert wurde. Anhand der Vorträge und der inhaltlichen Schwerpunkte in der Gesellschaft lässt sich die Entwicklung der Medizin im 19. und 20. Jahrhundert nachvollziehen. Stand zu Beginn der Gesellschaft das Erkennen der Zusammenhänge zwischen klinischen Erscheinungen und pathologisch-anatomischen, später auch biochemischen und immunologischen Befunden im Vordergrund, so nahm im Verlauf des 19. Jahrhunderts die Bedeutung der Etablierung von Spezialfächern immer mehr zu. Beispielsweise wurden die Dermatologie und die Otologie in Wien begründet.[8]

Seit der Gründung der Gesellschaft sehen die Statuten des Vereins neben den »ordentlichen Mitgliedern« auch die Kategorien »Ehrenmitglieder« und »korrespondierende Mitglieder« vor. War zunächst die Zahl der ordentlichen Mitglieder mit 30 bis 40 in Wien wohnenden Ärzten beschränkt,[9] musste die Aufnahme ausländischer Mitglieder bei mehreren staatlichen Stellen beantragt werden und wurde in der Anfangsphase der Gesellschaft oft aus politischen Gründen abgelehnt, da die Regierung des Vormärz ein verstärktes Eindringen demokratischer und revolutionärer Ideen befürchtete. Dennoch finden sich auch um 1840 unter den korrespondierenden Mitgliedern durchaus zahlreiche Ausländer. Bereits mit den Statutenänderungen des Jahres 1839 konnte die Zahl der ordentlichen Mitglieder auf 100 angehoben werden.[10] Obwohl in späterer Zeit

7 Zit. nach: Tragl, *Geschichte*, 19.

8 Vgl. Tragl, *Geschichte*, 19–24. – Vgl. auch den Beitrag von Daniela Angetter in diesem Band.

9 Vgl. Hajek, *Geschichte*, 5.

10 Vgl. ausführlich zur Gründungsphase sowie auch zur Vorgeschichte: Fischer, *Geschichte*, 5–15, detailliert zu den Ansuchen um Aufnahme ausländischer Mitglieder bes. 15–18.

nicht mehr mit Vorgaben von außen konfrontiert, blieb die Gesellschaft aus eigenen Stücken noch bis kurz vor Ende des Jahrhunderts bei einer (Selbst-) Begrenzung der Mitgliederzahl: Die Höchstzahl der ordentlichen Mitglieder wurde 1851 auf 156 Personen, 1859 auf 200 und 1893 auf 500 angehoben, erst danach wurde allmählich auf eine formale Beschränkung verzichtet, sodass die Gesellschaft im Jahr 1909 bereits 724 Mitglieder aufwies.[11]

Trotz ihres hohen fachlichen Qualitätsstandards war die Entwicklung der Gesellschaft der Ärzte von oftmals prekären wirtschaftlichen und politischen Einflüssen bestimmt. Bereits in den ersten Jahren ihres Bestehens hatte die Gesellschaft mit finanziellen und politischen Schwierigkeiten zu kämpfen und auch die Revolution von 1848 ließ die Gesellschaft nicht unberührt. Insbesondere konnten ab März 1848 über ein Jahr lang keine Sitzungen abgehalten werden. Darüber hinaus gab es Bestrebungen, die Gesellschaft aufzulösen und ihre Tätigkeit in die Medizinische Fakultät zu integrieren. Um dem Vorwurf, eine Elitengesellschaft zu bilden, entgegenzuwirken, wurde die Beschränkung der Mitgliederzahlen zumindest für kurze Zeit aufgehoben.[12] Ab der Mitte des 19. Jahrhunderts erreichte die Gesellschaft vor allem durch die Forschungen von Carl Rokitansky (1804–1878), Ferdinand Hebra (1816–1880) und Josef Škoda (1805–1881) jedoch international hohes Ansehen.[13] Der Erste Weltkrieg bewirkte aber erneut einen großen Einschnitt in der Wiener Medizin mit Auswirkungen auf den Verein, zumal Personal, Material und Finanzen knapp wurden. Die Sitzungen der Gesellschaft wurden seltener, bestimmt waren sie von Diskussionen über die Behandlung von Kriegsverletzungen und Seuchen.[14] Viele Bereiche der Medizin in Wien waren bereits lange vor 1938 hoch politisiert und geprägt von antisemitischen Zwischenfällen.[15] Die Gesellschaft der Ärzte als allgemeinmedizinische »Sammelorganisation«, die alle unterschiedlichen Gruppierungen beherbergte, konnte sich sicherlich nicht von diesen Spannungen freihalten.

Die Machtübernahme der Nationalsozialisten im März 1938 bedeutete dann eine gravierende Zäsur in der Wiener Medizin. Über 50 Prozent des Lehrkörpers

---

11 Vgl. Fischer, *Geschichte*, 107, 110. – Tragl, *Geschichte*, 310. – In dieser Zeit handelte es sich noch ausschließlich um männliche Mitglieder. Die erste Frau wurde 1911 in die Gesellschaft der Ärzte aufgenommen. Dieser späte Zeitpunkt war vor allem dadurch bedingt, dass in Österreich Frauen erst ab dem Wintersemester 1900/1901 zum Studium der Medizin zugelassen waren. Die systematische Durchsicht der Mitgliederverzeichnisse der Gesellschaft der Ärzte ergab, dass bis zum Ende der Monarchie im Jahr 1918 insgesamt sieben weibliche Mitglieder aufgenommen wurden. Vgl. Archiv der Gesellschaft der Ärzte in Wien [AGdÄW], Mitgliederverzeichnisse.

12 Vgl. Fischer, *Geschichte*, 26–27. – Hajek, *Geschichte*, 32. – Tragl, *Geschichte*, 24–26, 109.

13 Vgl. Jantsch, Gesellschaft, 4. – Tragl, *Geschichte*, 38, 40, 57, 66.

14 Vgl. Tragl, *Geschichte*, 104–109.

15 Vgl. beispielhaft die Vorfälle am Anatomischen Institut: Daniela Angetter, Die Wiener Anatomische Schule, in: *Wiener klinische Wochenschrift* 111 (1999) 18, 764–774.

wurde aus sogenannten rassischen, aber auch politischen Gründen entlassen oder aus ihren Ämtern vertrieben. Ebenso betroffen waren zahlreiche Ärztinnen und Ärzte im öffentlichen Gesundheitswesen. Die Folge war eine irreparable Schädigung der medizinischen Versorgung in Wien. Das »Dritte Reich« beeinflusste demnach auch die Gesellschaft der Ärzte nachhaltig. Die Gesellschaft wurde im Oktober 1938 aufgelöst, eine Maßnahme, die alle privaten Vereine betraf. Die letzte reguläre wissenschaftliche Sitzung hatte allerdings bereits am 11. März 1938 stattgefunden, einen Tag vor dem Einmarsch der deutschen Truppen. Am 18. März trat der damalige Präsident, der Chirurg Anton Eiselsberg (1860–1939), zurück. Es folgte eine erste Austrittswelle jüdischer Mitglieder; vor allem reduzierte aber das Inkrafttreten der Nürnberger Rassegesetze und anderer antijüdischer Gesetze ab Mai 1938 die Mitgliederzahlen der Gesellschaft signifikant – von etwa 1.000 Mitgliedern im Jahr 1937 auf etwa 350 Ende 1938.[16] In der Stadt Wien wurden noch im Jahr 1938 insgesamt etwa zwei Drittel aller MedizinerInnen aus vorwiegend rassistischen Gründen entlassen. Der Entzug der Approbationen für die als »Juden und Jüdinnen« stigmatisierten Ärztinnen und Ärzte raubte diesen nicht nur ihre berufliche Existenz, sondern nahm ihnen auch die formalen Grundlagen der Mitgliedschaft im Verein. Vielen jüdischen MedizinerInnen blieb nur mehr die Flucht ins Ausland; gelang diese nicht rechtzeitig, drohte die Vernichtung im Holocaust.[17] In der Gesellschaft diskutierten einige verbliebene NS-nahe Funktionäre die Reorganisation des Vereins im Sinne der neuen Machthaber. Anfang 1939 wurde daher eine im Sinne der Nationalsozialisten tätige Organisation, die Wiener Medizinische Gesellschaft, gegründet, die direkt der Reichsärztekammer unterstellt war.[18] Der damalige Festvortrag »Nationalsozialismus und Medizin« spricht für sich.[19] Gegen Ende des Zweiten Weltkriegs wurden die Aktivitäten der Gesellschaft praktisch gänzlich eingestellt.

Mit dem Ende der nationalsozialistischen Herrschaft in Österreich war auch das Ende der Wiener Medizinischen Gesellschaft gekommen. Der Wiener Kulturstadtrat Viktor Matejka (1901–1993) setzte die entscheidende Initiative für

16 Vgl. Karl Sablik, Untergang und Wiedergeburt. 1938–1945, in: Spitzy, *Gesellschaft*, 39–55, 42.

17 Vgl. Michael Hubenstorf, Vertriebene Medizin. Finale des Niedergangs der Wiener Medizinischen Schule?, in: Friedrich Stadler (Hg.), *Vertriebene Vernunft* (Band 2). *Emigration und Exil österreichischer Wissenschaft*, Wien: Jugend und Volk 1988, 766–793. – Paul Weindling, Austrian medical refugees in Great Britain, in: *Wiener klinische Wochenschrift* 110 (1998) 4/5, 158–161. – Vgl. zum Forschungstand bezüglich der Vertreibung der jüdischen Ärztinnen und Ärzte Wiens: Daniela Angetter/Christine Kanzler, »Eltern, Wohnung, Werte, Ordination, Freiheit, Ehren verloren!«, in: Thomas Beddies/Susanne Doetz/Christoph Kopke (Hg.), *Jüdische Ärztinnen und Ärzte im Nationalsozialismus. Entrechtung, Vertreibung, Ermordung* (Europäisch-jüdische Studien 12), Berlin: De Gruyter 2014, 58–74.

18 Vgl. Tragl, *Geschichte*, 151–153.

19 Vgl. Sablik, Untergang und Wiedergeburt, 45, 53.

eine Neugründung der Gesellschaft der Ärzte, die amtliche Zulassung als Verein erfolgte im April 1946. Mit Unterstützung der Mitglieder konnte die Bibliothek gerettet und die finanziellen Mittel für die Restaurierungsarbeiten am (seit dem Jahr 1919 als »Billrothhaus« bezeichneten) Vereinssitz aufgebracht werden. Erster Präsident wurde der damalige Vorstand der II. Universitätsklinik Wolfgang Denk (1882–1970). Die Gesellschaft setzte ihre ursprünglichen Ziele fort, die Bibliotheksbestände wurden rasch erweitert, ebenso erfolgte die Wiederaufnahme der Schriftleitung der *Wiener klinischen Wochenschrift*, die 1945 eingestellt worden war, als Publikationsorgan der Gesellschaft.[20] Das erneute Streben nach fachlicher Weiterbildung und Wissenstransfer ist bis heute nachvollziehbar.

Die Gesellschaft der Ärzte als Drehscheibe internationalen Wissenstransfers

Dass die Wiener Medizin des 19. und frühen 20. Jahrhunderts überregional und international gut vernetzt war, ist aus unterschiedlichen Einzelstudien bekannt, aber bisher nicht umfassend hinsichtlich der Rolle des ärztlichen Vereinswesens untersucht worden. Wir wissen darüber im Wesentlichen aus Biografien einzelner bedeutender MedizinerInnen. Eine umfangreichere Studie zu diesem Thema bietet auch der im Jahr 1974 von Erna Lesky herausgegebene Band zu einer im Jahr zuvor abgehaltenen Tagung zum Thema »Wien und die Weltmedizin«. Am Beispiel zahlreicher Staaten bietet diese Publikation insgesamt überaus wertvolle Abhandlungen zu den Kontakten, Forschungsreisen und Karrierewegen von Medizinern zwischen dem jeweiligen Zielland und Wien.[21]

In den 1840er-Jahren büßte Frankreich seine führende Stellung in der Medizin allmählich ein und Wien (sowie einige andere deutschsprachige Städte) begannen als neue Zentren der wissenschaftlichen Innovation eine große Anziehungskraft auf die »Wanderungsbewegungen der Intellektuellen«[22] auszuüben.[23] Daher kamen im 19. Jahrhundert viele prominente Mediziner, die auch Mitglieder der Gesellschaft der Ärzte wurden, bereits zum Studium oder im Zuge ihrer medizinischen Karriere nach Wien. Diese wurden entweder in Böhmen – wie Carl Rokitansky, Joseph Škoda oder Ferdinand Arlt (1812–1887) –, in

20 Vgl. Tragl, *Geschichte*, 155–156.

21 Vgl. Lesky, *Wien und die Weltmedizin.*

22 Christophe Charle, *Vordenker der Moderne. Die Intellektuellen im 19. Jahrhundert*, 2. Auflage, Frankfurt/Main: Fischer 2001, 78.

23 Vgl. Kandel, *Das Zeitalter der Erkenntnis*, 43, 48. – Baumgarten, *Professoren.* – Jan Surman, *Habsburg Universities 1848–1918. Biography of a Space*, phil. Diss., Wien 2012, online unter: othes.univie.ac.at/18482/1/2012-01-09_0103118.pdf.

Mähren – wie Sigmund Freud (1856–1939)[24] und Ferdinand Hebra –, oder in Ungarn – wie Adam Politzer (1835–1920) und Emil Zuckerkandl (1849–1910) – geboren.[25]

Ehrungen und internationale Auszeichnungen, die vielen Mitgliedern der Gesellschaft der Ärzte zuteilwurden, sind ebenso ein wichtiges Zeichen für das Bestehen überregionaler Netzwerke. So wurde beispielsweise Carl Rokitansky, Präsident der Gesellschaft von 1850 bis zu seinem Tod 1878, bereits 1850 zum Mitglied der American Academy of Arts and Sciences in Boston gewählt. Auch seine Wahl zum Mitglied der Königlichen Medicinisch-Chirurgischen Gesellschaft zu London, der Pariser Akademie der Wissenschaften und der königlichen Akademie der Wissenschaften zu Stockholm verweisen auf eine beträchtliche internationale Vernetzung seiner Person.[26]

Die Sitzungsprotokolle der Gesellschaft der Ärzte belegen den bereits durch biografische Einzelstudien oder am Beispiel des Aufstiegs der Universität Wien allgemein[27] formulierten Befund, dass Netzwerke und Mobilität für die Entwicklung der Wiener Medizin und in Folge dessen auch für die Gesellschaft der Ärzte eine bedeutende Rolle spielten. Bereits um 1840 waren Mediziner aus London, Neapel, Kopenhagen und München zu Besuch in Wien.[28]

Wenn im Folgenden ein systematischer Blick auf die Gesamtheit der internationalen und überregionalen Kontakte der Gesellschaft der Ärzte versucht wird, stehen zunächst Fragen nach räumlicher Verbreitung, Häufigkeit und Intensität dieser Kontakte in andere Staaten oder in die Provinzen der Habsburgermonarchie im Mittelpunkt. Welchen geografischen Rahmen umfassten diese Netzwerke; waren sie auf bestimmte (nationale, europäische) Regionen begrenzt? Lässt sich in diesem Zusammenhang außerdem ein zeitlicher Wandel

---

24 Wenig bekannt ist, dass Sigmund Freud von 1887 bis zu seiner Ernennung zum Ehrenmitglied im Jahr 1931 ordentliches Mitglied der Gesellschaft der Ärzte in Wien war. Er zahlte regelmäßig seine Mitgliedsbeiträge, nahm aber infolge von Differenzen mit einigen Vertretern der Gesellschaft ab etwa 1890 nicht mehr an den Sitzungen teil. Vgl. Karl Sablik, Sigmund *Freud und die Gesellschaft der Ärzte* in Wien, in: *Wiener klinische Wochenschrift* 80 (1968) 6, 107–110.

25 Der überaus hohe Anteil an in Böhmen geborenen Medizinern gerade in der Phase des Aufstiegs der Wiener Medizin wird als Hinweis auf die hervorragende Ausbildung in diesem Kronland in der Zeit der Aufklärung gedeutet. Vgl. William M. Johnston, *Österreichische Kultur- und Geistesgeschichte. Gesellschaft und Ideen im Donauraum 1848 bis 1938*, 3. Auflage, Wien: Böhlau 1992, 234.

26 Vgl. Constantin von Wurzbach, Rokitansky, Karl, in: Ders. (Hg.), *Biographisches Lexikon des Kaiserthums Oesterreich* (Band 26), Wien: k. k. Hof- und Staatsdruckerei 1874, 288–295.

27 Vgl. Jan Surman, Vom »akademischen Altersheim« zur Spitzenforschungsanstalt? Mobilität der Wiener Professoren 1848–1918, in: Mitchell G. Ash/Josef Ehmer (Hg.), *Universität – Politik – Gesellschaft.* (650 Jahre Universität Wien – Aufbruch ins neue Jahrhundert 2), Göttingen: V&R unipress 2015, 621–634.

28 Vgl. Hajek, *Geschichte*, 19.

feststellen? Dehnte sich der geografische Kreis der Kontakte zu MedizinerInnen in anderen Regionen mit der Zeit aus oder verengte er sich? Kamen neue Regionen hinzu, fielen andere weg? Von besonderem Interesse sind die Wandlungsprozesse der Netzwerke im Zeitverlauf, wobei auch die Frage nach den Zusammenhängen allfälliger Veränderungen mit den Phasen gesellschaftlicher und politischer Umbrüche (z. B. 1914; 1918/19; 1938; 1945) zu stellen sein wird. Diese Fragen sollen anhand der Analyse der korrespondierenden Mitglieder der Gesellschaft der Ärzte beantwortet werden.

Als Quellenbasis stehen die historischen Mitgliederverzeichnisse der Gesellschaft der Ärzte zur Verfügung. Diese verzeichnen sowohl ordentliche, Ehren- als auch korrespondierende Mitglieder. Bis in die frühen 1930er-Jahre wurden die Aufzeichnungen in Buchform mit jeweils fortlaufenden Einträgen geführt und geben ein vollständiges Abbild der Mitgliederentwicklung für die ersten (ca.) 95 Jahre der Gesellschaft der Ärzte wieder.[29] In den alphabetisch geordneten Verzeichnissen ist neben dem Namen der Person durchgängig deren Wirkungsort zum Zeitpunkt der Aufnahme als korrespondierendes Mitglied angegeben (Name der Stadt) sowie das Jahr der Aufnahme. Oft wurden auch einige spärliche zusätzliche Angaben, wie akademische Titel, fachliche Spezialisierungen, etc. gemacht. Für die Zeit nach ca. 1932 liegen Mitgliederverzeichnisse vor, die punktuell zu bestimmten Stichtagen angelegt wurden (so etwa in den Jahren 1933, 1950, 1955). Die beiden für diesen Artikel analysierten Listen von 1933 und 1955 sind daher – anders als die früheren fortlaufenden Verzeichnisse – Momentaufnahmen: Sie nennen die aktuellen (zum Zeitpunkt der Anlage der Liste) ordentlichen wie korrespondierenden Mitglieder mit dem jeweiligen Datum der Aufnahme in den Verein.[30] In den Zeiträumen zwischen der Anlage zweier solcher Listen allenfalls aufgenommene und kurz danach durch Tod oder Austritt wieder ausgeschiedene Mitglieder sind nicht verzeichnet.[31]

Zusätzliches Material wurde durch eine Gesamtdurchsicht der im Archiv der Gesellschaft der Ärzte erhaltenen, chronologisch geordneten historischen

29 Ausgewertet wurden die beiden Bände: Standes-Buch der Ehren-Mitglieder, correspondirenden und ordentlichen Mitglieder der im Jahre 1837 gegründeten k. k. Gesellschaft der Aerzte zu Wien (mit dem Stande v. 31. März 1904 abgeschlossen), AGdÄW, Mitgliederverzeichnisse. – Standesbuch der Ehren- und korrespondierenden Mitglieder der k. k. Gesellschaft der Ärzte (beginnend 31. März 1904), AGdÄW, Mitgliederverzeichnisse.

30 Vgl. AGdÄW, Mitgliederverzeichnisse 1933 (gedruckt). – AGdÄW, Mitgliederverzeichnisse 1955 (maschinschriftl.).

31 Methodisch unterscheidet sich daher die Auswertung des ersten Quellentyps vom zweiten dadurch, dass bei ersterem die Gesamtzahl der in einem bestimmten Zeitraum (Jahrzehnt) neu aufgenommenen korrespondierenden Mitglieder ausgewertet wurde, beim zweiten wurden dagegen alle zum Zeitpunkt aktuellen Mitglieder – unabhängig vom Zeitpunkt ihrer Aufnahme in den Verein – untersucht.

Korrespondenz (nur für den Zeitraum bis 1938), darunter auch zahlreiche Dankesschreiben von kürzlich ernannten korrespondierenden Mitgliedern, gewonnen. Anschließend systematisiert wurden die erhaltenen Schriftstücke von korrespondierenden Mitgliedern an die Gesellschaft, die ein internationales Netzwerk erkennen lassen, nach formalen Kriterien (Häufigkeit pro Dekade, regionale Zuordnung, Sprache). Eine genauere Analyse dieses Materials muss jedoch zukünftigen Studien vorbehalten bleiben.[32] Zahlreiche Schreiben beziehen sich etwa auf den Literaturaustausch, den die Bibliothek der Gesellschaft der Ärzte häufig schon sehr früh mit anderen medizinischen Institutionen – innerhalb wie außerhalb Europas – etabliert hatte. Dabei wurde meist der kontinuierliche Tausch der vereinseigenen Publikation *Wiener klinische Wochenschrift* mit dem entsprechenden Organ der ausländischen Partnergesellschaft vereinbart. Die Verfügbarkeit praktisch der gesamten relevanten internationalen Fachliteratur, die in der umfangreichen Bibliothek der Gesellschaft der Ärzte gesammelt wurde, war eine grundlegende Voraussetzung für den hohen Stellenwert der Wiener Medizin zu dieser Zeit. Schreiben, die uns heute noch über diese Tauschbeziehungen Auskunft geben, liegen meist nur in den Fällen vor, in denen ein Heft entgegen der Vereinbarung bei der Partnerinstitution nicht eintraf und deshalb eingemahnt wurde. Aus einem derart gelagerten Fall aus dem Jahr 1920 ist uns daher bekannt, dass zu diesem Zeitpunkt auch ein regelmäßiger Tausch der *Wiener klinischen Wochenschrift* mit der entsprechenden Fachpublikation der japanischen Universität Sendai bereits etabliert war.[33]

Anhand solcher Aktenbestände lassen sich ebenso nähere Erkenntnisse über die Art der überregionalen Kontakte gewinnen.

Als »Netz« definieren wir in der vorliegenden Studie jegliche Form von fachlichem Kontakt im weitesten Sinne, sofern dieser überregional (über Wien hinausgehend) ist. Waren mehr als zwei Personen involviert, sprechen wir von »Netzwerk«. Netzwerke haben eine räumliche und eine zeitliche Dimension: bereits geknüpfte Netze (etablierte Kontakte) erleichterten an allen bestehenden Knotenpunkten die spätere Kommunikation.

---

32 Erste Ergebnisse zeigen, dass etwa zwei Drittel der erhaltenen 2.365 Korrespondenzschreiben in den Zeitraum zwischen 1920 und 1938 fallen.

33 Vgl. Schreiben der Universität Sendai, 1920, AGdÄW, Korrespondenzen.

Korrespondierende Mitglieder als Indikator für die überregionale Vernetzung der Gesellschaft der Ärzte in Wien

Die »Wahl von korrespondierenden und von Ehrenmitgliedern [sollte] zur Festigung der geistigen Bande mit anderen Gesellschaften und Vereinen beitragen.«[34] Aus einer ersten Durchsicht der erhaltenen Verzeichnisse ergibt sich das Bild, dass zu Ehrenmitgliedern einerseits besonders verdienstvolle ehemalige ordentliche Mitglieder ernannt wurden, die oft zuvor eine Spitzenfunktion im Verein innehatten, andererseits aber immer wieder auch Nicht-Mediziner wie Politiker oder Adelige, also Personen, die fast durchgängig aus Wien stammten und sich als Indikator für überregionale Kontakte nicht eignen. Eine vergleichsweise kleine Zahl an prominenten internationalen Medizinern wurde zu Ehrenmitgliedern der Gesellschaft (teilweise nur einzelne Ernennungen pro Jahr) gewählt. Weit häufiger war in den meisten Perioden seit Bestehen der Gesellschaft die Ernennung zum korrespondierenden Mitglied (meist zwischen einem halben Dutzend und mehr als einem Dutzend Ernennungen pro Jahr).

War die Zahl der ordentlichen Mitglieder lange Zeit begrenzt, so war von Beginn an die Anzahl der Ehren- und korrespondierenden Mitglieder unbeschränkt. Unter § 7 der geänderten Statuten von 1839 finden wir die erstmalige Definition der letztgenannten Gruppe:

> »Zu correspondierenden Mitgliedern in unbeschränkter Anzahl wird die Gesellschaft auswärtige, sowohl in- wie ausländische Ärzte, Professoren der medicinisch-chirurgischen Lehranstalten und Gelehrte aus den Hilfswissenschaften der Medicin, von anerkanntem Rufe und bewährtem Verdienste, wählen, welche durch die Mittheilung ihrer Kenntnisse, Erfahrungen und literarischen Arbeiten der Gesellschaft wesentlichen Nutzen verschaffen können.«[35]

Im gesamten Zeitraum von der Gründung der Gesellschaft im Jahr 1837 bis zum Ende der fortlaufend geführten Bücher (ca. 1932) wurden etwa 1.200 korrespondierende Mitglieder ernannt. In den ersten Jahren und Jahrzehnten waren es ganz besonders viele (Abb. 1): zwischen 1837 und 1849 insgesamt 581 Personen (also im Durschnitt etwa 48 pro Jahr), danach deutlich weniger. Die Durchsicht der Einzelfälle zeigt, dass sich in diesen Jahren unter den korrespondierenden Mitgliedern auch viele in Wien und dessen unmittelbarer Umgebung ansässige Ärzte finden. Folglich dürfte diese Kategorie vor allem in der Frühphase des

---

34 Fischer, *Geschichte*, 12. – Nur in den ersten beiden Jahren des Bestehens der Gesellschaft der Ärzte (1838/39) gab es außerdem auch die Kategorie »außerordentliche Mitglieder«. Diese zahlten nur den halben Mitgliedsbeitrag und wurden im Falle von Neuaufnahmen bevorzugt behandelt. Vgl. ebd.

35 Diese Statuten sind vollständig abgedruckt in: *Verhandlungen der k. k. Gesellschaft der Ärzte zu Wien* 1 (1842), Beilagen 1: Statuten, 87–88.

Bestehens der Gesellschaft zum Teil auch für inländische und Wiener Ärzte die Funktion einer »Warteposition« vor der Aufnahme in die ordentliche Mitgliedschaft erfüllt haben. Während der zweiten Hälfte des 19. Jahrhunderts wurden etwa sieben Personen pro Jahr zum korrespondierenden Mitglied ernannt (insgesamt 361), in den 1910er- und 1920er-Jahren etwa acht bis neun pro Jahr (insgesamt 171).

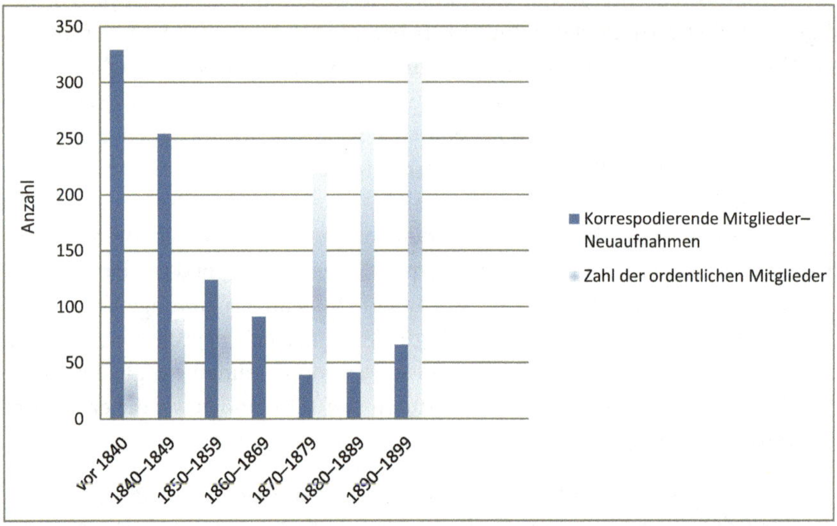

Abb. 1: Anzahl der »korrespondierenden« und der »ordentlichen« Mitglieder der Gesellschaft der Ärzte in Wien, 1837–1899. Für die 1860er-Jahre liegen keine exakten Mitgliederzahlen vor. Vgl.: Standes-Buch der Ehren-Mitglieder, correspondirenden und ordentlichen Mitglieder der im Jahre 1837 gegründeten k. k. Gesellschaft der Aerzte zu Wien (mit dem Stande v. 31. März 1904 abgeschlossen), AGdÄW, Mitgliederverzeichnisse.

Die Definition der korrespondierenden Mitglieder differierte in der Folge gemäß den Vereinsstatuten mehrmals. Im Jahr 1880 wurden diese als »a) außerhalb Wiens wohnende in- und ausländische Ärzte, b) Gelehrte der mit der Medicin in Verbindung stehenden Hifsdoctrinen, insbesondere der Naturwissenschaften« definiert und außerdem angefügt:

> »Ordentl. Mitglieder der Gesellschaft, die Wien dauerhaft verlassen [und somit die Pflichten der ordentlichen nicht weiter erfüllen, Anm.] [treten] in die Reihe der correspondierenden Mitglieder, und bei ihrer etwaigen Rückkehr nach Wien neuerdings in die Reihe der ordentlichen Mitglieder zurück.«[36]

36 AGdÄW, Statuten der k. k. Gesellschaft der Ärzte in Wien, 1880, § 6. – Im Jahr 1898 wiederum findet sich folgende Definition: a) außerhalb Wiens wohnende in- und ausländische Ärzte, b) Gelehrte von hervorragender Bedeutung; in den 1950er-Jahren wiederum: a) außerhalb Wiens wohnende in- und ausländische Ärzte, b) Gelehrte von hervorragender wissen-

Für diesen Beitrag wurde versucht, anhand der korrespondierenden Mitglieder ein systematisches Bild der historischen überregionalen Vernetzung der Gesellschaft der Ärzte zu rekonstruieren. Dabei erscheint vor allem der jeweilige, in der Regel außerhalb Wiens liegende Wirkungsort der als korrespondierende Mitglieder aufgenommenen MedizinerInnen in Kombination mit dem Aufnahmejahr von Bedeutung. Die Analyse der geografischen Verteilung der korrespondierenden Mitglieder im Zeitverlauf erscheint als besonders geeigneter Indikator für die jeweils bestehenden überregionalen Kontakte der in Wien ansässigen Gesellschaft.[37]

Für eine Auszählung der geografischen Verteilung aller korrespondierenden Mitglieder wäre eine Analyse entsprechend der in den Originalquellen angeführten Städtenamen zu unübersichtlich; dafür ist die Zahl der genannten Städte bei weitem zu hoch. Die Angaben zu den Wirkungsorten der korrespondierenden Mitglieder mussten daher zu staatlichen Einheiten zusammengefasst werden. Aufgrund der zahlreichen Grenzverschiebungen und wechselnden staatlichen Zugehörigkeit zahlreicher Städte während des Untersuchungszeitraums von 1850 bis 1955 – insbesondere in Europa (Zerfall der Großreiche 1918), aber auch außerhalb Europas –, ist bei vielen Orten eine überzeitliche, für den gesamten Zeitraum gültige staatliche Zuordnung nicht möglich. In dieser Studie wurden die jeweils zeitgenössischen Zugehörigkeiten analysiert. Die Stadt Berlin etwa wurde so für die 1850er-Jahre dem Deutschen Bund, für die 1890er-Jahre und für 1933 dem Deutschen Reich und 1955 der BRD bzw. DDR zugeordnet. Breslau wurde 1933 und davor als Teil des Deutschen Reiches (bzw. Deutschen Bundes) gezählt, 1955 aber als Teil Polens. Das in den 1850er-Jahren mehrfach genannte Batavia (heute die indonesische Hauptstadt Jakarta auf Java) konnte in den Grafiken quellennah bezeichnet werden, da mit Ausnahme einer einmaligen Nennung von Java keine weiteren Ortsbezeichnungen des indonesischen Raumes vorkamen. Im Falle Österreich-Ungarns schien eine Aufschlüsselung der Tätigkeitsorte der korrespondierenden Mitglieder nach Großregionen anstelle der Zählung des Gesamtstaates sinnvoll. Mithilfe einer Unterteilung in »österreichische Alpenländer«, »Böhmen, Mähren, Schlesien«, Galizien, des Königreichs Ungarn sowie der bis um 1860 zu Österreich gehörenden »oberitalienischen Gebiete« lassen sich insbesondere bedeutende Verschiebungen innerhalb der Monarchie nachzeichnen. Die wechselnden staatlichen Zugehörigkeiten und die Grenzverschiebungen erschweren sicherlich den diachronen Vergleich. Trotz

schaftlicher Bedeutung. Vgl. AGdÄW, Statuten der k. k. Gesellschaft der Ärzte in Wien, 1898, § 6 (gedruckt). – AGdÄW, Statuten der Gesellschaft der Ärzte in Wien (ca. 1950er-Jahre; maschinschriftl.).

37 Eine weitergehende Analyse der korrespondierenden Mitglieder nach den einzelnen medizinischen Spezialfächern ist nicht möglich, da die entsprechenden Angaben in den untersuchten Quellen nur in wenigen Einzelfällen erfasst wurden.

dieses Problems wurde nicht gänzlich auf Aussagen zum Wandel im Zeitverlauf verzichtet.

Für unsere Analyse von Bedeutung ist, dass es sich bei der Kategorie korrespondierende Mitglieder jedenfalls zu allen Perioden des untersuchten Zeitraums (ab ca. 1850) um »außerhalb Wiens wohnende in- und ausländische Ärzte« handelte, so dass der Charakter dieser Gruppe im Zeitverlauf stabil blieb. Korrespondierende Mitglieder waren (und sind) bei Wahlen und Abstimmungen im Verein nicht stimmberechtigt und zahlten auch keinen Mitgliedsbeitrag, hatten ansonsten aber doch im Wesentlichen die Rechte der ordentlichen Mitglieder, so etwa das »Recht, an den gesellschaftlichen Verhandlungen bei den öffentlichen Versammlungen Antheil zu nehmen«, wie es in den Statuten aus dem Jahr 1839 wörtlich heißt.[38] Auch heute könnten gemäß aktueller Statuten des Vereins »WissenschaftlerInnen von herausragender Bedeutung« zu korrespondierenden Mitgliedern gewählt werden,[39] doch wird in der Gesellschaft der Ärzte seit einigen Jahren von dieser Möglichkeit nicht mehr Gebrauch gemacht.

Die Auswertung, woher die korrespondierenden Mitglieder der Gesellschaft der Ärzte kamen, wurde bewusst in mehrere historische Abschnitte gegliedert. Die erste Phase betrifft das 19. Jahrhundert, als die Wiener Medizin in der Blüte ihrer Entwicklung stand und im internationalen Vergleich vor allem Frankreich weit überragte. Abgelöst wurde diese Phase durch den Ausbruch des Ersten Weltkriegs. Als dritte Phase sind die gravierenden Veränderungen durch den Einfluss des Nationalsozialismus zu betrachten, der bereits ab 1933 spürbar wurde, ab 1938 jedoch unvorstellbare Schädigungen der Wiener Medizin bewirkte. Dieser »Braindrain« und die unzulänglichen Bemühungen, emigrierte MedizinerInnen nach 1945 wieder nach Österreich zu holen, bewirkten einen verlangsamten Wiederaufbau in der Zweiten Republik.[40]

38 Vgl. die Statuten der Gesellschaft der Ärzte, in: *Verhandlungen der k. k. Gesellschaft der Ärzte zu Wien* 1 (1842), Beilagen 1: Statuten, 89–90, § 15.

39 Vgl. Statuten der Gesellschaft der Ärzte in Wien, URL: www.billrothhaus.at/images/pdf/Statuten_GDA_2015.pdf (abgerufen am 18.8.2017).

40 Vgl. dazu etwa die zitierte Literatur bei: Herwig Czech/Paul Weindling (Hg.), *Österreichische Ärzte und Ärztinnen im Nationalsozialismus* (Jahrbuch des Dokumentationsarchivs des österreichischen Widerstandes [DÖW] 2017), Wien: DÖW 2017. – Klaus Taschwer, *Hochburg des Antisemitismus. Der Niedergang der Universität Wien im 20. Jahrhundert*, Wien: Czernin 2015.

Die geografische Ausdehnung des Netzwerkes der Gesellschaft im 19. Jahrhundert

Unsere Analyse zeigt im Vergleich der in den 1850er-Jahren aufgenommenen korrespondierenden Mitglieder mit den in den 1890er-Jahren aufgenommenen (Abb. 2), dass in den 1850er-Jahren eine Mehrheit aus Gebieten innerhalb der Habsburgermonarchie kam (in der Grafik als »Ö-U« verzeichnet). Insbesondere die österreichischen Alpenländer, Böhmen, Mähren, Schlesien sowie die ungarischen Reichsgebiete waren dabei stark vertreten. Daneben waren vor allem auch die nicht-habsburgischen Gebiete des Deutschen Bundes sehr zahlreich. Relativ stark, mit jeweils mehr als fünf Mitgliedern, waren offenbar aber auch die Kontakte zu Medizinern in Frankreich, Großbritannien, Niederlande, Belgien und dem Russischen Reich.[41] Dagegen fällt auf, dass die Schweiz, die skandinavischen Länder und auch der südosteuropäische Raum vergleichsweise nur sehr gering (oder gar nicht) vertreten waren. Mediziner aus den italienischen Gebieten der Habsburgermonarchie (in der Grafik als »Ober-Italien« bezeichnet) wurden in den 1850er-Jahren – anders als in den Anfangsjahren der Gesellschaft der Ärzte – nun kaum aufgenommen; dies war möglicherweise eine Folgeerscheinung der politischen Spannungen infolge der Aufstände 1848/49 bis 1861 (bzw. 1866) im zur Habsburgermonarchie gehörigen Königreich Lombardo-Venetien.[42]

An den Kontakten zu Medizinern außerhalb Europas fällt auf, dass die USA in den 1850er-Jahren (und in den 1890er-Jahren) etwas überraschend nur in sehr kleiner Zahl vertreten waren, dafür aber andere außereuropäische Orte, wie Kapstadt in Südafrika und Batavia mehrfach aufschienen, ebenso wie Ägypten. Die Ursachen für diese etwas unerwarteten Kontaktregionen bedürfen noch einer genaueren Analyse im Einzelfall.[43] Im Fall von Ägypten dürften Zusammenhänge mit einer im Archiv der Gesellschaft erhaltenen, relativ umfangrei-

41 Kontakte der Wiener Medizin mit Großbritannien gab es schon in der ersten Hälfte des 19. Jahrhunderts. Beispielsweise war der irische Arzt William Wilde (1815–1876), Vater von Oscar Wilde (1854–1900), 1841 in Wien. Um 1860 bereiste der Physiologe Johann N. Czermak (1828–1873) England. Vgl. Noel Poyntner, British medicine and the Vienna School, in: Lesky, *Wien und die Weltmedizin*, 90–98.

42 Eine Durchsicht der Quelle für das Jahr 1838 (obwohl nicht eigentlicher Teil der Untersuchungsperiode) zeigt dagegen, dass in diesem Jahr 52 korrespondierende Mitglieder im »Lombardisch-Venetianischen Königreiche« und drei im »Küstenlande« (alle aus Triest) namentlich genannt wurden. Vgl. Standes-Buch der Ehren-Mitglieder, correspondirenden und ordentlichen Mitglieder der im Jahre 1837 gegründeten k. k. Gesellschaft der Aerzte zu Wien (mit dem Stande v. 31. März 1904 abgeschlossen), AGdÄW, Mitgliederverzeichnisse.

43 Erste Recherchen zur Identifizierung der beiden im Jahr 1858 ernannten korrespondierenden Mitglieder mit dem Wirkungsort Batavia (nämlich Georg Wassing, »Chef des Medicinalwesens in Niederländisch-Indien, Batavia« und F. Vischer, »Médicin militaire«) blieben erfolglos.

chen Korrespondenz zum »Ausbruch der Pest« aus demselben Zeitraum anzunehmen sein.[44]

Für die 1890er-Jahre ist die Gesamtzahl an korrespondierenden Mitgliedern im Vergleich zu den 1850er-Jahren geringer. In Relation aber noch stärker vertreten waren in den 1890er-Jahren unter den korrespondierenden Mitgliedern die Gebiete des Deutschen Reiches. Daneben blieb Böhmen von Bedeutung und die Beziehungen mit Italien hatten wieder zugenommen.[45] Auffällig erscheint die geringe Zahl an Kontakten zu Medizinern aus Ungarn, der Schweiz und den USA. Von Relevanz waren, anders als um die Mitte des 19. Jahrhunderts, nun aber die Zahlen für die skandinavischen Staaten und den Balkan. Festhalten lässt sich damit, dass es gegen Ende des Jahrhunderts innerhalb Europas zu einer geografischen Ausdehnung der fachlichen Kontakte der Gesellschaft gekommen war. Nun war außerdem auch Japan vertreten.[46] Die stärker werdende Bedeutung der deutschsprachigen Gebiete (innerhalb wie außerhalb der Habsburgermonarchie) zum Nachteil der ungarisch- wie slawischsprachigen Regionen Mitteleuropas verweist auf einen Zusammenhang mit der in dieser Zeit vor sich gehenden Nationalisierung der Wissens- und Universitätslandschaften, die allmählich zu einer Abschottung der Gelehrten entlang der durch Sprachfähigkeiten neu formulierten Grenzen führte.[47]

In den hier ausgewerteten Verzeichnissen sind die Gründe für die Wahl zum korrespondierenden Mitglied der Gesellschaft der Ärzte nicht angegeben. Voraussetzung war aber sicherlich, dass die betreffende Person über ein gewisses fachliches Renommee verfügte. Für eine Wahl bedurfte es eines schriftlichen Vorschlags. Sicherlich gab es nicht selten auch einen konkreten Anlassfall für

44 Im Archiv der Gesellschaft sind unter den chronologisch geordneten Korrespondenzen insgesamt neun Schreiben aus Alexandria, datiert jeweils mit August, bzw. September 1858 in deutscher, französischer und italienischer Sprache erhalten, die den Ausbruch der Pest in Ägypten zum Thema haben. Vgl. AGdÄW, Korrespondenzen. – Siehe zu Ägypten auch den Beitrag von Marcel Chahrour in diesem Band.

45 Zahlreiche italienische Mediziner studierten in Wien und übernahmen danach Lehrstühle in verschiedenen Städten Italiens. Beispielsweise gründete Massimiliano Gortan (1873–1938), der in Wien der erste Assistent von Guido Holzknecht (1872–1931) gewesen war, im Jahr 1904 das erste röntgenologische Institut auf dem Gebiet des heutigen Italien. Vgl. Loris Premuda, Die vermittelnde Funktion von Triest für die Wiener Schule in Italien, in: Lesky, *Wien und die Weltmedizin*, 105.

46 Siehe zu den Anfängen der Kontakte zwischen Wiener und japanischen Medizinern den Beitrag von Bernhard Leitner in diesem Band.

47 Vgl. dazu genauer: Surman, Vom »akademischen Altersheim«. – Mitchell G. Ash/Jan Surman (Hg.), *The Nationalization of Scientific Knowledge in the Habsburg Empire, 1848–1918*, Basingstoke: Palgrave Macmillan 2012. – Zum Antisemitismus in der Wiener Medizin gegenüber osteuropäischen Juden in dieser Zeit siehe: Felicitas Seebacher, *Das Fremde im »deutschen« Tempel der Wissenschaften. Brüche in der Wissenschaftskultur der Medizinischen Fakultät der Universität Wien*, Wien: Verlag der Österreichischen Akademie der Wissenschaften 2011.

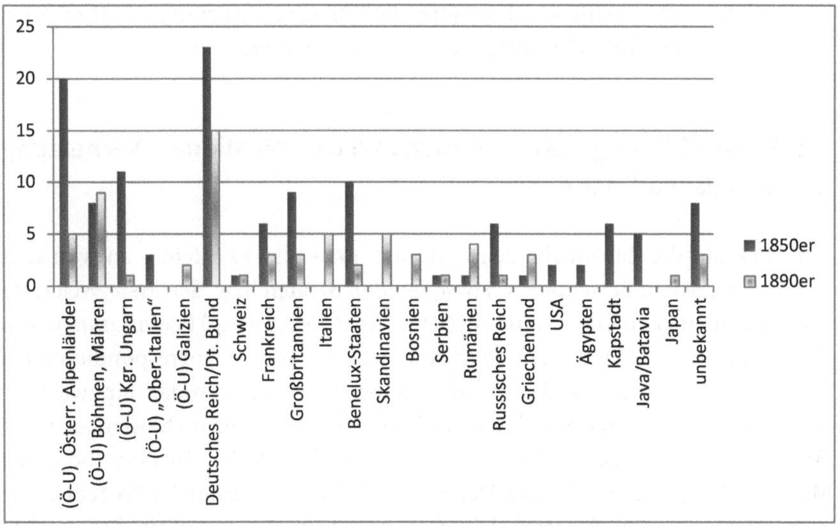

Abb. 2: Regionale Verteilung der Tätigkeitsorte der in den 1850er-Jahren bzw. in den 1890er-Jahren aufgenommenen »korrespondierenden« Mitglieder. Die in der Quelle angegebenen Orte wurden nach der zeitgenössischen staatlichen Zugehörigkeit gruppiert. Im Fall Österreich-Ungarns (Ö-U) erfolgte eine Aufsplitterung in fünf Großregionen. Bosnien war in den 1890er-Jahren unter habsburgischer Verwaltung, gehörte völkerrechtlich aber zum Osmanischen Reich. Gesamtzahl der Personen: 123 (1850er-Jahre), 66 (1890er-Jahre). Vgl.: Standes-Buch der Ehren-Mitglieder, correspondirenden und ordentlichen Mitglieder der im Jahre 1837 gegründeten k. k. Gesellschaft der Aerzte zu Wien (mit dem Stande v. 31. März 1904 abgeschlossen), AGdÄW, Mitgliederverzeichnisse.

eine Ernennung, etwa wenn die betreffende Person gerade Gast in der Gesellschaft (mit oder ohne Gastvortrag) war. Die teilweise vorhandenen Dankschreiben der derart Geehrten sind manchmal aufschlussreich. Das Schreiben des deutsch-amerikanischen Internisten John C. Hemmeter (1864–1931), Professor an der University of Maryland in Baltimore, anlässlich seiner Ernennung zum korrespondierenden Mitglied im Jahr 1906 etwa ist in mehrfacher Hinsicht interessant. Überaus pathetisch formuliert Hemmeter seinen Dank: »All das Wasser das uns trennt, kann die Flamme der Bewunderung nicht löschen, welche ich für die glorreiche und rastlose Thätigkeit der Wiener Ärzte empfinde«.[48] Aus dem Schreiben geht aber auch indirekt hervor, dass er offenbar kein Mitglied der Gesellschaft persönlich kannte, da er ankündigte, im folgenden Sommer zwei Monate in Karlsbad verbringen zu wollen und dass er sich freuen würde, einen von den Herren persönlich kennenlernen zu können. Es waren also nicht die

48 Dankschreiben von John C. Hemmeter an die Gesellschaft der Ärzte, Baltimore den 18ten Mai 1906, AGdÄW, Korrespondenzen.

persönlichen oder fachlichen Kontakte, die ihm diese Ernennung einbrachten, sondern sein offenbar sehr guter internationaler Ruf als Arzt.

Der Erste Weltkrieg – ein Einbruch in die internationale Vernetzung der Gesellschaft der Ärzte

Ein Blick auf die Zahlen für den Zeitraum 1910 bis 1919 deutet an, wie sehr politisch belastete Beziehungen zwischen den Staaten bzw. der Erste Weltkrieg selbst offenbar auch die Ernennung (bzw. Nicht-Ernennung) beeinflussten: Von den insgesamt 71 in diesem Jahrzehnt neu ernannten korrespondierenden Mitgliedern der Gesellschaft der Ärzte stammten 69 aus Europa (nur zwei weitere kamen von anderen Kontinenten). Von diesen 69 waren nicht weniger als 51 aus den österreichischen Alpenländern, dem Königreich Ungarn, Böhmen, Mähren, Schlesien sowie dem Deutschen Reich (insgesamt 74 Prozent), nur sechs Personen (8,7 Prozent) lebten dagegen in den Ländern Frankreich, Großbritannien und in den Niederlanden.[49] Die Kontakte zu westeuropäischen Medizinern hatten wohl aufgrund der angespannten politischen Lage während und unmittelbar nach dem Ersten Weltkrieg ihren bisherigen Tiefpunkt erreicht.

Der Wandel der regionalen Verteilung der korrespondierenden Mitglieder zur Mitte des 20. Jahrhunderts

Beim Vergleich der beiden Verzeichnisse von 1933 und 1955, die hier stellvertretend für die etablierten Netzwerke der Gesellschaft während der ersten Hälfte des 20. Jahrhunderts ausgewertet werden, ist zunächst nochmals auf die quellenspezifischen Unterschiede zu den zuvor besprochenen Mitgliederbüchern aus dem 19. Jahrhundert hinzuweisen. Beide Verzeichnisse dokumentieren nicht die Neuaufnahmen im jeweiligen Jahr, sondern die Anzahl der aktuell(en) (lebenden) korrespondierenden Mitglieder im konkreten Stichjahr. Das bedeutet etwa im Falle der Liste von 1933, dass viele der genannten Personen bereits in den 1920er-Jahren aufgenommen wurden, einige davon aber auch noch wesentlich früher (Abb. 3).

Mehr als ein Drittel der im Jahre 1933 verzeichneten Personen waren in Gebieten des Deutschen Reiches tätig. Die Dominanz der Deutschen unter den korrespondierenden Mitgliedern der Gesellschaft hatte in diesen Jahren ihren Höhepunkt erreicht. Die Machtübernahme der Nationalsozialisten in Deutsch-

49 Die restlichen zwölf Personen verteilten sich weitläufig auf unterschiedliche europäische Staaten.

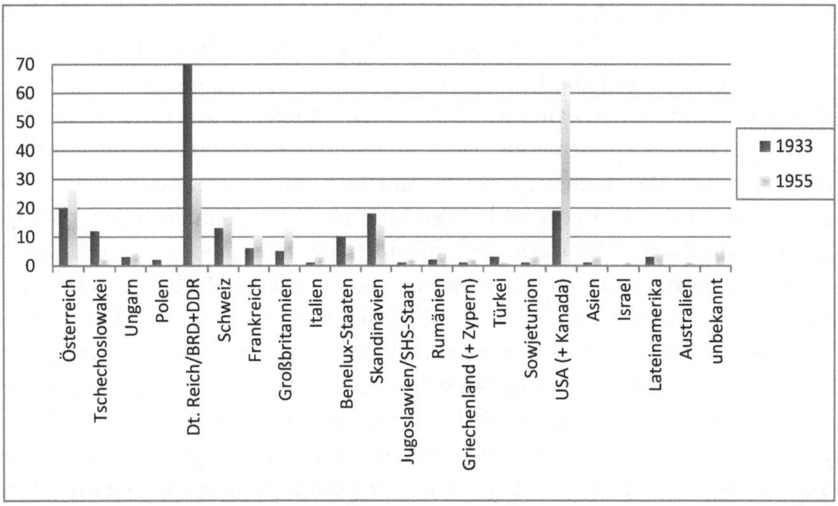

Abb. 3: Regionale Verteilung der aktuellen korrespondierenden Mitglieder in den Jahren 1933 und 1955. Die in der Quelle angegebenen Orte wurden nach der zeitgenössischen staatlichen Zugehörigkeit gruppiert. Gesamtzahl der Personen: 192 (1933), 215 (1955). Vgl.: AGdÄW, Mitgliederverzeichnis 1933 (gedruckt); Mitgliederverzeichnis 1955 (masch.).

land 1933 bewirkte danach allerdings einen merklichen Bruch in den Beziehungen zwischen deutschen und österreichischen MedizinerInnen. Österreichische Ärztinnen und Ärzte wurden aus deutschen Gesellschaften ausgewiesen und möglicherweise wirkte sich das umgekehrt auf »Nicht-Ernennungen« seitens der Gesellschaft der Ärzte aus.[50]

Obwohl die Gesamtzahl der verzeichneten korrespondierenden Mitglieder im Jahr 1933 mit 192 Personen höher als in den 1890er-Jahren war, stagnierten die Fallzahlen im Fall vieler Länder, bei einigen westeuropäischen Staaten waren sie sogar rückläufig. Deutlich schwächer als in den älteren Aufzeichnungen waren nun auch die Kontakte in den ostmitteleuropäischen Raum; ebenfalls weit geringer als davor die zum Balkan. Die Schweiz und die skandinavischen Länder dagegen hatten gegenüber dem 19. Jahrhundert nun sehr deutlich an Bedeutung gewonnen. Ob sich hinter diesen Zahlen eine Umorientierung der internationalen Kontakte nach dem Ersten Weltkrieg zugunsten der im Krieg neutralen Staaten ausdrückt? Oder hatte die Stärkung des Netzes in diese Regionen primär fachliche Gründe? Diese Fragen wären wichtige Forschungsdesiderate.

Auch die USA hatten in der Zwischenkriegszeit als Austauschpartner bereits eine zentrale Stellung erreicht. Dies ist angesichts der Aktivitäten der 1904 in

50 Vgl. Daniela Angetter/Karl Holubar, *Eine kurz gefasste Geschichte der Österreichischen Gesellschaft für Dermatologie und Venerologie (ÖGDV) mit besonderer Berücksichtigung der Jahre 1933 bis 1945*, Wien: ÖGDV Eigenverlag 2002, 23–29.

Wien gegründeten »American Medical Association of Vienna«, die jährlich hunderte amerikanische Jungärztinnen und -ärzte nach Wien zur Fortbildung holte, nicht überraschend. Bis 1938 sollen sich etwa 11.700 amerikanische MedizinerInnen in Wien weitergebildet haben.[51] Kontakte der Gesellschaft der Ärzte in andere Kontinente gab es in der Zwischenkriegszeit ansonsten aber offenbar kaum. Das immense Interesse amerikanischer Ärztinnen und Ärzte an einigen Monaten des Studiums bei den international bekannten Wiener Medizinern kann als einer der stärksten Indikatoren des internationalen Stellenwerts der Wiener Medizin in dieser Zeit gesehen werden. Mit der Machtübernahme der Nationalsozialisten 1938 war die »Bildungsmigration« amerikanischer Ärztinnen und Ärzte sowie StudentInnen nach Wien endgültig beendet. Bereits Jahre davor hatte sich die zunehmende Gewalt nationalsozialistischer Studierender an der Universität Wien (und speziell am Anatomischen Institut) gegen alle als »jüdisch« stigmatisierten Personen immer wieder auch gegen amerikanische StaatsbürgerInnen gerichtet; 1932 hatte dies sogar zu diplomatischen Protesten der USA geführt.[52]

Das Jahr 1955 wiederum steht in unserer Analyse stellvertretend für die Zeit nach den Zäsuren des Zweiten Weltkriegs und des Nationalsozialismus. Leider ist das Schicksal der Mitglieder der Gesellschaft der Ärzte während der Zeit des Nationalsozialismus bisher nicht im Detail erforscht.[53]

Das hier ausgewertete Mitgliederverzeichnis des Jahres 1955 dokumentiert nun am Beispiel der verzeichneten korrespondierenden Mitglieder vor allem die überregionalen Kontakte der ersten Nachkriegszeit. Es zeigt sich, dass nun erstmals die USA eindeutig das wichtigste Kontaktland darstellten. Daneben sind korrespondierende Mitglieder in etwas größerer Zahl noch in den österreichischen Bundesländern, in Deutschland und in der Schweiz zu finden. Frankreich, Großbritannien und die skandinavischen Länder spielen ebenso nach wie vor eine gewisse Rolle. Süd-, ost- und südosteuropäische Länder kommen dagegen kaum mehr vor. Erstmalig genannt werden hingegen auch Staaten wie Israel, Australien und die Philippinen. Analysiert man die hinter diesen Nennungen stehenden konkreten Einzelpersonen und deren Schicksale, wird deutlich, dass das Auftreten dieser außereuropäischen Länder dieselben Ursachen wie die erstmalige deutliche Dominanz der USA hat: Es handelte sich in der großen Mehrzahl dieser korrespondierenden Mitglieder um MedizinerInnen, die vor dem Nationalsozialismus geflohen waren. 48 der insgesamt in

51 Vgl. Lackner, Zur Geschichte der Wiener »American Medical Association/Society«.

52 Vgl. Birgit Nemec/Klaus Taschwer, Terror gegen Tandler. Kontext und Chronik der antisemitischen Attacken am I. Anatomischen Institut der Universität Wien, 1910 bis 1933, in: Oliver Rathkolb (Hg.), *Der lange Schatten des Antisemitismus*, Wien: V&R unipress 2013, 147–171. – Taschwer, *Hochburg*, 95–96.

53 Vgl. zum Forschungstand zu Wiener MedizinerInnen allgemein: Czech/Weindling, *Ärzte*.

dieser Liste genannten 60 in den USA lebenden korrespondierenden Mitglieder wurden zwischen 1945 und 1948 aufgenommen (fast durchgängig ehemals in Österreich wohnhafte Ärztinnen und Ärzte).[54] Auffällig ist, dass es in den Jahren 1947 und 1948 eine besondere Aufnahmewelle für emigrierte Ärztinnen und Ärzte gab, dass ab 1949 dies aber wieder abebbte und in den 1950er-Jahren kaum mehr ehemalige EmigrantInnen aufgenommen wurden.[55] Fast alle der aus Wien oder Österreich emigrierten Fachvertreter, die nun zu korrespondierenden Mitgliedern wurden, waren bereits vor 1938 ordentliche Mitglieder der Gesellschaft der Ärzte gewesen. Die Namen Emil Fröschels (1884–1972, Laryngologe und Logopäde), Leo Hess (1879–1963, Neurologe), Hans Popper (1903–1988, Pathologe) und Joseph Wilder (1895–1976, Neurologe) stehen hier für zahlreiche andere. Herausgehoben sei auch der bekannte Sozialhygieniker Ludwig Teleky (1872–1957), der als »Prof. f. Gewerbehygiene, New York« im Jahr 1949 als korrespondierendes Mitglied (neuerlich) aufgenommen wurde. Teleky, wichtiger Pionier der Arbeits- und Sozialmedizin, war zu diesem Zeitpunkt bereits 77 Jahre alt; 1938 musste er in die USA emigrieren, bereits im Jahr 1902 war er aber zum ordentlichen Mitglied der Gesellschaft der Ärzte in Wien gewählt worden. Die Wiederaufnahme des Kontakts zu den vertriebenen MedizinerInnen erklärt damit zu einem großen Teil die neue Dominanz der USA unter den korrespondierenden Mitgliedern. Noch zu klären bleibt die Frage, warum die Kontakte nach Großbritannien, in dem 1945 etwa 380 vertriebene Ärztinnen und Ärzte aus Österreich lebten,[56] in dieser Phase nicht eine ähnliche Entwicklung nahmen.

Resümee

Die Ergebnisse der Analyse der Wirkungsorte der korrespondierenden Mitglieder der Gesellschaft der Ärzte in Wien zeigen erstmals systematisch deren intensive internationale Verflechtung auf. Die überregionalen und internationalen Netzwerke bestanden bereits zu Beginn des Untersuchungszeitraums (und

54 Im Vergleich dazu war von den elf in Frankreich ansässigen Medizinern fast die Hälfte bereits vor 1938 als korrespondierendes Mitglied aufgenommen worden.

55 Nur sehr vereinzelt waren auch Frauen unter diesen Emigrantinnen, wie Marianne Bauer-Jokl, die 1947 – ab diesem Zeitpunkt in Kalifornien lebend – zum korrespondierenden Mitglied ernannt wurde. AGdÄW, Mitgliederverzeichnis 1955 (maschinschriftl.).

56 Vgl. Paul Weindling, Medical refugees and the renaissance of medical history in Great Britain, 1930s–60s, in: Ralf Bröer (Hg.), *Eine Wissenschaft emanzipiert sich. Die Medizinhistoriographie von der Aufklärung bis zur Postmoderne*, Pfaffenweiler: Centaurus 1999, 139–151, 139.

reichen bis in die unmittelbare Anfangsphase der Organisation zurück). Im Zeitverlauf lassen sich aber bedeutende Konjunkturen feststellen.

Mit manchen Regionen bestanden während des gesamten Untersuchungszeitraums durchgängig wichtige Verbindungen, mit anderen waren diese nur zu bestimmten Perioden relevant, in anderen Phasen aber kaum nachweisbar. Zu anderen Ländern und Regionen wiederum wurden die Kontakte erst allmählich aufgebaut. Es lässt sich aber keine eindeutige lineare Entwicklung, etwa in Gestalt einer zunehmenden globalen Vernetzung feststellen. Die Schwankungen in den Außenbeziehungen sind teilweise sicherlich politisch erklärbar.

Die hier vorgelegten Ergebnisse werfen zum Teil neue Fragen auf, die hier nicht beantwortet werden konnten, etwa warum die Kontakte in einige europäische Staaten überraschenderweise relativ lange von nur geringer Bedeutung waren (so etwa mit der Schweiz und Skandinavien) und warum die Verbindungen in andere, vielleicht als fern und exotisch angesehene Länder manchmal zumindest kurzfristig recht bedeutend waren (z. B. Ägypten, Batavia). Diese Fragen könnten ein Anstoß sein, weiterführende, stärker ins Detail gehende und auf individuellen Biografien aufbauende Studien zu den internationalen Netzwerken in Angriff zu nehmen. Näher zu untersuchen wäre beispielsweise auch, ob es in Phasen besonders zahlreicher Neuaufnahmen von Personen aus einem bestimmten Zielland manchmal faktisch auch zur »kollektiven« Aufnahme von Gruppen von MedizinerInnen kam; ob etwa mehrere Delegierte eines Fachkongresses aus einem Land gemeinsam aufgenommen wurden. Zu fragen wäre ebenso, wie sehr individuelle Initiativen für den Vorschlag der Wahl neuer korrespondierender Mitglieder ausschlaggebend waren oder ob die Gesellschaft als Organisation von sich aus den Kontakt in bestimmte Länder forcierte. Schließlich bliebe auch noch zu untersuchen, wie sich der statistisch sichtbare Einfluss der großen politischen Rahmenbedingungen im konkreten Einzelfall eines individuellen Wahlvorschlages zum korrespondierenden Mitglied niederschlug. Speziell die Fragen, ob es Ablehnungen aufgrund einer nationalen Zugehörigkeit gab und ob internationale Kontakte vonseiten der Gesellschaft oder vonseiten eines Kontaktlandes aus politischen Gründen bewusst gesucht bzw. bewusst abgebrochen wurden, könnten Gegenstand zukünftiger Forschungsarbeiten sein.

hermann.zeitlhofer[at]billrothhaus.at

franz.kainberger[at]meduniwien.ac.at

Franz X. Lackner

Vom Kursbüro zur Wiener Medizinischen Akademie. Struktur und Internationalität im Fortbildungsangebot der Medizinischen Fakultät der Universität Wien

From a Course Office to the Vienna Medical Academy. Structure and Internationalism in Postgraduate Training of the Medical Faculty of the University of Vienna

Abstracts

1887 führte der Pathologe Johann Kundrat (1845–1893) an der Medizinischen Fakultät Wien Ferialkurse zur Fortbildung von Ärzten ein. Jedoch gelang erst 1896 dem späteren Psychiater und Nobelpreisträger Julius Wagner-Jauregg (1857–1940), solche Veranstaltungen dauerhaft zu etablieren. Sie wurden nur durch die beiden Weltkriege unterbrochen und erhielten großen Zuspruch aus dem In- und Ausland. Aus der 1939 gegründeten Wiener Akademie für ärztliche Fortbildung ging 1950 aufgrund der Initiative einer Gruppe um den Internisten Karl Fellinger (1904–2000) die heute noch aktive Wiener Medizinische Akademie für Fortbildung und Forschung hervor. Sie setzt die Fortbildungstradition als Kongressveranstalter, Verwalter von wissenschaftlichen Gesellschaften und Organisator von Kursen an der Medizinischen Fakultät der Universität Wien und seit 2004 an der Medizinischen Universität Wien fort. In diesem Beitrag soll in einer systematischen Zusammenstellung die Geschichte der internationalen Fortbildungskurse anhand einschlägiger Veröffentlichungen in Wiener medizinischen und anderen Journalen und Quellen aus dem Archiv der Wiener Medizinischen Akademie rekonstruiert werden.[1] Es soll die Verantwortung der Universität Wien für postgraduelle Fort- und Weiterbildung der praktizierenden Ärzte und Ärztinnen bewusst gemacht sowie die Fortbildungsaktivitäten an der Wiener Medizinischen Fakultät als Interaktion von Universität, Gesundheitsbehörden und deren gesellschaftlicher Vernetzung, insbesondere vor dem Hintergrund der politischen Umbrüche in Österreich im 20. Jahrhundert, dargestellt werden.

As early as 1887 the Viennese professor of pathology Johann Kundrat organised courses during the summer vacation to educate Austrian and foreign doctors in Vienna. Nobel-prize winner Julius Wagner-Jauregg succeeded in 1896 to install postgraduate education at the Medical Faculty permanently. An organisation (Kursbureau) was put in place to administer these efforts, later also held throughout the year, both World Wars though leading to a temporal interruption. As the Vienna Academy for medical postgraduate education had been suspended in 1939, the organisation was revived in 1950 by a group of professors, lead by Karl Fellinger as Vienna Medical Academy for Education and Research. The

1 Der Aktenbestand der Wiener Medizinischen Akademie ist noch nicht vollständig aufgearbeitet. In Folge wird sowohl erschlossenes Archivgut (mit entsprechender Signatur) als auch noch unerschlossenes Archivgut zitiert.

mission of this academy is to organise conferences and to administrate scientific societies at the Medical Faculty of the University of Vienna and since 2004, at the Medical University of Vienna. Post-graduate activities of Vienna's Medical Faculty on the one hand reflect the interaction of university and health authorities depicting its societal impacts and the political reverberations in Austria's 20th century on the other. Sources include relevant publications of Viennese medical and other journals and the collection of the Vienna Medical Academy.

Keywords
Wiener Medizinische Akademie, Julius Wagner-Jauregg, ärztliche Fortbildung, Ferialkurse, American Medical Association of Vienna, Allgemeines Krankenhaus

Vienna Medical Academy, Julius Wagner-Jauregg, postgraduate medical education, summer courses, American Medical Association of Vienna, Vienna General Hospital

Die Vorgeschichte medizinischer Fortbildungskurse in Wien

»Die Entwicklung dieser Kurse [Internationale Fortbildungskurse, Anm.] aus kleinen Anfängen bis zu ihrer Achtung gebietenden internationalen Geltung ist ein Stück der Geschichte unserer Fakultät und aus ihr nicht wegzudenken«, schrieb der Gynäkologe Heinrich Kahr (1888–1947) 1947 in der *Wiener klinischen Wochenschrift* anlässlich des ersten Fortbildungskurses der Wiener Medizinischen Fakultät nach Ende des Zweiten Weltkriegs.[2] Diesem Bereich der medizinischen Ausbildung wies er demnach eine spezifische lokale Tradition zu.

Obwohl sich schon vor der Mitte des 19. Jahrhunderts Ärzte aus anderen Ländern an den Kliniken und Instituten in Wien fortbildeten – und umgekehrt Ärzte aus Wien in Paris und London neueste medizinische Kenntnisse erwarben[3], war für die Wiener Mediziner die Fortbildung in ihrer eigenen Universitätsstadt nicht selbstverständlich. Dies änderte sich mit dem Dermatologen Ferdinand Hebra (1816–1880), der als einer der ersten Ärzte in Wien neben den vorgeschriebenen Vorlesungen ergänzende Kurse zur Weiterbildung für Ärzte aus dem Ausland abhielt. Bereits 1842 schrieb er als Sekundararzt des Allgemeinen Krankenhauses in Wien (AKH) mit Bewilligung des Primararztes Joseph Škoda (1805–1881) und von diesem aufgemuntert, sich ein Zubrot zu verdienen, Privatkurse zum Thema Hautkrankheiten aus, die bis zum März 1844 einhundert

2 Vgl. Heinrich Kahr, Der 1. Fortbildungskurs der Wiener medizinischen Fakultät im neuen Österreich, in: *Wiener klinische Wochenschrift* [*WkW*] 59 (1947) 38, 157–158, 157.

3 Vgl. Erna Lesky, *Die Wiener medizinische Schule im 19. Jahrhundert* (Studien zur Geschichte der Universität Wien 6), Graz–Köln: Böhlaus Nachf. 1965, 293.

Hörer absolvierten.[4] Hebra war es auch, der den Begriff »Kurs« für private Fortbildungseinheiten erstmals verwendete.[5]

Wir können auf Basis der Quellen nicht eindeutig klären, welche Beweggründe hinter Hebras Kursangebot gestanden haben. Hebra hatte damals ohne Dozentur noch wenig Einfluss an der Medizinischen Fakultät. Das Vizedirektorat erläuterte vorerst wenig enthusiastisch, »dass die Erteilung zur Bewilligung von Privatkursen durch die k. u. k. Krankenhausdirektion in der Tat ein Übergriff in den Wirkungskreis der Studienbehörden sei [und stimmte] nur für die Abhaltung solcher Kurse für Doktoren und absolvierter Kandidaten zu.«[6] Am 22. Oktober 1844 genehmigte schließlich Kaiser Ferdinand I. (1793–1875) die Privatkurse offiziell.[7] Ein Hörer Hebras war der bekannte kanadische Physiologe und Medizinhistoriker William Osler (1849–1919), der heute vor allem für seine zur damaligen Zeit revolutionären Lehrmethoden bekannt ist. Während eines Studienaufenthalts 1874 in Wien hatte Osler Hebras Vorlesung jeden Morgen um neun Uhr nach der Visite besucht und offensichtlich beeindruckt berichtet: »Undoubtedly he is *the* lecturer of the Vienna School and he combines the humorous and instructive in a delightful way.«[8]

Neben Hebra bot der Internist Joseph Škoda selbst Vorlesungen und Seminare für ausländische Studenten und Ärzte an, die scheinbar so beliebt waren, dass er 1846 anmerkte, dass aufgrund der sehr zahlreichen Interessenten eine intensive Betreuung nicht mehr möglich sei: »Meine Klinik ist leider überfüllt. Ausser den Studierenden, 120 an der Zahl, kommen wenigstens jetzt viele jüngere Doktoren und Freunde. An die eigentliche Abrichtung der Schüler ist jetzt noch nicht zu denken.«[9]

Entgegen dieser vereinzelten Kursangebote der 1840er-Jahre veränderte sich die Praxis der Fortbildungskurse gemäß der Medizinhistorikerin Erna Lesky in den 1870er-Jahren, wobei sie die Emergenz neuer Spezialfächer an der Wiener Medizinischen Fakultät als Auslöser dafür anführt und dem ärztlichen Fortbildungswesen in der Geschichte der medizinischen Lehre in Wien ab dieser Zeit

4 Vgl. Arnold Hartig, Gustav Riehl zum 70. Geburtstag, in: *Wiener Medizinische Wochenschrift* [*WMW*] 75 (1925) 6, 326–327.

5 Vgl. Leopold Arzt, Zur Geschichte der Universitätsklinik für Dermatologie und Syphilidologie in Wien, in: *WMW* 75 (1925) 6, 327–330, 328.

6 Ebd., 327.

7 Vgl. Karl Holubar, Ferdinand von Hebra. Ein Pionier der deutschsprachigen Dermatologie, in: *Der Hautarzt* 32 (1981) Suppl. V, 517–519, 517.

8 Harvey Cushing, *The Life of Sir William Osler*, Oxford: Clarendon Press 1925, 112, Herv. im Orig.

9 Hermann Schrötter, Briefe von Joseph Škoda, in: *WMW* 62 (1912) 1, 73. – Mehr als 100 Jahre später reklamierte die Klinik für Neurologie und Psychiatrie mehr Lehrpersonal, als die Medizinische Fakultät die Abhaltung eines Hochschullehrganges für ausländische Ärzte initiierte.

einen großen Stellenwert einräumt.[10] Ab den 1870er-Jahren boten Ärzte unterschiedlicher Fachrichtungen spezielle Fortbildungskurse an. Neben den regulären Lehrveranstaltungen der Professoren wurden Kurse und praktische Übungen von Dozenten und Assistenten abgehalten. Diese waren aufgebaut als obligate Kurse für Medizinstudenten, Kurse zur Prüfungsvorbereitung (Paukkurse) und Kurse für in- und ausländische Ärzte.[11] Ferdinand Arlt (1812–1887) hielt zum Beispiel Kurse zur Augenspiegelung.[12] In der Ära Theodor Billroths (1829–1894), der 1867 an die II. Chirurgische Klinik der Universität Wien berufen worden war, strömten viele ausländische Studenten und Ärzte nach Wien – sie überstiegen die Zahl der Inländer –, um sich im Fach Chirurgie allerdings vor allem bei Eduard Albert (1841–1900) fortzubilden.[13] Das verlieh der Medizinischen Fakultät Wien den Ruf, eine »Monsterfakultät im deutschen Raum« zu sein.[14] Die Spezialkurse, die in Wien sehr gut etabliert seien, besuchten weniger Medizinstudenten, schrieb Billroth in seinem Buch *Über das Lehren und Lernen*, sondern vor allem jüngere und ältere Ärzte, die nach Wien kämen. Es gäbe nirgends in der Welt so viele eifrige Lehrer, so reichhaltiges Material und eine so einfache Zugänglichkeit und Verwendung desselben.[15] Der Laryngologe Leopold Schrötter von Kristelli (1837–1908) hatte 1875 bei seinen Kursen 460 Zuhörer, was den Londoner Arzt William Gowers (1845–1915) zu der anerkennenden Aussage veranlasste, dass Wien »the first European place for medical instruction« sei.[16] Die Vorlesungen des Laryngologen Johann Schnitzler (1835–1893) an der Allgemeinen Poliklinik in Wien, die sich auf die Lehre der neu ausdifferenzierten Spezialfächer in ambulantem Umfeld fokussierten, besuchten in sechs Jahren 500 Hörer aus verschiedensten Ländern.[17] Der Dermatologe Gustav Riehl (1855–1943) propagierte die klinische Beobachtung Hebras und die Wasserbett- sowie die Radiumtherapie. Hunderte ausländische Ärzte kamen an seine Radiumstation und Wien wurde in diesem Bereich zu einem Zentrum der Medizin.[18]

10 Vgl. Lesky, *Wiener medizinische Schule*, 492.

11 Vgl. Ernst Fuchs, *Wie ein Augenarzt die Welt sah*, Wien: Urban & Schwarzenberg 1946, 335.

12 Vgl. ebd., 225.

13 Vgl. Theodor Billroth, Worte an die Schüler, in: *WMW* 44 (1874) 43, 943–947. – Billroth wendet sich an alle in- und ausländischen Hörer und beschreibt den Zeitplan: Dienstag und Freitag Vorlesung mit Demonstration und systematischer Beschreibung der Körperregionen, abends Visiten, Montag, Mittwoch und Freitag Ambulanz, Operationen und Untersuchungsmethoden. Vgl. ebd.

14 Lesky, *Wiener medizinische Schule*, 293.

15 Vgl. Theodor Billroth, Über das Lehren und Lernen der medicinischen Wissenschaften an den Universitäten der deutschen Nation nebst allgemeinen Bemerkungen über Universitäten. Eine culturhistorische Studie, Wien: Gerold 1876, 105.

16 Lesky, *Wiener medizinische Schule*, 414.

17 Vgl. ebd., 418.

18 Vgl. L. Kumer, Nachruf. Gustav Riehl, in: *WMW* 93 (1943) 8, 133–134.

Ein wichtiger Promotor der internationalen Fortbildung an der Wiener Medizinischen Fakultät war der Augenarzt Ernst Fuchs (1851–1930). In seinem Fall dürfte dies durchaus karrierefördernd gewesen sein, zumindest aber für internationale Bekanntheit gesorgt haben.[19] Schon vor seiner Berufung nach Liége (dem heutigen Lüttich) 1881 hielt er Augenspiegelkurse auf Englisch für mehr als 1.000 Ärzte in Wien ab, von denen 765 aus Nordamerika kamen.[20] Ein junger deutscher Arzt fragte Fuchs deshalb später, ob es in Wien nicht auch Kurse in deutscher Sprache gäbe. 1885 wurde Fuchs an der Medizinischen Fakultät der Universität Wien Nachfolger von Eduard Jäger (1818–1884), dem Leiter der II. Augenklinik. Sein Lehrbuch der Augenheilkunde wurde in zahlreiche Sprachen übersetzt. Die Ursache, warum sich so viele Ärzte aus den USA in Wien fortbildeten, sah Fuchs in der Tatsache, dass in Wien zahlreiche gut ausgebildete Dozenten für die Lehre zur Verfügung standen, während sich die Ärzte in den USA nach Studienabschluss sogleich der lukrativen Privatpraxis zuwandten. Zweitens stünden in Wien in Ambulanzen, Laboratorien und Spitälern viele PatientInnen zur Demonstration bestimmter Krankheitsbilder zur Verfügung. In den USA hingegen leisteten sich durch die höhere »Prosperität« PatientInnen private Behandlungen und kämen dadurch nicht als »poliklinisches Material« in Frage.[21]

Am 22. Dezember 1891 wurde die Ärztekammer gegründet, 1895 fand eine Enquete über die Studien- und Prüfungsordnung statt, weil die klinische Ausbildung im Medizinstudium »nicht als eine ausreichende Vorbereitung zur Thätigkeit des Arztes« gesehen wurde. Anstatt der beschreibenden naturwissenschaftlichen Fächer verlangten die Teilnehmer der Enquete höhere Kenntnisse in den Spezialfächern. Postpromotionell wurde empfohlen, »sich im Krankenhaus in der praktischen Ausübung der Heilkunde weiter auszubilden«. Erst 1899 trat eine neue Rigorosenordnung in Kraft.[22] Der Physiologe Sigmund Exner (1846–1926) beteiligte sich anlässlich des Neubaus des Physiologischen Institutes an der inneruniversitären Fortbildungsdiskussion: »Nur dadurch, daß das einmal Gelernte wieder in Erinnerung gebracht und durch das Neuzuler-

19 Vgl. Josef Meller, Ernst Fuchs. Nachruf, in: *WkW* 43 (1930) 49, 1493–1495. – Ernst Fuchs wurde 1851 in Wien geboren, studierte bei Joseph Hyrtl, Ernst Wilhelm Brücke (1819–1892), Carl Rokitansky, Joseph Škoda und Theodor Billroth und wurde mit Auszeichnung 1874 promoviert. Er wurde Assistent bei Arlt und führte dort die Antisepsis ein. Fuchs verstarb am 21. November 1930 in Wien und wurde in Kritzendorf beerdigt. Nach seinem Tod führte sein Sohn Adalbert die Aktivitäten seines Vaters in der Lehre weiter. Vgl. Fuchs, Ernst, in: Österreichische Akademie der Wissenschaften [ÖAW] (Hg.), *Österreichisches Biographisches Lexikon 1815–1950 [ÖBL]* (Band 1), 2. Auflage, Wien: Verlag der ÖAW 1993, 378.

20 Vgl. Lesky, *Wiener medizinische Schule*, 491.

21 Vgl. Fuchs, *Wie ein Augenarzt die Welt sah*, 338.

22 Vgl. Akademischer Senat der Wiener Universität (Hg.), *Geschichte der Wiener Universität*, Wien: Hölder 1898, 255–256.

nende wieder seine organische Vertiefung finde, werde dauerndes Wissen erworben.«[23]

Das andere Extrem zur Wiener Theorielastigkeit, schrieb ein namentlich nicht genannter Redakteur in der lokalen *Wiener Zeitung*, sei die übertriebene Praxisbezogenheit der Amerikaner; dort würde über der Bibliothek stehen: »Kenntnisse erwirbt man nicht aus Büchern«.[24] 1902 unternahm der Orthopäde Adolf Lorenz (1854–1946) eine Amerikareise. Er veranschaulichte mit seinen orthopädischen Demonstrationen (klinische Vorführung am Patienten/an der Patientin) die Bedeutung der praxisnahen Fortbildung für amerikanische Post-Graduates, sowohl an der Ostküste, als auch in Wien.[25]

Ferialkurse als Modell für internationale Fortbildung

Das erste autonome Modell für Fort- und Weiterbildung waren die Kundrat'schen Ferialkurse, eingeführt 1887, benannt nach dem Pathologen Johann Kundrat (1845–1893), seit 1882 Vorstand des Instituts für Pathologie und 1887/88 Dekan an der Medizinischen Fakultät. Kundrat hatte bei dem Anatomen Joseph Hyrtl (1810–1894) und dem Pathologen Carl Rokitansky (1804–1878) studiert und wurde 1873 habilitiert.[26] Er orientierte sich inhaltlich an seinem Vorgänger Rokitansky, der wie ein »Magnet für die nach Wien kommenden ausländischen Ärzte« gewirkt habe.[27]

Die *Wiener Medizinische Wochenschrift* berichtete, dass nach dem Vorbild von Deutschland jetzt auch in Wien Ärzten Kurse zur »Auffrischung ihrer Fähigkeiten und ihres Wissens« angeboten werden sollten, welche »die Fortschritte, namentlich in den wichtigen Fächern« zeigten.[28] Tatsächlich hatten in Berlin schon ab 1881 regelmäßige Ferialkurse stattgefunden.[29] Bei den Organisatoren in Wien handelte es sich nicht nur um eine private Dozentenvereinigung, sondern um Mitglieder des Professorenkollegiums der Medizinischen Fakultät. Das Komitee bestand aus den Professoren Kundrat sowie den Laryngologen Josef

23 Vgl. Wissenschaft, Kunst und Literatur. Vorträge, *Wiener Zeitung*, 13.1.1900, 7.

24 Vgl. ebd.

25 Vgl. Norbert Steingress, *Adolf Lorenz 1854–1948. Stages of a long lived personality*, Wien: Verlag der Wiener Medizinischen Akademie 1997.

26 Vgl. O. A., Hofr. Prof. Hanns Kundrat (Nachruf), in: *WMW* 43 (1893) 18, 810–811.

27 Vgl. Max Neuburger, Das Allgemeine Krankenhaus und die Wiener medizinische Schule, in: *WkW* 48 (1935) 21, 614–622, 616.

28 Vgl. O. A., Die Ferialkurse in Wien, in: *WMW* 37 (1887) 22, 738–739, 738.

29 Vgl. Elke Böthin, Ärztliche Fortbildung in Deutschland 1872–1945, in: *Sudhoffs Archiv* 99 (2015) 2, 145–165, 148.

Gruber (1827–1900) und Ottokar Chiari (1853–1918).[30] Diese organisierten ein Vortragsprogramm, in dem Professoren wie der Dermatologe Moritz Kaposi (1873–1902), der Laryngologe Carl Stoerk (1832–1899), der Chirurg Emerich Ullmann (1861–1937), der Internist Edmund Neusser (1852–1912), aber auch junge Dozenten wie der Neurologe Julius Wagner-Jauregg (1857–1940) Vorlesungen und Kurse anboten.[31]

Der Kurslehrkatalog richtete sich hauptsächlich an praktische Ärzte, die Durchführung der Kurse war in den Monaten August und September vorgesehen. Das k. k. Ministerium für Cultus und Unterricht gestattete der Fakultät die Veranstaltung dieser Ferialkurse als Privatissima, wies aber darauf hin, dass sich dadurch für die Dozenten kein Recht auf die Abhaltung von Kursen außerhalb der Universität ableite.[32] Der Pathologe Salomon Stricker (1834–1898), der Anatom Richard Heschl (1824–1881), die Pathologen Anton Weichselbaum (1845–1920) und Alexander Kolisko (1857–1918), der Bakteriologe Heinrich Albrecht (1866–1922), der pathologische Anatom Rudolf Maresch (1868–1936) und Chiari förderten den Unterricht von Studenten und Ärzten, vor allem im Fach Pathologie. Sowohl Kundrat als auch die anderen österreichischen Protagonisten der ärztlichen Fortbildung verwiesen auf das Vorbild Deutschlands, wo der Pathologe Rudolf Virchow (1821–1902) ihre Bedeutung so formulierte: »Es genügt gar nicht, sich einmal im Leben von der Wissenschaft des Arztes zu überzeugen; man müsste es periodisch thun, wie man wiederholt vaccinieren lässt.«[33]

Virchow befürwortete grundsätzlich ein praktisches Jahr nach Abschluss des Studiums, er hatte nur Bedenken, »dass nicht aus den vorbereitenden Studien ein halbes Leben wird und dadurch die Studiosi den Eltern ungebührlich lange am Geldbeutel liegen.«[34] Die praktische Ausbildung müsste aber gefördert werden, wobei sich Polikliniken, also ambulatorische Einrichtungen, besonders eigneten.[35]

Ebenso im Ferialkurs 1887 in Wien lehrte Eduard Albert, Vorstand der I. Chirurgischen Klinik der Medizinischen Fakultät, nicht aber sein Gegenspieler Billroth, Leiter der II. Chirurgischen Klinik, der sich mehr theoretisch mit der

30 Vgl. Leopold Réthi, HR Prof. Dr. Ottokar Frh. v. Chiari (Nachruf), in: *WMW* 68 (1918) 20, 917–918.

31 Zu Wagner-Jaureggs aktiver Beteiligung an den Fortbildungskursen vgl.: O. A., Die Ferialkurse in Wien, 738.

32 Vgl. Leo Ritter Beck von Mannagetta/Carl von Kelle, *Die österreichischen Universitätsgesetze*, Wien: Manz 1906, 880.

33 Zit. nach: Christian Andree, *Rudolf Virchow. Leben und Ethos eines großen Arztes*, München: Langen Müller 2002, 207.

34 Ebd., 206.

35 Vgl. ebd., 262.

ärztlichen Ausbildung befasste.[36] Auch die Vorstände der I. und II. Medizinischen Kliniken, Hermann Nothnagel (1841–1905)[37] und Heinrich Bamberger (1822–1888), hielten an der Allgemeinen Poliklinik keine Kurse ab, wohl aber Josef Gruber und Ottokar Chiari. Der Unterricht an den Chirurgischen Kliniken wurde von William S. Caldwell, einem Chirurgen aus Chicago, folgendermaßen kommentiert: Billroth sei auf seinem Fachgebiet zwar eine Koryphäe, aber ein schlechter Lehrer, sein Nachfolger Karl Gussenbauer (1842–1903) wenig besser. Jeder hier wolle ihr Assistent werden, von denen Gussenbauer 25 habe, die sich mit diesem Titel auf ihrem Ordinationsschild rühmten. Wenn im Amphitheater ein Patient auf den Operationstisch gelegt werde, dann kreisten diese weißgekleidet wie Geier um eine Beute, keiner könnte etwas sehen. Auch die 75 Studenten auf den Bänken könnten gerade so gut im Kaffeehaus vis-a-vis sitzen. Der andere Ordinarius Albert wiederum sei ein blendender Vortragender, würde aber die Operationen seinem Assistenten Carl Ewald (1865–1950)[38] überlassen. Trotzdem fand Caldwell Wien als Fortbildungsort wegen der systematischen Organisation besser als alle anderen Städte in Europa.[39]

Obwohl die Teilnehmerzahlen nicht unbedeutend waren, fanden Kundrats Kurse nur einmal statt. Inländer wurden dabei jedoch kaum erreicht; es kamen hauptsächlich Ärzte aus dem Ausland.[40] Im Sommersemester 1887 waren es 66 Amerikaner, fünf Engländer, acht Italiener und Einzelne aus anderen europäischen Ländern.[41] Quellen belegen, dass die Kurse den inländischen Teilnehmern zu teuer waren.[42] Schwierigkeiten boten zudem die Koordination von Lektor, Thema und Interessenten sowie eine unzureichende Ankündigung; auch die Honorierung entsprach nicht den Vorstellungen der Vortragenden.[43]

1895/96 setzte jedoch Wagner-Jauregg als Dekan der Medizinischen Fakultät die Kundrat'schen Ferialkurse für Ärztefortbildung fort und betonte in seinen *Lebenserinnerungen* deren Stellenwert: »Die Wiener medizinische Fakultät hat meiner Ansicht nach die Aufgabe, nicht bloss Doktoren der Medizin heranzubilden, sondern sie muss auch ein Zentrum der ärztlichen Fortbildung sein und dazu fehlt den Ordinarii meistens die Zeit.«[44]

36 Vgl. O. A., Die Ferialkurse in Wien, 738.
37 Vgl. O. A., Hermann Nothnagel. Nachruf, in: *WMW* 55 (1905) 29, 1465–1470.
38 Vgl. O. A., Kursprogramm der Ferialcurse August und September, in: *WMW* 48 (1898) 37, 1337–1338, 1338.
39 Vgl. Dr. Caldwell, Rambling Notes of a Roving Doctor Austria, in: *Journal of the Medical Association* 35 (1900), 107–108, 107.
40 Vgl. O. A., Notizen, in: *WMW* 37 (1887) 34, 1135.
41 Vgl. O. A., Notizen, in: *WMW* 37 (1887) 35, 1164–1165, 1165.
42 Vgl. O. A., Notizen, in: *WMW* 37 (1887) 34, 1135.
43 Ebd.
44 Leopold Schönbauer/Marlene Jantsch (Hg.), *Julius Wagner-Jauregg. Lebenserinnerungen*, Wien: Springer 1950, 86.

Wagner-Jauregg, der als Vater der Fortbildungen im 20. Jahrhundert gelten kann, bildete ein von Dozenten und Assistenten gewähltes Komitee, das im Auftrag des Professorenkollegiums diese Kurse vorbereitete.[45] Dem Komitee gehörten der Neurologe und Psychiater Arthur Schüller (1874–1957), der Internist Hans Eppinger junior (1879–1946), der Mediziner und Schriftsteller Adolf Kronfeld (1861–1938) sowie Rudolf Maresch an.[46] Ab 1896 ist auch eine gewisse Zufriedenheit hinsichtlich Kursbeteiligung und finanzieller Zuwendung unter den Dozenten und Lehrern zu vermerken.[47]

> »Den unablässigen Bemühungen des Dekans der medizinischen Fakultät Prof. v. Wagner ist es zu danken, dass während der Sommermonate Ferialkurse gelesen werden. Es werden zwei Cyklen von vierwöchigen Kursen gelesen und zwar beginnt der erste am 3. August, der zweite am 1. September. Die Inskription erfolgt bei den Dozenten, resp. Aspiranten, an welche das Honorar zu entrichten ist. 20 Gulden (40 Kronen) pro Kurs.«[48]

In organisatorischer Hinsicht seien am Beginn der Geschichte der Ferialkurse die Veranstaltungen einzelner Dozenten für in- und ausländische Ärzte systemlos an irgendeiner schwarzen Tafel angekündigt worden. Erst Kundrat habe, schreibt Wagner-Jauregg in seinen *Lebenserinnerungen*, als Dekan im August und September 1887 seine Ferialkurse mit gedrucktem Programm und Ankündigungen im In- und Ausland abgehalten, was aber von den nachfolgenden Dekanen nicht fortgesetzt worden sei.[49] Das Kursverzeichnis zu Wagner-Jaureggs Kursen war nach Fächern geordnet, die Vortragenden wurden mit durchlaufenden Nummern aufgelistet. Dann folgten der Titel des Kurses, das Honorar, wie oft der Kurs wöchentlich gehalten wurde, zu welcher Uhrzeit und an welchem Ort sowie die Mindestteilnehmerzahl.[50]

Im August 1896 bot Julius Tandler (1869–1936), damals noch Assistent, an der Medizinischen Fakultät Kurse in topographischer Anatomie an. Ferner gab es Kurse in Histologie, pathologischer Anatomie, pathologischer Histologie oder Pharmakologie, gehalten von Ernst Peter Pick (1872–1960) – späterer Dekan, zu dieser Zeit noch Dozent –, Kurse in interner Medizin und Chirurgie, gehalten von Alexander Fraenkel (1857–1941), sowie Kurse in Dermatologie, die Hebra hielt,

45 Vgl. O. A., Programm Ferialkurse August und September, in: *WkW* 9 (1896) 26, 585–586, 585. – Vgl. auch O. A., Notizen, in: *WMW* 46 (1896) 26, 585.

46 Vgl. Schönbauer/Jantsch, *Wagner-Jauregg*, 90.

47 Vgl. ebd., 89.

48 O. A., Notizen, in: *WMW* 46 (1896) 26, 887. – Ein Jahresabo der *Wiener Medizinischen Wochenschrift* betrug zu dieser Zeit 10 Gulden (fl. Ö. W.) bzw. 20 Kronen. Vgl. O. A., Notizen, in: *WMW* 46 (1896) 27, 1225–1227.

49 Vgl. Schönbauer/Jantsch, *Wagner-Jauregg*, 89.

50 Vgl. *Programm der Ferialkurse, welche im August und September 1896 an der Wiener medicinischen Fakultät gelesen wurden*, Wien: Verlag des k. u. k. med. Decanates, Archiv der Wiener Medizinischen Akademie [WMA].

oder in Gynäkologie, die Ernst Wertheim (1864–1920) als Assistent leitete. Ebenso wurden Kurse in Augenheilkunde oder Hals-, Nasen- und Ohrenheilkunde angeboten. Insgesamt wurde das Angebot von 45 Vortragenden gestaltet. Im September 1896 wurde das Kursangebot durch Kurse in Bakteriologie von Karl Landsteiner (1868–1943) erweitert. Die Palette reichte von Kursen in Gerichtsmedizin oder Nervenkrankheiten, gehalten von Emil Redlich (1866–1930), bis zur Pädiatrie. Den Kurs in Chirurgie hielt nun Julius Hochenegg (1859–1940), in Augenheilkunde August Reuss (1841–1924) oder in Dermatologie Johannes Rille (1864–1956), um nur einige der Vortragenden zu erwähnen.[51]

Wagner-Jauregg scheint die Kurse persönlich überwacht zu haben, da in seinem Programm handschriftlich Frequenz und Abhaltung der einzelnen Kursveranstaltungen vermerkt sind.[52]

So waren es im August 1896 von 196 Hörern 70 Inländer und 23 Studenten, im September von 237 gesamt 86 Inländer und 63 Studenten; zwei Jahre später erfuhr die Besucherzahl eine Steigerung auf 283 im August und 292 im September. Die Kurse wurden auch in den kommenden Jahren im August und September abgehalten, jeder dauerte vier Wochen.[53]

Ab 1903 hielt Otto Zuckerkandl (1861–1921) Kurse in Urologie, Landsteiner in Pathologie und ab 1908, dem Jahr seiner Habilitation, Clemens Pirquet (1874–1929) Vorlesungen in Pädiatrie sowie Georg Lotheissen (1868–1941) und Paul Clairmont (1875–1942) in Chirurgie. Ab 1909 bot Erwin Stransky (1877–1962) Kurse in Psychologie und Nikolaus Jagic (1875–1956) in interner Medizin an. 1911 hielt Robert Bárány (1876–1936) Kurse in Hals-, Nasen- und Ohrenheilkunde und Guido Holzknecht (1872–1931) in Radiologie.[54] Als Primarius des Zentralröntgeninstituts bot letzterer außerdem Kurse für ärztliche Fortbildung an.[55]

Ab 1910 wurden an der Medizinischen Fakultät der Universität Wien durch die »freie Organisation für die medizinischen Kurse an der k. k. Universität Wien« (also unabhägig von der Fakultät zur Qualitätssteigerung der Lehre organisiert) Fortbildungskurse für Ärzte in Form von Vorlesungen, Kursen und praktischen Lehreinheiten abgehalten. Nach Abschluss der (mindestens dreimonatigen) Studien wurde vom Dekanat der Medizinischen Fakultät dafür ein Zeugnis ausgestellt. Die Statuten besagten, dass diese Kurse der wirtschaftlichen

51 Vgl. ebd.

52 Vgl. O. A., Notizen, in: *WMW* 46 (1896) 27, 1225–1227, 1226.

53 Vgl. O. A., Notizen, in: *WMW* 56 (1906) 29, 1478.

54 Vgl. O. A., Notizen, in: *WMW* 53 (1903) 29, 1412–1413.

55 1915 hielt Holzknecht Fortbildungskurse für Feldärzte in Kriegsröntgenologie, 1918 verfasste er die Schrift *Röntgenologie* und setzte sich für Strahlenschutz ein. Vgl. Helmuth Ellegast/Horst Kogelnik/E. Strasser (Hg.), *100 Jahre medizinische Radiologie in Österreich*, Wien: Maudrich 1995, 37.

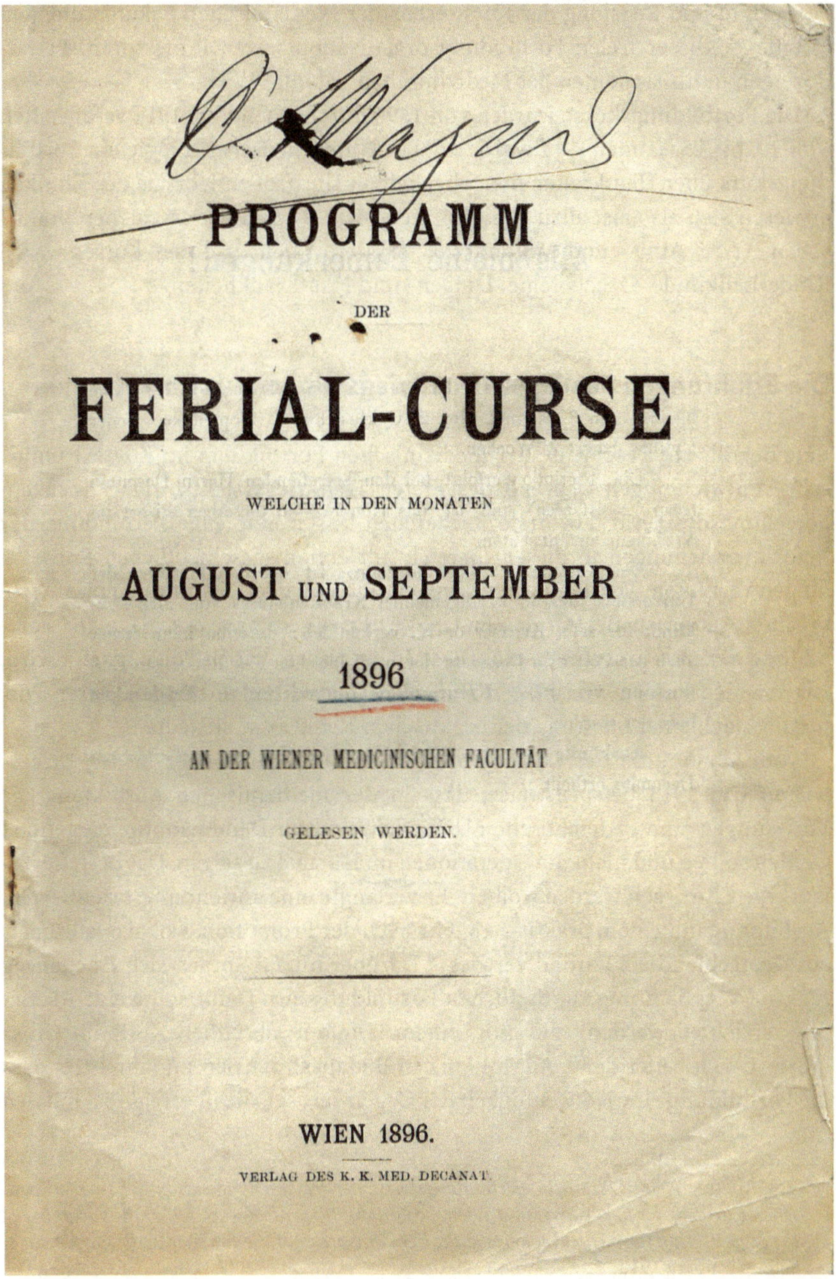

PROGRAMM

DER

FERIAL-CURSE

WELCHE IN DEN MONATEN

AUGUST UND SEPTEMBER

1896

AN DER WIENER MEDICINISCHEN FACULTÄT

GELESEN WERDEN.

WIEN 1896.

VERLAG DES K. K. MED. DECANAT.

Abb. 1: Programm der Ferialkurse. Wagner-Jauregg hat darin handschriftlich die Abhaltung und drei Teilnehmer vermerkt. Vgl. *Programm der Ferialkurse, welche im August und September 1896 an der Wiener medicinischen Fakultät gelesen wurden*, Wien: Verlag des k. u. k. med. Decanates, o. S, WMA.

Förderung und Regelung des Kurswesens der Medizinischen Fakultät dienten. Mitglieder dieser freien Fortbildungsorganisation waren Professoren, Privatdozenten und Assistenten der Medizinischen Fakultät Wien.[56]

Die Fortbildungskurse wurden von 1896 durchgehend bis 1914 veranstaltet. Von 20. bis 25. Jänner 1914 wurde an der Klinik für Dermatologie ein Fortbildungskurs über Hautkrankheiten abgehalten. Die großen Hörsäle der Kliniken erwiesen sich als »fast allzu klein für die grosse Anzahl der erschienen praktischen Ärzte, Amts- und Militärärzte«. Weitere Themen dieses Kurses waren Kinderheilkunde, Gynäkologie, Lungen- und Hautkrankheiten.[57]

Die Erfahrungen des Ersten Weltkriegs als Impuls für Reformen

Eine detaillierte Geschichte der medizinischen Fortbildung im Kontext politischer Entwicklungen während des Ersten Weltkriegs stellt bislang noch ein Forschungsdesiderat dar. Erste Recherchen lassen eine enge Verbindung der Reformvorstellungen in diesem Bereich mit ereignisgeschichtlichen Entwicklungen vermuten. Vorstände von Kliniken und engagierte Ärztinnen und Ärzte brachten schon zu Beginn des Ersten Weltkriegs Reformvorschläge zur Fortbildung der MedizinerInnen ein. Diese Ideen waren, wie in Folge gezeigt wird, eng mit den Reformvorschlägen zum Medizinstudium verbunden, deren Forderung nach einer Stärkung der praktischen Kenntnisse sie teilten.

Vom Standpunkt des Chirurgen forderte Julius Hochenegg in den Kriegswirren von 1915 beispielsweise, dass in der medizinischen Ausbildung die Vorlesungen zum systematischen Unterricht und für Demonstrationen genutzt werden sollten und nicht um Operationen im Hörsaal zu zeigen. Das betreffe nur jene, die Chirurgen werden wollten. Er verlangte eine anwendungsorientiertere Ausbildung mit einem praktischen Jahr nach der Promotion, wobei er abermals auf Deutschland als Vorbild verwies.[58] Darüber hinaus sprach sich Hochenegg für eine Verpflichtung zur ärztlichen Fortbildung aus. Dafür sollte eine Akademie errichtet werden, die mit einem Diplom abschließe.[59] Emil Grosz (1865–1941), Leiter der I. Augenklinik in Budapest, schrieb im Jahr 1916, dass die Fortbildung eine Notwendigkeit der Gegenwart sei, die überregional mit den

56 Vgl. *Kursverzeichnis Ärztliche Fortbildungskurse der freien Organisation für die medizinischen Kurse an der k. k. Universität Wien. Postgraduate medical work under the patronage of the organisation for medical courses at the k. k. University of Vienna*, Berlin–Wien: Urban & Schwarzenberg 1910.

57 Vgl. Ärztliche Fortbildungskurse, *Neue Freie Presse*, 24.1.1914, 12.

58 Vgl. Julius Hochenegg, Sollen im Wintersemester 1915/16 Vorlesungen abgehalten werden?, in: *WMW* 65 (1915) 46, 1689–1697, 1693.

59 Vgl. O. A., Kriegspromotionen, in: *WMW* 68 (1918) 24, 1119–1120, 1120.

Mittelmächten als Bündnispartnern organisiert gehöre. Tatsächlich fand in Baden bei Wien im Rahmen der Waffenbrüderlichen Vereinigung, die eine universitäre Achse Wien–Budapest bildete, von 11. bis 13. Oktober 1917 eine Fortbildung statt.[60] Ludwig Frey (1861–1937), ein im Ersten Weltkrieg hochaktiver Militärarzt im Landwehrregiment mit Praxis in der Prinz-Eugen-Straße 16, meinte, dass die Ärzte und Ärztinnen in Friedenszeiten eine gründliche Ausbildung in ihren Universitätsstudien erhielten. Im Krieg seien jedoch außerordentliche Maßnahmen nötig, deren Erkenntnisse danach im Studienbetrieb weiter beachtet werden müssten.[61] Er wies auf die durch die Wirren des Weltkriegs bedingte, unvollständige Ausbildung im Medizinstudium hin und schlug Reformen vor. Die Fortbildung solle nicht nur an den Kliniken angeboten werden und ihre Finanzierung solle der Staat tragen. »Die Schaffung einer dauernden Institution der ärztlichen Fortbildung nach dem Muster Deutschlands wäre wünschenswert«, meinte auch Frey.[62]

Grosz setzte sich auch noch 1918, gemeinsam mit Julius Tandler, für die Fortbildung für alle Ärzte im Rahmen der Waffenbrüderlichen Vereinigung ein.[63] Die *Neue Freie Presse* berichtete am 26. September 1918, also noch zu Kriegszeiten, über die ärztliche Aus- und Fortbildung anlässlich des Kongresses der Vereinigung in Budapest.[64] Als Referenten wurden neben Hochenegg die Orthopäden Hans Spitzy (1872–1956) und Lorenz Böhler (1885–1973)[65], die Psychiater Stransky und Schüller sowie Tandler und Frey genannt. Die Themen bezogen sich stark auf den Krieg: Prothetik und Zitterneurosen sowie die in dieser Zeit mangelhafte Ausbildung. Im Jahresrückblick 1919 wurde betont, dass die Fortbildung der Festigung des Erlernten und dem Erwerb von neuem Wissen dienen sollte. Vorrangig sei die Verbesserung des Einkommens des Arztes durch die Aufwertung des Berufsstands infolge qualitativer Fort- und Weiterbildung.[66]

Als Julius Tandler bei der Tagung 1918 einen Vortrag über die medizinische Ausbildung hielt, betonte er, dass der Propädeutik, also der theoretischen und

60 Vgl. Emil Grosz, Gemeinsame Tagung der ärztlichen Abteilungen der österreichischen deutschen und ungarischen waffenbrüderlichen Vereinigung in Baden bei Wien, in: *WMW* 67 (1917) 41, 1789–1790, 1789.

61 Vgl. Ludwig Frey, Die Organisation der ärztlichen Fortbildung, in: *WkW* 31 (1918) 24, 675–677. – Robert Stigler, Entwurf eines neuen medizinischen Lehrplanes, in: *WMW* 68 (1918) 24, 689–693, 689.

62 Ludwig Frey, Schaffung einer dauernden Institution nach dem Muster Deutschlands, in: *WkW* 31 (1918) 24, 675–677, 675.

63 Vgl. Emil Grosz, Gemeinsame Tagung der ärztlichen Abteilungen der österreichischen deutschen und ungarischen waffenbrüderlichen Vereinigung, in: *WMW* 68 (1918) 46, 2025–2033, 2031.

64 Vgl. Ärztliche Aus- und Fortbildung, *Neue Freie Presse*, 26. 9. 1918, 8.

65 Zu Lorenz Böhler vgl.: Friedrich Lorenz, *Lorenz Böhler, der Vater der Unfallchirurgie. Eine Festgabe des Verlages Wilhelm Maudrich zum 70. Geburtstag*, Wien: Maudrich 1955.

66 Vgl. O. A., Zur Jahreswende, in: *WMW* 69 (1919) 1, 65–68, 67.

klinischen Auffrischung von Studiumsinhalten, mehr Raum gegeben werden müsse und ein praktisches Jahr einzuführen sei.[67] Die Zahl der Medizinstudenten sei für die zur Verfügung stehenden Mittel viel zu hoch, Österreich stehe bei den Absolventen der Medizinischen Fakultät an der Spitze der »Kulturstaaten«. Es könne »kein mit Verantwortungsgefühl begabter Arzt, eben promoviert, in die Praxis gehen«, sondern er müsste zuerst noch vier Jahre oder mehr in Spitälern praktizieren. Tandler forderte die Verlängerung des Studiums auf sechs Jahre und, wie andere KollegInnen, die Einführung eines einjährigen Praktikums.[68]

Die finanziellen und ökonomischen Schwierigkeiten nach dem Ende des Ersten Weltkriegs betrafen natürlich auch das Allgemeine Krankenhaus in Wien. 1918 empfahlen die Direktoren des AKHs eine Neugestaltung des medizinischen Unterrichtes, bezogen auf die Rolle und die Möglichkeiten dieses Universitätsspitals im Normalunterricht (StudentInnen) und in der späteren Fortbildung (in- und ausländische Ärzte und Ärztinnen).[69] Sie gaben ein Memorandum heraus, das Hochenegg, der sich besonders für die klinische Lehre einsetzte, in der *Wiener Medizinischen Wochenschrift* veröffentlichte. Das Memorandum war zwar bereits knapp vor Kriegsende im Rahmen der Waffenbrüderschaft Österreich-Ungarn und Türkei verfasst worden, seine Forderungen galten aber auch für den kleinen Nachfolgestaat.[70] Im Rahmen einer Denkschrift wurde eine Analyse über den medizinischen Unterricht und ärztlichen Wissenserwerb verfasst.[71] Der Unterricht an Krankenanstalten sei seminaristisch, also interaktiv, oder systematisch, als frontale Unterweisung, zu halten. Der Staat habe die Verpflichtung, für die Fortbildung junger Ärzte zu sorgen, denn sie sei für das »Volkswohl« entscheidend. Daher müsse die gesamte Dozentenschaft in den Unterricht für angehende praktische Ärzte und Fachärzte eingebunden werden.[72]

Aber auch die ärztliche Fortbildung sollte, an diese Tendenz der Unterrichtsreform wohl angelehnt, systematisch und auf die Bedürfnisse der Praktiker zugeschnitten werden, schrieb die Medizinerin und Reformerin Mathilde Gstettner (1869–1933) 1919. Das Amt für Volksgesundheit, das Professorenkollegium oder ein Ärztekomitee könnten die Organisation übernehmen.[73]

67 Vgl. Julius Tandler, Medizinische Ausbildung, in: *WMW* 68 (1918) 39, 1705–1708, 1708; Fortsetzung in: *WMW* 68 (1918) 40, 1751–1759.

68 Vgl. Dekanswahl an der Wiener Universität, *Wiener Bilder*, 21.6.1914, 7.

69 Vgl. K. Büdinger/et al., Denkschrift der Direktoren und Primarärzte des Wiener k. k. Allgemeinen Krankenhauses zur Neugestaltung der Wiener Krankenanstalten und zum medizinischen Unterricht, in: *WMW* 68 (1918) 25, 1129–1143, 1130.

70 Vgl. ebd., 1130. – Julius Hochenegg, Die Organisation der ärztlichen Fortbildung, in: *WMW* 68 (1918) 39, 1709–1714, 1709.

71 Vgl. Büdinger, Denkschrift der Direktoren, 1140.

72 Vgl. ebd., 1143.

73 Vgl. Mathilde Gstettner, Ärztliche Fortbildungskurse, in: *WMW* 69 (1919) 21, 1052–1057,

Gstettner war wissenschaftliche Mitarbeiterin des Staatsamtes für Volksgesundheit in Wien und Assistentin an der Augenabteilung der Allgemeinen Poliklinik bei Professor Reuss. Wie Kundrat und andere verwies sie auf das Beispiel Deutschland, wo seit der Jahrhundertwende Spezialkurse für gerichtliche Medizin, aber auch für die allgemeine Praxis abgehalten wurden. Es sei Aufgabe des Staates, in objektiver Weise Landärzte über den jeweiligen Stand der Wissenschaft zu informieren. Organisiert sollten diese Kurse von einem Komitee aus Ärzten verschiedener Disziplinen werden. Wichtig sei das Mitspracherecht der Kursteilnehmer im Rahmen einer Schlussbesprechung.[74] Gstettner, die schon vor dem Ersten Weltkrieg in Wien in der Neubaugasse 80 eine Praxis für Medizin, Augenkrankheiten und chirurgische Kosmetik führte, war zusätzlich Schulärztin und engagierte sich in der Friedensbewegung.[75] Als eine der ersten Absolventinnen der Wiener Medizinischen Fakultät reiste sie zum vierten International Congress of School Medicine von 25. bis 30. August 1913 nach Buffalo, New York, gemeinsam mit dem Orthopäden Spitzy, dem Physiologen Exner, dem Pädiater Franz Hamburger (1874–1954), Clemens Pirquet sowie dem Dermatologen Ern(e)st Finger (1856–1939). Nach dem Ersten Weltkrieg war sie in der Reorganisation der Wohlfahrt tätig.[76]

Die schon vor dem 1.Weltkrieg erprobten Bemühungen der Fakultät auch über die Promotion hinaus zu wirken, hatten durch die Umwälzungen in Politik und Wissenschaftsorganisation zunehmende Aktualität erhalten. Nach 1918 schlugen Schüller und Eppinger mit Wagner-Jauregg erneut eine Reform der Fortbildungskurse vor. Das neue Format war eine 14-tägige Fortbildung mit bis zu vier Vorträgen am Vormittag und bis zu drei am Nachmittag. Die Kurse fanden viermal, später drei- und zweimal jährlich statt. Die Drucklegung der Programminformationen erfolgte zum Teil in der *Wiener klinischen Wochenschrift*, wo Kronfeld Redakteur war. Einladungen auf den Semmering und nach Baden bei Wien im Rahmen der Veranstaltungen wurden Tradition. Das Kursbüro als neues Organisationszentrum befand sich zuerst in der Schlösselgasse 22 und dann im ersten Hof des AKHs.[77]

1052. – Zu Gstettner siehe auch: Ingrid Arias, Die ersten Ärztinnen in Wien. Ärztliche Karrieren von Frauen zwischen 1900 und 1938, in: Birgit Bolognese-Leuchtenmüller/Sonja Horn (Hg.), *Töchter des Hippokrates. 100 Jahre akademische Ärztinnen in Österreich*, Wien: Verlag der *Österreichischen* Ärztekammer 2000, 55–78, 69.

74 Vgl. Gstettner, Ärztliche Fortbildungskurse, 1055.

75 Gstettner war an der Vorbereitung der Weltfriedenstagung in Wien vom 15. bis 19. September 1914 beteiligt. Vgl. O. A., XXI. Weltfriedenskongress zu Wien. 15.–19. September 1914, in: *Die Friedenswarte* 16 (1914) 6, 235–240, 236.

76 Vgl. Mathilde Gstettner, Hygienische Beratungsstellen, in: *Internationale Klinische Rundschau* 33 (1919) 9/10, 51–54; weiter in: *Internationale Klinische Rundschau* 33 (1919) 10/11, 64–68.

77 Vgl. Schönbauer/Jantsch, *Wagner-Jauregg*, 90–91.

Alle damals in Wien bestehenden Fachgesellschaften boten natürlich in ihren wissenschaftlichen Sitzungen auch Fortbildungen für Ärzte und Ärztinnen der betreffenden Fachrichtung an. Als Beispiel dafür kann die Gesellschaft für Innere Medizin, welche 1903 in Gesellschaft für Innere Medizin und Kinderheilkunde umgewandelt wurde, gelten.[78] Ihre Tätigkeit musste nur in den Wirren des Ersten Weltkrieges um mehr als ein Jahr unterbrochen werden.[79] 1918 jedoch veranstaltete sie zusätzlich einen Fortbildungskurs, dem Anlass entsprechend auf dem Gebiet der Kriegspsychiatrie, im Hörsaal von Wagner-Jaureggs Klinik.[80] Als Adressaten wurden neben praktischen Ärzten und Ärztinnen deshalb ausdrücklich auch Militärärzte genannt.[81]

1924 besuchte der amerikanische Arzt Charles Sidney Burwell (1892–1976), späterer Dekan der Harvard Medical School und Experte in der medizinischen Aus- und Weiterbildung, Rudolf Maresch. Burwell arbeitete mit dem berühmten Kardiologen Paul Dudley White (1886–1973) zusammen, der, wie er, in Wien postgraduelle Kurse besuchte. In Bezug auf die Bedeutung solcher Lehrveranstaltungen betonte Burwell MedizinstudentInnen gegenüber, dass die Halbwertszeit medizinischen Wissens nur etwa fünf Jahre betrage: »Half of what is true today will be proven incorrect in the next five years. Unfortunately we don't know which half this is going to be.«[82]

Der Blick von außen war wichtig, zumal Wien seinen Ruf als Zentrum der Aus- und Fortbildung behalten wollte. Der Chirurg Ludwig Moszkovics (1873–1945) empfahl daher eine Medical School für Ausländer. Der Lehrkörper der Medizinischen Fakultät sollte in dieser Post-Graduate School das Wissen und die Methoden der Spezialfächer vermitteln.[83] Moszkovics, der aktiv am Kursprogramm der Wiener American Medical Association (AMA) – einer 1903 in Wien für amerikanische Ärzte und Ärztinnen gegründeten Organisation, die Fortbildungsveranstaltungen in englischer Sprache anbot[84] – mitarbeitete und als Autor in der Zeitschrift *Ars Medici* publizierte, griff damit vielseitig vorgebrachte Anregungen auf. Ein postgraduelles Zentrum sollte Ärzten die Möglichkeit

78 Die Gesellschaft für Innere Medizin wurde am 17. Dezember 1903 in Gesellschaft für Innere Medizin und Kinderheilkunde umbenannt. Vgl. O. A., Notizen, in: *WMW* 53 (1903) 51, 2438.

79 Vgl. O. A., Berichte aus den wissenschaftlichen Vereinen. Gesellschaft für innere Medizin und Kinderheilkunde in Wien, in: *WMW* 67 (1917) 6, 304–311, 304.

80 Vgl. O. A., Notizen, in: *WMW* 68 (1918) 48, 2130–2131, 2130. – Siehe auch O. A., Notizen, in: *WMW* 68 (1918) 46, 2044.

81 Vgl. O. A., Notizen, in: *WMW* 68 (1918) 42, 1867–1868, 1867.

82 David H. Newman, *Hippocrates' shadow. Secrets from the house of medicine*, New York: Simon & Schuster 2008, 132.

83 Vgl. Ludwig Moszkovics, Memorandum über die Gründung einer Medical School in Wien, in: *WMW* 70 (1920) 5, 259–260, 260. – Ludwig Moszkovics, Der medizinische Unterricht, in: *WMW* 76 (1926) 27, 836.

84 Vgl. Ralph A. Reynolds, 25 Years of Development of the AMA of Vienna, in: *Ars Medici* 6 (1928) 12, 531–534, 531.

bieten, sich zu Spezialisten in einem bestimmten Fach auszubilden.[85] Bisher nur unsystematisch erfolgt, sollte ein »höherer Studienplan« nun eine vertiefende Ausbildung in theoretischen und praktischen Methoden eines Spezialfaches bieten. Der Unterricht der Fortgeschrittenen könnte viel freier und weniger dogmatisch gestaltet werden als jener der Medizinstudenten. Dieses Programm sei für Ausländer kostengünstig und wegen der hohen Reputation der Medizin Österreichs attraktiv. Mit den Einnahmen aus den Fortbildungskursen könnte wiederum der Ausbau der Institute finanziert werden. Ferner beklagte Moszkovics die mangelnde Anpassung an die neuesten wissenschaftlichen Erkenntnisse. Er kritisierte das sechsjährige Medizinstudium und forderte dessen Erweiterung »um mehrere Jahre«. Zumindest müsste jeder Mediziner je ein Jahr an einer Internen und an einer Chirurgischen Klinik arbeiten.[86]

Moszkovics wies dazu auf Abraham Flexners (1866–1959) 1912 erschienenes Buch *Medical Education in Europe* hin.[87] Der amerikanische Pädagoge und Wissenschaftsorganisator war überzeugt, »dass auch die beste Vorlesung nicht das geben kann, was dem Mediziner der direkte Kontakt mit dem Kranken im Krankenhaus bietet.« Die zentrale Bauweise der Kliniken in Wien und Berlin begünstige hier die postgraduelle Ausbildung.[88] Die Weiterbildung sei für vielbeschäftigte Praktiker oder für Ärzte in entlegenen Gebieten, die keinen Kontakt zur Klinik hatten, notwendig. Ärztliche Fortbildung sollte eng an die Standards des Medizinstudiums gebunden sein, meinte Flexner.[89] In Deutschland sei das Studium generell wissenschaftslastig, was den Bedarf an praxisbezogenen Fortbildungsinstitutionen erhöhe. Die Hörsäle von Berlin, München, Leipzig und Wien seien überfüllt, was zeige, dass mehr systematischer Unterricht, gehalten von den Extraordinarii, erforderlich sei. Solche Institutionen gehörten

85 Vgl. Moszkovics, Medical School, 259.

86 Vgl. Moszkovics, Der medizinische Unterricht, 836.

87 Abraham Flexner, geboren am 13. November 1866 in Louisville, Kent, war bis 21. September 1959 US-»educator«, der für die Carnegie-Stiftung Berichte über die medizinische Ausbildung in Amerika und Europa verfasste. 1912 erschien Flexners erster Bericht über den medizinischen Unterricht in Europa an die Carnegie-Stiftung, in welchem der Heimat ein Mangel an praxisbezogener Ausbildung attestiert wurde. Die USA sollten sich ein Beispiel am Kontinent nehmen. Vgl. Abraham Flexner, *Medical Education in Europe. A Comperative Study*, New York: Macmillan 1912. – Neben der Evaluierung des Studiums kritisierte er die Überbewertung der experimentellen Pathologie und die Personalunion von Ordinarius und Prosektor. Er wies darauf hin, dass die physiologische, beziehungsweise die experimentelle Seite fehlten (»[They] converted a hospital dead house into a university institute«). Flexner tritt dafür ein, die Pathologie auch experimentell und laborgestützt zu betreiben. Vgl. ebd., 93. – Flexner stützt sich auf Billroths *Lehren und Lernen* von 1875 und lobt Wien als kostengünstigen Studienort mit einer besonders modernen neuen Klinik (Klinik Pirquet). Vgl. ebd., 213. – Arthur Kline, Pioneers of the Second Vienna School, in: *Journal of the international college of surgeons* 41 (1964) 2, 16–20.

88 Vgl. Flexner, *Medical Education in Europe*, 236.

89 Vgl. ebd., 318.

nach Flexner zum örtlichen Ausbildungssystem. Ergänzungs- oder Ferialkurse für Universitätsärzte stünden in eigenen Spitälern zur Verfügung. In Preußen bestehe seit 1900 ein zentrales Komitee dafür.[90] In Wien gäbe es für Ausländer Kurse von fünf Wochen mit bis zu zehn Teilnehmern in einer Gruppe, bei denen der Instruktor einen Fall pro Tag demonstriere und die Teilnehmer um das Krankenbett säßen. Sie könnten dem Unterricht sprachlich kaum folgen und schon gar nicht aktiv teilnehmen.[91] Eine Sonderstellung nehme hier die Allgemeine Poliklinik ein. Da Extraordinarii außerhalb der Universität keine PatientInnen, Laboratorien oder Ambulanzen zur Verfügung gestellt bekämen, errichteten diese in Wien eine Poliklinik, um dort Kurse für In- und Ausländer anzubieten. Flexner vertrat aber die Ansicht, dass sich mit einer Verbesserung der Qualität des Studiums solche postgraduelle Institutionen erübrigten.[92]

Internationale Fortbildungskurse in der Zwischenkriegszeit

1920 wurden die einzelnen Reformvorschläge, die sich aus den Erfahrungen des Ersten Weltkriegs rekrutierten, von Wagner-Jauregg und seinem Komitee im Rahmen der Fakultät aufgegriffen und weitere Kurse, speziell für praktische Ärzte und Ärztinnen, für Juni, September und Dezember festgesetzt. Pro Jahr wurden drei Kurszyklen im Februar, Juni und September/Oktober von zweiwöchiger Dauer angeboten, ausgerichtet auf praktische Therapieaspekte. Unter anderem wurden 1920 in Karlsbad Fortbildungskurse in Balneologie vor allem für Kurärzte und -ärztinnen angeboten[93] und 1921 in der Gesellschaft für Innere Medizin und Kinderheilkunde mit Beteiligung Wagner-Jaureggs die Fortbildungsbedürfnisse dieser Fächer abgedeckt.[94]

Die eigentlichen Wagner-Jauregg'schen Fortbildungskurse, die durch den Ersten Weltkrieg unterbrochen worden waren, wurden 1921 als Internationale Fortbildungskurse der Wiener Medizinischen Fakultät weitergeführt.[95] Der erste dieser Fortbildungskurse für praktische Ärzte und Ärztinnen des In- und Auslands wurde unter dem Titel »Fortschritte der Inneren Medizin und ihrer Grenzgebiete unter Berücksichtigung der Therapie« von 7. bis 19. Februar 1921 abgehalten.[96] Der nächste Kurs von 6. bis 18. Juni behandelte das Thema

90 Vgl. ebd., 319.
91 Vgl. ebd., 320.
92 Vgl. ebd., 321.
93 Vgl. O. A., Balneologischer Fortbildungskurs, in: *WMW* 70 (1920) 2, 1318–1319.
94 Vgl. O. A., Fortbildungskurs, in: *WMW* 71 (1921) 3, 177–178.
95 Vgl. Schönbauer/Jantsch, *Wagner-Jauregg*, 90.
96 Vgl. O. A., 1. Fortbildungskurs, in: *WMW* 71 (1921) 7, 347.

»Fortschritte in der Chirurgie, Orthopädie, Gynäkologie und Pädiatrie«.[97] Bei einer Nachfeier in Baden dankte Wagner-Jauregg besonders Eppinger und Schüller für ihre Mitarbeit.[98] Im Rahmen des zehnten Internationalen Fortbildungskurses fand ein Ausflug auf den Semmering statt. Wagner-Jauregg begrüßte die Kursteilnehmer und der Präsident der American Medical Association (AMA), Edmund B. Spaeth (1890–1976), hielt die Eröffnungsansprache:

> »Wie ich erfahre, sind heute Ärzte aus der ganzen Welt hier versammelt und ich kann mir keinen ausgezeichneteren Begriff einer Einigung in irgendeiner Kunst oder Wissenschaft vorstellen, als jene welche wir heute in dieser Vereinigung von Ärzten vor Augen haben. Wir Mitglieder der Amerikanischen Medizinischen Gesellschaft sind ebenso wie sie hier, um bei den Meistern unseres Berufes zu lernen, und ich versichere Ihnen, dass wir ungemein stolz auf diese Tatsache sind. Die Erforschung der Medizin als Wissenschaft [und] aus Gründen der Menschenfreundlichkeit, das ist es woran wir arbeiten, mit mehr oder weniger Erfolg, doch alle nach besten Kräften. Wenn nun die individuelle Fähigkeit einer ganzen Gruppe von Ärzten sich zusammenfindet, wie dies an der Wiener Fakultät der Fall ist, so steht der Erfolg ausser Frage, er kann nicht ausbleiben. Die Wiener Universität verdient unseren ausdrücklichen Glückwunsch wegen ihrer berühmten Stellung auf dem Feld der Medizin und wir betrachten es als Ehre, als postgraduierte Studenten in ihren Kliniken und Krankenanstalten zu arbeiten.«[99]

Einige Jahre später führte einer von Spaeths Nachfolgern bei der AMA, Edmund Scholter (1889–1972), bei einer ähnlichen Gelegenheit aus, dass die ärztliche Ausbildung in den USA nach dem Muster der Johns Hopkins und der Harvard University durchgeführt werde, welche wiederum von österreichischen und deutschen Fakultäten geprägt worden waren.[100]

Das Kursbüro betreute die in deutscher Sprache abgehaltenen Kurse, während die American Medical Association für jene in Englisch zuständig war. Für die Teilnahme an deutschsprachigen Kursen waren die AMA-Ärzte und -Ärztinnen verpflichtet, bei Bedarf vom Kursbüro organisierten Sprachunterricht zu besuchen. Im Einzelnen wurden in deutscher und englischer Sprache neben den Internationalen Fortbildungskursen ein- bis zweiwöchige Gruppenkurse in den klinischen Fächern sowie Monatskurse in den theoretischen Disziplinen an der Wiener Medizinischen Fakultät angeboten. Private Einzelkurse und Praktika standen ebenfalls zur Verfügung.[101] Im Verzeichnis der Ärztekurse[102] von 1924

97 Vgl. O. A., 2. Fortbildungskurs, in: *WMW* 71 (1921) 11, 527–528, 528.

98 Vgl. O. A., 2. Fortbildungskurs. Baden, in: *WMW* 71 (1921) 27, 1227–1230, 1229.

99 O. A., Notizen, in: *WMW* 73 (1923) 42, 1880–1882, 1881.

100 Vgl. O. A., American Medical Association of Vienna, in: *WMW* 28 (1930) 30, 1003–1004, 1004.

101 Vgl. Kursbüro der Wiener Medizinischen Fakultät, *Tätigkeitsbericht über die Zeit vom 15. September 1924 bis 30. April 1928 des Kursbüros der Wiener Medizinischen Fakultät*, Wien: Kaltschmid 1928.

102 Vgl. Kursorganisation der Wiener medizinischen Fakultät, *Verzeichniss der Ärztekurse 1924/25, 1925/26, 1926/27*, Wien: Minerva 1924–1927.

bis 1927 waren die Bestimmungen über Aufnahme und Frequenz angeführt. Die Monatskurse in Anatomie, Pathologie, innere Medizin, Kinderheilkunde, Neuropsychiatrie, Chirurgie, Orthopädie, Urologie, Gynäkologie, Geburtshilfe, Haut- und Geschlechtskrankheiten, Augen-, Ohr-, Nasen- und Kehlkopfheilkunde sowie Röntgenologie waren mit Angabe des jeweiligen Dozenten verzeichnet. Zusätzlich wurden Gruppenkurse in innerer Medizin angeboten.

Im Tätigkeitsbericht von 1928 legte das Kurskomitee einen ausführlichen Bericht über die vergangenen vier Jahre vor. Es wurde mit der Buchhandlung Minerva vereinbart, für die Organisation Büro und Personal zur Verfügung zu stellen. In diesem Zeitraum stieg die Zahl der Kurse von 40 auf 332, die Zahl der TeilnehmerInnen von 438 auf 950, darunter jene der AmerikanerInnen von 31 auf 223. Das jährliche Defizit sank von über 8.000 auf 4.000 Schilling und wurde vom Verlag Minerva getragen.[103]

Der praktizierende Arzt Jakob Friedmann (ca. 1868–1930) beschrieb in dem 1927 erschienenen Buch *Das Medizinische Wien* ausführlich das ärztliche Fortbildungswesen.[104] Er erwähnte, dass Wien nach dem Ersten Weltkrieg bis 1925 London und Berlin überholt hatte, wo je 30 englische und amerikanische Ärzte und Ärztinnen an Fortbildungen teilnahmen, während Wien im selben Zeitraum von 500 dieser Ärzte und Ärztinnen besucht wurde. Der Grund liege darin, dass in Wien 200 Lehrer Vorlesungen in Englisch hielten und die Stadt mit ihrer weltberühmten Schule eine Spitzenausbildung anbiete.[105] Im Februar, Juni und Dezember gebe es im Rahmen der Internationalen Fortbildungskurse »Übersichtskurse über Fortschritte auf einem Spezialgebiet der Medizin«, im September Kurse für Gesamtmedizin für Praktiker. Jeder Kurs bestehe aus 48 Vorträgen und zwölf Demonstrationen für die Dauer von zwei Wochen. Daran schließe sich eine einwöchige Seminarveranstaltung in verschiedenen Krankenhäusern an.[106] Zusätzlich würden im Kursbüro der Medizinischen Fakultät Deutschkurse organisiert. Zurzeit gebe es 184 Kurse mit etwa zehnstündiger Dauer, die Teilnehmerzahl liege zwischen zwei und zehn Hörern. Anschließend gebe es noch ein- bis zweiwöchige Gruppenkurse über Fortschritte in der inneren Medizin und in den Spezialfächern.[107] Für das Hospitieren, für Operationen, Operationsübungen und für das »Frequentieren« würden monatliche

103 Vgl. Kursbüro der Wiener Medizinischen Fakultät, *Tätigkeitsbericht des Kursbüros.* – Zu Gruppenkursen vgl. auch: Kursbüro der Wiener Medizinischen Fakultät, *Kursorganisation der Wiener Medizinischen Fakultät. Ärztekurse 1927/28*, Wien: Minerva 1928, 9.

104 Vgl. Jakob Friedmann, *Das medizinische Wien. Die medizinischen Fortbildungskurse, medizinischen Einrichtungen, Wohlfahrtspflege, Sehenswürdigkeiten Wiens*, Wien: Vidor 1927.

105 Vgl. ebd., 9.

106 Vgl. ebd., 11.

107 Vgl. ebd., 13.

Gebühren eingehoben.[108] Demzufolge zahlten Inländer und Deutsche drei Schilling, Bulgaren, Rumänen, Türken und Ungarn zwölf Schilling, Tschechen und Italiener 22,50 und die Übrigen 30,00 Schilling, inklusive der Amerikaner, welche somit das Zehnfache ihrer österreichischen KollegInnen entrichteten. Der starke Dollar der US-Ärzte wurde sogar in seiner Umwegrentabilität für Wien erwähnt. Das führte zu einem gespannten Verhältnis zwischen der AMA und einer Gruppe von Dozenten, die auf die teuren Tarife bestanden, denn diese AMA-Kurse seien die Begehrtesten.[109] 1927 fand der 24. Kurs seit dem Ende des Ersten Weltkriegs vom 7. bis zum 20. Februar zum Thema »Neuro-Psychiatrie unter besonderer Berücksichtigung der Therapie« statt. Im Vordergrund stand Wagner-Jaureggs »Progressive Paralysenlehre« mit der Behandlung von Neurosen.[110] Am 22. Oktober in Baden besuchten TeilnehmerInnen aus 14 Nationen diesen Fortbildungskurs. Die gehaltenen Referate wurden in der *Wiener Medizinischen Wochenschrift* publiziert.[111]

Ehrenamtlicher Sekretär der Kursorganisation war seit 1922 Kronfeld – er blieb es bis zu seinem Tod am 14. Juni 1938. 1929 übernahm Rudolf Maresch die Organisation der Fortbildungskurse, nachdem Wagner-Jauregg diese Funktion zurückgelegt hatte. Dessen Abschied wurde gebührend gefeiert.[112]

Von insgesamt 4.062 Kursbesuchern zwischen 1924 und 1930 kamen nur 208 aus Österreich, hingegen 630 aus den USA. Der hohe Anteil an Amerikanern hielt sich trotz der Weltwirtschaftskrise 1929. Dennoch war der Höhepunkt sowohl die Kurse als auch die Teilnehmerzahlen betreffend 1927 erreicht; der darauffolgende Abfall lässt sich wohl auf die politische Instabilität vor dem Zweiten Weltkrieg zurückführen.

Am 25. Jänner 1933 konstituierte sich der Verein zur Förderung des ärztlichen Fortbildungswesens als Aufsichtsorgan des Kursbüros. Die Satzungen wurden bei der Universität Wien vom Dekan Ernst Peter Pick bestätigt. Mitglieder waren ProfessorInnen, PrivatdozentInnen und AssistentInnen der Medizinischen Fakultät. Bei Auflösung des Vereins sollte das Vermögen die Medizinische Fakultät erhalten.[113] Diese neu gegründete Organisation richtete nicht nur Fortbildungsveranstaltungen, sondern auch Jubiläen aus (Allgemeines Krankenhaus 1935, Gesellschaft der Ärzte in Wien 1937). 1933 gab der Verein ein Verzeichnis

108 Vgl. ebd., 71.

109 Vgl. Dr. P. S. Graven/et al., Postgraduate instruction in Vienna, in: *JAMA* 78 (1922) 13, 1219–1220.

110 Vgl. O. A., 24. Fortbildungskurs, in: *WMW* 87 (1927) 2, 76–77.

111 Vgl. O. A., Fortbildungskurs, in: *WMW* 87 (1927) 45, 1475–1477.

112 Vgl. O. A., Hofrat Wagner-Jaureggs Abschiedsvorlesung, in: *WMW* 88 (1928) 29, 983. – Für eine Übersicht der 1929 geplanten Kurse vgl.: O. A., Fortbildungskursus der Wiener medizinischen Fakultät, in: *WMW* 88 (1928) 43, 1373.

113 Vgl. Statutenentwurf des Dekans 1933 zur Gründung des Vereins zur Förderung des ärztlichen Fortbildungswesens an der Universität Wien, WMA.

der Ärztekurse für die Periode vom 1. September 1933 bis zum 31. August 1934 heraus, das fortan jährlich erscheinen sollte. Darin wurden die Aufnahmebedingungen mitgeteilt sowie die Ankündigung der Internationalen Fortbildungskurse, der Gruppenkurse an den Kliniken mit einwöchiger Dauer, der zehnstündigen Ferialkurse, der Monatskurse in allen Disziplinen am AKH und der Kurse an den städtischen Krankenhäusern abgedruckt. Die Geschäftsordnung besagte, dass »im Falle von Differenzen zwischen dem Kursbüro und den Kursteilnehmern oder Kurslehrern [...] ein Vorstandsmitglied des Vereines für ärztliche Fortbildung anzurufen« sei.[114]

Zeitgleich mit dem 55. Internationalen Fortbildungskurs über innere Medizin[115] wurden anlässlich des 150-jährigen Bestehens des Allgemeinen Krankenhauses von 13. bis 25. Mai 1935 an der Universität Wien die Ärztlichen Festwochen veranstaltet.[116] Der Chirurg Anton Eiselsberg (1860–1939)[117] sprach zur Eröffnung über die historische Entwicklung der Magenchirurgie; nachmittags fanden die Festsitzungen der wissenschaftlichen Vereinigungen statt. Am 17. Mai gab der Verein im Rathauskeller in Wien ein Abendessen. Bevor Wagner-Jauregg den Kurs »Innere Sekretion« eröffnete, hielten Bundespräsident Wilhelm Miklas (1872–1956), Bundeskanzler Kurt Schuschnigg (1898–1977) und Bürgermeister Richard Schmitz (1885–1954) Ansprachen. Wagner-Jauregg leitete auch die Enthüllung des Denkmals von Johann Peter Frank (1745–1821, dritter Direktor des AKHs) durch den Bundespräsidenten.[118]

Nachdem Maresch am 16. Jänner 1936 verstorben war,[119] berief der Verein zur Förderung des ärztlichen Fortbildungswesens in der Bibliothek der Pathologie für den 15. Februar eine außerordentliche Generalversammlung ein.[120] Im selben Jahr übernahm der Pathologe Hermann Chiari (1897–1969) die Organisation der Fortbildungskurse.[121] Der 59. Kurs für innere Medizin im Mai 1937 wurde mit der Hundertjahrfeier der Gesellschaft der Ärzte in Wien zusammengelegt.

---

114 Vgl. Verein für ärztliches Fortbildungswesen der Universität Wien (Hg.), *Verein für ärztliches Fortbildungswesen der Universität Wien*, Wien: Selbstverlag 1933/34, 9.

115 Vgl. O. A., 55. Internationaler Fortbildungskurs, in: *WMW* 85 (1935) 20, 562.

116 Vgl. O. A., 50 Jahre AKH Wien, in: *WMW* 85 (1935) 13, 366.

117 Anton Eiselsberg, Schüler von Billroth, 1893 Utrecht, 1896 Königsberg, 1901–1931 Vorstand der I. Chirurgischen Klinik des AKHs, 1909 Gründung der Unfallchirurgie mit Hochenegg, neben Darmchirurgie und Schilddrüse spezialisiert auf Neurochirurgie; Lehrer der AMA doctors. Vgl. Burghard Breitner, Anton von Eiselsberg zum Gedächtnis, in: *WMW* 89 (1939) 46, 1067.

118 Vgl. O. A., Festversammlungen der Vereinigungen, in: *WkW* 48 (1935) 12, 353–384. – Siehe auch: O. A., Schlussbericht der Festwochen, in: *WkW* 48 (1935) 22, 729–783. – O. A., Festsitzung der ärztlichen Festwochen, in: *WkW* 48 (1935) 19, 601–609.

119 Vgl. Hermann Chiari, Nachruf Rudolf Maresch, in: *WMW* 86 (1936) 6, 145–150.

120 Vgl. O. A., Verein zur Förderung des ärztlichen Fortbildungswesens an der Universität Wien, in: *WMW* 86 (1936) 6, 172.

121 Vgl. O. A., Verein zur Förderung des ärztlichen Fortbildungswesens, in: *WMW* 86 (1936) 2, 59.

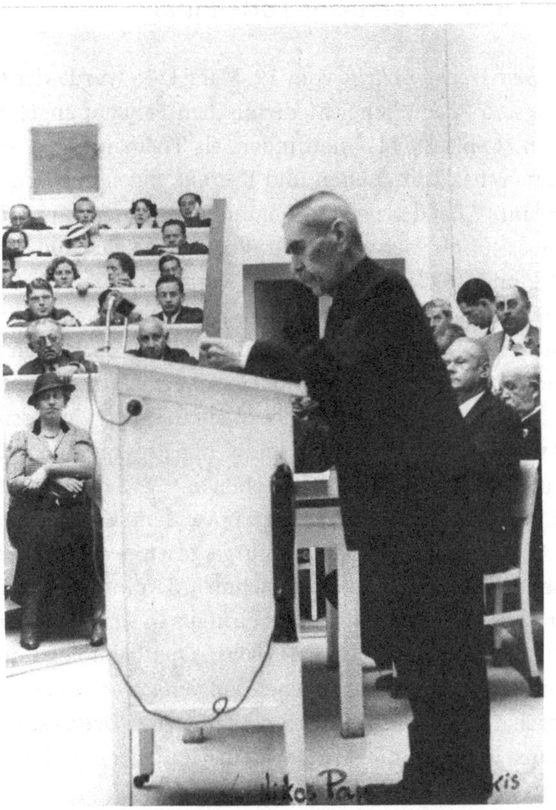

Abb. 2: Wagner-Jauregg bei seinem Vortrag anlässlich des 60. Internationalen Fortbildungskurses, 1937 im Hörsaal der Klinik Arzt (Dermatologie), Josephinum – Ethik, Sammlungen und Geschichte der Medizin, Bildarchiv, MUW-FO-IR-000162-0035.

Der Internist Alfred Viktor Frisch (1890–1960) berichtete in der *Wiener klinischen Wochenschrift*, dass 35 Prozent der teilnehmenden Ärzte bereits Inländer waren, gegenüber 65 Prozent Ausländern. Dies wurde als Erfolg gewertet, da in der Vergangenheit, wie bereits erwähnt, die Überzahl der AusländerInnen in den Kursen noch weitaus größer war.[122] Über die Gründe für die aber noch immer geringe Zahl österreichischer Ärzte und Ärztinnen kann nur spekuliert werden; es bestand keine Teilnahmepflicht, ebenso war die zeitliche und finanzielle Belastung durch Fortbildungen hoch. Praktizierende mögen in Österreich in diesen Bereichen weniger Spielraum gehabt haben als an anderen Orten.

122 Vgl. Anton Frisch, Tagesgeschichte. Rückblick auf die ärztlichen Festwochen, in: *WkW* 50 (1937) 22, 886–888.

1938: Die Wiener Akademie für ärztliche Fortbildung

In der *Wiener Medizinischen Wochenschrift* vom 19. März 1938 wurde der 61. Internationale Fortbildungskurs der Wiener Medizinischen Fakultät angekündigt.[123] Der Kurs sollte von 16. bis 28. Mai stattfinden, als Themen waren Verdauungskrankheiten, Stoffwechselkrankheiten und Erkrankungen der Drüsen mit innerer Sekretion geplant.[124] Bei der zweiten Ankündigung am 30. April, die bereits nach dem »Anschluss« Österreichs an das Großdeutsche Reich und unter dem Schriftleiter August Ploner (1905–1993) verfasst wurde, erschien ein Programm mit neuen Referenten.[125] Jene Vortragenden, die politisch nicht systemkonform agierten, und jene, die jüdischer Abstammung waren, schienen im Verzeichnis der Vortagenden nicht mehr auf. Von den 35 ursprünglich geplanten Referenten sind heute 14 am Vertriebenenblog der Medizinischen Universität Wien zu finden,[126] nur 18 von ihnen schienen auch im zweiten Programmentwurf auf. Für die Ausschreibung des Kurses, nun verschoben auf 28. September bis 8. Oktober 1938, wurde der Vermerk hinzugefügt: »An dem Kurs können deutsche Ärzte, die den Anforderungen des Reichsbürgergesetzes entsprechen, sowie Ärzte ausländischer Staatsangehörigkeit teilnehmen.« Anmeldungen für diesen Kurs konnten nur »arische« Ärzte beim Kursbüro der Wiener Medizinischen Fakultät einreichen. Josef Meller (1874–1968), Ophthalmologe und Schüler von Fuchs, formulierte den Auftrag zu lebenslangem Lernen bei seiner Ansprache an »die Hörerschaft bei der ersten Vorlesung im neuen Deutschland« folgend: »Die ärztliche Kunst lernt sich nicht in 5 nicht in 6 und nicht in 7 Jahren. Ihr müsst dem Lernen darin euer Leben widmen.«[127]

Beim 62. Fortbildungskurs der Wiener Medizinischen Fakultät vom 29. September bis zum 8. Oktober 1938 mit dem Thema »Fortschritte der Medizin unter besonderer Berücksichtigung der Therapie« trugen dieselben Referenten vor wie beim 61. modifizierten, »gereinigtem« Kurs, auch die Kliniken als Veranstal-

123 Vgl. O. A., 61. Internationaler Fortbildungskurs der Wiener Medizinischen Fakultät, in: *WMW* 88 (1938) 12, 338–339.

124 Für Mai 1938 wurde noch ein Kurs über »Fortschritte der Heilkunde« angekündigt. Das Programm wurde noch vom Verein zur Förderung des ärztlichen Fortbildungswesens mit Sitz in der Alserstrasse 4 verlegt. Vgl. O. A., 61. Internationaler Fortbildungskurs, in: *WMW* 88 (1938) 18, 505.

125 Vgl. O. A., 61. Internationaler Fortbildungskurs, in: *WMW* 88 (1938) 18, 505–507, 505. – Judith Merinsky, *Die Auswirkung der Annexion Österreichs 1938 auf die Medizinische Fakultät der Universität Wien*, phil. Diss., Wien 1980.

126 Vgl. Sonderblogserie »Vertrieben 1938«, Van Swieten Blog, Universitätsbibliothek Medizinische Universität Wien, URL: ub.meduniwien.ac.at/blog/?tag=sonderblogserie-vertrieben-1938 (abgerufen am 10.3.2017).

127 Josef Meller, Ansprache an die Hörerschaft bei der ersten Vorlesung im neuen Deutschland am 26. April 1938, in: *WMW* 88 (1938) 20, 540–542, 542.

tungsort blieben gleich.[128] Dekan Eduard Pernkopf (1888–1955) eröffnete die Veranstaltung. Er wies auf die ausgezeichnete Fortbildung im »Altreich« hin, erwähnte eine zuvor in Budapest stattgefundene Tagung mit Gründung einer internationalen Akademie für ärztliche Fortbildung und kündigte ein solches Modell auch für Wien an.[129]

Am 26. April 1939 eröffnete der einflussreiche Mediziner und NSDAP-Funktionär Rudolf Ramm (1887–1945) in der Wiener Hofburg im Zeremoniensaal die Wiener Akademie für ärztliche Fortbildung. Reichsamtsleiter Kurt Blome (1894–1969) und Hauptamtsleiter für Volksgesundheit in Berlin und Reichsgesundheitsführer Leonardo Conti (1900–1945) hielten Reden. Unter Anwesenheit zahlreicher Prominenter wurde die Gründungssitzung als Festakt präsentiert.[130] Die Philharmoniker spielten »Eine kleine Nachtmusik«, dirigiert von Hans Knappertsbusch (1888–1965). Besonders begrüßt wurden der Gauleiter Josef Bürckel (1895–1944), Gruppenführer Konstantin Kammerhofer (1899–1958), der stellvertretend für Staatssekretär Ernst Kaltenbrunner (1903–1946) anwesende Hugo Jury (1887–1945), Luftwaffenarzt und General Rudolf Mader (1894–1966) sowie Ramm als neuer Beauftragter für Fortbildung. Redner waren Ramm, Blome und Conti. Vizedirektor Erwin Risak (1899–1986) erwähnte in seinem Eröffnungsbericht die AMA, das Kursbüro und den Verein zur Förderung des Fortbildungswesens der Universität Wien. Präsident des wissenschaftlichen Senates wurde Franz Hamburger, Vorstand der Kinderklinik von 1930 bis 1945 und Nachfolger Pirquets.[131] Blome erwähnte die 1935 im Deutschen Reich eingeführte Pflichtfortbildung – deutsche Ärzte und Ärztinnen mussten alle fünf Jahre an einem Fortbildungslehrgang teilnehmen – und die 1938 gegründeten internationalen Akademien für ärztliche Fortbildung in Berlin sowie in Budapest. Da nach dem »Anschluss« die deutsche Rechtsordnung für die Approbation auch in der »Ostmark« übernommen wurde, kam der Kontrolle der praktischen Ausbildung besondere Bedeutung zu.[132]

Die Auslagerung von Aufgaben, die 1933 mit dem Verein zur Förderung der

128 Vgl. O. A., 62. Internationaler Fortbildungskurs der Wiener medizinischen Fakultät, in: *WMW* 88 (1938) 36, 966–967, 967.

129 Vgl. Eduard Pernkopf, Eröffnung des 62. Internationalen Fortbildungskurses, in: *WkW* 51 (1938) 26, 701.

130 Vgl. O. A., Gründungssitzung der Wiener Akademie für ärztliche Fortbildung, in: *WkW* 52 (1939) 21, 520–521.

131 Vgl. Erwin Risak, Zur Eröffnung der Wiener Akademie für ärztliche Fortbildung, in: *WkW* 52 (1939) 17, 393. – Bei der Neugründung der Akademie am 25. März 1950 waren nur mehr zwei der ursprünglichen Mitglieder des wissenschaftlichen Senats vertreten, nämlich Hermann Chiari und Leopold Schönbauer. Vgl. O. A., Gründungssitzung der Wiener Akademie für Ärztliche Fortbildung, in: *WMW* 89 (1939) 19, 531–536, 531.

132 Vgl. O. A., Gründungssitzung der Wiener Akademie für Ärztliche Fortbildung, in: *WMW* 89 (1939) 19, 531–536, 533. – Siehe auch Eduard Pernkopf, Begrüssungsworte, in: *WMW* 89 (1939) 6, 140–146, 141.

Fortbildung begonnen wurde, fand ihr Ende mit der Gründung der Wiener Medizinischen Akademie. Wieweit dazu finanzielle Erwägungen beigetragen haben, lässt sich aufgrund des verfügbaren Materials nicht beurteilen. Interessant ist in diesem Zusammenhang, dass für einen privaten Verein die Uneigennützigkeit gefordert wurde, es also zu keinem zu großen Gewinnzuwachs kommen durfte.

Ab 1939 veranstaltete nur mehr die Wiener Akademie ärztliche Fortbildungen.[133] Vorträge, Seminare und Kursabende fanden jeweils an Freitagabenden statt. Die *Wiener Medizinische Wochenschrift* verwies auf weitere Fortbildungsveranstaltungen in Berlin, Dresden, Freiburg, also im »Alt-Reich«, und in den annektierten Gebieten in Karls- und Marienbad.[134] Von 14. bis 17. Mai 1940 wurden im Rahmen der »Wiener Medizinischen Woche« Vorträge angeboten. Ramm sprach über Wissenschaft und ärztliche Fortbildung, weitere Vortragende über Malaria, Rachitis oder Störungen des Geburtsvorgangs. Der 63. Internationale Fortbildungskurs wurde von 20. bis 25. Mai dieses Jahres als Gruppenkurs für bestimmte Spezialfächer geführt. Für den 64. Internationalen Fortbildungskurs im Oktober 1940 war das Thema »Neue Wege in der Behandlung« geplant. Der Vorsitzende Otto Planner von Plann (1893–1975) berichtete in der Festsitzung der neuen Wiener Medizinischen Gesellschaft, dass in diesem Jahr Fortbildung zweimal in Form einer medizinischen Woche abgehalten werden konnte.[135]

Einer der letzten Fortbildungskurse der Akademie für ärztliche Fortbildung in der »Ostmark« fand 1942 von 17. bis 19. September am Semmering statt.[136] Die Themen umfassten Physiologie und Pathologie. Der Direktor des Wiener Burgtheaters Mirko Jelusich (1886–1969) sprach über »Das männliche Prinzip in der Geschichte«. Darauf folgte ein Referat von Fritz Lejeune (1892–1966), neu ernannter Ordinarius für Geschichte der Medizin, in dem dieser das Primariat des männlichen Geschlechtes und die Unterordnung der Frau bekräftigte. Die Seminarabende der Akademie fanden sodann weiter wöchentlich im Billrothhaus und in den Bezirken statt.[137] Auch 1943 veranstaltete die Akademie für ärztliche Fortbildung Seminarabende im Billrothhaus.[138] Von 5. bis 9. Juni 1944 fand die zweite Wiener Medizinische Woche[139] zum Thema Kinderheilkunde

133 Vgl. O. A., Gründungssitzung der Wiener Akademie für ärztliche Fortbildung, in: *WMW* 89 (1939) 19, 531–536, 531.
134 Vgl. O. A., Kongresskalender, in: *WMW* 89 (1939) 3, III.
135 Vgl. O. A., Wiener Akademie für ärztliche Fortbildung, in: *WMW* 90 (1940) 45, 978.
136 Vgl. O. A., Wiener Akademie für ärztliche Fortbildung, in: *WMW* 92 (1942) 34, 634.
137 Vgl. O. A., Wiener Akademie für ärztliche Fortbildung, in: *WMW* 92 (1942) 1, 18.
138 Vgl. O. A., Wiener Akademie für ärztliche Fortbildung, in: *WMW* 93 (1943) 3, 56.
139 Diese entsprach dem 76. Fortbildungskurs in der Tradition der Kurse von Wagner-Jauregg.

statt.[140] Ebenso wurden in Graz und Prag Akademieveranstaltungen abgehalten[141] sowie Gastvorträge in Städten »Niederdonaus«.[142] Die Akademie führte bis 1945 Fortbildungskurse durch und veranstaltete jeweils Freitag um 8 Uhr abends Seminare, alle zwei Wochen im Billrothhaus und in den Gaustädten.[143] Bis 16. Februar wurden Gastvorträge in Krems oder Wiener Neustadt gehalten.[144]

Die Wiener Medizinische Akademie nach dem Zweiten Weltkrieg

Der erste Fortbildungskurs der Wiener Medizinischen Fakultät in der Zweiten Republik (der 61. alter Ordnung, also der letzte Kurs in der Ersten Republik) fand von 18. bis 21. Februar 1947 zum Thema »Neue Erkenntnisse der Diagnostik und Therapie« an der Klinik Leopold Arzt (1883–1955) (I. Hautklinik) im zweiten Hof des AKHs statt.[145] Der Rektor der Wiener Universität, der Verfassungsjurist Ludwig Adamovich (1890–1955), betonte bei der Eröffnung, dass die »polizeiliche Bevormundung« des deutschen Ärzterechtes nun wieder beseitigt sei und die Medizinische Fakultät mit der Verleihung des *ius practicandi* bei der Promotion wieder die volle Verantwortung übernommen habe. Diese sei dadurch verpflichtet, für die Fortbildung der jungen Ärzte zu sorgen und sie mit den Fortschritten der medizinischen Wissenschaften vertraut zu machen:

> »Die staatliche Gesetzgebung konnte die Bedeutung und den hohen Wert des medizinischen Studiums an unseren österreichischen Universitäten nicht schöner und vorbehaltsloser anerkennen, als dadurch, dass sie auf jeden besonderen Akt der Bestallung verzichtete und mit dem Erwerb des Doktorates unmittelbar auch das ius practicandi verband.«[146]

Der Chirurg Hans Finsterer (1877–1955) gab Kurse für die American Medical Society, der Nachfolgerin der American Medical Association in Wien und war nach dem Zweiten Weltkrieg Präsident derselben.[147] Der zweite Kurs im neuen Österreich fand von 30. September bis 4. Oktober 1947 über Erkrankungen des

140 Vgl. O. A., Wiener Akademie für ärztliche Fortbildung, in: *WMW* 94 (1944) 21/22, 265–266.
141 Vgl. O. A., Wiener Akademie für ärztliche Fortbildung, in: *WMW* 94 (1944) 5/6, 74.
142 Vgl. O. A., Wiener Akademie für ärztliche Fortbildung, in: *WMW* 94 (1944) 21/22, 265.
143 Vgl. ebd., 266.
144 Vgl. O. A., Wiener Akademie für ärztliche Fortbildung, in: *WMW* 94 (1944) 21/22, 265–266.
145 Vgl. O. A., Tagesgeschichte. Programm 1. Fortbildungskurs, in: *WkW* 59 (1947) 3, 96.
146 Ludwig Adamovich, Die Bedeutung des ärztlichen Fortbildungskurses im Rahmen des Universitätsstudiums. Rede anlässlich der Eröffnung des 61. Fortbildungskurses der Wiener Medizinischen Fakultät vom 6. bis 14. Februar 1947, in: *WkW* 59 (1947) 6, 81.
147 Vgl. Franz Lackner/Ruth Voll (Hg.), *Vienna Medical Academy*, Wien: Bernsteiner & Partner 2000, 38.

alternden Menschen statt.[148] Arzt betonte, wie wichtig ein Verein für ärztliche Fortbildung angesichts der Notwendigkeit einer neu geregelten Facharztausbildung in Österreich sei:

> »Obwohl dafür noch kein behördlicher Auftrag bestand, hatte die Wiener Medizinische Fakultät den Verein für ärztliche Fortbildung aus eigener Kraft geschaffen, der sich wohl wie man ohne jede Überhebung sagen kann, auf das Beste bewährte.«[149]

1950 gründete eine Gruppe um den Internisten Karl Fellinger (1904–2000) die Wiener Medizinische Akademie für Fortbildung und Forschung, welche die Fortbildungsveranstaltungen den Bedürfnissen der praktizierenden Ärzte und Ärztinnen Wiens und des Umlandes nach dem Zweiten Weltkrieg anpasste. Das Direktionsgebäude des AKHs im ersten Hof war Sitz der Akademie.

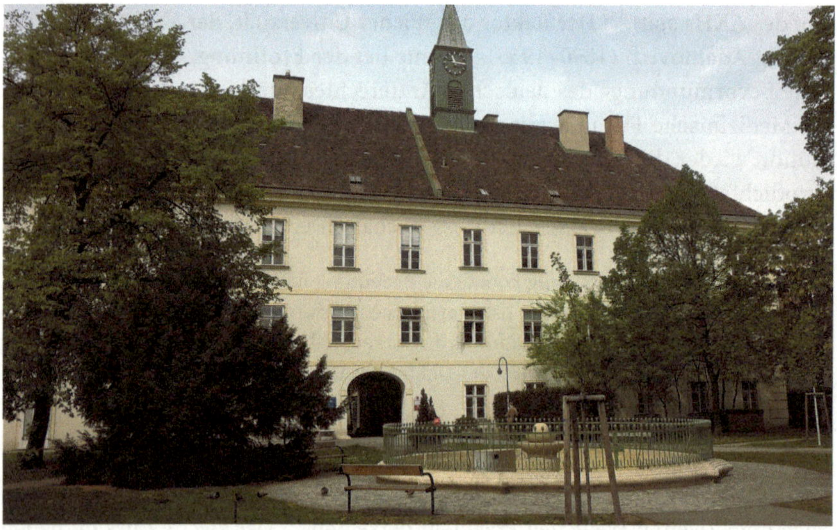

Abb. 3: Das Direktionsgebäude im alten AKH, Sitz der Wiener Medizinischen Akademie, Foto des Verfassers, 2018.

Von 24. bis 29. März[150] und von 13. bis 18. Oktober 1952[151] fanden Fortbildungskurse für praktische Ärzte und Ärztinnen statt, wobei 1951 die Teilnah-

148 Vgl. O. A., Programm des 2. Fortbildungskurses der Wiener Medizinischen Fakultät im September/Oktober 1947, in: *WkW* 59 (1947) 38, 640.

149 Leopold Arzt, Das ärztliche Fortbildungswesen an der Wiener medizinischen Fakultät, in: *WkW* 59 (1947) 6, 82.

150 Vgl. O. A., Internationaler Fortbildungskurs. Krankheit und Lebensalter, in: *WkW* 64 (1952) 6, 110–111.

151 Vgl. O. A., Internationaler Fortbildungskurs. Fortschritte in der Therapie, in: *WkW* 64 (1952) 36, 732.

megebühr 10 Schilling betrug. Ab 1952 war die Wiener Medizinische Akademie auch Adressat für ausländische MedizinerInnen. Sie bot individuelle Kurse in allen Spezialfächern an. Ein akademisches Zeugnis konnte nach einem Monat (100 Unterrichtsstunden) und ein Universitätszeugnis nach drei Monaten Hospitanz (300 Unterrichtsstunden) erworben werden. Ein akademisches Diplom erforderte eine Ausbildungszeit von zehn Monaten. Ein Fellowship wurde zusammen mit der Ärztekammer nach mindestens zweijähriger Ausbildung, ein Diplom für Allgemeinpraxis nach eineinhalb Jahren vergeben. Bei der Ankündigung postgradueller Kurse für Ärzte und Ärztinnen aus dem Ausland ergaben sich zwischen 1952, 1955 und 1970 einige Änderungen. Die Gebühr für eine Unterrichtsstunde war von 6 Dollar im Jahre 1952 auf 8 Dollar im Jahr 1970 gestiegen.[152] Nach dem Zweiten Weltkrieg waren es auch tatsächlich Ärzte und Ärztinnen aus sogenannten Entwicklungsländern, welche in Wien Teile ihrer Facharztqualifikation erwarben. Dies führte zur Errichtung eines Hochschullehrganges, welcher die Reputation eines ausgegebenen Diplomes erhöhte.[153]

Als Fellinger 1964 seine Antrittsrede als Rektor hielt, war die Fort- und Weiterbildung der MedizinerInnen bereits verpflichtend und wurde wie die Fachausbildung nach dem Medizinstudium von der Medizinischen Fakultät organisiert:

> »Die Ausbildung nach der Promotion ist eine wesentliche Ergänzung des Studiums, muss mit diesem abgestimmt und zu einer strukturellen Einheit aufgebaut werden. Es muss eine unabdingbare Forderung der Fakultät werden, dass diese nachpromotionelle Ausbildung wenigstens im organisatorischen Teil der Verantwortung und dem Einfluss der Fakultät übergeben wird.«[154]

Die Wiener Medizinische Akademie bot von diesem Zeitpunkt an in Zusammenarbeit mit der Ärztekammer Collegia Clinica Intensivfortbildung und Fortbildungskurse für praktische Ärzte und Ärztinnen an – eine heute noch organisierte Fortbildungsform, an der zwischen 1975 und 1985 8.000 MedizinerInnen teilnahmen.[155] Auch der Autor dieses Beitrags folgte als Anästhesist 1981 der Einladung, ein Fortbildungsseminar anzubieten.[156] Ab 1983 wurde vom

---

152 Vgl. Kursprogramme der WMA und AMS 1952–1970, Wien, Archivalien im Privatbesitz des Autors.

153 Otto Mayrhofer/Franz Lackner, Geschichte der Akademie nach dem 2. Weltkrieg bis 1992, in: Vorstand der Wiener Medizinischen Akademie (Hg.), *100 Jahre Wiener Medizinische Akademie*, Wien: Universimed, 2000, 28–42, 32.

154 Karl Fellinger, *Inauguration des Rektors an der Universität Wien*, Wien: Selbstverlag der Universität Wien 1964, 90.

155 Vgl. Otto Mayrhofer, Die Wiener Medizinische Akademie für Ärztliche Fortbildung. Aufgaben und Aktivitäten, in: *Arzneimittelpraxis* 9 (1979) 5, 301–305.

156 Vgl. O. A., Fortbildungskurse für praktizierende Ärzte Österreichs, in: *Jahresbericht der WMA* (1978), Fundus der WMA. – O. A., Fortbildungskurse für praktizierende Ärzte Österreichs, in: *Jahresbericht der WMA* (1981), nicht veröffentlicht, Fundus der WMA.

Wissenschaftsministerium ein neunmonatiger Kurs eingerichtet, nach dessen Absolvierung ein Diplom der Medizinischen Fakultät der Universität verliehen wurde, honoriert mit dem Fellowship der Wiener Medizinischen Akademie.[157] Die Wiener Medizinische Akademie war es auch, die – angeregt durch ihre Erfahrungen im Ausland (allen voran den Facharztprüfungen, die ab dieser Zeit sukzessive in Europa eingeführt wurden) – 1986 die Frage nach der Qualitätskontrolle und der Verbindlichkeit der ärztlichen Fort- und Weiterbildung stellte. In einem Unterausschuss wurde vorgeschlagen, Normen für die Anerkennung ausländischer Ausbildungen zu formulieren und den Erfolg inländisch postpromotionell erworbener Befähigungen zu evaluieren. Österreich war eines der letzten Länder Europas, in denen eine Facharztprüfung verlangt wurde, wodurch sich die Universität mit der postpromotionellen Weiterbildung auseinandersetzen musste. Die Ärztekammer schlug eine institutionalisierte Vorgangsweise vor.[158] Die Wiener Medizinische Akademie leistete somit einen wichtigen Beitrag zur österreichischen Aus- und Weiterbildung, bevor die Gründung einer eigenen Medizinischen Universität Wien 2004 neue Strukturen erforderte.

Resümee

In der Frage der ärztlichen Fortbildung, also der Lehre nach der Promotion, standen für die Fakultät, wie in diesem Beitrag gezeigt wurde, die Praxisfähigkeit des/der neu promovierten Arztes/Ärztin und die Frage der regelmäßigen Ergänzung von Wissen im Vordergrund. Der Bereich der ärztlichen Fortbildung folgte hierbei zu einem Gutteil den Gesetzen des freien Marktes von Angebot und Nachfrage. Für InländerInnen war die Motivation zunächst das Bewusstsein, hier durch geringen finanziellen Aufwand sogar neben einer Alltagstätigkeit das eigene Können zu verbessern. Speziell nach den Kriegen ist ein Ausbildungsdefizit zu vermuten, das die Kurse attraktiv machte. Die durch Teilnahme erworbene Qualifikation mag angesichts der Werbebeschränkung (Ärztegesetz § 53) zudem eine Möglichkeit gewesen sein, PatientInnen zu akquirieren. Eine größere Rolle dürften diese Erwägungen bei AusländerInnen gespielt haben, die allerdings mehr für die Kurse bezahlen mussten. Gerahmte Zeugnisse von Wiener Lehrern wie dem Ohrenarzt Heinrich Neumann (1873–1939), Fuchs, Lorenz oder Böhler, die sich im Privatbesitz von Franz X. Lackner befinden, belegen jedoch, dass das Absolvieren der Kurse Renommee versprach.

157 Vgl. Postgraduate Course of the Medical Faculty of the University of Vienna 1984, Archivalien im Privatbesitz des Autors.

158 Vgl. Schreiben des Rektors der Universität Wien vom 2.4.1986, WMA, GZ 146-1984/85. – Aussendung des Fortbildungsreferates der österreichischen Ärztekammer von 5.6.1990, Fundus der WMA.

Der Wunsch, der beruflichen und wissenschaftlichen Ausbildung in Theorie und Praxis – die Kernaufgabe der Universität – auch nach der Promotion und im Sinn eines lebenslangen Lernens gerecht zu werden, veranlasste bereits 1887 den Wiener Pathologen Johann Kundrat, dem Berliner Beispiel folgend, an der Medizinischen Fakultät in Wien nicht nur Studenten, sondern auch Ärzte zu unterrichten. Diese sollten über die Studieninhalte hinaus mit den neuesten Forschungsergebnissen, einer Säule der Universität, vertraut gemacht werden. Die Medizinische Fakultät nahm diese Aufgabe gemeinsam mit der Gesellschaft der Ärzte in Wien, dem Medizinischen Doktorenkollegium und ab 1891 der Ärztekammer durch die Unterstützung von Fortbildungsangeboten und Maßnahmen der Qualitätssicherung wahr.

International populär wurden die postgradualen Weiterbildungsmöglichkeiten der Wiener Fakultät in der Zeit der sogenannten II. Wiener Medizinischen Schule Mitte des 19. Jahrhunderts, als diese im Zentrum der Aufmerksamkeit in und außerhalb Europas stand. Besonders die Tatsache, dass Wien führend in der Differenzierung von Spezialfächern wie der Augen- und Ohrenheilkunde war, veranlasste Ärzte und Ärztinnen auch von Übersee, das hiesige Lehrangebot zu nutzen. Dieses ließ in Verbindung mit dem reichen klinischen Material des Allgemeinen Krankenhauses, der hohen Obduktionsfrequenz und der großen Zahl von qualifizierten Dozenten beachtliche Chancen für beruflichen Erfolg im Heimatland erwarten.[159] Jedoch waren sich Professoren wie Škoda in der internen Medizin oder Hebra in der Dermatologie in der ersten Hälfte des 19. Jahrhunderts nicht sicher, ob sie ihre begrenzten Unterrichtsressourcen für Studenten oder für Ärzte einsetzen sollten.

Als hundert Jahre später Wagner-Jauregg die Ärztefortbildung institutionalisiert hatte, entstand bereits die Idee der betrieblichen Auslagerung. Sie wurde von einem privaten Verein umgesetzt, denn sie war auch finanziell lukrativ. Der Nobelpreisträger war nicht nur Kliniker sondern auch Vertreter eines Faches, das integrativ über allen Spezialfächern schwebt, also in diesem Sinne ein Generalist. So begründete er mit den aus den Ferialkursen hervorgegangenen Internationalen Fortbildungskursen eine Tradition postgradueller Aktivitäten der Fakultät. Dass ein Verein für ärztliche Fortbildung diese Bestrebungen ins öffentliche Bewusstsein rückte, war sicherlich ein geschickter Schachzug Wagner-Jaureggs.

Mit dem »Anschluss« Österreichs an das Deutsche Reich wurde die ärztliche Fortbildung verpflichtend eingeführt: Eine gewisse Zahl von Kongressbesuchen in einer bestimmten Zeiteinheit wurde vorgeschrieben. Nach dem Zweiten Weltkrieg wurde die Fortbildung wieder optional und die Medizinische Akademie erneut ein privater Verein. Das Bildungsangebot wurde dennoch enorm

159 Vgl. Reynolds, 25 Years of Development of the AMA, 531.

ausgebaut. Was allerdings jenseits des Atlantiks schon seit Jahrzehnten selbstverständlich war, die verpflichtende Zertifizierung, konnte in Österreich erst durch das Drängen der Wiener Medizinischen Akademie Ende des vorigen Jahrtausends eingeführt werden.

franz.lackner[at]meduniwien.ac.at

5. Austausch zwischen Wissenschaft, Philosophie und Kunst

Josef Hlade

Der Hirnforscher Theodor Meynert (1833–1892) und die Wiener Philosophie

The brain researcher Theodor Meynert (1833–1892) and Viennese philosophy

Abstracts

In diesem Beitrag wird das Verhältnis des österreichischen Hirnforschers Theodor Meynert (1833–1892) zur österreichischen Philosophie im 19. Jahrhundert dargestellt. Auf der Grundlage seiner hirnanatomischen Untersuchungen entwickelte er eine Wahrnehmungspsychologie, die innerhalb der Habsburgermonarchie, aber auch weit über ihre Grenzen Bedeutung erlangte. Er verfolgte das Ziel, psychische Phänomene wie Vorstellen, Wollen, Denken oder das Ich auf Gehirnprozesse zurückzuführen. Die Wirkung seiner Thesen findet ihren Widerhall in den auf ihn bezogenen Modellen einer physiologischen Beschreibung geistiger Vorgänge von Friedrich Albert Lange (1828–1875), Wilhelm Wundt (1832–1920), Richard Wahle (1857–1935) oder Ernst Mach (1838–1916). Kritik an Meynerts Modell übten Vertreter der Brentano-Schule.

This article presents the relationship between the Austrian brain researcher Theodor Meynert and Austrian philosophy in the 19th century. On the basis of his brain anatomical investigations, he developed a perceptual psychology that gained significance within the Habsburg monarchy, but also beyond its borders. He pursued the goal to reduce mental phenomena such as imagination, willing, thinking or the ego to brain processes. The effect of his theses finds its echo in the related models of a physiological description of mental processes by Friedrich Albert Lange, Wilhelm Wundt, Richard Wahle or Ernst Mach. Exponents of the Brentano School criticized this model.

Keywords

Theodor Meynert, Carl Rokitansky, Ernst Wilhelm Brücke, Ernst Mach, Richard Wahle, Franz Brentano, Alois Höfler, Hirnanatomie, Geschichte der Hirnforschung, Österreichische Philosophie

Theodor Meynert, Carl Rokitansky, Ernst Wilhelm Brücke, Ernst Mach, Richard Wahle, Franz Brentano, Alois Höfler, brain anatomy, history of neurology, Austrian Philosophy

»Wir glauben unser Denken ›willkürlich‹ zu leiten, aber in Wahrheit ist dasselbe bestimmt durch den immer wiederkehrenden Gedanken des Problems, das mit 1000 Associationsfäden unmittelbar oder mittelbar an den Interessen unseres Lebens hängt, die uns nicht los lassen.«

Ernst Mach (1905)[1]

Es ist seit längerem bekannt, dass eine gegenseitige Beeinflussung zwischen der Wiener Medizinischen Schule und der österreichischen Philosophie stattfand.[2] Einerseits wurde Ernst Machs (1838–1916) Prinzip der Denkökonomie ein »methodologisches Prinzip für die medizinische Diagnose«, andererseits hat »der antivitalistische und antiessentialistische Denkansatz« der Wiener Medizin »die Herausbildung einer wissenschaftlichen Philosophie« mitgeprägt.[3]

Ein wichtiger Vertreter dieses Denkansatzes war der Hirnanatom Theodor Meynert (1833–1892), ein Schüler Carl Rokitanskys (1804–1878). Meynert galt dem jungen Auguste Forel (1848–1931), der nach Wien kam, um bei ihm zu studieren, als der »damals berühmteste Hirnanatom der Welt«[4] und Sigmund Freud (1856–1939) bezeichnete ihn als »hochthronenden Götzen.«[5] Er entwickelte eine Wahrnehmungspsychologie, die innerhalb der Habsburgermonarchie, aber auch weit über ihre Grenzen, Bedeutung erlangte. Er versuchte zu zeigen, dass Vorstellen, Wollen oder Denken nicht auf ein einheitliches Subjekt zurückgeführt werden müssen, sondern sich ausschließlich auf der Grundlage von Verknüpfungen zwischen Nervenkörpern und Nervenfasern beschreiben lassen. Durch diese Physikalisierung des Ich erlangte Meynert Bekanntheit und wurde ein Vorreiter der modernen Neuropsychologie. Begründer einer wissenschaftlichen Psychologie wie der Neukantianer Friedrich Albert Lange (1828–1875) oder Wilhelm Wundt (1832–1920) bezogen sich auf ihn, und letztlich hat auch Ernst Mach entscheidende Impulse für seine Kritik am Ich aus dieser Richtung erfahren.

In diesem Beitrag wird Meynerts Verhältnis zur Wiener Philosophie dargestellt. Einerseits kann Richard Wahle (1857–1935) hervorgehoben werden, der auf der Grundlage von Meynerts Modell für eine »physiologische Psychologie« und eine »neue Psychiatrie« argumentierte, die davon ausging, dass die Neuropathologie die Grundlage der Psychiatrie und der Behandlung von Geistes-

1 Ernst Mach, *Erkenntnis und Irrtum. Skizzen zur Psychologie der Forschung*, 5. Auflage, Leipzig: Barth 1926, 63.

2 Vgl. z. B. Erna Lesky, Kompensationslehre und denkökonomisches Prinzip, in: *Gesnerus. Swiss Journal of the history of medicine and sciences* 23 (1966) 1–2, 97–108.

3 Friedrich Stadler, Ernst Mach. Leben, Werk und Wirkung, in: Rudolf Haller/Friedrich Stadler (Hg.), *Ernst Mach. Werk und Wirkung*, Wien: Hölder-Pichler-Tempsky 1988, 11–64, 44–45.

4 Zit. nach: Dora Stockert-Meynert, *Theodor Meynert und seine Zeit*, Wien: Österreichischer Bundesverlag 1930, 257.

5 Sigmund Freud, *Briefe an Wilhelm Fließ*, Frankfurt/Main: Fischer 1986, 14.

krankheiten werden sollte.[6] Auf der anderen Seite verband Meynert eine persönliche Freundschaft mit dem Philosophen Franz Brentano (1838–1917), der das Programm einer »physiologischen Psychologie« kritisch betrachtete und stattdessen eine *deskriptive Psychologie* mit der Methode der *inneren Wahrnehmung* entwickelte. Außerdem war er Mitglied der Philosophischen Gesellschaft an der Universität zu Wien, was dazu beitrug, dass er auch von Philosophen, die seine Ansichten nicht teilten, ausführlich rezipiert wurde.[7]

Vernetzung der Wissenschaften im Wien des Fin de Siècle

Der Philosoph und Altphilologe Theodor Gomperz (1832–1912) beschrieb in seinen autobiografischen Erinnerungen, die für das Verständnis der Entwicklung des Positivismus in Österreich eine große Bedeutung besitzen,[8] seine Besuche beim damals noch nicht so bekannten Hirnforscher Meynert, die er ihm in seiner Prosektur in der niederösterreichischen Landesirrenanstalt in den 1860er-Jahren gemeinsam mit dem Germanisten Wilhelm Scheerer (1841–1886) abstattete:

> »Unvergeßlich sind mir auch die Stunden, die ich zusammen mit Scheerer bei dem genialen Gehirnforscher Theodor Meynert verbrachte […]. Wenn der Mann mit dem Löwenhaupt und der Löwenmähne […] in kleinem Kreise ohne jede Vorbereitung über seine Entdeckungen sprach, wie an jenen Sonntagvormittagen, da Scheerer und ich ihn zu besuchen pflegten, da floß ihm die Rede gar leicht und in unübertrefflicher Klarheit vom Mund, und wir gewannen den lehrreichsten Einblick in die Werkstatt, aus der so viele, lange nachwirkende Anregungen hervorgegangen sind.«[9]

Im damaligen Wien bestand eine Vernetzung zwischen Wissenschaftlern unterschiedlicher Fachbereiche, die ihren Ausdruck auch in der Wiener Kunst zeigte und die Wissenschaften sich gegenseitig beeinflussen ließ.[10] Auch Meynert pflegte weitreichende Kontakte zu Wissenschaftlern anderer Disziplinen, KünstlerInnen und Intellektuellen, die von seiner Tochter Dora Stockert-Mey-

6 Vgl. Richard Wahle, *Grundlagen einer neuen Psychiatrie. Ein Lesebuch für Laien, Studenten und Forscher*, Wien: Steyermühl 1931.

7 Vgl. Stockert-Meynert, *Theodor Meynert*, 149–156. – Alois Höfler, *Worte der Erinnerung an Theodor Meynert und an sein Verhältnis zur philosophischen Gesellschaft an der Universität zu Wien, gesprochen in der Monatsversammlung der philosophischen Gesellschaft am 10. Juni 1892*, Wien–Leipzig: Braumüller 1892.

8 Vgl. Johannes Feichtinger, *Wissenschaft als reflexives Projekt. Von Bolzano über Freud zu Kelsen. Österreichische Wissenschaftsgeschichte 1848–1938*, Bielefeld: transcript 2012, 170.

9 Theodor Gomperz, *Essays und Erinnerungen*, Stuttgart: Deutsche Verlags-Anstalt 1905, 47–48.

10 Vgl. Eric Kandel, *Das Zeitalter der Erkenntnis. Die Erforschung des Unbewussten in Kunst, Geist und Gehirn von der Wiener Moderne bis heute*, München: Pantheon 2014, 36–37.

nert (1870–1947) in ihren Erinnerungen detailreich geschildert werden.[11] So zählte er seit den 1860er-Jahren aufgrund der Vermittlung von Gomperz zum *Wertheimstein-Kreis*, der den engeren Zirkel der BesucherInnen des von Gomperz' Schwester Josephine Wertheimstein (1820–1894) geführten Salons bildete. Neben ihm waren beispielsweise auch Sigmund Exner (1846–1926) oder Franz Brentano regelmäßig Gäste.[12] Letzterer war mit Ida Lieben (1852–1894) verheiratet, deren Familie mit der Familie Gomperz in einem verwandtschaftlichen Verhältnis stand. Meynert wurde ab 1866 mit der Behandlung von Josephine betraut, die damals nach dem Tod ihres Sohnes Carl an »Melancholie« erkrankt war.[13]

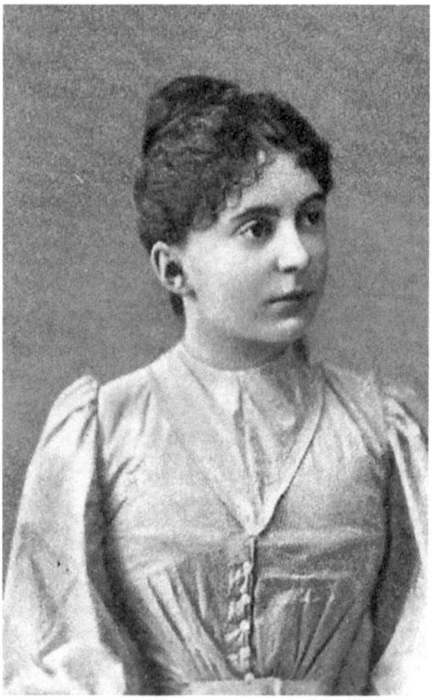

Abb. 1: Dora Stockert-Meynert (1870–1947). Vgl. Stockert-Meynert, *Theodor Meynert*, 240.

11 Vgl. Stockert-Meynert, *Theodor Meynert*.

12 Vgl. Ernst Kobau, *»Rastlos zieht die Flucht der Jahre« … Josephine und Franziska von Wertheimstein, Ferdinand von Saar*, Wien: Böhlau 1997, 275–281. – Karlheinz Rossbacher, *Literatur und Bürgertum. Fünf Wiener jüdische Familien von der liberalen Ära zum Fin de Siècle*, Wien: Böhlau 2003, 109. – Stockert-Meynert, *Theodor Meynert*, 65–74.

13 Vgl. Stockert-Meynert, *Theodor Meynert*, 73–74. – Rossbacher, *Literatur und Bürgertum*, 174–181.

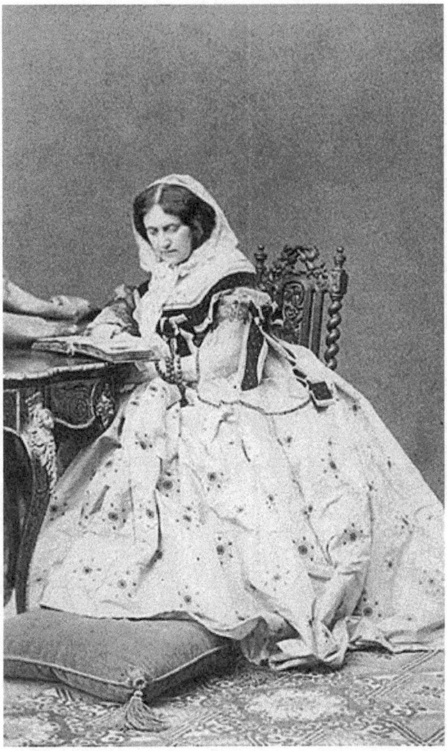

Abb. 2: Josephine Wertheimstein (1820–1894) um 1860, Archivalien im Privatbesitz des Autors.

Meynert war aber auch in anderen Salons häufig zu Gast, so sind seine regelmäßigen Besuche im Haus der Schriftstellerin Flora Galliny (1845–1913) bekannt, wo sich unter anderen auch Friedrich Uhl (1825–1906), Heinrich (1806–1884) und Iduna Laube (1808–1880), Betty Paoli (1814–1894), Marie Ebner-Eschenbach (1830–1916) oder Adolf Wilbrandt (1837–1911) und seine Gattin Auguste (1843–1937) einfanden.[14] Im Salon der Schriftstellerin und Frauenrechtlerin Auguste Wilhelmine Littrow (1819–1890) diskutierte er mit Philosophen wie Brentano oder Alois Höfler (1853–1922).[15] Ein engerer Freund Meynerts war der Schriftsteller und Philosoph Karl Grün (1817–1887).[16]

Meynerts erste Frau Johanna (1837–1879), die wie ihr Gatte weitreichende Kontakte pflegte und auch in ihrem Haus führende KünstlerInnen und Intellektuelle der Wiener Gesellschaft empfing, gilt als eine Begründerin der österreichischen Frauenbewegung und war in den 1870er-Jahren an der Gründung

14 Vgl. Rossbacher, *Literatur und Bürgertum*, 102.
15 Vgl. Alois Höfler, *Worte der Erinnerung*, 7. – Stockert-Meynert, *Theodor Meynert*, 161–166.
16 Stockert-Meynert, *Theodor Meynert*, 76–77, 145–146.

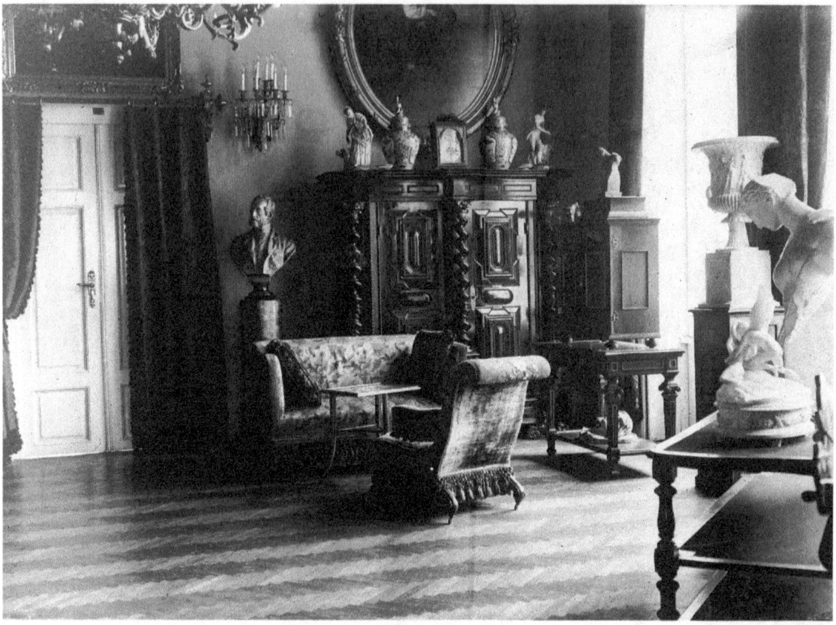

Abb. 3: Aufnahme des Salons der Villa Wertheimstein um 1910, Österreichische Nationalbibliothek [ÖNB] Wien, LW 75273-B.

des Wiener Hausfrauenvereins beteiligt, welcher sich u. a. für eine Verbesserung der Lebensbedingungen von Dienstmädchen einsetzte.[17] Theodor Meynert selbst war Mitglied des Wiener Volksbildungsvereins, der sich der Aufgabe verschrieben hatte, Wissenschaft und Kunst allen Kreisen der Bevölkerung zugänglich zu machen.[18]

Institutionen, in denen der interdisziplinäre Austausch der Wissenschaften vertieft werden konnte, stellten die Wiener Anthropologische Gesellschaft und die bereits erwähnte Philosophische Gesellschaft dar. Meynert war in beiden Gesellschaften Gründungsmitglied. In der von Rokitansky geleiteten Anthropologischen Gesellschaft waren ungefähr gleich viele Naturwissenschaftler wie Geisteswissenschaftler unter den Gründungsmitgliedern,[19] und in der Philosophischen Gesellschaft zählten bereits in den Anfangsjahren neben anderen bedeutenden Naturwissenschaftlern auch Mediziner wie Freud, Josef Breuer

17 Vgl. Ilse Korotin (Hg.), *biografiA. Lexikon österreichischer Frauen* (Band 2), Wien–Köln–Weimar: Böhlau 2016, 2246.

18 Vgl. Denis Fisette, L'histoire de la philosophie autrichienne et ses institutions. Remarques sur la Société philosophique de l'Université de Vienne (1888–1938), in: *La revue Philosophiques* 38 (2011) 1, 71–101, 78.

19 Vgl. Karl Pusman, *Die »Wissenschaften vom Menschen« auf Wiener Boden (1870–1959)*, Münster: Lit 2008, 36.

(1842–1925), Moriz Benedikt (1835–1920), Heinrich Obersteiner (1847–1922) und Max Kassowitz (1842–1913) zu den Mitgliedern.[20] Gomperz, Wahle und der Physiologe Exner werden bereits im zweiten Vereinsjahr (1889/90) als Mitglieder ausgewiesen.[21] Denis Fisette hebt mit Verweis auf den Philosophen Robert Zimmermann (1824–1898) insbesondere die Bedeutung Meynerts für die Interdisziplinarität der Philosophischen Gesellschaft hervor.[22]

Die beiden Gesellschaften dürften eine wichtige Funktion beim Austausch zwischen unterschiedlichen Disziplinen gespielt haben. So meinte etwa Höfler, der zu einem der schärfsten Kritiker Meynerts wurde, dass er seine Kenntnisse auf dem Gebiet der Hirnanatomie in erster Linie den in der Gesellschaft gehaltenen Vorträgen Meynerts zu verdanken habe.[23] Auf der anderen Seite erinnerte sich Gomperz, einer der wichtigsten Vordenker des Positivismus in Österreich und Übersetzer der Werke von John Stuart Mill (1806–1873) ins Deutsche,[24] in Bezug auf die Anthropologische Gesellschaft, dass »die Gemeinsamkeit der Interessen in Wien […] gar viele vereinigt« habe.[25]

Beide Gesellschaften orientierten sich am Ideal empirischer Wissenschaften. Laut Karl Pusman standen die Mitglieder der Anthropologischen Gesellschaft grundsätzlich »im Banne theoretisch-naturwissenschaftlicher Überlegungen«.[26] Fisette betont ebenfalls eine in der Philosophischen Gesellschaft vorherrschende und unter anderem auf die Rezeption von Mill und Auguste Comte (1798–1857) zurückführbare empiristische Tendenz, die sich in die österreichische Tradition der Philosophie einordnen lasse und einen gemeinsamen Nenner mit der Einstellung des *Wiener Kreises* darstelle. Er vertritt insbesondere auch die These, dass die Gesellschaft eine Schlüsselrolle für die Entwicklung der österreichischen Philosophie spielte und für die Bildung des *Wiener Kreises* mitverantwortlich gemacht werden könne.[27]

Grundsätzlich scheint es einen, bisher noch nicht so stark berücksichtigten, Austausch zwischen der Wiener Medizin und der Philosophie gegeben zu haben, der für beide Seiten eine Bereicherung darstellte. Auf der einen Seite stehen Philosophen wie Wahle, die sich an den Erkenntnissen der Medizin orientierten,

20 Vgl. Fisette, L'histoire, 77–78.

21 Vgl. Wilhelm Baumgartner, Franz Brentano: »Grossvater Der Phänomenologie«, in: *Studia Phaenomenologica* 3 (2003) 1/2, 15–60, 17.

22 Vgl. Fisette, L'histoire, 77.

23 Vgl. Alois Höfler, Wie soll der psychologische Unterricht an Mittelschulen und wie soll die pädagogische Psychologie zu den Postulaten der modernen Gehirnphysiologie Stellung nehmen? Vortrag, 6. dt.-öst. Mittelschultag, Wien, 13.4.1897, in: *Österreichische Mittelschule* 12 (1898), 1–17, 8.

24 Vgl. Feichtinger, *Wissenschaft*, 144–151.

25 Gomperz, *Essays und Erinnerungen*, 48.

26 Pusman, *Die »Wissenschaften vom Menschen«*, 53.

27 Vgl. Fisette, L'histoire, 77–78.

auf der anderen Seite ist, wie erwähnt, Machs Einfluss auf die Medizin eine bekannte Tatsache; man weiß beispielsweise aber auch, dass Freud von Brentanos Philosophie profitierte.[28] Bereits Rokitansky, der während seines Studiums im damals in der Monarchie verpflichtenden philosophischen Grundkurs Vorlesungen bei Bernard Bolzano (1781–1848) hörte, hat sich seit frühen Studententagen intensiv mit Kant beschäftigt und später auch Schopenhauers Philosophie aufgegriffen, wodurch er ebenfalls Meynerts philosophische Ansichten wesentlich beeinflusste.[29] Dieser verweist mehrfach auf seine Übereinstimmung mit Rokitanskys erkenntnistheoretischem Standpunkt, der dem zeitgenössischen Neukantianismus nahesteht, und dessen ethischen Überlegungen im Sinne der Mitleidsethik Schopenhauers.[30]

Zu berücksichtigen ist vor allem auch die enge Verbindung, in welcher die Psychologie damals mit der Philosophie stand, und, dass Meynert mit seiner Forschung, wie auch viele seiner Kollegen aus der Medizin, in den Bereich der Psychologie vorstieß. Eine Diskussion zwischen Medizinern und Philosophen musste sich so fast zwangsläufig ergeben und erklärt auch das Interesse für die Philosophische Gesellschaft. In diesem Sinne kam es zu dieser Zeit auch auf mehreren psychologischen Kongressen zu hitzigen Diskussionen zwischen Medizinern und Philosophen.[31]

Relativ berühmt ist Johnstons These, der zufolge der *therapeutische Nihilismus* außerhalb der Medizinischen Fakultät auch Denker wie Karl Kraus (1874–1936) oder Albert Ehrenstein (1886–1950) und insbesondere Philosophen wie Wahle, Otto Weininger (1880–1903) und Ludwig Wittgenstein (1889–1951) beeinflusst habe.[32] Eric Kandel spricht von einem *Rokitansky'schen Zeitgeist*, der in Wien seinen Einfluss auf Wissenschaftler und KünstlerInnen ausgeübt habe.[33] Er behauptet zudem, dass die Wiener Medizinische Schule »eine zentrale Rolle bei dem für ›Wien 1900‹ charakteristischen Versuch, Wissen zu vernetzen« ge-

28 Vgl. Manfred Schellenbacher, Sigmund Freud und Franz Brentano, in: *e-Journal Philosophie der Psychologie* 15 (2011), 6.

29 Vgl. Ottokar Rokitansky, Carl Freiherr von Rokitansky (1804–1878), Das Leben eines großen Österreichers, in: Helmut Rumpler/Helmut Denk (Hg.), *Carl Freiherr von Rokitansky (1804–1878). Pathologe, Politiker, Gründer der Medizinischen Schule des 19. Jahrhunderts*, Wien–Köln–Weimar: Böhlau, 15–33, 16.

30 Vgl. Theodor Meynert, Karl Rokitansky. Ein Nachruf. Vorgetragen im »Vereine für Psychiatrie«. 1878, in: Theodor Meynert, *Sammlung von populär-wissenschaftlichen Vorträgen über den Bau und die Leistungen des Gehirns*, Wien–Leipzig: Braumüller 1892, 69–82, 76–82. – Theodor Meynert, Zur Mechanik des Gehirnbaues. Vortrag, gehalten in der Naturforscher-Versammlung zu Wiesbaden und in der Wiener anthropologischen Gesellschaft, 1872, in: Ders., *Sammlung*, 17–41, 22–23.

31 Vgl. z. B. Höfler, Wie soll der psychologische Unterricht, 2.

32 Vgl. William M. Johnston, *Österreichische Kultur- und Geistesgeschichte. Gesellschaft und Ideen im Donauraum 1848–1938*, Wien–Köln–Weimar: Böhlau 2006, 85, 230.

33 Vgl. Kandel, *Das Zeitalter der Erkenntnis*, 38.

spielt habe.[34] Käte Springer vermutet, dass das einzigartige Wiener Milieu letztlich einen Nährboden für die Etablierung des *Wiener Kreises* bereitstellte.[35] Trifft ihre These zu, muss der Wiener Medizinischen Schule wohl eine große Bedeutung für diese Entwicklung zugesprochen werden.[36]

Leben und Werk

Theodor Meynert wurde am 15. Jänner 1833 in Dresden geboren, übersiedelte aber schon als Kind nach Wien. Bereits als Schüler veröffentlichte er erste Gedichte, die im *Almanach Aurora* erschienen, welcher von seinem Gymnasiallehrer, dem Archäologen, Lyriker, Erzähler und Dramatiker Johann Gabriel Seidl (1804–1874), herausgegebenen wurde.[37] Seidl war der Textdichter der österreichischen Kaiserhymne. Meynert veröffentlichte auch später noch Gedichte und seine Tochter hat posthum einen Band mit seinen Gedichten herausgegeben.[38]

Er begann ein Medizinstudium, das er 1861 - zu diesem Zeitpunkt bereits 28 Jahre alt - abschließen konnte. Erste Erfahrungen mit der Hirnanatomie gewann er durch die Vermittlung seines Schwagers Gustav Scheuthauer (1834–1894), der als Assistent Rokitanskys arbeitete. Scheuthauer erreichte, dass Meynert in dessen Auftrag in Heimarbeit Präparate von Hirnteilen herstellen durfte. Rokitansky erkannte dessen Talent und holte ihn an sein Institut.[39]

Nur kurze Zeit, nachdem Meynert 1861 bei Rokitansky promoviert wurde, veröffentlichte er bereits Aufsätze, die in der Fachwelt für Aufsehen sorgten. 1865 schloss er seine Habilitation mit der Arbeit *Bau und Funktion des Gehirns und Rückenmarks mit Beziehung auf deren Erkrankungen* ab und wurde Sekundararzt an der von Josef Gottfried Riedel (1803–1870) geleiteten niederösterreichischen Landesirrenanstalt. 1866 nahm er eine von Rokitansky für ihn ebendort geschaffene Stelle als Prosektor an. Noch im gleichen Jahr wurde er Pri-

---

34 Ebd., 40.

35 Vgl. Käte Springer, Philosophie und Wissenschaft um 1900, in: Christian Brandstätter (Hg.), *Wien 1900. Kunst und Kultur,* Wien: Brandstätter 2005, 363–370, 364.

36 Im Aufsatz »Die Wiener Hirnforschung und die Entstehung des österreichischen Positivismus« (erscheint demnächst in den *Berichten zur Wissenschaftsgeschichte*) versuche ich an konkreten Beispielen darzustellen, inwiefern die *Zweite Medizinische Schule* einen Einfluss auf die Entstehung des positivistischen Denkens in der Habsburgermonarchie ausüben konnte.

37 Vgl. Meynert, Theodor (1833–1892), 12. Jänner 1892, Handschriftlicher Lebenslauf von Theodor Meynert für die Akademie der Wissenschaften Wien, Josephinum - Ethik, Sammlungen und Geschichte der Medizin, Archivaliensammlung [AS], A Archiv, MUW-AS-000018-001.

38 Vgl. Theodor Meynert, *Gedichte.* Wien–Leipzig: Braumüller 1905.

39 Vgl. Erna Lesky, *Die Wiener medizinische Schule im 19. Jahrhundert*, 2. Auflage, Graz: Böhlau 1978, 373–374.

vatdozent an der Wiener Universität. 1870 wurde er außerordentlicher Professor für Psychiatrie, 1873 schließlich zum Ordinarius für Psychiatrie ernannt. Ebenfalls 1870 wurde er Direktor der neu errichteten I. Psychiatrischen Universitätsklinik am Bründlfeld.[40]

Er fungierte als Herausgeber des *Wiener Jahrbuches für Psychiatrie* sowie gemeinsam mit Maximilian Leidesdorf (1816–1889) als Herausgeber der *Vierteljahrschrift für Psychiatrie* (Neuwied und Leipzig). Außerdem war er Mitherausgeber des *Archivs für Psychiatrie und Nervenkrankheiten* (Berlin). Er war Mitglied der kaiserlichen Akademie der Wissenschaften in Wien, Vizepräsident der Gesellschaft der Ärzte in Wien, Präsident des Vereins für Psychiatrie und forensische Psychologie in Wien, Mitglied verschiedener ärztlicher Gesellschaften im In- und Ausland sowie Mitglied der anthropologischen Gesellschaften in Wien und Berlin.[41]

Anfang 1892 erkrankte er und legte alle seine Funktionen nieder, um sich in seinem Haus in Klosterneuburg zu erholen. Im selben Jahr hätte er laut zeitgenössischen Zeitungsberichten zum Universitätsrektor gewählt werden sollen.[42] Mitte des Jahres wollte er an die Universität zurückkehren, erkrankte aber plötzlich an einer Lungeninfektion, von der er sich nicht mehr erholte. Er starb am 31. Mai 1892 in Klosterneuburg, wo er am 2. Juni auch am örtlichen Friedhof beigesetzt wurde.[43]

Meynert stand unter dem Einfluss unterschiedlicher Wissenschaftler. Hervorzuheben ist zunächst Rokitansky, an den er sich folgendermaßen erinnerte:

> »Auf jedem Schritte dieser academischen Laufbahn fühlte ich […] das Vertrauen und die von seinem Vertrauen geleitete Unterstützung Carl Rokitansky's [mich] tragen, dem ich unverlöschlich Dank und Verehrung bewahre. Er hatte dabei die Absicht, der Psychiatrie durch anatomischen Grundbau den Charakter einer wissenschaftlichen Disciplin aufzuprägen und fand den Versuch, psychologische Gegenstände so weit, als möglich durch Mechanik zu verstehen, nicht unberechtigt.«[44]

Als Psychiater und Somatiker trat Meynert wie Wilhelm Griesinger (1817–1868) dafür ein, dass die Hirnforschung zur Grundlage der Psychiatrie werden sollte. Er glaubte, dass es der herkömmlichen Psychiatrie nicht gelungen sei, dem Anspruch einer Naturwissenschaft gerecht zu werden: »Der historische Name

40 Vgl. Meynert, Theodor (1833–1892), 12. Jänner 1892, Handschriftlicher Lebenslauf von Theodor Meynert für die Akademie der Wissenschaften Wien, Josephinum, AS, A Archiv, MUW-AS-000018-001.

41 Vgl. ebd.

42 Vgl. Hofrath Dr. Theodor Meynert †, *Neue Freie Presse, Morgenblatt*, 1.6.1892, 5.

43 Vgl. ebd.

44 Meynert, Theodor (1833–1892), 12. Jänner 1892, Handschriftlicher Lebenslauf von Theodor Meynert für die Akademie der Wissenschaften Wien, Josephinum, AS, A Archiv, MUW-AS-000018-001.

Psychiatrie als ›Seelenbehandlung‹ verspricht das, was nicht schlechtweg zu leisten ist, und fliegt über die Naturforschung hinweg.«[45] In gewisser Weise setzte er Rokitanskys neuen Zugang zur Medizin um, der in den Worten Erna Leskys »die Philosophie aus der Medizin« hinausweisen wollte.[46]

Neben Rokitansky und dem Anatomen Joseph Hyrtl (1810–1894) ist vor allem Ernst Wilhelm Brücke (1819–1892) unter den Vertretern der Wiener Medizinischen Schule als Einfluss auf Meynert hervorzuheben.[47] Brücke hatte sich ausführlich mit der von Hermann Helmholtz (1821–1894) aufgebrachten Theorie der *unbewussten Schlüsse* als Grundlage der Wahrnehmung auseinandergesetzt und diese erweitert. Seiner Auffassung nach waren *unbewusste Schlüsse* als eine Leistung des Gehirns zu verstehen, die nicht auf reale Zusammenhänge hinweisen müsse.[48] Er vertrat die These, dass das Gehirn das, was an unmittelbaren Sinneseindrücken »mangelhaft« sei, ergänze.[49] In Bezug auf die *unbewussten Schlüsse* hielt er fest: »Wir ziehen eben unbewusste Schlüsse aus allen Sinneseindrücken, aus welchen sie gezogen werden können, und die ganze Welt unserer Vorstellungen setzt sich aus solchen Schlüssen zusammen.«[50] Meynert seinerseits berief sich auf George Berkeley (1685–1753), der folgenden Ausspruch tätigte: »Schlüsse bilden ist das grosse Geschäft des Lebens«.[51] Mit Wilhelm Wundt teilte er die Auffassung, dass der »Schluss die logische Grundfunktion« des Gehirns sei, wobei Meynert der erste gewesen sei, der den »associierenden und schlussbildenden Mechanismus« desselben in seinem 1865 erschienenen Aufsatz *Anatomie der Hirnrinde als Träger des Vorstellungslebens und deren Verbindungsbahnen* aufgezeigt habe.[52]

Zu seinen berühmtesten Schülern zählte neben Auguste Forel, der zwischen 1. November 1871 und 3. Juni 1872 in seinem Laboratorium arbeitete,[53] auch

45 Theodor Meynert, *Psychiatrie. Klinik der Erkrankungen des Vorderhirns, begründet auf dessen Bau, Leistungen und Ernährung*, Wien: Braumüller 1884, III. – Vgl. hierzu insbesondere auch Katja Guenther, *Localization and Its Discontents. A Genealogy of Psychoanalysis and the Neuro Disciplines*, Chicago–London: University of Chicago Press 2015, 13–39.

46 Vgl. Lesky, *Wiener medizinische Schule*, 180, 375.

47 Vgl. Meynert, Theodor (1833–1892), Versch. handschr. Notizen: Bemerkungen über Ernst Wilhelm v. Brücke, Johannes Müller, Karl v. Rokitansky und Joseph Škoda anläßlich eines Vortrages, Josephinum, AS, A Archiv, MUW-AS-001053.

48 Vgl. S. P. Fullinwider, Darwin Faces Kant. A Study in Nineteenth-Century Physiology, in: *The British Journal for the History of Science* 24 (1991) 1, 21–44, 29–30.

49 Vgl. Ernst Brücke, *Vorlesungen über Physiologie* (Band 2). *Vorlesungen über Physiologie der Nerven und der Sinnesorgane und Entwicklungsgeschichte*, 2. Auflage, Wien: Braumüller 1876, 209.

50 Ebd., 211.

51 Vgl. Theodor Meynert, Ueber den Wahn. Vortrag, gehalten am 26. Januar 1885 im Wissenschaftlichen Club in Wien, in: Meynert, *Sammlung*, 83–99, 86.

52 Vgl. Meynert, *Psychiatrie*, 141.

53 Vgl. Auguste Forel an Theodor Meynert, 28. 10. 1876, Kreisirrenanstalt München, Josephinum, AS, A Archiv, HSK 33/1–2.

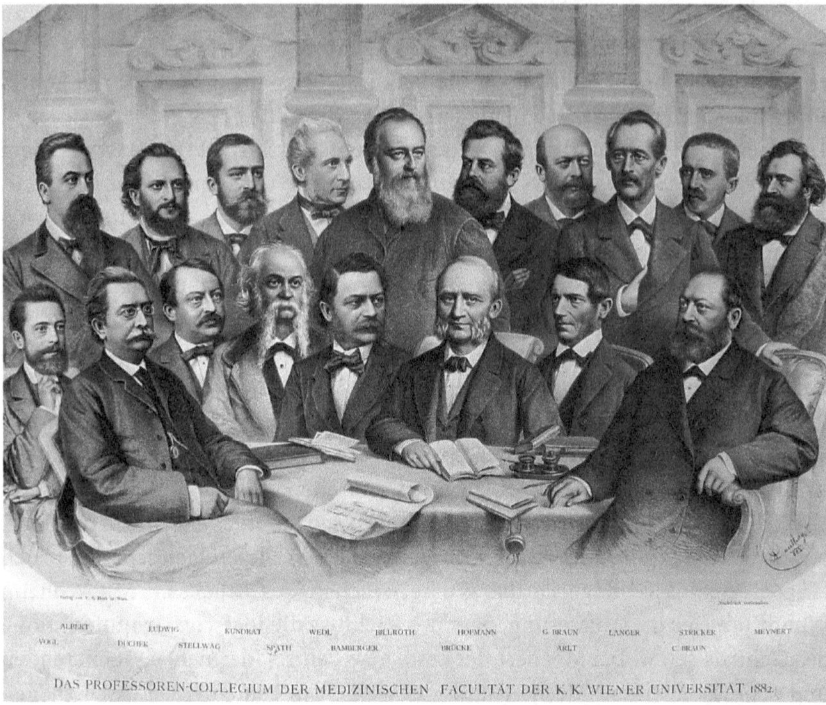

Abb. 4: »Das Professoren-Collegium der medizinischen Facultät der k. k. Wiener Universität 1882.« Meynert zweite Reihe, erster von rechts, Lithografie von Adolf Dauthage, Wien 1882, Josephinum – Ethik, Sammlungen und Geschichte der Medizin, Bildarchiv, MUW-FO-IIR-000670-0094-002.

Carl Wernicke (1848–1905), der von seinem halbjährigen Studienaufenthalt (1872/73) in Wien bedeutende Anregungen für seine Forschung zum »aphasischen Symptomencomplex« mitnahm.[54] Letztlich erhielten beide während ihrer Aufenthalte in Wien wichtige Anregungen für ihre Aphasie- und Zwischenhirnforschungen.[55] Mit Sigmund Exner, der Meynerts Ansätze zur Beschreibung psychischer Funktionen durch Gehirnvorgänge weiterentwickelte, pflegte er in seinen letzten Lebensjahren ein sehr vertrautes Verhältnis.[56]

Freud, in jüngeren Jahren ein begabter Physiologe und Hirnanatom, arbeitete zunächst von 1876 bis 1881 am physiologischen Laboratorium Brückes, anschließend aber auch einige Zeit bei Meynert, der ihn 1885 gemeinsam mit

54 Vgl. Jürgen Tesak, *Der »aphasische Symptomencomplex« von Carl Wernicke, mit einer biographischen Skizze eingeleitet und neu herausgegeben*, Idstein: Schulz-Kirchner 2005, 17–19.

55 Vgl. Lesky, *Wiener medizinische Schule*, 378.

56 Vgl. Stockert-Meynert, *Theodor Meynert*, 219.

Brücke und Hermann Nothnagel (1841–1905) habilitierte.[57] In den ersten Jahren setzte sich Freud in der Tradition Meynerts mit dem Zusammenhang zwischen Funktionsstörungen des Cortex und psychischen Erkrankungen auseinander, begann aber nach seinem Studienaufenthalt in Paris bei Jean-Martin Charcot (1825–1893) Meynerts Theoriegebäude ab 1885 kritisch zu betrachten.[58] Einen ersten Höhepunkt erreichte der nun anschwellende Konflikt im Anschluss an Freuds am 15. Oktober 1886 in der Gesellschaft der Ärzte in Wien gehaltenen Vortrag »Ueber männliche Hysterie«,[59] wo Freud bereits dafür argumentierte, dass die Ursache der Hysterie nicht auf Stoffwechselprozesse innerhalb des Cortex zurückzuführen sei, sondern auf psychische Traumata.[60] Freud fühlte sich von Meynert schon länger unverstanden. Bereits Mitte des Jahres 1885 schreibt er an seinen Schwager Ely Bernays (1860–1921): »Mit Meynert ist nicht auszukommen, er hört einen nicht und versteht einen nicht.«[61] Später versuchte er, die Aphasie-Forschung von Meynert zu revidieren, wobei er Untergriffe gegen seinen Lehrer nicht unterlassen konnte.[62] Am Ende von Meynerts Leben soll es letztlich zu einer Aussöhnung gekommen sein. So erinnert sich Freud in der *Traumdeutung* (1899), dass er ihn am Krankenbett besucht habe und dieser ihm eingestanden hätte, dass er selbst ein Fall von männlicher Hysterie sei, was Freud insofern überraschen musste, als Meynert jahrelang abgestritten hatte, dass männliche Hysterie existiere.[63]

Meynert gilt wegen seiner anatomischen Untersuchungen des Hirnstamms und der Entwicklung des phylogenetischen Prinzips der Entwicklung der Säugetiere auch als Vordenker des myelogenetischen Prinzips, das von Paul Flechsig (1847–1929) ausgearbeitet wurde. Außerdem kann man ihn aufgrund der von

57 Vgl. Lesky, *Wiener medizinische Schule*, 396–397.

58 Vgl. Alexandre Métraux, Metamorphosen der Hirnwissenschaft. Warum Sigmund Freuds »Entwurf einer Psychologie« aufgegeben wurde, in: Michael Hagner (Hg.), *Ecce Cortex. Beiträge zur Geschichte des modernen Gehirns*, Göttingen: Wallstein 1999, 75–110, 97–100. – Vgl. insbesondere auch Katja Guenther, Recasting Neuropsychiatry. Freud's »Critical Introduction« and the Convergence of French and German Brain Science, in: *Psychoanalysis and History* 14 (2012) 2, 203–226.

59 Vgl. Sigmund Exner, Protokoll der Sitzung vom 15. October 1886, in: *Anzeiger der k. k. Gesellschaft der Aerzte in Wien* 42 (1886) 25, 149–152.

60 Vgl. Métraux, Metamorphosen, 99–100.

61 Freud an Bernays, Wien am 12. 5. 1885, in: Ernst L. Freud (Hg.), *Sigmund Freud, Brautbriefe*, Frankfurt/Main: Fischer 1988, 136.

62 Vgl. Sigmund Freud, *Zur Auffassung der Aphasie. Eine kritische Studie*, Leipzig–Wien: Deuticke 1891, 45–68. – Thomas Barth, *Wer Freud Ideen gab. Eine systematische Untersuchung*, Münster–New York: Waxmann 2013, 91.

63 Vgl. Sigmund Freud, *Die Traumdeutung*, Leipzig–Wien: Deuticke 1900, 423. – Theodor Meißel, Freud und die österreichische Psychiatrie seiner Zeit, in: Heinz Böker, *Psychoanalyse und Psychiatrie. Geschichte, Krankheitsmodelle und Therapiepraxis*, Heidelberg: Springer 2006, 53–69, 57–62. – Mark S. Micale, *Hysterical Men. The Hidden History of Male Nervous Illness*, Cambridge, MA: Harvard University Press 2008, 229–243.

ihm erstellten Übersicht der Fasersysteme des Gehirns sowie seiner Beschreibung der Architektonik der Hirnrindenschichten als Begründer der funktionellen kortikalen Topologie betrachten. Zu seinen weiteren Errungenschaften zählte die Beschreibung der Schizophrenie (»Amentia«), die er auf eine gestörte Kooperation zwischen Hirnrinde und Stammganglien zurückführte, sowie die Abgrenzung des Befundes bei progressiver Paralyse von anderen hirnatrophischen Prozessen.[64]

Meynerts Wahrnehmungspsychologie

Laut Meynert seien innerhalb des Cortex drei unterschiedliche Elemente zu differenzieren. Zunächst müsse man die »Rindenzellen« hervorheben, »welche nicht nur die Empfindungsfähigkeit, sondern auch Nachdauer der gesetzten Eindrücke in den Erinnerungsbildern entwickeln.«[65] Erst das *Erinnerungsvermögen* ermögliche, dass Empfindungen in Form von Erinnerungsbildern im Cortex haften bleiben würden. Damit übernehmen sie die Funktion des Gedächtnisses. Das »Erinnerungsvermögen« sei die »fundamentale Eigenschaft der Gehirnzelle«, wobei »deren molecularer Zustand durch den haftenden Reiz in eine auf lange Zeit andauernde Veränderung« versetzt werde.[66] Des Weiteren unterscheidet er im Cortex zwei Typen von Nervenfasern. Die sogenannten *Projektionsfasern* seien einerseits dafür verantwortlich, dass sinnliche Eindrücke zum Cortex transportiert werden würden und andererseits für die reflektorische oder willentliche Steuerung des Körpers zuständig. Schließlich gebe es laut Meynert noch *Assoziationsfasern*, die unterschiedliche Cortex-Areale und die sich darin befindlichen einzelnen *Rindenzellen* miteinander verbinden. Sie »verknüpfen die zugeleiteten Erregungszustände der Rinde, die Wahrnehmungen und ihre Erinnerungsbilder funktionell mit einander«.[67] Meynert begreift Vorstellungen und Wahrnehmungen als Erregungskomplex von miteinander durch Assoziationsfasern zusammengeschlossenen Nervenkörpern. Er gibt folgendes Beispiel:

> »Wenn ein äusserer Gegenstand zwei wahrnehmbare Merkmale hat, z. B. eine Rose ihr Gesichtsbild in einen bestimmten Teil der Rinde projicirt und in einen anderen Theil der Rinde ihren Geruchseindruck, so werden diese beiden Stellen durch Assoziationsfasern mit einander verknüpft, das Gesichtsbild sowie der Geruch dauern als Erinnerungsbild fort. Wird nun das eine Merkmal dieser Erscheinung, der Geruch wieder

64 Vgl. Kurt A. Jellinger, Kurze Geschichte der Neurowissenschaften in Österreich, in: *Journal für Neurologie, Neurochirurgie und Psychiatrie* 10 (2009) 4, 5–13, 6.

65 Meynert, Ueber den Wahn, 85.

66 Meynert, Zur Mechanik, 24.

67 Vgl. Meynert, Ueber den Wahn, 86.

> wahrgenommen, so erschliessen die verbindenden Associationsfasern auch das Erinnerungsbild des Anblickes der Rose, das mit dem Geruchseindrucke zugleich in die Rinde einging.«[68]

Jedes einzelne Erinnerungsbild sei letztlich als »eine besondere Gruppe miteinander erregter Empfindungen«[69] zu betrachten.

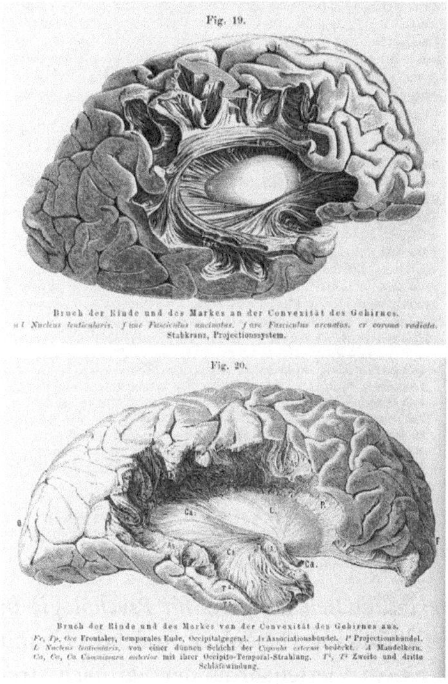

Abb. 5: Laterale Ansicht des menschlichen Gehirns mit Darstellung von Associations- und Projektionsbündel, in: Theodor Meynert, Psychiatrie. Klinik der Erkrankungen des Vorderhirns, begründet auf dessen Bau, Leistungen und Ernährung, Wien: Braumüller 1884, 40, 42.

Meynerts Modell wurde zur Grundlage einer »neurowissenschaftlichen Psychologie und Erkenntnistheorie«, die bis zum Anfang des 20. Jahrhunderts bedeutend war und von anderen Hirnforschern wie Theodor Flechsig weiterentwickelt wurde.[70] Wilhelm Jerusalem (1854–1923) sprach von einer »Psychologie als Mechanik der Gehirnleistungen«.[71] Der Hirnanatom Ludwig Edinger

68 Ebd.

69 Meynert, *Psychiatrie*, 142.

70 Vgl. Cornelius Borck, Fühlfäden und Fangarme. Metaphern des Organischen als Dispositiv der Hirnforschung, in: Hagner, *Ecce Cortex*, 144–176, 152.

71 Wilhelm Jerusalem, *Gedanken und Denker. Gesammelte Aufsätze*, Wien–Leipzig: Braumüller 1905, 146.

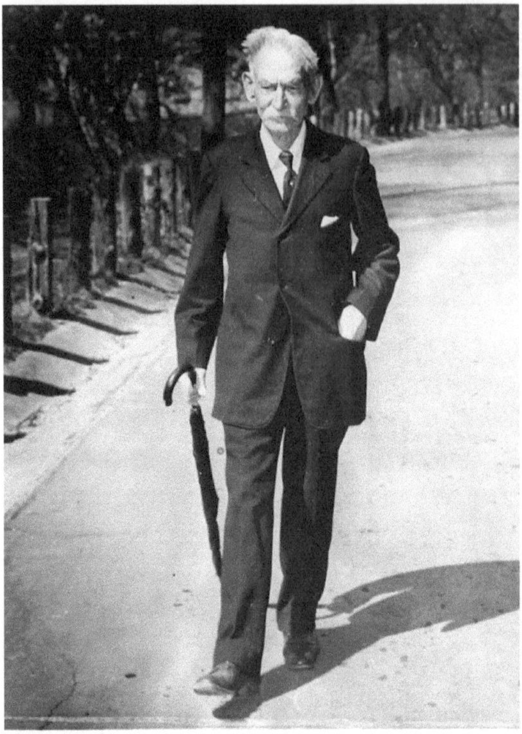

Abb. 6: Richard Wahle (1857–1935), Archivalien im Privatbesitz des Autors.

(1855–1918) beklagte am *Dritten internationalen Congress für Psychologie in München* (1896), dass »nach Meynert's Vorgang Diejenigen, welche sich mit Hirnanatomie beschäftigen, seit bald einem Vierteljahrhundert darnach streben, der Seelenlehre auch von ihrem Standpunkt aus Unterlagen zu schaffen.«[72] Wahle hielt noch 1906 über Meynerts Theorie fest, dass sie »von keinem Zweifelskeim behelligt, von den Gehirnphysiologen und Psychiatern ihren Erklärungsversuchen zugrundegelegt« werde.[73]

Moritz Schlick (1882–1936), der letztlich ebenfalls eine *physiologische Psychologie* im Sinne hatte, sprach zwar davon, dass »[d]as Bewußtseinsleben nur insofern vollkommen erkennbar« sein könnte, »als es gelingt, die introspektive Psychologie in eine physiologische, naturwissenschaftliche, in letzter Linie eine

72 Ludwig Edinger, Kann die Psychologie aus dem heutigen Stande der Hirnanatomie Nutzen ziehen?, in: *Dritter internationaler Congress für Psychologie in München vom 4. bis 7. August 1896*, München: Lehmann 1897, 226–229, 226.

73 Richard Wahle, *Über den Mechanismus des geistigen Lebens*, Wien–Leipzig: Braumüller 1906, 304.

Physik der Gehirnvorgänge, überzuführen«,[74] bezog sich allerdings 1918 in seiner *Allgemeinen Erkenntnislehre* bereits auf Erich Becher (1882–1929), welcher der zeitgenössischen Hirnforschung einen »lebendigen und wirren Meinungskampf« unterstellte.[75] Er war also der Überzeugung, dass eine Physikalisierung mentaler Zustände aufgrund des damaligen Wissenstandes noch nicht möglich sei.[76] Zu dieser Zeit wurden immer stärkere Zweifel an Meynerts Modell laut.[77] Seine Gegner verwendeten den Ausdruck »Hirnmythologie«. Hans W. Gruhle hielt in diesem Sinne über ihn fest: »Wenn er nicht im Bereich des rein Anatomischen blieb, trieb er verworrene Hirnmythologie.«[78] Karl Jaspers unterstellte Meynert und Wernicke ebenfalls, dass ihre »anatomischen Konstruktionen« als »Hirnmythologien« bezeichnet werden müssten.[79] Theodor Lipps (1851–1914) hatte bereits 1896 vom »Lallen der Gehirnphysiologie«[80] gesprochen. Franz Seitelberger betont aber, dass dieser einseitige Vorwurf aus einer bestimmten Richtung der Psychologie als »unsachlich und einäugig« einzustufen sei.[81] Dora Stockert-Meynert hielt über ihren, auch als Dichter tätigen Vater, dem von unterschiedlichen Zeitgenossen »kühne Anticipationen«[82], »geniales Ahnen«[83] oder eine Betonung des »hohen Wert[es] der Phantasie in der Forschung«[84] attestiert wurde, fest:

> »So hat sein Wesen, das unermüdlich emporstrebte, auch Dichter begeistert, weil er selbst einer war, der mit seherischer Phantasie die versponnenen Geheimnisse der Natur erschauen konnte und den Resultaten seiner Forschung am liebsten künstlerische Form gegeben hätte.«[85]

---

74 Moritz Schlick, *Allgemeine Erkenntnislehre*, herausgegeben von Hans Jürgen Wendel und Fynn Ole Enger (Moritz Schlick Gesamtausgabe, Band 1/1), Wien–New York: Springer 2008, 634.

75 Ebd., 653.

76 Vgl. ebd., 635–636.

77 Vgl. Borck, Fühlfäden, 152.

78 Hans W. Gruhle, »Geschichtliches«, in: Oswald Bumke, *Handbuch der Geisteskrankheiten* (Band 9). Spezieller Teil V, Berlin: Springer 1932, 1–31, 18.

79 Vgl. Karl Jaspers, *Allgemeine Psychopathologie. Ein Leitfaden für Studierende, Ärzte und Psychologen*, Berlin: Springer 1913, 8.

80 Zit. nach: Höfler, Wie soll der psychologische Unterricht, 2.

81 Vgl. Franz Seitelberger, Hirnforschung und Neurologie in Österreich im 19. und im beginnenden 20. Jahrhundert, in: Karl Acham (Hg.), *Geschichte der österreichischen Humanwissenschaft* (Band 2), Wien: Passagen 2001, 375–437, 400.

82 Höfler, *Worte der Erinnerung*, 24.

83 Theodor Ziehen, »Th. Meynert: Das Zusammenwirken der Gehirnteile. Verhandl. d. 10. Intern. Med. Kongresses, Bd. I, 1891, S. 173–190«, in: *Zeitschrift für Psychologie und Physiologie der Sinnesorgane* 3 (1892), 59–61, 60.

84 Auguste Forel, Andenken an Theodor Meynert, in: Stockert-Meynert, *Theodor Meynert*, 257–259, 258.

85 Stockert-Meynert, *Theodor Meynert*, 243–244.

Lesky nannte Meynert eine »seltsame Mischung von Künstler und Naturforscher«.[86] Scott Phelps gibt zu bedenken, dass seine Theorie, egal ob sie sich aus heutiger Sicht in entscheidenden Teilen als Mythologie herausgestellt hat, moderne Ansätze des Konnektionismus und der Konnektomik vorweggenommen habe. Es sei bemerkenswert, dass seine Theorie unter seinen NachfolgerInnen große Antipathie erweckte, heute aber wieder von Bedeutung ist. Seiner Meinung nach könne die Antwort zum Teil dadurch geliefert werden, dass man seine »rhetorisch-anatomische Phantasie« (»rhetorical-anatomical imagination«) berücksichtige.[87]

Olaf Breidbach sieht in Meynert einen Vordenker der philosophischen Strömung des eliminativen Materialismus. So meint er, dass Wundt unter wesentlichem Einfluss von Meynert den Ansatz von Patricia Churchland in den *Grundzügen der physiologischen Psychologie* (1874) vorweggenommen habe, sodass »der von der Neurophilosophie reklamierte Stellenwert des Neuronalen keineswegs neu und für die philosophische Diskussion innovativ« gewesen sei.[88] Ergänzend zu Wundt sollte hier Flechsig hervorgehoben werden, dessen Forderung, »die Psychologie als einen Teil der Hirnphysiologie zu behandeln«[89] in Meynert einen Vordenker besitzt. Des Weiteren kann Langes »Psychologie ohne Seele«, die sich ebenfalls auf Meynerts Modell stützt, erwähnt werden.[90] Auch Schlick sprach bereits von einer »Reduktion der Psychologie auf Gehirnphysiologie«[91], die allerdings aufgrund des derzeitigen Wissensstandes noch nicht umgesetzt werden könne.

Laut Breidbach sei Meynerts Konzept des Weiteren ein unmittelbarer Vorläufer von Exners erster Darstellung eines neuronalen Netzes, wie er sie in seinem *Entwurf zu einer physiologischen Erklärung der psychischen Erscheinungen* von 1894 geliefert habe[92] und welches »in nahezu allen Punkten das Hebbsche Konzept« vorweggenommen habe.[93] Letztlich behauptet er, dass »[d]ie wesentlichen Fortschritte unseres [des. 20., Anm.] Jahrhunderts innerhalb dieses

86 Lesky, *Wiener medizinische Schule*, 373.

87 Vgl. Scott Phelps, Brain Ways. Meynert, Bachelard and the Material Imagination of the Inner Life, in: *Medical History* 60 (2016) 3, 388–406, 405.

88 Olaf Breidbach, *Die Materialisierung des Ich*, Frankfurt/Main: Suhrkamp 1997, 393.

89 Paul Flechsig, Hirnphysiologie und Willenstheorie, in: Sante De Sanctis (Hg.), *Atti del V. Congresso Internazionale di Psicologia, Tenuto in Roma dal 26 al 30 Aprile 1905*, Rom: Porzani E C. Tipografi del Senato 1906, 73–89, 74.

90 Friedrich Albert Lange, *Geschichte des Materialismus und Kritik seiner Bedeutung in der Gegenwart*, Frankfurt/Main: Suhrkamp 1974, 823.

91 Schlick, *Allgemeine Erkenntnislehre*, 676.

92 Vgl. Breidbach, *Materialisierung*, 348.

93 Ebd., 26.

Wissenschaftsbereichs [...] nicht konzeptioneller Art«, »sondern [...] eher methodisch bedingt« seien.[94]

Meynerts Verhältnis zur Philosophie

Alois Höfler behauptete, dass Meynert »selbst nach seinem tiefsten Bedürfnisse Philosoph gewesen«[95] sei, obwohl er »stets und nachdrücklich geleugnet« hätte, ein solcher zu sein.[96] Sein Verhältnis zur zeitgenössischen Philosophie ist ein sehr interessanter Aspekt. Zu beachten ist diesbezüglich der Einfluss, den philosophische Konzepte, wie sie unter anderem von der Assoziationspsychologie entwickelt wurden, auf Meynerts Theorien ausgeübt haben. Cornelius Borck betont, dass Meynerts Theorie im Kern eine »assoziationspsychologische Theorie« gewesen sei, »nach der alle psychischen Prozesse einschließlich der intellektuellen Leistungen als Resultat einer Verknüpfung und Verarbeitung von Sinnesreizen anzusehen waren.«[97] Bereits Höfler wies in diesem Sinne darauf hin, dass seine Konzeption vor allem von der britischen Assoziationspsychologie in der Tradition von David Hume (1711–1776), David Hartley (1705–1757) und James Mill (1773–1836) sowie von Johann Friedrich Herbart (1776–1841) beeinflusst worden sei:

> »Man kann zwei Psychologien namhaft machen, die sogenannte Associationspsychologie und die Herbart'sche Hemmungstheorie, von welcher die erstere Meynert's Anschauung über die intellektuellen Leistungen der Hirnrinde, die letztere namentlich seine Gefühlstheorie beherrscht.«[98]

Phelps vermutet, dass Meynert assoziationspsychologische Konzepte zuerst über die Schriften von Hermann Lotze (1817–1881) und Gustav Theodor Fechner (1801–1887) kennengelernt hätte.[99] Bedeutend war aber wohl vor allem auch der Einfluss Ernst Machs, mit dem er die Ansicht teilte, dass man sich die »atomistische Welt« aus »mathematischen Punkten« aufgebaut vorstellen müsse, »von welchen aus quantitativ bestimmbare Kräfte in unserem Bewusstsein Erscheinungen auslösen.«[100] Das Gehirn sei, wie es auch Mach in seinen *Vorträgen über Psychophysik* (1863) behauptete, als »Complex von Atomen« zu

94 Ebd., 409.
95 Höfler, *Worte der Erinnerung*, 19.
96 Ebd., 6.
97 Borck, Fühlfäden, 151.
98 Höfler, *Worte der Erinnerung*, 22–23.
99 Vgl. Phelps, Brain Ways, 400.
100 Meynert, Zur Mechanik, 20.

betrachten.[101] Andererseits müsse man aber berücksichtigen, dass unsere Wirklichkeit auf einer Ordnung der von den Atomen ausgelösten Erscheinungen durch das Gehirn beruhe: »Eine atomistische Welt aber aus mathematischen Punkten gibt kein Weltbild, welches fertig in unser Bewusstsein eingeht, und lässt es dem Bewusstsein andererseits vollkommen übrig, Erscheinungen einer nur ihm anhaftenden Art aus der atomistischen Welt zu gestalten.«[102]

Auf der anderen Seite übten Meynerts Theorien aber auch einen bedeutenden Einfluss auf die zeitgenössische Philosophie aus. In diesem Sinne bezog sich Lange genauso wie auch Wundt, der »erste Konturen einer Neuropsychologie« schuf bzw. eine »Analyse der Grundstrukturen des Geistes« im Sinne hatte,[103] auf die Ergebnisse der Hirnforschung von Meynert.[104] Wie Breidbach unterstreicht, war für Wundts »Analyse des Verstandesgebrauchs« in seinem epochalen Werk *Grundzüge der physiologischen Psychologie* die »Neuroanatomie Meynerts« »zentral«.[105] Dieser verwies übrigens später auch selbst darauf, dass er vor Wundt derjenige gewesen sei, der zuerst die hirnphysiologischen Grundstrukturen des Geistes beschrieben hätte.[106]

Lange und Wundt referierten in ihren Werken vor allem die Erkenntnisse Meynerts, um Charakteristika einer *physiologischen Psychologie* formulieren zu können, welche die Begriffe der Vermögenspsychologie überflüssig machen sollte. Lange verwies auf ihn, wenn er für eine »Psychologie ohne Seele« argumentierte; Wundt benutzte sein Modell zur Beschreibung psychologischer Vorgänge wie den Willen, um die Grundstrukturen des Geistes zu beschreiben.[107] Meynert hatte bereits in seinen ersten Arbeiten versucht, eine Erklärung von Willensakten als einfache physiologische Vorgänge zu liefern und rühmte sich später, auch hier der Erste gewesen zu sein, der den Willen allein aufgrund dieser beschrieben hätte.[108] Dieses Modell wurde schließlich auch noch bei Hermann Ebbinghaus (1850–1909) zur Grundlage der Beschreibung willkürlicher Bewegungen.[109] Wundt argumentierte auf der Grundlage der neuroanatomischen Untersuchungen Meynerts letztlich dafür, dass Begriffe wie Fantasie oder Gedächtnis auf »elementare Leistungen« wie »Empfindungen« und »Bewegungsanstöße« zurückgeführt werden müssten, da einem die Anatomie des »aus

101 Vgl. Ernst Mach, Vorträge über Psychophysik, in: *Zeitschrift für praktische Heilkunde* 9 (1863) 20, 362–366, 364.
102 Meynert, Zur Mechanik, 20.
103 Breidbach, *Materialisierung*, 171.
104 Vgl. Lange, *Geschichte*, 798.
105 Vgl. Breidbach, *Materialisierung*, 393.
106 Vgl. Meynert, *Psychiatrie*, 141.
107 Vgl. Breidbach, *Materialisierung*, 171.
108 Vgl. Meynert, *Psychiatrie*, 132.
109 Vgl. Hermann Ebbinghaus, *Abriß der Psychologie*, Leipzig: Veit & Comp 1909, 102–103.

einfachen Gebilden« bestehenden Gehirns keine Hinweise auf »komplexe Funktionen« liefere.[110]

Lange stützte sich bei seinem Programm einer *Psychologie ohne Seele* auf Erkenntnisse der zeitgenössischen Hirnanatomie, wobei Meynerts Modell eine besondere Bedeutung zukommt, weil er aufgrund von dessen Konzept erklären konnte, wie psychologische Begriffe wie der Wille, das Denken oder das Ich auf kortikale Verknüpfungen zurückgeführt werden können. Dabei steht das Gedächtnis, dessen Funktion in Meynerts Konzeption die Nervenzellen des Gehirns übernehmen, und der Assoziationsmechanismus, welchen die von ihm entdecken Assoziationsfasern bewerkstelligen sollten, im Mittelpunkt. Meynerts Modell wird von Lange ausführlich referiert und als besonders bedeutend hervorgehoben.[111]

Meynert führte das Denken, Wollen und das Ich auf an sich gleichwertige Nervenkörper zurück, welche erst durch ihre Verknüpfung durch die Assoziationsfasern funktionelle Unterschiede ausprägen würden. Diese sich dynamisch aufbauende Konstruktion des Gehirns wird zur Grundlage psychologischer Begriffe wie dem Ich, das auf eine »dichte Bündelung« der einzelne Erinnerungsbilder verknüpfenden Assoziationsfasern zurückzuführen sei.[112] Lange fasst am Ende des Kapitels *Gehirn und Seele* seiner *Geschichte des Materialismus* (2. Auflage 1873) das Programm einer Naturalisierung des Bewusstseins offensichtlich mit Bezug auf Meynerts Modell in ganz ähnlicher Weise zusammen:

> »Das Zusammenwirken sehr vieler und einzeln genommen außerordentlich schwacher Nervenimpulse muß uns den Schlüssel geben zum physiologischen Verständnisse des Denkens, und die Form dieses Zusammenwirkens ist das Charakteristische jeder einzelnen Funktion.«[113]

Denken, Fühlen und Wollen seien als unangebrachte »Abstraktionen« und »Personifikationen« zu betrachten.[114] Die Psychologie müsse sich an die empirischen Fakten halten, welche sich in Bezug auf »schulpsychologische Begriffe« wie den Willen als Gehirnvorgänge erweisen würden.[115] Nehme man allerdings weiterhin ein Ding für diese »Summe von Teilfunktionen« an, überschreite man nach Lange das »Gegebene« und behaupte etwas, das für die Wissenschaft keine Bedeutung haben darf: »Jede Unterstellung eines Dinges für das Wort ist eine Überschreitung des Gegebenen und daher wissenschaftlich nichtig.«[116]

110 Vgl. Wilhelm Wundt, *Grundzüge der physiologischen Psychologie. Erste Hälfte,* Leipzig: Engelmann 1873, 226.
111 Vgl. Lange, *Geschichte*, 799–803.
112 Vgl. Michael Hagner, *Homo Cerebralis*, Frankfurt/Main–Leipzig: Insel 2000, 270–271.
113 Lange, *Geschichte*, 817.
114 Vgl. ebd., 796.
115 Vgl. ebd., 793–794.
116 Ebd., 807.

Im Sinne von Fechners Kritik am einfachen Seelenwesen der Herbartianer führt Meynert den anatomischen Bau des Gehirns als Beweis dafür an, dass die Seele nur als »ausgedehntes Wesen« vorstellbar sei:

> »Wäre die Seele ein unausgedehntes Wesen, dann müssten im Gehirne die Nervenfasern, wie Strahlen gegen einen Brennpunkt, nach einem punktförmigen Seelensitze hin convergiren, der also einfach in der Mittellinie des Gehirns liegen sollte.«[117]

Aufgrund seiner Kritik an psychologischen Abstraktionen wie dem Willen bezeichnet er auch das Ich als einen »an sich künstliche[n], wenn gleich praktisch zu beachtende[n] Begriff«.[118] Es handle sich um einen »im Princip einfachen physiologischen Vorgang«.[119] Das, was die »abstrakten Psychologen« das Ich nennen würden,[120] sei in der Tat das Resultat »unzählbarer Einzelleistungen«, die den Eindruck erwecken würden, dass »nur ein Wesen« vorhanden sei.[121] Auf der Grundlage seines Modells stellen sich Annahmen, wie die eines einheitlichen Subjektes oder von Vermögen wie dem *Willen* oder *Intelligenz* somit als Irrtum heraus. Das Ich kann in diesem Sinne nicht als Einheit aufgefasst werden, sondern beruht nach Meynert auf einer Verkettung von Nervenkörpern und Nervenfasern auf der Grundlage von Empfindungen.

In der Habsburgermonarchie verfolgte der Mach-Schüler Wahle ein ähnliches Programm wie Lange oder Wundt, wobei, wie bereits Johnston betonte, Meynerts neuroanatomische Untersuchungen einen zentralen Bezugspunkt darstellten.[122] Ähnlich wie Lange zeitgenössische sinnesphysiologische Untersuchungen referierte, um die These aufstellen zu können, dass »die Physiologie der Sinnesorgane« als »der entwickelte oder der berichtigte Kantianismus« aufzufassen sei,[123] berief sich Wahle auf Meynert, um gegen *Spiritualismus* und *Materialismus* zu argumentieren.[124] So sei die Frage, »ob aus Materie Empfindung entstehe«, nach Wahle falsch gestellt, »weil Materie selbst nur eine Empfindung ist.«[125]

Am Ende seines Lebens erinnerte Wahle sich, dass er seit dem Beginn seiner akademischen Laufbahn das Ziel der Ausarbeitung einer »anatomisch-biologi-

---

117 Theodor Meynert, Die Bedeutung des Gehirns für das Vorstellungsleben. Vortrag, gehalten am 24. März 1868, in: Meynert, *Sammlung*, 1–17, 11–12.

118 Meynert, *Psychiatrie*, 159.

119 Ebd., 155.

120 Vgl. ebd.

121 Vgl. Theodor Meynert, Das Zusammenwirken der Gehirntheile. Vortrag, gehalten auf dem X. internat. medicinischen Congresse zu Berlin 1890, in: Meynert, *Sammlung*, 201–233, 205.

122 Vgl. Johnston, *Kultur- und Geistesgeschichte*, 211.

123 Vgl. Lange, *Geschichte*, 849.

124 Vgl. Richard Wahle, *Gehirn und Bewusstsein. Physiologisch-psychologische Studie*, Wien: Hölder 1884, 26.

125 Vgl. ebd., 19.

schen Physiologie« verfolgte, in deren Mittelpunkt die Reduktion psychischer Erscheinungen auf Gehirnzustände gestanden habe.[126] Er hatte in Wien neben Philosophie u. a. auch Medizin studiert; außerdem verband ihn in seiner Jugendzeit eine enge Freundschaft mit Freud, was ihn allerdings später nicht daran hinderte, ein scharfer Kritiker von dessen Theorien zu werden.[127]

Wahles Habilitationsschrift trug den Titel *Gehirn und Bewusstsein. Physiologisch-psychologische Studie* (1884). Um eine Zuweisung psychischer Phänomene zu Gehirnvorgängen bewerkstelligen zu können, berief er sich dort auf Meynerts neuroanatomische Untersuchungen. Obwohl dessen Theorie willkürlicher Bewegungen aus seiner Sicht einige Fragen offenlasse, sei vor allem dessen Beschreibung der Vorstellungsverknüpfung durch die Assoziationsfasern sowie seine Rückführung von Raum, Zeit und Kausalität auf den »Gehirnmechanismus« und seine Dekonstruktion des Ich bahnbrechend gewesen. Anerkennend schrieb er: »Wir glauben, dass sein kurzer Vortrag [Zur Mechanik des Gehirnbaues, Anm.] die ganzen übrigen Leistungen des Materialismus und Sensualismus übertrifft.«[128]

Wahle forderte eine »physiologische Methode für den Aufbau der Psychologie«, deren Aufgabe es sei, »sich über die Reihenfolge psychischer Erscheinungen im Zentralnervensystem zu orientieren«.[129] Er behauptete auch: »[D]ie Analyse des Psychischen, die Reduktion desselben auf die einfachsten Elemente, multipliziert mit der Physiologie der materiellen Antezedentien und Begleitfaktoren, bildet die Psychologie.«[130] Die Aufgabe einer solchen Psychologie sei es, »psychologische Worte«, zu denen er Begriffe wie Wille, Aufmerksamkeit oder Gefühl zählt, auf an sich gleichwertige Elemente des Nervensystems zurückzuführen.[131] Letztlich plädierte er in seinen *Grundlagen einer neuen Psychiatrie* (1931) auch für eine Psychiatrie im Sinne der Somatiker, wie sie von Griesinger und Meynert im 19. Jahrhundert ausgearbeitet wurde. Wie Meynert glaubte er, dass die Neuropathologie die Grundlage der Psychiatrie und der Behandlung von Geisteskrankheiten werden sollte. Er forderte für die Psychiatrie eine Reduktion psychologischer Begriffe, mit denen Psychologen und Psychiater arbeiten würden, auf physiologische Begriffe, wie sie die »Gehirnlehre« zur Verfügung stelle. Sein Fazit lautete:

126 Vgl. Wahle, *Grundlagen*, 15.
127 Vgl. ebd., 3–4.
128 Wahle, *Gehirn*, 26.
129 Wahle, *Mechanismus*, 6.
130 Ebd., 19.
131 Vgl. ebd., 5.

»Nur wenn man, statt auf diese gangbaren, hochkomplexen Begriffe, auf das ungekürzte Mosaik psychischer und physischer Aufbauelemente achtet, wird das wahre Portrait der Individuen und die Möglichkeit radikaler Hilfe gewonnen.«[132]

Mach bezog sich in *Erkenntnis und Irrtum* (1905) auf Meynerts *Populärwissenschaftliche Vorträge* (1892). Im Zusammenhang mit seiner Kritik am metaphysischen Subjekt verweist er als Bürge dafür, dass ein solches aus Sicht empirischer Betrachtungen nicht existieren kann, auf »[s]ehr lesenswerte und gedrängte Ausführungen über die Natur und die Bedingungen des Bewußtseins« bei Wernicke und Meynert.[133] Bereits in der *Analyse der Empfindungen* (1886) hatte Mach festgehalten:

»Gewiß ist das Ich nicht erschöpft, wenn man, ganz vorläufig, sagt, es bestehe in einem eigenartigen Zusammenhang der Elemente, so lange die Art dieses Zusammenhanges im einzelnen nicht erforscht ist. Aber die hierher gehörigen Einzelprobleme wird nicht die Spekulation lösen, sondern die Lösung wird zunächst den Psychologen, Physiologen und Psychiatern zufallen, welchen wir manche wichtige Aufklärung über dieselben schon verdanken.«[134]

Wie Machs Ausführungen in *Erkenntnis und Irrtum* zeigen, scheint er Meynerts Modell grundsätzlich seine Zustimmung auszusprechen.[135] Franz Brentano unterstreicht in diesem Sinne, dass auch bei Mach, der dessen Unterscheidung zwischen den Nervenzellen als Speicherort der Erinnerungsbilder und den diese miteinander verbindenden Assoziationsfasern teile, »jedes Bewußtsein in ganz kleine Parzellen zu zerfallen« drohe.[136] Michael Hagner stellt die These auf, dass Machs Diktum »Das Ich ist unrettbar« »ohne die cerebrale Verankerung der psychischen Funktionen kaum denkbar wäre«.[137] Letztlich benutze Mach Meynerts Modell auch, um dafür zu argumentieren, dass das Ich, im Sinne eines jeder Empfindung vorausgehenden einheitlichen Subjektes, nichts ursprüngliches sei, sondern erst im Laufe der Entwicklung des Individuums entstehe.[138]

Kritik an Meynerts Modell wurde vor allem aus dem Umkreis der Brentano-Schule laut, wobei Meynert und Brentano eine persönliche Freundschaft verband. Meynerts Tochter Dora bezeichnet Brentano in ihren Erinnerungen als einen der »anziehendsten« Gelehrten, mit denen Meynert in einem »freund-

132 Wahle, *Grundlagen*, 6.

133 Vgl. Mach, *Erkenntnis und Irrtum*, 44, Fußnote.

134 Ernst Mach, *Die Analyse der Empfindungen und das Verhältnis des Physischen zum Psychischen*, 9. Auflage, Jena: Gustav Fischer 1922, 292–293.

135 Vgl. Mach, *Erkenntnis und Irrtum*, 43–44.

136 Vgl. Franz Brentano, »*Über Ernst Machs Erkenntnis und Irrtum*,« aus dem Nachlaß herausgegeben und eingeleitet von Roderick M. Chisholm und Johann C. Marek, Amersterdam: Rodopi 1988, 46.

137 Vgl. Hagner, *Homo Cerebralis*, 288.

138 Vgl. Mach, *Erkenntnis und Irrtum*, 65–67.

schaftlichen Verkehr« gestanden habe.[139] Meynert traf Brentano, wie bereits erwähnt, u. a. im Salon Wertheimstein, er war aber auch des Öfteren bei Brentano zu Gast; außerdem verbrachten sie mehrere Sommerfrischen gemeinsam mit anderen Gelehrten, wie Theodor Billroth (1829–1894), der eine Villa in Sankt Gilgen besaß, Viktor Lang (1838–1921), Ernst (1846–1891) und Otto Fleischl von Marxow (1849–1935), Richard (1842–1919) und Adolf Lieben (1836–1914) sowie Eduard (1814–1887) und Sophie Todesco (1825–1895) in Sankt Gilgen im Salzkammergut, wo Meynerts Kinder mit Brentano Boccia spielten und sich während der täglichen Spaziergänge um den Wolfgangsee unterschiedliche Anekdoten erzählen ließen.[140]

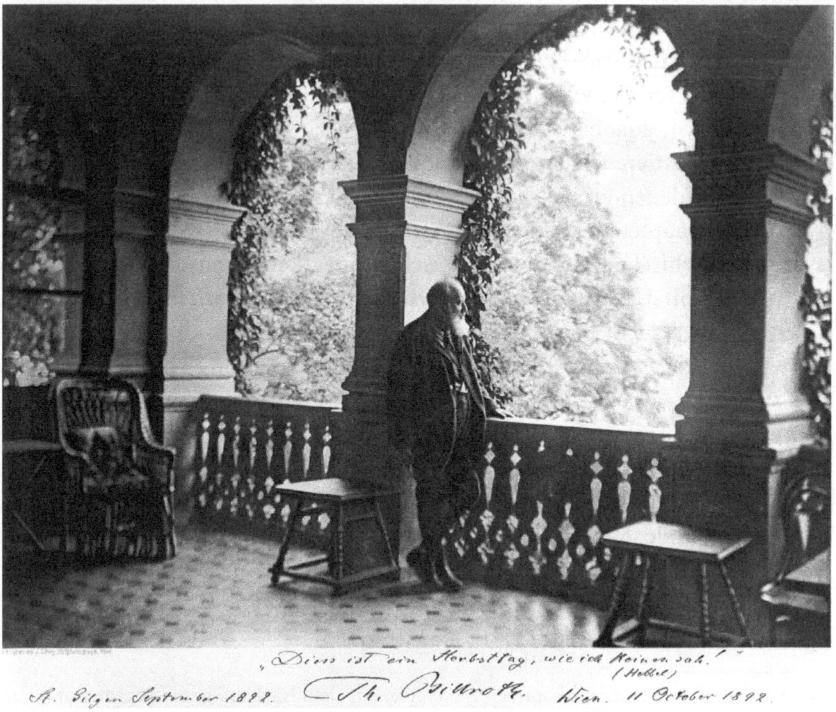

Abb. 7: Theodor Billroth auf der Veranda seiner Villa in St.Gilgen. »Dies ist ein Herbsttag, wie ich keinen sah!« (Hebbel), Heliogravure nach einem Foto von Josef Löwy, 1892, ÖNB Wien, Inv.-Nr. NB 530238-B.

Brentano war der Auffassung, dass es keine physikalische Erklärung mentaler Phänomene geben könne und die einzige Methode ihrer Erforschung die *innere Wahrnehmung* sei. Er traf eine Unterscheidung zwischen einer »deskriptiven

139 Vgl. Stockert-Meynert, *Theodor Meynert*, 149.
140 Vgl. ebd., 152–156.

Psychologie« oder »Psychognosie« und einer »genetischen Psychologie«, die er auch als »physiologische Psychologie« bezeichnete. Letztlich könne lediglich die *Psychognosie* als »reine Psychologie« bezeichnet und zu den »exakten Wissenschaften« gezählt werden. Die »physiologische Psychologie« müsse hingegen »in allen ihren Bestimmungen wohl für immer auf den Anspruch der Exaktheit verzichten«.[141] Die *Psychognosie* könne laut Brentano zur »höchsten Vollkommenheit« ausgebildet werden, ohne dabei in auch nur einem Lehrsatz einen »physisch-chemischen Prozeß« erwähnen zu müssen.[142] Ihre Aufgabe sei es, »einen allgemeinen Begriff von dem gesamten Bereich menschlichen Bewußtseins zu geben«.[143] Als ihre Methode fungiert die *innere Wahrnehmung*. Eine »wahrhaft wissenschaftliche genetische Psychologie« könne lediglich auf der Grundlage der »Vervollkommnung der Psychognosie« beruhen.[144] Sie sei als eine Art »Anatomie der Seele« zu betrachten, die von der »leiblichen Anatomie« zu unterscheiden sei und welche nicht den Anspruch erheben könne, »psychische Phänomene« in adäquater Weise beschreiben zu können.[145] Im Sinne dieser Auffassung existieren mehrere zu Lebzeiten Brentanos unveröffentlichte Manuskripte, in denen er sich kritisch mit Meynerts Modell auseinandersetzt.[146]

Höfler behauptete, dass Meynert »psychische Tatsachen« durch die »Ableitung des Psychischen aus dem Physischen, ›der Bewegung der Maschine aus ihrem Bau‹ mit Überspringung der wirklich psychologischen Empirie«[147] zu beschreiben versucht habe. Dagegen sei einzuwenden, dass »psychische Phänomene« zuerst als unmittelbare psychische Erscheinungen zu betrachten seien. Auch unter der Voraussetzung, dass »psychische Phänomene« »durchgängig« an »Hirnvorgänge« gebunden sind, werden sie laut Höfler nicht als »Hirnvorgänge« im Bewusstsein wahrgenommen, sondern »unmittelbar als Freude, Schmerz, Frage, Urteil u. s. w.«[148] Brentano gedachte er als seinen »allerersten Lehrer [...], der mich in philosophischen Dingen ebenso strenge Maßstäbe anlegen lehrte, wie ich sie in Mathematik und Physik gelernt hatte.«[149] Andreas Witasek

141 Vgl. Franz Brentano, *Deskriptive Psychologie,* aus dem Nachlass herausgegeben und eingeleitet von Roderick M. Chisholm und Wilhelm Baumgartner, Hamburg: Meiner 1982, 1.

142 Vgl. ebd., 2.

143 Ebd., 2.

144 Ebd., 9.

145 Vgl. ebd., 128.

146 Vgl. Franz Brentano, *Über das Dasein Gottes*, Hamburg: Meiner 1980, 427. – Franz Brentano, *Religion und Philosophie, mit Einleitung und Anmerkungen*, herausgegeben von F. Mayer-Hillebrand, Bern: Franke 1954, 228–232.

147 Höfler, *Worte der Erinnerung*, 25.

148 Vgl. ebd., 7.

149 Alois Höfler, Franz Brentano in Wien, in: *Süddeutsche Monatshefte* 14 (1917) 4, 319–325, 321.

(1870–1915) betonte, dass »die heutige Psychologie [...] [m]it und ohne Gehirnphysiologie [...] eine rein empirische Wissenschaft« sei.[150]

Obwohl aus Meynerts Schriften »auch noch heute [1898] und wohl noch auf lange hinaus grundlegende Leitgedanken über Gehirnanatomie und -physiologie zu gewinnen« seien, könne Höfler nicht umhin, »auf die schwerwiegenden Bedenken hinzuweisen, welchen [...] Meynerts Theorien, so glänzend und überzeugend sie als physiologische sind, nach Seiten der psychologischen Interpretation unterworfen scheinen.«[151] Seine Theorie habe zwar einen »physiologischen Wert als Schilderung der Mechanik des Hirnbaues«, als »Erklärung der uns aus innerer Wahrnehmung so wohlbekannten Vorgänge« könne das Modell andererseits aber nicht fungieren.[152]

Auf der anderen Seite gibt es aber keine Zeugnisse darüber, ob Meynert sich mit der Philosophie Brentanos auseinandersetzte. Dessen geringes Interesse könnte darauf zurückgeführt werden, dass zur damaligen Zeit, wie Höfler uns überliefert, unter »Naturforschern« eine »nur zu bekannte geringe Meinung« von der Philosophie geherrscht habe, was umgekehrt nur auf einen kleinen Teil der Philosophen zugetroffen habe.[153] Bezeichnenderweise hatte Alois Höfler, der im Gründungsjahr 1888, sowie zwischen 1898 und 1903 sowie 1912 und 1922 Obmann der Philosophischen Gesellschaft war, ursprünglich an der Universität Wien bei Ludwig Boltzmann (1844–1906) und Josef Stefan (1835–1893) Mathematik und Physik studiert. Sein Nachfolger als Obmann, Robert Reininger (1869–1955), hatte während seines Studiums Vorlesungen bei Meynert besucht.[154]

Laut Höfler habe Meynert Brentanos Philosophie ihm gegenüber mit folgenden Worten bedacht: »Aber ich bitte Sie, ist denn diese Psychologie im Grunde etwas anderes als eine neue Art Religionslehre?«[155] Er soll gegen die »Möglichkeit einer wissenschaftlichen Erforschung psychischer Erscheinungen und Thatsachen als solcher durch unmittelbare ›innere‹ Wahrnehmung« außerdem eingewendet haben: »Wie wollen Sie die Functionen einer Maschine

150 Stephan Witasek, Über psychologische Schulversuche. Vortrag mit Demonstrationen, gehalten am VI. deutsch-österreichischen Mittelschultag in Wien, Ostern 1897, in: Alois Höfler/Stephan Witasek, *Physiologische oder experimentelle Psychologie am Gymnasium? Zwei Vorträge, VI. deutsch-österreichischer Mittelschultag, Wien, Ostern 1897*, Wien: Hölder 1898, 18–28, 18.

151 Höfler, Wie soll der psychologische Unterricht, 8.

152 Vgl. Alois Höfler, *Psychologie*, Wien–Leipzig: Tempsky 1897, 41.

153 Vgl. Höfler, *Worte der Erinnerung*, 6. – Vgl. hierzu auch Michael Heidelberger, *Die innere Seite der Natur. Gustav Theodor Fechners wissenschaftlich-philosophische Weltauffassung*, Frankfurt/Main: Klostermann 1993, 13.

154 Vgl. Th. Meynert: Bau und Leistung des Centralnervensystems, Wien, WS 1890/91, Forschungsstelle und das Dokumentationszentrum für Österreichische Philosophie, Nachlass Robert Reininger, A.5.11, Inv. Nr. 005222-005224.

155 Höfler, *Worte der Erinnerung*, 8.

untersuchen, wenn sie ihren Bau nicht kennen?«[156] Andererseits war es laut Höfler eine »grosse und freudige Ueberraschung«, dass sich der »Naturforscher« Meynert als »hochwillkommener, aber kaum erwarteter Gast« in der gründenden Versammlung der Philosophischen Gesellschaft einfand, um ein ordentliches Mitglied zu werden.[157] Dies sei umso bemerkenswerter, da sich im Laufe der ersten Jahre der Gesellschaft bestätigt hätte, dass sich die größte Zahl der Mitglieder auf die Seite Brentanos geschlagen hatte. Meynerts Mitgliedschaft habe eine große Bereicherung dargestellt, weil er nicht nur regelmäßig an den Vereinsversammlungen und Vorträgen teilgenommen, sondern sich auch an den anschließenden Diskussionen beteiligt habe.[158]

Meynert hielt im Rahmen der regelmäßigen Sitzungen außerdem selbst mehrere Vorträge, die laut Höfler eine große Zahl an Besuchern angelockt hatten und in lange dauernden Sitzungen besprochen worden seien.[159] Meynert eröffnete aufgrund seiner Prominenz bereits das erste Wintersemester der Gesellschaft mit einer Wiederholung seines populären, im September 1888 auf der Naturforscherversammlung in Köln gehaltenen Vortrages *Gehirn und Gesittung*; später folgten noch drei weitere Vorträge.[160]

Meynerts persönliche Netzwerke haben, wie auch seine Mitgliedschaft in der *Philosophischen Gesellschaft*, zu einem Austausch mit der Wiener Philosophie um die Jahrhundertwende beigetragen. Ein anderer wichtiger Faktor war, dass Meynert mit seiner Forschung in den Bereich der Psychologie vorstieß und damit ein Gebiet der damaligen Philosophie berührte. *Positivistisch* eingestellte Philosophen, wie Gomperz, Wahle oder Mach begrüßten seine Theoreme, weil sie einer Naturalisierung mentaler Phänomene zuarbeiteten. Auf der anderen Seite betrachtete die Brentano-Schule sein Vorhaben kritisch, da sie eine physikalische Erklärung mentaler Phänomene ablehnte und ihre Erforschung der *inneren Wahrnehmung* andachte.

josef.hlade[at]edu.uni-graz.at

156 Ebd., 7.
157 Vgl. ebd., 6.
158 Vgl. ebd., 8–10.
159 Vgl. ebd., 22.
160 Vgl. ebd., 8–11.

Ursula Rokitansky-Tilscher[1]

Im fruchtbaren Spannungsfeld von Natur- und Geisteswissenschaften – eine erste Studie zur Prägung der Persönlichkeit Carl Freiherr von Rokitanskys aus familienbiografischer Sicht

In the fertile field between natural sciences and humanities – a first study on the personality of Carl Freiherr von Rokitansky from a family biographical point of view

Abstracts

In der medizinhistorischen Literatur ist Carl Rokitansky (1804–1878) vor allem als Pathologe bekannt; eine Beleuchtung des familiären Kontexts steht bislang noch aus. Seine Frau war die von Antonio Salieri (1750–1825) ausgebildete, international anerkannte Konzertsängerin Marie Weis (1806–1888), die u. a. mit Franz Schubert (1797–1828) und Franz Liszt (1811–1886) sang und ihre ältesten Söhne, die später ebenfalls renommierte Sänger wurden, unterrichtete. Die Korrespondenz Rokitanskys sowie seiner Familienmitglieder mit VertreterInnen aus diversen inner- und außereuropäischen Kulturzentren belegt seine Kontakte in die Kunstwelt. Diese erst vor kurzem entdeckte private Korrespondenz von Carl Rokitansky gibt daher erstmalig Einblick in sein Leben aus familienbiografischer Sicht. Das familiäre Umfeld Rokitanskys umfasste bedeutende Künstler wie die Familien Weis-Ostborn, Hüttenbrenner, Lablache, Thalberg und Teltscher. Die Familie förderte den Komponisten Gustav Mahler (1860–1911) sowie später Thomas Bernhard (1931–1989) und Peter Turrini (geb. 1944). Rokitansky beeinflusste über den Anatomen Emil Zuckerkandl (1849–1910) Gustav Klimt (1862–1918), Egon Schiele (1890–1918) und Oskar Kokoschka (1886–1980). In diesem Beitrag werden die Netzwerke Rokitanskys im In- und Ausland, daraus resultierende Karrieren sowie die Förderung kultureller Entwicklungsprozesse nach seinem Ideal von Freiheit in Wissenschaft und Kunst anhand einer ersten Aufarbeitung des Familienarchivs skizziert. Dies soll zukünftige Untersuchungen darüber anregen, wie sich Rokitanskys künstlerische, philosophische und philologische Neigungen auf seine wissenschaftliche Denkweise auswirkten und auf welche Art sie diese prägten. Rokitanskys Einfluss auf Wissenschaftler und KünstlerInnen könnte auf Basis der familienbiografischen Archivalien in Zukunft noch umfangreicher bearbeitet werden.

Carl Rokitansky is best known in the medical history literature as a pathologist. So far, he has not been researched in the context of his family. He was married to Marie Weis, an internationally renowned singer trained by Antonio Salieri. She sang with Franz Schubert

1 Die Autorin ist Gattin von Alexander Rokitansky, Vorstand der Universitäts-Lehrabteilung für Kinder- und Jugendchirurgie im Donauspital in Wien, Ururenkel von Carl Rokitansky.

and Franz Liszt and taught her elder sons who became famous singers. Their correspondence from various cultural centres proves Rokitansky's network within the artistic world. The recently discovered private correspondence of Carl Rokitansky provides for the first time an insight into his live from the family biographical perspective. The Rokitansky family circle included significant artistic families such as the Weis-Ostborn, Hüttenbrenner, Lablache, Thalberg and Teltscher. The family promoted initially Gustav Mahler and later Thomas Bernhard and Peter Turrini. Rokitansky influenced Gustav Klimt, Egon Schiele and Oskar Kokoschka through the anatomist Emil Zuckerkandl. The article outlines Rokitansky's networks at home and abroad, the resulting careers and the promotion of cultural development processes according to his ideal of freedom in science and art, based on a first review of the family archive. This is to encourage future research to investigate how Rokitansky's artistic, philosophical and philological leanings affected his scientific thinking and how much they influenced them, and how Rokitansky's influence on scientists and artists based on family biographical archival materials could be further addressed in the future.

Keywords
Musikalischer Salon, Biedermeier, Doktorenrevolution, Paradigmenwechsel, Liberalismus, Konfessionen, London, Paris, Wiener Moderne, Tonhof

Musical Salon, Biedermeier era, doctor's revolution, paradigm shift, liberalism, confessions, London, Paris, Viennese Modernism, Tonhof

Die Quellen des Familienarchivs Rokitansky als Forschungsbasis

Bei der im Jahr 2009 erfolgten Auflösung einer Mietwohnung, die Mitglieder der Familie Rokitansky fast hundert Jahre bewohnt hatten, wurde deren Korrespondenz aus dem Zeitraum von 1820 bis 1960 ungeordnet vorgefunden. Zusätzlich fanden sich Fotos, Dokumente, handgeschriebene Manuskripte, Zeitungsartikel und Kompositionen. Nach der Rekonstruktion des Familienstammbaums[2] wurde die Korrespondenz den Familienmitgliedern zugeordnet und in entsprechenden Akten chronologisch sortiert: 1. Carl, 2. Marie, 3. Hans (I), 4. Victor, 5. Karl, 6. Prokop, 7. Friedrich, 8. Lisa, 9. Margarethe, 10. Hans (II), 11. Theresa, 12. Friederike, 13. Egon, 14. Ottokar, 15. Anna Luise Rokitansky. Des Weiteren wurden Akten für folgende Familien angelegt: 16. Pretscher und Voglar, 17. Lablache, 18. Lechner, Haunold und Teltscher, 19. Weis-Ostborn, 20. Cischini. Um einen Überblick über Carl Rokitanskys (1804–1878) medizinische, künstlerische und politische Verbindungen zu er-

2 Die neuen Erkenntnisse über den Familienstammbaum wurden an Karel Vavřínek weitergeleitet und von ihm veröffentlicht. Vgl. Karel Vavřínek, *Almanach českých šlechtických a rytířských rodů 2025*, Prag: Zdenek Vavřínek 2015, 393–397.

langen, wurde ein Akt mit der an ihn gerichteten Korrespondenz von Medizinern, KünstlerInnen und Politikern erstellt.

Diese Materialien wurden mit Familiendokumenten der Familie Gittler, Nachkommen von Carl Rokitanskys drittem Sohn Karl (1839–1898), sowie mit handschriftlichen Manuskripten ergänzt und in einem Familienarchiv zusammengefügt.[3]

Die bisher bearbeiteten Unterlagen umfassen etwa 300 Briefe und diverse Manuskripte, die eingescannt und transkribiert sowie chronologisch nach Jahreszahlen (und daher ohne Aktenzahlen) geordnet in eine Datenbank eingepflegt wurden. Ergänzt wurden diese Bestände mit Kopien von Familienunterlagen, die in verschiedenen Institutionen vorliegen, um einen möglichst vollständigen Überblick über das bestehende Material zu erhalten. Die handschriftlichen Unterlagen werden in säurefreien Kartons nach den vom Wien Museum angegebenen Kriterien hinsichtlich Temperatur und Luftfeuchtigkeit feuergeschützt und gesichert verwahrt. Das Familienarchiv ist nicht öffentlich zugängig, eine Briefedition ist in Vorbereitung.

Die Korrespondenz von und an Carl Rokitansky umfasst ungefähr 200 Briefe, von denen bisher etwa 150 bearbeitet wurden. Die Korrespondenz mit Kollegen aus dem Ausland lässt ein Netzwerk von Paris über Leipzig, London, St. Petersburg, Mexiko, Boston, New York, Athen, bis nach Berlin und Böhmen erkennen. Die handschriftlichen Unterlagen sind daher in Tschechisch, Deutsch, Englisch, Französisch und Latein verfasst. Die Quellen des Familienarchivs weisen sowohl die lokalen Kooperationen der Mediziner im Allgemeinen Krankenhaus in Wien nach, als auch die Rezeption der *Wiener Medizin* im Ausland. Anhand dieser Quellen können daher die Netzwerke in der Medizin in ihrem Aufbau und in der wechselseitigen Beeinflussung auf internationaler Ebene dargestellt werden.

Um die Wechselwirkung von künstlerischen und medizinischen Netzwerken zu rekonstruieren, wurde insbesondere die Korrespondenz von Carl und Marie Rokitansky (1806–1888) mit ihren ältesten Söhnen Hans (1835–1909) und Victor

3 Ich danke den Familien Bernhard Gittler, Rechtsanwalt und Cellist, Georg Gittler, Vorstand des Instituts für angewandte Psychologie der Universität Wien und Philipp Gittler, Vorstand des Instituts für Strömungslehre und Wärmeübertragung der Johannes Kepler Universität in Linz, für die Zurverfügungstellung ihrer Familiendokumente zur Erstellung dieses Beitrages; sie musizieren noch heute auf dem Flügel Gerhard Lampersbergers und wahren die Tradition in der Förderung junger Talente in Wissenschaft und Kunst. Primarius emer. Michael Schwaiger danke ich für seine wertvolle Unterstützung bei der Transkription von Quellen, Nobelpreisträger Eric Kandel für seinen Impuls, die Familienunterlagen zu bearbeiten. Im Besonderen danke ich Felicitas Seebacher, deren Werk *»Freiheit der Naturforschung!«* das geistige Vermächtnis von Carl Rokitansky einer großen Leserschaft zugänglich gemacht hat, für ihre richtungsweisende, profunde und kompetente Beratung in den historischen Zusammenhängen.

(1836–1896) sowie mit KünstlerInnen und Wissenschaftlern ihrer Zeit analysiert. Die Briefe umfassen meist vier Seiten, in Abweichungen ca. im Format A5, die teilweise am Rand oder anderen noch freien Stellen schriftliche Mitteilungen von weiteren Familienmitgliedern aufweisen. Die Briefe wurden manchmal in einer Form von Ringkommunikation innerhalb der Familie weitergeschickt.

Bei der Betrachtung von Netzwerken ist die erste gemeinsame Struktur die der Familie.[4] Da zwischen den Familien Rokitansky und Weis (ab 1872 Weis-Ostborn) mehrere Eheschließungen stattgefunden haben,[5] sind deren soziale Gefüge als eng verbunden zu betrachten, was den in beiden Familien hohen Stellenwert der gleichwertigen Förderung von Wissenschaft und Kunst erklären mag. Die Familie Rokitansky hatte enge freundschaftliche Verbindungen in die Kunst- und Kulturlandschaft, was sich beispielsweise anhand der Forschungsliteratur[6] zum relativ gut dokumentierten Tod des Komponisten Ludwig van Beethovens (1770–1827) im März 1827 skizzieren lässt. Franz Schubert (1797–1828) besuchte damals gemeinsam mit dem Grazer Komponisten Anselm Hüttenbrenner (1794–1868), dessen Bruder, dem Beamten Joseph Hüttenbrenner (1796–1873), sowie dem Maler Joseph Eduard Teltscher (1801–1837) den schwerkranken Beethoven;[7] Teltscher zeichnete Beethoven am Totenbett.[8] Beethoven verstarb am 26. März,[9] am 27. März obduzierte Carl Rokitansky als unbesoldeter Assistent gemeinsam mit seinem späteren Vorgesetzten Johann Wagner (1799–1832) im *Schwarzspanierhaus* die Leiche.[10] Auszüge aus dem Obduktionsbericht weisen auf eine ausführ-

4 Vgl. dazu z. B. Sören Petermann, *Persönliche Netzwerke in Stadt und Land*, Wiesbaden: Westdeutscher Verlag 2002, 65.

5 Carl Rokitansky & Marie Weis; Cousin & Cousine: Prokop Rokitansky & Maria (Mimi) Weis-Ostborn (Nichte von Marie Weis, Tochter von Joseph Weis-Ostborn und Karoline Hüttenbrenner (1827–1916)); zwei Cousins & zwei Schwestern (»doppeltes Verwandtschaftsverhältnis«): Ehe der beiden Cousins Karl Rokitansky und Hans Weis-Ostborn (1846–1906, Sohn von Joseph Weis-Ostborn und Karoline Hüttenbrenner) mit den Schwestern Gabriele und Angela Sterger (1844–1921); Onkel & Nichte mit Dispens des Papstes: Egon Rokitansky (1888–1961, Sohn von Victor Rokitansky) & Friederike Rokitansky (1891–1978, Enkeltochter von Hans Rokitansky).

6 Vgl. dazu z. B. Peter Clive, *Beethoven and his world. A Biographical Dictionary*, Oxford: Oxford University Press 2001.

7 Vgl. Brief Joseph Hüttenbrenner an Anonym, 12. März 1868, Beethoven-Haus Bonn, NE 234.

8 Vgl. ebd. – Teltschers Nachlass wurde nach dessen Tod ohne Wissen seiner Familie versteigert. Vgl. Otto Erich Deutsch, *Schubert. Die Erinnerungen seiner Freunde*, Leipzig: Breitkopf & Härtel 1983, 220. – Hundert Jahre blieben die Lithografien, die Teltscher von Beethoven am Sterbebett angefertigt hatte, verschollen, bis sie von Stefan Zweig (1881–1942) in Brünn entdeckt und ersteigert wurden. Vgl. Stefan Zweig, *Die Welt von Gestern*, Frankfurt/Main: Fischer 2009, 400. – Sie wurden nach seinem Suizid im Nachlass in Brasilien gefunden.

9 Vgl. Alexander Wheelock Thayer, *Ludwig van Beethovens Leben* (Band 5), Leipzig: Breitkopf & Härtel 1908, 490.

10 Vgl. Felicitas Seebacher, *»Freiheit der Naturforschung!« Carl Freiherr von Rokitansky und die Wiener Medizinische Schule. Wissenschaft und Politik im Konflikt*, Wien: Verlag der Österreichischen Akademie der Wissenschaften 2006, 29.

liche Suche nach der Ursache der Ertaubung hin.[11] Es wurde festgestellt, dass »die Hörnerven [...] zusammengeschrumpft und marklos« waren. »Der linke, viel dünnere Hörnerve entsprang mit drey sehr dünnen, graulichen, der rechte mit einem härteren, hellweißen Streifen aus der in diesem Umfange viel consistenteren und blutreicheren Substanz der vierten Gehirnkammer«.[12] Diese Suche nach neuen naturwissenschaftlichen Erklärungen von Erkrankungen prägte ab nun Rokitanskys Lebenswerk.

Bei der Totenmesse in der Augustinerkirche wurde das Mozart-Requiem unter anderem mit dem Opernsänger und Gesangspädagogen Luigi Lablache (1794–1858) aufgeführt. Die Grabrede auf Beethoven war von Franz Grillparzer (1791–1872) verfasst worden. Interessant ist der Umstand, dass Rokitansky, Teltscher, Hüttenbrenner und Lablache, die in die Verabschiedung Beethovens unmittelbar persönlich einbezogen waren, einige Jahre später familiär verbunden waren.[13] Grillparzer, eng mit der Familie Rokitansky befreundet, verfolgte gemeinsam mit dem Mediziner liberale Bestrebungen, welche ihren Niederschlag in der gleichwertigen Förderung von Wissenschaft und Kunst fanden.

Carl Rokitanskys privater und familiärer Hintergrund

Carl Rokitanskys Biografie als pathologischer Anatom und seine Bedeutung für die Entwicklung der Medizin im 19. Jahrhundert sind in der Medizingeschichte hinlänglich bekannt und bearbeitet.[14] Die vorliegende Arbeit untersucht seine

---

11 Vgl. ebd.

12 Hans-Peter Zenner, »Wie ein Verbannter muß ich leben«. Beethovens Taubheit, in: *Deutsches Ärzteblatt* 99 (2002) 44, 2762–2766, 2765.

13 Um die Familienchronik zu vervollständigen sei erwähnt, dass Maries Bruder Josef Weis (1807–1905) Karoline Hüttenbrenner (1827–1916), die Nichte von Anselm heiratete. Lablache war der Großvater von Rokitanskys Schwiegertochter Theres (1840–1920), der Gattin seines ältesten Sohnes Hans (1835–1909), Eduard Teltscher, der Beethoven bei seinem letzten Besuch malte, der Großonkel von Rokitanskys Schwiegertochter, Gabriele (1857–1941), der Gattin seines zweitgeborenen Sohnes Victor (1836–1896). Gabrieles Onkel Max Teltscher (geb. 1840) war mit Marie Einsle (1840–1878), der Tochter des Malers Anton Einsle (1801–1871), verheiratet. 1853 schuf Anton Einsle das Rektorsbild seines Verwandten, des ersten freigewählten Rektors der Universität Wien, Carl Rokitansky. Dieses Gemälde durfte auf Anordnung des konservativen Justizministers Alexander von Bach (1813–1893) nicht enthüllt werden, da dieser mit der Wahl des liberalen Rokitansky nicht einverstanden war. Da das Gemälde weiterhin verhüllt bleiben musste, wurde es schließlich Rokitansky zum Geschenk gemacht. Viele Jahre verblieb es in Familienbesitz, bis es im Jahre 1994 von Karl (IV), genannt Kary Rokitansky (1904–2003) der Universität gewidmet wurde, wo es im Jesuitenrefektorium zu besichtigen ist. Vgl. Seebacher, »*Freiheit der Naturforschung!*«, 70–71.

14 Vgl. Hermann Chiari, Carl von Rokitanskys Bedeutung für die pathologische Anatomie. Vortrag, gehalten am 19. Februar 1954 in der Sitzung der Gesellschaft der Aerzte in Wien anlässlich der 150. Wiederkehr des Geburtstages Carl Frh. v. Rokitanskys, in: *Wiener klini-*

Person im Hinblick auf intellektuelle, philologische, philosophische und zeithistorische Einflüsse anhand der Briefe aus dem Familienarchiv. Die leitende Frage ist hierbei, wie diese Einflüsse Rokitanskys Weltbild prägten, sodass in weiterführenden Forschungsarbeiten untersucht werden kann, wie sich diese Einflüsse auf seine wissenschaftliche Denkweise auswirkten. Diese Einflüsse können in vorliegendem Beitrag noch nicht umfangreich ausgearbeitet werden, insofern versteht sich selbiger primär als Anregung für verbleibende Forschungsdesiderate. Weiters soll der Aufbau und die Wechselwirkung eines gesellschaftlichen Netzwerks von Wissenschaft und Kunst, dessen Einfluss sich in der Überwindung sozialer, kultureller und konfessioneller Gegensätze auf internationaler Ebene und nach den Prinzipen des Liberalismus manifestiert hat, am Beispiel der Familie Rokitansky gezeigt werden.

Carl Rokitansky wurde am 19. Februar 1804 im böhmischen Königgrätz als Sohn des späteren Kreiskommissärs von Leitmeritz, Prokop Rokitansky (1771–1813), geboren und im römisch-katholischen Glauben erzogen. Seine Mutter Theresia (1772–1827) war die Tochter des ersten Königgrätzer Kreiskommissärs Wenzel Lodgman Auen (1740–1816), einem Nachkommen irischer Adeliger. Als Carl Rokitansky acht Jahre alt war, verstarb sein Vater, ein humanistisch gebildeter Mann, der mehrere Sprachen beherrschte und durch sein Wissen sowie seine berufliche Stellung gesellschaftliches Ansehen erlangt hatte, an Skorbut. Fortan lebte die Familie in eher bescheidenen Verhältnissen. Doch schon früh begriff Rokitansky Kultur und Bildung als intellektuelles Kapital, als eine Art Familiengut, von dem er in seiner Entwicklung profitieren konnte.[15] So war es auch nicht verwunderlich, dass er an der Universität Prag ursprünglich

sche Wochenschrift 66 (1954) 8, 134–137. – Leopold Schönbauer, Carl von Rokitansky, in: Ebd., 131–134. – Paul Klemperer, Notes on Carl von Rokitansky's Autobiography and Inaugural Address, in: *Bulletin of the History of Medicine* 35 (1961) 5, 374–380. – Robert J. Miciotto, *Carl Rokitansky. Nineteenth-century pathologist and leader of the New Vienna School*, phil. Diss., Baltimore 1979. – Helmut Wyklicky, Rokitansky, Karl Frh. von (1804–1878), in: Österreichische Akademie der Wissenschaften [ÖAW] (Hg.), *Österreichisches Biographisches Lexikon 1815–1950* [*ÖBL*] (Band 9), Wien: Verlag der ÖAW 1986, 221–222. – Felicitas Seebacher: *»Primum humanitas, alterum scientia«. Die Wiener Medizinische Schule im Spannungsfeld von Wissenschaft und Politik*, phil. Diss., Klagenfurt 2000. – Roland Sedivy, *Carl Freiherr von Rokitansky, Wegbereiter der Pathologischen Anatomie*, Wien: Maudrich 2001. – *Wiener Medizinische Wochenschrift* 154 (2004) 19/20 (*Themenschwerpunkt: 200 Jahre Carl Freiherr von Rokitansky*, herausgegeben von Roland Sedivy). – Christian Andree, Rokitansky und Virchow – die Giganten der Pathologie in disputatio, in: Ebd., 458–466. – Helmut Rumpler/Helmut Denk (Hg.), *Carl Freiherr von Rokitansky 1804–1878. Pathologe, Politiker, Philosoph, Gründer der Wiener Medizinischen Schule des 19. Jahrhunderts*, Wien–Köln–Weimar: Böhlau, 2005. – Gabriela Schmidt, Rokitansky, Carl Freiherr von, in: Historische Kommission bei der Bayerischen Akademie der Wissenschaften (Hg.), *Neue Deutsche Biographie* (Band 22), Berlin: Duncker & Humblot 2005, 8–9. – Seebacher, *»Freiheit der Naturforschung!«*.

15 Vgl. Seebacher, *»Freiheit der Naturforschung!«*, 20.

klassische Philologie und Linguistik studieren wollte, und sich besonders für diese Wissenschaften interessierte.[16] Während der Ferienzeit traf er jedoch zufällig auf einen Medizinstudenten, der ihm an einem toten Igel den mächtigen Muskel demonstrierte, der es dem Tier ermöglicht, sich zu einer festen Kugel zusammenzurollen und dadurch unangreifbar für seine Feinde zu werden. Diese kleine Episode weckte in ihm den Entschluss, sich den Naturwissenschaften zu widmen.[17] Ab 1821 studierte er daher Medizin und wechselte 1824 an die Universität Wien, wo er 1828 promoviert wurde. Ein Erlebnis während seines Propädeutikums, das Rokitansky vor allem in seiner künftigen politischen Einstellung prägte und das sich später auf seine politische Positionierung an der Universität auswirkte, war 1819 die Entlassung des Philosophen und Logikers Bernard Bolzano (1781–1848) von der Universität,[18] weil er in seinem Werk *Von dem besten Staate* Sozialreformen forderte. Darüber hinaus vermittelte Bolzano in seinen wöchentlichen *Erbauungsreden für Akademiker*, dass der Weg zum besseren Menschen und zur besseren Gesellschaft über die Wissenschaft, welche die Geheimnisse der Schöpfung verständlich macht, sowie über Erziehung, Unterricht und Bildung führt.[19] Diese sozialphilosophischen Schriften, die auf den Index verbotener Bücher gesetzt wurden, hatten für Studenten wie Rokitansky Vorbildwirkung und trugen in weiterer Folge zu seiner kritischen Haltung gegenüber der Regierung und der Kirche bei, welche in der ersten Hälfte des 19. Jahrhunderts seine Forderung nach »Freiheit der Naturforschung« beeinträchtigten.[20] Das Zitat aus Heinrich Steffens' (1773–1845) *Carricaturen* – »Wo der Gelehrte ein Knecht ist, kann keiner frei sein«[21] – setzte er später als oberste Maxime für die Forderung zur Unabhängigkeit der Wissenschaft von der Politik. In seiner Festrede zur Eröffnung des Pathologisch-Anatomischen Instituts 1862 betonte er daher, dass die Institute, welche der Staat für die Wissenschaft schaffe, »dem Erkennen« gewidmet seien und weder »als eine Gabe« noch »als ein Opfer, welches der Staat einem Fremden bringt, welches er dulden muss und aus Mitleid pflegt«, zu verstehen sind.[22] In dieser Rede verteidigte er darüber hinaus die mechanistische Forschungsmethode in den Naturwissenschaften als die einzig

16 Vgl. Carl Freiherr von Rokitansky, *Selbstbiographie* (unveröffentlichtes Manuskript, kopiert von Margarete Freifrau von Rokitansky im Jahr 1942), 69–70, Familienarchiv Rokitansky [FaRok]. – Der Erziehungsstil seiner Mutter war liberal, nach seinen Worten pflegte sie zu sagen, dass wir »alles werden könnten, nur keine Soldaten und keine Pfaffen.« Vgl. ebd., 24.

17 Vgl. Hans Rokitansky, *Aus meinem Leben I* (unveröffentlichtes Manuskript), undatiert, 2b, FaRok. Hans Rokitansky hinterließ zwei unveröffentlichte Manuskripte, deren Bögen er nummerierte und dann faltete, weshalb sich die Unterteilung eines Bogens in a–d ergibt.

18 Vgl. Seebacher, »*Freiheit der Naturforschung!*«, 22.

19 Vgl. ebd., 23.

20 Vgl. ebd., 58.

21 Zit. nach: Rumpler/Denk, *Carl Freiherr von Rokitansky*, 210.

22 Vgl. ebd.

zulässige, wies aber zugleich den Materialismus als Weltanschauung zurück. Des Weiteren warnte er davor, die Freiheit der Naturforschung zu missbrauchen, da die Würde des Menschen verloren ginge, wenn der Mensch nur mehr als Objekt der Forschung gesehen werde.[23] Damit thematisierte er die Frage der Ethik in der Medizin.

Sehr früh befasste sich Rokitansky mit altindischer Literatur, wobei er es sehr bedauerte, nicht Sanskrit erlernt zu haben,[24] um die Originaltexte lesen zu können.[25] Im Laufe der Jahre exzerpierte er Abraham Anquetil-Duperrons (1731–1805) lateinische Übersetzung des *Oupnek'hat* der indischen Upanischaden. Seine Abhandlungen über den Buddhismus[26] waren die Ursache dafür, dass er seine Entscheidungen relativ frei von materiellen Erwägungen fällen konnte[27] und sich dem theoretischen Fach der pathologischen Anatomie widmete.

Weiters schrieb er Abhandlungen zu Werken der Historiker Thomas Carlyle (1795–1881) und Edward Gibbon (1773–1794) sowie der Philosophen Francis Bacon (1561–1625) und Heinrich Steffens. All diese Arbeiten Rokitanskys sind bisher noch nicht bearbeitet und stellen ein Forschungsdesiderat dar. Darüber hinaus verfasste er umfangreiche Schriften zu philosophischen Fragestellungen Immanuel Kants (1724–1804) und Arthur Schopenhauers (1788–1860).[28] In diesen handschriftlichen Manuskripten, die ebenfalls noch unbearbeitet sind, wollte er sich eine gründliche Einsicht in die Kant'sche Philosophie verschaffen und machte sich Gedanken um deren Darstellung und Interpretation. Ebenso ging er mit der Philosophie Schopenhauers vor, den er als tiefsten Kenner Kants und seiner Philosophie bezeichnete. Darüber hinaus interessierte Rokitansky das Verhältnis der beiden zueinander. Bei seiner kritischen Erörterung stand die Erkenntnistheorie im Vordergrund, zu der er eigene Anschauungen beifügte.[29]

Ein weiterer Aspekt, der Rokitanskys Denken beeinflusste, war das von

---

23 Vgl. Carl Rokitansky, *Festrede. Freiheit der Naturforschung.* Feierliche Eröffnung des pathologisch-anatomischen Instituts im k. k. Allgemeinen Krankenhaus am 24. Mai 1862, Wien: Wallishausser 1862, 12–13.

24 Vgl. Rokitansky, *Selbstbiographie*, 70.

25 Vgl. Rokitansky, *Aus meinem Leben I*, 2a.

26 Vgl. Carl Rokitansky, *Die Religion des Buddha und ihre Entstehung* (unveröffentlichtes Manuskript), Josephinum – Ethik, Sammlungen und Geschichte der Medizin, Archivaliensammlung [AS]. Der gesamte philosophische Nachlass ist eine Leihgabe der Familie Rokitansky, MUW-AS-001835.

27 Vgl. Rokitansky, *Aus meinem Leben I*, 2a.

28 Vgl. Konzept für Vorwort und Einleitung einer Arbeit über Kant und Schopenhauer, Josephinum, AS, Philosophischer Nachlass Carl Rokitansky, MUW-AS-001836-0002-001.

29 Vgl. Konzept für Vorwort und Einleitung einer Arbeit über Kant und Schopenhauer, Josephinum, AS, Philosophischer Nachlass Carl Rokitansky, MUW-AS-001836. – Manuskript über das Erkennen, ebd., MUW-AS-001837.

Schopenhauer entwickelte Konzept des Pessimismus.[30] »Man kann heut zu Tage nicht bei Kant stehen bleiben, vielmehr muß man nebst ihm Sch.[openhauer] studieren«.[31] Hans Rokitansky beschreibt seinen Vater als Pessimisten und engen Gesinnungsgenossen Schopenhauers.[32] In der Rede über die »Solidarität alles Tierlebens« an der kaiserlichen Akademie der Wissenschaften in Wien betonte Rokitansky seine Nähe zu Schopenhauers Mitleidslehre. »Wenn wir [...] Mitleid hegen und üben«, erklärte er, würden wir »einen Theil der Last des Leidens von den Leidenden nehmen«. Menschliche Größe zeige sich in der Befähigung, durch Aggressionsverzicht »freiwillig die größten Leiden« zu übernehmen und jene, denen dies gelänge, sollten unsere »großen ethischen Vorbilder« sein.[33] Anhand Schopenhauers Theorien sah Rokitansky sowohl das tierische als auch das menschliche Leid als unabänderlich, betonte aber die Fähigkeit des Menschen zur Solidarität, die ihn befähige im Mitleiden und im Auf-sich-Nehmen des Leides jene ethische sowie religiös motivierte Größe zu zeigen, die zu wahrer Humanität führe. Ebendiese Humanität sah und vertrat Rokitansky als leitendes Prinzip der Tätigkeit des Arztes.[34]

Ab 1827 vertiefte Rokitansky seine Kenntnisse als unbesoldeter Praktikant in der pathologisch-anatomischen Prosektur des Wiener Allgemeinen Krankenhauses, ehe er 1830 eine Assistentenstelle bei seinem Lehrer Johann Wagner erhielt. 1834 wurde er zum außerordentlichen Professor für pathologische Anatomie ernannt, was ihm ermöglichte, sein Forschungsprogramm – nämlich das Erstellen einer korrekten logischen Diagnose in Anbetracht der Krankheitssymptome, ergänzt durch klinische Untersuchung – offiziell zu etablieren. Beeinflusst hierzu wurde er bereits zu Beginn seines Studiums, als sein Hauptinteresse dem Lateinischen und Griechischen galt. Er verglich die Sprachgebäude dieser beiden Sprachen mit jenem des Deutschen, wobei die Logik der Konstruktion der antiken Sprachen für ihn hohe Bedeutung gewann.[35] Der lo-

30 Zu Schopenhauers Konzept des Pessimismus vgl.: Robert Zimmer, *Arthur Schopenhauer. Ein philosophischer Weltbürger*, München: Deutscher Taschenbuch Verlag 2010.

31 Konzept für Vorwort und Einleitung einer Arbeit über Kant und Schopenhauer, Josephinum, AS, Philosophischer Nachlass Carl Rokitansky, MUW-AS-001836-0002-001.

32 Vgl. Rokitansky, *Aus meinem Leben I*, 2c.

33 Vgl. Carl Rokitansky, *Die Solidarität alles Thierlebens*, Vortrag gehalten in der feierlichen Sitzung der Kaiserlichen Akademie der Wissenschaften, am XXXI. Mai MDCCCLXIX, Wien: k. k. Hof- und Staatsdruckerei 1869, 28–29.

34 Vgl. Rumpler/Denk, *Carl Freiherr von Rokitansky*, 134.

35 Als einer der ersten vergleichenden Sprachwissenschaftler hatte William Jones 1786 in *The Sanskrit Language* den gemeinsamen Ursprung von Sanskrit, Latein, Griechisch sowie eine Verwandtschaft mit dem Gotischen, Keltischen und Persischen gefunden. Rokitansky beschäftigte sich intensiv mit Johann Jakob Bruckers *Historia critica philosophiae*, die ihn zu den Werken des Sinologen Heinrich Julius Klaproths führte. Klaproth, der den Begriff *indogermanische Sprachen* prägte, gab die *Asiatischen Magazine* heraus, die sich vor allem mit der Philologie, Philosophie und Naturgeschichte asiatischer Länder beschäftigten, wobei er

gische Aufbau der antiken Sprachen wurde für ihn zum Muster für eine Methodik im Sinne des wissenschaftlichen Denkens.[36]

1844 wurde Rokitansky schließlich zum ordentlichen Professor ernannt.[37] Die Professur war verbunden mit der Erhebung der Abteilung für pathologische Anatomie zu einem Institut.

Wie Rokitansky in seinen Lebenserinnerungen ausführt, war für ihn Kunst ein wichtiger, vielseitiger und impulsgebender Teil seines Lebens und eine Inspiration für seine wissenschaftliche Tätigkeit.[38] Er spielte Klavier und versuchte sich als Tenor im Gesang.[39] In seinem *Handbuch der pathologischen Anatomie* finden sich neben den Textpassagen eine Vielzahl von Zeichnungen, die er als Skizzen von makro- und histopathologischen Befunden in penibler Ausführung zu Papier brachte.[40] Als junger Mann hatte er zudem Gedichte verfasst, die er in seinen Lebenserinnerungen zwar als unausgereift beurteilte,[41] doch sollte seiner Meinung nach Dichtung den Weg zu Gemütstiefen und Wahrheit öffnen.[42] Bei der Lektüre von Gedichten hielt er fest, dass sie aus dem inneren Drang geschaffen wurden, die reale Welt aufzuwerten.[43] Vor allem interessierte ihn, welche Wirkung Kunst auf den Menschen und seine Psyche hat. Er fragte sich, ob die

---

auch auf Jones einging. 1816 erschien von Franz Bopp, der von *indoeuropäischen Sprachen* ausging, das Buch *Über das Conjugationssystem der Sanskritsprache in Vergleich mit jenem der griechischen, lateinischen, persischen und germanischen Sprache*, das einen Meilenstein des wissenschaftlichen Sprachvergleichs darstellte. Die Indogermanistik ist mit der Entdeckung des Sanskrits gegen Ende des 18. Jahrhunderts entstanden und wollte durch den Vergleich der indogermanischen Einzelsprachen Erkenntnisse über Sprache und Kultur des gemeinsamen Vorgängers gewinnen. Vgl. Erna Lesky (Hg.), Carl von Rokitansky. Selbstbiographie und Antrittsrede, in: *Sitzungsberichte der Österreichischen Akademie der Wissenschaften*, phil.-hist. Klasse, Abteilung III, 234 (1960), 46. – Lesky erwähnt in diesem Zusammenhang Bruskers *Historia critica philosophiae*. Das Werk ist entgegen ihrer Bemerkung, dass sie es nicht identifizieren konnte, in der Österreichischen Nationalbibliothek vorhanden. – Vgl. weiter: Heinrich Julius Klaproth, *Asiatisches Magazin*, Weimar: Verlag des Landes-Industrie-Comptoirs 1802, 3, 6. – Thomas Lindner, *200 Jahre Indogermanistik*, Salzburg–Wien: Tandem 2016.

36 Vgl. dazu den Beitrag »Das Handbuch der pathologischen Anatomie und seine Auswirkung auf Carl Freiherr von Rokitanskys internationale Verbindungen« derselben Autorin in diesem Band.

37 Vgl. Wyklicky, *Rokitansky*, 221–222.

38 Vgl. Rokitansky, *Selbstbiographie*, 71.

39 Vgl. L. Gordigiani, Canzonetta con Accompagnamento di Piano forte, Kopie angefertigt für Carl Rokitansky, FaRok.

40 Vgl. »Zeichnung des histopathologischen Präparates eines Magenkarzinoms in 480facher Vergrößerung«, in: Carl Rokitansky, *Handbuch der pathologischen Anatomie* (Band 3). *Abnormitäten der Respirationswerkzeuge; Abnormitäten der Digestions-Werkzeuge; Abnormitäten der Harnorgane; Abnormitäten der Geschlechtsorgane*, Wien: Braumüller & Seidel 1861, 172.

41 Vgl. Lesky, Carl von Rokitansky, 76.

42 Vgl. ebd., 75.

43 Vgl. ebd., 76.

Griechen der Antike ihre Kontemplation eher in der Musik oder in der anschaulichen Kunst fanden.[44] In diesem Zusammenhang folgerte er, dass der Wohllaut der griechischen Sprache, wie der Sinn für Rhythmus und Rezitation, zu einer besonderen Ausprägung in der Musik hätte führen müssen und bedauerte, dass man bisher wenige Rückschlüsse über die Musik der Griechen treffen konnte.[45]

> »Eine melodiöse Musik versetzt mich in eine Stimmung, die ich kurz nicht besser als ein Gefühl von Befreyung bezeichnen möchte; aufgerichtet, versöhnt und vergessen fühle ich, wie die Phantasie ungebunden webt, in alle Werkstätten des Geistes dringt, sich selbst an tiefernstem Stoffe versucht, wie sich innerer Widerstreit und Dissonanz im Inneren lösen und damit die Individualität zerfliesst. [...] Beyläufige derley Genüsse hat mir wohl meine Frau durch ihren hinreissenden Gesang verschafft.«[46]

Durch Musik fühlte sich Rokitansky kontemplativ berührt aber zugleich in seiner Fantasie angeregt. In seiner Analyse der Wirkung von Musik auf die Psyche beschrieb er, dass Musik inneren Widerstreit und Dissonanz löse und dadurch Individualität zerfließe.[47] Nach Rokitanskys These öffne Kunst den Geist. Bei inneren Widersprüchen fühle er sich durch sie versöhnt und aufgerichtet.[48] Kunst sei für ihn eine Möglichkeit, um sich von Bedürfnissen, Affekten und Befindlichkeiten so weit zu befreien, um die Dinge in ihrem wahren Sein erkennen zu können. In wissenschaftlicher Hinsicht bedeute dies für ihn, sich von subjektiven Anschauungen zu distanzieren und nach objektiven Lösungsansätzen, nach Allgemeingültigkeit zu streben. Dies sind erste Erkenntnisansätze; Rokitanskys philosophischer Nachlass bedarf noch einer genaueren Bearbeitung.

Die Verbindungen in die Kunst- und Kulturlandschaft wurden für Rokitansky intensiver, als er bei einer Einladung die Bekanntschaft des angehenden Juristen Joseph Weis, ab 1872 Ritter von Ostborn (1807–1905), machte, durch den er seine spätere Ehefrau kennenlernte. Weis, der Geige spielte, wurde von Niccolò Paganini (1782–1840) geschätzt und war daher oft bei musikalischen Soiréen eingeladen.[49] Als seine Schwester, die von Antonio Salieri (1750–1825) ausgebildete[50] Sängerin Marie Weis,[51] an einer Halsentzündung erkrankte, ersuchte

44 Vgl. ebd., 75.

45 Vgl. ebd.

46 Ebd.

47 Vgl. ebd.

48 Vgl. ebd.

49 Vgl. Wolfgang Suppan, *Steirisches Musiklexikon*, Graz: Akademische Druck- und Verlagsanstalt 2009, 761. – Paganini widmete Joseph Weis ein Erinnerungsblatt für sein Geigenspiel. Vgl. ebd.

50 Gleichzeitig mit Marie erhielt Amalie Hähnel bei Salieri Gesangsunterricht sowie Franz Liszt (1811–1886) Kompositionsunterricht, der diese beiden Schülerinnen öfters am Klavier be-

Joseph Weis Rokitansky um eine Konsultation.[52] Zu dieser Zeit war Marie Weis bereits eine renommierte Sängerin,[53] die mit den italienischen Opernsängern Lablache[54], Antonio Tamburini (1800–1876) und Giovanni Battista Rubini (1795–1854) sowie mit der Sängerin Amalie Hähnel (1806–1849) und dem Violinisten Georg Hellmesberger (1800–1873) unter der Leitung des Dirigenten Joseph Weigl (1766–1846) in Konzerten auftrat.[55]

Carl Rokitansky und Marie Weis heirateten am 9. August 1834 in der Augustinerkirche in Wien. Sie verzichtete auf eine weitere künstlerische Karriere und zog mit ihrem Gatten in die Dienstwohnung im ersten Stock des »Stöcklgebäudes« des Wiener Allgemeinen Krankenhauses, die sie bis zu seiner Pensionierung im Jahre 1875 bewohnten. Aus dieser Ehe stammten sieben Kinder, wovon drei im Kindesalter verstarben.[56]

---

gleitete. Ab 1815 nahmen auch Schubert und Anselm Hüttenbrenner Kompositionsunterricht bei Salieri, wodurch eine lebenslange Freundschaft entstand. Vgl. Deutsch, *Schubert*, 113. – Brief von Weis von Ostborn, Über die musikalische Ausbildung, 1c, FaRok.

51 1821 hatte sie den ersten Gesangsunterricht im Wiener Musikverein erhalten, wo sie bereits seit Jänner des Jahres als Klavierspielerin fungierte. Hofkapellmeister und Komponist Antonio Salieri erkannte ihr Talent und nahm sie als Schülerin auf. Salieri widmete seine Vormittage dem unentgeltlichen Unterricht besonderer Talente, jedoch ausschließlich in seiner Wohnung. In einem Brief ihres Bruders ist zu lesen: »Wie sehr sie [Marie] durch ihre Talente und ihre geistige Lebendigkeit seine Lieblingsschülerin geworden ist, dafür spricht die Tatsache, daß Salieri […] deine Mutter während ihrer Reconvaleszenz […] an den Nachmittagen in unserer Wohnung besucht und dort den Gesangsunterricht mit sorgsamster Schonung ihrer Stimme fortgesetzt hatte.« Vgl. Brief von Weis von Ostborn, Über die musikalische Ausbildung, 1c, FaRok. – Vgl. dazu auch: Rudolf Angermüller, *Antonio Salieri, Sein Leben und seine weltlichen Werke unter besonderer Berücksichtigung seiner »großen« Opern* (Band 3). *Dokumente*, München: Musikverlag Emil Katzbichler 1972, 228–231, 228. – In seinem Zeugnis befähigte Salieri die damals Siebzehnjährige, als Gesangslehrerin unterrichten zu dürfen. Vgl. Handschriftliches Zeugnis von Antonio Salieri, Maestro di Cappella della Corte Impereale di Vienna, für Marie Weis, Wien 5. September 1822, FaRok.

52 Vgl. Hans Rokitansky, *Aus meinem Leben II* (unveröffentlichtes Manuskript), undatiert, 3–4, FaRok.

53 Marie Weis trat öffentlich nur in Musikvereinskonzerten, in Wohltätigkeitskonzerten, in Kirchen sowie in musikalischen Salons auf. Vgl. Brief von Weis von Ostborn, Über die musikalische Ausbildung, 1c, FaRok.

54 Vgl. Brief Luigi Lablache an Marie Weis, London, 21. März 1855, FaRok.

55 Vgl. Konzertplakat eines Wohltätigkeitskonzertes im k. k. großen Redoutensaal vom 22. Februar 1828 in Wien, unter der Leitung des Dirigenten Joseph Weigl und Mitwirkung der SängerInnen Marie Weis, Amalie Hähnel, Antonio Tamburini, Giovanni Battista Rubini, des Violinisten und späteren Konzertmeisters am Hofoperntheater Georg Hellmesberger, FaRok.

56 Als Rokitanskys zehnjährige Tochter Emma (1838–1848) starb, übergab Grillparzer Rokitansky zwei handgeschriebene Gedichte, »Des Kindes Scheiden« und »Oh Fürstin du…«, als seinen Beitrag zur Anteilnahme am Tod des Kindes. Vgl. Handschriftliches Gedicht von Franz Grillparzer, »Des Kindes Scheiden«, Abschrift des am 22. Oktober 1817 veröffentlichten Gedichtes, FaRok. – Handschriftliches Gedicht von Franz Grillparzer, »Oh Fürstin du…«, Wien, 21. Februar 1831, FaRok. (Dieses Gedicht wurde bei der Ankunft ihrer Majestät Maria Anna (1803–1884), der Gattin des zukünftigen Kaisers Ferdinand I. von Österreich, in

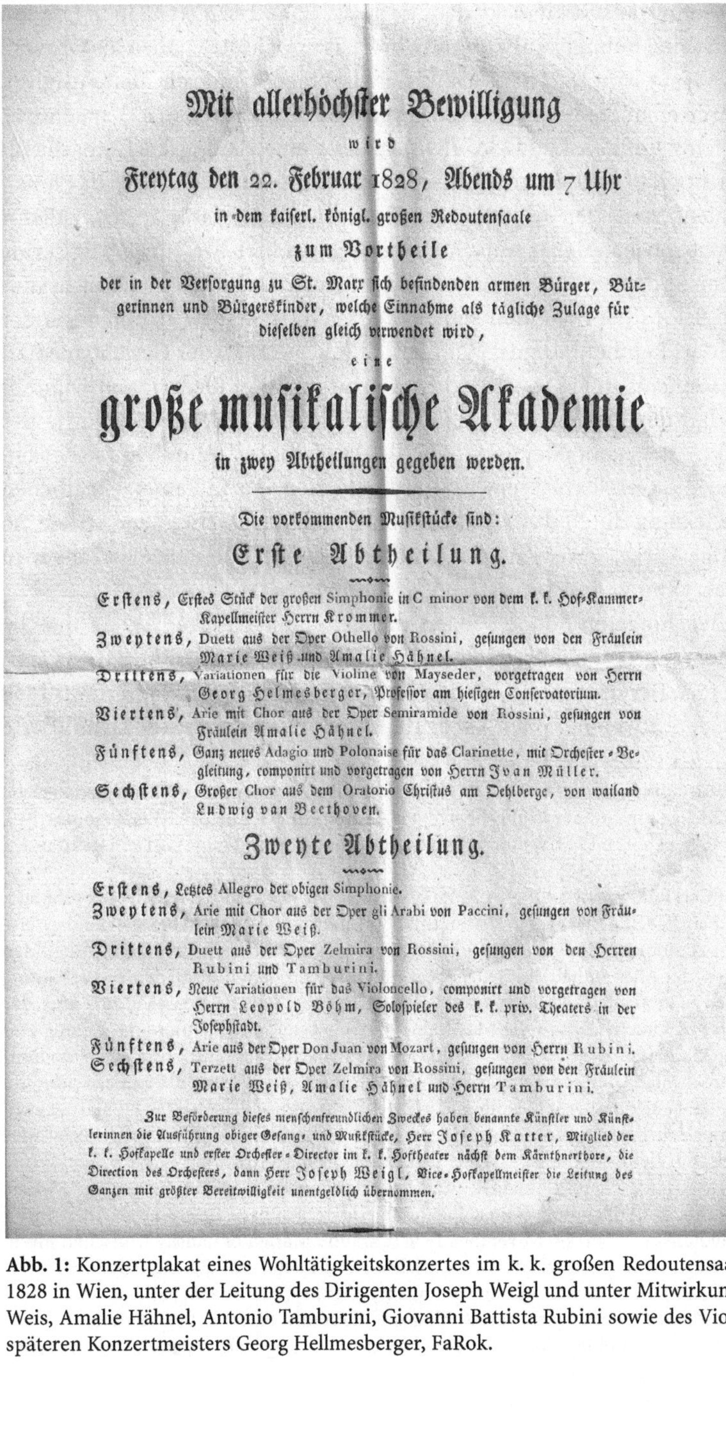

Mit allerhöchster Bewilligung

wird

Freytag den 22. Februar 1828, Abends um 7 Uhr

in dem kaiserl. königl. großen Redoutensaale

zum Vortheile

der in der Versorgung zu St. Marx sich befindenden armen Bürger, Bürgerinnen und Bürgerskinder, welche Einnahme als tägliche Zulage für dieselben gleich verwendet wird,

eine

große musikalische Akademie

in zwey Abtheilungen gegeben werden.

Die vorkommenden Musikstücke sind:

Erste Abtheilung.

Erstens, Erstes Stück der großen Simphonie in C minor von dem k. k. Hof-Kammer-Kapellmeister Herrn Krommer.

Zweytens, Duett aus der Oper Othello von Rossini, gesungen von den Fräulein Marie Weiß und Amalie Hähnel.

Drittens, Variationen für die Violine von Mayseder, vorgetragen von Herrn Georg Helmesberger, Professor am hiesigen Conservatorium.

Viertens, Arie mit Chor aus der Oper Semiramide von Rossini, gesungen von Fräulein Amalie Hähnel.

Fünftens, Ganz neues Adagio und Polonaise für das Clarinette, mit Orchester-Begleitung, componirt und vorgetragen von Herrn Ivan Müller.

Sechstens, Großer Chor aus dem Oratorio Christus am Oehlberge, von weiland Ludwig van Beethoven.

Zweyte Abtheilung.

Erstens, Letztes Allegro der obigen Simphonie.

Zweytens, Arie mit Chor aus der Oper gli Arabi von Paccini, gesungen von Fräulein Marie Weiß.

Drittens, Duett aus der Oper Zelmira von Rossini, gesungen von den Herren Rubini und Tamburini.

Viertens, Neue Variationen für das Violoncello, componirt und vorgetragen von Herrn Leopold Böhm, Solospieler des k. k. priv. Theaters in der Josephstadt.

Fünftens, Arie aus der Oper Don Juan von Mozart, gesungen von Herrn Rubini.

Sechstens, Terzett aus der Oper Zelmira von Rossini, gesungen von den Fräulein Marie Weiß, Amalie Hähnel und Herrn Tamburini.

Zur Beförderung dieses menschenfreundlichen Zweckes haben benannte Künstler und Künstlerinnen die Ausführung obiger Gesang- und Musikstücke, Herr Joseph Katter, Mitglied der k. k. Hofkapelle und erster Orchester-Director im k. k. Hoftheater nächst dem Kärnthnerthore, die Direction des Orchesters, dann Herr Joseph Weigl, Vice-Hofkapellmeister die Leitung des Ganzen mit größter Bereitwilligkeit unentgeldlich übernommen.

Abb. 1: Konzertplakat eines Wohltätigkeitskonzertes im k. k. großen Redoutensaal vom 22. 2. 1828 in Wien, unter der Leitung des Dirigenten Joseph Weigl und unter Mitwirkung von Marie Weis, Amalie Hähnel, Antonio Tamburini, Giovanni Battista Rubini sowie des Violinisten und späteren Konzertmeisters Georg Hellmesberger, FaRok.

Der älteste Sohn Hans Rokitansky debütierte als Konzertsänger 1856 in London und begann seine Bühnenlaufbahn 1857 in Paris am Théâtre Italien als Oroveso in Bellinis *Norma*. Von 1862 bis 1864 war er am Prager Landestheater engagiert, danach wurde er an die Wiener Hofoper verpflichtet, der er bis 1893 angehörte.

Auch Victor Rokitansky (1836–1896) machte eine Gesangskarriere, die allerdings nicht seine erste Berufswahl war. Von seiner Mutter hatte er das musikalische Talent, vonseiten seines Vaters die Liebe zur Literatur geerbt.[57] Victor Rokitansky absolvierte daher zunächst eine Buchhändlerlehre[58] in Leipzig, lernte verschiedene Sprachen, ließ sich danach in Gesang ausbilden und trat in musikalischen Salons bei Freunden seiner Eltern auf. In Leipzig nahmen ihn der Mediziner Carl Reinhold August Wunderlich (1815–1877), der Gerichtsmediziner Hugo Sonnenkalb (1816–1887), der Chirurg Gustav Biedermann Günther (1801–1866),[59] der Physiologe Carl Gotthelf Lehmann (1812–1863) sowie der Kunstkritiker Hermann Meynert (1808–1895) in ihren Familienkreisen auf, führten ihn die Gesellschaft ein und unterstützten ihn in seiner beruflichen Weiterentwicklung durch das Abfassen von Empfehlungsschreiben.[60] Diese, so die derzeitige These, waren entscheidend für seine Engagements als Sänger in Italien, Graz, Olmütz, Innsbruck, Lemberg und Wien.[61]

Die beiden jüngeren Söhne setzten die Bemühungen ihres Vaters um die Wiedererrichtung der medizinischen Fakultäten der Universitäten Graz und Innsbruck fort. Der dritte Sohn, Karl Rokitansky (1839–1898), studierte ab 1858 Medizin an der Universität Wien, wo er 1864 promoviert wurde. 1872 habilitierte

Wiener Neustadt vorgetragen, mit n. b. ist die Stelle im Gedicht gekennzeichnet, an der von einem Mädchen ein Blumenstrauß überreicht werden soll). – Auch Helene, geboren 1840, und Hippolyt, geboren 1843, verstarben in früher Kindheit. Vgl. Lesky, Carl von Rokitansky, 57.

57 Vgl. Brief Carl Rokitansky an Victor Rokitansky, 13. Mai 1855, FaRok. – »Mir ist's sehr leid, daß du scheinst, deine Arbeiten und Kenntnisse nicht in eine dich selbst befriedigende Weise verdienen zu können. Eine Stunden-Eintheilung kann ich dir nicht entwerfen. Allein den Rath geben, der Alles enthält, mit jeder Spanne Zeit zu geizen, um sie zu deiner Ausbildung verwenden zu können. […] Zuerst kommt der Buchhandel samt Allem was dazugehört, das sind auch die Sprachen, dann die Musik und Gesang dann Besuche und Spaziergang und Erholung überhaupt.« Vgl. ebd. – »Daß du dich jetzt so eifrig auf Musik (und Komposition) verlegst freut mich wohl, dem ungeachtet sehe ich mich verpflichtet, dich zu erinnern, du möchtest dabei deinen Beruf [Buchhändlerlehre] nicht vernachlässigen. Es ist hierfür wohl gelegeneren Zeit dann, wenn du in deinem Beruf völlig ausgebildet bist.« Vgl. Brief Carl Rokitansky an Victor Rokitansky, Wien, 1. u. 2. Juli 1856, FaRok.

58 Vgl. Brief von Tante Theres Rokitansky an Victor Rokitansky, Wien, 30. November 1856, sie gratuliert ihm zur Vollendung seiner Buchhändlerlehre, FaRok. – Brief Carl Rokitansky an Victor Rokitansky, Wien, 14. November 1856, Carl und Marie Rokitansky wünschen ihrem Sohn Glück zu seinem Schritt aus den Lehrjahren in die Selbstständigkeit, FaRok.

59 Vgl. Brief Carl Rokitansky an Victor Rokitansky, Wien, 17. März 1856, FaRok.

60 Vgl. Brief Victor Rokitansky an Carl Rokitansky, Hamburg 10. April 1857, FaRok.

61 Clemens Höslinger, Rokitansky, Victor Frh. von, in: ÖAW (Hg.), *ÖBL* (Band 9), Wien: Verlag der ÖAW 1986, 221.

er sich für Gynäkologie und Geburtshilfe an der Universität Wien, ab 1875 leitete er das Maria Theresien-Hospital.[62] 1892 wurde er von Unterrichtsminister Paul Gautsch von Frankenthurn (1851–1918) beauftragt, die Universitätsklinik für Gynäkologie in Graz zu übernehmen und zu modernisieren.[63] Karl Rokitansky war mit Gabriele Sterger (1843–1915) verheiratet. Dieses Ehepaar verband eine tiefe Freundschaft mit dem Richter am Wiener Oberlandesgericht Alois Natorp (1841–1907) und seiner Gattin Bertha, geborene Werthner,[64] wodurch auch eine enge Beziehung zu Bertha Werthners Eltern entstand.[65] Ihr Vater Adolf Werthner (1828–1906) war Herausgeber der *Neuen Freien Presse*, der führenden liberalen Zeitung Österreichs, und veröffentlichte Beiträge sowohl von Carl Rokitansky als auch von dessen Sohn Karl zu ärztlichen sowie politischen Themen.[66]

Der vierte Sohn, Prokop Rokitansky (1842–1928), ordentlicher Professor für interne Medizin, gab als Rektor der Universität Innsbruck den Neubau der Universitätsklinik in Auftrag und bewirkte die Organisation eines modernen Klinikbetriebes und die Einrichtung einer Bibliothek.[67] Prokop heiratete seine Cousine Maria (Mimi) Weis-Ostborn (1848–1924), die im Lexikon *biografiA* von Ilse Korotin als Frauenrechtsaktivistin beschrieben wurde.[68] Unter ihrer Leitung eröffnete der Innsbrucker Frauenverein 1889 in der Villa Peche ein Kinderheim, die Rosalien-Krippe, wofür ihr der Elisabeth-Orden verliehen wurde.[69] Durch die pädagogische Betreuung von Kindern in einer Institution ermöglichte sie jungen Frauen die Erwerbstätigkeit.[70] Darüber hinaus, so betonte sie, wollte sie jedem Mädchen, egal welcher sozialen Herkunft, die Grundkenntnisse der Haushaltsführung beibringen und verfasste deshalb das Kochbuch *Die österreichische Küche* als Ratgeber für die Zubereitung einfacher, aber wohlschmeckender Speisen.[71] Dieses Kochbuch, das bis heute Anerkennung und Verwendung fin-

62 Vgl. Marlene Jantsch, Rokitansky, Karl Frh. von, in: ÖAW (Hg.), *ÖBL* (Band 9), Wien: Verlag der ÖAW 1986, 222–223, 222.

63 Vgl. Brief Unterrichtsminister Gautsch an Karl Rokitansky, Wien, 18. November 1892, FaRok.

64 Vgl. Karl Rokitansky, *Mein Leben II* (unveröffentlichtes Manuskript), 6b, FaRok. Karl Rokitansky hinterließ zwei unveröffentlichte Manuskripte. Manuskript I beschreibt die allgemeinen Lebensumstände, Manuskript II seinen persönlichen Werdegang.

65 Hans und Karl Rokitansky waren mit ihren Familien häufig zu Gast bei musikalischen Soiréen, die Werthner in seinem Haus in der Praterstraße veranstaltete. Vgl. Brief Adolf Werthner, Einladung an Hans und Theres Rokitansky, Wien, 29. Jänner 1881, FaRok.

66 Vgl. Rokitansky, *Mein Leben II*, 8b.

67 Vgl. Jantsch, *Rokitansky*, 223.

68 Vgl. Ilse Korotin, *biografiA. Lexikon österreichischer Frauen* (Band 3), Wien–Köln–Weimar: Böhlau 2016, 2734.

69 Vgl. Rokitansky, *Mein Leben II*, 60b.

70 Vgl. ebd.

71 Vgl. Marie Rokitansky, *Die Österreichische Küche*, 6. Auflage, Wien: Edlinger 1910.

det,[72] wurde 1900 in Paris mit der »goldenen Medaille« prämiert. Maria Rokitanskys Einladungen stellten einen wichtigen gesellschaftlichen Treffpunkt in Innsbruck dar, wo sich die Professoren der Universität, Erzherzog Eugen (1863–1954) sowie die Bankiers Julius (1858–1914) und Max Stern (1852–1908) zu Gesprächen einfanden.[73]

Der Mediziner, Gelehrte und Politiker Carl Rokitansky starb 1878. Durch sein unermüdliches Engagement für Erneuerungen in der Medizin prägte er nachhaltig die Entwicklung des naturwissenschaftlichen Medizinverständnisses und beeinflusste auch KünstlerInnen in Wien.[74] Er wurde in einem Ehrengrab unter großer Anteilnahme aus dem In- und Ausland, von führenden Politikern, Wissenschaftlern, KünstlerInnen und der ihn verehrenden Studentenschaft beigesetzt.[75] Marie Rokitansky beschrieb in einem Brief an ihre Schwiegertochter Theres Rokitansky (1840–1920) eine Audienz anlässlich des Todes ihres Gatten bei Kaiser Franz Joseph I. (1830–1916): »Die überaus große Gnade Sr. [Seiner] M [Majestät] hat mich fast erdrückt. Er [...] rühmte die Verdienste, die sich der große Tote um den Staat, die Wissenschaft und die Menschheit erworben, [...] und versicherte mich, für mich zu sorgen.«[76]

Auch nach Rokitanskys Tod blieben einige seiner ehemaligen Schüler in engem Kontakt mit seiner Familie, wie die Korrespondenz mit dem Pathologen Johann Kundrat (1845–1893),[77] dem Psychiater Theodor Meynert (1833–1892),[78] dem Chirurgen Eduard Albert (1841–1900)[79] und dem Pathologen Salomon Stricker (1834–1898)[80] zeigt. In diesen Briefen wird die Intention betont, in der zweiten Generation – als Rokitanskys Kinder und Schüler – zusammenzuhalten. Wie einem Dankesbrief aus 1881 zu entnehmen ist, unterstützte Hans Rokitansky Eduard Albert bei dessen Bestellung als Vorstand der I. Chirurgischen

72 Vgl. Franz Maier-Bruck, *Das Große Sacher Kochbuch. Die Österreichische Küche*, Herrsching: Schuler 1975, 31.

73 Vgl. Karl Rokitansky, *Mein Leben I* (unveröffentlichtes Manuskript), 60a, FaRok.

74 Vgl. Eric Kandel, *Das Zeitalter der Erkenntnis*, München: Siedler 2012, 49.

75 Vgl. Karl Rokitansky, *Neue Freie Presse (Abendblatt)*, 24.7.1878, 3. – Das Leichenbegängniß Rokitansky's, *Neue Freie Presse*, 26.7.1878, 5–6. – Rokitansky's Leichenfeier, *Wiener Zeitung*, 26.7.1878, 2–3. – Rokitansky's Leichenbegängniß, *Die Presse*, 26.7.1878, 10.

76 Brief Baronin Marie Rokitansky an Baronin Theres Rokitansky, Wien, 1. August 1878, FaRok. – Marie Rokitansky lebte als Witwe bis 1888 und nahm regen Anteil am politischen und am Kunstleben Wiens, wie ein Kondolenzschreiben von Hofballmusikdirektor Eduard Strauss (1835–1916) bestätigt, in welchem er den Tod Maries als großen Verlust einer von ihm so hochverehrten, einzigen und ausgezeichneten Frau bedauerte. Vgl. Kondolenzzeilen von Hofballmusikdirektor Eduard Strauss an Familie Rokitansky, Wien, Oktober 1888, FaRok.

77 Vgl. Brief Johann Kundrat an Marie Rokitansky, Wien, 30. Jänner 1882, FaRok.

78 Vgl. Brief Theodor Meynert an Hans Rokitansky, Wien, 29. November 1886, FaRok.

79 Vgl. Brief Eduard Albert an Hans Rokitansky, Innsbruck, 1881, FaRok.

80 Marie Rokitansky bezeichnet Stricker als »einen unserer wenigen Getreuen«. Vgl. Brief Marie Rokitansky an Hans Rokitansky, Innsbruck, 14. Dezember 1878, FaRok.

Klinik in Wien.[81] Stricker, der auf Vorschlag Carl Rokitanskys 1873 Professor für allgemeine und experimentelle Pathologie geworden war, konsultierte 1876 Hans Rokitansky, als er an seinem Buch *Studien über die Sprachvorstellungen* arbeitete, das er diesem dann auch widmete. Für seine Forschungen nutzte Stricker Hans Rokitanskys Reflexionen über die Kehlkopfbewegungen beim Singen.[82]

Ein brisantes Detail der österreichischen Rechts- und Medizingeschichte sei hier der Vollständigkeit halber nur kurz erwähnt. Nach dem Tod ihres Vaters waren die vier Brüder Rokitansky zu den Verwahrern des Schädels von Joseph Haydn (1732–1809) geworden, der ihnen 1893 als rechtmäßiges Eigentum zugestellt worden war.[83] Die Söhne Rokitanskys übergaben 1895 Haydns Schädel an die *Gesellschaft der Wiener Musikfreunde*,[84] die ihn im Jahre 1954 zu seiner

81 Vgl. Brief Eduard Albert an Hans Rokitansky, Innsbruck, 1881, FaRok.

82 Vgl. Samuel Stricker, *Studien über die Sprachvorstellungen*, Wien: Braumüller 1880, 2–3. – Brief Samuel Stricker an Hans Rokitansky, 18. Dezember 1876, FaRok.

83 Die Suche nach wissenschaftlicher Erklärung von künstlerischer Begabung hatte zu Zeiten der von dem Anatomen Joseph Gall (1758–1828) durchgeführten, phrenologischen Untersuchungen bedenkliche Ausmaße angenommen, in deren Verlauf Haydns Schädel viele Jahre verschollen blieb. Gall versuchte in seiner Schädellehre, einen Bezug zwischen Schädelform und Charakter sowie geistiger Veranlagung herzustellen. Diese Lehre fand bald fanatische Anhänger, zu welchen auch der Sekretär Fürst Esterhazys, Josef Carl Rosenbaum, gehörte. Haydn, der während der napoleonischen Besatzungszeit gestorben war, war auf dem Hundsturmer Friedhof in aller Stille beigesetzt worden. Die Idee, die musikalische Genialität Haydns durch die Untersuchung seines Schädels zu verifizieren und damit gleichzeitig Galls Theorie zu bestätigen, veranlasste Rosenbaum, den Leichnam zu exhumieren, und den Schädel abtrennen zu lassen. Vgl. Brigitte Biwald, Ein Schädel sucht seinen Körper, AEIOU Österreich-Lexikon im Austria-Forum, URL: https://austria-forum.org/af/AEIOU/Haydn-_Grab_ohne_Schädel (abgerufen am 14.3.2017). – Wahrscheinlich wäre dies niemals aufgefallen, hätte sich Fürst Nikolaus Esterhazy nicht im Jahre 1820 anlässlich eines Besuches des Haydn-Verehrers Herzog von Cambridge seines Versprechens erinnert, Haydn gebührend in Eisenstadt beisetzen zu wollen. Er ließ Haydn exhumieren, wodurch der Skandal bekannt wurde und Haydns Gebeine, mit Kleidung und Perücke, aber ohne Kopf, in Eisenstadt beigesetzt werden mussten. Lange wurde nach dem fehlenden Schädel gesucht, der aus Angst vor polizeilicher Verfolgung viele Jahre verborgen wurde. Er befand sich nach Rosenbaums Tod bei dessen Komplizen, dem Gefängnisverwalter Johann Peter, dessen Witwe den Schädel dem Hausarzt Karl Haller übergab, der ihn 1852 an Carl Rokitansky weiterreichte. Dieser verwahrte Haydns Schädel im Pathologisch-Anatomischen Institut der Universität Wien. Sein Nachfolger Johann Kundrat (1845–1893) ließ ihn Hans Rokitansky zustellen. Vgl. Rainer Schmitz/Benno Ure, *Tasten Töne und Tumulte, Alles was Sie über Musik nicht wissen*, München: Siedler 2016, 519–521.

84 1870 war das von Theophil Hansen (1813–1891) geplante neue Gebäude des *Wiener Musikvereins* eröffnet worden. 1874 entwarf Hansen im Auftrag der *Gesellschaft der Ärzte* einen Pokal für Rokitansky anlässlich seines 70. Geburtstages, der von der Firma Lobmeyr ausgeführt wurde. Hansen betont bei seinem Entwurf des Pokals das Lehrer-Schüler-Verhältnis anhand antiker Beispiele. Abgebildet finden sich hierbei auf der einen Seite Hippokrates und Dexippus, auf der gegenüberliegenden Seite Alexander und Aristoteles sowie Theophrastus und Strato.

endgültigen Ruhestätte nach Eisenstadt überstellte und mit den Gebeinen Haydns in der Kirche zu Oberberg-Eisenstadt zusammenführte.[85]

Familiäre Netzwerke als Grundlage für Karrierewege

Einen wichtigen Beitrag zur Entstehung von Rokitanskys Netzwerk mit MusikerInnen, KünstlerInnen und LiteratInnen leisteten seine Frau Marie Weis und ihre Kontakte zu den musikalischen Salons des Biedermeier, in denen oft Privatkonzerte stattfanden und die als soziokulturelle Institutionen einen wichtigen Einfluss auf das politische, künstlerische und wissenschaftliche Geschehen jener Zeit hatten.[86] Der musikalische Salon bildete den ersten Versuch einer Überwindung sozialer und religiöser Schranken und war somit wegbereitend für den soziokulturellen Diskurs des 19. Jahrhunderts. Gleichzeitig bot er zur Zeit des von Klemens Wenzel Lothar Fürst von Metternich-Winneburg (1773–1859) erlassenen Versammlungsverbots einen Begegnungsort für MusikerInnen, LiteratInnen, Gelehrte und Studenten, wo unter dem Vorwand eines geselligen Musikabends durchaus politische Missstände diskutiert wurden. Bei diesen literarisch-musikalischen Zusammenkünften wurden viele Werke Franz Schuberts zum ersten Mal aufgeführt und von ihm am Klavier begleitet, woraus sich die Bezeichnung »Schubertiade« entwickelte. Marie Weis trat als eine der ersten Schubertinterpretinnen[87] regelmäßig im musikalischen Salon des Juristen und Autors Ignatz Sonnleithner (1770–1831) auf,[88] den auch dessen Neffe Franz Grillparzer besuchte. Ernst Hilmar stellte die These auf, dass der Begriff Schubertiade als verharmlosende Umschreibung von Zusammenkünften gedient haben könnte, um bei Polizeiminister Josef Sedlnitzky (1778–1855), für welchen

85 Vgl. Rainer Schmitz/Benno Ure, *Tasten Töne und Tumulte*, 521.

86 Vgl. Heinz Gerstinger, *Altwiener literarische Salons. Wiener Salonkultur vom Rokoko bis zur Neoromantik (1777–1907)*, Salzburg: Akademische Verlagsanstalt 2002. – Barbara Boisits/Klaus Hubmann (Hg.), *Musizierpraxis im Biedermeier. Spezifika und Kontext einer vermeintlich vertrauten Epoche*, Wien: Mille Tre 2004. – Helga Peham, *Die Salonièren und die Salons in Wien. 200 Jahre Geschichte einer besonderen Institution*, Graz: Styria 2013.

87 Weis war eine der ersten, die beispielsweise den *Erlkönig* in Klavierbegleitung Schuberts vortrug. Vgl. Rumpler/Denk, *Carl Freiherr von Rokitansky*, 22. – Joseph Weis-Ostborn, Mit Beziehung auf die Notiz »Ein Zeitgenosse Schuberts«, *Grazer Tagespost*, *Abendausgabe*, 4.4. 1902, o. S. Es handelt sich um die Antwort auf den Artikel »Ein Zeitgenosse Schuberts« (*Grazer Tagespost*, 2.4.1902, o. S.), in welchem ein noch lebender Zeitgenosse Schuberts gesucht wird.

88 Leopold von Sonnleithner (1797–1873) schilderte, dass die Sopranpartien von Weis und Caroline Unger (1803–1877) die Basspartien von Johann Nestroy und Raphael Kiesewetter (1773–1850) gesungen wurden. Vgl. Deutsch, *Schubert*, 398.

gesellschaftliche Zusammentreffen aufrührerische Gefahr in sich bargen, nicht aufzufallen.[89]

Diese in den Salons geknüpften privaten Beziehungen wurden auch für berufliche Kontakte genützt. Besonders profitieren konnte davon beispielsweise der Internist Joseph Škoda (1805–1881). Als dieser bei Rokitansky sezieren lernte, entstand eine Freundschaft zwischen den beiden liberalen böhmischen Medizinern. Škodas Bewerbungen um eine Assistentenstelle am Allgemeinen Krankenhaus wurden aus Skepsis gegenüber seinen neuen Methoden wiederholt abgelehnt. Rokitansky unterstützte seinen Freund, indem er 1836 an seinen tschechischen Kollegen, den Anatomen Anton Haindl (1803–1855)[90] in Lemberg schrieb.[91] Später setzte sich Rokitansky für Škoda an der Universität Wien für eine Professur für interne Medizin ein.[92] Die lebenslange Freundschaft zwischen Rokitansky und Škoda, der unverheiratet blieb, beruhte auf regelmäßigen Besuchen bei Familie Rokitansky. Ihr Haushalt war zwar bescheiden, doch Sonntagabend wurden KünstlerInnen, Kollegen und Kursteilnehmer aus dem Ausland privat eingeladen. Es wurden entweder musikalische Abende oder sonntägliche Whistpartien veranstaltet, an denen Škoda 30 Jahre lang teilnahm.[93] Aus Dank für die Freundschaft und diese Art von Familienanschluss bedachte Škoda ohne Rokitanskys Wissen dessen Söhne in seinem Testament.[94]

Wenn Rokitansky nach seinen Söhnen gefragt wurde, antwortete er: »Zwei

---

89 Vgl. Ernst Hilmar, *Franz Schubert in seiner Zeit*, Wien–Köln–Graz: Böhlau 1985, 30.

90 Haindl wurde 1851 Direktor des Allgemeinen Krankenhauses in Wien.

91 Vgl. Brief Carl Rokitansky an Anton Haindl, Wien, 21. März 1836, FaRok. »Ich kann von ihm mit dem besten Gewissen sagen, daß er kein gewöhnlicher junger Arzt ist, und daß er eine Zierde jeder Krankenanstalt zu werden verspricht. Als solchen habe ich ihn nicht nur im Privatumgange, sondern auch beim Krankenbett und Leichentische kennengelernt, d. i. als Menschen von durchdringendem Urtheile, der schärfsten Beobachtungsgabe und dem größten Eifer für wissenschaftliche Medicin, – aber vom besten Herzen. So gewiß ich nun weiß, daß er hiemit Dir anempfohlen ist, so füge ich dennoch meine Bitte hinzu, Du möchtest so viel Du im Stande bist, keine Worte, keinen Gang sparen, um ihm seinen Wunsch realisieren zu helfen. Prof. *Berres* schreibt heute oder morgen an Ht. [Hofrat] Protomedicus v. *Neuhauser*, und es wird daher gut seyn, wenn du mit ähnlicher Empfehlung bei ihm erscheinst. Einer wird so den anderen unterstützen.« Vgl. ebd., Hervorh. im Orig. Es handelt sich um Joseph Berres (Anatom, 1796–1844) und Protomedicus Franz Neuhauser (1772–1846).

92 Vgl. Theodor Meynert, Rokitansky. Vortrag, gehalten in der Sitzung des Vereins für Psychiatrie am 27. November 1878, Wien: Selbstverlag des Vereins für Psychiatrie 1878, FaRok. In dieser Druckversion des Vortrags schreibt Meynert wie Rokitansky seinen Kollegen Škoda beurteilt, nämlich als »berufen zum Lehrer, vermöge seines klaren Verstandes und durchdringenden Urtheiles, ein Mann von unerschütterlicher wissenschaftlicher Überzeugung und Consequenz, unbestechlich durch Autorität sowohl, wie durch Theorie und grundlose Speculation, eine Leuchte dem Lernenden, ein Muster dem Strebenden, ein Fels dem verzagenden Zöglinge.« Ebd. 3–4.

93 Vgl. Rokitansky, *Selbstbiographie*, 38–39.

94 Vgl. Joseph Škoda, Brief an die Frau eines Regierungsrates, 18. April 1870, FaRok.

heilen und zwei heulen.«[95] Der Begründer der Psychoanalyse, Sigmund Freud (1856–1939), interpretierte diese Antwort Rokitanskys insofern, dass sie aus Lust an der »Unifizierung und [...] dem Gleichklang der beiden Worte«[96] gegeben wurde. »[T]he assonance implies some kind of unity between these two professions.«[97] Die Antwort kann aber auch so interpretiert werden, dass die bewusste Förderung der Verbindung von Wissenschaft und Kunst in der Familie betont werden sollte, die noch weitere Generationen der Familien Rokitansky und Weis-Ostborn prägte.

Von den insgesamt 88 Briefen von Carl Rokitansky an seine Söhne wurden bisher 41 transkribiert und analysiert. Diese beinhalten zu 60 Prozent Anleitungen, Ratschläge und Aufforderungen betreffend deren aktuelle berufliche und private Lebensumstände, 30 Prozent weisen philosophische Lebensbetrachtungen auf und zehn Prozent schildern das private Familienleben in Wien. Häufig nennt Carl Rokitansky seinen Söhnen Namen von ihm persönlich bekannten Medizinern und KünstlerInnen aus dem In- und Ausland, mit denen er eine vertiefende Kontaktaufnahme empfiehlt. Die private Korrespondenz von Carl Rokitansky mit den Söhnen Hans und Victor, die beruflich oft im Ausland waren, gibt Aufschluss über Kontakte zur direkten Karriereförderung durch Vermittlungen an FreundInnen im Ausland, die ihm in liberaler Geisteshaltung nahestanden und unter deren Obhut er seine Söhne stellte.

Rokitansky selbst hatte während seiner dreimonatigen Studienreise 1842 nach Deutschland, England und Frankreich wertvolle Kontakte geknüpft. So waren in London der Pathologe Seth Thompson (1806–1860) sowie dessen Schwägerin und Schwager Sophy (1819–1894) und Charles Horsley (1822–1876) erste AnsprechpartnerInnen. Thompson war mit Francis Arabella (Fanny) Horsely (1815–1849), der Tochter des Komponisten William Horsley (1774–1858), verheiratet. Die Familie Horsley[98] führte einen großen musikalischen Salon in Kensington,[99] bei dem Frédéric Chopin (1810–1849), Johannes Brahms

95 Vgl. Carl E. Schorske, *Wien. Geist und Gesellschaft im Fin de Siècle*, München–Zürich: Piper 1994, 283. »Rokitansky sah seine väterlichen Ruhmesträume erfüllt, als er sich seiner vier Söhne rühmen konnte, die ihre Berufe zwischen Gesang und Medizin aufgeteilt hatten.« Vgl. ebd.

96 Sigmund Freud, *Der Witz und seine Beziehung zum Unbewussten*, Leipzig-Wien: Deuticke 1905, 109.

97 Jerry Palmer, *Taking Humor Seriously*, London–New York: Routledge 2003, 85.

98 Elisabeth Horsley (1809–1872), Gattin von Wiliam Horsley, war die Tochter des Komponisten John Wall Callcott (1766–1821) und Nichte des Malers Sir Augustus Callcott (1779–1844).

99 Diesen besuchten auch die älteste Schwester Mary Elisabeth, ihr Gatte, der Ingenieur Isambard Kingdom Brunel (1806–1859) und ihr Bruder, der Komponist Charles Edward Horsley (1822–1876).

(1833–1897) und Paganini mitwirkten[100] und wo Felix Mendelssohn Bartholdy (1809–1847) seinen Sommernachtstraum das erste Mal spielte.[101] Mendelssohn Bartholdy hatte Sophy Horsley seine »Lieder ohne Worte« gewidmet.[102] Auf diese, aber auch auf andere Bekanntschaften aus früherer Zeit konnte Rokitansky nun zurückgreifen.[103]

Marie und Hans Rokitansky waren auch regelmäßig bei dem Bassisten Luigi Lablache zu Gast, wodurch Hans Rokitansky dessen Enkeltochter Theres Lablache (1840–1920) kennenlernte und sie später heiratete.[104] Lablaches Tochter Francesca Lablache (1816–1895) war die Gattin des bekannten Pianisten Siegismund Thalberg (1812–1871).[105] Durch Lablache erhielt Hans Rokitansky Gelegenheit, in den Hannover Square Rooms einige Konzerte zu geben. Des Weiteren stand Hans mit den Medizinern James Clark (1788–1870), James Paget (1814–1899), James Risdon Bennett (1809–1891) und John Forbes (1787–1861) in Kontakt, die ihn bei seiner beruflichen Etablierung unterstützten.[106] Er lernte zudem den Komponisten Giacomo Meyerbeer (1791–1864) kennen, der ihm einen Umzug nach Paris nahelegte.[107] Am Ende der Saison 1856 reiste Hans Rokitansky daher nach Paris, um sich dort zu profilieren. In Paris wurde er von dem Freund und ehemaligen Schüler seines Vaters, dem Pathologen David Gruby (1810–1898) unterstützt. In Grubys Haus in der Rue Saint-Lazare kamen namhafte Personen der damaligen Kunstszene zusammen. Zu ihnen gehörten

100 Vgl. Colin Maggs, *Isambard Kingdom Brunel. The Life of an Engineering Genius*, Gloucestershire: Amberley Publishing 2016, 68.

101 Vgl. Lionel Thomas Caswell Rolt, *Isambard Kingdom Brunel*, London: Grey Arrow Edition 1961, 102.

102 Lieder ohne Worte, Heft 4, op. 53, Sophy Horsley gewidmet. Vgl. Ralf Wehner, *Felix Mendelssohn Bartholdy. Thematisch-systematisches Verzeichnis der musikalischen Werke*, Wiesbaden: Breitkopf & Härtel 2009, 478.

103 Vgl. Brief Carl Rokitansky an Marie Rokitansky, Wien, 25. Mai 1855, FaRok.

104 Vgl. Rokitansky, *Aus meinem Leben II*, 12c. – Ein Nachkomme seines Schwagers Luigi Frederic Lablache (1851–1914) war James Lablache Stewart (1913–1993). Um Verwechslungen mit dem Schauspieler James Stewart zu vermeiden, nahm er den Künstlernamen Stewart Granger an, unter dem er als Schauspieler bekannt wurde. Vgl. Clarissa Lablache Cheer, *The Great Lablache. Nineteenth Century Operatic Superstar. His Life and His Times*, Bloomington: Xlibris 2009, 582.

105 Vgl. Lablache Cheer, *The Great Lablache*, 582.

106 Ab 1856 war Hans in London, wobei sein Vater brieflichen Kontakt zu ihm hielt. Wann immer Probleme auftraten, riet ihm dieser, sich an Schlesinger oder an Charles und Sophy Horsley zu wenden und empfahl ihm, wichtige Verbindungen, wie zum Beispiel mit dem Musikkritiker Henry Fothergrill Chorley (1808–1872), zu pflegen. Vgl. Rokitansky, *Aus meinem Leben II*, 12b, 14d.

107 Bei einer Soirée des Musikverlegers Willert Beale sang Hans Meyerbeer die Romanze »Oh, jours heureux« aus dem *Nordstern* vor. »Er machte die Bemerkung, daß ich einen erstaunlichen Nachwuchs der immer seltener werdenden guten Bassstimme abgeben würde, und riet mir nach Paris zu gehen.« Vgl. Rokitansky, *Aus meinem Leben II*, 12b.

Heinrich Heine (1797–1856),[108] Chopin, Franz Liszt (1811–1886), die Schriftstellerin George Sand (1804–1876), die Schriftsteller Alexandre Dumas der Ältere (1802–1870)[109] und Honoré de Balzac (1799–1850), der Komponist Charles Gounod (1818–1893)[110] und später Vincent Van Gogh (1853–1890) sowie der Kunstsammler Théo Van Gogh (1857–1891).[111] Schließlich machte Gruby Hans Rokitansky mit Gioachino Rossini (1792–1868) bekannt, der die Gesangstechnik von Hans schätzte.[112] So setzte sich Rossini für ihn ein, wodurch er 1857 als Oroveso in Bellinis Oper *Norma* an der Seite der Opernsängerin Giulia Grisi (1811–1869) in Paris debütieren konnte.[113] Nach Saisonende ging Hans Rokitansky nach Odessa, wobei ihn sein Vater durch ein Empfehlungsschreiben an den Chirurgen und Ordinarius am Lehrstuhl für Chirurgie und Pathologische Anatomie Nicolai Pirogow (1810–1881) unterstützte.[114] Der Karriereweg von Hans Rokitansky beleuchtet in eindrucksvoller Weise das Zusammenwirken von Talent, musikalischer Ausbildung durch seine Mutter sowie des Einflusses des künstlerischen und medizinischen Umfelds seiner Großfamilie.

Einblicke in die Wechselwirkung von Medizin und Literatur

In den 1840er-Jahren richtete sich der Unmut des Bildungsbürgertums verstärkt gegen die Zensur.[115] Weil die »gegenwärtige Unfreiheit des Geistes« den Fortschritt verhindere, unterzeichnete Rokitansky im März 1845 gemeinsam mit 96 Schriftstellern und Intellektuellen, unter ihnen Grillparzer, der Arzt und

108 Vgl. Julien Bogousslavsky/M. G. Hennerici, *Neurological Disorders in Famous Artists* (Band 2), Basel: Karger 2007, 109.

109 Vgl. Raphaël Blanchard, *Archives de parasitologie* (Band 2), Paris: Georges Carré et C. Naud 1899, 44–74.

110 Vgl. István Csillag, David Gruby, in: *Orvostörténeti Közlemények, Communicationes de Historia Artis Medicinae* (1982) 97–99, 177–187, 177.

111 Vgl. Steven Naifeh/Gregory White Smith, *Van Gogh. The Life*, New York: Random House 2011, 542.

112 Durch Gruby trug Hans zunächst im Haus Courcier dem Librettisten Eugène Scribe (1791–1861) und dem Komponisten Daniel-François Aubert (1782–1871) Arien vor. Schließlich konnte Gruby über seine Verbindungen eine »seperate Audition« bei Giachino Rossini einrichten. Vgl. Rokitansky, *Aus meinem Leben II*, 14d.

113 »Sono stato contentissima di lei, peccato che non abemmo piu repetizione«, waren die anerkennenden Worte von Giulia Grisi an den 21-jährigen Hans. Sie war sehr zufrieden mit seinem Gesang und bedauerte, dass keine weiteren gemeinsamen Auftritte geplant waren. Vgl. Brief von Hans Rokitansky an seine Eltern, Paris, 19. Jänner 1857, verfasst von einer Madame Courcier, da Hans zu aufgeregt war, den Brief selbst zu schreiben, FaRok.

114 Vgl. Brief Hans Rokitansky an Carl Rokitansky, Odessa, 15. Jänner 1857, FaRok.

115 Vgl. Hubert Lengauer/Primus Heinz Kucher (Hg.), *Bewegung im Reich der Immobilität. Revolutionen in der Habsburgermonarchie 1848–49. Literarisch-publizistische Auseinandersetzungen*, Wien–Köln–Weimar: Böhlau 2001, 2–3.

Schriftsteller Ludwig August Frankl-Hochwart (1810–1894), Adalbert Stifter (1805–1868) und der Schriftsteller und Journalist Moritz Gottlieb Saphir (1795–1858), die sogenannte »Schriftstellerpetition« zur Lockerung des Zensurgesetzes.[116] Da die Zensur als Kontrollinstrument der Regierung aber beibehalten wurde, reichten Schriftsteller und Wissenschaftler wie Grillparzer, Rokitansky, der Mathematiker Andreas Ettingshausen (1796–1878) und Škoda 1848 erneut eine Petition gegen den »eisernen Presszwang« ein.[117] Die strenge Überwachung und mangelnde intellektuelle Freiheit waren neben den politischen, sozialen und ökonomischen Spannungen der 1840er-Jahre Auslöser für die Revolution von 1848.[118] Die sogenannte »Doktorenrevolution« (eine Überrepräsentanz an Medizinern gab der Revolution diesen Namen) wurde in Rokitanskys Sezierbaracke, einem zensurfreien, nicht öffentlichen Raum, von 40 Assistenten und Studenten vorbereitet.[119]

Rokitansky, der wie sein Freund und Kollege Škoda trotz seiner liberalen Haltung von der Geheimpolizei als politisch nicht bedenklich gegen das Metternich'sche System eingestuft worden war,[120] begann seine bestehenden Beziehungen zu politisch aktiven Kollegen, Schriftstellern und Zeitungsverlegern zu vertiefen. Zu ihnen gehörte Grillparzer, der mit der Familie Rokitansky durch den musikalischen Salon Sonnleithners sowie durch die gemeinsamen Schriftstellerpetitionen in Verbindung stand.

Neben solchen zu Schriftstellern pflegte Rokitansky auch intensive Kontakte zu Journalisten, darunter Friedrich Uhl (1825–1906). Uhl arbeitete zunächst bei der 1848 von dem Unternehmer und Politiker August Zang (1807–1888) gegründeten *Presse* und stand in engem Kontakt zu Ministerpräsident Anton Schmerling (1805–1893). Von 1861 bis 1865 fungierte er als Chefredakteur des liberalen Blattes *Der Botschafter*, das die Politik Schmerlings unterstützte. Uhl beobachtete, wie Rokitansky seine Ideen in Wissenschaft und Politik durchzusetzen suchte, und stand mit ihm in schriftlichem Kontakt. In einem Brief an Rokitansky schrieb Uhl: »Ich habe versucht zu zeigen, wie sich Ihre großen Ideen in einer kleinen Wiener Familie spiegeln, wie der moderne Kampf in ihr wirkt.«[121] Aus diesem Zusammenwirken vertiefte sich auch die nähere Be-

116 Vgl. Seebacher, »*Freiheit der Naturforschung!*«, 63.

117 Vgl. Stimmen über Österreich, *Blätter für literarische Unterhaltung*, 23.3.1848, 1.

118 Vgl. Kathrine E. Kogler, »*… Heilärzte des kranken Staates.« Die Beteiligung von Medizinern an der Revolution 1848 in Wien*, Wien: Verlagshaus der Ärzte 2012, 19.

119 Vgl. Isidor Fischer, *Wiens Mediziner und die Freiheitsbewegung des Jahres 1848*, Wien: Ars Medici 1935, 8.

120 Vgl. Isidor Fischer, Geheimpolizeiberichte über Ärzte und Sanitätswesen in Wien aus den Jahren 1855–1857, in: *Janus. Archives internationales pour l'histoire de médecine et la géographie médicale* 43 (1939), 214–231, 226.

121 Brief Friedrich Uhl an Carl Freiherr von Rokitansky, Wien, 27. November 1875, FaRok.

kanntschaft zwischen Schmerling und Rokitansky.[122] 1863 ernannte Schmerling Rokitansky zum medizinischen Fachreferenten im Innenministerium unter gleichzeitiger Ernennung zum Hofrat. Daraus ergab sich für Rokitansky großer Einfluss auf die Gestaltung des medizinischen Studiums, auf die Berufung von Professoren und auf die Organisation der Universitäten. Auf ihn gehen die Neugestaltungen der medizinischen Fakultäten in Graz und Innsbruck zurück, die von seinen Söhnen mitgetragen wurden. Seit der Errichtung des Obersten Sanitätsrats, dessen erster Präsident er ab 1870 war, unterstand ihm auch das gesamte Sanitätswesen Österreichs.[123]

Moritz Gottlieb Saphir, der 1848 an die Spitze eines revolutionären Schriftstellerverbandes gewählt worden war, zählte als Herausgeber der satirischen Zeitschrift *Der Humorist* zu einem der gefürchtetsten Kunstkritiker Wiens, was sich in seiner Gegnerschaft zu Johann Nestroy (1801–1862) manifestierte.[124] Zu Saphir unterhielt Rokitansky eine freundschaftliche Beziehung und stand mit ihm in brieflichen Kontakt.[125]

Ebenso zu Hermann Meynert, Vater des Psychiaters Theodor Meynert (1833–1892), bestand bereits guter Kontakt vor dessen Umzug nach Wien, als dieser noch in Leipzig lebte.[126] Der Schriftsteller und Kunstkritiker Hermann Meynert schrieb unter dem Pseudonym Janus zeitkritische Artikel, deren Veröffentlichung schließlich in Sachsen verboten wurde.[127] Er heiratete die an der Dresdner Oper gastierende Sängerin Marie Emmering (1807–1882). Sie war eine gebürtige Wienerin, die gemeinsam mit Marie Weis in Konzerten in Wien aufgetreten war.[128] Durch seine Gattin kam Meynert nach Wien, wo er als Nachfolger Saphirs Hauptmitarbeiter bei Adolf Bäuerles (1786–1850) *Wiener Allgemeiner Theaterzeitung* wurde.[129] Dadurch entstand zwischen den Familien Meynert und

122 »Hat es doch ein mir günstiges Geschick gefügt, daß ich durch Jahre in mannigfachen Beziehungen zu dem Verewigten stand, mich seines ungetrübten Vertrauens und seines Wohlwollens erfreut und zuweilen sein Heim besuchen durfte, um Zeuge seines häuslichen Glückes zu sein.« Vgl. Brief Anton von Schmerling an Marie Rokitansky, 23. Juli 1878, FaRok.

123 Vgl. Rumpler/Denk, *Carl Freiherr von Rokitansky*, 134.

124 Vgl. W. Neuber, Saphir, Moritz Gottlieb, in: ÖAW (Hg.), *ÖBL* (Band 9), Wien: Verlag der ÖAW 1988, 420.

125 Vgl. Brief Carl Rokitansky an Hans Rokitansky, Wien, 1. Juni 1856, Rokitansky übermittelt die Anfrage von Saphir nach Zeitungsmitteilungen aus dem Ausland an seinen Sohn, FaRok.

126 Vgl. Brief Victor Rokitansky an Carl Rokitansky, Hamburg 10. April 1857, FaRok.

127 Vgl. Constantin von Wurzbach, Meynert Hermann Günther, in: Ders. (Hg.), *Biographisches Lexikon des Kaiserthums Oesterreich* (Band 18), Wien: k. k. Hof- und Staatsdruckerei 1868, 187–193, 188.

128 Vgl. Rieter/Biederman, Wien, Musikalische Chronik des 2ten Quartals, in: *Allgemeine musikalische Zeitung* 33 (1831) 38, 623–627, 625.

129 Vgl. Elisabeth Lebensaft, Meynert, Hermann Günther, in: ÖAW (Hg.), *ÖBL* (Band 6), Wien: Verlag der ÖAW 1974, 255.

Rokitansky zunächst eine Verbindung auf künstlerischer Ebene,[130] die später in einer vertieften wissenschaftlichen Zusammenarbeit zwischen Rokitansky und Theodor Meynert mündete. Als Pathologe und Philosoph befasste sich Rokitansky mit kranken Menschen aus ganzheitlicher Perspektive,[131] in körperlicher und seelischer Hinsicht.[132] Psychisch Kranke, damals als »Irre« bezeichnet, sollten das gleiche Recht auf Untersuchung, Diagnostik, Behandlung und Heilung haben wie PatientInnen mit anderen Erkrankungen.[133] Rokitansky beantragte mit Erfolg für Meynert die Schaffung der ersten Klinik für Psychiatrie an der Medizinischen Fakultät in Wien.[134]

Rokitanskys Schwester Theres (1810–1864) bewohnte ab 1835 gemeinsam mit der übrigen Familie die Dienstwohnung im Stöcklgebäude, um bei der Erziehung der Kinder behilflich zu sein. Sie wurde von ihrem Bruder als Frau von durchdringendem Verstand mit besonderen literarischen Kenntnissen und Talent für die darstellende Kunst beschrieben. Der Schmerz über ihren Tod im Irrenhaus versetzte Rokitansky in große Trauer. »Ich habe mit ihr gleichsam die Mutter das zweyte Mal verloren.«[135] Vermutlich beeinflusste diese persönliche Erfahrung seinen Zugang der gleichwertigen Behandlung von physisch und psychisch kranken PatientInnen und bestärkte seine vehemente Forderung nach der Schaffung einer Universitätsklinik für Psychiatrie.

Nach Kathrine E. Kogler hatten in den Jahren 1845/46 die Agrarkrisen, die damit einhergehende Steigerung der Nahrungsmittelpreise und die anhaltende Arbeitslosigkeit zur Massenverelendung geführt. Die desolaten Wohn- und Arbeitsverhältnisse und die Mangelernährung spiegelten sich im allgemein schlechten Gesundheitszustand der Wiener Bevölkerung wider.[136] Besonders die Mediziner, die in ihrer Tätigkeit mit allen sozialen Schichten in Berührung kamen, gewannen Einblick in die jeweiligen Missstände und zeigten diese öffentlich, auch im Rahmen journalistischer und schriftstellerischer Tätigkeit auf.[137]

Zu einigen dieser Mediziner hatte Rokitansky engen Kontakt, wie zu dem Arzt

130 Vgl. Brief Marie Rokitansky an Victor Rokitansky, Wien, 4. Jänner 1866, FaRok. Marie beschreibt einen gemeinsamen Ausflug der Familien Meynert, Scheuthauer und Rokitansky nach Klosterneuburg zu den Schwiegereltern Theodor Meynerts.

131 Vgl. Rokitansky, *Aus meinem Leben I*, 2d.

132 Vgl. ebd.

133 Vgl. Carl Rokitansky, handschriftlicher Entwurf für den Antrag zur Schaffung einer eigenen Prosektorstelle für die Irrenanstalt und deren Vergabe an Dr. Theodor Meynert, undatiert, FaRok.

134 Vgl. Carl Rokitansky, Antrag auf Ernennung Meynerts zum a. o. Professor und zum Vorstand der ersten Universitätsklinik für Psychiatrie, 19. August 1870, Leihgabe der Familie Rokitansky, Josephinum, AS, MUW-AS-001833.

135 Rokitansky, *Selbstbiographie*, 41–42.

136 Vgl. Kogler, »*...Heilärzte des kranken Staates*«, 19.

137 Vgl. ebd., 89–95.

und Journalisten Max Schlesinger (1822–1881), der dem tschechisch-revolutionären Dichterkreis »Das junge Böhmen« angehörte und 1848 im ersten Revolutionsausschuss als Schriftführer politisch aktiv war. Wie Rokitansky und Škoda war er während der Revolution Mitglied der Akademischen Legion. Er arbeitete zu dieser Zeit als Korrespondent der *Augsburger Zeitung*, der *Kölnischen Zeitung* sowie des Budapester Blattes *Der Ungar* und verfasste gemeinsam mit dem Mediziner Josef Seegen (1822–1904) ein Staatslexikon zur Hebung der politischen Allgemeinbildung.[138] Seine Kritik an der Erschießung des deutschen Politikers und Verlegers Robert Blum (1807–1848), der im Oktober 1848 aufseiten der Revolutionären an der Verteidigung Wiens gegen die kaiserlichen Truppen teilnahm, führte dazu, dass er sich noch im selben Jahr vor dem Kriegsgericht verantworten musste und dann nach England emigrierte. Das größte Aufsehen erregte er allerdings, als er gemeinsam mit Jakob Kaufmann (1814–1871) die *Englische Correspondenz* begründete, einen Pressedienst, der erstmals deutsche Zeitungen mit Informationen aus Großbritannien versorgte.

Schlesingers Freund Seegen, der mit einer Flugschrift zur Gründung eines »Lese- und Redevereins« zur politischen Bildung von Akademikern aufgerufen hatte, musste während der Revolution vorübergehend nach Paris flüchten, wo er unter dem Physiologen Claude Bernard (1813–1878) weiterstudierte.[139] Zu Seegen und vor allem zu Schlesinger hatte Rokitansky noch viele Jahre engen Kontakt.

Mit Frankl-Hochwart verband Rokitansky eine fünfzig Jahre währende Freundschaft,[140] die in dem 1879 verfassten Gedicht Frankls an seinen verstorbenen Freund »Ein greiser Schüler spricht zum toten Meister« den Tod Rokitanskys noch überdauerte.[141] Frankl übte den Beruf des Arztes nur kurz aus, arbeitete dann als liberaler Schriftsteller und gab von 1842 bis 1848 die *Wiener Sonntagsblätter* heraus. Er beteiligte sich an der Revolution und verfasste das erste zensurfreie Flugblattgedicht »Die Universität«. Ab 1851 war Frankl Direktor des *Wiener Musikvereins*, gründete die erste Wiener Blindenanstalt auf der Hohen Warte und war Präses der Wiener Israelitischen Kultusgemeinde.[142]

Dem politischen Engagement jüdischer Mediziner und Studenten, wie zum Beispiel Frankl, Schlesinger, Seegen und Rokitanskys Assistent Maximilian Engel (1807–1876), der nach der Revolution als Journalist für das *Wiener*

138 Vgl. ebd., 223.

139 Vgl. ebd., 224.

140 Vgl. ebd., 198.

141 Vgl. Ludwig August Frankl-Hochwart, »Ein greiser Schüler spricht zum toten Meister.« Gedicht in memoriam an den, am 23. Juli 1878 verstorbenen Freund Carl von Rokitansky, verfasst in Velden am Wörthersee, 31. Juli 1879, vorgetragen anlässlich der Gedächtnisfeier zu Ehren Rokitanskys in Königgrätz, Böhmen am 4. August 1879, FaRok.

142 Vgl. Kogler, »…*Heilärzte des kranken Staates*«, 198.

Abendblatt arbeitete,[143] wurden antisemitische Parolen entgegengehalten.[144] Diese Tatsache gab Anlass dafür, dass Frankl gemeinsam mit Engel und dem Eisenbahnfachmann Heinrich Sichrowsky (1794–1866) am 27. März 1848 Kaiser Ferdinand I. (1793–1875) eine Petition zur Gleichstellung der Konfessionen überreichte.[145] Diese Forderung seiner jüdischen Mitbürger und Freunde nahm Rokitansky später wiederholt und mit Nachdruck in seinen Herrenhausreden auf. Er empfand es als Unrecht, dass sich eine »Staatskirche über andere Confessionen stelle« und verlangte in seiner Herrenhausrede 1868 als Hauptredner der Liberalen,[146] dass »jeder Kirche und Religionsgemeinschaft das Recht gegeben [werde], aus ihren Mitteln Schulen ausschließlich für den Unterricht der Jugend ihrer Confession zu errichten«.[147] Um die Verabschiedung der Konfessionsgesetze nicht zu versäumen, ließ sich der betagte Grillparzer auf dem Tragstuhl zur Sitzung ins Herrenhaus bringen.[148] In diesem Zusammenhang ist interessant, dass Rokitanskys Todesanzeige später, trotz seiner katholischen Herkunft und für die damalige Zeit unüblich, kein Kreuzzeichen trug.[149]

Rokitansky wurde jedoch bewusst, dass sein Engagement für die liberale Politik mit einer gewissen Problematik verbunden war, seit er 1867 von Kaiser Franz Joseph I. per Handbillet »völlig unvorbereitet und unerwartet«[150] als lebenslängliches Mitglied ins Herrenhaus berufen worden war (Abb. 2).[151] Nach Karl Vocelka wandelte sich der Liberalismus in Österreich von der freiheitlichen Opposition im Vormärz über die mitgestaltende Bewegung der Revolution von 1848 schließlich zur herrschenden Partei 1867 und zur deutschnationalen Kampfpartei nach 1870.[152] Zu jener Zeit, als die Diskussionen in einen »Kulturkampf« umschlugen, versuchte Rokitansky Brücken zwischen den verschiedenen politischen Denkrichtungen zu schlagen.[153] In seiner Abschiedsrede im Jahr 1875 fand er scharfe Worte für diese »Verirrungen des Individualismus«:

> »Meine Herren! Ich scheue mich nicht die Meinung auszusprechen, daß wir an der Schwelle einer Ausartung stehen, daß der sogenannte moderne Individualismus daran

143 Vgl. ebd., 196.
144 Vgl. ebd., 87.
145 Vgl. ebd., 198.
146 Vgl. Rumpler/Denk, *Carl Freiherr von Rokitansky*, 176.
147 Seebacher, »*Freiheit der Naturforschung!*«, 101.
148 Vgl. Rumpler/Denk, *Carl Freiherr von Rokitansky*, 179.
149 Vgl. Todesanzeige Carl Freiherr von Rokitansky, 23. Juli 1878, FaRok.
150 Rokitansky, *Selbstbiographie*, 46.
151 Vgl. Handbillet Kaiser Franz Joseph an Carl Rokitansky zur Berufung ins Herrenhaus, Wien, 25. November 1867, FaRok.
152 Vgl. Karl Vocelka, *Verfassung oder Konkordat? Der publizistische und politische Kampf der österreichischen Liberalen und die Religionsgesetze des Jahre 1868*, Wien: Verlag der ÖAW 1978, 17.
153 Vgl. Rumpler/Denk, *Carl Freiherr von Rokitansky*, 163.

ist, [...] zu einem Cultus des [Individuums] zu degenerieren, der sich kund gibt, in der Anerkennung des rücksichtslosen Egoismus, des Erfolges, ohne Rücksicht der gegangenen Wege und der damit verwendeten Mittel.«[154]

Zur Zeit seiner Emeritierung war für den klassischen Vertreter des politischen Hochliberalismus kein Platz mehr, weder in der liberalen Partei, noch in der sich radikalisierenden allgemeinen politischen Szene des österreichischen Parlaments und der österreichischen Politik.[155]

Weiterreichende Einflüsse von Carl Rokitanskys wissenschaftlichem Wirken auf Kunst und Kultur

Sowohl in der Medizin als auch in der Kunst hatte Rokitansky wichtige Impulse gesetzt. Rokitanskys wissenschaftlicher Zugang der klinisch-pathologischen Korrelation und seine Forderung, der Erforschung psychischer und physischer Erkrankungen den gleichen Stellenwert beizumessen – wie bereits erwähnt beantragte er die Schaffung der ersten psychiatrischen Universitätsklinik in Österreich – bewirkten ein Umdenken in Wissenschaft und Kunst. »Nur, wenn wir unter das oberflächliche Äußere schauen, gelangen wir zur Wirklichkeit«: Dieser Zugang wirkte laut Nobelpreisträger Eric Kandel auf die Kunst der Moderne, die eine neue Betrachtungsweise der Realität entwickelte.[156] Der Anatom Emil Zuckerkandl (1849–1910) war 1873 von Rokitansky als Assistent am Institut für Pathologische Anatomie aufgenommen worden. Im legendären Salon seiner Gattin Bertha Zuckerkandl (1864–1945), in welchem sich Wissenschaft und Kunst begegneten, wurden die Ideen und Visionen Rokitanskys an KünstlerInnen vermittelt und von ihnen transformiert. Auf Anregung Gustav Klimts (1862–1918) hielt Zuckerkandl nun wissenschaftliche Vorträge für KünstlerInnen in den Hörsälen der Medizinischen Fakultät.[157] Arthur Schnitzler (1862–1931), der mit Zuckerkandl zusammenarbeitete, erforschte und bearbeitete in seinen Werken die unbewusste Psychologie der Aggression und der Sexualität.[158] In Bezug auf die Wiener Moderne beeinflusste Rokitansky über Zuckerkandl Klimt und die Wiener Expressionisten.[159] Klimt sowie seine Schüler

154 Abschiedsrede des Professor Carl Freiherr von Rokitansky an die Studierenden am 16. Juli 1875. Zit. nach: Rumpler/Denk, *Carl Freiherr von Rokitansky*, 337.

155 Vgl. Gerhart Tatra, *Der Wandel der sozialpolitischen Rolle der Wiener Ärzte 1848–1914*, hist.-kulturwiss. Diss., Wien 2010.

156 Vgl. Kandel, *Das Zeitalter der Erkenntnis*, 37.

157 Vgl. Ingrid Schnell, *Der Einfluss der Medizin und Anatomie auf die Kunst in Wien im 19. Jahrhundert (1850–1914)*, Dipl. Arb., Wien 2013, 59.

158 Vgl. Kandel, *Das Zeitalter der Erkenntnis*, 37.

159 Vgl. ebd., 49.

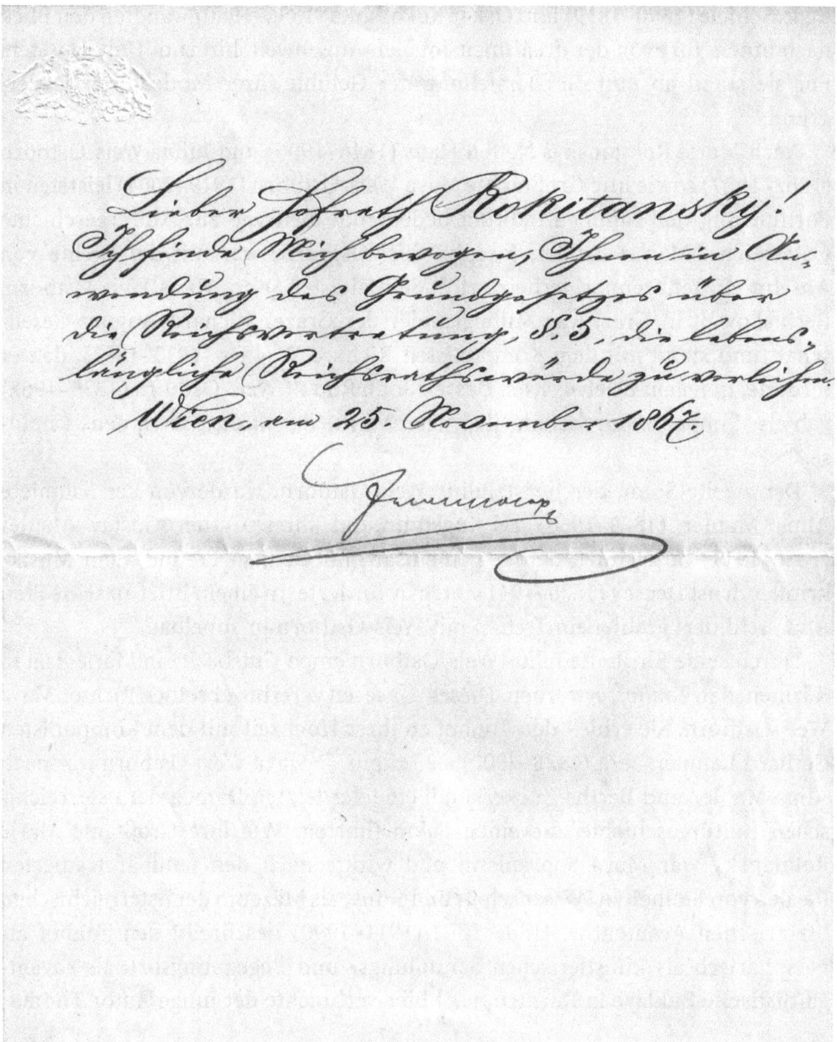

Abb. 2: Schreiben (»Handbillet«) Kaiser Franz Joseph an Rokitansky: »Lieber Hofrat Rokitansky! Ich finde Mich bewogen, Ihnen in Anwendung des Grundgesetzes über die Reichsvertretung, § 5, die lebenslängliche Reichsrathswürde zu verleihen. Wien, am 25. November 1867.« FaRok.

Egon Schiele (1890–1819) und Oskar Kokoschka (1886–1980) wandten den Blick nach innen, fort von der dreidimensionalen Außenwelt, hin zum Unbewussten. Für sie stand ab nun die Darstellung der Gefühle ihrer Modelle im Vordergrund.[160]

Auch Marie Rokitanskys Neffen Hans (1846–1906) und Julius Weis-Ostborn (1862–1927) sowie ihre Großnichte Maya Weis-Ostborn (1919–2004) leisteten in Fortführung der Familientradition bedeutende Beiträge zur Kulturgeschichte Österreichs. Maries Bruder, Joseph Weis(-Ostborn) war mit der Nichte von Anselm Hüttenbrenner verheiratet.[161] Sein ältester Sohn, Hans Weis-Ostborn, Rechtsanwalt in Graz, war Mitbegründer der Grazer Richard-Wagner-Gesellschaft und stand mit dem Komponisten Richard Wagner (1813–1883), den er förderte, in regem Briefwechsel. Dessen Sohn Rudolf Weis-Ostborn (1876–1962) gab als Komponist kirchenmusikalischer Werke der *musica sacra* neue Impulse.[162]

Der zweite Sohn, der Jurist Julius Weis-Ostborn, wurde von der Salonière Alma Mahler (1879–1964) als Jugendfreund ihres Gatten Gustav Mahler (1860–1911) bezeichnet, den er gemeinsam mit seinem Freund, dem Musikkritiker Ernst Décsey (1870–1941) intensiv förderte. In einem Brief an seine Frau Alma schildert Mahler ein Treffen mit Weis-Ostborn in Tobelbad.[163]

Durch seine Ehe hatte Julius Weis-Ostborn einen Gutsbesitz in Maria Saal in Kärnten, den *Tonhof*, erworben. Dieses Anwesen vererbte er seiner Tochter Maya Weis-Ostborn. Sie erhielt den Tonhof zu ihrer Hochzeit mit dem Komponisten Gerhard Lampersberg (1928–2002) als Mitgift.[164] Maya Weis-Ostborn war nach Alma Mahler und Bertha Zuckerkandl eine der letzten Damen der österreichischen Kulturgeschichte, die einen Salon führten. Wie ihre Großtante Marie Rokitansky war Maya Sopranistin und wirkte nach den familiär tradierten Idealen von Freiheit in Wissenschaft und Kunst als Mäzenin der österreichischen literarischen Avantgarde. Hilde Spiel (1911–1990) beschreibt den Tonhof atmosphärisch als künstlerischen Sammlungs- und Begegnungsort, als »avantgardistische Enklave in Kärnten, […] hier verbrachte der junge Autor Thomas

160 Vgl. ebd., 22.

161 Vgl. Bruno Brandstetter, *Burgen und Schlösser, Chronik einer Großfamilie*, Graz: Selbstverlag 1988, 37.

162 Vgl. Suppan, *Steirisches Musiklexikon*, 761.

163 »L. A. [Liebe Alma]! […] D. [Décsey] und O. [Ostborn] erwarteten mich. […] Wir beschlossen die Gründung eines Mahler-Vereins und die Aufstellung einiger Gedenktafeln. Servus! Schreiben! G. [Gustav]«. Vgl. Otto Kolleritsch/Karin Marsoner/Roswitha Karpf/Hartmuth Kinzler/Lilian Putz/Eugen Brixel, Die Bürgerliche Musikkultur, in: Rudolf Flotzinger, *Musik in der Steiermark.* Katalog der Landesausstellung 1980, Graz: Styria 1980, 305–357, 306.

164 Vgl. Brandstetter, *Burgen und Schlösser*, 114.

Bernhard viele Monate im Sommer.«[165] Ein eindrucksvolles Beispiel für die Rezeption von Rokitanskys Wirken in der Literatur dieser Ära gibt ebendieser Thomas Bernhard (1931–1989), indem er sich in seinem Werk »Der Ignorant und der Wahnsinnige« immer wieder auf Rokitansky bezieht.[166] Für ihn und andere junge LiteratInnen wurde der Tonhof nach 1950 »Zuflucht und Heimat«. Bekannte KünstlerInnen wie Gerhard Rühm (geb. 1930) oder Christine Lavant (1915–1973) waren Gäste der Familie Lampersberg. 2014 drehte die Schauspielerin Ruth Rieser (geb. 1965) den Film *Peter Turrini, Rückkehr an meinen Ausgangspunkt*, in dem der Schauspieler Peter Turrini (geb. 1944) seine Zeit am Tonhof beschreibt. Nach seiner Schilderung führte das Künstlerpaar Maya und Gerhard Lampersberg ein offenes Haus für KünstlerInnen. »Ich hab' mit den kommenden Größen, die noch alle unbekannt waren, über die großen Fragen der Literatur debattieren dürfen«, erzählte Turrini über seine Begegnungen mit Thomas Bernhard, dem Dichter H. C. Artmann (1921–2000) oder der Schriftstellerin Christine Lavant im Film.[167] Weitere Künstler, die sich am Tonhof trafen, waren Wolfgang Bauer, der Schriftsteller Josef Winkler (geb. 1953) oder der Dichter Gert Jonke (1946–2009). Mit einem Blick auf die Zukunft der miteinander durch Wissenschaft und Kunst verbundenen Familien schrieb Oberlandesgerichtsrat Dr. Karl Rokitansky: »[...] Maia ist mit meinen Töchtern befreundet, so dass die engen Familienbande der Familien Rokitansky und Weis-Ostborn in dieser jüngsten Generation wieder neu und hoffentlich auf Dauer geknüpft wurden.«[168]

Conclusio

Neue Strömungen in Literatur und Musik wurden von den Familien Rokitansky und Weis-Ostborn in ihrer liberalen Haltung von der Ära des Biedermeier bis zur Zeit der österreichischen literarischen Avantgarde mitgestaltet und nach dem Prinzip der Freiheit in Wissenschaft und Kunst gefördert. Katalysiert wurden diese Aktivitäten durch Netzwerke zu gleichgesinnten, gut bekannten Wissenschaftlern, KünstlerInnen sowie gleichermaßen nahestehenden liberalen Zeitungsverlegern und KunstkritikerInnen im In- und Ausland. Agiert wurde in der

165 Zu Hilde Spiel vgl.: Oliver Benz, *Thomas Bernhard – Dichtung als Skandal*, Würzburg: Königshausen & Neumann 2000, 57.

166 Bernhard bezieht sich in diesem Stück immer wieder auf »das Wesen der Rokitanskyschen Methode«. Vgl. Thomas Bernhard, Der Ignorant und der Wahnsinnige, in: Ders., *Dramen I* (Werke 16), Frankfurt/Main: Suhrkamp 2015.

167 Vgl. Ruth Rieser, *Peter Turrini, Rückkehr an meinen Ausgangspunkt*, DVD, 90 min, Österreich 2014.

168 Rokitansky, *Aus meinem Leben II*, 10b.

Mitbegründung von künstlerischen Vereinen, in den sogenannten musikalischen Salons sowie in der Ausbildung und Förderung von Schülern und Studenten. In der Familie Rokitansky ist es gelungen, durch Kultivierung von Wissenschaft und Kunst ein gesellschaftliches Netzwerk aufzubauen, dessen Kraft sich in der Überwindung sozialer, kultureller und konfessioneller Gegensätze, auf nationaler und internationaler Ebene, nach den Prinzipien des Liberalismus manifestiert hat.

ursula.rokitansky[at]a1.net

Georg Vasold

Kunstwissenschaft und Wahrnehmungsphysiologie im Wien des Fin de Siècle – dargestellt am Beispiel Ernst Wilhelm Brücke. *Eine Projektskizze*

Art and the Physiology of Perception in fin de siècle Vienna – illustrated with the example of Ernst W. Brücke. *A Project Sketch*

Abstracts

Der Beitrag skizziert den Inhalt eines Forschungsprojekts, das in Wien in den kommenden Jahren realisiert werden soll. Im Zentrum steht der Begründer der österreichischen Physiologenschule Ernst Wilhelm Brücke (1819–1892) und dessen Beziehungen zur Wiener Kunstforschung. Als Mitglied eines informellen Netzwerks progressiv gesinnter Wissenschaftler verfasste Brücke, der seit den 1850er-Jahren mit dem Wiener Kunsthistoriker Rudolf Eitelberger (1817–1885) befreundet war, zahlreiche Studien, in denen er die Kunstforschung auf naturwissenschaftliche Grundlagen zu stellen suchte. Ziel des Projektes wird es sein, dieses bislang unbekannte Kapitel aus der *Wiener Schule der Kunstgeschichte* zu erforschen und dabei die engen personellen wie inhaltlichen Verflechtungen zwischen den Disziplinen, die im Wien der liberalen Ära bestanden, zu beleuchten.

This article sketches a future research project that aims at exploring the impact of Ernst Wilhelm Brücke on the Vienna School of Art History. Brücke, the founder of the Vienna School of Physiology, was a member of a broad, albeit informal academic network, where he met the art historian Rudolf Eitelberger in the 1850s. Eitelberger engaged him to write several studies on the relationship between art(-history) and the natural sciences. It is the goal of the project to reconstruct this forgotten chapter of the Viennese art historiography and to shed light on tight connections between the academic disciplines in Vienna's liberal epoch.

Keywords

Wahrnehmungsphysiologie, Wiener Schule der Kunstgeschichte, Fin de Siècle, Österreichisches Museum für Kunst und Industrie, Farbwirkung, Phonetik, Akkommodation, Wissenstransfer, Neuronale Kunstgeschichte

Perception physiology, Vienna School of Art History, fin de siècle, Austrian Museum of Art and Industry, Color effect, phonetics, accomodation, knowledge transfer, neuroarthistory

Unter dem Begriff der *neuronalen Bildwissenschaft* wird seit geraumer Zeit versucht, das Fach Kunstgeschichte inhaltlich wie methodisch neu zu positionieren. Ausgehend von den Forschungen des Lüneburger Kunsthistorikers Karl Clausberg, der schon vor zwei Jahrzehnten ein Plädoyer für »die wechselseitige Erhellung der Disziplinen«[1] hielt, fand die von ihm inaugurierte *neuronale Bildwissenschaft* rasch Eingang in die kunsthistorische Lehre und gilt mittlerweile als eigenständiger methodischer Ansatz. Ihr vorrangiges und grundsätzliches Ziel besteht darin, die üblicherweise getrennt behandelten Bereiche der Natur- und der Geisteswissenschaften einander anzunähern und stärker als bisher in einen Dialog zu setzen. Ausgegangen wird meist von der Annahme, dass die Wahrnehmung eines Gegenstands und somit auch eines Kunstwerks ein hochkomplexer Prozess sei, der maßgeblich von der physischen Konstitution und den neuronalen Befindlichkeiten der BetrachterInnen abhänge. Die Kunstgeschichte, so der Tenor, habe sich viel zu lange nur als Geisteswissenschaft verstanden und die Rolle des Körpers, das heißt die Funktionsweisen der Sinne sowie die neuronale Verfasstheit der RezipientInnen, missachtet. Hier gelte es anzusetzen, denn erst wenn diese Faktoren stärker in das Denken und die Praxis der KunstforscherInnen Eingang finden, könne man auf eine wechselseitige Befruchtung hoffen; nur dann sei es möglich, »daß Kunst- und Neurowissenschaften sich auf ein gemeinsames lebensweltliches Terrain begeben«[2]. Zumindest bei Clausberg war damit die Hoffnung verknüpft, dass sich »unter dem Eindruck neuro- und kognitionswissenschaftlicher Fragestellungen [...] neue, von der Kunstwissenschaft bisher kaum in Betracht gezogene Bedeutungsebenen und Interpretationsverfahren etablieren« lassen.[3]

Dieses ambitionierte Programm, das durchaus nicht auf die deutschsprachige Wissenschaftslandschaft beschränkt blieb, sondern namentlich auch im angloamerikanischen Bereich – dort zum Teil unter anderen Prämissen – verfolgt wird, stößt jedoch wiederholt auf Kritik. Zahlreiche ForscherInnen warnen davor, die Entstehung und Wirkung von Kunst ausschließlich auf neurobiologische und -physiologische Vorgänge zu reduzieren. »Gehirne können keine Bilder sehen«, so der Berliner Fotohistoriker Peter Geimer, der sich insbesondere gegen den von HirnforscherInnen verbreiteten Glauben stellt, »dass alles menschliche Handeln durch die Gesetzlichkeiten des Gehirns und die Art, wie es

1 Karl Clausberg, *Neuronale Kunstgeschichte. Selbstdarstellung als Gestaltungsprinzip*, Wien–New York: Springer 1999, 2.

2 Ebd.

3 Karl Clausberg, Neuronale Bildwissenschaften, in: Hans Belting/Heinrich Dilly/Wolfgang Kemp/Willibald Sauerländer/Martin Warnke (Hg.), *Kunstgeschichte. Eine Einführung*, 6. Auflage, Berlin: Reimer 2003, 329–354, 351.

organisiert ist, bestimmt« werde.[4] Eine solche Ansicht sei unhistorisch, kritisiert auch Matthew Rampley von der University of Birmingham; sie sei biologistisch, reduktionistisch und befördere letzten Endes einen sich in den Wissenschaften aktuell stark ausbreitenden Neo-Darwinismus. Gegenwärtig lasse sich gerade in den *Humanities* eine Rückkehr zu Prämissen der Evolutionstheorien beobachten, durch welche etwa die Fähigkeit zum ästhetischen Genuss mit Exkursen in die Tierwelt untermauert werde und – ganz im Sinne Darwins – bisweilen sogar die sexuelle Selektion als Erklärung kultureller Prozesse dient.[5]

Viele dieser Bedenken sind gewiss berechtigt, und dass die KunsthistorikerInnen den Ideen der NeurowissenschaftlerInnen oft mit Skepsis begegnen, ist nicht verwunderlich. Denn deren Versprechen, »das blumig unpräzise Geschäft kunstgeschichtlicher Deutungen« endlich auf eine wissenschaftlich solide, also eine »auf Präzision bedachte« Grundlage zu stellen,[6] wird vielfach als Angriff auf den epistemologischen Status der historischen Fächer insgesamt gesehen.

Gerade aufgrund der Aktualität des Themas sowie der Heftigkeit, mit der darüber diskutiert wird, scheint es ratsam, die aktuelle Engführung von Kunst- und Hirnforschung nicht alleine in ihrer gegenwärtigen Form zu analysieren, sondern sie auch in eine historische Perspektive zu rücken. Denn was heute als zeitgemäße und durchaus innovative Erweiterung des kunstgeschichtlichen Betätigungsfeldes erscheint, hat in Wahrheit eine lange und für das Fach nicht unbedeutende Vorgeschichte. Wie Clausberg zurecht betont, gab es das Bestreben, die Kunstforschung unter naturwissenschaftlichen, genauer unter medizinischen bzw. wahrnehmungsphysiologischen Prämissen zu betrachten, schon einmal, und zwar in der zweiten Hälfte des 19. Jahrhunderts, als die Kunstgeschichte gerade in ihre akademische Formierungsphase eintrat. Tatsächlich zeichnete sich die Kunstgeschichtsschreibung damals durch eine erstaunliche Offenheit nicht nur gegenüber angrenzenden Disziplinen wie etwa der Archäologie und der Linguistik aus, sondern auch durch eine bislang wenig erforschte Dialogbereitschaft mit einigen medizinischen Fachgebieten. Spätestens seit 1855, als der Physiologe Hermann Helmholtz (1821–1894) in Königsberg seinen Vortrag »Ueber das Sehen des Menschen«[7] hielt, diskutierten Mediziner, Physiker und Physiologen gleichermaßen etwa über den Raumsinn, die Farbwahrnehmung des Auges, die Funktionsweisen des Lichtes, die Entstehung des

4 Peter Geimer, Gehirne können keine Bilder sehen, *Frankfurter Allgemeine Zeitung*, 25.9.2008, 37.

5 Vgl. Matthew Rampley, *The Seductions of Darwin. Art, Evolution, Neuroscience*, University Park, Pennsylvania: Penn State University Press 2017.

6 Clausberg, *Neuronale Kunstgeschichte*, 1.

7 Hermann Helmholtz, Ueber das Sehen des Menschen. Vortrag gehalten zu Königsberg am 27. Februar 1855, in: Ders., *Vorträge und Reden* (Band 1), Braunschweig: Friedrich Vieweg und Sohn 1896, 85–117.

Schattens oder den Eindruck von Bewegung – allesamt Themen, die auch für die Kunstwissenschaft relevant waren und deshalb von ihren Vertretern gerne aufgegriffen wurden.

Dass der damals angestoßene dezidiert fächerübergreifende Diskurs vor allem an deutschen Universitäten geführt wurde, wo sich Wissenschaftler wie Hermann Helmholtz, oder die Physiologen Wilhelm Wundt (1832–1920) und Emil du Bois-Reymond (1818–1896) dem Thema widmeten, ist mittlerweile gut bekannt. Weniger Aufmerksamkeit fand indes, dass auch in der Habsburgermonarchie sehr intensiv dazu geforscht wurde. Karl Clausberg bezeichnete das Wien des späten 19. Jahrhunderts sogar als »eines der Zentren der physiologischen Psychologie und Hirnforschung«[8] Ebenso wenig bekannt sind die gerade dort bestehenden, sehr engen und lang währenden personellen Verbindungen zur akademischen Kunstwissenschaft. Zwar hat namentlich das *Institut Wiener Kreis* wiederholt an diesen Sachverhalt erinnert und auf die zahlreichen Schnittstellen zwischen der Wiener Kunstforschung und der »exakten Wissenschaft« aufmerksam gemacht,[9] doch immer noch bestehen erhebliche Wissenslücken und das dichte Beziehungsgeflecht zwischen der Wiener Kunstwissenschaft einerseits und der auf medizinischen Grundlagen basierten Wahrnehmungsforschung andererseits ist noch lange nicht entwirrt.

Einen Beitrag dazu soll ein aktuell im Planungsstadium befindliches Forschungsprojekt leisten, das es im Folgenden kurz zu skizzieren gilt. Im Zentrum dieses Projektes stehen die kunsttheoretischen Schriften von Ernst Wilhelm Brücke (1819–1892), dem Begründer der österreichischen Physiologenschule und Professor für Anatomie an der Medizinischen Fakultät der Universität Wien. Brücke, dessen Forschungsinteressen sehr breit gefächert waren, hatte – so die leitende These – einen großen, bislang aber kaum zur Kenntnis genommenen Einfluss auf die Wiener Schule der Kunstgeschichte. Ein erster Versuch, diesen Einfluss in groben Linien zu skizzieren, wurde bereits unternommen,[10] doch immer noch wird Brücke nur als Randfigur des geistigen Lebens im Wien der liberalen Ära gewertet. Selbst in rezenten Studien, die sich explizit und zum Teil sehr detailliert mit dem Verhältnis von Kunst und Wahrnehmung im Wiener Fin

8 Karl Clausberg, »Wiener Schulen« im Rückblick. Eine kurze Bildergeschichte aus Kunst-, Natur- und Neurowissenschaften, in: Elize Bisanz (Hg.), *Das Bild zwischen Kognition und Kreativität. Interdisziplinäre Zugänge zum bildhaften Denken*, Bielefeld: transcript 2011, 21–73, 59. – Vgl. dazu auch: Romana Karla Schuler, *Seeing Motion. A history of visual perception in art and science*, Berlin–Boston: De Gruyter 2016.

9 Vgl. etwa Kurt Blaukopf, Kunstforschung als exakte Wissenschaft. Von Diderot zur Enzyklopädie des Wiener Kreises, in: Friedrich Stadler (Hg.), *Elemente moderner Wissenschaftstheorie. Zur Interaktion von Philosophie, Geschichte und Theorie der Wissenschaften* (Veröffentlichungen des Instituts Wiener Kreis 8), Wien–New York: Springer 2000, 177–211.

10 Vgl. Georg Vasold, Ernst Brücke und die Anfänge der Wiener Schule der Kunstgeschichte, in: *Austriaca. Cahiers universitaires d'information sur l'Autriche* (2011) 72, 101–116.

de Siècle beschäftigen, wird Brücke – wenn überhaupt – nur in Zusammenhang mit seinem Schüler Sigmund Freud (1856–1939) erwähnt.[11] Doch Brücke hinterließ auch in vielen anderen Bereichen Spuren und gerade die Frühzeit der Wiener Schule der Kunstgeschichte, deren Ziel darin bestand, die Kunstforschung vom Dilettantentum zu befreien und sie auf stabile wissenschaftliche Grundlagen zu stellen, profitierte jahrzehntelang von den Forschungen des Physiologen.

Geboren 1819 in Berlin als Sohn eines Malers und Lithografen, wollte Brücke anfangs ebenfalls Künstler werden.[12] Auf Anraten seiner Familie entschied er sich jedoch für ein Studium der Medizin, das er in Heidelberg und Berlin absolvierte. Als Schüler des Physiologen Johannes Müller (1801–1858), Studienkollege von Hermann Helmholtz und enger Freund von Emil du Bois-Reymond war Brücke nach Beendigung seines Studiums erst als Lehrbeauftragter für Anatomie an der Berliner Akademie der Bildenden Künste tätig, ehe er 1849 nach Wien berufen wurde. Dort, im politischen und wissenschaftlichen Zentrum der Monarchie, machte er rasch Karriere. Brücke war u. a. ab 1849 wirkliches Mitglied der kaiserlichen Akademie der Wissenschaften in Wien, 1868/69 Dekan der Medizinischen Fakultät und 1879 erster protestantischer Rektor der Universität Wien; überdies wurde er in den erblichen Adelsstand erhoben und saß einige Jahre im Reichsrat, dem österreichischen Parlament.

Schon bald nach seiner Ankunft in Österreich lernte Brücke Rudolf Eitelberger (1817–1885) kennen, den im Wiener Kulturleben omnipräsenten, höchst umtriebigen Kunstmanager und Begründer der Wiener Schule der Kunstgeschichte. Als Eitelberger 1864 zum Direktor des Österreichischen Museums für Kunst und Industrie (dem heutigen Museum für Angewandte Kunst/MAK) ernannt wurde, engagierte er Brücke sofort als Mitarbeiter und machte ihn zum Kurator. Die vom Protektor des Museums, Erzherzog Rainer (1827–1913), offiziell ausgesprochene Einladung zur Annahme der Kuratorenstelle spiegelt das hohe Ansehen, das Brücke damals genoss, wider. Das erzherzogliche Schreiben war gerichtet an

> »jenen gelehrten Naturforscher, der sich mit mehreren auf das Museum bezüglichen Zweige der Naturwissenschaften, speziell der Farbenlehre und Optik in hervorragender Weise beschäftigt hat, seinem Bildungsgange nach mit den Anforderungen und In-

11 Vgl. Eric Kandel, *Das Zeitalter der Erkenntnis. Die Erforschung des Unbewussten in Kunst, Geist und Gehirn von der Wiener Moderne bis heute*, München: Siedler 2012. – Schuler, *Seeing Motion*, 69.

12 Die nachfolgenden biografischen Angaben basieren überwiegend auf der einzigen bislang vorliegenden Monografie zu Brücke, die von seinem Enkelsohn Ernst Theodor Brücke (1880–1941) verfasst wurde, vgl. Ernst Theodor Brücke, *Ernst Brücke*, Wien: Springer 1928, v.a. 1–52.

teressen der Kunst vertraut, und seinem Charakter nach befähigt ist, ein maßgebliches Urteil in allen einschlägigen Fragen zu haben.«[13]

In seiner Kuratorenfunktion übernahm Brücke zunächst die Aufgabe, eine umfangreiche Studie über die Farbwirkung in der Kunst zu verfassen. Diese Abhandlung diente nicht nur den Forschern am Museum, sondern auch den KünstlerInnen an der 1867 gegründeten Wiener Kunstgewerbeschule zur Unterstützung.[14] 1877 veröffentlichte er erneut ein Buch über künstlerische Themen. In *Bruchstücke aus der Theorie der Bildenden Künste* machte er sich einerseits über die im Impressionismus virulent gewordene Frage von unterschiedlichen Raumwirkungen Gedanken, thematisierte andererseits aber auch den damals unter Kunsthistorikern lebendig diskutierten Begriff des Malerischen.[15] Das Ziel dieser Studie, die 1891 auch in französischer Übersetzung erschien,[16] bestand darin, künstlerische Fertigkeiten mit überprüfbaren naturwissenschaftlichen Gesetzmäßigkeiten in Beziehung zu setzen. »Ich habe […] gesucht, in den folgenden Blättern auf einzelnen Gebieten eine engere Verbindung herzustellen zwischen der Wissenschaft und dem künstlerischen Wissen.«[17]

Brückes Engagement am Museum und an der Kunstgewerbeschule war, wie es scheint, sehr groß. Er fungierte nicht nur jahrzehntelang als Aufsichtsrat der Schule, sondern brachte sich auch in die Programmgestaltung am Museum ein, wo er selbst immer wieder Vorträge hielt. Wohl auf sein Betreiben hin wurde im Wintersemester 1881/82 im Haus am Stubenring ein zehnteiliger Vortragszyklus über physikalische Optik organisiert, der derart erfolgreich verlief, dass man kurzerhand beschloss, ihn zu wiederholen. All diese Aktivitäten blieben selbstredend nicht ohne Wirkung auf die am Haus tätigen Kunsthistoriker, die bekanntlich durchwegs den Kern der Wiener Schule der Kunstgeschichte bildeten.

Was im Rahmen des Forschungsprojektes aus diesem Grund also zu beleuchten sein wird, ist dreierlei:

a.) Zum einen sind Brückes Tätigkeiten am Museum zu analysieren und darzustellen, wie sehr diese ins museale bzw. kunstpädagogische Konzept Eitelbergers passten. Dabei geht es nicht allein um die wohlüberlegten Schritte, die Eitelberger setzte, um mithilfe der Autorität Brückes die Kunstgeschichte zu

13 Zit. nach: Brücke, *Brücke*, 162.

14 Vgl. B. [Bruno Bucher], Ernst v. Brücke [Nachruf], in: *Mittheilungen des k. k. Oesterreichischen Museums* 7 (1892) 74, 22.

15 Vgl. Ernst Brücke, *Bruchstücke aus der Theorie der bildenden Künste*, Leipzig: Brockhaus 1877.

16 Ernst Brücke, *Principes scientifiques des beaux-arts. Essais et fragments de théorie*, Paris: G. Baillière 1891.

17 Brücke, *Bruchstücke*, 9.

einer seriösen Wissenschaft zu formen; es geht auch ganz grundsätzlich um die Frage, wie die enge wissenschaftliche Kooperation überhaupt zustande kam. Im Bestreben, die historischen Rahmenbedingungen dieses frühen Zusammenwirkens von kunstgeschichtlicher und medizinisch basierter Wahrnehmungsforschung zu rekonstruieren, muss auf die weitverzweigten Verbindungen eingegangen werden, die Brücke schon bald nach seiner Ankunft in Wien zu schmieden wusste. Der erwähnten Monografie über Brücke ist zu entnehmen, dass er sich in privatem Rahmen regelmäßig u. a. mit dem Zoologen Vincenz Kollar (1797–1960), dem Botaniker Eduard Fenzl (1808–1879), dem Physiker Christian Doppler (1803–1853), dem Chemiker Josef Redtenbacher (1810–1870), dem Astronomen Karl Littrow (1811–1877), dem Philosophen Franz Karl Lott (1807–1874), dem Slawisten Franz Miklosich (1813–1891) und eben dem Kunsthistoriker Rudolf Eitelberger traf.[18]

Dieses Netzwerk, das offenbar in alle erdenklichen Richtungen wirkte, fand in der Wiener Kunsthistoriografie bislang kaum Beachtung. Allzu stark hat sie sich in ihrer Beschreibung der Genese der Wiener Schule auf das Institut für Österreichische Geschichtsforschung konzentriert und dabei die anderen wissenschaftlichen Netze und Verknüpfungen geflissentlich ignoriert. Gerade diese gilt es jedoch zu beachten, weil sie die verblüffende Selbstverständlichkeit erklären, mit der sich Brücke auf höchst unterschiedliche Wissensfelder wie die Phonetik, die Zelltheorie, das deutsche Versmaß, die Kindererziehung oder eben die Kunstgeschichte vorwagte. Tatsächlich erwies sich der in diesem Kreis intensiv betriebene Wissensaustausch, der disziplinäre Schranken bewusst zu überschreiten suchte, auch und gerade für die frühe Wiener Kunstforschung als fruchtbar. Das lässt sich an Eitelberger, der »den Schritt zur Erweiterung der Fachgrenzen radikal-praktisch« und ohne allzu ausführliche programmatische Erklärungen vorgenommen hat,[19] ebenso beobachten wie an dem Kunsthistoriker Moriz Thausing (1838–1884). Bezeichnenderweise galt dessen erste umfangreiche Schrift nicht der Kunstgeschichte im engeren Sinn, sondern der Sprachwissenschaft und dort speziell der Phonetik. Diese in Leipzig veröffentlichte Arbeit trägt den Titel *Das natürliche Lautsystem der menschlichen Sprache*, handelt u. a. von der schon in der Antike diskutierten Frage nach der Farbe von Klängen, thematisiert das Wesen von Dialekten (wobei sich Thausing implizit für die Anerkennung künstlerischer Randbereiche ausspricht) und war insgesamt – wie es im Untertitel heißt – »Mit Bezug auf Brücke's Physiologie und Systematik der Sprachlaute« verfasst worden.[20]

18 Vgl. Brücke, *Brücke*, 41–42.

19 Vgl. Blaukopf, Kunstforschung, 184.

20 Vgl. Moriz Thausing, *Das natürliche Lautsystem der menschlichen Sprache. Mit Bezug auf Brücke's Physiologie und Systematik der Sprachlaute*, Leipzig: Engelmann 1863. – Zur zeit-

Brückes Einfluss auf die Wiener Kunsthistoriker war damit aber nicht erschöpft. Auch für die nachfolgende Generation blieb er ein zentraler Referenzpunkt. Das wird besonders bei dem Kunsthistoriker Franz Wickhoff (1853–1909) sichtbar, dessen wiederholte Beschäftigung etwa mit dem Phänomen der bildnerischen Unschärfe nicht ohne Bezugnahme auf das von Brücke erforschte Phänomen der Akkommodation (der Scharfstellung der Augen) auskam.[21] Die Akkommodation war eines von Brückes bevorzugten Themen und bis heute wird jener menschliche Augenmuskel, der für die Scharfstellung des Blicks verantwortlich ist, *Brückescher Muskel* genannt. Wie sehr in Wien im späten 19. Jahrhundert das Sehen von Kunstwerken, namentlich von Renaissance- und Barockbildern, auf Grundlage von muskelphysiologischen und physikalischen Erkenntnissen beschrieben wurde, belegt überdies eine Schrift von Sigmund Exner (1846–1926), Brückes Nachfolger als Ordinarius für Physiologie.[22] In diesem 1882 erschienenen Text, der vordergründig von der Physiologie des Fliegens und Schwebens von Engeln handelt, geht es in Wahrheit um die grundlegende Frage, »wie und warum Kunstwerke auf uns wirken«[23], und es ist kein Zufall, dass der Text auf einen Vortrag zurückgeht, den Exner am Österreichischen Museum für Kunst und Industrie gehalten hatte.

b.) Der zweite Aspekt, der in dem Projekt in den Blick genommen werden soll, gilt nicht den lokalen, sondern den internationalen Netzwerken, in denen Brücke aktiv war. Mit der veröffentlichten Korrespondenz zwischen ihm und Emil du Bois-Reymond liegt ein umfassender Textkorpus vor – der erste Brief datiert von März 1841, der letzte von Dezember 1891 –, der es erlaubt, die europaweiten Verbindungen des Wiener Physiologen zumindest ansatzweise zu rekonstruieren.[24] Da der Fokus in diesem Projektabschnitt ebenfalls primär auf Brückes kunsttheoretischen Schriften liegen soll, wird zu untersuchen sein, in welchem Ausmaß diese auch außerhalb Wiens Beachtung fanden. Dass Brücke zumindest in Deutschland in hohem Ansehen stand, belegen Bemerkungen von Helmholtz und insbesondere von du Bois-Reymond. Dieser kam beispielsweise in einem Vortrag im Juli 1890 in Berlin nicht nur auf Brückes bahnbrechende Erkenntnisse zur Irradiation zu sprechen, sondern stellte auch einen fachlichen Bezug zu

genössischen Kritik an Brückes Sprachtheorie vgl. rezent: Robert M. Brain, *The pulse of modernism. Physiological aesthetics in Fin-de-Siècle*, Seattle: University of Washington Press 2015, 75.

21 Vgl. Vasold, Ernst Brücke, 110–112.

22 Vgl. Sigmund Exner, *Die Physiologie des Fliegens und Schwebens in den bildenden Künsten*, Wien: Braumüller 1882.

23 Olaf Breidbach, Bemerkungen zu Exners Physiologie des Fliegens und Schwebens, in: Ders. (Hg.), *Natur der Ästhetik – Ästhetik der Natur*, Wien: Springer 1997, 221.

24 Vgl. Hans Brücke/Wolfgang Hilger/Walter Höflechner/Wolfram W. Swoboda (Hg.), *Ernst Wilhelm von Brücke. Briefe an Emil du Bois-Reymond*, Graz: Akademische Druck- und Verlagsanstalt, 1978.

Frankreich her, wo der Chemiker und Farbtheoretiker Eugène Chevreul (1786–1889) zeitgleich ganz ähnliche Ziele wie Brücke verfolgte. Gerade im Hinblick auf Brückes ins Französische übertragene Schriften ist also zu klären, ob hier tatsächlich ein nachhaltiger Wissenstransfer zwischen Wien und Paris erfolgte, und falls ja, ob dieser auch Auswirkungen auf die Kunstforschung hatte.

c.) Als dritter Schwerpunkt schließlich muss Brückes Erbe, das heißt die Folgewirkung seiner Arbeit beleuchtet werden. Dabei ist vorrangig die Frage zu stellen, in welchem Ausmaß das Interesse an Wahrnehmungsprozessen, wie es insbesondere der Physiker Ernst Mach (1838–1916) in seiner *Analyse der Empfindungen* (1886) artikulierte, auf Brücke zurückging bzw. ob es wirklich zutrifft, dass »die Denkweise Brückes […] Vorstufen von Entwicklungen [an]deutete, die erst später [u. a. bei Mach und Boltzmann] zum vollen Ausdruck kamen.«[25] Aus kunsthistoriografischer Sicht ist diese Frage auch deshalb relevant, weil man weiß, dass Mach mit den führenden Wiener Kunstforschern in persönlichem Kontakt stand und er die Schriften von Wickhoff und dem Kunsthistoriker Alois Riegl (1858–1905) an seinem Institut diskutieren ließ.[26] Es wird also zu prüfen sein, ob Brücke auch hier gewissermaßen als Verbindungsglied fungierte. Jedenfalls ist es auffallend, dass Mach gerade dann den Kontakt zu den Kunsthistorikern suchte, als er über die Kunstgeschichte des Sehens räsonierte und er von Wickhoff wissen wollte, wann Maler begonnen hätten, in ihren Gemälden Brillen oder Lupen zu zeigen.[27]

Ziel dieses Forschungsprojekts ist es also, ein wenig mehr Klarheit in die vielfältigen und multivektorialen Beziehungen zu bringen, die im Wien des ausgehenden 19. und frühen 20. Jahrhunderts zwischen der Kunstwissenschaft und der Wahrnehmungsphysiologie bestanden. Dass schon damals Themen und Probleme angesprochen wurden, die heute unter dem Schlagwort der *neuronalen Bildwissenschaft* erneut diskutiert werden und mitunter, wie erwähnt, Anlass zu hitzigen Diskussionen geben, soll hier abschließend noch an einem Beispiel aus der Frühzeit der Wiener Schule der Kunstgeschichte gezeigt werden. Die Gefahr nämlich, die der Kunstwissenschaft aus einer allzu bereitwilligen und unkritischen Übernahme von Grundsätzen der Sinnesphysiologie erwächst, hat offenbar auch schon der junge Thausing erkannt. So selbstverständlich er bei Brücke Ausschau nach einer tragfähigen methodischen Fundierung seines Faches hielt, so sehr hegte er letztendlich doch Bedenken, ob künstlerische Erscheinungen tatsächlich vollständig auf naturwissenschaftlichem bzw. medizinischem Weg zu erfassen seien. Das Bestreben der Physiologen, so Thausing,

25 Wolfram W. Swoboda, Ernst Brücke als Naturwissenschaftler, in: Ebd., XXIX–XLII, XL.

26 Vgl. Georg Vasold, »Das Erlebnis des Sehens«. Zum Begriff der Haptik im Wiener Fin de Siècle, in: *Maske und Kothurn* 62 (2016) 2/3, 46–70, 54.

27 Vgl. Ernst Mach, *Die Prinzipien der physikalischen Optik*, Leipzig: Barth 1921, 73.

jeden Ton der menschlichen Sprache in ein verbindliches System, »in Reihe und Glied zu stellen«, werde dem unendlichen Reichtum der sprachlichen Artikulationsmöglichkeiten nämlich keineswegs gerecht. Allzu oft übersehen die Naturforscher den subjektiven Beitrag des Einzelnen, seine individuellen Fähigkeiten und vor allem seinen Geist.

> »Hier stehen wir vor einer charakteristischen Einseitigkeit unserer Naturwissenschaft, die so gern vergisst, dass es noch etwas anderes im Menschen giebt, als Muskeln, Adern, Nerven und Gewebe [...]. Das beste leibliche Organ erzeugt noch keine Sprachlaute, wenn nicht der menschliche Geist sich desselben zu seiner Aeusserung bedient.«[28]

georg.vasold[at]fu-berlin.de

28 Thausing, *Lautsystem*, 39.

Tomoyo Kaba

Arthur Schnitzler und die Wiener Medizin. Über die Darstellung der Krankheit um 1900

Arthur Schnitzler and the Vienna School of Medicine. On the description of diseases around 1900

Abstracts

Ziel dieser Arbeit ist es, die Rezeption der Wiener Medizin in Arthur Schnitzlers (1862–1931) Literatur zu erläutern. Dabei wird die These aufgestellt, dass die Auffassung von Krankheit in Schnitzlers literarischem Werk unter dem Einfluss der Tradition des »therapeutischen Nihilismus«, welcher ein Merkmal der Wiener Medizin des 19. Jahrhunderts war, steht. Die literarische Rolle von Krankheiten wie Tuberkulose, Sepsis und Syphilis soll durch einen Vergleich mit sozial- und medizingeschichtlichen Studien zu den jeweiligen Krankheiten beleuchtet werden. Am Beispiel von Schnitzlers Werken *Sterben*, *Professor Bernhardi*, *Frau Berta Garlan* und *Traumnovelle* soll gezeigt werden, dass um 1900 die Vorstellung von Krankheit nicht nur das Denken und Verhalten der Ärzte und Kranken, sondern auch die zeitgenössische Geistesströmung ganz allgemein, so auch den Bereich der Literatur, dominiert hat.

The purpose of this article is to explain the reception of the Vienna School of Medicine in Arthur Schnitzler's literature. The thesis is that the tradition of the »Therapeutic Nihilism«, which is a characteristic of the Vienna School of Medicine in the 19th century, had an influence on the interpretation of the diseases in Schnitzler's literature. The literary role of tuberculosis, sepsis and syphilis will be examined through comparison with the research on diseases in the history of society and medicine. Given the examples in Schnitzler's work such as *Dying*, *Professor Bernhardi*, *Berta Garlan* and *Dream Story*, it is clarified that the image of diseases around the end of the century dominated not only the thinking and attitude of doctors and patients, but also Schnitzler's theatrical scenarios.

Keywords

Wiener Medizin, Arthur Schnitzler, therapeutischer Nihilismus, Krankheit

The Vienna School of Medicine, Arthur Schnitzler, Therapeutic Nihilism, disease

Die Wiener Medizin und der »therapeutische Nihilismus«: Diagnose statt Therapie

Der österreichische Arzt und Schriftsteller Arthur Schnitzler (1862–1931) wurde in Wien geboren. Sein Vater, Johann Schnitzler (1835–1893), war selbst Arzt für Laryngologie und Direktor der Allgemeinen Poliklinik in Wien. Als Johann Schnitzler Medizin studierte, befand sich die Wiener Medizin in einer Blütezeit.[1] Zumindest bis um die Jahrhundertwende blieb sie ein Magnet für Studierende und Forscher aus aller Welt, wie etwa auch aus den USA.[2] Ferdinand Hebra (1816–1880), Joseph Škoda (1805–1881), Richard Krafft-Ebing (1840–1902) und Christian Albert Theodor Billroth (1829–1894) werden in diesem Zusammenhang zumeist als jene Ärzte genannt, die durch bedeutende Verdienste im Bereich der Dermatologie, inneren Medizin, Psychiatrie und Chirurgie zum guten Ruf der sogenannten »II. Wiener Medizinischen Schule« beitrugen.[3]

Hierbei ist eine spezifische Tradition, der »therapeutische Nihilismus«, der auch ein Symbol des Wiener Lebens war, nicht zu übersehen. Dieser Begriff wurde unter anderen vom amerikanischen Historiker William M. Johnston in seinem Buch *Österreichische Kultur- und Geistesgeschichte* zur Beschreibung eines spezifischen Merkmals der Wiener Medizinischen Schule im 19. Jahrhundert eingesetzt. Laut ihm war diese »von hoher Begeisterung für die Diagnose und einer allgemeinen Vernachlässigung der Therapie« geprägt.[4] Die österreichische Medizinhistorikerin Erna Lesky befasste sich in einem Aufsatz ebenfalls mit diesem Begriff. Laut ihr ist der »therapeutische Nihilismus«, ebenso wie der »therapeutische Skeptizismus«, eine lokale Besonderheit, deren Kerngedanken durch die Ärzte der II. Wiener Medizinischen Schule, wie Škoda und Joseph Dietl (1804–1878) geprägt wurden:

> »Dietl und sein therapeutischer Nihilismus sind nun einmal das Produkt des im Positiven wie im Negativen so bedeutungsvollen Wiener Bodens, im besonderen der Wiener medizinischen Schule im Vormärz. In den Jahren 1824–1829 hat Dietl zusammen mit Rokitansky und Škoda an dieser Schule studiert. […] Der therapeutische Skeptizismus Škodas ist ebenso wie der therapeutische Nihilismus Dietls ein echtes Gewächs des Wiener Bodens.«[5]

---

1 Johann Schnitzler wurde 1860 zum Doktor der Medizin promoviert. Vgl. Arthur Schnitzler, *Jugend in Wien. Eine Autobiographie*, Wien–München–Zürich: Fritz Molden 1968, 349.

2 Zum Ruf der Wiener Medizin um 1900 vgl.: Allan Janik/Stephen Toulmin, *Wittgensteins Wien*, Wien: Döcker 1998, 47.

3 Siehe zum Begriff der Wiener Medizinischen Schulen den Beitrag von Brigitte Lohff in diesem Band.

4 Vgl. William M. Johnston, *Österreichische Kultur- und Geistesgeschichte*, Wien–Köln–Weimar: Böhlau 2006, 230.

5 Erna Lesky, Von den Ursprüngen des therapeutischen Nihilismus, in: *Sudhoffs Archiv für Geschichte der Medizin und der Naturwissenschaften* 44 (1960) 1, 1–20, 2–3.

Diese Einschätzung teilt unter anderem die Biografin Joseph Dietls, Claudia Wiesemann. Der polnisch-österreichische Arzt und Politiker Dietl wurde 1804 in Galizien geboren und studierte ab 1823 Medizin an der Universität Wien. 1829 legte er seine Dissertation vor, in der schon eine seiner Leitideen zu finden ist: »Aufgabe der Medizin sei es zu überprüfen, was die Heilkraft der Natur bewirke, wo die Medizin durch Zurückhaltung mehr erreichte als durch Eingreifen«.[6] Diese Behauptung stimmt teilweise mit der Meinung von Dietls Kommilitonen Rokitansky und Škoda überein und kann, so Johnston, als eine Verzerrung des »therapeutischen Skeptizismus« Škodas beschrieben werden.[7] Rokitansky und Škoda untersuchten bisherige Therapien, wie fragwürdige Tränke und Tinkturen sowie den Aderlass, skeptisch und postulierten, dass Ärzte erst eine Diagnose stellen sollten.[8] Nach Wiesemann wurde der Begriff des »therapeutischen Nihilismus« nicht von Dietl selbst eingeführt, sondern von seinen Kritikern geprägt.[9] Dietl hatte viele wissenschaftliche Schriften veröffentlicht, wodurch sich seine radikalen Ideen verbreiteten: Für ihn seien Ärzte nicht Heilkünstler, sondern Wissenschaftler.[10] Die Aufgabe des Naturwissenschaftlers sei es, die Natur zu beobachten, nicht zu verändern.[11] Deshalb dürfe man keine Krankheit therapieren, stattdessen solle man sie beobachten und diagnostizieren. Ein Beispiel dafür stellt der Bericht der irischen Journalistin Charlotte O'Conor Eccles von einem ihrer Besuche des Allgemeinen Krankenhauses in Wien dar:

> »Ein Arzt, der das Spital besuchte, erzählte mir, er habe eine Gruppe von Studenten gesehen, die alle eine Frau abhörten, die gerade an Lungenentzündung oder Rippenfellentzündung im Sterben lag, daß jeder das Rasseln in ihren Lungen mitanhören könnte, wenn ihr letzter Augenblick gekommen war. Sie starb, noch ehe die Gruppe den Saal verlassen hatte. Als dann besagter Arzt zu dem Professor, der diese jungen Männer unterrichtete, eine Bemerkung über Behandlungsmethoden in vergleichbaren Fällen machte, erhielt er die Antwort: ›Behandlung, Behandlung, das ist gar nichts; die Diagnose wollen wir.‹«[12]

Wenngleich sich Arthur Schnitzler, was später genauer ausgeführt wird, mit dem »therapeutischen Nihilismus« Dietls befasste, so fand dieser generell unter Dietls

6 Claudia Wiesemann, *Josef Dietl und der therapeutische Nihilismus. Zum historischen und politischen Hintergrund einer medizinischen These*, Frankfurt/Main: Lang 1991, 12.
7 Laut Johnston hat Dietl den Skeptizismus bis zu jener Lehre verzerrt, dass die beste Behandlung im Unterlassen jeglichen Eingreifens bestünde. Vgl. Johnston, *Österreichische*, 232.
8 Vgl. ebd.
9 Vgl. Wiesemann, *Josef Dietl*, 29.
10 Vgl. ebd., 13.
11 Vgl. ebd., 25.
12 Charlotte O'Conor Eccles, The Hospital Where Plague Broke out, in: *Nineteenth Century* 46 (1899), 591–602, 594. Diese Übersetzung stammt von Otto Grohme, vgl. Johnston, *Österreichische*, 235.

Nachfolgern nur wenig Beachtung.[13] In der Medizingeschichte erfuhren weder diese Konzeption, noch Dietl selbst, große Anerkennung. Wenn Dietl genannt wird, dann zumeist, um exemplarisch vor einem »medizinischen Extremismus« zu warnen,[14] was vor den spezifischen medizinhistorischen Hintergründen des »therapeutischen Nihilismus« zu verstehen ist.

Erstens baute er auf Škodas und Rokitanskys Skeptizismus gegenüber Heilmitteln auf, welcher häufig unter dem Begriff des »therapeutischen Skeptizismus« subsummiert wird. Deshalb wird manchmal zwischen diesen beiden Bezeichnungen kaum unterschieden: Laut Wiesemann haben die zeitgenössischen Medizinhistoriker den »therapeutischen Skeptizismus« sogar mit dem »therapeutischen Nihilismus« gleichgesetzt und Škoda als den Begründer des »therapeutischen Nihilismus« betrachtet.[15] MedizinhistorikerInnen, die nach dem Tod Dietls forschten, unterschieden den »therapeutischen Skeptizismus« Škodas vom »therapeutischen Nihilismus« Dietls.[16] Auch in diesem Beitrag sind jene zwei Traditionen zu differenzieren, da Schnitzler sich nach Dietls Tod mit dessen Werken beschäftigte.

Zweitens basiert der »therapeutische Nihilismus« auf einem Verständnis von Krankheit und Heilung als natürliche Vorgänge. Im Jahr 1846 schrieb Dietl: »Die pathologische Anatomie erschöpft daher den Begriff der Krankheit an und für sich, in so ferne diese ein Naturprodukt ist«.[17] Aus diesem Befund über die Natürlichkeit von Krankheiten schloss Dietl, dass diese auch nur die Natur heilen dürfe.

Drittens steht die Konzeption mit der religiösen – speziell der katholischen – Einstellung zu Leben und Tod sowie der Leidenstheorie Rokitanskys in Zusammenhang. Den Umstand, dass Individuen im Sinn eines »therapeutischen Nihilismus« zu einem leidvollen, aber natürlichen Kampf ums Überleben zugunsten eines wissenschaftlichen Fortschritts gezwungen seien, interpretiert Johnston als Beleg dafür, »wie sehr Rokitansky dem böhmischen Reformkatholizismus verpflichtet war, wenn er versichert, daß nur Mitgefühl unter den Menschen das dem Leben inhärente Leiden überwinden kann«.[18]

Gemäß dem durch Joseph Dietl propagierten und später von Arthur Schnitzler interessiert rezipierten »therapeutischen Nihilismus«, kann man pointiert resümieren, dass die Menschen das Leid, inklusive Krankheit und Tod,

---

13 Heerde-Scharmitzer zählt noch zwei Personen, Ernst Schweininger und Arthur Jores zu den Begründern des therapeutischen Nihilismus. Vgl. Alice van Heerde-Scharmitzer, *Der therapeutische Nihilismus*, Dipl. Arb., Wien 1994, 21–24.

14 Vgl. Wiesemann, *Josef Dietl*, 8.

15 Vgl. ebd., 28–36.

16 Vgl. ebd.

17 Vgl. ebd., 23.

18 Johnston, *Österreichische*, 232.

akzeptieren sollen, da beides zum Leben gehöre und man sich dem ohnedies nicht widersetzen könne.

Schnitzler und der »therapeutische Nihilismus«

Zur Studienzeit Johann Schnitzlers stand der »therapeutische Nihilismus« in hoher Blüte, weshalb sein Sohn den Einfluss dieser Tradition auf ihn nicht vermeiden konnte. Nachdem Arthur Schnitzler 1885 zum Doktor der Medizin promoviert worden war, wirkte er als Aspirant und Sekundararzt am Allgemeinen Krankenhaus in Wien, wo er auch unter dem berühmten österreichischen Psychiater Theodor Meynert (1833–1892) arbeitete. Danach war er bis 1893 als Assistent seines Vaters an der laryngologischen Abteilung der Poliklinik in Wien angestellt. Schnitzler schreibt in seiner Autobiografie über Meynert:

> »Er war ein großer Gelehrter, ein vorzüglicher Diagnostiker, als Arzt im engeren Sinn, im persönlichen Verkehr mit den Kranken, zum mindesten auf der Klinik – in der Privatpraxis habe ich ihn nie gesehen –, rang er mir keine Bewunderung ab. So überlegen er immer dem Krankheitsfall gegenüberstehen mochte, – vor dem kranken Menschen erschien mir seine Haltung manchmal kühl, unsicher, wenn nicht gar ängstlich, und am meisten befremdete mich sein Vorgehen, wenn er, wie es manchmal geschah, einem unheilbaren Patienten eine fixe Idee mittelst Vernunftgründen auszureden versuchte.«[19]

Theodor Meynert wurde in Deutschland geboren und studierte an der Universität Wien unter dem prominenten Anatomen Carl Rokitansky (1804–1878) sowie dem Gehirnanatomen Maximilian Leidesdorf (1816–1889) und war verdienstvoll im Bereich der Neuropathologie.[20]

Schnitzler selbst war bereits früh mit dem »therapeutischen Skeptizismus« in Berührung gekommen, während sein Vater, als Schüler Johann Oppolzers (1808–1871), zu den Vertretern des »therapeutischen Optimismus« gehörte, der Anfang der achtziger Jahre durch die Operationserfolge Billroths noch überzeugendere Legitimation gewann.[21] Schnitzlers Skeptizismus stellt einen Gegensatz zum »therapeutischen Optimismus« seines Vaters dar, der aufgrund seiner Faszination für Rokitanskys anatomische Arbeiten sein Medizinstudium begann. Es ist aber nicht zu übersehen, dass sie die gleiche Meinung bezüglich der zeitgenössischen Medizin hatten. Johann Schnitzler war einer der Begründer der Allgemeinen Poliklinik in Wien, wo sich mittellose Menschen unentgeltlich

19 Schnitzler, *Jugend*, 265.
20 Vgl. Johnston, *Österreichische*, 238.
21 Vgl. Dirk von Boetticher, *Meine Werke sind lauter Diagnosen. Über die ärztliche Dimension im Werk Arthur Schnitzlers*, Heidelberg: Winter 1999, 65.

in ärztliche Behandlung begeben und Medizinstudenten Unterricht nehmen konnten.[22] Er wurde Klinikdirektor, wie die spätere literarische Figur Arthur Schnitzlers Professor Bernhardi, und trat für die »Humanität« als ärztliche Tugend ein. Dagegen vertrat Arthur Schnitzler 1889 in seinem Beitrag »Silvesterbetrachtungen« für die medizinische Zeitung *Internationale klinische Rundschau*, die sein Großvater Philipp Markbreiter (1810–1892) gegründet hatte, eine pessimistischere Position:

> »Auch dieses Jahr bringt uns nimmer, was die Guten aller Zeiten ersehnt, den wahren Frieden und die echte Menschlichkeit.
> Wie unendlich weit sind wir zur Stunde von diesem Ziele entfernt, dem allen voran die in naturwissenschaftlichem Geiste denkenden Menschen zustreben müßten; wir sind es heute weiter als in dem ganzen abgelaufenen Jahrhundert.«[23]

Setzt man den hier verwendeten Begriff »echte Menschlichkeit« mit »Humanität« gleich, so zeigt sich, dass es Schnitzlers Meinung nach der damaligen Medizin daran gefehlt hat, das Leben und den Tod des Menschen »menschlicher« zu machen.[24] Auch hatte er in einer Rezension den »therapeutischen Nihilismus« erwähnt:

> »Diejenigen, welche den Nihilismus in der Medizin verdammen, werden gegen den Skeptizismus nichts einzuwenden haben, und gegen diejenigen, welche diese beiden Begriffe verwechseln, braucht man doch wohl nicht zu polemisieren. Das ist so, wie wenn man mit einem Farbenblinden über Farben streiten wollte.«[25]

Hier wird deutlich, dass Schnitzler genau zwischen dem »therapeutischen Nihilismus« und dem »therapeutischen Skeptizismus« unterschied. Obwohl er dem »therapeutischen Nihilismus« tendenziell ablehnend gegenüberstand, war er sich der diesbezüglichen Debatten seiner Zeit durchaus bewusst. Horst Thomé sieht diesen Umstand darin begründet, dass Schnitzler jenen Argumenten fernstand, die den »therapeutischen Nihilismus« aus der Tradition des zeitgenössischen medizinischen Umfelds in seiner Radikalität »abgemildert« hätten.[26] Hierbei betont er auch die Bedeutung Rokitanskys und dessen religiöser Anschauungen. »Dies gilt für die traditionelle, mit Versatzstücken des Schopenhauerschen Pessimismus modernisierte, Leidenstheologie Rokitanskys, die die Krankheit mit der Passion Christi parallelisiert und damit der brutalen und

22 Vgl. Felicitas Seebacher, The General Policlinic Vienna. Between Science, Ethnicity and Politics, in: *Leo Baeck Institute Yearbook* 56 (2011) 1, 207–219, 209.

23 Arthur Schnitzler, Silvesterbetrachtungen, in: Ders., *Medizinische Schriften*, Wien: Zsolnay 1988, 173–176, 173.

24 Vgl. Horst Thomé, Vorwort, in: Schnitzler, *Medizinische Schriften*, 11–59, 17–20.

25 Es handelt sich hier um eine Rezension zur psychischen Therapie innerer Krankheiten von Prof. Dr. Rosenbach, die 1890 veröffentlicht wurde. Vgl. Schnitzler, *Medizinische Schriften*, 226–227.

26 Vgl. Thomé, Vorwort, 29.

unausweichlichen Faktizität des Schmerzes eine »höhere Sinngebung« unterschiebt. Der damals noch militant antireligiöse Schnitzler konnte dafür kein Verständnis haben.«[27] Dies mag durchaus erklären, warum, während viele Ärzte dem »therapeutischen Nihilismus« zugetan waren und sich ihren PatientInnen gegenüber gleichgültig verhielten, die Ärzte, die Schnitzler in seinen Werken beschreibt, mit »Verständnis«, »Mitgefühl« und »Güte« charakterisiert sind.[28] Daraus wird klar, so die These dieses Beitrags, dass Schnitzler der zeitgenössischen medizinischen Praxis skeptisch gegenüberstand. Ärzte und Ärztinnen stehen manchmal vor schwierigen Situationen, in denen sie das Leben ihrer PatientInnen nicht retten können, doch sie sollten den Sterbenden und dem Tod deshalb nicht gleichgültig gegenüberstehen, sondern Mitgefühl entgegenbringen.

Die Krankheitsbilder

Die Tatsache, dass Schnitzler unter dem Einfluss des »therapeutischen Nihilismus« stand und sich dieser auf seine literarische Betätigung auswirkte, wird deutlich, indem man seine einzelnen literarischen Werke analysiert und interpretiert. Hierbei sollte man jedoch darauf achten, in welchem Maß seine Werke tatsächlich auf den »therapeutischen Nihilismus« Bezug nehmen, der, wie Johnston bereits richtig angemerkt hat, nicht einfach zu definieren ist.[29] Diese Unklarheit des Begriffs hängt damit zusammen, dass der »therapeutische Nihilismus« sich auf das ärztliche Verhalten gegenüber ihren PatientInnen bezieht, das wiederum von unterschiedlichen Aspekten abhängig ist. Aus diesem Grund untersucht dieser Beitrag die Krankheitsbilder, die aus den damaligen Handlungen und Denkweisen der Ärzte entstanden sind, und die unter Zeitgenossen oft zur Diskussion standen. Für die Analyse leitend ist hierbei der ursprüngliche Begriff des »therapeutischen Nihilismus« nach Dietl. Dieser besagt, dass Krankheit ein Naturprodukt sei, und Menschen (Ärzte) nicht eingreifen (therapieren) sollten, da sie damit den natürlichen Lauf der Dinge ändern würden.[30]

Ziel dieser Arbeit ist es, in den folgenden Abschnitten die Krankheitsbilder, welche für Handlung und Denkweise der Ärzte einflussreich waren, in Arthur Schnitzlers Arbeiten zu analysieren, um dadurch Schnitzlers literarische Rezeption der »Wiener Medizin« exemplarisch zu beleuchten. Dabei soll die Rolle unterschiedlicher Krankheiten durch einen Vergleich mit sozial- und medizin-

27 Ebd.

28 Zu diesen Charakterisierungen vgl.: William H. Rey, *Arthur Schnitzler. Die späte Prosa als Gipfel seines Schaffens*, Berlin: Erich Schmidt 1968, 15.

29 Vgl. Johnston, *Österreichische*, X.

30 Vgl. Wiesemann, *Josef Dietl*, 23.

geschichtlichen Studien zu den jeweiligen Krankheiten untersucht werden. Mit ihren literarischen Pendants verglichen werden sollen die Krankheitsbeschreibungen, welche Schnitzler in verschiedenen medizinischen Zeitschriften, wie etwa der *Wiener Medizinischen Presse* und der *Internationalen klinischen Rundschau*, veröffentlichte, und die später in seinen *Medizinischen Schriften* gesammelt wurden. Schnitzler behandelt in seinen Werken psychische und somatische Erkrankungen, die Analyse in diesem Beitrag widmet sich aber nur den somatischen Krankheiten Tuberkulose, Sepsis und Syphilis, da diese in Wien um 1900 zahlreichen Menschen das Leben gekostet haben. Schnitzlers Werke *Sterben* (1895), *Frau Berta Garlan* (1901), *Professor Bernhardi* (1912) und *Traumnovelle* (1926) werden als Beispiele in den folgenden Kapiteln behandelt. Auch Schnitzlers eigene Krankengeschichte soll in diesem Text Erwähnung finden.

Tuberkulose

Tuberkulose ist eine Infektionskrankheit, die durch den Tuberkelbazillus hervorgerufen wird. Bereits im 13. Jahrhundert als »Schwindsucht« bekannt,[31] wurde die Bezeichnung »Tuberkulose« mit der Entdeckung des »Tuberkel« durch den deutschen Arzt Johann Lukas Schönlein (1793–1864) im Jahr 1839 immer gängiger. Obwohl der deutsche Bakteriologe Robert Koch (1843–1910) im Jahr 1882 den Tuberkelbazillus entdeckte, blieb Tuberkulose bis zur Entwicklung des Heilmittels Streptomycin im Jahr 1944 unheilbar.[32] In Wien, wie auch andernorts, stellte die Krankheit daher Ende des 19. Jahrhunderts noch eine ernste Bedrohung dar.[33]

Schnitzler veröffentlichte seine Novelle *Sterben* 1895. Darin thematisiert er das tragische Schicksal des an Tuberkulose erkrankten Felix und dessen Geliebter Marie.[34] Einer Textstelle, in der Felix eine Zeitung mit Datum 12. Juni 1890 liest,[35] entnehmen wir, dass *Sterben* in jener Zeit des »therapeutischen Nihilis-

31 Vgl. Elisabeth Dietrich-Daum, *Die »Wiener Krankheit«. Sozialgeschichte der Tuberkulose in Österreich*, München: Oldenburg 2007, 34.

32 Vgl. Brigitta Schader, *Schwindsucht. Zur Darstellung einer tödlichen Krankheit in der deutschen Literatur vom poetischen Realismus bis zur Moderne*, Frankfurt/Main: Lang 1987, 1–3.

33 Der Statistik kann man entnehmen, dass die Sterblichkeit an Schwindsucht bzw. Tuberkulose in Wien zwischen 1890 und 1894 47,6 % und zwischen 1895 und 1898 45,9 % betrug. Obwohl häufig als »Wiener Krankheit« bezeichnet, war die Sterblichkeitsrate im Vergleich zu anderen Städten niedriger und sogar rückgängig, wie Elisabeth Dietrich-Daum zeigt. Zwischen 1885 und 1889 betrug sie nämlich noch 58,1 %. Vgl. Dietrich-Daum, *Wiener Krankheit*, 135.

34 Diese Novelle wurde 1894 in der Zeitschrift *Neue Deutsche Rundschau* in Fortsetzungen veröffentlicht.

35 Vgl. Arthur Schnitzler, Sterben, in: Ders., *Gesammelte Werke. Die erzählenden Schriften* (Band 1), Frankfurt/Main: Fischer 1970, 98–175, 113.

mus« spielt, in der Tuberkulose als unheilbar galt, auch wenn sie bereits im Anfangsstadium erkannt wurde. Die Erkrankung wurde mit einem baldigen Tod gleichgesetzt,[36] wenngleich auch nicht alle PatientInnen mit Verdacht auf Tuberkulose tatsächlich daran starben.[37] Bei Schnitzler selbst wurde einmal der Verdacht auf Tuberkulose diagnostiziert, was er in seinem autobiografischen Rückblick *Jugend in Wien* trotz des Umstandes, dass der Verdacht sich nicht bestätigte, als einprägsames Erlebnis schilderte:

> »Seit Beginn des Jahres etwa hatte sich an meiner linken Halsseite eine Lymphdrüse bemerkbar gemacht, die allmälig und doch verhältnismäßig rasch fast bis zu Kindsfaustgröße anschwoll. [...] Daraufhin sah ich mich doch veranlaßt, ihn zu fragen, ob er die Erkrankung als eine tuberkulöse ansehe, worauf er einfach erwiderte: ›Sie müssen jedenfalls so leben, als wenn Sie tuberkulös wären.‹ Das war deutlich genug, auch für meinen Vater, der dann noch für eine Weile bei Professor Albert zurückblieb, während ich allein und in unbelauschten Tränen die Treppen hinunterging.«[38]

Schnitzler hatte Professor Albert Ende März 1886 besucht.[39] Daraus ist zu schließen, dass er auch seine eigenen Erfahrungen mit der Krankheit und seinem womöglich bevorstehenden Tod verarbeitet hat.

In *Sterben* erscheinen drei Ärzte, Alfred, Professor Bernard und ein Arzt in Meran. Professor Bernard ist jener Arzt, der Felix eine Frist mitteilt, wie lange er noch zu leben habe. Der vermutlich durch den französischen Arzt und Physiologieprofessor Claude Bernard (1813–1878) inspirierte Bernard stellt, im Vergleich zu den anderen Ärzten in Werken von Schnitzler, eine auffallende Figur dar,[40] denn er zeigt weder Verständnis noch Mitleid für Felix, der ihn um Hilfe bittet, und dessen »Todesbote« er ist.[41] Felix bereut es später, die »Wahrheit« von Professor Bernard erfahren zu haben: »Wie verfluchte er die Stunde, da ihn seine Ungewißheit zu jenem Arzt geführt, dem er so lange mit Lügen und falscher Würde zugesetzt hatte, bis ihm die volle, unerbittliche Wahrheit geworden.«[42] Gegen Mitte der Novelle findet Felix dann heraus, dass Professor Bernard plötzlich gestorben war.

---

36 Vgl. Stefan Winkle, *Geißeln der Menschheit. Die Kulturgeschichte der Seuchen*, Düsseldorf: Artemis & Winkler 2005, 136. Winkle behauptet, dass Škoda ein »Skeptiker«, aber keineswegs »Nihilist« war, da er die erste besondere Abteilung für Brustkranke gründete. Vgl., ebd.

37 Vgl. Dietrich-Daum, *Wiener Krankheit*, 135.

38 Schnitzler, *Jugend*, 217–218.

39 Am 12. April 1886 hat Schnitzler vom Besuch bei Professor Albert in seinem Tagebuch geschrieben. Vgl. Arthur Schnitzler, *Tagebuch* (Band 1), Wien: Verlag der Österreichischen Akademie der Wissenschaften 1987, 191.

40 Vgl. Carl Pietzker, Eine nouvelle expérimentale, in: Hee-Ju Kim/Günter Saße (Hg.), *Interpretationen. Arthur Schnitzler. Dramen und Erzählungen*, Stuttgart: Reclam 2007, 31–45, 33.

41 Vgl. Brigitta Schader, Arthur Schnitzler: »Sterben«, in: Dies., *Schwindsucht*, 46–106, 101.

42 Schnitzler, Sterben, 124.

»Ja, er, der mit der ganzen vorlauten Weisheit seiner unerschütterlichen Gesundheit dem Hilfesuchenden jede Hoffnung genommen, nun war er selbst in ein paar Tagen hingerafft worden. In diesem Augenblick erst fühlte Felix, wie er diesen Mann gehaßt [...] Es war ihm, als wiche ein unheilvolles Gespenst aus seinem Kreise.«[43]

Alfred, Arzt und ein Freund von Felix, leugnet vor diesem, dass dessen Krankheit sehr ernst sei und er bald sterben würde, und er empfiehlt einen Klimawechsel.[44] Zudem macht Alfred es Felix zum Vorwurf, dass dieser auch andere Ärzte besucht und dass Bernard ihm im Zuge dessen seine Lebenserwartung prognostiziert. »›Ich sags ja immer‹, rief der Doktor [Anm.: Alfred] aus, ›diese großen Kliniker sind alle zusammen keine Psychologen.‹«[45] Trotzdem erkennen beide, Alfred und Marie, dass Bernard die richtige Diagnose gestellt hat, nämlich, dass die Krankheit Felix den Tod bringen wird.[46] Alfred ist allerdings der Meinung, dass Ärzte ihren PatientInnen, wenn diese todkrank sind und sterben müssen, dies nicht sagen sollten.

Eine weitere Figur, ein »Arzt in Meran«, verhält sich Felix gegenüber auf ähnliche Weise wie Alfred. Felix erbricht Blut, sobald er in Meran angekommen ist, dann liegt er im Sterben.[47]

»Der Arzt betrachtete den Kranken, fühlte nach seinem Puls, sagte, daß er jetzt gleich nach dem Blutsturze nicht untersuchen könnte und ordnete das Nötige an. [...] ›Kann ich noch nicht sagen,‹ erwiderte der Doktor, ›nur ein wenig Geduld! Wir wollen hoffen.‹«[48]

In *Sterben* werden die Änderungen des Zustandes der Tuberkuloseerkrankung ausführlich beschrieben. »Sie betrachtete ihn von der Seite. Er schien ihr blässer als sonst.«[49] Ist Felix zu Beginn seiner Erkrankung nur blass, schnell erschöpft und oft fiebrig, nimmt im Verlauf der Krankheit die Erschöpfung zu, sodass er viel mehr schläft. Ebenso tritt Atemnot bei ihm als Symptom auf.

»Er wurde zusehends schwächer, litt aber nicht viel, und wenn die kurzen Anfälle von Atemnot vorüber waren, die ihn heftig an seine Krankheit erinnerten, versank er meist

43 Ebd., 127–128.

44 Alfred schlägt vor, ins Gebirge zu reisen und im Herbst in den Süden zu gehen. Vgl. ebd., 107. – Schader schätzt diese Novelle als »eine Literarisierung des therapeutischen Nihilismus«, weil Felix ohne Therapie nur diagnostiziert wird. Vgl. Schader, Sterben, 105–106.

45 Schnitzler, Sterben, 108.

46 Vgl. Hans Poser, Schnitzlers Erzählung »Sterben«. Eine Diagnose ohne Therapie, in: *Literatur für Leser* (1980) 4, 248–253, 249.

47 Schnitzler hatte 1886 einen Kuraufenthalt in Meran wegen des Verdachts auf Tuberkulose begonnen. Vgl. Schnitzler, *Jugend*, 227. – Meran war damals als Kurort bekannt. Vgl. Elke Surmann, *»Ein dichtes Gitter dunkler Herzen«. Tod und Liebe bei Richard Beer-Hofmann und Arthur Schnitzler*, Oldenburg: Igel 2002, 66–89, 71.

48 Schnitzler, Sterben, 166.

49 Ebd., 98.

> in einem Zustand der Erschlaffung, über den er sich selbst keine Rechenschaft mehr geben konnte.«[50]

Am Ende der Novelle erleidet Felix einen zweiten Blutsturz, woraufhin er stirbt. Kurz vor seinem Tod bittet er Marie darum, mit ihm zu sterben, aber sie reißt ihren Kopf aus der Umklammerung seiner Hände. »›Nein, nein,‹ schrie sie auf. ›Ich will nicht!‹« Daraufhin flieht sie und begegnet dabei Alfred, der gerade angekommen ist.

> »Der beugte sich, indem er sie sanft wegdrängte, über die Brüstung, und da sah er gleich am Fenster den Freund auf dem Boden liegen, im weißen Hemde, lang ausgestreckt, mit weit auseinandergespreizten Beinen und neben ihm einen umgestürzten Sessel, dessen Lehne er mit der einen Hand festhielt. Vom Munde floß ein Streifen Blut über das Kinn herab. Die Lippen schienen zu zucken und auch die Augenlider. Aber wie Alfred aufmerksamer hinschaute, war es nur der trügerische Mondglanz, der über dem bleichen Antlitz spielte.«[51]

Mit dem Voranschreiten der Geschichte verzerrt sich Felix' Geist immer mehr. Während zu Beginn Marie diejenige ist, die versucht, einen Ausweg im Doppelselbstmord zu finden, und Felix derjenige ist, der das Leben noch genießen will, tauschen sie ihre Ansichten im weiteren Verlauf der Handlung, sodass am Ende Felix Marie töten und sich anschließend selbst umbringen will, Marie jedoch am Leben bleiben möchte. Je näher Felix dem Tod kommt, desto angsteinflößender erscheinen er und seine Krankheit Marie und den LeserInnen. Durch Felix' negativen Wandel entsteht die Illusion, dass man ihn nicht heilen muss. Dass in dieser Darstellung Tuberkulose Körper und Geist schadet, wird durch Felix' Mordversuch an Marie gezeigt, was nicht nur die Darstellung der Krankheit selbst, sondern auch die des Erkrankten als Bedrohung verstärkt.

Sepsis

Sepsis rührt unter anderem von der Nachlässigkeit der Ärzte in Sachen Hygiene her. Der Begriff Sepsis leitet sich ursprünglich vom griechischen Wort »σήψις« ab, das »Zerlegung« und »Korruption« bedeutet. Er fand schon zu Hippokrates Zeiten Verwendung.[52] Trotzdem ist die Definition des Begriffs dieser Krankheit

50 Ebd., 154.

51 Ebd., 175.

52 Vgl. Jean-Louis Vincent, Definition of Sepsis and Non-infectious SIRS, in: Jean-Marc Cavaillon/Christophe Adrie (Hg.), *Sepsis and Non-infectious Systemic Inflammation. From Biology to Critical Care*, Weinheim: John Wiley & Sons 2009, 3–12, 3.

schwierig, da der Verlauf vielfältig variiert.[53] Aus diesem Grund soll sich die Argumentation dieses Textes auf die Definition zur Zeit Schnitzlers beziehen. Der deutsche Arzt Hugo Schottmüller (1867–1936) definitere 1914 Folgendes:

> »Eine Sepsis liegt dann vor, wenn sich innerhalb des Körpers ein Herd gebildet hat, von dem kontinuierlich oder periodisch pathogene Bakterien in den Kreislauf gelangen und zwar derart, dass durch diese Invasion subjektive und objektive Krankheitserscheinungen ausgelöst werden.«[54]

Weil die Sepsis eine Wundinfektion ist, wird sie vorgebeugt, indem man die Wunde sauber hält und so vor dem Eindringen von Bakterien schützt. Es dauerte jedoch lange bis man entdeckte, dass die Ursache der Sepsis Bakterien sind. Nachdem Robert Koch die Bakterien entdeckt hatte, stellte Ignaz Philipp Semmelweis (1818–1865), der in der geburtshilflichen Abteilung des AKH in Wien arbeitete, in der ersten Hälfte des 19. Jahrhunderts fest, dass die Ursache des Kindbettfiebers die Bakterien auf den Händen des Arztes sowie den Instrumenten waren.[55] Trotzdem musste man noch bis zum Zweiten Weltkrieg auf die Entwicklung einer Therapie gegen Sepsis warten. Der Chirurg Joseph Lister (1827–1912) dachte, dass die Wundinfektion durch Bakterien in der Luft verursacht wird, und veranlasste, die Operationsinstrumente mit Karbolsäure zu desinfizieren. Diese Methode fand jedoch nur wenig Anerkennung.[56] Erst 1928, nach der Entdeckung des ersten Antibiotikums, Penicillin, durch den Bakteriologen Alexander Fleming (1881–1955) wurde die Sepsis während des Zweiten Weltkriegs heilbar.[57]

Infolgedessen konnten Ärzte und Ärztinnen bis zu diesem Zeitpunkt an Sepsis erkrankte PatientInnen nicht heilen, sondern nur den Vorgang verfolgen, so wie Schnitzler die an Sepsis sterbenden Frauen in *Frau Bertha Garlan* und *Professor Bernhardi* beschreibt.[58] Aber es ist falsch zu sagen, die Ärzte hätten

53 Die Diagnose der Sepsis hat sich 2016 durch die Definition und die Kriterien der Society of Critical Care Medicine (SCCM) sehr verändert.

54 Hugo Schottmüller, Wesen und Behandlung der Sepsis, in: *Verhandlungen des Deutschen Kongresses für innere Medizin* 31 (1914), 257–280, 260–261.

55 Durch Semmelweis' Versuch, die Hände und Instrumente mit Chlorlösung zu reinigen, gelang es, die Mortalität des Kindbettfiebers erheblich zu reduzieren. Seine Verdienste wurden in der zeitgenössischen Gesellschaft der Ärzte in Wien jedoch nicht anerkannt und er musste Wien verlassen. Vgl. Janik/Toulmin, *Wittgensteins Wien*, 47.

56 Vgl. Winkle, *Geißeln*, 331. – Schnitzler erwähnt die Karbolsäure-Methode von Lister 1887 im ersten Band der medizinischen Zeitschrift *Internationale Klinische Rundschau.* Vgl. Arthur Schnitzler, Rez. zu Unverricht, Über moderne Fieberbehandlung, in: Schnitzler, *Medizinische Schriften*, 111–121, 112.

57 Vgl. Winkle, *Geißeln*, 337–338.

58 Verschiedene Therapien gegen Sepsis wurden getestet, aber alle schlugen fehl. Vgl. Konrad Bingold, *Die septischen Erkrankungen*, Berlin–Wien: Urban & Schwarzenberg 1937, 181–189.

nichts getan. In *Professor Bernhardi* gibt Hochroitzpointner, ein Kandidat der Medizin, einem an Sepsis sterbenden Mädchen eine Kampferinjektion. Allerdings wird diese Injektion nicht gegeben, um die Kranke zu heilen, sondern um ihr Leiden zu lindern.[59] Hochroitzpointner sagt: »*zu Adler* Für morgen, Herr Dozent«.[60] Kurz gesagt, erwartet er, dass die Patientin im Laufe des Tages sterben wird und eine Autopsie ihrer Leiche am nächsten Tag beim Pathologen, Dr. Adler, geplant werden soll. Es ist offensichtlich, dass Hochroitzpointner auf der Seite des »therapeutischen Nihilismus« steht, da er schon an die Autopsie denkt, obwohl die Patientin noch lebt.

Aber Bernhardi hat einen völlig gegensätzlichen Charakter zu Hochroitzpointner. Bernhardi sagt Folgendes: »Und zu meinen Pflichten gehört es, wenn nichts anderes mehr in meinen Kräften steht, meinen Kranken, wenigstens soweit als möglich, ein glückliches Sterben zu verschaffen.«[61] Für Bernhardi ist die Patientin »nicht nur ein medizinischer Fall (›die Sepsis‹), sondern ein leidender Mensch.«[62] Deshalb fragt er die Krankenschwester danach, ob »Verwandte« oder der »Liebhaber« der Patientin diese besucht haben.[63] Darüber hinaus versucht er, den Pfarrer daran zu hindern, das Krankenzimmer der Patientin zu betreten, um ihr die letzte Ölung zu geben, da er vermutet, dass dies ihren Tod, den die Sterbende nicht erwartet, noch schneller herbeiführen könnte.[64] Bernhardi denkt, wie Alfred in *Sterben*, dass man den PatientInnen ihren Tod nicht mitteilen sollte.

Obwohl die Ursachen für Sepsis verschiedenartig sind, beschreibt Schnitzler Sepsis nur als Folge von illegalen Abtreibungen. Zumindest als Verdacht stellt Hochroitzpointner eine solche als Ursache für das Erkranken der Patientin mit den Worten »ein verbotener Eingriff« in den Raum.[65] Worauf Bernhardi antwortet: »Das konnten wir nicht nachweisen. Eine Verletzung war nicht zu kon-

59 »Es sei besser, den Schmerz des Kranken zu lindern, indem man ihm Morphinum verabreicht, als ihn schmerzhaften und gewagten Behandlungen zu unterziehen.« Vgl. Jacques Le Rider, *Arthur Schnitzler oder Die Wiener Belle Époque*, Wien: Passagen 2008 [franz. Orig. 2003], 86. – Rider sieht in dieser desillusionierten Sichtweise Schnitzlers die Tradition des »therapeutischen Nihilismus«. Vgl. ebd.

60 Arthur Schnitzler, Professor Bernhardi, in: Ders., *Gesammelte Werke. Die dramatischen Werke* (Band 1), Frankfurt/Main: Fischer 1981, 337–463, 354. – Dr. Adler ist Dozent für pathologische Anatomie.

61 Ebd., 356–357.

62 William H. Rey, *Professor Bernhardi*, München: Wilhelm Fink 1971, 58. – Professor Bernhardi verheimlicht der Patientin gegenüber deren bevorstehenden Tod. Rey hält diese Lüge für einen Beweis seines Mitleides. Vgl. ebd., 58–59.

63 Vgl. Schnitzler, Professor Bernhardi, 345. – Darauf antwortet sie, dass niemand dagewesen sei. Sogar könne es sein, dass die Patientin den Namen ihres Liebhabers nicht kennt. Vgl. ebd.

64 Als Folge muss Bernhardi als Direktor im »Elisabethinum« zurücktreten, wird verurteilt und muss zwei Monate im Gefängnis verbringen.

65 Vgl. ebd., 339.

statieren. Die Anzeige ist erstattet, damit ist für uns die Sache erledigt. Und für die arme Person drin … war sie's schon früher.«[66] Seiner Ansicht nach sollen die Ärzte nicht mehr darüber diskutieren, sondern der Polizei die Sache überlassen, da keine Spuren des verbotenen Eingriffes gefunden werden konnten. Eigentlich verstößt eine Abtreibung zu dieser Zeit gegen das Gesetz. Aus diesem Grund eine Sepsis zu bekommen und daran zu sterben, ist demnach eigentlich selbstverschuldet, doch so denkt Bernhardi nicht. Denn dass sich Frauen einem solchen »verbotenen Eingriff« unterziehen, hat einen gesellschaftlichen Hintergrund, der eng mit der »Doppelmoral« in Verbindung steht.

In *Frau Bertha Garlan* stirbt eine Freundin der Protagonistin Anna Rupius an Sepsis, da sie sich nach einem Ehebruch, der in einer Schwangerschaft resultiert, einer verbotenen Abtreibung unterzieht, bei welcher sie sich jedoch infiziert. Hier wird die Problematik der »doppelten Moral« fokussiert, welche die doppelten Wert- und Strafmaßstäbe für die Geschlechter bedeuten.[67] Nachdem Berta die Ursache der Sepsis, die Geschichte der Toten betrachtend, feststellt, ahnt sie »das ungeheure Unrecht in der Welt, daß die Sehnsucht nach Wonne ebenso in die Frau gelegt ward, als in den Mann; und daß es bei den Frauen Sünde wird und Sühne fordert, wenn die Sehnsucht nach Wonne nicht zugleich die Sehnsucht nach dem Kinde ist.«[68] In diesem Zitat wird klar, dass Berta selbst die doppelte Moral erkennt, welche die sexuelle Begierde der Frau, anders als die des Mannes, nicht erlaubt.[69]

Der Unterschied zwischen der Darstellungsweise der Patientinnen in *Frau Bertha Garlan* und *Professor Bernhardi* besteht darin, ob sie vor dem/der LeserIn erscheint oder nicht. Die Patientin in *Professor Bernhardi* tritt nie selbst auf die Bühne, ihr Zustand wird ausschließlich in den Gesprächen der Ärzte und der Krankenschwester dargestellt. Dagegen wird der Zustand der an Sepsis leidenden Frau Rupius in *Frau Bertha Garlan* wie folgt beschrieben:

> »Anna wird unruhig, sie wirft den Kopf hin und her – oft, rasch, immer rascher … Eine Stimme hinter Berta sagt leise: ›Jetzt fängt's an.‹ Berta wandte sich um. Es war die Wärterin mit dem heiteren Gesicht; aber Berta sah jetzt, daß dieser Ausdruck gar keine Heiterkeit bedeutete, sondern nur den erstarrten Versuch, nie einen Schmerz merken zu lassen, und sie fand dieses Gesicht unbeschreiblich furchtbar […] Und sie erinnerte

66 Ebd., 321–322.

67 »Ein Wiener Sittenschilderer erzählt, daß bei den nächtlichen Polizeistreifen die Frauen angehalten und zur Untersuchung abgeführt werden, die sie begleitenden Männer aber unbehelligt bleiben und ihre Krankheiten auf diese Weise weiter übertragen.« Vgl. Nike Wagner, *Geist und Geschlecht*, Frankfurt/Main: Suhrkamp 1982, 114.

68 Arthur Schnitzler, Frau Berta Garlan, in: Ders., *Gesammelte Werke. Die erzählenden Schriften* (Band 1), 390–513, 513.

69 Vgl. Barbara Neymeyr, Libido und Konvention. Zur Problematik weiblicher Identität in Arthur Schnitzlers Erzählung Frau Berta Garlan, in: *Jahrbuch der Deutschen Schillergesellschaft* 41 (1997), 329–368, 351.

sich daran, daß einmal auch an ihrem Bett dieselben Worte gesprochen wurden, damals als ihre Wehen begannen.«[70]

Hier überträgt sich der Schrecken der Krankheit deutlich auf den/die LeserIn, indem die leidende Patientin direkt in Erscheinung tritt. In *Frau Bertha Garlan* wird die Sepsis von der Protagonistin (Berta) als »ein Fingerzeig Gottes« gesehen. Dieser erweckt sie aus ihrem Traum von einem Liebesleben mit dem berühmten Violinisten Emil, da sie einsieht, dass auch ihr das traurige Schicksal der Frau Rupius widerfahren könnte.[71]

Die Sepsis ist eine der Krankheiten, die in der Literatur nur selten behandelt wird. Der Grund aus dem Schnitzler sie in seinen Werken behandelt, hat einen autobiografischen Hintergrund. Schnitzler verlor seine Geliebte, Marie Reinhard (1871–1899), durch eine Sepsis.[72] Hier endet der autobiografische Einfluss aber auch schon wieder, da Reinhards Erkrankung nicht durch eine schlecht praktizierte Abtreibung verursacht worden war. Daher zeigt seine Wahl der Darstellung dieser Krankheit als literarisches Motiv, dass sich die Aufmerksamkeit des Autors auf die Ursache von Sepsis durch einen verbotenen Eingriff und dessen gesellschaftlichen Hintergrund richtet. Es ist allerdings zu beachten, dass die Szenen in *Frau Bertha Garlan* und *Professor Bernhardi*, in denen die Patientinnen von ihren Ärzten behandelt werden, kaum anschaulich beschrieben werden. Die Patientinnen beider Werke sind nicht als zu behandelnde bzw. zu heilende Personen, sondern als Wesen, die sterben müssen, zu verstehen. Deshalb sind diese an Sepsis leidenden Patientinnen als Opfer der Doppelmoral der Gesellschaft zu verstehen.

Syphilis

Syphilis ist eine Geschlechtskrankheit, die sich nach der Entdeckung Amerikas durch Christoph Columbus (1451–1506) rasch in ganz Europa verbreitete.[73] Die

70 Schnitzler, Frau Berta Garlan, 510.

71 Vgl. ebd. 512. – Berta sieht ihren alten Freund Emil wieder und hat zum ersten Mal eine sexuelle Beziehung mit ihm. Er schläft aber nur aus einer Laune heraus mit ihr, weshalb er sie auch nicht mehr besucht, obwohl er auf ihren Brief antwortet.

72 Schnitzler hat Reinhard geschwängert, aber sie hatte eine Totgeburt. Vgl. Hartmut Scheible, *Arthur Schnitzler*, Reinbek: Rowohlt 2015, 76.

73 Vgl. Winkle, *Geißeln*, 517. – Syphilis (auch »Lues« oder »Harter Schranker« genannt) ist eine Infektionskrankheit, die vom Bakterium Treponema pallidum verursacht wird, und vom englischen Wissenschaftler Girolamo Fracastoro (1478–1553) benannt wurde. Was die Zeit der Entstehung der Syphilis betrifft, gibt es verschiedene Theorien. Während eine lautet, dass sie schon vor dem 15. Jahrhundert aufgetreten ist, besagt die bekannteste Theorie (»Kolumbianischer Austausch«), dass Columbus' Besatzung sie vom amerikanischen Kontinent mitbrachte.

Symptome werden in vier Phasen geteilt.[74] In der dritten und vierten Phase bilden sich Tumore an den inneren Organen, Haut und Knochen. Auch das Abfallen der Nase ist ein mögliches äußeres Symptom. Des Weiteren kann Syphilis, bei Tumorbildung im Gehirn oder an den Nerven, Demenz verursachen. Syphilis ist ebenfalls unter dem Namen »Lustseuche« bekannt, da eine Infektion hauptsächlich durch Geschlechtsverkehr erfolgt.[75] Bis zur Bestätigung der Wirksamkeit des Antibiotikums Penicillin 1941 galt auch diese Krankheit als unheilbar.[76] Aus diesem Grund wurden damit Vorstellungen wie »gefährlich«, »scheußlich«, »schmerzlich« und »furchtbar« assoziiert.

Auch die Bevölkerung Wiens war, wie die anderer europäischer Länder, der Gefahr von Syphilis ausgesetzt. Schon 1497/98 veröffentlichte Bartholomäus Steber (gest. 1506), Professor der Medizinischen Fakultät an der Universität Wien, eine wissenschaftliche Schrift über Syphilis.[77] Danach änderte sich durch den stetigen Fortschritt in der Medizin auch die Sicht auf diese Erkrankung. Trotzdem war im 19. Jahrhundert vieles von dem, was man damals über die Syphilis zu wissen glaubte, noch immer schlicht und einfach falsch.[78] Obwohl die Statistiken unvollständig sind, und die Zahl der tatsächlichen Erkrankten nicht genau feststellbar ist, war zumindest klar, dass die Krankheitsfälle stetig anstiegen, weshalb die Krankheit in Österreich zur »Staatsgefahr« erklärt wurde.[79]

Syphilis stellte auch eine Bedrohung für Schnitzler dar. So infizierte und starb zum Beispiel Richard Tausenau (1861–1893), ein Universitätsfreund Schnitzlers, an der Geschlechtskrankheit, nachdem er sexuellen Kontakt zu einer Prostituierten hatte. Schnitzlers Reaktion ihm gegenüber blieb jedoch nüchtern. Obwohl Tausenau auch andere Leute mit der Krankheit ansteckte, schrieb Schnitzler in seiner Autobiografie Folgendes über ihn:[80] »Doch sein Leichtsinn erwuchs, und

74 In Frankreich werden drei Phasen unterschieden.

75 Angeborene Syphilis liegt dann vor, wenn sich der Embryo in der Gebärmutter mit Syphilis ansteckt.

76 Die Quecksilber-Therapie wurde oft praktiziert, sie brachte jedoch zahlreiche Quecksilbersüchtige hervor.

77 Der Titel der Schrift ist *A malafranczos morbo Gallorum, praeservatio ac cura.* Vgl. Gerhard Milchram, Syphilis. Von den Schrecken der »Lustseuche«, in: Andreas Brunner/Frauke Kreutler/Michaela Lindinger/Gerhard Milchram/Martina Nußbaumer/Hannes Sulzenbacher (Hg.), *Sex in Wien. Lust. Kontrolle. Ungehorsam* (Sonderausstellung des Wien Museums, 15. September 2016 bis 22. Jänner 2017), Wien: Metro 2016, 400–406, 401. – Im 18. Jahrhundert wurden SyphilispatientInnen in Wien in das Bürgerspital in St. Marx eingewiesen und dort nach den von Steber vorgegebenen Methoden behandelt. Vgl. ebd., 403.

78 Vgl. Peter Gay, *Das Zeitalter des Doktor Arthur Schnitzler*, Frankfurt/Main: Fischer 2002, 163.

79 Vgl. Milchram, Syphilis, 404.

80 »Die Krankheit, rein medizinisch gesehen, nahm einen leichten Verlauf. Richard ließ sich auch äußerlich nicht weiter von seinem Mißgeschick anfechten, und sobald es nur anging, nahm er sein altes Leben in jeder Beziehung wieder auf.« Dies hatte zur Folge, dass Tausenau »Frau Betty« mit Syphilis infizierte und so auch indirekt ihren Mann, Arthur Horner, der später ein »lallender Paralytiker« wurde. Vgl. Schnitzler, *Jugend*, 165.

darum konnte man ihm nicht gram sein, auf dem Grunde eines melancholisch-zynischen Weltgefühls«.[81] Dem fügt er auch noch hinzu: »Übrigens wäre es damals wahrhaftig philiströs gewesen, Dinge so tragisch zu nehmen, deren Folgen, wenn sie überhaupt kommen sollten, in ferner Zukunft lagen«.[82]

Es ist jedoch eine andere Frage, ob er diesen Optimismus auf sich selbst anwenden konnte. Wie bereits erwähnt, war Syphilis zu Schnitzlers Zeit noch eine unheilbare Geschlechtskrankheit, weshalb Prävention das einzige Mittel war, um nicht selbst daran zu erkranken. Dies bedeutete, sexuelle Beziehungen zu Prostituierten sowie zu Menschen mit mehreren GeschlechtspartnerInnen zu vermeiden. Schnitzler hatte sein ganzes Leben lang Beziehungen mit vielen Frauen, weshalb die Möglichkeit nicht zu leugnen ist, dass auch er sich mit Syphilis hätte infizieren können, wenn nicht »ein geheimes, intimes Tagebuch, dem der Jugendliche ein paar frühzeitige erotische Abenteuer anvertraut hat« von seinem Vater gefunden worden wäre.[83]

> »[S]tumm mußte ich eine furchtbare Strafpredigt über mich ergehen lassen [...] Zum Beschluß nahm mich der Vater mit sich ins Ordinationszimmer und gab mir die drei großen gelben Kaposischen Atlanten der Syphilis und der Hautkrankheiten zu durchblättern, um hier die möglichen Folgen eines lasterhaften Wandels in abschreckenden Bildern kennenzulernen. Dieser Anblick wirkte lange in mir nach; vielleicht verdanke ich es ihm, daß ich mich zumindest noch eine geraume Zeit lang vor Unvorsichtigkeiten hütete und insbesondere meine Besuche bei Emilie und ihresgleichen einzustellen für gut fand.«[84]

In Schnitzlers *Traumnovelle* hat der Arzt Fridolin keine sexuelle Beziehung mit einer Prostituierten, obwohl er in ihr Zimmer eintritt. »Bin ich verrückt? fragte er sich. Ich werde sie natürlich nicht anrühren.«[85] Als das Mädchen merkt, dass er keine Lust hat, mit ihr zu schlafen, sagt sie, »Du fürchtest dich halt«, dann fügt sie hinzu, »Man kann ja nicht wissen, irgendeinmal muß es ja doch kommen. Du hast ganz recht, wenn du dich fürchten tust. Und wenn was passiert, dann möchtest du mich verfluchen.«[86] Hier ist klar, dass es um die Syphilis geht, obwohl das Wort selbst nirgends in der Novelle vorkommt.

Noch dazu wird im Gespräch mit einer anderen Prostituierten deutlich, dass sie wegen Syphilis ins Krankenhaus gebracht wurde. Fridolin besucht sie am nächsten Tag, Folgendes denkend:

81 Ebd.
82 Ebd., 169.
83 Vgl. Gay, *Das Zeitalter*, 21.
84 Schnitzler, *Jugend*, 86.
85 Arthur Schnitzler, Traumnovelle, in: Ders., *Gesammelte Werke. Die erzählenden Schriften* (Band 2), Frankfurt/Main: Fischer 1970, 434–504, 449.
86 Ebd., 450.

> »*Verloren*, gerade die? Und gerade diese Gasse *verrufen?* Wie man doch immer wieder, durch Worte verführt, Straßen, Schicksale, Menschen in träger Gewohnheit benennt und beurteilt. War dieses junges Mädchen nicht im Grunde von allem, mit denen seltsame Zufälle ihn in der letzten Nacht zusammengeführt, das anmutigste, ja geradezu das reinste gewesen?«[87]

Aber als sich herausstellt, dass sie an Syphilis erkrankt ist, denkt er weiter: »Daß er einer so großen Gefahr entgangen war, konnte immerhin auch ein gutes Zeichen bedeuten.«[88]

Hier sollte man zwei Punkte beachten: erstens beschreibt Schnitzler die Syphilis nur sehr rudimentär, obwohl er als ausgebildeter Mediziner über mehr Kenntnisse verfügte. Wie andere Forscher schon darauf hingewiesen haben, verfasst Schnitzler vier Rezensionen zu medizinischen Aufsätzen über Syphilis. Es fehlt ihm also nicht an medizinischem Wissen.[89] Bedenkt man, dass die Literarisierung der Syphilis besonders in französischen Publikationen populär war, wird klar, dass Syphilis in der Literatur nicht schwierig zu beschreiben war, sondern Schnitzler sie mit Absicht so darstellte. Denn es war beschämend, an Syphilis zu leiden, weil dies das persönliche und sexuelle Leben betraf. Zweitens richtet sich der Blick in *Traumnovelle* auch auf die Gesellschaft, welche Prostitution erlaubt und Prostituierte schafft, obwohl diese als Hauptüberträgerinnen der Syphilis galten. Syphilis wurde »im Einklang mit zeitgenössischen kulturpessimistischen und rassehygienischen Strömungen zu einem wesentlichen Element der Großstadtkritik«.[90] Im Hintergrund der Angst vor dieser Geschlechtskrankheit, die sich in der bürgerlichen Gesellschaft um die Jahrhundertwende verbreitete, stand die Angst vor allem Geschlechtlichen.[91] Dieses gesellschaftliche Problem wurde stillschweigend übergangen. Solch gleichgültige Haltung beruht auf dem »therapeutischen Nihilismus«. Wie Johnston in seinem Buch diesen Begriff nicht nur im medizinischen Kontext, sondern auch im Allgemeinen verwendete, kann man Schnitzlers Haltung vom Text ablesen: Er diagnostizierte die Krankheiten als ein Zeichen gesellschaftlicher Probleme, behandelte diese aber nicht. Man kann jedoch auch sagen, dass Schnitzler versuchte, aus dem »therapeutischen Nihilismus« auszubrechen, indem er als Schriftsteller die Wahrheit im medizinischen Kontext beschrieb.

87 Ebd., 492, Hervorh. im Orig.

88 Ebd., 493.

89 Vgl. Klara Groß-Elixmann, *Poetologie und Epistemologie. Schreibstrategien und Autorschaftskonzepte in Arthur Schnitzlers medizinischen Texten*, Würzburg: Königshausen & Neumann 2016, 68–73.

90 Bettina Haberfellner, *Syphilis und Aids im sozialhistorischen Vergleich. Über den gesellschaftlichen Umgang mit Geschlechtskrankheiten am Beispiel der Syphilis im 19./20. Jhd. und Aids seit den 80er Jahren*, Dipl. Arb., Wien 1997, 159.

91 Vgl. ebd.

Schluss

Schnitzler hat sich in seinen literarischen Werken mit verschiedenen Krankheiten beschäftigt. Falls ihre PatientInnen an unheilbaren Krankheiten leiden, müssen sich nicht wenige Ärzte in seinen Texten dem »therapeutischen Nihilismus« unterwerfen. Wie Ärzte in Schnitzlers Werken sich ihren PatientInnen gegenüber verhalten, hat etwas mit den religiösen und gesellschaftlichen Problemen seiner Zeit zu tun. Alfred behandelt seinen Patienten und Freund Felix rücksichtsvoll. Professor Bernhardi nimmt Rücksicht auf seine septische Patientin und stellt sich dafür gegen den Katholizismus. Fridolin tut nichts für die syphilitische Prostituierte, obwohl er mit dem armen Mädchen Mitleid hat. Man kann zwar behaupten, dass diese Ärzte sich dem »therapeutischen Nihilismus« unterwerfen, da sie die Erkrankten nicht retten, jedoch kann man erkennen, dass sie sich deswegen in einem inneren Zwiespalt befinden, da sich ihre Blicke nicht nur auf die Krankheit, sondern auch auf ihre PatientInnen richten. In der Tradition des »therapeutischen Nihilismus« konzentriert man sich auf die Krankheiten, um eine richtige Diagnose zu stellen, während man den PatientInnen gegenüber gleichgültig ist, und sie sogar vernachlässigt, da ihnen die Therapie nicht mehr helfen kann. Eine mögliche Verbesserung wird also aufgegeben, indem man seinen »Gegenstand« nur beobachtet und seine Ursache analysiert. In *Frau Berta Garlan* sagt Doktor Friedrich, der Frau Rupius behandelt, Folgendes: »Blutvergiftung. Sie wissen ja, gnädige Frau, manchmal schneidet man sich in den Finger und stirbt daran; die Verletzung ist nicht immer zu entdecken. Es ist ein großes Unglück … ja, ja.«[92] Die Krankheiten der PatientInnen, die Schnitzler beschreibt, symbolisieren in gewisser Weise die gesellschaftlichen Probleme der Zeit. So wie dafür noch keine Lösungen gefunden werden konnten, so mussten auch die unheilbaren Kranken sterben. Schnitzler sah sich keiner Religion zugehörig und äußerte sich, im Vergleich zu anderen Zeitgenossen, relativ zurückhaltend zu den Problemen in der Gesellschaft.[93] Trotzdem erkannte er diese und versuchte, sie in seinen literarischen Werken zu analysieren. Die Wiener Medizin lehrte ihn nicht nur medizinisches Wissen, sondern auch eine scharfe Beobachtungsgabe.

tmyk_spphr515@yahoo.co.jp

92 Schnitzler, Frau Berta Garlan, 511.

93 Schnitzler schrieb am 20.3.1902 in sein Tagebuch: »Ich verstehe den Mord, aber nicht das Frommsein.« Vgl. Arthur Schnitzler, *Tagebuch* (Band 2), Wien: Verlag der Österreichischen Akademie der Wissenschaften 1989, 366. Seine Großmutter war zwar gläubige Jüdin, doch er selbst glaubte nicht an die Lehren des Judentums.

Gudrun Exner

Rudolf Goldscheids »Menschenökonomie« im Kontext von Julius Tandlers Wohlfahrtskonzepten, lamarckistisch motivierter Reformeugenik, Soziologie, Monismus, Pazifismus und der Frauenfrage

Rudolf Goldscheid's »Economy of Human Beings« in connection with Julius Tandler's welfare programs, eugenics, sociology, Monism, peace movement and women's movement

Abstracts

Der Wiener Privatgelehrte und Soziologe Rudolf Goldscheid (1870–1931) entwickelte um 1908/1911 das Konzept der »Menschenökonomie«. Es wurde seinerzeit sehr bekannt und kann als ein teilweise utopisches Universalkonzept definiert werden, das einen Beitrag zum Aufbau des modernen Sozial- und Wohlfahrtsstaates leisten wollte. Goldscheid propagierte die »Menschenökonomie« in Österreich und Deutschland in unterschiedlichen (wissenschaftlichen) Kreisen, wie in der Soziologie, in monistischen Zirkeln, in eugenischen Gruppierungen sowie in der Friedens- und Frauenbewegung.

In 1908/1911 the Vienna private scholar and sociologist Rudolf Goldscheid (1870–1931) developed the concept of »Menschenökonomie« [Economy of Human Beings], which was quite well known at the time. It can be shortly defined as a universal and partly utopian concept which aimed at building up the foundations of a modern social and welfare state. Goldscheid propagated this concept in different (scientific) circles in Austria and Germany, especially in sociology, in Monist circles, among eugenicists as well as the peace and women's movement.

Keywords

Eugenik, Geburtenrückgang, Menschenökonomie, Rudolf Goldscheid, Soziologie

Eugenics, decline of fertility, Economy of Human Beings, Rudolf Goldscheid, sociology

Rudolf Goldscheid (1870–1931), Zeit seines Lebens Privatgelehrter, Schriftsteller, und Soziologe sowie einer der Erben des reichen Wiener Unternehmers Sigmund Reitzes (1835–1906), wollte und konnte sich sein gesamtes Leben lang den Wissenschaften widmen. Er ist bis heute als Urheber der »Menschenökonomie«, seines Haupt- und Lebenswerks, noch immer ein Begriff. Er propagierte sie ab 1908/1911 in Monografien, Aufsätzen und Vorträgen als zukunftsweisendes, wohlfahrtsstaatliches Universalkonzept in den unterschiedlichsten wissenschaftlichen Kreisen in Österreich, insbesondere Wien, und Deutschland. Während zu Goldscheid bereits einige biografische Studien vorliegen, wurde sein Stellenwert im Wissensnetzwerk seiner Zeit und die Strukturen und Vernetzungen, die seine Arbeit prägten, bislang kaum berücksichtigt. Dieser Beitrag verortet sich in dieser Forschungslücke und es wird gefragt: In welchen wissenschaftlichen Bereichen und mit Hilfe welcher Netzwerke entwickelte und verbreitete Goldscheid die »Menschenökonomie«? Welche Intentionen verband er damit, und wie wurde sein Konzept rezipiert? Letztere Frage steht insbesondere im Zusammenhang mit den Sozialkonzepten des Anatomen und Politikers Julius Tandler (1869–1936) im Mittelpunkt des Interesses, da angenommen wird, dass Tandlers eugenische Vorstellungen von Goldscheids »Menschenökonomie« beeinflusst worden sein könnten. In der jüngsten Forschungsliteratur[1] steht weniger die »Menschenökonomie« als gesamtes Konzept zur Debatte, sondern ein ihr zugrundeliegendes »Kosten-Nutzen«-Denken, auf das in Abschnitt 3 genauer eingegangen wird.

Zum sozial- und wohlfahrtsstaatlichen Konzept der »Menschenökonomie«

Die »Menschenökonomie« lässt sich schwer auf eine Art definieren, sodass man sie schnell überblickt. Dies dürfte mit ihrer Genese, mit dem essayistischen Stil und mit der Ausnahmestellung Goldscheids im Wissenschaftsnetz seiner Zeit (siehe im Folgenden) zusammenhängen. Knapp umrissen, könnte sie als teilweise utopischer sozial- und wohlfahrtsstaatlicher Reformentwurf beschrieben werden, der auf den Auf- und Ausbau des modernen Sozialstaates abzielte. Eines der vielen Ziele seiner Untersuchung sah Goldscheid in der Erforschung der »Voraussetzungen der Volksgesundheit und Volkstüchtigkeit« sowie des »Lebensprozesses als soziales Phänomen«[2], womit er seine »Menschenökonomie«

1 Etwa: Peter Schwarz, *Julius Tandler. Zwischen Humanismus und Eugenik*, Wien: Edition Steinbauer 2017. – Birgit Nemec, Julius Tandler. Anatom, Politiker, Eugeniker, in: Mitchell G. Ash/Josef Ehmer (Hg.), *Universität – Politik – Gesellschaft* (650 Jahre Universität Wien – Aufbruch ins neue Jahrhundert 2), Göttingen: V&R unipress 2015, 257–263. – Siehe weiters: Klaus Taschwer, *Der Fall Paul Kammerer. Das abenteuerliche Leben des umstrittensten Biologen seiner Zeit*, München: Hanser 2016. – Gerhard Baader, Eugenische Programme in der sozialistischen Parteienlandschaft in Deutschland und Österreich im Vergleich, in: Gerhard Baader/Veronika Hofer/Thomas Mayer (Hg.), *Eugenik in Österreich. Biopolitische Strukturen von 1900 bis 1945*, Wien: Czernin 2007, 66–139.

2 Rudolf Goldscheid, *Höherentwicklung und Menschenökonomie. Grundlegung der Sozialbiologie*, Leipzig: Klinkhardt 1911, XIII.

als sozialphilosophische Arbeit auf dem Gebiet der »Sozialbiologie«, d. h. einer Soziologie auf naturwissenschaftlicher Basis positionierte.[3]

Als Rudolf Goldscheid zwei Monografien zur Menschenökonomie veröffentlichte, war er als Obmann und eine Art Salonherr der »Soziologischen Gesellschaft in Wien« (1907–1934) in der gehobenen Mittelschicht der Residenzstadt der Habsburgermonarchie nicht mehr unbekannt. 1908 erschienen seine Vorarbeiten unter dem Titel *Entwicklungswerttheorie, Entwicklungsökonomie, Menschenökonomie*[4] und 1911 das umfassende Hauptwerk *Höherentwicklung und Menschenökonomie*[5]. In kritischer Auseinandersetzung mit den Thesen einer Reihe von Autoren, darunter vor allem Karl Marx (1818–1883) und Charles Darwin (1809–1882), entwickelte er die Basis seines Konzeptes der Menschenökonomie, die er wie folgt beschrieb: »Die Menschenökonomie ist somit die Lehre vom organischen Kapital [...].« Das »organische Kapital« definierte er als »jene[n] Teil des nationalen Besitzes also, den die Bevölkerung selber darstellt«, und verstand darunter »die organischen Produktivkräfte«, und »de[n] wichtigsten Naturschatz, über den ein Land verfügt.«[6] Für Goldscheid stand bei dieser Konzeption eine demografische, bevölkerungswissenschaftliche Komponente im Vordergrund, die er vor allem anhand von Darwins Rezeption der Bevölkerungstheorie des Ökonomen Thomas Robert Malthus (1766–1834) entwickelte und die vor dem Hintergrund eines Geburtenrückgangs in Österreich seit 1902 eine besondere Relevanz erhielt.

Neu an dieser Konzeption war, dass im Gegensatz zum Mainstream der Zeit nicht hohe Geburtenzahlen gefordert wurden, um das Funktionieren der Gesellschaft zu garantieren, sondern weniger Kinder, die qualitativ besser aufgezogen werden könnten, womit das gleiche Resultat erzielt werden könnte. Hierbei ist Goldscheids Konzept durch die Begriffe des »organischen Kapitals« (s. o.) und der »Höherentwicklung« geprägt. Die »Höherentwicklung« war ein kompliziertes Konzept – eine erst noch zu schaffende Gesellschaftsform, die durch Gesundheit, Bildung, Kultur, Frieden und einen bescheidenen Wohlstand für möglichst viele Menschen gekennzeichnet sein sollte (siehe auch Abschnitt 2).

Betrachtet man Goldscheids Konzept der Menschökonomie im Kontext von Veränderungsprozessen in den Strukturen und Netzwerken der Medizin in Wien, so entstand sie vor dem Hintergrund einer sich wandelnden demografischen Situation. In Österreich sanken ab 1902 die Geburtenzahlen, nachdem seit

3 Vgl. ebd.

4 Rudolf Goldscheid, *Entwicklungswerttheorie, Entwicklungsökonomie, Menschenökonomie. Eine Programmschrift*, Leipzig: Klinkhardt 1908.

5 Goldscheid, *Höherentwicklung.*

6 Goldscheid, *Höherentwicklung*, 488. – Vgl. ähnlich auch Goldscheid, *Entwicklungswerttheorie*, 184.

1880 aufgrund des zivilisatorischen und medizinischen Fortschritts die Sterblichkeit zurückgegangen war. Der Geburtenrückgang wurde sofort von der zentralen amtlichen Statistik registriert und einige Zeit später Anlass für eine gewisse Besorgnis seitens der Bevölkerungsstatistiker, da der Trend nicht mehr zum Stillstand kam. Seit Malthus hatte man in der Überbevölkerung die größte Gefahr gesehen, nun wurde man aber relativ unerwartet mit einem Rückgang der Geburtenzahlen konfrontiert, die im Vergleich zu heute immer noch hoch waren.[7] Goldscheid fand viele Argumente für die Vorteile sinkender Geburtenzahlen, während die Bevölkerungsstatistiker eher die Nachteile in den Vordergrund stellten.[8]

Vor diesem Hintergrund war Goldscheids folgender Vorschlag auf die österreichischen Verhältnisse und die damals sehr hohe Säuglings- und Kindersterblichkeit von bis zu 20 Prozent ausgerichtet: Bei sinkenden Geburtenzahlen sollte man das vorhandene organische Kapital bestmöglich schonen und ausnützen, sodass es durch eine (staatliche) Gesundheitsversorgung, Ausbildung und Erziehung sowie Sozialversicherung im Erwerbsleben den größtmöglichen Ertrag und dasselbe Ausmaß an Wohlstand abwerfe wie bei hohen Geburtenzahlen.[9]

Der Aufbau eines modernen Sozialstaates, dessen Kennzeichen Goldscheid hier skizzierte, war damals bereits im Gang. Für Goldscheid war dies die zukunftsweisende Richtung, wobei es seiner Ansicht nach noch vieles zu verbessern gab. Über die damalige staatliche Ausbildungspolitik schrieb Goldscheid beispielsweise:

> »Man beachtet nicht, daß Bildungspolitik den wichtigsten Zweig der gesamten Wirtschaftspolitik ausmacht, daß es die Völker mit den besten Schulen und den bester-

7 Vgl. Peter Galasso, Der Geburtenrückgang in Österreich, in: *Statistische Monatsschrift* 18 (1913), 393–423. – Gudrun Exner, Der Geburtenrückgang, in: Gudrun Exner/Josef Kytir/Alexander Pinwinkler, *Bevölkerungswissenschaft in Österreich in der Zwischenkriegszeit (1918–1938). Personen, Institutionen, Diskurse* (Schriften des Instituts für Demographie der Österreichischen Akademie der Wissenschaften 18), Wien–Köln–Weimar: Böhlau 2004, 248–269. – Zur Geschichte der Bevölkerungsstatistik in Österreich siehe zudem: Alexander Pinwinkler, *Wilhelm Winkler (1884–1984) – eine Biographie. Zur Geschichte der Statistik und Demographie in Österreich und Deutschland*, Berlin: Duncker & Humblot 2003, 176–189. – Heimold Helczmanovszki, Die Entwicklung der Bevölkerung Österreichs in den letzten hundert Jahren nach den wichtigsten demographischen Komponenten, in: Heimold Helczmanovszki (Hg.), *Beiträge zur Bevölkerungs- und Sozialgeschichte Österreichs*, Wien: Verlag für Geschichte und Politik 1973, 113–165.

8 Vgl. Galasso, Geburtenrückgang, 423.

9 Vgl. Goldscheid, *Höherentwicklung*, 353–486, bes. 423–442. – Jochen Fleischhacker, Menschen- und Güterökonomie. Anmerkungen zu Rudolf Goldscheids demoökonomischem Gesellschaftsentwurf, in: Mitchell G. Ash/Christian H. Stifter (Hg.), *Wissenschaft, Politik und Öffentlichkeit. Von der Wiener Moderne bis zur Gegenwart* (Wiener Vorlesungen. Konversatorien und Studien 12), Wien: WUV 2002, 207–229, bes. 207–210, 219, 223.

nährten, organisch gepflegtesten Individuen sind, die die höchste wirtschaftliche Konkurrenzfähigkeit entfalten. Hebung der Volksschule, Bereicherung und Qualifikation des organischen Kapitals ist der stärkste Motor der Produktivitätssteigerung.«[10]

In ähnlicher Weise kritisierte er etwa den damaligen Stand der Sozialhygiene, und brachte unter anderem eine Aufzählung sozialmedizinischer Forderungen,[11] die letztlich der bestmöglichen Erhaltung und Höherentwicklung des organischen Kapitals zugutekommen sollten.

Die zeitgenössische Rezeption von Goldscheids Menschenökonomie war ambivalent; sie blieb ein Außenseiter-Konzept.[12] Dies mag in dem Umstand begründet sein, dass sie mit dem Anspruch eines wissenschaftlichen Konzepts vorgetragen wurde, aber im Stil wissenschaftlicher Essays Verbreitung fand. Zudem hatte Goldscheid nie ein Studium abgeschlossen; selbst, dass er das Gymnasium mit einer Matura beendet hat, ist nicht gesichert.[13] Er war Privatgelehrter in einer Zeit, als die Wissenschaften schon sehr stark institutionalisiert und ausdifferenziert waren. Der Rezeption der Menschenökonomie in den Kreisen der Sozialdemokratie mag auch entgegengestanden sein, dass Goldscheid in einer bürgerlichen Vorstellungswelt verhaftet blieb, der die Lebenswelten der Arbeiterschaft letztlich fremd war. Für die bürgerlichen Kreise wiederum war die Menschenökonomie zu sehr sozialdemokratisch motiviert.

Einer Durchsetzung der Menschenökonomie mag zudem der Umstand hinderlich gewesen sein, dass sie sich keiner Wissenschaftsdisziplin eindeutig zurechnen lässt. Vielmehr baute Goldscheid sie zu einem umfassenden Gedankengebäude aus, in dem fast alle seine Interessen Platz fanden. Goldscheid interessierte sich für die Naturphilosophie Wilhelm Ostwalds (1853–1932), speziell für seine »Energetik«. Mit seinem dadurch beeinflussten Konzept der Menschenökonomie hatte er in Folge Einfluss auf den Gesundheitsstadtrat Julius Tandler (er hatte das Amt von 1920 bis 1934 inne) und die Sozialpolitik im »Roten Wien«. Als lamarckistisch eingestellter Eugeniker[14] meinte er, dass weniger Kinder auch besser und gesünder aufgezogen werden könnten und hoffte, dass dies eine im eugenischen Sinn positive Wirkung auf die weitere Nachkommenschaft haben würde. So würde ein positiver Kreislauf zustande kommen, der zu einer Höherentwicklung der Menschheit führen könnte. Mit seinen Überlegungen beeinflusste Goldscheid in Folge die Arbeitssektion für Sozial-

10 Goldscheid, *Höherentwicklung*, 526.

11 Vgl. ebd., 435–436, 447–448.

12 Zur wissenschaftlichen Außenseiterposition Goldscheids vgl.: Georg Witrisal, Soziales Leben als organischer Prozeß, *Wiener Zeitung*, 20./21.8.2016, 38.

13 Vgl. Jochen Fleischhacker, Rudolf Goldscheid. Soziologe und Geisteswissenschaftler im 20. Jahrhundert. Eine Porträtskizze, in: *Newsletter. Archiv für die Geschichte der Soziologie in Österreich* (2000) 20, 3–14, 3, 14.

14 Vgl. Baader, Programme, 96–101.

biologie und Eugenik (1913–1914) der Soziologischen Gesellschaft in Wien. Zudem führte ihn, wie wir der Rezension seines Buches durch die Friedensaktivistin Bertha von Suttner (1843–1914) entnehmen können, die Menschenökonomie in den Bereich der österreichischen und internationalen Friedensbewegung (siehe Abschnitt 5).[15] Als Soziologe gab er der Menschenökonomie nicht zuletzt auch den Charakter eines soziologischen Konzepts[16] und deren demografische Komponente führte ihn etwa zur Auseinandersetzung mit der »Frauenfrage«.[17]

In den folgenden Abschnitten sollen diese Hintergründe von Goldscheids Menschenökonomie, die durch ein Zusammenwirken spezifischer lokaler Strukturen und lokaler und internationaler Netzwerke gekennzeichnet sind, im Detail skizziert werden. Die Auswahl der Netzwerke, in denen sich Goldscheid bewegt hat, war somit vor allem durch seine Interessen bestimmt und weniger durch die Vernetzung der genannten Gesellschaften untereinander. Goldscheid scheint gezielt bestehende wissenschaftliche (Vereins-)Strukturen genutzt zu haben, und trug seinerseits mit der Organisation der Soziologischen Gesellschaft in Wien oder mit der Leitung des Monistenbundes in Österreich (siehe Abschnitt 2) zum Aufbau und zur Erhaltung dieser Strukturen bei.

Die Wirkung von Wilhelm Ostwalds Energetik auf Goldscheids Menschenökonomie

Rudolf Goldscheid stand in den Jahren 1904 bis 1916 in regem Briefkontakt mit dem Physikochemiker und Nobelpreisträger Wilhelm Ostwald. Diese Korrespondenz gibt Aufschluss über die vielfältigen gemeinsamen Interessen in den Bereichen Naturphilosophie, Energetik, Soziologie, Monismus und Mittelschulreform.[18]

In diesem Briefwechsel ging es Goldscheid zunächst um die Bewertung seiner Werke durch Ostwald in dessen Eigenschaft als Naturphilosoph. Die Grundlage von Ostwalds Naturphilosophie bildete seine Energetik, die auf dem von dem Mediziner Robert Mayer (1814–1878) im Jahr 1845 entdeckten Energieerhaltungsprinzip aufbaute. Energie war für Ostwald das Einheitsprinzip, das den

15 Vgl. Bertha von Suttner, Höherentwicklung und Menschenökonomie [Rezension], in: *Die Friedens-Warte* 13 (1911) 7, 193–196.

16 Vgl. ebd.

17 Vgl. Rudolf Goldscheid, *Frauenfrage und Menschenökonomie*, Wien–Leipzig: Anzengruber-Suschitzky 1914.

18 Vgl. Karl Hansel (Hg.), *Rudolf Goldscheid und Wilhelm Ostwald in ihren Briefen* (Mitteilungen der Wilhelm-Ostwald-Gesellschaft zu Großbothen 9, Sonderheft 21), Großbothen: Wilhelm-Ostwald-Gesellschaft zu Großbothen e. V. 2004.

Gegensatz zwischen Materie und Geist überbrückt und die Grundlage für seinen Monismus bildete. Seit 1895 war Ostwald der »Hauptsprecher der energetischen Schule«. Sehr bekannt war damals auch sein »energetischer Imperativ«: »Vergeude keine Energie, verwerte sie!«[19]

Ein unmittelbarer und deutlicher Einfluss von Ostwalds Energetik auf Goldscheids Menschenökonomie lässt sich aus dem Briefwechsel nicht ablesen. Die Energetik scheint eher Goldscheids frühere Werke beeinflusst zu haben,[20] besonders seinen Aufsatz über den »Richtungsbegriff« von 1907, den er in Ostwalds *Annalen der Naturphilosophie* veröffentlichte.[21] Damit war der Weg zum Konzept der Höherentwicklung skizziert, die erreicht werden sollte mit dem Mittel der Menschenökonomie, auf welche wiederum der energetische Imperativ Einfluss genommen hat.[22] Denn Goldscheid schrieb über die Höherentwicklung, die er auch eugenisch sowie ethisch besetzte: »Die Höherentwicklung ist vielmehr in erster Linie ein Problem der Richtung. Geht die Auslese in einer falschen Richtung vor sich, dann steigert sich gerade durch die Schärfe der Auslese die Rückschrittstendenz.«[23] Mit Rückschritt meinte Goldscheid stets Brutalität, Ignoranz gegenüber allen ethischen Fragen und Unkultur.

Neben diesem intellektuellen Austausch kam es zu einer weiteren Zusammenarbeit von Ostwald und Goldscheid, die für die Geschichte von Medizin und Wissenschaft in Wien von besonderer Relevanz ist. Goldscheid erleichterte es Ostwald, auch in Wien Fuß zu fassen. Er vermittelte ihm den Zugang zu anerkannten wissenschaftlichen Kreisen sowie die Möglichkeit, Vorträge abzuhalten, etwa im Rahmen der Volkshochschulbewegung des Historikers und Politikers Ludo Moritz Hartmann (1865–1924).[24]

Auf überregionaler Ebene gab Goldscheid in den Jahren 1913 bis 1917 mit Ostwald gemeinsam die *Annalen der Naturphilosophie* heraus. Ostwald war von 1910/11 bis 1915 Präsident des Deutschen Monistenbundes (1906–1933), einer Freidenkerorganisation mit wissenschaftlichem Hintergrund, die zuvor der

---

19 Vgl. M. Jammer, Energie, in: Joachim Ritter (Hg.), *Historisches Wörterbuch der Philosophie* (Band 2), Basel–Stuttgart: Schwabe 1972, 494–499, 498. – Friedrich Kaulbach, Naturphilosophie, in: Joachim Ritter/Karlfried Gründer (Hg.), *Historisches Wörterbuch der Philosophie* (Band 6), Basel–Stuttgart: Schwabe 1984, 535–560.

20 Vgl. Janet Stewart, Sociology, Culture and Energy. The Case of Wilhelm Ostwald's »Sociological Energetics«. A Translation and Exposition of a Classic Text, in: *Cultural Sociology. A Journal of the British Sociological Association* 8 (2014) 3, 333–350, 334–336, 338.

21 Vgl. Rudolf Goldscheid, Der Richtungsbegriff und seine Bedeutung für die Philosophie, in: *Annalen der Naturphilosophie* 6 (1907), 58–92, bes. 63–64, 84, 89–92.

22 Vgl. Gudrun Exner, Rudolf Goldscheid (1870–1931) and the Economy of Human Beings. A new point of view on the decline of fertility in the time of the first demographic transition, in: Gustav Feichtinger (Hg.), *Vienna Yearbook of Population Research 2004*, Wien: Verlag der Österreichischen Akademie der Wissenschaft 2004, 283–301, 288.

23 Goldscheid, *Entwicklungswerttheorie*, XIV.

24 Vgl. Hansel, *Rudolf Goldscheid.*

deutsche Zoologe Ernst Haeckel (1834–1919) geleitet hatte. Unter Ostwalds Präsidentschaft war Goldscheid von 1912 bis 1917 Obmann des Monistenbundes in Österreich (1908/09–1934). Der Biologe Paul Kammerer (1880–1926) war hier Mitglied.[25] Die beiderseitige Zusammenarbeit dürfte aufgrund des Auseinanderdriftens in weltanschaulichen Fragen und aufgrund sich wandelnder Interessen um 1916 ein Ende gefunden haben.

Goldscheids Einfluss auf Gesundheitsstadtrat Julius Tandler und die Sozialpolitik im »Roten Wien«

Nicht wenige Fachwissenschaftler, die sich mit der Menschenökonomie befasst haben, konstatieren einen Einfluss dieses Konzepts, besonders von dessen eugenischer Komponente, auf die Wiener Gesundheitspolitik von Julius Tandler. Michael Hubenstorf weist auf einen solchen Einfluss hin und macht auch auf die Ambivalenz der Menschenökonomie aufmerksam, die Tandler in letzter Zuspitzung zur Überlegung der Vernichtung sogenannten »lebensunwerten Lebens« gebracht haben könnte,[26] ein Gedanke, den Tandler nicht in die Praxis umsetzte, und dem er selbst ambivalent gegenüberstand. Gerhard Baader untersucht diese Frage genauer und stellt einen definitiven Einfluss von Goldscheids Menschenökonomie auch in eugenischer Hinsicht fest. Baader bezieht sich hier auf Tandlers Referat *Krieg und Bevölkerung* vor der Gesellschaft der Ärzte in Wien im Jahr 1916.[27] Weitere Publikationen Tandlers zeigen zwar ebenso zweifelsohne Bezüge, zugleich aber eine widersprüchliche und ambivalente Rezeption der Menschenökonomie. 1917 setzte er in einem Artikel in der *Arbeiter-Zeitung* den Begriff »menschenökonomisch« synonym mit »menschenschonend«, und meinte in Hinblick auf eine flüchtig hingeworfene Überlegung zu einer »Menschenzüchtung«: »Zum Experimentieren in Fragen der Men-

25 Vgl. Gudrun Exner, Rudolf Goldscheid und der »Monistenbund in Österreich«. Unter besonderer Berücksichtigung der »Wiener Hauptversammlung« 1927, in: Pirmin Stekeler-Weithofer/Heiner Kaden/Nikolaos Psarros (Hg.), *An den Grenzen der Wissenschaft. Die »Annalen der Naturphilosophie« und das natur- und kulturhistorische Programm ihrer Herausgeber Wilhelm Ostwald und Rudolf Goldscheid. Die Vorträge der Konferenz, veranstaltet von der Sächsischen Akademie der Wissenschaften zu Leipzig und dem Institut für Philosophie der Universität Leipzig im November 2008* (Abhandlungen der Sächsischen Akademie der Wissenschaften zu Leipzig. Phil.-hist. Kl. 82/1), Stuttgart–Leipzig: Hirzel 2011, 272–294.

26 Vgl. Michael Hubenstorf, Sozialmedizin, Menschenökonomie, Volksgesundheit, in: Franz Kadrnoska (Hg.), *Aufbruch und Untergang. Österreichische Kultur zwischen 1918 und 1938*, Wien–München–Zürich: Europaverlag 1981, 247–265, 253.

27 Vgl. Baader, Programme, 113–117.

schenökonomie haben wir aber jetzt keine Zeit.«[28] Das kann an dieser Stelle dahingehend interpretiert werden, dass ihm die eugenische Komponente der Menschenökonomie in der Praxis nicht anwendbar schien.

Tandler schrieb in der gedruckten Fassung des oben genannten Referates *Krieg und Bevölkerung* in der *Wiener klinischen Wochenschrift* unter anderem, »daß die kontinuierlich immer mehr steigende Unterstützung dieser Minusvarianten *menschenökonomisch* unrichtig und rassenhygienisch falsch ist.« Unter den »Minusvarianten« verstand er an dieser Stelle pauschal die »Untüchtigen«.[29]

Der neueste Forschungsbeitrag zu diesem Thema findet sich in der Studie von Peter Schwarz über Julius Tandler. Demnach soll vor allem Goldscheids »biologischer Utilitarismus« in Form eines »Kosten-Nutzen-Denkens«[30] Tandler zu seinen menschenverachtenden Äußerungen im Bereich der »unproduktiven« Fürsorgeausgaben veranlasst haben. Auch Schwarz konzediert, dass für Goldscheid soziale Empathie und Altruismus dennoch höchste Werte darstellten.[31] Ein lineares Kosten-Nutzen-Denken kann in seiner Bandbreite von der brutalen Eliminierung »unnützer Esser« aus einem Gemeinschaftsverband bis hin zu biopolitisch motivierten Kürzungen von Sozialleistungen reichen. Tandler dagegen scheint in erster Linie Opferbereitschaft der Leistungsträger und Kooperation der Leistungsempfänger erwartet zu haben.[32] Goldscheid wiederum scheint der Menschenökonomie ein sehr langfristiges Kosten-Nutzen-Denken zugrunde gelegt zu haben, das über eine Umwegrentabilität aus der (menschlichen) Natur den größtmöglichen Nutzen ziehen und auf diesem Weg über mehrere Generationen zu einer Höherentwicklung des Menschen führen soll.

Der wichtige Aspekt der Kosten-Nutzen-Überlegungen in Goldscheids Menschenökonomie müsste noch genauer untersucht werden. Ausgangspunkt könnte hier die These von der »Verwechslung ökonomischer Wissenschaft und sittlicher Forderung« bilden, auf die der sozialdemokratische Parteijournalist Gustav Eckstein (1875–1916) in einer Rezension hinwies.[33] Denn Goldscheid untermauerte seine ethischen Forderungen bewusst mit ökonomischen Argumenten, um auch Wirtschaftsfachleute von seinen Ansichten zu überzeugen.[34]

28 Julius Tandler, Volksgesundheit und Volkswohlfahrt, *Arbeiter-Zeitung*, 5.6.1917, 1–2, 1; fortgesetzt unter demselben Titel: 6.6.1917, 1–2. – Der Hinweis auf diesen Artikel stammt aus: Doris Byer, Evolutionistische Anthropologien. Zur Ambivalenz eines hundertjährigen Forschungsparadigmas, in: Ash/Stifter, *Wissenschaft*, 185–206, 193.

29 Vgl. Baader, Programme, 115, Hervorh. G. E.

30 Vgl. ähnlich auch: Nemec, Julius Tandler, 262.

31 Vgl. Schwarz, *Julius Tandler*, 62–63.

32 Vgl. ebd., 67–69.

33 Vgl. Gustav Eckstein, Rudolf Goldscheid. Entwicklungswerttheorie, Entwicklungsökonomie, Menschenökonomie. Eine Programmschrift. Leipzig 1908 [Rezension], in: *Die neue Zeit* 27 (1909) 17, 619–620, 620.

34 Vgl. Goldscheid, *Entwicklungswerttheorie*, 118, 213–214.

Aus dieser zwar gutgemeinten, aber sowohl ethisch als auch wissenschaftlich fragwürdigen Position ergab sich, wie Eckstein schon 1909 feststellte, eine »völlige Verwirrung aller Begriffe der Wissenschaft«.[35]

Goldscheid schrieb 1911 in seinem Buch *Höherentwicklung und Menschenökonomie* auch ganz im Gegenteil zu Tandlers Äußerung bezüglich der »Minusvarianten«, dass man die im Kampf ums Dasein Unterliegenden unterstützen müsse. Denn diese würden meist nicht »ausgemerzt«, sondern auf eine tiefere Stufe des Lebensstandards herabgedrückt, und würden so den »Sumpfboden« bilden, der auch die »Sieger« zu sich hinunterziehen würde, sei es im »Völkerkampf« oder im sozialen Kampf innerhalb einer Nation.[36] Und weiter: »Die rücksichtslose Bekämpfung der minder gut Angepassten ist das entwicklungsfeindlichste Nivellieren, das sich denken lässt.« Den weniger gut Angepassten müsse vielmehr »eine so beschaffene Mitarbeit und Teilnahme an unserer Kultur [ermöglicht werden], daß sie dadurch sowohl selbst, wie in ihrem Nachwuchs immer mehr erstarken.«[37]

Die Arbeitssektion für Sozialbiologie und Eugenik (1913–1914) der Soziologischen Gesellschaft in Wien

Auch auf institutioneller Ebene war Goldscheid an der Arbeit der eugenischen Bewegung in Wien beteiligt. Nachdem er 1907 die Soziologische Gesellschaft in Wien gegründet hatte, setzte er sich für die Gründung einer Sektion für Sozialbiologie ein, deren Vorsitzender Julius Tandler und deren Sekretär Paul Kammerer wurden. »Damit war sie zum Schnittpunkt sozialistischer Eugenik in Wien geworden [...].«[38] Über die Gründung der Sektion am 19. November 1913 berichtete die *Neue Freie Presse:*

> »Die Soziologische Gesellschaft hat die Absicht, sich eine Arbeitssektion für Sozialbiologie und Eugenik anzugliedern, um Klarheit darüber zu gewinnen und zu verbreiten, welche Anteile innere und äußere Faktoren, organische Anlagen und Milieu-

35 Eckstein, Goldscheid, 620.

36 Vgl. Goldscheid, *Höherentwicklung*, 219–220.

37 Ebd., 223.

38 Baader, Programme, 96. – Zu den übereinstimmenden lamarckistischen Ansichten von Goldscheid und des Zoologen und Eugenikers Paul Kammerer siehe: Veronika Hofer, Rudolf Goldscheid, Paul Kammerer und die Biologen des Prater-Vivariums in der liberalen Volksbildung der Wiener Moderne, in: Ash/Stifter, *Wissenschaft*, 149–184, 149–156. – Zu Kammerer und Goldscheid siehe auch: Taschwer, *Fall*. – Demnach beeinflusste der Soziologe Goldscheid Kammerers Ansichten in gesellschaftlichen Fragen und der Biologe Kammerer lieferte das biologische Fundament für Goldscheids wohlfahrtsstaatlich-utopische Konzepte. Diese interdisziplinäre Zusammenarbeit lag im Zeitraum der letzten Jahre vor dem Ersten Weltkrieg. Vgl. ebd., 150–151.

bedingungen an der Volksgesundheit und Rassetüchtigkeit haben. Nur wenn Ärzte, Juristen, Verwaltungsbeamte, Nationalökonomen und Soziologen zusammenarbeiten, kann Einseitigkeit in der Lösung dieses brennendsten Problems unserer Zeit vermieden werden. Den einleitenden Vortrag, durch welchen eine möglichst große Anzahl von sachkundigen Mitarbeitern herangezogen werden soll, hält morgen Mittwoch den 19. d. um 7 Uhr abends Professor Dr. Julius Tandler unter dem Titel ›Konstitution und Rassetüchtigkeit‹ im Hörsaal 38 der philosophischen Fakultät an der Universität Wien. Alle Interessierten haben zu dieser Versammlung freien Zutritt. Anfragen sind zu richten an die Soziologische Gesellschaft in Wien, 3. Bezirk, Jacquingasse 45.«[39]

Die Soziologische Gesellschaft in Wien war eine außeruniversitäre Einrichtung mit deutlichen personellen Vernetzungen mit der Universität Wien und mit teilweise internationaler Ausrichtung. Goldscheid engagierte sich Zeit seines Lebens sehr für diese früheste soziologische Vereinigung im deutschen Sprachraum, die hauptsächlich eine rege Vortragstätigkeit mit hochkarätigen Vortragenden aus Wissenschaft, Politik und anderen Bereichen entfaltete. Soweit bisher bekannt,[40] wurden in ihrer Arbeitssektion für Sozialbiologie und Eugenik lediglich zwei Referate gehalten: Zunächst der oben erwähnte Vortrag von Julius Tandler anlässlich der »Gründungsveranstaltung« sowie am Freitag, dem 20. März 1914 ein Referat anlässlich der »Zweiten Sitzung der Sektion für Sozialbiologie und Eugenik« wiederum von Julius Tandler im Gesellschaftszimmer des Residenz-Hotels in der Teinfaltstraße 6 im ersten Wiener Gemeindebezirk über *Konstitution und Kondition.*[41]

Die Menschenökonomie wurde außerhalb der sozialbiologischen Sektion nur in einigen Vorträgen thematisiert,[42] etwa im Vortrag Goldscheids über Darwin (s. u.). Dagegen referierten der deutsche Eugeniker Alfred Grotjahn (1869–1931)

39 Vereinsnachrichten. Soziologische Gesellschaft, *Neue Freie Presse*, 19.11.1913, 12. – Goldscheids Wohnsitz befand sich damals in der Jacquingasse 45, Wien III., die oben als Sitz der Soziologischen Gesellschaft in Wien genannt ist.

40 Zur Arbeitssektion für Sozialbiologie und Eugenik ist bislang noch zu wenig bekannt. Taschwer hat sie als »erste eugenische Initiative in Österreich« gewertet und vermutet, dass sie »nur von kurzem Bestand gewesen sein« dürfte. Vgl. Taschwer, *Fall*, 152. – Nach Reinhard Müller stellte sie ihre Tätigkeit 1914 aufgrund von Tandlers Kriegsdienstleistung als Landwehroberarzt ein. Vgl. Reinhard Müller, Geschichte der Soziologischen Gesellschaft in Wien, in: Stephan Moebius/Andrea Ploder (Hg.), *Handbuch Geschichte der deutschsprachigen Soziologie* (Band 1). *Geschichte der Soziologie im deutschsprachigen Raum*, Wiesbaden: Springer 2018, 763–778, 768.

41 Vgl. Brief von Rudolf Goldscheid im Namen der Soziologischen Gesellschaft in Wien/Sektion für Sozialbiologie und Eugenik an Max Hirsch vom März 1914, Staatsbibliothek zu Berlin, Preußischer Kulturbesitz, Handschriftenabteilung, Nachlass Max Hirsch. – Paul Weindling, *Health, race and German politics between national unification and Nazism, 1870–1945*, Cambridge–u. a.: Cambridge University Press 1991, 140, Anm. 328.

42 Beispielsweise in Goldscheids Referat zur Frauenfrage Ende April 1913. Vgl. Geburtenrückgang und Frauenfrage vom Standpunkte der Menschenökonomie, *Neue Freie Presse*, 2.5.1913, 8.

im Jahr 1909 über *Das Problem der Entartung* und im Jahr 1911 der deutsche Soziologe Leopold Wiese (1876–1969) zum Thema *Auslese und Sozialpolitik.* Während Grotjahn zunächst zur Vorsicht mahnte, weil die eugenischen Erkenntnisse noch nicht gesichert seien (in der Folge aber seine eigene Warnung missachtete und von einer »Entartung« eines relativ großen Teils der Bevölkerung in westlichen Industriestaaten überzeugt war), brachte Wiese einige vernünftige Argumente gegen (sozial-)darwinistische Ansichten vor, denen er aber, etwa im Hinblick auf eine Begabtenförderung, teilweise auch zustimmte.[43] Paul Kammerer referierte 1912 zum Thema *Überblick der modernen Variations- und Vererbungslehre.* Hier berichtete er vor allem über durch das Milieu erworbene Mutationen, von deren Vererbung er überzeugt war. Im Zusammenhang damit empfahl er besonders Forschungen auf dem Gebiet der »positiven Eugenik«, daneben aber auch Maßnahmen der »negativen Eugenik«, wie die Verhinderung der Fortpflanzung erblich Belasteter.[44]

Eine Schnittstelle für die Interessen kirchenkritischer Zirkel, eugenischer Gruppierungen und anderer wissenschaftlich motivierter Kreise waren die Gedenkfeiern zu Darwins hundertstem Geburtstag am 12. Februar 1909. Goldscheid hielt am 13. Februar 1909 in der Wiener Soziologischen Gesellschaft einen Festvortrag zum Thema *Darwin als Lebenselement unserer modernen Kultur.*[45] Der deutsche Rassenhygieniker und Sozialdarwinist Alfred Ploetz (1860–1940) hatte am 10. Februar im »Arbeiter-Abstinentenbund« in Wien zum Thema *Darwinismus und Rassenhygiene* referiert[46] und war am 12. Februar mit Goldscheid zu einer längeren Unterredung in dessen Wohnung zusammengetroffen.[47] Die beiden verband die Wertschätzung Darwins. Doch Goldscheid lehnte die Weiterentwicklung der Lehre Darwins durch den Histologen August Weismann (1834–1914) als reaktionär ab[48] – da sie jede Vererbung erworbener Eigenschaften ausschloss –, und somit auch sozialdarwinistische Ansichten.

43 Vgl. Gudrun Exner, *Die Soziologische Gesellschaft in Wien (1907–1934) und die Bedeutung Rudolf Goldscheids für ihre Vereinstätigkeit*, Wien: new academic press 2013, 70–72, 94–99.

44 Vgl. ebd., 112–114.

45 Vgl. ebd., 52–56. – Goldscheid kritisierte in diesem Vortrag Weismanns Lehre von der »Kontinuität des Keimplasmas« und warnte vor sozialdarwinistischen Anschauungen.

46 Vgl. Darwin-Gedenkfeier, *Arbeiter-Zeitung*, 7.2.1909, 6. – Dem/der anonymen GutachterIn sei für den Hinweis gedankt.

47 Vgl. Paul Weindling, Racial Expertise and German Eugenic Strategies for Southeastern Europe, in: Christian Promitzer/Sevasti Trubeta/Marius Turda (Hg.), *Health, Hygiene, and Eugenics in Southeastern Europe to 1945*, Budapest–New York: Central European University Press 2011, 27–54, 38–39.

48 Vgl. Goldscheid, *Höherentwicklung*, 244–245, 248.

Goldscheid in der österreichischen und internationalen Friedensbewegung

Goldscheid war in der österreichischen und internationalen Friedensbewegung in erster Linie als Pazifist tätig, und konnte das Konzept der Menschenökonomie hier nicht intensiv propagieren. Die Kausalitätsbeziehung verlief umgekehrt: Über die Menschenökonomie kam er, wie oben erwähnt, zum Pazifismus, da Kriege eine ungeheure Energievergeudung bedeuten, und weil die unproduktiven Rüstungsausgaben die Ausgaben für menschenökonomisch sinnvolle Einrichtungen verringern.[49]

Bereits im Jahr 1911 hatte er der Präsidentin der »Österreichischen Friedensgesellschaft« (gegründet 1892) und Friedensnobelpreisträgerin des Jahres 1905, Bertha von Suttner, sein Hauptwerk zur Menschenökonomie zur Rezension übersandt. Suttner sprach von einer meisterlichen Arbeit, die sich zwar nur zum Teil auf dem Gebiet des Pazifismus bewege, von deren Gedankengängen dennoch auch die Friedensbewegung profitieren würde. Goldscheid verweise auf eine neue Zeit, auf »neue Menschen mit höherem ökonomischem Wert«, die man sich aber nur leisten könne, wenn Kriege als überholt gelten würden.[50] In Folge wendete sich Goldscheid innerhalb der pazifistischen Bewegung anderen Themen zu. Er war mit dem österreichischen Friedensnobelpreisträger von 1911, dem Schriftsteller und Pazifisten Alfred Hermann Fried (1864–1921), gut bekannt. Dieser referierte im selben Jahr in der Soziologischen Gesellschaft in Wien über *Die panamerikanische Bewegung*.[51] 1923/24 wurde Goldscheid als Frieds provisorischer Nachfolger Redakteur der *Friedens-Warte*, dem wichtigsten deutschsprachigen pazifistischen Publikationsorgan mit internationalem Anspruch und Rang. Nach einer nicht allzu glücklichen Tätigkeit, die aber doch in der Weiterführung der Zeitschrift auf höchstem Niveau und in einer sehr kritischen Zeit resultierte, übergab er sein Amt in bestem Einvernehmen an den Völkerrechtslehrer und Pazifisten Hans Wehberg (1885–1962). Damit waren seine Haupttätigkeiten für die Friedensbewegung, der er weiterhin verbunden blieb, beendet.[52]

49 Vgl. Rudolf Goldscheid, *Friedensbewegung und Menschenökonomie* (Internationale Organisation 2/3), Berlin–Leipzig: Verlag der Friedens-Warte 1912, 35–36, 39–40.

50 Vgl. Suttner, *Höherentwicklung*, 195.

51 Vgl. Vereinsnachrichten, *Neue Freie Presse*, 23.2.1911, 13.

52 Vgl. Gudrun Exner, Rudolf Goldscheid (1870–1931) in der österreichischen und internationalen Friedensbewegung, in: *Österreich. Geschichte – Literatur – Geographie* 59 (2015) 1, 38–55.

Menschenökonomie und Frauenfrage

Durch die Menschenökonomie und seine gute Bekannte, die Wiener feministische Schriftstellerin Rosa Mayreder (1858–1938),[53] gelangte Goldscheid zur Auseinandersetzung mit der »Frauenfrage«. Seine wichtigste Studie auf diesem Gebiet ist die Abhandlung *Frauenfrage und Menschenökonomie* aus dem Jahr 1914, in deren Zentrum die Frage der Frauenerwerbstätigkeit vor dem Hintergrund des damaligen Geburtenrückgangs steht. Hier befürwortete er alle Forderungen der Frauenrechtsbewegung. Insbesondere trat er für Schwangeren- und Mutterschutz sowie für die Gewährung aller politischen Rechte, besonders des aktiven und passiven Wahlrechts für Frauen ein. Er wies darauf hin, dass bereits zu seiner Zeit die meisten Frauen im Berufsleben stehen müssten, und dass daher die Vereinbarkeit von Beruf und Familie mehr Unterstützung finden müsse.[54]

Die Frau sei, anders als der Mann, eine »Menschenproduzentin«. Wenn sie sich erst dieser Tatsache bewusst geworden sei, könne sie, ähnlich wie das seiner selbst bewusst gewordene Proletariat, eine ungeahnte Machtstellung einnehmen. Als »Menschenproduzentin« müsse sie aber vor schädlichen Einflüssen geschützt werden, da die Hauptursache der »Degeneration« nicht in erblicher Veranlagung, sondern in schädlichen Umwelteinflüssen und Lebensbedingungen, wie Unterernährung, Überarbeitung, Schlafmangel, Wohnungselend, und anderes mehr, zu sehen sei. Es müssten Institutionen aufgebaut werden, »damit das Weib seinen generativen Aufgaben mit geringstem Kraftaufwand und höchstem Nutzeffekt nachzukommen« vermöge.[55] (1924 war für Julius Tandler die Ehe zwischen gleichberechtigten PartnerInnen die bevölkerungspolitisch wichtigste Institution der Reproduktion, die im Sinne einer »generativen Ethik« zu beeinflussen sei.[56]) Über die Ehe schrieb Goldscheid 1911:

> »Besonderer Berücksichtigung empfehle ich das [...] in Bezug auf die Ehe Gesagte und meinen Nachweis, daß diese bisher in erster Linie als Sexualordnung, aber nur sehr wenig als *Institution der Arterhaltung und Steigerung der Rassetüchtigkeit*[57] ausgebaut worden ist. Ohne große Investitionen für die Menschenzucht, die bisher bloß als unbezahltes Nebenamt, als *schlechtest entlohnte Hausindustrie* betrieben wird, ist ein organischer Aufstieg der Gesellschaft ein Ding der Unmöglichkeit.«[58]

53 Vgl. Harriet Anderson (Hg.), *Rosa Mayreder. Tagebücher 1873–1937*, Frankfurt/Main: Insel 1988.

54 Vgl. Goldscheid, *Frauenfrage*, 16, 30–31.

55 Ebd., 14.

56 Vgl. Julius Tandler, Ehe und Bevölkerung, in: *Wiener Medizinische Wochenschrift* 74 (1924) 4, 211–214; 5, 262–266; 6, 305–309; hier 4, 211, 213.

57 »Rassetüchtigkeit« hier im Sinne der »menschlichen Rasse«.

58 Goldscheid, *Höherentwicklung*, 217–218, Hervorh. R. G.

Die spätere Geschlechterpolitik im Ständestaat berief sich gleichfalls auf die zentrale Rolle der Frau im Reproduktionsprozess, wollte diese aber in der »männlichen Versorgerehe«, also im Haus und in der Familie verorten.[59] Goldscheid dachte dagegen in der »Frauenfrage« an arbeitsrechtliche Bestimmungen für außerhäuslich erwerbstätige Frauen. Da die Frauenerwerbstätigkeit bereits eine soziale Tatsache darstelle, müsse man die soziale Realität akzeptieren und den Frauen die Vereinbarung von Beruf und Familie erleichtern.[60]

Schlussbemerkung

Goldscheids Menschenökonomie war sein seinerzeit bekanntester Beitrag zu den Wissenschaften, die er in den hier dargestellten Netzwerken von Wissenschaft und Sozialreform mit unterschiedlichem Erfolg propagierte. Umgekehrt wurde die Menschenökonomie wiederum von den Gedankenwelten dieser Netzwerke beeinflusst, am stärksten in ihren Anfängen von den monistischen Kreisen um Wilhelm Ostwald. Im übergreifenden Kontext lässt sich die Menschenökonomie in den lang dauernden Prozess des Auf- und Ausbaus des modernen Sozialstaats einordnen, zu dem sie einen Beitrag leisten wollte. Die Auseinandersetzung mit der Menschenökonomie wirft letztlich, wenn sie kritisch vor dem Hintergrund des heutigen historischen Wissens unternommen wird, immer wieder eine Fülle von Fragen auf, die auch im heutigen sozialen und sozialmedizinischen Bereich noch zeitgemäß sein können.

gudrun.exner[at]aon.at

59 Vgl. Maria Mesner, *Geburten/Kontrolle. Reproduktionspolitik im 20. Jahrhundert*, Wien–Köln–Weimar: Böhlau 2010, 246–247.

60 Vgl. Goldscheid, *Frauenfrage*, z. B. 2, 5–6, 15.

6. Mobilität und Wissenstransfer

Jan Surman

»Peregrinatio Medica.« Mobilität von Medizinern in den Jahren 1848–1914 und die Konstruktion einer Hauptstadtuniversität[1]

»Peregrinatio medica.« Mobility of University Physicians 1848–1918 and the Construction of a »Capital University«

Abstracts

Der vorliegende Beitrag stellt die Potenziale der Erforschung der universitären Fakultäten mit kollektivbiografischen Methoden am Beispiel der Medizinischen Fakultät der Universität Wien 1848–1918 dar. Er schlägt somit vor, die Privatdozenten gegenüber den Ordinarien zu privilegieren und die Geschichte der Universität aus deren Perspektive zu beleuchten. Durch den Vergleich mit anderen Universitäten Cisleithaniens soll zudem der bisher partikularistische Blick auf die Wiener Universität erweitert und so ihre Stellung in der Matrix der habsburgischen Hochschulen hinterfragt werden. Es wird die strukturelle Privilegierung der Universität Wien sowohl durch finanzielle und soziale Bedingungen, wie auch durch Praktiken der Berufung an sich diskutiert, die zum Aufblühen der Wiener Medizinischen Schule beitrugen, aber gleichzeitig ein Prekariat von Gelehrten in Wien schufen.

This article discusses the possibilities of researching history of universities with the methods of collective biography, concentrating on the Medical Faculty of the Vienna University 1848–1918. I propose to privilege Privatdozenten as opposed to the full professors and write the history of universities from the Privatdozenten perspective. Additionally, a comparison with other universities in Imperial Austria allows expanding the analyses of Vienna University that so far concentrated on one university only and discussing the position of Vienna University in the matrix of Habsburg universities. I discuss how Vienna University was privileged through financial and social factors as well as through the practice of nominations. While this favoring allowed Vienna Medical School to thrive, at the same time it created an academic precariat in the Habsburg capital.

1 Dieser Text basiert auf der 2012 an der Universität Wien verteidigten Dissertation: Jan Surman, *Habsburg Universities 1848–1918. Biography of a Space*, phil. Diss., Wien 2012, online unter othes.univie.ac.at/18482/1/2012-01-09_0103118.pdf. Die zugrundeliegenden Datenbänke sind in Open Access freigeschaltet (zur Medizinischen Fakultät, Univ. Wien: phaidra.univie.ac.at/o:104443, zu anderen Fakultäten Cisleithaniens siehe individuelle Links: Ebd., 11). Für die stark überarbeitete Buchfassung siehe: Jan Surman, *Universities in Imperial Austria 1848–1918. A Social History of a Multilingual Space*, West Lafayette, Ind.: Purdue University Press, 2018.

Keywords
Habsburger Universitäten, Verflechtungsgeschichte, Kollektivbiografie, Prekariat von Gelehrten

Habsburg Universities, Entangled History, Collective Biography, academic precariat

Das Universitätssystem der Habsburgermonarchie charakterisierte sich durch eine hohe Wienzentriertheit. Die Universität in der imperialen Hauptstadt konnte die beste Besoldung anbieten und somit die hervorragendsten Mediziner berufen. Gleichzeitig war sie die bevorzugte Ausbildungsstätte für die jungen Mediziner, aus denen sich spätere Privatdozenten rekrutierten. Die Wiener Medizinische Schule (WMS) verdankt ihre Stellung eben dieser Konzentration bedeutender junger und arrivierter Forscher in dem imperialen Zentrum.[2] Wenn bisherige Arbeiten vor allem Einzelbiografien nachgingen, bzw. das Milieu der Universität erforschten, schlägt der vorliegende Beitrag einen anderen Weg ein. Mithilfe der an die kollektivbiografische Methode angelehnten Mobilitätsanalyse werden die Alma Mater Rudolphina Vindobonensis in ihrer Stellung in der Habsburgermonarchie und die Konsequenzen imperialer Zentriertheit dargestellt. Die akademischen und politischen Veränderungen der zweiten Hälfte des 19. Jahrhunderts, die das Imperium nachhaltig veränderten und die institutionelle Landschaft der Universitäten prägten, wie auch individuelle Karrieren nachhaltig beeinflussten, bilden den Hintergrund dieser Geschichte.

Seit dem Aufblühen der Sozialgeschichte erfreut sich die Kollektivbiografie als Methode zunehmender Popularität. Zum Teil ist dies neuen Technologien zu verdanken, die den Zugang zu biografischen Materialien erleichtern, aber auch deren statistische Verarbeitung und nachfolgende grafische Darstellung vereinfachen.[3] Zunächst eng mit der Eliteforschung verflochten, wurde sie zunehmend für die Analyse marginalisierter Gruppen angewendet, was einen zusätzlichen Attraktivitätsfaktor darstellt.[4] Auch wenn die Beziehungen der Prosopografie zur Mikrogeschichte (im Sinne der *microstoria* Giovanni Levis oder Carlo Ginzburgs) bisher nur vereinzelt vermerkt wurden, so kann kaum übersehen werden, dass beide, wenn in kritischer Art und Weise verwendet, gegen die Geschichte großer Männer gerichtet sind und durch Hinzuziehung zusätzlicher

2 Vgl. Erna Lesky, *Die Wiener medizinische Schule im 19. Jahrhundert* (Studien zur Geschichte der Universität Wien 6), Graz–Köln: Böhlaus Nachf. 1965.

3 Vgl. Wilhelm Heinz Schröder, Kollektivbiographie. Spurensuche, Gegenstand, Forschungsstrategie, in: *Historical Social Research* Supplement (2011) 23, 74–152.

4 Z. B.: R. Arvid Nelsen, Race and Computing. The Problem of Sources, the Potential of Prosopography, and the Lesson of Ebony, in: *MagazineIEEE Annals of the History of Computing* 39 (2017) 1, 29–51.

Analyseebenen alternative Narrative generieren,[5] so auch in der Universitätsgeschichte, wo Prosopografie als Methode schon vor langer Zeit Eingang fand.[6]

Der vorliegende Beitrag stellt die Potenziale der Erforschung der universitären Fakultäten mit kollektivbiografischen Methoden am Beispiel der Medizinischen Fakultät der Universität Wien 1848–1918 dar. Dabei legt der Blick auf das Kollektiv der Gelehrten an der Medizinischen Fakultät nahe, in der Untersuchung zunächst die Privatdozenten gegenüber den Ordinarien zu privilegieren und schlägt somit vor, die Geschichte der Universität aus deren Perspektive zu beleuchten. Zugrunde liegt dieser Einsicht der fallende Anteil der ordentlichen Professoren an den Fakultäten von knapp 25 % (1860) auf 9 % (1910) und die dennoch vor allem diese Personen fokussierende historiografische Forschung, die auf dieser Grundlage Vergangenheitsnarrative entwirft.[7] Durch den Vergleich mit anderen Universitäten Cisleithaniens soll zudem der bisher partikularistische Blick auf die Alma Mater Rudolphina Vindobonensis erweitert und so die Stellung der Wiener Universität in der Matrix der habsburgischen Hochschulen hinterfragt werden. Die Hauptfrage, der ich mich hier widme, ist jene nach der strukturellen Privilegierung der Universität Wien durch finanzielle und soziale Bedingungen, die Praktiken der Berufung, die Ausbildung junger Gelehrter und schließlich deren Mobilität bedingte. Die Privilegierung Wiens, so die These dieses Beitrags, trug zwar zum Aufblühen der Wiener Medizinischen Fakultät bei, schuf aber gleichzeitig ein Prekariat von Gelehrten, die zum Teil auch aufgrund des wachsenden habsburgischen Antisemitismus in den Provinzen in der noch relativ toleranten Hauptstadt verblieben. Dass der Erfolg der WMS auch durch das Zusammenspiel des Ministeriums und der Medizinischen Fakultät lautstark unterstrichen wurde, um die zentrale Rolle der Wiener Fakultät nicht zu gefährden und in Zeiten wachsender Nationalismen sowohl innerhalb der Monarchie wie auch außerhalb deren Grenzen propagandistisch zu nutzen, ist zwar ein Teil dieser Geschichte, wird aber im Rahmen dieses Artikels nicht weiterverfolgt.

---

5 Vgl. Jürgen Schlumbohm, Mikrogeschichte – Makrogeschichte. Zur Eröffnung einer Debatte, in: Ders. (Hg.), *Mikrogeschichte – Makrogeschichte: komplementär oder inkommensurabel?*, 2. Auflage, Göttingen: Wallstein 2000, 7–32, 21.

6 Exemplarisch für die frühen Versuche: James K. McConica, The Prosopography of the Tudor University, in: *The Journal of Interdisciplinary History* 3 (1973) 3, 543–554. – In gewissem Sinne könnte aber bereits Franz Eulenburg (*Der »akademische Nachwuchs«. Eine Untersuchung über die Lage und die Aufgaben der Extraordinarien und Privatdozenten*, Leipzig–Berlin: B. G. Teubner, 1908) als Vorreiter gelten.

7 Die Erforschung der Medizinischen Fakultät in Wien zieht dieses Ungleichgewicht vergleichsweise gut in Betracht und die bisher ausführlichste Analyse zu diesem Thema von Lesky (*Die Wiener medizinische Schule*) fokussiert stark die derzeit als Mittelbau bezeichnete Gruppe.

Ewige Privatdozenten: Diskriminierung oder Karrierestrategie

Bereits ein quantifizierender Blick auf die Zahl der an den medizinischen Fakultäten Cisleithaniens[8] lehrenden Personen lässt die Dominanz des Wiener Standorts erkennen, wo etwa die Hälfte des Personals lehrte (siehe Tab. 1–3). Dieses zahlenmäßige Ungleichgewicht erklärt sich vor allem aus der wachsenden Anzahl von Privatdozenturen und führt zu der Frage nach den Gründen und Folgen dieses Ungleichgewichts, der hier verkürzt nachgegangen wird.

Ab 1880 lehrten etwa 60 % aller medizinischen Privatdozenten Cisleithaniens in Wien. Zuvor war dieser Prozentsatz zwar noch höher und reichte bis 80 % aller cisleithanischen Privatdozenten, allerdings verfügten zu der Zeit nicht alle Universitäten über medizinische Fakultäten. Im Vergleich war der Unterschied in der Anzahl der o. und ao. Professoren zwischen Wien und den übrigen Fakultäten weniger eklatant. Auf das Betreuungsverhältnis bezogen bedeutete das zwar eine sehr hohe Anzahl von Studierenden pro o. oder ao. Professor in Wien, das Verhältnis von Studierenden pro Universitätslehrer war jedoch deutlich geringer und zählte sogar zu den niedrigsten in Cisleithanien.[9]

Dass gerade Wien so viele Privatdozenten anzog, hatte mehrere Gründe. Als die größte Stadt der Monarchie bot es Dozenten zusätzliche Einkommensquellen zu den Kollegiengeldern. Die hohe Anzahl der Ärzte unter den Privatdozenten, die eine Praxis betrieben, ist ein weiterer Hinweis darauf, dass die Beschäftigung an der Universität für viele nur ein Teil ihres Berufslebens war – womöglich sogar nicht der bedeutendste. Da die Privatdozentur nur mit geringer Lehrverpflichtung verbunden war, aber zunehmend zu einem Prestigekriterium wurde, steigerte sie die Attraktivität und so das Einkommen der eigenen Privatpraxis. Dies verleitete auch manche dazu, den Titel des Dozenten illegal, also ohne entsprechende Qualifikation, zu führen.[10] Für viele war die Privatdozentur also nicht mit der Idee einer akademischen Karriere verbunden, sondern mit klinischen Karriereambitionen – 1910 war bereits jeder fünfte Privatdozent Klinikvorstand. Statistisch gesehen verfolgten 50 % der Wiener Privatdozenten primär eine nicht akademische Laufbahn, was den höchsten Anteil in Cisleithanien bedeutete (Graz hatte 40 % solcher Privatdozenten, Innsbruck 25 % und die deutsche Karl-Ferdinands-Universität Prag [weiter DKFU Prag] 13 %). Diese Zahl umfasst vor allem Ärzte, die Privatpraxen hatten. Dazu bot die Hauptstadt die besten Bedingungen, was vermutlich dazu beigetragen hatte, dass die Zahl der Privatdozenten hier hoch anstieg, und viele von ihnen keinen weiteren akademischen

8 Anzahl der medizinischen Fakultäten Cisleithaniens: 1848: 3, 1869: 5, 1882: 6, 1894: 7.

9 Vgl. Surman, *Habsburg Universities*, 493, Tabelle 2.

10 Vgl. die Broschüre: *Hohes Abgeordnetenhaus. Petition der Privatdozenten-Vertreter der österreichischen Hochschulen in Angelegenheit von Standesfragen*, Wien: Fischer 1910.

Posten erhielten, den sie allerdings auch nicht anstrebten. Die theoretisch forschenden Mediziner erhielten zumeist Professuren bzw. Titularprofessuren.

Auch wenn nicht alle Privatdozenten um Professuren rangen, war die Konkurrenz um die akademischen Posten hoch. Dies war nicht nur im Mangel an Professuren begründet, sondern auch durch die Tatsache, dass jüdische Mediziner nur in Wien und bedingt in Prag überhaupt akademische Karrierechancen hatten. Einerseits waren die meisten von ihnen deutschsprachig, was ihre Möglichkeiten in Galizien und an der tschechischen Karl-Ferdinands-Universität Prag (in Folge TKFU Prag) schmälerte, andererseits stand das Ministerium der Berufung jüdischer Gelehrter an die Innsbrucker und Grazer Universität ablehnend gegenüber, offiziell mit dem Verweis auf antisemitische Übergriffe der Studierenden.[11]

Interessante Daten liefert auch der Blick auf die Herkunft der Gruppe der Privatdozenten. Keine andere Universität, so könnte man die Ergebnisse verkürzt zusammenfassen, konnte ein ähnliches habsburgisches Potpourri aufweisen wie Wien. Zunächst bestätigt die Analyse der Geburtsorte der in Wien habilitierten Privatdozenten die überregionale Anziehungskraft der habsburgischen Hauptstadt - bekanntlich war die I. wie die II. WMS durch das verdichtete Aufeinandertreffen Gelehrter aus unterschiedlichen Kronländern gekennzeichnet. Nur knapp die Hälfte der in Wien habilitierten Privatdozenten stammte aus dem heutigen österreichischen Gebiet (v. a. Niederösterreich); ein Viertel stammte hingegen aus Böhmen und Mähren (15 und 10 %) und ein Zehntel aus Ländern der ungarischen Krone.[12] Unter den in Wien arbeitenden Privatdozenten waren ein Drittel gebürtige Wiener. Da die meisten davon bereits in Wien promoviert wurden, deutet diese Zahl darauf hin, dass sich diese Varietät und Heterogenität bereits unter Promovenden widerspiegelt, was allerdings statistisch noch geprüft werden müsste. Fest steht jedoch, dass es keine Korrelation zwischen Geburtsprovinz und späterem Karrierestandort gibt – nur vereinzelt führten die Karrieren der in Wien habilitierten Privatdozenten an die Universitäten in den Provinzen, in denen sie geboren wurden (inkl. Galizien, Böhmen/Mähren und Königreich Ungarn). Der Umstand, dass nur wenige Pri-

11 Für zwei direkt nachfolgende so entschiedene Berufungen vgl.: Berufung von Karl Brunner an den Lehrstuhl für Chemie in Innsbruck von 12.9.1902, Österreichisches Staatsarchiv [ÖStA], Allgemeines Verwaltungsarchiv [AVA], Ministerium für Cultus und Unterricht [MCU], Fasz. 1014, PA Brunner, Zl 28381. (Josef Herzig, Kandidat *primo loco es aequo* für Chemie in Innsbruck, wurde nicht berufen.) – Berufung von Karl Kreiblich an den Lehrstuhl für Dermatologie in Graz von 13.2.1903, ÖStA, AVA, MCU, Fasz. 884, PA Kreiblich, Zl 1518. (Josef Jadasson, Dermatologe in Graz, wurde nicht berufen). - 1907 hatte Graz keine jüdischen Lehrpersonen und Innsbruck zwei, vgl.: Rede Joseph Redlichs am 12. Dezember 1907, in: *Stenographische Protokolle des Abgeordnetenhauses* (1907) 17. Sess., 2938–2948.

12 Eigene Berechnungen; bei 5 % der Privatdozenten ist der Geburtsort unbekannt.

vatdozenten, die in den drei letztgenannten Regionen geboren wurden,[13] auch in diese zurückkehrten, könnte die These einer zunehmenden sprachlich determinierten Fragmentierung der Universitätslandschaft unterstützen. Darunter ist hier der Umstand gemeint, dass die Privatdozenten an den Universitäten geblieben sind, an denen die Sprache gesprochen wurde, in der sie wissenschaftlich sozialisiert worden waren. Dieser Befund widerspricht etwa einem (ethnischen) Nationalismus und der Annahme, dass die Privatdozenten in »ihre« Provinzen zurückkehrten. Anzumerken ist, dass die Haltung gegenüber einer kulturellen oder nationalen Identifikation bei der Mehrheit der Untersuchten unbekannt ist. Zugleich ließe sich dieser Umstand aber auch durch die Attraktivität Wiens als »imperialer« Berufsort erklären und muss folglich detaillierter untersucht werden, um verkürzte Schlüsse und Pauschalisierungen zu vermeiden. Dass die Entscheidung, in Wien zu studieren, zu promovieren und zu habilitieren vor allem für jüdische Studierende aufgrund antisemitischer Diskriminierung in anderen Kronländern, wie auch aus sprachlichen Gründen attraktiv war, liegt zwar nahe, bedürfte aber ebenfalls eingehender Untersuchung.

Nicht überraschend ist auch der Trend, dass die Anzahl der Privatdozenten (Tab. 1) wie auch der neu Habilitierten (Tab. 4) generell kontinuierlich anstieg. Die im Detail zu beobachtende Wellenbewegung bei den Habilitationen, d. h. auf einen Anstieg folgende Flauten, erwähnte bereits Hartmut Tietze in seiner Untersuchung der Studierenden.[14] Ob diese Bewegung von den sich verändernden Karrierestrategien der Promovenden abhängig war oder von der Fakultät reguliert wurde, um die Überzahl an Privatdozenten in Wien zu reduzieren, müsste allerdings noch eingehender untersucht werden.

Berufungen und Strukturen

Die Zahl der Privatdozenten begünstigte die Vormachtstellung der Wiener Medizinischen Fakultät, wie im folgenden Abschnitt gezeigt wird, wobei diese durch struktur(mit)bedingte Praktiken produziert und verfestigt wurde. Mit teilweisem Bezug auf Marita Baumgartens Typologie der Universitäten und den daran geknüpften Einfluss auf die Mobilität argumentiert der folgende Teil, dass die Wiener Universität eine doppelte Rolle in der Monarchie spielte: die Rolle einer sogenannten Eingangsuniversität und die Rolle einer sogenannten Endstati-

13 Hier müsste noch die Frage der »Zuständigkeit« berücksichtigt werden, was bei Beamten-, seltener Soldatensöhnen durchaus von Bedeutung war.

14 Vgl. Hartmut Tietze, *Der Akademikerzyklus. Historische Untersuchungen über die Wiederkehr von Überfüllung und Mangel in akademischen Karrieren*, Göttingen: Vandenhoeck & Ruprecht 1990.

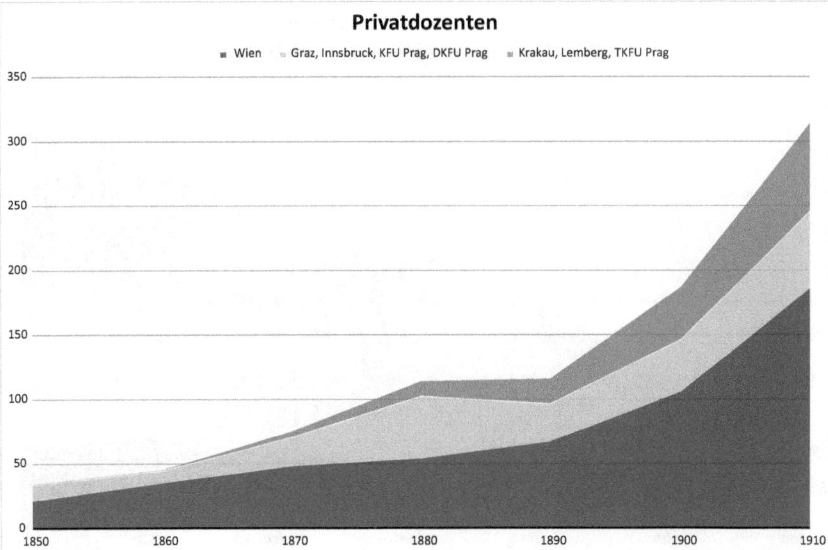

Abb. 1: Anzahl der Privatdozenten an den medizinischen Fakultäten in der Habsburgermonarchie 1848–1918.

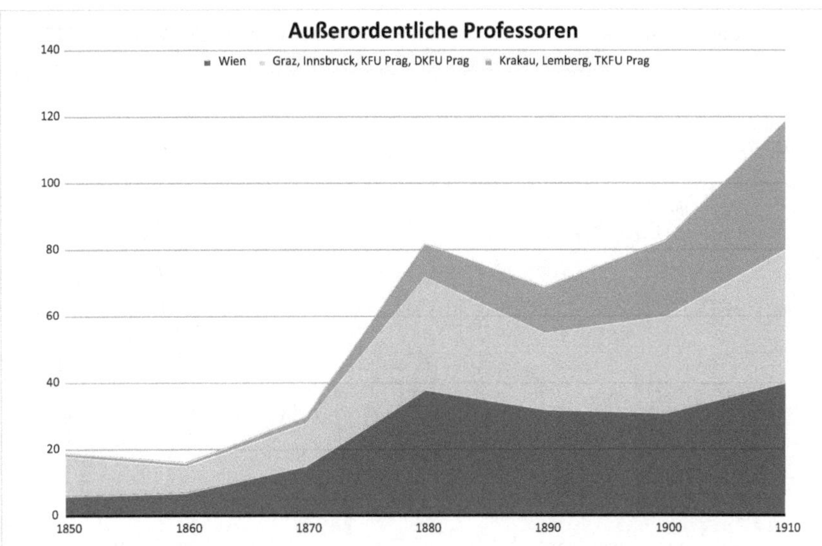

Abb. 2: Anzahl der außerordentlichen Professoren an den medizinischen Fakultäten in der Habsburgermonarchie 1848–1918.

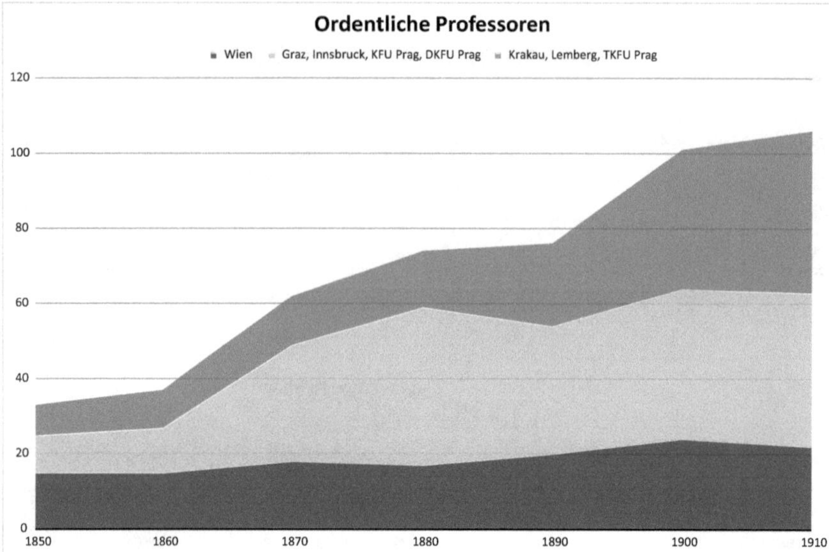

Abb. 3: Anzahl der ordentlichen Professoren an den medizinischen Fakultäten in der Habsburgermonarchie 1848–1918.

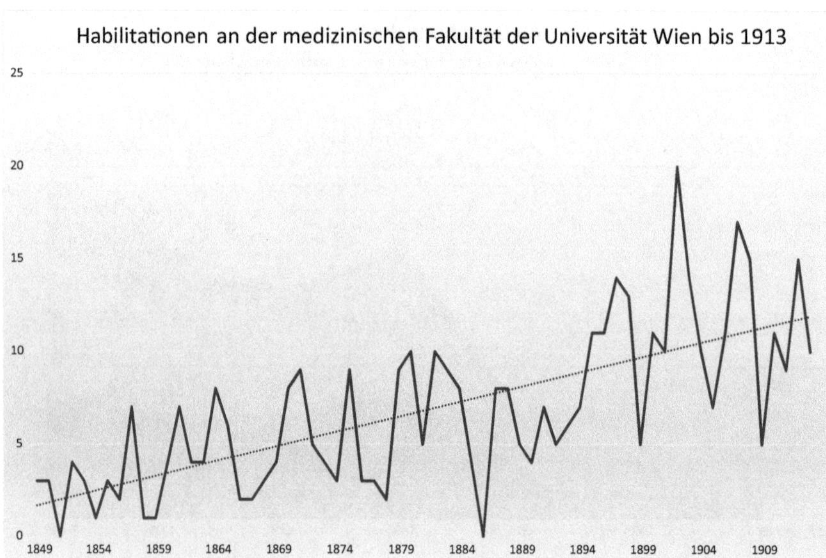

Abb. 4: Habilitationen an der Medizinischen Fakultät der Universität Wien bis 1913 (R2=0,48).

onsuniversität.[15] Zudem strukturierte die Wiener Universität die Mobilität der Mediziner, was weitreichenden Einfluss auf die Karrieremuster innerhalb Cisleithaniens hatte. Die hohe Zahl der Privatdozenten, aber auch der Promovenden und Studierenden generell, bedingte, dass die Wiener Medizinische Fakultät als formative Schule für andere Fakultäten fungierte, zudem in Graz und Innsbruck die medizinischen Fakultäten erst im Verlauf der zweiten Hälfte des 19. Jahrhunderts eröffnet wurden. Dass die habsburgischen Professoren eine Position in Wien als die Krönung ihrer Karriere ansahen, bedeutete wiederum, dass die kleineren Universitäten ihre Professoren schwer halten konnten, wenn diese einen Ruf nach Wien bekamen. In dieser Hinsicht war die Struktur des cisleithanischen (medizinischen) akademischen Raumes in doppelter Hinsicht Wienzentrisch, wie sich anhand der im nächsten Absatz diskutierten Statistik gut belegen lässt. Diese Struktur war vor allem durch finanzielle und kulturelle Faktoren bedingt, die in beiden Fällen die Universität in der Hauptstadt begünstigten.

Zwischen 1848 und 1918 »exportierte« die Wiener Medizinische Fakultät 102 Personen, von denen 77 % an der Fakultät promoviert und 87 % habilitiert wurden, sechs von ihnen waren zuvor aus dem deutschen Imperium gekommen. Gleichzeitig berief die Fakultät 80 Lehrpersonen, davon 33 % eigener Nachwuchs nach »Zwischenstationen« an anderen Universitäten und 22 % aus nicht habsburgischen Ländern des Deutschen Bundes bzw. dem deutschen Kaiserreich (davon allerdings war die Hälfte in Wien ausgebildet); insgesamt vorherrschend waren Berufungen aus Graz und Prag. Der Großteil dieses Lehrpersonals waren Ordinarien (je sieben aus Graz und Innsbruck, acht aus der KFU Prag/DKFU Prag und neun aus dem Deutschen Bund/Kaiserreich) – und wenig überraschend war die Mehrheit davon ohnehin in Wien ausgebildet. Nur zehn nach Wien berufene Professoren verließen die Hauptstadt wieder (v. a. Richtung deutschsprachiges Ausland), was die These Wiens als Zentrum der cisleithanischen Academia bekräftigt. Die neu nach Wien berufenen Professoren waren im Vergleich die ältesten, im Durschnitt 45, etwa fünf Jahre älter als die nach Prag und Graz berufenen.[16] Ob Wien damit die älteste Fakultät darstellte, wäre noch zu untersuchen. Da allerdings in Wien die Privatdozenten gegenüber den tendenziell älteren Professoren überwogen, ist eher von einem ähnlichen Durchschnitt wie an anderen Universitäten auszugehen.

Die Karrieren Wiener Jungforscher führten somit oft an die deutschsprachigen habsburgischen Universitäten. In Graz machten die aus Wien berufenen

15 Vgl. Marita Baumgarten, *Professoren und Universitäten im 19. Jahrhundert. Zur Sozialgeschichte deutscher Geistes- und Naturwissenschaftler* (Kritische Studien zur Geschichtswissenschaft 121), Göttingen: Vandenhoeck & Ruprecht, 1997.

16 Vgl. Surman, *Habsburg Universities*, 498, Tabelle 11.

Gelehrten 44 % aus, in Prag 33 % und in Innsbruck deutlich über die Hälfte der Professorenschaft. Vor allem handelte es sich hier um die Wiener Privatdozenten, die an kleinen Universitäten Professuren erlangten – und, wie schon oben erwähnt, sich des Öfteren später wegberufen ließen: von Innsbruck nach Graz oder Prag bzw. von dort aus nach Wien.

Ein ähnliches Muster lässt sich auch bei den Orten der Promotion der Wiener Privatdozenten feststellen, wobei hier noch die Frage nach den multiplen Ausbildungsorten gestellt werden kann. Mehrheitlich wurden die Wiener Privatdozenten in Wien ausgebildet, 7 % in Prag und 4 % in Graz – wobei festzuhalten ist, dass es sich bei diesen Prozentsätzen immerhin um knapp 30 bzw. 20 Personen handelt. In Wien Promovierte stellten dagegen die Hälfte der Habilitanden in Innsbruck und ein Viertel in Graz – in den beiden Prager Universitäten, wie auch den galizischen Fakultäten betrug deren Anteil knapp 10 %.

Der Verweis auf die galizischen Fakultäten soll auch auf die im 19. Jahrhundert zunehmende Abgrenzung dieser von den deutschsprachigen habsburgischen Universitäten hindeuten. Nachdem in Wien ausgebildete Gelehrte wie Józef Dietl (1804–1878) und Alfred Biesiadecki (1839–1889) eine bedeutende Rolle bei der Entstehung der Krakauer Medizinischen Fakultät in den 1860er- und 1870er-Jahren spielten, setzten die nun polnischsprachigen Universitäten auf eigenen Nachwuchs und beriefen Gelehrte vermehrt von außerhalb der Habsburgermonarchie. Dabei waren einzelne Berufungen aus Wien, wie etwa des Chirurgen Jan/Johann Mikulicz-Radecki (1850–1905), weiterhin möglich – solange der infrage kommende Gelehrte polnisch sprach. Der abnehmende Austausch auf Ebene der Privatdozenten wie Professoren bedeutet allerdings nicht, dass Wien seine Rolle als Ausbildungszentrum für galizische Mediziner verlor, da gleichzeitig die Fakultäten wie auch die Regierung Geld in die Stipendienfonds investierten und somit die meisten jungen galizischen Gelehrten mindestens ein Semester in der Hauptstadt verbrachten.

Die oben skizzierte Entwicklung bedeutet, dass Wien eine sehr in sich geschlossene Fakultät war: Von den Ordinarien wurden 71 % in Wien promoviert (65 % in Wien habilitiert), und bei den außerordentlichen Professoren waren es 81 % (86 % in Wien habilitiert). Mit 2 % außerordentlichen und knapp 10 % ordentlichen Professoren aus dem Ausland war die Wiener Fakultät die zweitinternationalste der deutschsprachigen habsburgischen Universitäten, wobei die DKFU Prag prozentuell doppelt so viele ausländische Professoren aufwies. Spitzenreiter in der Internationalisierung in Cisleithanien waren die galizischen Fakultäten, die vor allem viele im Kaiserreich promovierte Gelehrte an die polnischsprachigen Universitäten zogen. Dennoch waren die medizinischen Fakultäten Cisleithaniens deutlich nationaler ausgerichtet als die philosophischen, an denen (prozentuell) etwa doppelt so viele ausländische Forscher lehrten.[17]

Wie eingangs erwähnt, war die in diesem Beitrag zahlenmäßig dargestellte Rolle Wiens im habsburgischen Universitätssystem durch mehrere Faktoren bedingt. Bereits in den frühen 1860er-Jahren war die Begünstigung der Wiener Universität sowohl durch die Struktur, wie auch durch die Praktik der Berufungen, ein durchaus kontroverses Thema.[18] Finanzielle Verhältnisse waren für Kritiker sicherlich ein wichtiger Faktor: Bis 1898 die Anfangsgehälter der Professoren an allen Universitäten angeglichen wurden, verdienten Wiener Professoren um 20 % mehr als jene an anderen Universitäten (1849–1870 betrug die Mehrbezahlung sogar zwischen 30 % und 60 %, abhängig von der Universität) und erhielten noch zusätzliche Zulagen aufgrund höherer Lebenserhaltungskosten.[19] Wien bot wohl auch die reichsten Institute, Sammlungen sowie Zugang zu den interessantesten Krankenfällen, wobei dies disziplinspezifisch unterschiedlich war, denn die neuerbauten Kliniken an kleineren Universitäten waren durchaus moderner als die in der Hauptstadt und lockten ebenso Spitzenforscher an.

Die Berufungspraxis des Ministeriums unterstrich diese Wienzentriertheit. Die Reformen 1849 beendeten zwar das Privileg der Universität Wien, auf ein Konkursverfahren[20] zu verzichten und direkte Vorschläge zu machen,[21] dennoch

17 Vgl. Surman, *Habsburg Universities*, 498, Tabelle 12, vgl. auch 497, Tabelle 10 (Habilitationsorte).

18 Vgl. Carl Rokitansky, *Die Conformität der Universitäten mit Rücksicht auf gegenwärtige österreichische Zustände*, Wien: Sallmayer 1863. – Vgl. auch die Reaktion darauf: Jan Purkyně, Kritika Carl Rokitansky, Die Conformität der Universitäten mit Rücksicht auf gegenwärtige österreichische Zustände, in: *Časopis lékařův českych* 3 (1863) 3, 22–24.

19 Vgl. Erlaß des Ministers des Cultus und Unterrichts, womit die mit Allerhöchster Entschließung vom 26. October 1849 genehmigte provisorische Vorschrift über die künftige Regulirung der Gehalte und des Vorrückungsrechtes der Facultäts-Professoren an den Universitäten zu Wien, Prag, Lemberg, Krakau, Olmütz, Gratz und Innsbruck mitgetheilt wird, *Allgemeines Reichs-Gesetz- und Regierungsblatt für das Kaiserthum Österreich* 438/1849. – Gesetz von 9. April 1870 betreffend die Gehalte der Professoren an den Weltlichen Fakultäten der Universitäten und das Quartiergeld der Facultäts-Professoren in Wien, *Reichsgesetzblatt für die im Reichsrathe vertretenen Königreiche und Länder* [*RGBl*] 45/1870. – Gesetz von 19. September 1898 betreffend die Regelung der Bezüge der Professoren an Universitäten und denselben gleichgehaltenen Hochschulen und Lehranstalten, *RGBl* 167/1898.

20 Das Konkursverfahren bestand aus einer standardisierten schriftlichen sowie mündlichen Prüfung und einer Probevorlesung. Das Verfahren wurde über Zeitschrifteninserate öffentlich ausgeschrieben und stand allen BewerberInnen offen. Die Ergebnisse des Verfahrens wurden von der Fakultät an den Studiendirektor und schließlich an die Studienhofkommission weitergeleitet – ein Vorgehen, wovon sich die Studienhofkommission größtmögliche Objektivität versprach und zugleich die Einflussnahme der Fakultäten im Sinne partikulärer Interessen zu verhindern versuchte.

21 Vgl. Hofkanzley-Dekret vom 30. November 1810 an sämmtliche Länderstellen, abgedruckt

schlug die Wiener Fakultät dann oft Kandidaten *unico loco* vor, statt Dreiervorschläge zu nennen. Diese Praxis, die auch von anderen Fakultäten, wenngleich in deutlich geringerem Ausmaß, angewendet wurde, bedeutete, dass die Fakultät dem Ministerium keine Auswahl ließ und der Umstand, dass die meisten dieser Vorschläge angenommen wurden, zeugt an sich von einem Machtverhältnis zugunsten der Fakultäten. Das Ministerium verteidigte diese Praxis, auch wenn andere Universitäten dagegen protestierten bzw. nach gleichen Regeln behandelt werden wollten.[22] Mehrmals bewilligte das Ministerium der Wiener Medizinischen Fakultät teure Berufungen aus dem Ausland, und vor allem wenn habsburgische Gelehrte rückberufen wurden, wurde kein Geld gescheut.[23] Auch andere Universitäten profitierten von dieser ungleichen Behandlung der Rückberufungen, wobei in kleinerem Maß als die Hauptstadtuniversität.[24] Deutlich wurde dabei die Idee formuliert, die Wiener Schule der Medizin zu unterstützen, womit die zentrale Stellung Wiens bekräftigt wurde. Gleichzeitig wurde die Vorherrschaft Wiens in ministerialen Dokumenten kolportiert. Vermutlich unterstützte zudem die der Fakultät nahestehende Presse die Konstruktion der Wiener Medizin als internationales Phänomen und bedeutend(st)er Schule in Europa, um die Wahrscheinlichkeit gewünschter Berufungen zu erhöhen. Die Behandlung dieser These übersteigt allerdings den hier vorgestellten Rahmen und müsste medienhistorisch untersucht werden.

Die Verbindung von medienhistorischer und statistischer Analyse, die hier vorgeschlagen wurde, soll nun suggerieren, dass die Universitätsgeschichte durch einen Methodenmix neu beforscht werden kann. In diesem Artikel wurde die Frage nach den Faktoren gestellt, die dazu beigetragen hatten, dass die Medizinische Fakultät der Universität Wien die zentrale Rolle in Cisleithanien im 19. Jahrhundert nicht nur behielt, sondern auch ausbaute. Kollektivbiografische Daten liefern hier ein Bild einer Universitätslandschaft, in dem die Wiener Universität nicht nur die meisten jungen Gelehrten ausbildete, sondern auch die

in: Johann G. Megerle von Mühlfeld (Hg.), *Handbuch für alle kaiserlich-königlichen, ständischen und städtischen Beamten, deren Wittwen und Waisen. Oder Darstellung aller ihnen durch die neuesten allerhöchsten Gesetze vom Jahre 1806 bis 1822 zustehenden Rechte und obliegenden Verbindlichkeiten* (Band 1), Wien: Mösle 1824, 78–80.

22 Vgl. die Kontroverse um die Nominierung von Ernst Gaupp aus Freiburg für den Lehrstuhl der Anatomie an der DKFU Prag 1909: Vorschlag der Medizinischen Fakultät, 31.3.1909, Archiv der Karlsuniversität Prag, Fond Deutsche Universität, Medizinische Fakultät, Kart. 2, PA Glosser, Zl 1038. – Antwort des Ministeriums für Cultus und Unterricht, 31.5.1909, ebd., Zl 21354. – Berufungsakt Otto Grosse, 8.6.1909, ebd., Zl 34041.

23 Vgl. die Berufung von Ernst Fuchs an den Lehrstuhl für Augenheilkunde in Wien von 16.7.1885, ÖStA, AVA, fasc. 599, PA Ernst Fuchs, Zl 23518/84. – Vgl. auch die Berufung von Clemens Pirquet an den Lehrstuhl für Kinderheilkunde in Wien, 8.6.1911, ÖStA, AVA, MCU, fasc. 603, PA Pirquet, Zl 28469.

24 Vgl. die Berufung von Franz Hofmann an den Lehrstuhl für Physiologie in Innsbruck, 8.1.1905, ÖStA, AVA, MCU, fasc. 1001, PA Franz Hofmann, Zl 6400.

besten Professoren berufen konnte. Diese Dominanz kann bereits auf Ausbildungsniveau beobachtet werden, da die Fakultät aus einem breiten Fundus von Studierenden schöpfen konnte, die aus Teilen der gesamten Monarchie kamen. Wenn dieser Artikel Statistik in den Vordergrund stellt, so ist es unter Berücksichtigung dessen, dass dies nur bedingte Aussagen zulässt und um eine kulturgeschichtliche Analyse ergänzt werden muss. Diese kann auch auf mehreren Ebenen erfolgen, von der Frage inwiefern diese Struktur nicht vorgegeben, sondern durch die Praxis implementiert wurde, bis zur Analyse der Diskussionen zu Verstärkung, Relativierung oder Hinterfragung dieser Struktur.

jan.surman[at]gmail.com

Marta Nadraga / Borys Zimenkovs'kyj / Oleksandr Lucyk / Tymofij Kalynjuk

Der Einfluss der Wiener Medizin auf die Entwicklung der Nationalen Medizinischen Danylo-Halyc'kyj-Universität in Lemberg (1784–1918)

The influence of Viennese medicine on the development of the National Medical Danylo Halyc'kyj University in Lemberg (1784–1918)

Abstracts

Die österreichische Periode (1784–1918) in der Geschichte der Nationalen Medizinischen Danylo-Halyc'kyj-Universität L'viv lässt sich in folgende drei Phasen teilen: als Medizinische Fakultät der Universität Lemberg (l) unter Joseph II. (1741–1790), (2) unter Franz (II.) I. (1768–1835) und (3) unter Franz Joseph I. (1830–1916). Parallel dazu wurde an der Philosophischen Fakultät eine pharmazeutische Abteilung eingerichtet (1853–1918). Die meisten Professoren dieser medizinischen Einrichtungen der Universität Lemberg waren Absolventen der Universität Wien (über 90 % des Lehrkörpers der Medizinischen Fakultät der Josephinischen Universität, etwa 70 % der Professoren des medizinisch-chirurgischen Instituts der Universität unter Franz (II.) I.). Nach der Wiedereröffnung der Medizinischen Fakultät 1894 und in den darauffolgenden zwanzig Jahren bis 1914 wurde von der Verwaltung Österreichs und der Stadt Lemberg die Errichtung von 14 neuen Fakultätsgebäuden finanziert, wodurch die Infrastruktur der Fakultäten und Kliniken wesentlich verbessert wurde.

The Austrian period (1784–1918) was the longest in the historical development of the L'viv University School of Medicine and included three phases: Medical Faculty of the University (1) under Joseph II., (2) under Franz (II.) I. and (3) under Franz Joseph I. Additionally, a pharmaceutical division was established at the Philosophical Faculty (1853–1918). Most professors of these medical institutions of the University of Lemberg were graduates of the University of Vienna (more than 90 % of the faculty of the Medical Faculty of the Josephinist University, about 70 % of the professors of the medical-surgical Institute of the University under Franz (II.) I.). During two decades after the reopening of the Medical Faculty in 1894, due to the financial support of Austrian and local governments, a new campus including 14 new buildings, housing theoretical and clinical departments, was realized, which significantly improved the infrastructure of the faculties and clinics.

Keywords

Universität Lemberg, österreichische Periode, Medizinische Fakultät, pharmazeutische Abteilung, Professoren

Lemberg University, Austrian period, Medical Faculty, pharmaceutical department, professors

Späte Forschungen über eine fruchtbare Zeit

Die L'viver (dt. Lemberger) Nationale Medizinische Danylo-Halyc'kyj-Universität ist heute als Hochschule des 4. Niveaus akkreditiert und ist der Ausbildung von Ärztinnen und Ärzten, PharmazeutInnen sowie der wissenschaftlichen Forschung in diesen Bereichen verpflichtet. Historisch ging die Institution aus der Medizinischen Fakultät der Universität Lemberg hervor, die 1784 entsprechend einem Erlass des österreichischen Kaisers Joseph II. (1741–1790) gegründet wurde.

Ziel dieses Beitrags ist die Untersuchung der Geschichte der Lemberger Medizinischen Universität sowie die detaillierte Erforschung und Aufarbeitung des Wissenstransfers auf den Gebieten Medizin und Pharmazie zwischen der Lemberger Nationalen Medizinischen Danylo-Halyc'kyj-Universität und den österreichischen Universitäten, insbesondere jener in Wien im Zeitraum vom 18. bis zum 20. Jahrhundert. Der Schwerpunkt der Forschungen liegt dabei auf dem Prozess der Entstehung der medizinischen Institutionen und der Entwicklung einer höherwertigen Fachausbildung in Galizien aufgrund des österreichischen Einflusses. Als Quellenbasis dienten vor allem Personalakten und Biografien jener Professoren, Lektoren und Ärzte, die sowohl an der Universität in Lemberg als auch an jener in Wien gewirkt haben. Hierfür wurden zahlreiche Primärquellen, u. a. aus dem Österreichischen Staatsarchiv, dem Archiv der Universität Wien, aber auch aus Archiven in Lemberg und Kiew, erstmalig ausgewertet.

Bis zum Ende des 20. Jahrhunderts waren Forschungen zur Geschichte der Medizinischen Fakultät der Universität in Lemberg eher spärlich gesät – zum Thema finden sich Arbeiten von Ludwik Finkel und Stanisław Starzyński, Gerson Wolf, Wiktor Hahn, Witold Nowicki, Franciszek Jaworski, Henryk Kadyi (1851–1912), Adolf Beck (1863–1942), Leon Wachholz, Wanda Wojtkiewicz-Rok, Isabel Röskau-Rydel und anderen.[1] Die Möglichkeit, die Geschichte der Uni-

1 Ludwik Finkel/Stanisław Starzyński, *Historya Uniwersytetu Lwowskiego* (Band 1), Lemberg: Nakładem Senatu Akademickiego c. k. Uniwersytetu Lwowskiego 1894. – Franciszek Jaworski, *Uniwersytet Lwowski. Wspomnienie jubileuszowe*, Lemberg: Nakładem Towarzystwa Miłośników Przeszłości Lwowa 1912. – Ludwik Finkel/Marceli Chlamtacz (Hg.), *Kronika Uniwersytetu Lwowskiego. 1894/95–1897/99* (Band 1), Lemberg: Nakładem Senatu akademickiego c. k. Uniwersytetu lwowskiego 1899. – Wiktor Hahn, *Kronika Uniwersytetu lwowskiego. 1898/99–1909/10* (Band 2), Lemberg: Nakładem Senatu akademickiego c. k. Uniwersytetu lwowskiego 1912. – Witold Nowicki (Hg.), *Księga pamiątkowa wydana w dwudziestą piątą rocznicę istnienia Wydziału Lekarskiego Uniwersytetu Jana Kazimierza: 1894–1919*, Lemberg: Wydział Lekarski U. J. K. 1920. – Adolf Beck, *Uniwersytet Jana Kazimierza we Lwowie podczas inwazji*

versität im Detail zu erforschen, ergab sich erst in jüngerer Vergangenheit. In der sowjetischen Zeit wurden derartige historische Arbeiten nicht gefördert bzw. durch die Sperrung des gesamten Lemberger Universitätsarchivs sogar verhindert. Mitte der 2000er-Jahre begannen schließlich intensive Vorarbeiten und 2006 erschien in Lemberg unter der Redaktion der Professoren Borys Zimenkovs'kyj, Mečyslav Hžehoc'kyj und Oleksandr Lucyk die Publikation *Profesory L'vivs'koho nacional'noho medyčnoho universytetu imeni Danyla Halyc'koho 1784–2006*. Dieses 389 Seiten umfassende Werk beinhaltet rund 600 Biografien von Institutsleitern, Lehrstuhlinhabern und Professoren an der Medizinischen Universität in Lemberg im Zeitraum von 1784 bis 2006 und behandelt somit den österreichischen, polnischen, deutschen, sowjetischen und ukrainischen Einfluss, unter dem die Universität stand. Diese Kurzbiografien enthalten die elementaren Lebensdaten, Angaben zur sozialen Herkunft, zur Schul- und weiterführenden Ausbildung sowie zum Karriereverlauf. Hervorgehoben werden zudem die wissenschaftlichen Leistungen, die ihren Niederschlag auch in entsprechenden Fachpublikationen fanden; je fünf bis zehn herausragende Publikationen belegen den wissenschaftlichen Forschungsschwerpunkt. Ebenfalls werden Mitgliedschaften in in- und ausländischen Vereinen, Institutionen, Gesellschaften oder Akademien erwähnt, um die internationalen Netzwerke dieser Personen aufzuzeigen, die wichtigsten Ehrungen und Auszeichnungen angeführt sowie nach Möglichkeit Portraits der Wissenschaftler abgebildet. Ein zwar nicht vollständiges, aber umfangreiches Quellen- und Literaturverzeichnis bietet wertvolle Hinweise zur weiteren Vertiefung. Besonderer Wert wurde neben der Erforschung der Personengeschichte auf die Universitätsgeschichte, die Entstehung der medizinischen und pharmazeutischen Hochschulausbildung in Lemberg und auf die Erläuterung des modernen, wissenschaftlichen und pädagogischen Potenzials der Universität gelegt. Bei dem hier vorgestellten Werk handelt es sich um die erste Veröffentlichung zu diesem Thema in ukrainischer Sprache. Die Auflistung deutschsprachiger Quellen und Sekundärliteratur bietet jedoch auch ForscherInnen und LeserInnen, die über keine Ukrainisch-Kenntnisse verfügen, zahlreiche weiterführende Informationen. Ein alphabetisches Namensverzeichnis und ein Index der gegründeten medizinischen und pharmazeutischen Schulen ergänzen die Biografien. 2009 erschien eine Folgepubli-

rosyjskiej w roku 1914/15, Lemberg: Nakładem Senatu Akademii Uniwersytetu J. K. we Lwowie 1935. – Franciszek Jaworski, *Uniwersytet Lwowski. Wspomnienie jubileuszowe*, Lemberg: Nakładem Towarzystwa Miłośników przeszłości Lwowa 1912. – Isabel Röskau-Rydel, *Kultur an der Peripherie des Habsburger Reiches. Die Geschichte des Bildungswesens und der kulturellen Einrichtungen in Lemberg von 1772 bis 1848*, Wiesbaden: Harassowitz 1993. – Wanda Wojtkiewicz-Rok, *Dzieje Wydziału Lekarskiego Uniwersytetu Lwowskiego w latach 1894–1918*, Breslau: Wydawnictwo Uniwersytetu Wrocławskiego 1992.

kation derselben Autoren, nunmehr erweitert auf 700 Biografien und 449 Seiten.[2] Diese aktuellere Sammlung erwähnt eine Reihe neuer Persönlichkeiten, darunter sieben Personen, die Ehrendoktorate erhielten, zehn Professoren für Naturgeschichte aus dem Zeitraum von 1784 bis 1850 und zahlreiche bisher nicht berücksichtigte Namen aus den Zeiträumen 1918 bis 1939, 1942 bis 1944 und 2006 bis 2009. Ergänzungen und Korrekturen der Biografien der ersten Publikation aus dem Jahre 2006, eine Reihe neuer Literaturangaben sowie Bilder und Gedenktafeln von Gelehrten komplettieren das zweite Buch.

2014 veröffentlichte die wissenschaftliche Bibliothek der Medizinischen Universität anlässlich des 230. Jubiläums eine Bibliografie unter dem hier ins Deutsche übertragenen Titel *Die Lemberger Nationale Medizinische Danylo-Halyc'kyj-Universität. Im Wandel der Zeiten.* (*L'vivs'kyj nacional'nyj medyčnyj universytet imeni Danyla Halyc'koho. Pohljad kriz' viky*). Die Publikation enthält mehr als 700 Quellen zur Geschichte der Lemberger Universität, gruppiert in fünf Abschnitte. Gesammelt wurden Quellen zur Geschichte der Universität allgemein, zur Geschichte der medizinischen Einrichtungen und Krankenhäuser sowie zu den universitären Lehrstühlen und deren Inhabern. Diese Forschungen sind noch lange nicht abgeschlossen, Ergebnisse laufender Recherchen werden in der Bibliografie ergänzt.[3]

Die Geschichte der Lemberger Medizinischen Universität kann in insgesamt fünf Perioden gegliedert werden: die österreichische (1784–1918), polnische (1919–1939), deutsche (1942–1944), sowjetische (1939–1941, 1944–1991) und ukrainische (seit 1991). Diese historischen Abschnitte korrelieren mit der jeweiligen Zugehörigkeit Lembergs zu den Staaten Österreich, Polen, Deutschland, der Sowjetunion und der Ukraine. Während der österreichischen Phase wurde die Universität und mit ihr die Medizinische Fakultät insgesamt dreimal unter drei verschiedenen Kaisern (wieder)eröffnet: 1784 unter Joseph II., 1817 unter Franz (II.) I. (1868–1835) und 1894 unter Franz Joseph I. (1830–1916).[4] Dieser Beitrag gibt zunächst einen Überblick zur Entwicklung der Universitäten unter den drei Kaisern, um danach die strukturellen Auswirkungen sowie den Wissenstransfer der Wiener Medizin auf die Lemberger Medizinische Universität zu verdeutlichen.

2 Borys Zimenkovs'kyj/Mečyslav Hžehoc'kyj/Oleksandr Lucyk (Hg.), *Profesory L'vivs'koho nacional'noho medyčnoho universytetu imeni Danyla Halyc'koho 1784–2009*, Lemberg: Nautilus 2009.

3 Vgl. Roman Lesyk/Marta Nagrada (Hg.), *L'vivs'kyj nacional'nyj medyčnyj universytet imeni Danyla Halyc'koho. Pohljad kriz' viky (Do 230-riččja vid dnja zasnuvannja). Bibliohrafičnyj pokažčyk*, Lemberg: Nautilus 2014.

4 Vgl. Borys Zimenkovs'kyj/Oleksandr Lucyk/Svitlana Riznyčok, *Avstrijs'kyj period v istoriji L'vivs'koho nacional'noho medyčnoho universytetu imeni Danyla Halyc'koho*, in: *Galizien* 1 (2008–2010), 79–110, 79–80.

Die Lemberger Universität unter Joseph II. – Der Beginn eines neuen Hochschulwesens nach Wiener Vorbild

Die Entwicklung des medizinischen Hochschulwesens in Lemberg begann unter der Regierungszeit Erzherzogin Maria Theresias (1717–1780). Im Jänner 1773 trafen fünf Mediziner in der Hauptstadt des eben an Österreich angeschlossenen Kronlandes Galizien und Lodomerien ein: zwei Ärzte, Andreas Krupiński (1744–1783) und Jan Spaventi, sowie drei chirurgische Geburtshelfer, Jan Waltz (gest. 1788), Franz Ogesser und Anton Kremler, die das sogenannte Medizinische Kollegium (Collegium Medicum) gründeten. Federführend betreffend den medizinwissenschaftlichen Einfluss Österreichs auf Galizien wirkte Andreas Krupiński, der sein Medizinstudium an der Universität Wien absolviert hatte und von 1773 bis 1783 als Protomedicus, also Leiter des gesamten Gesundheitswesens, maßgeblich den Aufbau der Medizinischen Fakultät in Lemberg und die Neuorganisation der medizinischen Ausbildung und Wissenschaft in Galizien nach österreichischem Vorbild beeinflusste.[5] Darüber hinaus war das fünfköpfige Gremium für die Neuattestierung und -registrierung der Diplome der praktizierenden Ärzte nach den in Österreich geltenden Vorgaben verantwortlich.[6] Während des Bestehens des Kollegiums (1773–1784) qualifizierten sich circa sechzig Chirurgen für den medizinischen Beruf und erhielten entsprechende Diplome.

Die frühen Pläne von Maria Theresia zur Eröffnung der Medizinischen Fakultät in Lemberg realisierte ihr Sohn und Erbe, Kaiser Joseph II. Laut den geplanten, aber schlussendlich nicht vollständig umgesetzten Reformen – später bekannt als »Josephinische« – sollten im Rahmen der österreichischen Monarchie nur drei große Universitäten existieren: in Wien, Prag und Lemberg. Die Geschichte der Medizinischen Fakultät in Lemberg beginnt daher im Jahr 1784 mit dem von Joseph II. am 21. Oktober unterzeichneten Erlass zur Wiederherstellung jener Universität in Lemberg, die 1773 nach Auflösung des Jesuitenordens geschlossen worden war.[7] Nach Auffassung der österreichischen Regierung

5 Vgl. Finkel/Starzyński, *Historya Uniwersytetu Lwowskiego* (Band 1), 36–37, 43, 51. – Daniela Angetter/Marta Nadraga/Alexander Nadraga, Medizin und Pharmazie an der Nationalen Medizinischen Danylo Halyz'ky-Universität in L'viv (Österreichische Periode, 1784–1918). Bericht über ein Forschungsprojekt, in: Ortrun Riha/Marta Fischer (Hg.), *Naturwissenschaft als Kommunikationsraum. Internationale Tagung, Leipzig, 29.9.–1.10.2010* (Relationes 6), Aachen: Shaker 2011, 495–510, 500–501.

6 Vgl. Finkel/Starzyński, *Historya Uniwersytetu Lwowskiego* (Band 1), 36–37. – Władysław Szumowski, *Galicya pod względem medycznym: za Jędrzeja Krupińskiego pierwszego protomedyka 1772–1783*, Lemberg: Nakładem Towarzystwa dla popierania nauki polskiej 1907, 45, 115.

7 Vgl. Dokumente zur Wiedereröffnung der Universität mit Unterschrift des Kaisers, Zentrales Staatliches Historisches Archiv der Ukraine, in L'viv, f. 131, op.1, spr. 849, 1–13.

sollte diese Universität die medizinische Ausbildung von Fachleuten für Galizien und Lodomerien gewährleisten.

Ungefähr ein Jahr vor der offiziellen Wiedereröffnung der Universität in Lemberg begann die österreichische Regierung mit den Vorbereitungen, wie der Bereitstellung der Geldmittel, der Suche und Adaptierung geeigneter Räumlichkeiten und der Bildung des Professorenbestands. Aus verschiedenen Teilen der österreichischen Monarchie kamen Professoren mit ihren Familien nach Lemberg. Als Gehalt für die Professoren der Medizinischen Fakultät wurden 1.200 Gulden pro Jahr festgelegt. Diese Professoren brachten Einrichtungen, Instrumentarium und Fachwerke mit. Aus der Literatur ist bekannt, dass Kaiser Joseph II. eigenhändig die Bücher zur Komplettierung der wissenschaftlichen Bibliothek der Universität auswählte und auch selbst bezahlte. Johann Gottlieb Wolstein (1738–1820), Professor der Chirurgie in Wien, kümmerte sich um die Anschaffung der Bücher und chirurgischen Instrumente.[8]

An der Lemberger Universität wurde der Akademische Senat berufen, der aus dem Rector magnificus, den Dekanen und den Senioren der Fakultäten zu bestehen hatte, wie das damalige Konsistorium an der Wiener Universität. Die Mitglieder der vier Fakultäten (Theologie, Medizin, Jus und Philosophie) erhielten das Recht, jährlich aus ihrer Mitte einen Rector magnificus »per majora vota curiata« zu wählen.[9]

Am 16. November 1784 wurde für die ersten Medizinstudenten die Inaugurationsvorlesung gehalten. Dem damaligen Studienplan[10] nach dauerte das Medizinstudium vier Jahre. Diesem ging ein zweijähriges Studium der Grundfächer an der Philosophischen Fakultät voraus. Dieses sogenannte philosophische Propädeutikum umfasste naturwissenschaftliche Geschichte (»Historia naturale«) und Chemie und stellte die Grundlage zum folgenden Studium der medizinischen Disziplinen dar. Im ersten Studienjahr an der Medizinischen Fakultät studierte man Anatomie, im zweiten Physiologie und Chirurgie, im dritten Arzneistoffe (»Materia medicae«, heute Pharmakologie genannt), Pathologie und Geburtshilfe und im vierten Jahr widmeten sich die Studenten spezialisierten Klinikdisziplinen.[11]

1783 kam Burkhard Swibert Schiverek (1742–1806), Absolvent der Wiener Universität und Professor für Chemie und Pharmakognosie, als einer der ersten nach Lemberg. Von 1784 bis 1786 war er Dekan der Medizinischen Fakultät sowie

8 Vgl. Finkel/Starzyński, *Historya Uniwersytetu Lwowskiego* (Band 1), 117–125. – Karol Reifenkugel, *Biblioteka uniwersytecka we Lwowie: Szkic historyczno-statystyczny, Przewodnik naukowy i literacki*, Dodatek do *Gazety Lwowskiej R. I.* (1873) 3, 181–197; 4, 275–283; 6, 459–468.

9 Vgl. Gerson Wolf, *Kleine historische Schriften*, Wien: Hölder 1892, 4, 5, 8, 11.

10 Vgl. Finkel/Starzyński, *Historya Uniwersytetu Lwowskiego* (Band 1), 103.

11 Vgl. dazu auch den Beitrag von Daniela Angetter in diesem Band.

in den Studienjahren 1786/87 und 1798/99 Rektor der Universität. Laut dem Lemberger Historiker Ludwik Finkel war Schiverek ein besessener Wissenschaftler, hatte jede Menge Ideen, war kreativ begabt und verbrachte viel Zeit mit Forschungen im erstklassigen chemischen Laboratorium, das er, teils mit Einsatz eigener Geldmittel, selbst eingerichtet hatte. Leider war er selten daran interessiert, die Ergebnisse seiner Forschungsarbeit aufzuzeichnen und zu veröffentlichen. Professor Schiverek zog jedoch eine neue Generation bekannter Wissenschaftler heran: Wilibald Swibert Joseph Gottlieb Besser (1784–1842), der als Botaniker in Galizien arbeitete, und sein Assistent, der bekannte Pflanzenwissenschaftler Antoni Andrzejowski (1785–1868), benannten ihrem Lehrer zu Ehren eine Pflanzengattung aus der Familie der Kreuzblütler Schivereckia sowie zwei Pflanzen Schivereckia podolica und Schivereckia mutabilis.[12]

Die Analyse der verfügbaren Quellen legt dar, dass der Professorenkorpus der Medizinischen Fakultät an der Josephinischen Universität Lemberg vorwiegend (zu mehr als 90 %) aus Absolventen der Wiener Universität bestand (vgl. Tab. 1).[13]

Tab. 1: Absolventen der Universität Wien an der Medizinischen Fakultät bzw. im philosophischen Propädeutikum der Universität Lemberg unter Joseph II.

Name	Lebensdaten	Position an der Universität Lemberg	Zeitraum
Anton Hiltenbrand	1721–1798	Leiter des Lehrstuhls für Naturgeschichte	1784–1792
		Leiter des Lehrstuhls für Physik	1792–1794
Burkhard Schiverek	1742–1806	Professor für Chemie und Pharmakognosie	1784–1805
Anton Marherr	1748–?	Leiter des Lehrstuhls für Anatomie	1784–1788
Peter Krausnecker	1766–1832	Leiter des Lehrstuhls für Anatomie	1791–1803
Johann Valentin Hildenbrand	1763–1818	Professor für Anatomie und klinische Praxis	1803–1805
		Leiter des Klinikpraktikums	1793–1805
Jakub Kostrzewski	?–1798	Leiter des Lehrstuhls für Physiologie	1784–1786
Tomas Sedey	1757–1818	Leiter des Lehrstuhls für Physiologie und Anatomie	1786–1805
Alojzy Capuano	1743–1791	Leiter des Lehrstuhls für Pathologie und des Klinikpraktikums	1784–1791
Augustinus Kriegl	1755–1787	Leiter des Lehrstuhls für Chirurgie	1784–1787

12 Vgl. Finkel/Starzyński, *Historya Uniwersytetu Lwowskiego* (Band 1), 48, 51, 103–104, 106, 129, 131, 147–148, 153–154. – Szumowski, *Galicya pod względem medycznym*, 204. – Finkel, *Kronika Uniwersytetu Lwowskiego* (Band 1), 213, 264, 272, 466.

13 Vgl. Zimenkovs'kyj/Lucyk/Riznyčok, *Avstrijs'kyj period*, 83.

(Fortsetzung)

Name	Lebensdaten	Position an der Universität Lemberg	Zeitraum
Francisko Masoch	1763–1845	Leiter des Lehrstuhls für Chirurgie	1793–1805
Jan Fritsch	1748–1793	Professor der Chirurgie	1788–1793
Tomas Knauer	1741–1793	Leiter des Lehrstuhls für Geburtshilfe	1789–1790
Jan Machan	1762–1825	Leiter der Lehrstühle für Geburtshilfe, spezielle Pathologie und Chirurgie	1790–1824
Jerzy Chmel	1747–1805	Leiter des Lehrstuhls für Tierheilkunde und Professor der Chirurgie	1784–1805

Ab 1784 erfolgten auch sukzessive die Gründung eines Museums für Anatomie und der Aufbau der Universitätsbibliothek. Die klinische Ausbildung der Studenten wurde im städtischen Bürgerspital St. Lazar in Lemberg durchgeführt. 1789 gab es bereits acht eingerichtete Lehrstühle (drei klinische und fünf theoretische), an denen 56 Studenten ihre Ausbildung absolvierten. Die komplette Fertigstellung der Medizinischen Fakultät war im Jahr 1791 erreicht. Somit gilt die Medizinische Fakultät in Lemberg als einer der ersten Studienorte, der nach der Eingliederung Galiziens in die österreichisch-ungarische Monarchie gegründet wurde. Zwischen 1791 und 1795 beendeten fünf Personen ihr Studium als Dr. med., 28 als Magister der Chirurgie und 13 als Magister der Pharmazie.[14]

Als Folge der dritten polnischen Teilung ordnete die Regierung in Wien die Verlegung der Universität von Lemberg nach Krakau an. Durch diese Verlegung verblieb in Lemberg lediglich ein medizinisch-chirurgisches Institut, eine Art medizinische Schule ohne Promotionsrecht, das 1805 in ein Lyceum zurückgestuft wurde. Erst nach dem Wiener Kongress wurde Lemberg wieder zur Universitätsstadt erhoben.[15]

Wiedereröffnung unter Franz (II.) I.

Der im Jahre 1817 von Kaiser Franz (II.) I. unterzeichnete Erlass zur Wiedereröffnung der Lemberger Universität erhob das medizinisch-chirurgische Institut erneut zu einer universitären und anerkannten Ausbildungsstätte und so wieder in den Rang einer Medizinischen Fakultät. Die ebenfalls wiedereröffnete

14 Vgl. B. S. Zimenkovs'kyj/M. R. Hžehoc'kyj/A. V. Mahl'ovanyj, Istoryčnyj narys universytetu, in: Dies. (Hg.), *L'vivs'kyj nacional'nyj medyčnyj universytet imeni Danyla Halyc'koho*, Kiew: Lohos Ukrajina 2014, 11.

15 Vgl. Kazimierz Twardowski, *Die Universität Lemberg. Materialien zur Beurteilung der Universitätsfrage*, Wien: Jasper 1907.

Bibliothek inkludierte nun mehr als 50.000 medizinische Werke in unterschiedlichen Sprachen, darunter solche, die sonst kaum zugänglich oder in anderen Bibliotheksbeständen gar nicht vorhanden waren.[16]

Zuerst befand sich die Medizinische Fakultät wie zuvor in heute nicht mehr existierenden Universitätsgebäuden in der Krakivska- und der heutigen Teatralnastraße. Nach einem Brand 1848, der den größten Teil der Universitätsstadt zerstörte, wurde der Medizinischen Fakultät 1851 ein neues Gebäude in der ul. Świętego Mikołaja (Nikolausstraße, heute: Hruševs'kyj-Straße) zur Verfügung gestellt.

Ein wichtiger Aspekt der Ausbildungsorganisation zwischen 1817 und 1848 war die Einführung von Adjunkten an den Lehrstühlen an allen Universitäten der Monarchie, darunter in Wien, die den Professoren als Gehilfen zur Seite standen und notfalls auch Vorlesungen supplieren mussten. Besondere Aufmerksamkeit wurde seitens der Universitätsleitung zudem auf die wissenschaftliche Arbeit der Lehrkräfte gerichtet. Die Lehrstuhlleiter waren verpflichtet, jährlich einen Bericht über die Veröffentlichungen ihrer Professoren vorzulegen.

Die Analyse von Quellen wie den Vorlesungsverzeichnissen ergibt ein sehr konkretes Bild über die Inhalte der Vorlesungen und des Lehrkräftebestands. Unter den Leitern der Lehrstühle der Medizinischen Fakultät, genauso wie der Lehrstühle für naturwissenschaftliche Geschichte und Chemie an anderen Instituten der Universität unter Franz (II.) I. dominierten immer noch die Absolventen der Wiener Universität (ca. 70 % des Professorenbestands, vgl. Tab. 2).[17]

16 Vgl. Angetter/Nadraga/Nadraga, *Medizin und Pharmazie*, 499.

17 Zu den akademischen Behörden an der k. k. Universität zu Lemberg sammt der Ordnung der Vorlesungen an derselben in 1827/1828, 1836/1837, 1841/1842, 1855/1856, 1872/1873 vgl.: *Skład Uniwersytetu i program wykładów w 1896/1897–1917/1918*, Lemberg: Pierwsza Związkowa drukarnia 1897–1917. – *Ordnung der öffentlichen Vorlesungen, welche an der weiland Seiner kais. königl. Majestät Franz I. allerhöchsten Namen führenden Universität zu Lemberg im Schuljahre 1837 gehalten werden*, Lemberg: Aerarial-Druckerei 1837, 7–10. – Dokumente zur Wiedereröffnung der Universität mit Unterschrift des Kaisers, Zentrales Staatliches Historisches Archiv der Ukraine, in L'viv, f. 131, op.1, spr. 859, 1–12.

Tab. 2: Absolventen der Universität Wien am medizinisch-chirurgischen Institut bzw. im philosophischen Propädeutikum der Universität Lemberg unter Franz (II.) I.

<table>
<tr><th>Name</th><th>Lebensdaten</th><th>Position an der Universität</th><th>Zeitraum</th></tr>
<tr><td>Franz Diwald</td><td>1784–1828</td><td rowspan="5">Leiter des Lehrstuhls für Naturwissenschaftliche Geschichte</td><td>1817–1828</td></tr>
<tr><td>Franz Xaver Hlubek</td><td>1802–1880</td><td>1831–1834</td></tr>
<tr><td>Dominik Columbus</td><td>1807–1882</td><td>1837–1841</td></tr>
<tr><td>Rudolph Kner</td><td>1810–1868</td><td>1841–1849</td></tr>
<tr><td>Hyacynt Jan Lobarzewski</td><td>1814–1862</td><td>1849–1852</td></tr>
<tr><td>Joseph Berres</td><td>1796–1844</td><td>Leiter des Lehrstuhls für Anatomie</td><td>1817–1832</td></tr>
<tr><td rowspan="2">Karl Nagel</td><td rowspan="2">1815–1874</td><td>Leiter des Lehrstuhls für Anatomie</td><td>1842–1851</td></tr>
<tr><td>Leiter des Lehrstuhls für Chirurgie</td><td>1849–1873</td></tr>
<tr><td>August Christian Voigt</td><td>1808–1890</td><td rowspan="3">Leiter des Lehrstuhls für Anatomie</td><td>1850–1854</td></tr>
<tr><td>Julius Planner von Plann</td><td>1827–1881</td><td>1855–1863</td></tr>
<tr><td>Ernest Rektorzyk</td><td>1834–?</td><td>1863–1874</td></tr>
<tr><td>Tomas Sedey</td><td>1757–1818</td><td>Professor für das medizinische Praktikum und Augenkrankheiten</td><td>1809–1818</td></tr>
<tr><td>Franz Neuhauser de Paula</td><td>1763–1836</td><td>Leiter des Lehrstuhls für Innere Krankheiten und Direktor des medizinisch-chirurgischen Instituts</td><td>1817–1836</td></tr>
<tr><td>Ignacz Wiktor Hawranek</td><td>1812–1888</td><td>Leiter des Lehrstuhls für Pharmakologie</td><td>1851–1874</td></tr>
<tr><td>Francisko Masoch</td><td>1763–1845</td><td>Leiter des Lehrstuhls für Chirurgie</td><td>1817–1845</td></tr>
<tr><td>Karl Stransky</td><td>1797–?</td><td>Professor der Chirurgie</td><td>1838–1862</td></tr>
<tr><td>Carl Caliga</td><td>1785–1845</td><td>Professor der Zahnmedizin</td><td>1830–1842</td></tr>
<tr><td>Anton Slawikowski</td><td>1796–1870</td><td>Professor für Augenkrankheiten</td><td>1821–1851</td></tr>
<tr><td rowspan="2">Ferdinand Stecher von Sebenitz</td><td rowspan="2">1779–1857</td><td>Leiter des Lehrstuhls für Physiologie</td><td>1806–1835</td></tr>
<tr><td>Leiter des Lehrstuhls für Geburtshilfe</td><td>1807–1827</td></tr>
</table>

(Fortsetzung)

Name	Lebensdaten	Position an der Universität	Zeitraum
Franciscus Gatscher de Paula	1820–1882	Leiter des Lehrstuhls für Gerichtsmedizin	1850–1871
Pawel Jozef Horaczek	1810–?	Leiter des Lehrstuhls für Spezielle Pathologie und Therapie	1849–1855
Gabryel Muelling	?–?	Professor für Chemie	1834–1836
Dominik Columbus	1807–1882	Professor für Botanik	1837–1841

Vergleicht man die beiden angeführten Tabellen, so ist der Anteil der »Wiener« oder Österreicher unter den Professoren der Medizinischen Fakultät der Universität Lemberg unter Franz (II.) I. ebenfalls noch hoch, wobei allerdings keine ganz genauen Zahlen angegeben werden können, da sich die Studienorte mehrerer Professoren nicht eruieren ließen.[18]

Grundsätzlich ist auch noch anzumerken, dass viele Professoren nach ihrer Zeit an der Universität Lemberg nach Wien zurückkehrten oder ihren Lebensmittelpunkt in andere Städte der Monarchie verlegten.

Eine neue alte Universität unter Franz Joseph I. – Neubau und Wiedereröffnung der Medizinischen Fakultät

Im Jahr 1875 wurde die Medizinische Fakultät der Lemberger Universität wegen einer Reform der medizinischen Ausbildung in Österreich erneut geschlossen. Dennoch erwiesen sich die gut ausgebildeten wissenschaftlichen Mitarbeiter und Ärzte, die erzielten fachlichen Erfolge sowie die geschaffene Infrastruktur als eine gute Basis für eine weitere Neugründung. 1890 begann die österreichische Regierung mit der Vorbereitung der Wiedereröffnung der Medizinischen Fakultät: Für den Erwerb eines Grundstücks wurden Geldmittel zur Verfügung gestellt, der Bau der neuen Gebäude geplant, der wissenschaftlich-pädagogische Lehrkörper vorbereitet, die Lehrstühle eingerichtet usw. Zwischen 1893 und 1900 wurden in der Pekarskastraße drei Gebäude für die theoretischen Lehrstühle der Medizinischen Fakultät gebaut und eingerichtet. Die Ausbildung am Krankenbett erfolgte ab 1894 im Stadtspital.

Zum festlichen Eröffnungstag der Medizinischen Fakultät reiste Kaiser Franz Joseph I. am 7. September 1894 persönlich nach Lemberg. Die Erneuerungsurkunde der Medizinischen Fakultät mit der Unterschrift des Kaisers wurde mit

18 Vgl. Zimenkovs'kyj/Lucyk/Riznyčok, *Avstrijs'kyj period*, 88–89.

dem Schlussstein des Gebäudes für Anatomie, Histologie und Physiologie eingemauert. Mangels genügend eigener Professoren an der Medizinischen Fakultät wurden abermals Professoren vor allem aus Österreich und den Kronländern nach Lemberg berufen. Diese Professoren bewirkten gemeinsam mit ihren Assistenten und Studenten nicht nur einen personellen Aufschwung, sondern auch, dass gerade in dieser Periode unzählige medizinwissenschaftliche Erkenntnisse in Lemberg gewonnen wurden, die lange Zeit Weltgeltung hatten und auf deren Errungenschaften die moderne Medizin in Galizien aufgebaut werden konnte.[19]

Laut der Publikation von Henryk Karol Klemens Kadyi *Rys dziejów Wydziału Lekarskiego we Lwowie* wurden die Lehrstühle der Medizinischen Fakultät sukzessive eröffnet: Ab 1894 bestand der Lehrstuhl für Anatomie, dessen Leiter 1894–1912 Kadyi selbst war.[20] 1896 wurde der Lehrstuhl für Histologie und Embryologie gegründet. Lehrstuhlleiter war 1896–1937 Władysław Szymonowicz (1869–1939),[21] dessen Lehrbuch der Histologie als eines der besten jener Zeit galt und elf Mal in vier europäischen Sprachen veröffentlicht wurde. Im selben Jahr wurde der Lehrstuhl für Physiologie in Betrieb genommen, von 1896 bis 1932 fungierte als dessen Leiter Adolf Beck, einer der Entdecker der Elektroenzephalografie.[22]

In einem Nachbargebäude befanden sich der Lehrstuhl für Pathologische Anatomie, wo 1896–1910 Ondrej Obrzut (1854–1910) als Lehrstuhlleiter wirkte,[23] der Lehrstuhl für Gerichtsmedizin, 1898–1941 geleitet von Włodzimierz Sieradzki (1870–1941),[24] und der Lehrstuhl für Allgemeine und Experimentalpathologie (heute pathologische Physiologie), an dem 1896–1917 als Lehr-

19 Vgl. Nowicki, *Księga pamiątkowa*, 291.

20 Vgl. Konrad Millak, Kadyi Henryk, in: Polska Akademia Nauk (Hg.), *Polski Słownik Biograficzny* (Band 11), Breslau–Warschau–Krakau: Zakład Narodowy im. Ossolińskich Wydawnictwo Polskiej Akademii Nauk 1965, 409–410. – Stanisław Starzyński, *Historya Uniwersytetu Lwowskiego* (Band 2), Lemberg: Nakładem Autora 1894, 131–132, 180, 347, 349.

21 Vgl. Oleksandr Lucyk, *Vladyslav Šymonovyč. Vyznačnyj l'vivs'kyj histoloh, kerivnyk kafedry histolohiji ta embriolohiji L'vivs'koho universytetu. Bibliohrafičnyj pokažčyk*, Lemberg: Nautilus 2016, 62. – M. Nadraga/A. Lutsyk, Szymonowicz, Władysław d. J., in: Österreichische Akademie der Wissenschaften [ÖAW] (Hg.), *Österreichisches Biographisches Lexikon 1815–1950* [*ÖBL*] (Band 14), Wien: Verlag der ÖAW 2013, 180.

22 Vgl. Henryk Kadyi, Rys dziejów Wydziału lekarskiego we Lwowie, in: *Nowiny lekarskie* 18 (1906) 7, 321–330. – Marta Nadraga, *Naykovyj portret Adolfa Beka. Fundatora l'vivs'koji naukovoji školy fiziolohiv (Do 150-riččja vid dnja narodžennja). Bibliohrafičnyj pokažčyk*, Lemberg: Nautilus 2016, 73. – M. Nadraga, Beck Adolf, ÖBL ab 1815 (2. überarbeitete Auflage – online), URL: www.biographien.ac.at/oebl/oebl_B/Beck_Adolf_1863_1942.xml (abgerufen am 12.2.2018).

23 Vgl. S. Brzozowski, Obrzut Andrzej, in: ÖAW (Hg.), *ÖBL* (Band 7), Wien: Verlag der ÖAW 1978, 201–202.

24 Vgl. Wanda Wojtkiewicz-Rok, Sieradzki Włodzimierz Jan, in: Polska Akademia Nauk (Hg.), *Polski Słownik Biograficzny* (Band 37), Warschau: Instytut Historii PAN 1997, 250–252.

stuhlleiter Jan Prus (1859–1926) beschäftigt war. Prus hat als Erster Operationen am offenen Herzen durchgeführt und gilt als Begründer der europäischen Kardiochirurgie.[25] Von 1908 bis 1911 arbeitete an diesem Lehrstuhl auch Edmund Faustyn Biernacki (1866–1911), der Entdecker der diagnostischen Bedeutung der Blutsenkungsgeschwindigkeit (Biernacki-Reaktion).[26]

Das Gebäude der Lehrstühle für Pharmakologie, medizinische/biologische Chemie und Hygiene wurde in den Jahren 1900 und 1901 fertig eingerichtet und in vollen Betrieb genommen. Leiter des Lehrstuhls für Pharmakologie und später auch Pharmakognosie war bereits von 1897 bis 1902 Waclaw Sobieranski (1860–1902). Zwischen 1892 und 1904 leitete Wladyslaw Niemilowicz (1863–1904) den Lehrstuhl für Medizinische Chemie. Von 1899 bis 1906 fungierte als Leiter des Lehrstuhls für Hygiene Stanisław Ludwik Filip Bądzyński (1862–1929). Aus dem Lemberger Bereich der Hygiene und Mikrobiologie kam unter anderen der weltbekannte Entdecker des Auslösers von Fleckfieber und Entwickler des Typhusimpfstoffes Rudolf Stefan Jan Weigl (1883–1957).

Um die Jahrhundertwende entstanden auch die Kliniklehrstühle der Lemberger Universität. In den Jahren 1891 bis 1895 wurden nach dem Entwurf des bekannten Lemberger Architekten Josef Braunzeis (1837–1915) die neuen Lehrgebäude angelegt. Zwischen 1897 und 1899 wurden drei Lehrstuhl- und Krankenhausgebäude erbaut und eingerichtet: für innere Krankheiten (1897), für chirurgische Krankheiten (1897) und für Geburtshilfe und Gynäkologie (1899). 1912 wurden weitere sieben Gebäude des Krankenhauses, darunter jenes für Infektionskrankheiten in der Pekarskastraße 54, eröffnet. Schlussendlich wurden die Räumlichkeiten für Dermatovenerologie 1914 in der Pekarskastraße 69 errichtet. Die vierzehn Gebäude der theoretischen und klinischen Lehrstühle der Medizinischen Fakultät, die zwischen 1893 und 1914 eingerichtet wurden, sind mittlerweile schon mehr als ein Jahrhundert lang in Betrieb, ohne restauriert und umgebaut worden zu sein.

Maßgebend für den Fortschritt im Bereich der Interne war Władysław Antoni Gluziński (1856–1935), der von 1897 bis 1919 den Lehrstuhl für Innere Medizin leitete und außerdem Vorstand der Klinik für innere Krankheiten war. Als Vorstand der Klinik für Infektionskrankheiten und ebenso als Dozent am Lehrstuhl für Innere Medizin fungierte Wincent Josef Arnold (1864–1942). 1897–1920 war als Lehrstuhlinhaber und Direktor der Klinik für Chirurgie an der Universität Lemberg Professor Ludwik Rydygier (1850–1920) tätig. Er war einer der Ersten, der die Magenresektion des Pylorus zur Behandlung von Krebs

25 Vgl. Finkel, *Kronika Uniwersytetu Lwowskiego* (Band 1), 136–137, 159–161. – Hahn, *Kronika Uniwersytetu Lwowskiego* (Band 2), 35–36, 46, 48–49, 213, 346, 367–371, 403, 422.

26 Vgl. Władysław Szumowski, Biernacki Edmund, in: Polska Akademia Nauk (Hg.), *Polski Słownik Biograficzny* (Band 2), Krakau: Nakładem Polskiej Akademji Umiejętności 1936, 78–79.

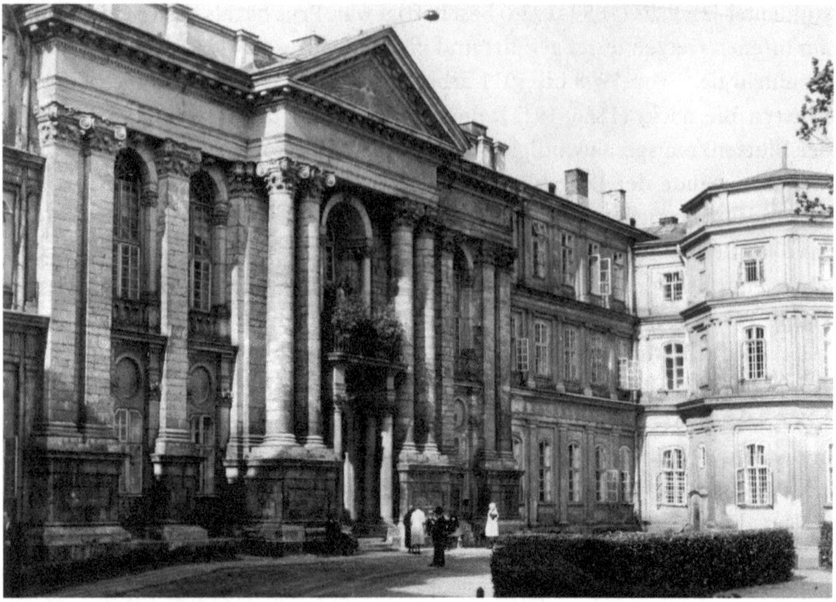

Abb. 1: Hauptgebäude der Universitätsklinik, Privatsammlung Iryna Kotlobylatova.

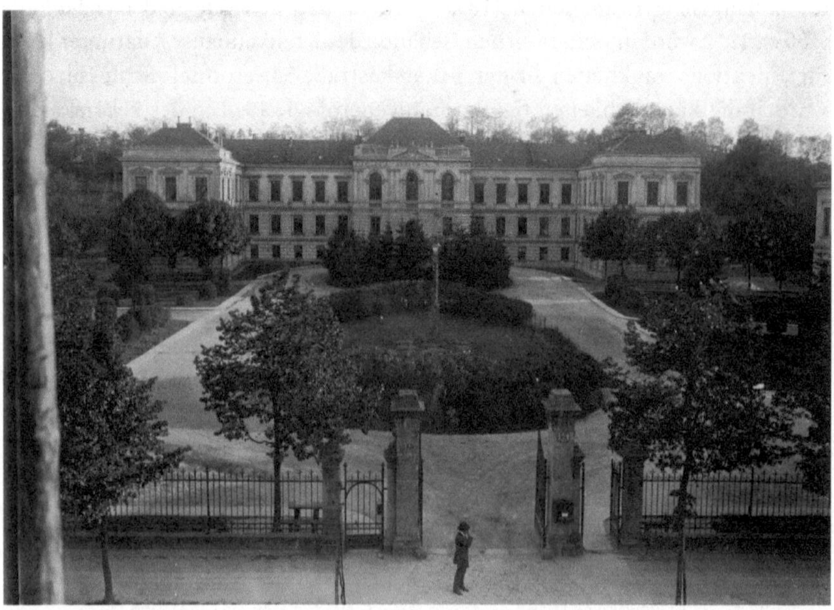

Abb. 2: Medizinische Klinik. Zwischen 1893 und 1900 wurden in der Pekarskastraße drei Gebäude für die theoretischen Lehrstühle der Medizinischen Fakultät gebaut und eingerichtet, Privatsammlung von Alexander Korobov.

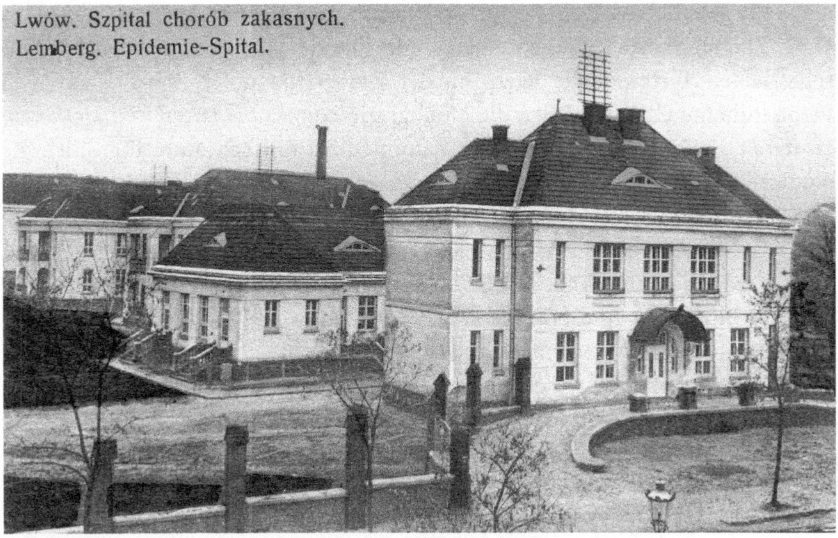

Abb. 3: Das Epidemie-Spital, Privatsammlung von Alexander Korobov.

(1880) sowie eine Magenresektion aufgrund eines stenosierenden Geschwürs am Zwölffingerdarm (1881) durchführte. 1898–1918 hatte Antoni Izydor Mars-Noga (1851–1918) die Leitung des Lehrstuhls für Geburtshilfe und Gynäkologie inne.

1898–1909 wurde eine Reihe weiterer Kliniklehrstühle an der Medizinischen Fakultät eröffnet: die Dermatovenerologie, wo von 1898 bis 1924 Włodzimierz Łukasiewicz (1860–1924) als Vorstand wirkte; die Augenheilkunde, zwischen 1899 und 1922 geleitet von Emanuel Emeryk Machek (1852–1930); die Kindermedizin, deren Lehrstuhlleiter 1904–1918 Jan Rudof Raczyński (1865–1918) war, die Neurologie, in den Jahren 1905–1932 mit Henryk Halban (1870–1933) als Vorstand besetzt, sowie die Otorhinolaryngologie, wo 1908–1919 Antoni Stanisław Jurasz (1882–1961) als Lehrstuhlleiter fungierte.[27]

Die Analyse der biografischen Quellen zeigt, dass zwischen 1894 und 1914 nur noch 15 % der Professoren der Medizinischen Fakultät in Lemberg Absolventen der Wiener Universität waren. Das lag nicht zuletzt daran, dass Polnisch als Unterrichtssprache immer mehr in den Vordergrund trat. Allerdings hatten mehr als 25 % der Professoren eine Fortbildung oder ein Praktikum in Wien absolviert. Signifikant gestiegen war jedoch die Zahl der Absolventen der Krakauer Universität, die in dieser Zeit mehr als 50 % betrug.

Die Entstehung der heutigen Stomatologischen Fakultät hat ebenfalls eine

27 Vgl. Kadyi, Rys dziejów Wydziału lekarskiego we Lwowie, 329–330. – Finkel, *Kronika Uniwersytetu Lwowskiego* (Band 1), 136–188. – Hahn, *Kronika Uniwersytetu Lwowskiego* (Band 2), 346–462.

lange Vorgeschichte. Als Erster unterrichtete Carl Caliga in den Jahren 1830 bis 1842 Zahnarztlehre (»Stomatologie«, der modernen ukrainischen wissenschaftlichen Terminologie nach) an der Universität unter Franz (II.) I. 1838 veröffentlichte Caliga in Wien die Monografie *Zahnkrankheiten und Methoden zu deren Heilung*. Ab 1849 konnte Zahnmedizin am Lehrstuhl für Chirurgie studiert werden, ab 1907 wurde sie an einer eigenen Zahnklinik unterrichtet.

Die Leiter der Klinik waren in den Jahren 1907–1909 Andrzej Gońka (1857–1909) und in den Jahren 1909–1913 Teodor Bohosiewicz (1867–1948). 1913 wurde die Zahnklinik mit ihrem Labor, Ambulatorium, Röntgenkabinett und der Bibliothek in die Universität eingegliedert, 1918 in der Grünenstraße (heute Zelenastraße 5 A) ein neues Gebäude mit einem chemischen, histologischen sowie bakteriologischen Laboratorium, einem Röntgenkabinett und einem Museum eröffnet. Klinikleiter von 1913 bis 1941 war Antoni Cieszyński (1882–1941). Bis die eigene Stomatologische Fakultät eröffnet wurde, sollten die Zahnärzte zuerst die Medizinische Fakultät besuchen und die Stomatologie als Weiterbildungsfach absolvieren.[28]

Die pharmazeutische Ausbildung in Lemberg

Am 8. November 1853 wurde laut einem Beschluss Kaiser Franz Josephs I. an der Philosophischen Fakultät der Universität Lemberg eine pharmazeutische Abteilung eröffnet. Das Studium dauerte zwei Jahre. Im ersten Studienjahr lernte man Physik, anorganische und organische Chemie, Zoologie und Botanik und im zweiten pharmazeutische Chemie und Pharmakognosie. Der Unterricht dieser Fächer hatte an der Universität bereits vor der Eröffnung der pharmazeutischen Abteilung eine mehr als 50-jährige Geschichte: Seit der Universitätsgründung 1784 konnte diese Ausbildung am Lehrstuhl für Naturwissenschaftliche Geschichte, der zur Philosophischen Fakultät gehörte, absolviert werden. 1851 wurde der Lehrstuhl für Chemie an der Philosophischen Fakultät der Universität Lemberg eröffnet.

Die Pharmazie in Lemberg ist mit bekannten Namen verbunden. 1851–1855 war Franz Pless (1819–1905) Lehrstuhlleiter, in den Jahren 1857–1865 leitete den genannten Lehrstuhl Leopold von Pebal (1826–1887) und 1872–1895 Bronisław Leonard Radziszewski (1838–1914). Radziszewski wurde weltbekannt, nachdem er auf der Sitzung der Naturwissenschaftlichen Gesellschaft in Lemberg einen wissenschaftlichen Vortrag über eine neu entdeckte Reaktion in der organischen Chemie (Reaktion, bei der Nitrile in schwach alkalischer Lösung durch Einwir-

28 Vgl. Andrzej Gońka, Sprawozdanie ambulatorium dentytycznego Uniwersytetu Lwowskiego, in: *Lwowski Tygodnik Lekarski* (1908) 38, 433–435.

kung von Wasserstoffsuperoxyd und unter Sauerstoffentwicklung in Säureamide übergehen) gehalten hatte. Bekannt ist zudem die Radziszewski-Synthese, die die Darstellung von Imidazol und dessen Derivaten beschreibt. 1891 reorganisierte er das Institut für Chemie, das sich heute in einem neugebauten Gebäude in der jetzigen Kyrylo- und Mefodijstraße 6 befindet. Von 1895 bis 1910 leitete Radziszewski den Lehrstuhl für Organische und Pharmazeutische Chemie.

1869 wurde der Lehrstuhl für Pharmakognosie an der Philosophischen Fakultät eröffnet, der bis 1880 von Ignaz Wiktor Hawranek, der zudem bereits 1851–1874 am medizinisch-chirurgischen Institut Pharmakognosie unterrichtet hatte, geleitet. Später stand dem Lehrstuhl bis zum Jahr 1891 Mieczysław Dunin-Wąsowicz (1849–1913) vor. 1891 wurden der Lehrstuhl für Pharmakognosie und die Sammlung der Arzneipflanzen reorganisiert und in das neue Institut für Pharmakognosie, das sich im Universitätsgebäude für Chemie befand, überführt. In den Jahren 1891–1896 wirkte Władysław Niemiłowicz (1863–1904) als Institutsleiter. 1897 wurden die Lehrstühle für Pharmakognosie und Pharmakologie zusammengelegt und bis zum Jahr 1902 von Wacław Zachariasz Józef Sobierański (1861–1902) geleitet. 1901 übersiedelte dieser Lehrstuhl in das neue Gebäude für Chemie der Medizinischen Fakultät in der Pekarskastraße 52. Als Nachfolger von Sobierański fungierte in den Jahren 1905 bis 1920 Leon Popielski (1866–1920).

Internationalität und Einfluss der Mediziner/Naturwissenschaftler

Wie aus der bisherigen Darstellung bereits hervorgeht, nahm die Wiener Medizin in Lemberg einen bedeutenden Stellenwert ein: einerseits im strukturellen Bereich, insbesondere den Aufbau des Universitätsbetriebs, die Organisation von Studienplänen, aber auch die Weiterentwicklung des Klinikbetriebs betreffend, und andererseits im Bereich des Wissenstransfers, vor allem hinsichtlich der Heranbildung von Netzwerken zwischen Wiener und Lemberger Medizinern, des Austausches von Fachzeitschriften sowie gegenseitiger Mitgliedschaften in diversen wissenschaftlichen Gesellschaften. Die Berufung von Medizinern aus Wien an die Universität Lemberg förderte einen personellen Aufschwung, zumal nicht nur Professoren dem Ruf folgten, sondern auch Studenten und Assistenten aus Wien ihre Professoren begleiteten und das damalige Galizien zu einem fruchtbaren Feld der medizinischen Wissenschaft erhoben.

Ein frühes Beispiel für die intensive Vernetzung eines Mediziners zwischen Wien und Lemberg ist Joseph Berres (1796–1844), der nach seinem Studium der Chirurgie in Wien 1817 Professor für Anatomie in Lemberg wurde. Dort machte er sich vor allem um die Erweiterung und Modernisierung des Museums sowie des Seziersaals verdient, wodurch die Ausbildung der Studenten wesentlich praxisorientierter gestaltet werden konnte. 1830 wurde er als Professor für Anatomie an die Universität Wien berufen, wo er sich vor allem für die verstärkte Anwendung des Mikroskops in der anatomischen Wissenschaft einsetzte. Hatte die bisherige Technik des Mikroskopierens zu mancherlei Selbsttäuschungen geführt, so vermochte Berres durch kritisches Vorgehen zahlreiche Irrtümer aufzuklären und neue Erkenntnisse zu gewinnen. Zu diesem Zweck bediente er sich des Plössl'schen Mikroskops. Ebenso beschäftigte er sich mit der Weiterentwicklung der Daguerreotypie und erfand ein Verfahren, diese durch Druck zu vervielfältigen. Als einer der Ersten nutzte er zu wissenschaftlichen Zwecken die Daguerreotypie zur Herstellung klarer Bilder. Um diese dauerhaft zu fixieren, ersann er eine Methode, bei der er die bisher verwischbaren Lichtbilder auf die Silberplatte ätzte. 1834 verlieh ihm die Universität Wien den Titel »Doctor Honoris Causa«. Seine wissenschaftlichen Arbeiten verschafften ihm einen europaweit exzellenten Ruf. Zu seinen wichtigsten Publikationen zählen *Anthropotomie oder Lehre von dem Baue des menschlichen Körpers* (1821) sowie sein Hauptwerk *Anatomie der mikroskopischen Gebilde des menschlichen Körpers* (1837–1843).[29]

Innovative Leistungen erbrachte auch Julius Planner von Plann (1827–1881), der in Wien Medizin studierte und von 1855 bis 1863 als Professor der deskriptiven Anatomie am medizinisch-chirurgischen Institut in Lemberg fungierte. Er machte sich vor allem um die Gründung des pathologisch-anatomischen Museums und die Erneuerung der physiologisch-anatomischen Sammlungen verdient. Planner, der 1863 einem Ruf als o. Professor an die deskriptive und topografische Anatomie der neu gegründeten Medizinischen Fakultät der Universität Graz folgte, veröffentlichte während seiner Zeit in Lemberg 1861 einen Artikel, in dem er als Erster über seine Beobachtungen zum thermotropen Flüssigkristallzustand und isotropen bzw. nematischen Phasenverhalten berichtete – Forschungen, die später in viele Lehrbücher Eingang fanden. In einer weiteren wichtigen Studie beschäftigte er sich mit dem Auftreten von Pigmentgranulaten im Blut, insbesondere in Zusammenhang zum Verlauf intermittierenden Fiebers.[30]

Eng verbunden waren die Fortschritte in der Medizin mit Leistungen u. a. in

29 Vgl. O. A., Berres, Josef von, in: ÖAW (Hg.), *ÖBL* (Band 1), Graz–Köln: Hermann Böhlaus Nachf. 1957, 77. – Puschmann, *Die Medizin in Wien während der letzten 100 Jahre*, Wien: Perles 1884, 176–178, 220, 229. – Finkel/Starzyński, *Historya Uniwersytetu Lwowskiego* (Band 1), 270–271, 273, 276, 284, 349. – Starzyński, *Historya Uniwersytetu Lwowskiego* (Band 2), 420. – Leopold Schönbauer, *Das Medizinische Wien*, Wien: Urban & Schwarzenberg 1947, 201–202, 254–255, 279, 427.

30 Vgl. G. E. Steyr, Planner von Plann, Julius, in: ÖAW (Hg.), *ÖBL* (Band 8), Wien: Verlag der ÖAW 1983, 116. – Rostyslav Bilyy/Oleksander Lutsyk, A brief account of Julius Planer's life and research, in: *Condensed Matter Physics* 13 (2010) 3, 1–3.

den chemischen, physikalischen, pharmazeutischen oder auch geologischen Fächern, die oft eine Schnittstelle zwischen Medizin und Naturwissenschaften formierten.

Hinzuweisen wäre etwa auf Franz Pless, der bei dem in Wien ausgebildeten Chemiker Josef Redtenbacher (1810–1870) in Prag studierte und seine Karriere am Joanneum in Graz begann, wo er 1847 Vorträge über technische Physik hielt, und sich schon früh mit den Auswirkungen der ultravioletten Strahlung auf die Netzhaut befasste. Während den Jahren 1851 bis 1855 diente er als Professor der Chemie an der Universität Lemberg, an der er ein chemisches Laboratorium und eine chemische Fachbibliothek einrichtete. 1853 erblindete er durch ein missglücktes Experiment mit Pelargonsäure. Pless beschäftigte sich wissenschaftlich u. a. mit der Ausbeutung der Erdölvorkommen, der Verbesserung der Kohlenförderung und der Erzeugung von Pottasche und Salpeter.[31]

Der Zoologe Rudolf Kner (1810–1868), der 1835 an der Universität Wien zum Dr. med. promoviert wurde, hatte von 1841 bis 1848 eine Professur für Naturgeschichte und Landwirtschaft an der Universität Lemberg inne, während der er ausgedehnte paläontologische Studien unternahm. 1849 wurde er vorerst als Supplent für Mineralogie an die Universität Wien berufen, aber noch im gleichen Jahr zum ordentlichen Professor für Zoologie ernannt. Seine ichthyologischen Arbeiten erlangten Anerkennung im In- und Ausland. Kner untersuchte u. a. die von der Fregatte Novara auf ihrer Weltumsegelung gesammelten Fische in zahlreichen Spezialarbeiten, die ebenso wie jene über Flossen und Schuppen der Fische wesentlich zur Umgestaltung des Systems der Fische beitrugen. Epochemachend wurde sein abgefasstes Werk über Süßwasserfische, mit welchem der Grundstein zur wissenschaftlichen Systematik dieser Gruppe gelegt wurde. Seine gründlichen geologischen und paläontologischen Kenntnisse verwertete er besonders bei der Bestimmung fossiler Fischreste. Zudem widmete er sich auch anderen Zweigen der Naturwissenschaften wie der Mineralogie und allgemeinen Zoologie. Sein mehrfach aufgelegtes *Lehrbuch der Zoologie zum Gebrauche für höhere Lehranstalten* wurde als Beginn eines neuen zoologischen Studiums in Österreich gepriesen.[32]

Auch auf dem Gebiet der Veterinärmedizin erfolgte ein Wissenstransfer zwischen Wien und Lemberg. Als Vertreter sei hier Anton Leopold Buchmüller

31 Vgl. Hahn, *Kronika Uniwersytetu Lwowskiego*, 176. – A. Melhuber, Pless, Franz, in: ÖAW (Hg.), *ÖBL* (Band 8), Wien: Verlag der ÖAW 1983, 124.

32 Vgl. O. A., Kner, Rudolf, in: ÖAW (Hg.), *ÖBL* (Band 3), Graz–Köln: Hermann Böhlaus Nachf. 1965, 436. – Matthias Svojtka, Rudolf Kner (1810–1869) und sein Beitrag zu den Erdwissenschaften, in: *Berichte der Geologischen Bundesanstalt* 69 (2006), 73–75. – Ders., Eindrücke aus der Frühzeit der geologischen Erforschung Ostgaliziens (Ukraine). Leben und erdwissenschaftliches Werk von Rudolf Kner (1810–1869), in: *Geo.Alp. Sonderband* (2007) 1, 145–154.

(1782–1850) vorgestellt. Er wurde 1817 als Professor für Tierarzneikunde an die Universität Lemberg berufen, wo er sich um die Seuchenlehre verdient machte. Daneben ordinierte er als praktischer Arzt. Insbesondere therapierte er mit Schwefelräucherungen und eröffnete 1818 in Lemberg eine eigene Schwefelräucherungsanstalt. 1823 kehrte er als Professor für Physik, Chemie, allgemeine Pathologie und Therapie sowie Heilmittellehre an das Thierarzney-Institut nach Wien zurück. Buchmüller spezialisierte sich auf Pharmakologie für Tierärzte und befasste sich mit Fragen zur allgemeinen Pathologie. Er verbesserte und erweiterte den chemischen Unterricht, da er auch Vorlesungen über Futtermittel hielt. Von seinen Schriften verdienen *Systematisches Handbuch der Arzneymittellehre für Thierärzte und Ökonomen* (1829, 2. Aufl. 1839), *Allgemeine Pathologie und Therapie der Hausthiere* (1840) sowie sein weithin anerkanntes Lehrbuch *Handbuch der Chemie für angehende Thierärzte und Ökonomen* (1836, 2. Aufl. 1845) Erwähnung.[33]

Die Resultate vieler Pionierleistungen von Lemberger Wissenschaftlern (Ärzten, Biologen und Chemikern) wurden in führenden europäischen Zeitschriften (*Wiener Medizinische Wochenschrift*, *Berichte der Deutschen Chemischen Gesellschaft*, *Comptes rendus des séances de la Société biologie et de ses filiales*, *Nature* und in vielen anderen) veröffentlicht. Für die *Wiener klinische Wochenschrift* verfassten die Mediziner Wincenty Arnold, Adam Bednarski (1869–1941) und Roman von Barącz (Baroncz) (1856–1930) Beiträge. In den *Medicinischen Jahrbüchern des kaiserl. königl. österreichischen Staates* publizierte der Apotheker und Chemiker T(h)eodor Torosiewicz (1789–1876), im *Centralblatt für praktische Augenheilkunde* der Ophthalmologe Adam Szulisławski (1865–1911) sowie im *Neurologischen Centralblatt* der Neurologe Gustaw Bikeles (1861–1918).

Adalbert Duchek (1824–1882) leitete 1855–1856 den Lehrstuhl für Spezielle Pathologie und Therapie an der Universität Lemberg. Danach kehrte er nach Wien zurück und übernahm im Zuge der Wiedereröffnung der Josephs-Akademie in Wien eine Professur für innere Medizin. Von 1861 bis 1870 war Duchek Mitherausgeber der *Wiener Medizinischen Jahrbücher* und des *Wochenblattes der Zeitschrift der k. k. Gesellschaft der Aerzte zu Wien*.[34]

33 Vgl. Marta Nadraga, Buchmüller Anton, ÖBL ab 1815 (2. überarbeitete Auflage – online), URL: www.biographien.ac.at/oebl/oebl_B/Buchmueller_Anton_1782_1850.xml (abgerufen am 4.2.2018). – Finkel/Starzyński, *Historya Uniwersytetu Lwowskiego* (Band 1), 273. – Gustav Günther, *Die Tierärztliche Hochschule in Wien*, Wien: Lindner 1930, 25, 37, 54, 61.

34 Vgl. Schönbauer, *Das Medizinische Wien*, 264, 265, 344. – Zimenkovs'kyj, *Profesory L'vivs'koho*, 113. – Akademischer Senat der Universität Wien (Hg.), *Geschichte der Wiener Universität von 1848 bis 1898*, Wien: Hölder 1898, 213, 260. – Finkel/Starzyński, *Historya Uniwersytetu Lwowskiego* (Band 1), 271, 349. – Starzyński, *Historya Uniwersytetu Lwowskiego* (Band 2), 425.

Beispiele für den medizin- und pharmaziewissenschaftlichen Austausch zwischen Österreich und Galizien sind auch Mitgliedschaften von Lemberger Professoren in den wissenschaftlichen Gesellschaften in Wien. Zu den Mitgliedern der kaiserlichen Akademie der Wissenschaften in Wien gehörten der Zoologe Rudolf Kner, der Naturwissenschaftler Dominik Columbus und der Chemiker Leopold Pebal. Mitglied der Zoologisch-Botanischen Gesellschaft in Wien waren der Botaniker Ignaz Szyszyłowicz (1857–1910) sowie die Zoologen Szymon Adam Syrski (1824–1882) und Rudolf Kner. Der Anatom und Chirurg Joseph Berres, der Apotheker und Chemiker T(h)eodor Torosiewicz, der Neurologe Gustaw Bikeles und der Mediziner Franz Babel von Fronsberg (1773–1841) waren Mitglieder der Gesellschaft der Ärzte in Wien.

Letztlich schmücken Marmortafeln mit den Namen der Professoren Hildenbrand und Berres sowie eine Büste von Professor Duchek bis heute das Interieur der Universität Wien.

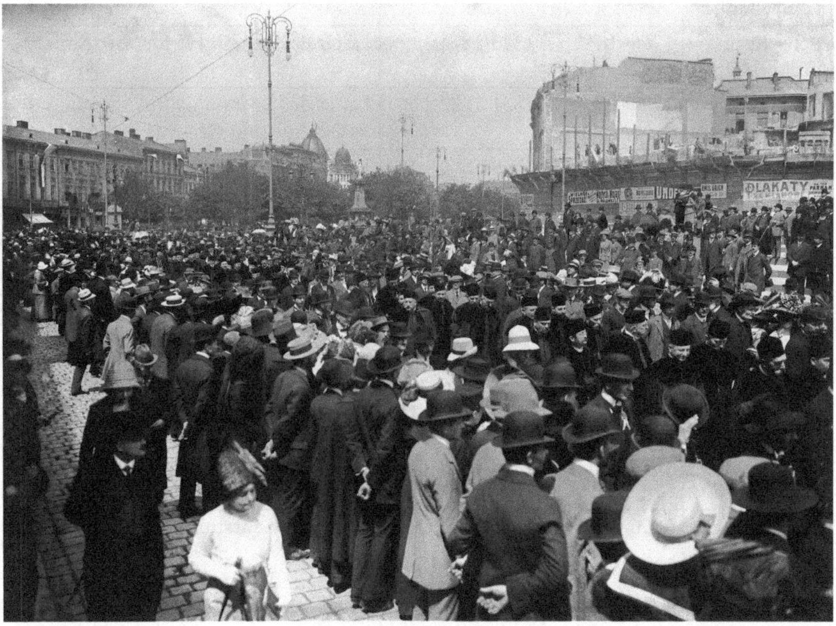

Abb. 4: Festliche Prozession der Universitätsprofessoren im Jahr 1912, Privatsammlung von Alexander Korobov.

Von der Bedeutung der medizinischen bzw. naturwissenschaftlichen Lehrstühle zeugen auch die Wahlen zum Rektor der Universität: Insgesamt stammte dieser 23 Mal aus den Reihen der Professoren der Medizinischen Fakultät (vgl. Tab. 3).

Tab. 3: Rektoren (Mediziner und Naturwissenschaftler) an der Lemberger Universität während der österreichischen Periode (1784–1918).

Name	Lebensdaten	Rektoratsdaten	Fach
Burkhard Schiverek	1742–1806	1786/1787 1798/1799	Professor für Chemie und Botanik
Alojzy Capuano	1743–1791	1790/1791	Leiter des Lehrstuhls für Pathologie und Klinikpraktikum
Wawrzyniec Pressen	?–?	1794/1795 1806/1807	Militärarzt
Francisko Masoch	1763–1845	1802/1803 1827/1828	Leiter des Lehrstuhls für Chirurgie
Franz Neuhauser de Paula	1763–1836	1810/1811 1835/1836	Leiter des Lehrstuhls für Innere Krankheiten
Ferdinand Stecher von Sebenitz	1779–1857	1819/1820	Leiter des Lehrstuhls für Physiologie und Geburtshilfe
Peter Krausnecker	1766–1832	1823/1824	Leiter des Lehrstuhls für Anatomie
Wojciech Zerdiński	1780–1855	1831/1832	Leiter des Lehrstuhls für Allgemeine Pathologie und Gerichtsmedizin
Franz Babel von Fronsberg	1773–1841	1839/1840	Leiter des Lehrstuhls für Pathologie und Therapie
Karl Stransky	1797–?	1843/1844	Leiter des Lehrstuhls für Chirurgie
Benedykt Wagner	?–?	1847/1848	Leiter des Lehrstuhls für Spezielle Pathologie und Chirurgie
Bronisław Leonard Radziszewski	1838–1914	1882/1883	Leiter des Lehrstuhls für Allgemeine Chemie, Organische und Pharmazeutische Chemie
Henryk Kadyi	1851–1912	1898/1899	Leiter des Lehrstuhls für Normale und Topographische Anatomie
Władysław Antoni Gluziński	1856–1935	1905/1906	Leiter des Lehrstuhls für Innere Medizin
Antoni Izydor Mars-Noga	1851–1918	1908/1909	Leiter des Lehrstuhls für Geburtshilfe und Gynäkologie
Adolf Beck	1863–1942	1912/1913 1914/1915	Leiter des Lehrstuhls für Physiologie
Antoni Stanisław Jurasz	1882–1961	1918/1919	Leiter des Lehrstuhls für Otorhinolaryngologie

Zusammenfassung

Die österreichische Periode war die längste in der Geschichte der Lemberger Medizinischen und Pharmazeutischen Hochschule. Während dieser Zeit (1784–1918) wurden die wichtigsten Lehrstühle gegründet und die Basis für die Entwicklung des Großteils der wissenschaftlichen Schulen der Lemberger Medizinischen Universität geschaffen, namentlich die geburtshilflich-gynäkologische, die anatomische, die biochemische, die hygienische, die dermatovenerologische, diejenige für Infektionskrankheiten, die mikrobiologische, die psychiatrische, die otorhinolaryngologische, die ophthalmologische, die pathologisch-anatomische, die pathologisch-physiologische, die pädiatrische, die stomatologische, die therapeutische, die pharmakologische, die physiologische, die chemisch-pharmazeutische sowie die chirurgische.

Nach der Wiedereröffnung der Medizinischen Fakultät 1894 und in den darauffolgenden zwanzig Jahren bis 1914 wurde von der Verwaltung Österreichs und der Stadt Lemberg die Errichtung von vierzehn neuen Fakultätsgebäuden finanziert, wodurch die Infrastruktur der Fakultät und der Kliniken in erheblichem Maße verbessert wurde.

Den größten Anteil im Professorenbestand an der Lemberger Universität der österreichischen Periode machten die Absolventen der Wiener Universität aus: mehr als 90 % der Professoren der Medizinischen Fakultät an der Universität unter Joseph II., ca. 70 % an der Universität unter Franz (II.) I. und noch 15 % der Professoren der Medizinischen Fakultät nach ihrer Wiedereröffnung 1894 bis zum Ende des Ersten Weltkriegs. Die detaillierte biografische Analyse der Lemberger Wissenschaftler, die die Grundlage für diese Studie bildete, zeugt davon, dass die Professoren der österreichischen Periode sowohl eine fundamentale Aus- und Weiterbildung als auch eine profunde Fachspezialisierung an den besten österreichischen Universitäten und Kliniken erfahren hatten. Auf diesen dort gewonnenen Kenntnissen, die sie nach Lemberg und Galizien brachten, basierten viele ihrer wissenschaftlichen Leistungen, die noch heute Weltgeltung haben.

m.nadraga[at]gmail.com

Tibor Frank

Netzwerke zwischen Wien und Budapest. Die medizinischen Fakultäten 1769–1945

Networks between Vienna and Budapest. The Medical Faculties 1769–1945

Abstracts

Ziel dieses Beitrags ist die Schaffung einer Art Typologie im Hinblick auf die komplexen Netzwerke, die sich zwischen den medizinischen Fakultäten der Universitäten in Wien und Ungarn (Budapest) entwickelten. Die Medizinerausbildung an der Universität in Pest richtete sich lange Zeit, strengen Vorschriften entsprechend, nach dem Wiener Vorbild. Dies bewirkte, dass tausende Studenten aus Ungarn ihr Studium gänzlich in Wien absolvierten oder zumindest zeitweise dort Lehrveranstaltungen besuchten bzw. Prüfungen ablegten. Auf eine Zeit, die in Ungarn vom Zwang des Nacheiferns des Wiener Vorbilds geprägt war, folgte im Zeitraum zwischen dem österreichisch-ungarischen Ausgleich 1867 und dem Ausbruch des Zweiten Weltkriegs eine Epoche, in der vielfältige Formen der Zusammenarbeit zwischen den beiden medizinischen Fakultäten entstanden. Nach dem Ausgleich wurden die institutionellen Beziehungen zwischen den beiden Fakultäten aufgebaut bzw. wiederbelebt. Diese Zeit kann mit Recht als das goldene Zeitalter in der Zusammenarbeit betreffend die Medizinerausbildung zwischen Wien und Budapest bezeichnet werden.

This is an effort to create an attempt at a working typology of the complex networks that developed over centuries between the Medical Faculty of Vienna and that of Hungary (later Budapest). For a long period of time the University of Hungary was compelled simply to copy the university model provided by Vienna. The strict requirements to imitate the teaching practices pursued at the University of Vienna resulted in thousands of Hungarian students migrating to Vienna to complete, fully or partially, their medical studies. After the Austro-Hungarian Compromise of 1867 the two medical faculties came to multiple forms of cooperation and built or rebuilt relations both at the institutional and the personal level. The period between the Compromise and World War II brought about interactions that paved the way towards a golden age of collaboration between Vienna and Budapest in the realm of medical education and research.

Keywords

Conformetur-Prinzip, *Jahrbuch für Kinderheilkunde*, Medizinische Fakultät Budapest, Peregrinatio, Stipendiaten, Szombathely/Trnava/Tyrnau, Ungarische Universitätsgeschichte, Universität Ungarns, Universität Budapest, van Swieten'sche Reformen, Wiener Medizinische Schule

Principle of Conformetur, *Jahrbuch für Kinderheilkunde*, Budapest Medical Faculty, Peregrination, Scholarship Holders, Szombathely/Trnava/Tyrnau, Hungarian University History, University of Hungary, University of Budapest, van Swieten's Reforms, Vienna Medical School

Die Medizinische Fakultät der Universität in Ungarn

Die heutige Eötvös-Loránd-Universität Budapest (ELTE) - ab 1921 Királyi Magyar Pázmány Péter Tudományegyetem (dt. königlich-ungarische Pázmány-Péter-Universität) - war ehemals die erste und lange Zeit hindurch einzige Universität Ungarns. Sie wurde 1635 gegründet, ihr Name vielfach geändert und ihr Standort häufig verlegt. Ihren heutigen Namen erhielt sie im Jahr 1950. Benannt wurde sie nach dem berühmten Physiker Loránd Eötvös (1848–1919).

Diese erste, bis heute kontinuierlich in der Forschung und Lehre tätige ungarische Universität wurde von Kardinal Péter Pázmány (1570–1637), dem Erzbischof von Esztergom (dt. Gran), im heutigen slowakischen Trnava (damals ung. Nagyszombat, dt. Tyrnau) gegründet. Mit ihrer Leitung betraute Pázmány den Jesuitenorden. Dieser Standort wurde gewählt, weil damals der mittlere Teil Ungarns vom Osmanischen Reich erobert und besetzt war und der Erzbischof von Esztergom nach Nagyszombat geflohen war. Nagyszombat liegt weniger als 50 km von Pressburg, dem heutigen Bratislava, entfernt. Bis nach Wien sind es von hier 110 km. Zur Zeit der osmanischen Eroberungskriege war dieser Ort ein Tor Richtung Westen. An diesem sicheren Standort gab der Erzbischof der ungarischen Jugend die Möglichkeit zur Aufnahme höherer Studien, um für die zu einem beträchtlichen Teil unter fremder Besatzung lebende ungarische Nation eine neue einheimische geistige Elite heranzubilden. Die Universität bestand aus einer bereits aus dem Jahr 1635 stammenden philosophischen, einer theologischen (aus 1638), einer juridischen (aus 1667) und einer erst 1769 angeschlossenen medizinischen Fakultät.

1777 wurde die Universität auf Anordnung von Maria Theresia (1717–1780), Erzherzogin von Österreich und Königin von Ungarn, von Nagyszombat nach Buda verlegt. 1784 übersiedelte die Universität an das jenseitige Donauufer, nach Pest. Bildungs- und Unterrichtssprache war bis 1844 Latein, das für die Studenten mit vielfältigem ethnischem Hintergrund als *lingua franca*, d. h. allgemein verständliche vermittelnde Sprache, diente.

Im Jahr 1951 wurde die Medizinische Fakultät aus der Universität Budapest ausgegliedert und unter dem Namen Budapesti Orvostudományi Egyetem (BOTE) (dt. Medizinische Universität Budapest) eigenständig. 1969 wurde sie nach dem berühmten ungarischen Frauenarzt Ignaz Philipp Semmelweis (1818–1865) benannt: Anlässlich ihres 200-jährigen Bestehens wurde sie zur

Semmelweis Orvostudományi Egyetem (SOTE) (dt. Semmelweis-Medizinische-Universität). Seit dem Jahr 2000 heißt sie nunmehr Semmelweis Egyetem (dt. Semmelweis-Universität).[1]

Das »Conformetur«[2]-Prinzip

Die von Maria Theresia durchgeführten Veränderungen im Wissenschaftsbetrieb der in Nagyszombat gegründeten ungarischen Medizinischen Fakultät betrafen nicht nur den Standort dieser Bildungsinstitution. 1766 wurde die Arbeit in jenem Gremium aufgenommen, welches auf Empfehlung des über eine medizinische Ausbildung verfügenden großen Reformers Gerard van Swieten (1700–1772) als Studienkommission des königlich-ungarischen Statthalterrates gegründet wurde.[3] Einer der wichtigsten Punkte in der Agenda dieser Kommission bestand darin, dass die Universität in Nagyszombat in jeder Hinsicht mit der Universität in Wien »konform gehen«, das heißt nach dem Wiener Vorbild organisiert werden müsse.[4] Der ungarische Statthalterrat stellte 1771 ein Dokument mit dem Titel *Statua Universitatis Tyrnaviensis* aus, in dem mit folgenden Worten jene Anforderungen beschrieben wurden, aufgrund derer, im Zuge ihrer Jahrhunderte währenden Gültigkeit, die Fakultäten der Universität Wien und »der« ungarischen Universität aufs engste miteinander verbunden wurden. »Universitas Tyrnaviensis sub altissimo nomine Regio et gloriosis auspiciis restaurata, tum in tradenti norma, cum vero omnibus aliis Universitati Viennensi per totum conformetur.« (dt. Die Universität von Nagyszombat [Tyrnau], die unter höchstem königlichem Namen und ruhmreichen Ägiden neu begründet wurde, ist sowohl im Hinblick auf ihre Normen als auch tatsächlich in jeder anderen Hinsicht mit der Universität Wien in vollen Einklang zu bringen.)[5] Aus der ehemaligen Universität des Erzbischofs wurde eine königliche Universität, an deren Spitze einer der größten Befürworter der van Swie-

1 Vgl. Geschichte der Semmelweis Universität. Medizinstudium in Budapest, Semmelweis Egyetem (Semmelweis Universität), URL: medizinstudium.semmelweis.hu/nav/geschichte_der_universitat (abgerufen am 23.6.2018).

2 Identisch oder konform gestaltet.

3 Vgl. Eva H. Balázs, Van Swietens Ideen und die ungarische Gesellschaft, in: Erna Lesky/Adam Wandruszka (Hg.), *Gerard van Swieten und seine Zeit*, Wien–Köln–Graz: Böhlau 1973, 154–163.

4 Vgl. Győry Tibor (Hg.), *Az Orvostudományi Kar története 1770–1935* (A királyi magyar Pázmány Péter-Tudományegyetem története 3), Budapest: Királyi Magyar Egyetemi Nyomda 1936, 23–24. – Emil Schultheisz, A belorvostan tanítása a nagyszombati egyetemen, in: Ders./László András Magyar (Hg.), *Orvosképzés a nagyszombati egyetemen 1769–1777* (Magyar Tudománytörténeti Szemle Könyvtára 55), herausgegeben von István Gazda, Budapest: Magyar Tudománytörténeti Intézet 2005, 173.

5 Zit. nach: Győry, *Az Orvostudományi Kar története*, 53, Übersetzung T. F.

ten'schen Reformen, der Vizekanzler György Graf Fekete von Galántha (1711–1788) gleichsam als »Generaldirektor« stand. Den Ausgangspunkt für diesen »Konformismus« bildeten die zentralistischen und uniformierenden Bestrebungen Wiens und er wurde von der Studienordnung nach 1769 wiederholt mit den Worten »*per omnia conformare tenebitur*« bekräftigt.[6] Unter Berufung auf das *Conformetur*-Prinzip wurde an der Medizinischen Fakultät auch die Wahl des Dekans nach dem Wiener Vorbild verpflichtend eingeführt.[7] Im Sinne einer aus dem Jahr 1749 stammenden und im Jahr 1755 erneut getroffenen Entscheidung von oberster Stelle war das in Wien ausgestellte Diplom in Medizin überall gültig, umgekehrt jedoch besaß in Wien kein einziges Diplom einer anderen Universität Gültigkeit.[8] Diese Verfügung bezog sich auf Universitäten in sämtlichen Erbländern, sie richtete sich also nicht primär gegen die Universität in Nagyszombat, hatte jedoch auch Auswirkungen auf die dort ausgestellten Diplome. Es muss an dieser Stelle festgestellt werden, dass die Universität Wien dank der van Swieten'schen Reformen zu dieser Zeit bereits zu den besten Universitäten der Habsburgermonarchie gehörte, was bedeutet, dass ein Studienabschluss an der Universität Wien tatsächlich viel wertvoller als das Diplom jeder anderen Universität des Reiches war. Als die Studienkommission des Statthalterrates 1774 über das von János Gilg, dem Dekan der Medizinischen Fakultät in Nagyszombat, an seine Majestät gerichtete Gesuch diskutierte, in welchem es um die Probleme in der Lehre an der Fakultät ging, hob er hervor, dass ihm einst die Weisung erteilt wurde, »in allem die von der Fakultät in Wien vorgegebenen Normen zu befolgen«.[9] Die von ihm vertretenen Universitätsprofessoren gaben daher regelmäßig an, dass sie diese Anweisung bedingungslos befolgt hätten. Gilg fügte jedoch hinzu, dass es ihm nur nach »mehrmaligem Flehen« gelungen war, die Beschreibungen der in Wien üblichen Eidesformeln, Normen und Gebräuche zu bekommen, von welchen sich aber wiederum herausstellte, dass sie unter der ausschließlichen Bezugnahme auf Wien formuliert worden waren. Unter den in Nagyszombat herrschenden Bedingungen waren sie kaum wortwörtlich anzuwenden.[10] Unter Joseph II. (1741–1790) wurde von der Studienkommission »der Gleichförmigkeit wegen«[11] in Pest nur der Gebrauch jener medizinischen Lehrbücher gestattet, aus welchen auch in Wien unterrichtet wurde.[12] Die verpflichtende Befolgung des Wiener Vorbildes sollte bis zur

6 Vgl. ebd., 38.
7 Vgl. ebd., 48.
8 Vgl. ebd., 55.
9 Zit. nach: Győry, *Az Orvostudományi Kar története*, 81.
10 Vgl. ebd.
11 Zit. nach: Ebd., 143.
12 Vgl. Géza Buzinkay, Az Egyetemi Nyomda és orvosi-természettudományos szakirodalmunk kialakulása, in: *Magyar Könyvszemle* 93 (1977) 1, 25–37, 29.

Gesetzgebung anlässlich der Revolution von 1848 bestehen bleiben, als nämlich mit dem Gesetzesartikel XIX aus dem Jahr 1848 die Universität »direkt dem Minister für Bildung unterstellt«[13] wurde, wodurch die ungarische Universität sich vom Einfluss Wiens befreien und zu einer Institution der ungarischen Nation werden konnte.

Nach der Niederschlagung der ungarischen Revolution bzw. des ungarischen Freiheitskampfes 1848/49 wurde jedoch die Studienordnung der Universität ein letztes Mal dem *Conformetur*-Prinzip unterstellt. Während der Amtszeit von Leo Graf von Thun und Hohenstein (1811–1888), dem österreichischen Minister für Cultus und Unterricht, kam es zu einer Blütezeit in der Geschichte der Medizinischen Fakultät in Wien. Was aber zur gleichen Zeit die Situation an der Medizinischen Fakultät in Pest anbelangte, liegen uns Berichte über die dort vorherrschenden beklagenswerten Zustände vor. Und erneut wurde die Befolgung des Wiener Vorbilds in Ungarn verpflichtend verordnet.[14] Tibor Győry (1869–1938), Medizinhistoriker mit dem Forschungsschwerpunkt Medizinische Fakultät Budapest, hob hervor, dass sich von 1770 bis 1848 und in weiterer Folge von 1849 bis zur endgültigen Außerkraftsetzung des *Conformetur*-Prinzips nach 1867 die von Wien ausgehende Zentralisierung durchsetzte. Der Grundsatz des Nacheiferns in Bezug auf das Wiener Vorbild wurde so sklavisch befolgt, dass das kaum dem Wohlergehen der Medizinischen Fakultät in Pest diente. Dieser Konformismus ging in der Praxis nicht mit der umfangreichen und gründlichen Anschaffung der für die Lehre erforderlichen Einrichtungs- und Ausrüstungsgegenstände einher.[15] Auch wurde die Medizinische Fakultät überhaupt nicht als Wirkstätte des wissenschaftlichen Fortschritts betrachtet. Győry fügte hinzu, dass die Situation in dieser Hinsicht auch an den Universitäten der Erbländer nicht anders war.[16]

Peregrinatio[17]

Der oben beschriebene Zustand spielte mit Sicherheit eine bedeutende Rolle dabei, dass die ungarischen Studierenden in außergewöhnlich großer Zahl bestrebt waren, ihr Medizinstudium an der Universität Wien abzuschließen. Wien war damals das wichtigste Ziel bzw. Zentrum der im Ausland studierenden Ungarn. Zwar hatte Wien im Vergleich zu früheren Zeiten etwas von seiner Dominanz eingebüßt, trotzdem war es, wie László Szögi, der wichtigste unga-

13 Győry, *Az Orvostudományi Kar története*, 473.
14 Vgl. ebd., 504, 513.
15 Vgl. ebd., 504, 510.
16 Vgl. ebd., 525.
17 Hier im Sinne eines Auslandsaufenthalts gemeint.

rische Forscher auf dem Gebiet der sogenannten *Peregrinatio*, feststellte, zumindest noch immer von sehr großer Bedeutung.[18] Nicht nur Studierende aus Ungarn, sondern aus allen Teilen der Monarchie, wie auch viele aus den neuen Balkanstaaten inskribierten sich vorzugsweise an der Universität Wien. Besonders die über gute Kenntnisse der deutschen Sprache verfügenden jüdischen Familien aus den westungarischen Burgkomitaten Pozsony (dt. Pressburg), Moson (dt. Wieselburg), Sopron (dt. Ödenburg) und Vas (dt. Eisenburg), die in der unmittelbaren Nähe zu Österreich lagen, schickten ihre Söhne gerne zum Studium an die Universität Wien. Zwischen 1867 und 1890 kamen insgesamt 7.010 Studenten aus Ungarn an die Universität. 3.641 davon, das heißt knapp 52 %, besuchten die Medizinische Fakultät. In dieser Hinsicht hatte sich nichts im Vergleich zur ersten Hälfte des 19. Jahrhunderts geändert. Von den ungarischen Medizinstudenten in Wien stammten 58 % aus jüdischen Familien; zwei Drittel der ungarischen Pharmaziestudenten in Wien kamen jedoch aus ungarndeutschen Familien. Das besonders große Interesse kann unter anderem dadurch erklärt werden, dass es mit einem an der Universität Wien erlangten Abschluss in Medizin möglich war, auch in Ungarn zu ordinieren bzw. als Arzt tätig zu sein. Obendrein lag die Qualität des Medizinstudiums in Ungarn zur damaligen Zeit noch weit unter dem Niveau europäischer Spitzenuniversitäten.[19] László Szögi erklärte das auffallende Interesse der ungarischen Studenten für das Medizinstudium folgendermaßen: »Der erste Platz der Mediziner läßt sich eher auf die Lukrativität Wiens nach 1851 zurückzuführen. Die einheimische Aerztebildung wurde dermaßen stark, dass dadurch das Auslandstudium an Lukrativität verlor.«[20] Laut einer Statistik mit dem Titel »Frequenz der ungarländischen Studenten nach Fachbereichen« rangierte zwischen 1867 und 1890 die Kategorie »Mediziner, Chirurgen, Pharmazeuten« mit 32,28 % auffallend hoch auf Platz eins, gefolgt von den »Juristen, Diplomaten« mit 19 %. Auf Platz drei folgten dann »Ingenieure, Naturwissenschaftler, Militär Ingenieure« mit 14 %. Am Ende der Auswertung der Statistik kommt Szögi völlig zu Recht zu folgendem Ergebnis:

18 Vgl. László Szögi, Zur Rolle der Wiener Universität im ungarischen Hochschulwesen von den Anfängen bis zum Ersten Weltkrieg, in: Helmuth Größing/Alois Kernbauer/Kurt Mühlberger (Hg.), *Mensch – Wissenschaft – Magie* (Mitteilungen der Österreichischen Gesellschaft für Wissenschaftsgeschichte 20), Wien: Erasmus 2000, 203–208.

19 Vgl. László Szögi, Bevezetés, in: Gábor Patyi/Zsolt Simon/Miklós Szabó/László Szögi/Júlia Varga (Hg.), *Magyarországi diákok bécsi egyetemeken és főiskolákon 1867–1890. Ungarländische Studenten an Wiener Universitäten und Hochschulen 1867–1890*, Budapest: Eötvös Loránd Tudományegyetem Levéltára 2015, 5–44, 10–11, 35.

20 László Szögi, Ungarländische Studenten an Wiener Universitäten und Hochschulen 1867–1890, in: Patyi/Simon, *Magyarországi diákok bécsi egyetemeken és főiskolákon 1867–1890*, 5–44, 38.

> »Das Auslandsstudium bekam immer mehr postgradualen Charakter, d. h. immer größer wurde jene Gruppe die erst nach abgeschlossenem Studium in Ungarn auf ausländischen Universitäten sich weiterbilden ließen. Eine weitere Neuheit ist das enorm große Interesse für die neuesten Wissenschaftszweige, welches sich mit den Ansprüchen der sich rasch entwickelnden ungarischen Gesellschaft und Wirtschaft erklären lässt. In Folge des Ersten Weltkrieges wurde ein durch stufenweise Entwicklung sich entfaltendes, neues, internationales Hochschulbeziehungsnetz zerrüttet, [die] Entwicklung [konnte] aber nicht mehr gestoppt werden, weil die Entwicklungstendenzen weitergingen, aber in einer sich grundlegend verändernden, neuen, historischen und politischen Umgebung.«[21]

Die Forschungsgruppe um László Szögi befasste sich auch mit der Kompilation und Aufarbeitung der Daten hinsichtlich der Studienaufenthalte außerhalb Ungarns im Zeitraum zwischen 1890 und 1918.[22] Aus diesen Forschungen geht eindeutig hervor, dass das Jahr 1890 als Wendepunkt in der Geschichte der Studienaufenthalte von Ungarn im Ausland betrachtet werden kann. Danach stieg die Bedeutung der Universitäten und Hochschulen in Deutschland sprunghaft an. Parallel dazu ließ das Interesse an den Bildungsinstitutionen der österreichischen Kaiserstadt relativ nach.[23] Die meisten Studenten aber, die Österreich als Studienort wählten, bevorzugten nach wie vor die Universität Wien. Somit blieb im Hinblick auf die Zahl der Studenten die Universität Wien die wichtigste Bildungsinstitution der Monarchie.

Am Vorabend des Ersten Weltkriegs können neben der Universität Wien auch andere Universitäten - wie die in Budapest (7.513 Studenten), Lemberg (5.673), Krakau (3.030 Studenten) und die tschechische Universität in Prag (4.740) - als Massenuniversitäten betrachtet werden, um nur diejenigen zu erwähnen, an denen über 3.000 Studenten eingeschrieben waren.[24] Die Größe der Universität Wien wird gut dadurch verdeutlicht, dass die Zahl der Studierenden in Mitteleuropa hier am höchsten war und europaweit an zweiter Stelle lag. Außerdem spielte die Universität eine herausragende Rolle bei der Ausbildung der ost- und südosteuropäischen Intelligenz.[25]

Die Gesamtzahl der Studierenden, die sich zwischen 1890 und dem Ausbruch des Ersten Weltkriegs an der Universität Wien einschrieben, wurde gerade durch die Zahl jener, die sich für ein Medizinstudium meldeten, bestimmt. Ab 1890

21 Ebd., 41.

22 Vgl. Gábor Patyi, *Magyarországi diákok bécsi egyetemeken és főiskolákon 1890–1918*, Budapest: Eötvös Loránd Tudományegyetem Levéltára 2004.

23 Vgl. ebd., 7–8.

24 Vgl. ebd., 12.

25 Vgl. Viktor Karády, Egyetemi világváros a századvégen. A bécsi diákság és a közép-európai felsőoktatás nemzetközi piaca (1880–1900), in: Ders., *Zsidóság és társadalmi egyenlőtlenségek (1867–1945) Történeti-szociológiai tanulmányok*, Budapest: Replika Kör 2000, 283–308.

nahm diese Zahl kontinuierlich ab und erreichte nach 1898 einen Tiefpunkt. Bis zu diesem Jahr wurden die in beiden Reichshälften der österreichisch-ungarischen Monarchie absolvierten Studienabschlüsse in Medizin wechselseitig anerkannt. Ab dem 1. Jänner 1899 jedoch wurde die verpflichtende Nostrifizierung der Diplome eingeführt. Dies erschwerte es den an der Universität Wien promovierten Ärzten, in Ungarn beruflich Fuß zu fassen. Im Hinblick auf die Zahl der Studienanmeldungen bedeutete der Erste Weltkrieg verständlicherweise erneut einen Tiefpunkt.[26]

Stipendiaten, Gasthörer und Heimkehrer

Diejenigen Studenten, die sich an der Universität Wien eingeschrieben hatten, schlossen zu einem beträchtlichen Teil ihr Studium nicht an dieser Institution ab. Die Protokolle des Rates der Medizinischen Fakultät an der Universität Budapest beschäftigen sich wiederholte Male und in bedeutender Zahl mit den Anliegen jener Studierender, die die Anrechnung ihrer in Wien absolvierten Studiensemester bzw. ihres in Wien abgelegten Rigorosums für ihr Studium in Budapest beantragten. Im Zuge meiner diesbezüglichen Archivforschungen bin ich auf viele derartige Beispiele gestoßen, von denen ich ein paar hervorheben möchte, u. a. auch mit dem Ziel, die Tatsache zu dokumentieren, dass Studienaufenthalte in Wien eine bedeutende Rolle beim Aufbau der Karrieren hervorragender Ärzte in Ungarn spielten. Unter denen, die sich für das Bene-Stipendium[27] meldeten, das für das Studienjahr 1879/80 ausgeschrieben worden war, wurde der ehemalige Student Jonathán Pál Haberern (1855–1936) an erster Stelle gereiht, der »sein Medizinstudium mit besonderem Fleiß und Fortschritt zum größten Teil in Budapest, teilweise aber auch an den Universitäten Wien und

26 Vgl. Patyi, *Magyarországi diákok bécsi egyetemeken és főiskolákon 1890–1918*, 29.

27 Bei dem Stipendium handelt es sich um eine Stiftung, die von Ferenc (Franz) Bene (1775–1858) eingerichtet wurde. Bene studierte in Pest und Wien, wurde 1798 zum Dr. med. promoviert und anschließend praktischer Arzt in Pest. 1802 erhielt er den Lehrstuhl für Staatsarzneikunde, 1803 für gerichtliche Medizin, 1816 wurde er Professor für spezielle Pathologie und Therapie. 1810 wurde er zum Rektor der Universität, 1831 zum Mitglied der Ungarischen Akademie der Wissenschaften und 1841 zum Direktor der Medizinischen Fakultät ernannt. Bene verbrachte mehrere Monate in Frankreich, Deutschland und England und verfügte in seinem Testament die Gründung einer Stiftung für Studienreisen, über die die Medizinische Fakultät Entscheidungsrecht erhielt. Vgl. Endre Hőgyes (Hg.), *Emlékkönyv a budapesti királyi magyar tudomány egyetem orvosi karának multjáról és jelenéről*, Budapest: Magyar Orvosi Könyvkiadó Társulat 1896, 853. – József Szinnyei, Bene Ferencz idősb, Magyar írók élete és munkái, URL: mek.oszk.hu/03600/03630/html/b/b01497.htm (abgerufen am 26.6.2018). – O. A., Bene, Franz von, in: Österreichische Akademie der Wissenschaften [ÖAW] (Hg.), *Österreichisches Biographisches Lexikon 1815–1950* [*ÖBL*] (Band 1), Graz–Köln: Hermann Böhlaus Nachf. 1957, 86.

München absolvierte, seinen Studienabschluss medicinae universae doctor wiederum an unserer Universität machte«.[28] Diese Stellungnahme wurde von jener Kommission formuliert, deren Sprecher Professor János Bókai senior (1822–1884) war und zu deren Mitgliedern u. a. auch Frigyes Korányi (1828–1913), der vielleicht berühmteste und später (1908) in den Freiherrenstand erhobene Professor der Universität, gehörte.[29] Haberern wurde später Privatdozent an der Universität Budapest, Chirurg und Primar am Szent Rókus Kórház (dt. Krankenhaus zum hl. Rochus, ebenfalls in Budapest) und Hofrat.

Bei der Vergabe von Stipendien waren Wiener Publikationen ebenfalls von Vorteil. 1881 bewarb sich Károly Lechner (1850–1922), ein Arzt an der von Ferenc Schwartzer (1818–1889) gegründeten »Nervenheilanstalt« bzw. Psychiatrischen Klinik, für ein Reisestipendium. Er wurde später Professor für Psychiatrie und Mitglied der Ungarischen Akademie der Wissenschaften. Seine Bewerbung für dieses Stipendium war nicht zuletzt wegen seiner in Wien erschienenen »77 dicht bedruckte Seiten starken wissenschaftlichen Arbeit«[30] von Erfolg gekrönt. Der sich gleichzeitig für dasselbe Stipendium bewerbende Adolf Hamburger wollte ein Semester in Wien und eines in Paris verbringen, um sich schließlich »während der Ferien in Prag am Institut von Edwin Klebs dem Studium der Mykologie widmen zu können.«[31] Klebs (1834–1913) hatte sich europaweit einen Namen als Bakteriologe gemacht. Die Medizinische Fakultät in Budapest förderte die Ansuchen beider Bewerber mit einem Reisestipendium der Schordann-Stiftung.[32] In begründeten Fällen war es auch möglich, das Schordann-Stipendium zu verlängern, wie das u. a. bei Géza Mihálkovics (1844–

28 Protocolla sessionum Facultatis Medicae in Regia Universitate Pestinensi 1770–1952 [Protokolle der Ratssitzungen der Medizinischen Fakultät der ungarischen königlichen (Péter Pázmány) Universität], Zentralarchiv der Semmelweis Universität Budapest [ZASUB], I.a.5, 144.

29 Vgl. ebd.

30 Protocolla sessionum, ZASUB, I.a.6, 119–121.

31 Ebd.

32 Vgl. ebd. – Die Schordann-Stiftung war nach dem Mediziner Zsigmond (Sigismund) Schordan (Schordann) benannt, der 1817 zum Dr. med. promoviert wurde und sich anschließend in naturwissenschaftlichen Fächern an den Universitäten in Wien und Pest weitergebildet hatte. Er erhielt 1821 eine Professur für Physiologie und höhere Anatomie an der Universität Pest sowie 1822 den Lehrstuhl für Biologie. Während der Choleraepidemie 1831 war er leitender Arzt im Krisengebiet. In seinem Testament verfügte er 1861, 49 % seines Vermögens Stiftungen zur Förderung der Medizinischen Fakultät in Pest zukommen zu lassen. Den größten Teil (28 %) des Nachlasses widmete er der Förderung von Studienreisen. Die Stipendien sollten ärmeren jungen Doktoren zukommen, die explizit laut Testament verpflichtet waren, ein halbes Jahr in Wien und ein weiteres halbes Jahr in Berlin oder Paris zu verbringen um die dortigen medizinischen Institute zu besuchen. Zu den Regelungen hinsichtlich des Schordann-Reisestipendiums vgl.: Hőgyes, *Emlékkönyv*, 388–389, 826–832. – Zu Schordann vgl.: Győry, *Az Orvostudományi Kar története*, 524–526.

1899) auf Empfehlung des Anatomen und Neurologen József Lenhossék (1818–1888) geschah. Mihálkovics

> »widmete sich während des vergangenen Jahres teils an der Universität Wien, teils an der Universität Leipzig erfolgreich dem Studium des Sezierens und der Histologie. Sein an den Tag gelegter Fleiß und seine Talente lassen darauf hoffen, dass er seine an ausländischen Instituten verbrachte Zeit gewinnbringend nutzen werde.«[33]

Dem Bewerber wurde das Stipendium für das Sommersemester des Studienjahres 1872/73 sowie für das Wintersemester des Studienjahres 1873/74 zuerkannt.[34] Mihálkovics wurde später in Budapest Professor für Anatomie sowie Mitglied der Ungarischen Akademie der Wissenschaften. Zwischen 1888 und 1892 war er Prodekan und später bis 1894 Dekan der Medizinischen Fakultät. Von 1898 bis 1899 fungierte er als Rektor der Universität.[35]

Es ist eine auffällige und zugleich aufschlussreiche Tatsache, dass die Quelle für dieses Reisestipendium jener königliche Rat und ehemalige Professor für Physiologie an der Medizinischen Fakultät in Pest namens Zsigmond Schordann (1794–1862) war, der von 1817 bis 1818 selbst in Wien eine Fortbildung absolvierte, nachdem er seinen Studienabschluss in Medizin in Pest gemacht hatte. In seinem Testament vermachte er 49 % seines Vermögens den Stiftungen der Medizinischen Fakultät in Budapest.[36] Diese förderte mithilfe zahlreicher Arten von Stipendien die Weiterbildung ihrer Lehrkräfte im Ausland. Bei der Förderung der Auslandsreisen der an der Medizinischen Fakultät in Budapest tätigen Lehrkräfte durch den ungarischen Staat spielte ein zum Teil in Wien absolviertes Studium eine wichtige Rolle. Das spätere Mitglied der Ungarischen Akademie der Wissenschaften Pál Plósz (1844–1902), der »sein Medizinstudium teils in Budapest und teils in Wien absolvierte [...] [wurde] im Studienjahr 1869/70 mit einer staatlichen Förderung an die Universität Tübingen entsandt, um intensive chemische Studien durchzuführen«.[37]

Das Studium in Wien half auch den Bewerbern bei der Vergabe von Stellen an medizinischen Universitäten. Auf Empfehlung von Korányi kam der gerade erst promovierte Lajos Machik »als nicht bezahlter Praktikant« an die »II. Abteilung für Innere Medizin« in Budapest. Korányi vermerkte, dass »der Bewerber seine Studien an der Universität Budapest und ein Jahr lang an der Universität Wien mit besonderem Fleiß absolvierte«.[38]

33 Protocolla sessionum, ZASUB, I.a.5, 190–191.

34 Vgl. ebd.

35 Vgl. Kálmán Benda, Mihalkovics, Géza, in: ÖAW (Hg.), *ÖBL* (Band 6), Wien: Verlag der ÖAW 1974, 276.

36 Vgl. Hőgyes, *Emlékkönyv*, 388–389. – Győry, *Az Orvostudományi Kar története*, 524–526.

37 Protocolla sessionum, ZASUB, I.a.7, 118.

38 Ebd., 134. – Hinsichtlich der Beendigung von Machiks Medizinstudium im Studienjahr 1881/82 vgl.: Hőgyes, *Emlékkönyv*, 278.

Die Medizinische Fakultät in Budapest verwehrte in selbstgefälliger Weise die Unterstützung für Bewerbungen um Auslandsstipendien jener Studenten, die die Möglichkeiten in Ungarn nicht ausnutzten. So wurde das Ansuchen des Medizinstudenten Ferenc Major um ein Stipendium vom Fakultätsrat mit der folgenden Begründung abgewiesen:

> »Da der Bewerber nicht nachweisen konnte, dass er von sämtlichen Hilfsmitteln Gebrauch gemacht hat, die an unserer Universität für die Ausbildung im besagten Fach zur Verfügung stehen, kann keine Empfehlung zur Erteilung des von ihm beantragten Reisestipendiums abgegeben werden.«[39]

Die Anrechnung von in Wien absolvierten Studienzeiten für das Studium in Budapest gehörte auch nach dem Ersten Weltkrieg zu einem häufig an der Medizinischen Fakultät in Budapest stattfindenden Prozedere. Laut einem im Sommer 1920 aufgenommenen Protokoll absolvierte »der Medizinstudent Iván Rök [eigentlich Reök, Anm.] aus Szeged nach seiner Ankunft in Wien dort zwei Semester [...] Jetzt bittet er um die volle Anrechnung seiner beiden in Wien absolvierten Semester.«[40] In der Zeit der Räterepublik hatte Reök (1894–1967) an den Studentenbewegungen teilgenommen, weshalb er sein Medizinstudium in Wien beendete.[41] In den Jahren nach dem Zweiten Weltkrieg nahm er leidenschaftlich am politischen Leben in Budapest teil und wurde zu einer der Führungspersönlichkeiten in der 1948 aufgelösten Unabhängigen Partei der Kleinlandwirte (ung. Független Kisgazdapárt, FKGP).[42]

Ebenfalls zwei Semester lang in Wien studierte Mátyás Rosenfeld,[43] welcher dort auch sein zweites Rigorosum ablegte und die Anrechnungen aller seiner in Wien absolvierten Prüfungen in Budapest beantragte. Die Anrechnung des Rigorosums wurde von der Fakultät abgelehnt.[44] Im Ärzteverzeichnis aus dem Jahr 1925 scheint Rosenfeld als Internist im Budapester Bezirk Kispest auf.[45]

Im gefährlichen Jahr der auf die Räterepublik folgenden Konterrevolution setzten viele Ungarn ihr Studium im Ausland fort. Die Anrechnung der von diesen Studierenden außerhalb Ungarns absolvierten Studienzeiten und Prüfungen wurde zu einer politischen Frage. Ein Teil der sich in Bezug auf ihre

39 Protocolla sessionum, ZASUB, I.a.6, 167.

40 Protocolla sessionum, ZASUB, I.a.46, 766.

41 Vgl. ebd.

42 Vgl. Reök Iván, Magyar Életrajzi Lexikon, arcanum, URL: www.arcanum.hu/en/online-kiadvanyok/Lexikonok-magyar-eletrajzi-lexikon-7428D/r-775E4/reok-ivan-7775B (abgerufen 27.6.2018).

43 Dabei handelt es sich nicht um den ursprünglich gleichnamigen Anführer der Kommunistischen Partei Ungarns Mátyás Rákosi.

44 Vgl. Protocolla sessionum, ZASUB, I.a.46, 710.

45 Vgl. Verordnung des königl.-ung. Ministers für Volkswohlfahrt und Arbeit aus dem Jahr 1925 über die Kundmachung des Namensverzeichnisses der Fachärzte, in: *Magyarországi Rendeletek Tára* 277 (1925) 69.000, 699.

Gesinnung am rechten Ende des politischen Spektrums befindenden Professoren, so z. B. der Internist und Neurologe Ernő Jendrassik (1858–1921), der Mitglied der Ungarischen Akademie der Wissenschaften war und als junger Arzt selbst in Wiener Krankenhäusern gearbeitet hatte, empfahl Ende 1919 unumwunden, »dass angesichts des Verlustes, den die Universität Budapest an Studenten erleiden muss, niemandem seine im Ausland absolvierten Studienzeiten und Prüfungen angerechnet werden sollen.«[46]

In der zur damaligen Zeit charakteristischen patriotischen Rhetorik des konservativen Wissenschaftlers hört sich das so an: »Das schulden wir unseren Söhnen, die keine Möglichkeit zu einem Auslandsaufenthalt hatten, und noch mehr all denjenigen, die das in einer schwierigen Lage befindliche Land nicht verließen und bei der Wiederherstellung von Recht und Ordnung halfen.«[47]

Der wichtigste Grund dafür, dass ungarische Studierende nach 1919 zum Studium nach Wien gingen, war das sogenannte Numerus-clausus-Gesetz in Ungarn. Das 1920 neu eingesetzte Regime unter Admiral Miklós Horthy (1868–1957) brachte die erste antisemitische Gesetzgebung des Jahrhunderts auf dem europäischen Kontinent hervor. Es handelte sich um die Einführung einer Quotenregelung, bei der die Zahl der ungarischen Juden an den Universitäten anhand ihres Anteils in der Gesamtbevölkerung Ungarns festgelegt wurde. Demnach durften im tertiären Bildungssektor nur bis zu 6 % aller StudentInnen jüdischer Abstammung sein. Dieser *Numerus clausus* war für ungarische Juden mit besonders unangenehmen Nachteilen verbunden, da sie ja unverhältnismäßig häufig in den sogenannten »freien Berufen« vertreten waren. Im Gegensatz dazu gab es traditionellerweise nur wenige Juden im Staatsdienst oder unter den Lehrern und Professoren. Das galt auch für Verwaltungsbeamte, die im Auftrag der städtischen Gemeinden tätig waren. Obwohl sich diese Bestimmungen anfänglich nur schwer etablieren konnten, wurden sie in den 1920er-Jahren zu einem wichtigen Grund dafür, weshalb viele brillante ungarische Intellektuelle und Experten jüdischer Abstammung sich dazu entschlossen, das Land zu verlassen und ihre Ausbildung im Ausland abzuschließen bzw. sich anderswo nach einer geeigneten Arbeit umzusehen. Somit verlor Ungarn eine große Anzahl von angehenden Ärzten und Ärztinnen, NaturwissenschaftlerInnen, MathematikerInnen, IngenieurInnen, GeisteswissenschaftlerInnen und KünstlerInnen, die sich außerhalb ihres Heimatlandes einen Namen machen sollten. Sie zogen in erster Linie nach Österreich und in andere Teile des deutschsprachigen Raums, um sich ein neues Leben aufzubauen.[48]

46 Protocolla sessionum, ZASUB, I.a.46, 170–171.

47 Ebd.

48 Vgl. Tibor Frank, Budapest–Berlin–New York. Kettenmigration von Ungarn in die Vereinigten Staaten, 1919–1945, in: John M. Spalek/Konrad Feilchenfeldt/Sandra H. Hawrylchak

Viele der in Wien ankommenden, aus Ungarn emigrierten Intellektuellen waren von dieser Stadt enttäuscht. Karl Polányi (1886–1964), der später berühmt gewordene Nationalökonom und Wirtschaftshistoriker, beklagte sich im Jahr 1920 über sehr vieles als er seiner in Budapest gebliebenen Mutter über seinen Alltag in Wien berichtete. »Das geistige Wien ist so enttäuschend,« – schrieb er in seinem auf den 24. April 1920 datierten Brief in deutscher Sprache – »wie es nur jener zu erleben verdiente, der den Geist an eine Bezugsquelle gebunden wähnte«. Am Ende seines langen Berichtes fügte er hinzu: »Hier in Wien zu leben ist so gut wie Unsinn: Es ist teuer (!!), schlecht (!!), stäubig (!!), heiss (!!), langweilig, öd, nerventötend und zum rasend werden. Alles flieht Wien, und erst jetzt, wo der Mai kommt und der Flieder blüht! Nein, sowas gibt's gar nicht.«[49]

Kontakte und Kooperationen

Im untersuchten Zeitraum arbeiteten bei vielen Gelegenheiten und auf vielfältige Weise österreichische und ungarische Ärzte bzw. Medizinhistoriker zusammen. Die Kooperation zwischen den medizinischen Fakultäten der beiden Städte wurde immer enger und führte zu zahlreichen praktischen Ergebnissen.

Ungarische Universitätsprofessoren in Wien

Ignaz Philipp Semmelweis (1818–1865), eine Koryphäe der ungarischen Medizinerausbildung, wurde zum Aushängeschild der Universität Wien. Seine Statue befindet sich im dortigen Arkadenhof. Der als »Retter der Mütter« bezeichnete Semmelweis konnte mit der Einführung der Asepsis in erheblichem Maße die durch das Kindbettfieber bedingte Sterberate verringern. Auf seiner Station im Krankenhaus verordnete er das Waschen der Hände in Chlorwasser, da er bemerkt hatte, dass durch diese Maßnahme der Leichengeruch nach der Obduktion ausbleibt. Durch das Chlorwasser wurden auch die an der Hand haften gebliebenen Bakterien vernichtet. Mithilfe von Chlorkalk als Desinfektionsmittel konnte er den Ausbruch des Kindbettfiebers verhindern. Er verordnete auch verpflichtend die regelmäßige Reinigung und Belüftung der Operationssäle sowie deren Versorgung mit Tageslicht. Außerdem ordnete er den häufigen

(Hg.), *Deutschsprachige Exilliteratur seit 1933* (Band 3/1), Berlin: De Gruyter Saur 2010, 391–392. – Katalin N. Szegvári, *Numerus Clausus rendelkezések az ellenforradalmi Magyarországon. A zsidó és nőhallgatók főiskolai felvételéről*, Budapest: Akadémai Kiadó 1988.

49 Brief von Karl Polányi an seine Mutter Cecilia Polányi, Wien, 24. April 1920, University of Chicago, Joseph Regenstein Library, Department of Special Collections, Michael Polanyi Papers.

Wechsel der Bettwäsche an. Die aus Gründen der Sparsamkeit erfolgende Wiederverwendung schmutziger Bettwäsche wurde von ihm mit der Entlassung der dafür Verantwortlichen bestraft.[50]

Semmelweis schloss sein Medizinstudium am 21. Mai 1844 in Wien ab. Dort wurde er 1844 Geburtshelfer und ein Jahr später auch Chirurg. Unverzüglich erhielt er eine Stelle als Assistenzarzt am Wiener Allgemeinen Krankenhaus an der Geburtsklinik von Professor Johann Klein (1788–1856). Im Frühjahr 1848 wurde Semmelweis Mitglied der Wiener revolutionären Nationalgarde. Sein Vertrag als Assistenzarzt in Wien lief am 20. März 1849 aus und wurde nicht mehr verlängert. Im Oktober 1850 kehrte er nach Ungarn zurück und übernahm ab 1851 die Leitung der Geburtenstation im Szent Rókus Kórház. 1861 publizierte er beim Verlag Hartleben das deutschsprachige Buch *Die Aetiologie, der Begriff und die Prophylaxis des Kindbettfiebers.*[51] Seine Lehren wurden von der damals vorherrschenden Meinung in der Medizin abgelehnt. Die Umstände seines Todes sind bis heute nicht geklärt. Möglicherweise wurde er wegen Syphilis in die Psychiatrie von Döbling eingewiesen, wo er als aggressiv gewordener Patient wahrscheinlich von seinen Pflegern erschlagen wurde.[52]

An dieser Stelle soll auch erwähnt werden, dass ein weiterer bedeutender, zum Teil ungarischstämmiger Wissenschaftler, der aus einer aus Ungarn nach Wien übersiedelten Familie kommende, aber in Wien geborene spätere Nobelpreisträger Robert Bárány (1876–1936) an der Universität Wien sein Medizinstudium abschloss.[53]

> »1915 geriet Bárány in russische Kriegsgefangenschaft, aus der er durch Vermittlung des Prinzen Karl von Schweden entlassen wurde und danach nicht mehr langfristig in seine Heimat zurückkehrte (wo Differenzen mit der Wiener Medizinischen Fakultät bestanden), sondern ab 1917 an der Universität Uppsala lehrte.«[54]

---

50 Vgl. O. A., Semmelweis Ignác élettörténete, Semmelweis Egyetem (Semmelweis Universität), URL: semmelweis.hu/az-egyetemrol/semmelweis-ignac-elettortenete (abgerufen am 27.6.2018).

51 Ignaz Philipp Semmelweis, *Die Aetiologie, der Begriff und die Prophylaxis des Kindbettfiebers,* Pest–Wien–Leipzig: Hartleben 1861.

52 Vgl. Erna Lesky, *Ignaz Philipp Semmelweis und die Wiener medizinische Schule*, Wien: Böhlau 1964. – Károly Kapronczay (Hg.), *Semmelweis. Az első Semmelweis-kutató. Beretzky Endre emlékére Semmelweis Ignác halálának 150. évfordulóján*, Budapest: MTA Orvostörténeti Munkabizottsága/Magyar Tudománytörténeti Intézet/Kőbánya Önkormányzata 2015.

53 Vgl. Nobel Lectures in Physiology or Medicine, Nobelprize.org, URL: www.nobelprize.org/nobel_organizations/nobelfoundation/publications/lectures/medicine.html (abgerufen am 28.6.2018).

54 Robert Bárány, Wien Geschichte Wiki, URL: www.wien.gv.at/wiki/index.php/Robert_Bárány (abgerufen am 7.8.2017).

Gemeinsame Sitzungen österreichischer und ungarischer Ärzte

Besonders eng waren die beruflichen Beziehungen zwischen den Wiener und Budapester Kinderkliniken. Am 30. April und am 1. Mai 1910 empfingen die österreichischen Kinderärzte ihre ungarischen Kollegen das erste Mal als Gäste in Wien und hielten gemeinsame Sitzungen ab. Der Gedanke dazu entstand am 16. Internationalen Ärztekongress, der von 29. August bis 4. September 1909 in Budapest stattfand.[55] Die Sitzungen in Wien wurden in der dortigen Ärztegesellschaft abgehalten und galten als erste offizielle Treffen ungarischer Kinderärzte mit Wiener Kollegen. Dieses Treffen hatte jedoch Vorläufer: 1858 wurde von Franz Mayr (1814–1863), dem ungarischstämmigen Leopold Maximilian Politzer (1814–1888) und Moritz Schuller (1825–1874) in Wien die erste führende Fachzeitschrift für Pädiatrie, das *Jahrbuch für Kinderheilkunde*, gegründet, zu deren ersten Mitarbeitern auch der ungarische Kinderarzt Professor János Bókai senior gehörte. Über die Sitzung 1910 schrieb der ao. Professor Ármin Flesch (1878–1953), der spätere Gründer und Direktor der Kinderklinik und Säuglingsstation in der Budapester Madarász utca (ung. Madarász utcai Csecsemő-és Gyermekkórház), noch im selben Jahr einen ausführlichen Bericht für die Zeitschrift *Orvosi Hetilap*, in welchem er auf alle Vorträge und Wortmeldungen einging.[56] Flesch zitierte Professor János Bókay junior (1858–1937), der bezüglich der Wiener Sitzung betonte: »Diese wissenschaftliche Begegnung ist eine natürliche Fortsetzung des Gefühls der Sympathie, die die ungarischen Pädiater mit den österreichischen Kinderärzten seit Jahrzehnten verbindet.«[57]

Kurz vor seinem Tod in 1911 besuchte der Wiener Professor Theodor Escherich (1857–1911), ein international anerkannter Bakteriologe, seine ungarischen Kollegen in Budapest. Er war derjenige, der in der Ätiologie der kleinkindlichen Diarrhö die Rolle des Coli Bakteriums entdeckte und trug auch zur Säuglingsfürsorge bedeutend bei.[58]

1911 übernahm Professor Clemens Pirquet (1874–1929)[59] als Nachfolger von Escherich die neu erbaute Kinderklinik an der Wiener Medizinischen Fakultät. Im selben Jahr gründete er dort eine heilpädagogische Abteilung, die sich – als

55 Vgl. Árpád Szállási, Egy nemzetközi orvoskongresszus időszerű évfordulója, in: *Orvosi Hetilap* 140 (1999) 52, 2923–2926.

56 Vgl. Ármin Flesch, A magyar és osztrák gyermekorvosok együttes ülése. Bécs, 1910 április 30.-ától május 1., in: *Orvosi Hetilap* 54 (1910) 30/31 (Sonderdruck). – Vgl. auch Endre Cserháti/Áron Székely, *A Magyar Gyermekorvosok Társaságának története 1924–1999*, Budapest: Magyar Gyermekorvosok Társasága 1999, 13.

57 Ebd.

58 Vgl. Theodor Escherich, *Die Darmbakterien des Säuglings und ihre Beziehungen zur Physiologie der Verdauung*, Stuttgart: Enke, 1886.

59 Vgl. Clemens, baron von Pirquet, Encyclopaedia Britannica, URL: www.britannica.com/biography/Clemens-Freiherr-von-Pirquet (abgerufen am 27.6.2018).

weltweit erste – mit der klinischen Erforschung und Behandlung von hirnorganischen Schädigungen und Verhaltensauffälligkeiten bei Kindern beschäftigte. Auch während des Krieges wirkte er in dieser Abteilung. Unter seinen Mitarbeitern war auch der in Ungarn geborene Béla Schick (1877–1967), der bis 1923 an der Klinik als Assistent arbeitete und den nach ihm benannten »Schick-Test« zur Erkennung von Diphtherie entwickelte. Er emigrierte 1923 in die USA und arbeitete zunächst am Mount Sinai Hospital in New York und danach als Professor für Pädiatrie an der Columbia University.[60]

Am 20. Oktober 1912 feierten die österreichischen Kinderärzte den 70. Geburtstag des Wiener Professors Max Kassowitz (1842–1913)[61]. Kassowitz wurde an dieser Sitzung von Professor Pirquet begrüßt und als einer der Begründer der Wiener Medizinischen Schule gefeiert. Am Fest nahm auch eine Delegation von zehn namenhaften ungarischen Kinderärzten[62] unter der Leitung von János Bókay junior teil.[63]

Bókay junior erinnerte sich später in seiner *Geschichte der Kinderheilkunde* aus dem Jahre 1922 an die Geschichte dieser Beziehungen vor dem Ersten Weltkrieg.

> »Die ungarische pädiatrische Schule und mit ihr die ungarischen Kinderärzte waren auch im 20. Jahrhundert bestrebt, einen möglichst engen Kontakt mit den ausländischen Fachkollegen aufrechtzuhalten. Eben deshalb waren wir bestrebt, das kollegiale Verhältnis, das mit unseren österreichischen Kollegen in der Vergangenheit zwischen Mayr, Widerhofer und Bókai sen. bestand, zu kräftigen. So haben anläßlich des 1909 in Budapest stattgehabten XVI. internationalen Ärztekongresses, welchem unsere österreichischen Kollegen sehr zahlreich anwohnten, die österreichischen und die ungarischen Pädiater auf Initiative von weil. Escherich und meiner Wenigkeit beschlossen, einmal jährlich abwechselnd in Wien und in Budapest zur gemeinsamen Erörterung von wissenschaftlichen Fachfragen zusammenzukommen. Die erste Zusammenkunft fand am 30. April 1910 in Wien statt, wo unsere österreichischen Kollegen uns mit der liebenswürdigsten Gastfreundschaft und größten Zuvorkommenheit empfingen, im prachtvollen Festsaal der kais. Ärztegesellschaft wurden wir vom Präsidenten der Gesellschaft, dem Gynäkologieprofessor Chrobak und von Escherich herzlichst begrüßt. [...] Der erste Versuch hatte also Erfolg und wir Ungarn verabschiedeten uns von unseren österreichischen Fachkollegen in der Überzeugung, daß wir sie nach einem Jahr in Budapest wiedersehen werden. Dieser Besuch war jedoch leider unterblieben, weil der unerwartete Tod von Escherich die österreichische Pädiatrie im folgenden Jahr

60 Vgl. Walter Mentzel, Schlagwort-Archive: Béla Schick, Van Swieten Blog, Universitätsbibliothek Medizinische Universität Wien, URL: ub.meduniwien.ac.at/blog/?tag=bela-schick (abgerufen am 20.7.2017).

61 Vgl. O. A., Kassowitz, Max, in: ÖAW (Hg.), *ÖBL* (Band 3), Graz–Köln: Hermann Böhlaus Nachf. 1965, 256–257.

62 Ernő Deutsch, Ármin Flesch, Gusztáv Genersich, Gyula Grósz, Pál Heim, Mihály Horváth, Károly M. John, Leó Lóránt, Alfréd Politzer und Kornél Preisich.

63 Vgl. Cserháti/Székely, *A Magyar Gyermekorvosok Társaságának története*, 14–15.

in Trauer versetzte, die darauffolgenden zwei Jahre aber für solche gemeinsame Sitzungen nicht geeignet waren, weil der würdige Nachfolger von Escherich, v. Pirquet, als Generalsekretär der nach Wien einberufenen deutschen Wanderversammlung mit der Vorbereitung und Veranstaltung derselben vollkommen in Anspruch genommen war. Die ungarischen Pädiater haben jedoch die Verbindung aufrechterhalten und begaben sich 1912, als die österreichischen Pädiater am 20. Oktober den 70. Geburtstag unseres illustren, in Pozsony geborenen Fachkollegen Kassowitz feierten, unter meiner Leitung korporativ in die Kaiserstadt, um an der Ehrung des hervorragenden Gelehrten teilzunehmen. Gleichsam als Erwiderung hierfür unternahmen die Pädiater, die an der 1913 in Wien stattgehabten Wanderversammlung teilnahmen, nach der Beendigung der Fachsitzung der Gesellschaft f. Kinderheilkunde, im Verein mit den Wiener Fachkollegen unter der Leitung von Hochsinger, Knöpfelmacher und des erst vor kurzem verstorbenen hervorragenden Kollegen Thiemich einen Ausflug nach Budapest, um unsere neueren sanitären Institutionen, und das mit dem ›Stefanie‹-Kinderspital in Verbindung stehende neue Gebäude der Universitäts-Kinderklinik zu besichtigen. Bei diesem Anlaß legten sie als Zeichen pietätvollen Gedenkens auf den Sockel der Statue von Bókai sen. einen mächtigen, mit rot-weiß-grünem Band geschmückten Palmenkranz nieder.«[64]

Zusammenarbeit von Medizinhistorikern

Auch die Medizinhistoriker der beiden Universitäten arbeiteten zusammen, und zwar vom Ende des späten 19. Jahrhunderts bis kurz vor dem »Anschluss« Österreichs an Deutschland 1938. Die Triebfeder für diese regelmäßig stattfindende, dauerhafte und anspruchsvolle Zusammenarbeit war der Medizinhistoriker Tibor Győry von Nádudvar (1869–1938). Im Laufe seiner Karriere war er zunächst Internist am Szent Rókus Közkórház, später Privatdozent an der Universität Budapest, ao. und schließlich o. Professor an derselben Universität. Nach 1919 wurde er ministerieller Rat am Ministerium für Volkswohlfahrt und danach als stellvertretender Staatssekretär Leiter der Fachabteilung (Sektion) für das allgemeine und gesellschaftliche Gesundheitswesen.[65]

Zu Ehren von Győry und durch ihn dazu angeregt, veranstaltete die Deutsche Gesellschaft für Geschichte der Medizin und der Naturwissenschaften (heute: Deutsche Gesellschaft für Geschichte der Medizin, Naturwissenschaft und Technik e. V.) am 5. September 1929 ihren Kongress in Budapest. Aus diesem Anlass reisten auch mehrere Medizinhistoriker und in der Medizinerausbildung

64 Johann von Bókay, *Die Geschichte der Kinderheilkunde*, Berlin: Springer 1922, 119–120. – Vgl. auch Cserháti/Székely, *A Magyar Gyermekorvosok Társaságának története*, 15.

65 Győry Tibor, Magyar Életrajzi Lexikon, arcanum, URL: www.arcanum.hu/hu/online-kiadvanyok/Lexikonok-magyar-eletrajzi-lexikon-7428D/g-gy-757D7/gyory-tibor-75B2B (abgerufen am 26.6.2018).

tätige Lehrkräfte aus Wien in die ungarische Hauptstadt. Das Hauptwerk von Győry ist Band 3 der Geschichte der Pázmány-Péter-Universität mit dem Titel *Az Orvostudományi Kar története 1770–1935* (dt. Geschichte der Medizinischen Fakultät 1770–1935), in welchem den Beziehungen zwischen den medizinischen Fakultäten in Wien und Budapest, sowohl in der wissenschaftlichen Forschung als auch in der Lehre, große Aufmerksamkeit gewidmet wird.[66]

Über Jahrzehnte hinweg arbeitete Győry mit den besten österreichischen Medizinhistorikern zusammen. Darunter waren u. a. Isidor Fischer (1868–1943), Viktor von Fossell (1846–1913), Robert Fuchs, Arnold Goldmann, Theo Malade (1869–1944), Robert Töply (1856–1947) und Max Neuburger (1868–1955). Seine Korrespondenz – u. a. sein Briefwechsel mit diesen österreichischen Professoren – wird im Archiv der Semmelweis-Universität in Budapest aufbewahrt.[67]

1935: Universitäres Jubiläum in Budapest – unter Wiener Beteiligung

Die Pázmány-Péter-Universität feierte 1935 ihr 300-Jahr-Jubiläum. Aus diesem Anlass wurden von Rektor Gyula Kornis (1885–1958) die historisch gewachsenen Beziehungen zu den deutschsprachigen Ländern, allen voran zu Österreich, wiederbelebt. »Ich begrüsse auf das wärmste die hervorragenden Vertreter der österreichischen Wissenschaft« – mit diesen Worten begann der renommierte Psychologe, Philosoph und Kulturpolitiker Kornis seine Begrüßungsrede. Er blickte auf die Geschichte der wechselseitigen Beziehungen bis zur Gründungszeit der Universität Wien zurück. Darüber sagte er:

> »Von der Mitte des vierzehnten Jahrhunderts an besuchen ungarische Jünglinge in grosser Zahl die Wiener Universität, an welcher schon im Jahre 1366 die *Natio Hungarorum* nachweisbar ist. Dieser gehörte während der ersten hundert Jahre der Wiener Universität ein Fünftel sämtlicher Hörer an. […] Im Mittelalter und zur Zeit der Renaissance bekleideten zahlreiche Ungarn Lehrstühle an der Wiener Universität: im vierzehnten Jahrhundert gab es dort sogar einen ungarischen Rektor namens Ladislaus Hungaros; der letzte Rektor ungarländischen Ursprungs war der grosse Anatom Joseph Hyrtl. […] Als [Pázmány] unsere Universität gründete, empfahl er sie sofort brieflich der Unterstützung der Wiener Universität. Maria Theresia hat unsere Universität, besonders ihre medizinische Fakultät, im Sinne von van Swietens Vorschlägen reorga-

66 Vgl. Győry, *Az Orvostudományi Kar története.* – Zu Győry vgl.: Emil Schultheisz/Árpád Szállási/György Korbuly/László Molnár, Győry Tibor (1869–1938), URL: mek.oszk.hu/05400/05412/pdf/Orvost_GyoryTibor.pdf (abgerufen am 23.6.2018).

67 Vgl. László Molnár/László Szögi, *A Semmelweis Orvostudományi Egyetem Levéltára 1770–1999 Repertórium*, Budapest: Semmelweis-Universität 2002, 153–157.

> nisiert. Unser noch heute gültiges Universitäts-Statut wurde in den fünfziger Jahren des vorigen Jahrhunderts durch den Grafen Leo Thun aus Wien verordnet. In dieser Weise hat Wien bis auf die neueste Zeit in die Entwicklung unserer Universität eingegriffen.«[68]

Auf die Begrüßungsworte des Rektors antwortete der österreichische Gesandte in Budapest, Leopold Hennet (1876–1950), indem er »der geistigen Leistung Ungarns« huldigte. Er erinnerte daran, dass Kardinal Pázmány »an den Universitäten Wien, Graz und Prag Anregungen und Lehren empfing« und »auf dem Fundament der christlichen Weltanschauung [stand]«. Der Gesandte brachte seine besondere Dankbarkeit darüber zum Ausdruck, dass die Universität Budapest neben dem Kardinal-Fürsterzbischof Theodor Innitzer (1875–1955), den Professoren Hofrat Alfons Dopsch (1868–1953) und Wilhelm Schmidt (1868–1954) nunmehr seinem »hochverehrten und berühmten Freund« Professor Anton Eiselsberg (1860–1939) die Ehrendoktorwürde verliehen hatte.[69] Der auf Empfehlung der Medizinischen Fakultät in Budapest anlässlich der Jubiläumsfeierlichkeiten der Universität zum Ehrendoktor ernannte Eiselsberg, ein emeritierter Professor für Chirurgie an der Universität Wien, war der berühmteste Absolvent aus der Schule Theodor Billroths (1829–1894) und über 30 Jahre hindurch Leiter der Wiener Chirurgie. Die Rede anlässlich der Verleihung der Ehrendoktorwürde hielt Gyula Darányi (1888–1958), der Dekan der Medizinischen Fakultät in Budapest. Dabei hob er hervor, wie viel die medizinische Forschung und Lehre in Ungarn der Universität Wien im Allgemeinen und dem neuen Ehrendoktor im Besonderen zu verdanken habe.[70]

Auch die Universität Wien schloss sich der Meinung jener ausländischen Institutionen für höhere Bildung und Akademien an, die mit in herzlichem Wortlaut gehaltenen Dokumenten dem Budapester Jubilar gratulierten. In der Wiener Grußbotschaft wurde in der ehemals gemeinsamen Unterrichts- und Wissenschaftssprache Latein an die verschiedenen Bezüge und Parallelen zwischen den Universitätsgründungen in Wien und Ungarn erinnert. Die Universität Wien wurde zu einer Zeit von dem österreichischen Erzherzog Rudolf IV. von Habsburg (1339–1365) gegründet, als in Pécs der ungarische König Ludwig I. (1326–1382) eine ähnliche Institution ins Leben rief. Kaiser Maximilian (1459–1519) stattete gerade dann die Universität Wien in erheblichem Maße mit finanziellen Mitteln aus, als sich der ungarische König Matthias (1443–1490) mit der Gründung der *Academia Istropolitana* abmühte.[71] Die Parallelen wurden allerdings dadurch abgeschwächt, dass keine der Universitätsgründungen in

---

68 Kornis, Gyula (Hg.), *A királyi magyar Pázmány Péter Tudományegyetem alapítása 300 éves évfordulójának jubileumi évkönyve*, Budapest: Királyi Magyar Egyetemi Nyomda 1936, 193–194, Hervorh. im Orig.

69 Vgl. ebd., 201–202.

70 Vgl. ebd., 263–265.

71 Vgl. ebd., 391–392.

Ungarn in der Zeit des Mittelalters von bleibendem Erfolg gekrönt war, wohingegen die Universität Wien Jahrhunderte hindurch aufblühen sollte.

tzsbe[at]hu.inter.net

Petr Svobodný

Die akademische Migration zwischen den medizinischen Fakultäten in Prag und Wien 1848–1945

Academic Migration between the Medical Faculties of Prague and Vienna 1848–1945

Abstracts

Anhand reichhaltigen prosopografischen Materials analysiert der Verfasser die akademische Migration von Lehrern der Prager medizinischen Fakultäten in den Jahren 1848–1945. Im einführenden Teil der Studie stellt er die grundlegenden Tendenzen der akademischen Migration vor, vor allem im Rahmen des deutschsprachigen mitteleuropäischen Raumes. Kern der Studie ist eine Analyse der Beziehungen zwischen den medizinischen Fakultäten in Prag und in Wien vor und nach 1918. Der Wandel des Migrationsmodells wird unter anderem in Zusammenhang mit den radikalen politischen Veränderungen Mitteleuropas, insbesondere in den Schlüsseljahren 1918, 1938/39 und 1945 interpretiert.

Based on extensive prosopographic materials, the author analyses academic migration of teachers active at medical faculties in Prague in 1848–1945. The introduction outlines the main tendencies of academic migration, especially within the German-speaking part of Central Europe. The core of the study consists of an analysis of relations between medical faculties in Prague and Vienna both before and after 1918. Changes in migration models are interpreted, among other things, in connection with radical political changes which took place in Central Europe, especially in watershed years of 1918, 1938/1939 and 1945.

Keywords

Akademische Migration, medizinische Fakultäten, Prag, Wien, Habsburgermonarchie (1848–1918), Zwischenkriegszeit (1918–1938), Zweiter Weltkrieg (1939–1945)

Academic migration, faculties of medicine, Prague, Vienna, Habsburg Monarchy (1848–1918), interwar period (1918–1938), Second World War (1939–1945)

Die Universitäten in Wien und Prag und ihre medizinischen Fakultäten gehörten in der zweiten Hälfte des 19. und in der ersten Hälfte des 20. Jahrhunderts bezüglich ihrer akademischen Strukturen und Netzwerke zu den einander am nächsten stehenden Institutionen. Sowohl ihre innere Struktur als auch ihren Platz innerhalb der Universitätssysteme verdankten sie denselben Ideen und Prinzipien (dem Humboldt'schen Wissenschaftsmodell und Bildungsideal) und

Legislativen (den Thun'schen Reformen an der Wende von den 1840er- zu den 1850er-Jahren), und zwar nicht nur im Rahmen der gemeinsamen Habsburgermonarchie (bis 1918), sondern auch der Österreichischen und Tschechoslowakischen Republik (1918–1938). Ganz ähnlich teilten sie miteinander auch die Gleichschaltung und Nazifizierung des Hochschulwesens des Dritten Reiches 1938/39–1945.[1]

Thema der hier vorgelegten Studie ist es, die Grundzüge der Mobilität der Akademiker an den medizinischen Fakultäten der Wiener Universität und der Prager Universität (Universitäten) unter den sich verändernden politischen, soziökonomischen und soziokulturellen Bedingungen Mitteleuropas in den Jahren 1848–1945 zu erfassen. Grundlegender theoretischer Ausgangspunkt für die Skizzierung der Mobilität der Professoren und Dozenten zwischen der Wiener und der Prager medizinischen Fakultät sind die von Mitchel G. Ash und Jan Surman für das letzte halbe Jahrhundert der Habsburgermonarchie formulierten Thesen.[2]

Dabei liegt das Hauptaugenmerk auf der geografischen und weniger auf der damit verbundenen kulturellen und sozialen Mobilität. Zunächst wird die akademische Mobilität zwischen Prag und Wien in breitere Mobilitätszusammenhänge zwischen der Medizinischen Fakultät (Fakultäten) in Prag und anderen Fakultäten des deutschsprachigen Mitteleuropas gestellt. In einem Unterkapitel über den Zeitraum von 1848 bis 1918 wird versucht, die These Surmans, die er in einem Aufsatz über diesen Zeitraum aufgestellt hat, am Prager Beispiel zu dokumentieren, und in zwei anschließenden Kapiteln die Veränderungen des Netzwerks im Zusammenhang mit Strukturveränderungen (des Staates, weniger der Hochschulsysteme, und noch weniger der Schulen selber) nachzuzeichnen.

1 Zum Rahmen für den fortschreitenden Wandel des Hochschulwesens in den böhmischen Ländern vgl.: Petr Svobodný, Universities in Central Europe. Changing Perspectives in the Troubled Twentieth Century, in: Ana Simões/Maria P. Diogo/Kostas Gavroglu (Hg.), *Sciences in the Universities of Europe, 19th and 20th Century*, Dordrecht–Heidelberg–New York–London: Springer 2015, 107–123. – Der in dieser Studie benutzte Periodisierungseckpunkt 1938/39 ist sowohl aus der politischen Geschichte (Desintegration und Destruktion der Tschechoslowakei zwischen dem Münchener Abkommen im Herbst 1938 und der Errichtung des Protektorats Böhmen und Mähren im März 1939) als auch aus der Universitätsgeschichte abgeleitet (u. a. rassische und politische Säuberungen an der Deutschen Universität in Prag im Wintersemester 1938/39).

2 Vgl. Mitchel G. Ash, The Natural Sciences in the Late Habsburg Monarchy. Institutions, Networks, Practices, in: Michal Kokowski (Hg.), *The Global and the Local. The History of Science and the Cultural Integration of Europe. Proceedings of the 2nd Conference of the ESHS*, Kraukau: Wydawnictwo Polskiej Akademii Umiejętności 2007, 380–383. – Jan Surman, Vom »akademischen Altersheim« zur Spitzenforschungsanstalt? Mobilität der Wiener Professoren 1848–1918, in: Mitchel G. Ash/Josef Ehmer (Hg.), *Universität – Politik – Gesellschaft* (650 Jahre Universität Wien – Aufbruch ins neue Jahrhundert 2), Göttingen: V&R unipress 2015, 621–648.

Die bestehenden Netzwerke und ihre Veränderungen werden auf zwei Ebenen dokumentiert: einer allgemeineren (prosopografischen) und einer konkreteren (biografische Beispiele). Direkte Einflüsse konkreter Persönlichkeiten auf die einzelnen Fächer bzw. die Übertragung von Innovationen von einer Fakultät auf die andere sollen erst in einem weiteren Schritt untersucht werden.

Das Wirken von Medizinern aus den böhmischen Ländern, eventuell von ethnischen Tschechen, an der Wiener Medizinischen Fakultät ist schon mehrmals in unterschiedlichen Zusammenhängen thematisiert worden: der Anteil von Ärzten aus den böhmischen Ländern an der Schaffung des Niveaus der Wiener Medizinischen Schule,[3] Tschechen als fremdes Element an der Wiener Medizinischen Fakultät,[4] Medizinstudenten und Ärzte aus den böhmischen Ländern als Träger von Innovationen in Medizin und öffentlichem Raum in den 1840er- und 1850er-Jahren[5] und ähnliches. Unserer Studie liegen keine gesonderten Archivrecherchen zugrunde, heuristischer Ausgangspunkt für die prosopografische Bearbeitung ist das vom Verfasser und seinen Mitarbeitern bei der Vorbereitung des biografischen Lexikons der Prager medizinischen Fakultäten[6] zusammengetragene Material, das für den Zeitraum von 1848 bis 1918 anhand der zugänglichen Daten Jan Surmans korrigiert wurde.[7]

Die Medizinische Fakultät der Karl-Ferdinands-Universität in Prag gehörte bereits in den Vierzigerjahren des 19. Jahrhunderts zu den bedeutenderen europäischen medizinischen Schulen, an denen sich neue Unterrichts- und wissenschaftliche Spezialfächer etablierten. Ihr hohes Niveau hatte sie nach den Hochschulreformen der 1840er- und 1850er-Jahre beibehalten, da sie nach der

---

3 Vgl. Erna Lesky, *Die Wiener medizinische Schule im 19. Jahrhundert* (Studien zur Geschichte der Universität Wien 6), Graz–Köln: Böhlaus Nachf. 1965.

4 Vgl. Felicitas Seebacher, *Das Fremde im »deutschen« Tempel der Wissenschaften. Brüche in der Wissenschaftskultur der medizinischen Fakultät der Universität Wien*, Wien: Verlag der Österreichischen Akademie der Wissenschaften 2011.

5 Vgl. Felicitas Seebacher, Communicating Politics in the Dissecting Room. The Influence of medical Students and Physicians from Prague Charles-Ferdinand University on the Liberal Model of Human Progress at Vienna University, in: *Dějiny věd a techniky* 48 (2015) 4, 217–228. – Helena Kokešová, *Eduard Albert (1841–1900). Český intelektuál ve Vídni*, Prag: Vyšehrad 2014. – Helmut Rumpler/Helmut Denk (Hg.), *Carl Freiherr von Rokitansky 1804–1878. Pathologe – Politiker – Philosoph – Gründer der Wiener Medizinischen Schule des 19. Jahrhunderts*, Wien–Köln–Weimar: Böhlau 2005.

6 Josef Adamec/Ludmila Hlaváčková/Petr Svobodný (Hg.), *Biografický slovník pražské lékařské fakulty 1348–1939* (Band 1+2), Prag: Karolinum 1988+1993. – Ludmila Hlaváčková/Petr Svobodný, *Biographisches Lexikon der Deutschen Medizinischen Fakultät in Prag 1883–1945*, Prag: Karolinum 1998. – Grundlage für die einzelnen Biogramme waren vor allem amtliche Drucksachen der Universität (Personal- und Vorlesungsverzeichnisse) und Personalakten.

7 Vgl. Jan Surman, *Habsburg Universities 1848–1918. Biography of a Space*, phil. Diss., Wien 2012, online unter othes.univie.ac.at/18482/1/2012-01-09_0103118.pdf, 11. Vgl. hier die verlinkten Dateien zu den medizinischen Fakultäten der Prager Universität (phaidra.univie.ac.at/view/o:104441) und der Wiener Universität (phaidra.univie.ac.at/view/o:104443).

Wiener Fakultät als zweitbedeutendste medizinische Fakultät in der Habsburgermonarchie galt.[8] Dank denselben statutarischen und organisatorischen Prinzipien und Strukturen (einschließlich der für die Besetzung wissenschaftlicher Positionen geltenden Vorschriften) und dem eindeutig überwiegenden deutschen Charakter bewahrte sie sich einen festen Platz im Netzwerk der akademischen Beziehungen nicht nur im Rahmen der Monarchie, sondern auch im breiteren Rahmen der deutschsprachigen Fakultäten Mitteleuropas.[9] Nach der 1882 nach sprachlichem Prinzip erfolgten Teilung der Prager Universität in zwei unabhängige Institutionen (in die deutsche Karl-Ferdinands-Universität und die tschechische Karl-Ferdinands-Universität) behielt die Medizinische Fakultät der deutschen Universität ihren festen Platz in den bisherigen Netzwerken bei. Die Medizinische Fakultät der tschechischen Universität musste sich ihren Platz im Netzwerk der cisleithanischen Universitäten und im breiteren internationalen Kontext angesichts ihres ethnischen Charakters und ihrer Rolle in der sich (sprachlich) emanzipierenden tschechischen Gesellschaft erst noch suchen.[10] In der unabhängigen Tschechoslowakischen Republik als einem erklärten »National«-Staat der Tschechen und Slowaken nahm die Deutsche Universität in Prag den Rang einer ethnischen Minderheitenuniversität ein, dennoch konnte sich ihre Medizinische Fakultät ihren hohen Standard, das internationale Prestige und weiterhin auch eine bedeutende Stellung in den die neue Staatsgrenze überschreitenden akademischen Netzwerken sichern.[11] Die Hochschulgesetzgebung der Tschechoslowakischen Republik ermöglichte auch künftig eine grenzüberschreitende Mobilität, obgleich infolge wachsender ethnischer Spannungen in der ČSR und angesichts internationaler Spannungen in der zweiten Hälfte der 1930er-Jahre Berufungen von ausländischen Akademikern an die Deutsche Universität Prag seitens des Staates immer größere Hindernisse in den Weg gelegt wurden.[12] Nach der Besetzung der böhmischen Länder durch Nazideutschland im März 1939 wurde die nunmehr Deutsche Karls-Universität Prag in den Verbund der Reichsuniversitäten eingegliedert und rasch nazifiziert, während die tschechische Universität im November desselben Jahres geschlossen wurde.[13] Die Medizinische Fakultät der Deutschen

8 Vgl. Ludmila Hlaváčková, The Medical Faculty, in: Jan Havránek/Zdeněk Pousta (Hg.), *A History of Charles University. 1802–1990* (Band 2), Prag: Karolinum 2001, 47–57, 101–108, 141–143. – Jiří Pešek/Ludmila Hlaváčková/Alena Míšková, The German University 1882–1918, in: Ebd., 163–174.

9 Vgl. Surman, Vom »akademischen Altersheim« zur Spitzenforschungsanstalt?, 627–634.

10 Vgl. ebd., 629–630.

11 Vgl. Jiří Pešek/Alena Míšková/Petr Svobodný, The German University of Prague 1918–1939, in: Havránek, *A History of Charles University*, 245–256.

12 Vgl. Ota Konrád, *Dějepisectví, germanistika a slavistika na Německé univerzitě v Praze 1918–1945*, Prag: Karolinum 2011, 45–54.

13 Vgl. Petr Svobodný, Prague Faculties of Medicine and their Clinics in 1939–1945, in: Sabine

Karls-Universität in Prag teilte also nach zwanzigjähriger Unterbrechung erneut einen gemeinsamen Wirkungsbereich mit der Wiener Fakultät, fester denn je zuvor war sie zugleich Teil der Hochschulstrukturen und Netzwerke, die sie nun wieder mit allen übrigen deutschsprachigen Fakultäten teilte. Die akademische Migration zwischen Prag und den übrigen deutschen Universitäten, Wien inbegriffen, stand zu dieser Zeit natürlich mehr im Schlepptau politischer Interessen, als dass sie das Ergebnis natürlicher Bedürfnisse von Institutionen oder der Ambitionen Einzelner gewesen wäre. An der deutschen Medizinischen Fakultät in Prag, an welcher schon vor 1938 mehrere ordentliche Professoren sowie Kliniks- und Institutsvorsteher fehlten (infolge der Obstruktion des tschechoslowakischen Ministeriums der Zwischenkriegszeit) und zahlreiche Lehrer im Rahmen der rassischen und politischen Säuberungen bereits an der Wende 1938/39 vertrieben worden waren, wurden die vakanten Lehrstühle und weitere Stellen schnell durch politische Entscheidungen besetzt. In Leitungspositionen kamen statt Fachleuten aus den Reihen der einheimischen (böhmischen) Deutschen vorwiegend – und sehr zu deren Missfallen – Kollegen von den übrigen Reichsuniversitäten, die nicht immer auf der Höhe ihres Faches waren.[14]

Die akademische Migration zwischen der Wiener und der Prager (deutschen) medizinischen Fakultät in den Jahren 1848 bis 1945 wird in diesem Beitrag in Abhängigkeit von den oben erwähnten Veränderungen in der staatsrechtlichen Ordnung Mitteleuropas und den damit verbundenen strukturellen Veränderungen der Hochschulsysteme sowie der in ihrem Rahmen verankerten Stellung konkreter Universitäten verfolgt.

Die akademische Migration zwischen den Prager medizinischen Fakultäten und weiteren medizinischen Fakultäten im 19. und der ersten Hälfte des 20. Jahrhunderts war in groben Umrissen bereits in der Vergangenheit untersucht worden. Angesichts der komplizierten Geschichte der Prager Universitäten (einschließlich ihrer Stellung im Netzwerk von Hochschulen unbeständiger staatlicher Gebilde) entstanden mehrere Teilstudien für die einzelnen Zeiträume (bzw. Institutionen), die nur teilweise mit der Eingrenzung unserer Studie auf die Beziehungen der (deutschen) Prager und der Wiener medizinischen Fakultät in den Jahren 1848 bis 1945 kompatibel sind. Auch ist die heuristische Grundlage etwas breiter abgesteckt als im Falle dieser Studie. Die Aufsätze, deren Schlussfolgerungen in den folgenden Zeilen zusammengefasst werden, gingen von Daten aus, die in den biografischen Lexika der Prager medizinischen Fakultäten publiziert sind.[15] Angesichts des Charakters dieser Lexika wurden in

---

Schleiermacher/Udo Schagen (Hg.), *Wissenschaft macht Politik. Hochschule in den politischen Systembrüchen 1933 und 1945*, Stuttgart: Steiner 2009, 219–228.

14 Vgl. Alena Míšková, *Die Deutsche (Karls-) Universität vom Münchener Abkommen bis zum Ende des Zweiten Weltkrieges*, Prag: Karolinum 2007, 89–93.

15 Vgl. Adamec, *Biografický slovník*. – Hlaváčková, *Biographisches Lexikon.*

den Datenbestand der »migrierenden« Lehrer der Prager medizinischen Fakultäten nicht nur Dozenten und Professoren aufgenommen (wie dies der Fall beispielsweise in den Daten Jan Surmans ist, die auch für diese Studie herangezogen wurden[16]), sondern ebenso ursprüngliche Prager Assistenten, die an einigen Universitäten außerhalb von Prag zu höherer Stellung gelangt waren. Die unten angeführten Zahlen für Lehrer der Prager medizinischen Fakultäten des 19. und der ersten Hälfte des 20. Jahrhunderts, die über eine bedeutendere Aufenthaltserfahrung an einer der ausländischen Universitäten verfügten (d. h. außerhalb Böhmens vor 1918 bzw. der Tschechoslowakei nach 1918), umfassen Aufenthalte, die zeitlich vor wie auch nach ihrer Tätigkeit in Prag stattfanden und sind somit nur orientierungshalber zu verstehen. Man kann an ihnen lediglich die grundlegenden Verhältnisse zwischen der Attraktivität dieser oder jener Institution und ihrer Veränderung in der Zeit ablesen.

In den Jahren 1802 bis 1883, also vor der Teilung der Prager Universität, waren an ihrer Medizinischen Fakultät 357 Personen beschäftigt (Professoren, Dozenten, Assistenten), von denen annähernd ein Fünftel (74 Personen) größere Erfahrung an einer der ausländischen Universitäten besaß (auch längerfristige Studienreisen wurden miteinbezogen). Die meisten von ihnen (insgesamt 35, davon zehn Assistenten, fünf Dozenten und zehn Professoren) hatten irgendeine Beziehung zur Wiener Fakultät: Üblich war der Aufstieg von einer niedrigeren Position in Wien zu einer höheren nach Prag; nach Wien indes kehrten sie bereits als Professoren zurück, wo sie anschließend gewöhnlich zur Elite des Professorenkollegiums gehörten (der Zeitraum nach 1848 wird im Folgenden näher erläutert). Weniger attraktiv waren andere Fakultäten bzw. chirurgische Lehrstätten in den übrigen Ländern der Monarchie (elf Personen in Innsbruck, acht in Graz, fünf in Salzburg und jeweils zwei in Linz, Pest, Krakau, Laibach und Czernowitz sowie jeweils eine Person in Trient, Pavia, Padua und Agram). Außerhalb der Monarchie migrierten die Prager Lehrer überwiegend nach Deutschland (insgesamt 20 Professoren, zwei Dozenten, drei Assistenten); als weitere Ziele können Universitäten im russischen Reich (vier Personen), in der Schweiz (drei), in den Niederlanden und Belgien (drei) und nur in einem Fall in den USA ausgemacht werden.[17]

Ungefähr dieselbe Orientierung behielt bis Ende des 19. Jahrhunderts die Medizinische Fakultät der deutschen Universität nach der Universitätsteilung bei: Die Stellung Wiens blieb dominierend, gefolgt von dem Austausch mit den übrigen cisleithanischen Institutionen; das Interesse an Universitäten in Deutschland begann bereits vor 1918 zu wachsen. Eine detailliertere Untersu-

16 Vgl. Surman, *Habsburg Universities.* (vgl. Anm. 7).

17 Vgl. Ludmila Hlaváčková, Učitelé pražské lékařské fakulty na jiných evropských univerzitách (1802–1883), in: *Dějiny věd a techniky* 26 (1993) 2, 105–108.

chung ist bislang für die Medizinische Fakultät der deutschen Universität Prag lediglich für die Jahre 1918 bis 1945 erfolgt. Von den 681 Personen, die in diesen Jahren an der Fakultät arbeiteten, ist bei 145 ein bedeutsamerer Aufenthalt an einer der ausländischen Universitäten (bzw. der Reichsuniversitäten in den Jahren 1939 bis 1945) nachgewiesen (abermals ein Fünftel). In diese Zahl inbegriffen sind diejenigen (früheren oder späteren) Prager Professoren, Dozenten oder Assistenten, die zwischen Prag und den übrigen Institutionen aus einem der folgenden Gründe migrierten: 1. längerfristige Studienreise (gewöhnlich an mehrere Stätten) im Rahmen beruflicher Vorbereitung auf die künftige akademische Laufbahn, 2. das Streben nach einer lückenlosen, vollwertigen akademischen Karriere vom Assistenten über die Habilitation zur Professur, 3. andere Gründe (rassische und politische Verfolgung). Als Ziel bloßer Studienreisen war bei insgesamt 100 Personen Berlin am beliebtesten, gefolgt von Wien und weiteren deutschen Städten (am häufigsten Freiburg im Breisgau, München, Hamburg, Heidelberg) oder österreichischen Institutionen. Außer Mitteleuropa waren die Prager Lehrer von Institutionen in den Niederlanden, der Schweiz, Frankreich, Großbritannien, Italien, Skandinavien und besonders nach 1918 in den USA angezogen. Rechtlich vollwertige akademische Laufbahnen an mehreren Institutionen in verschiedenen Ländern sind für die Jahre 1918 bis 1945 bei 79 Personen belegt, von denen 53 als Habilitierte oder mit dem Professorentitel nach Prag kamen (davon 25 unter nichtstandardisierten Bedingungen in den Jahren 1939 bis 1945), 26 wanderten in entgegengesetzter Richtung. Die Rangfolge der attraktivsten ausländischen Universitäten änderte sich: Während vor 1918 verständlicherweise Wien, Graz und Innsbruck dominierten, belegte Berlin in der Zwischenkriegszeit den dritten Platz; in den Jahren 1939 bis 1945 war die Reihenfolge eine andere: an erster Stelle Berlin, danach mit größerem Abstand Frankfurt am Main, München, Graz und Wien.[18] Die internationalen Beziehungen der Lehrer an der deutschen Medizinischen Fakultät in Prag sind auch auf der Ebene bilateraler Beziehungen mit einigen konkreten Institutionen untersucht worden (Köln am Rhein, Frankfurt am Main, Münster).[19] Untersucht

18 Vgl. Petr Svobodný, The German Medical Faculty in Prague in the International Academic Network (1918–1938), in: Victor Karady/Mariusz Kulczykowski (Hg.), *L'enseignement des Elites en Europe Centrale (19–20e siècles)*, Krakau: Księgarnia Akademicka 1999, 175–191. – Petr Svobodný, Wanderungen und Wandlungen: Die medizinische Fakultät der Deutschen Universität Prag und ihre Beziehungen zu deutschen und österreichischen Universitäten in den Jahren 1882–1945, in: Walter Pape (Hg.), *Zehn Jahre Universitätspartnerschaft Univerzita Karlova v Praze – Universität zu Köln* (Elektronische Schriftenreihe der Universitäts- und Stadtbibliothek Köln 3), Köln: Selbstverlag Universitäts- und Stadtbibliothek Köln 2011, 15–30.

19 Vgl. Petr Svobodný, Wanderungen und Wandlungen. – Ludmila Hlaváčková, Lehrer der Prager deutschen medizinischen Fakultät an der Frankfurter Universität, in: Juliane C. Wilmanns (Hg.), *Medizin in Frankfurt am Main*, Hildesheim: Olms 1994, 233–238. – Petr

wurde ebenfalls die Migration von Lehrern zwischen den Universitäten in Prag und Wien, allerdings am Beispiel ihrer philosophischen Fakultäten.[20]

Eine besondere Phase der akademischen Migration von Lehrern an der Medizinischen Fakultät der deutschen Universität in Prag war die Zeit nach Mai 1945. Mit Kriegsende und dem Ende der deutschen Besetzung der böhmischen Länder hörte die Deutsche Karls-Universität auf zu existieren (faktisch während der Mairevolution, rückwirkend aufgelöst wurde sie durch ein Dekret des Präsidenten der ČSR im Oktober 1945). Die meisten ihrer ehemaligen Lehrer zogen unter verschiedenen Umständen in die Besatzungszonen Deutschlands und Österreichs. Einige kamen in den dramatischen Tagen, die die Wende vom Krieg zum Frieden mit sich brachte, ums Leben, andere wurden in sowjetische Gefangenschaft verschleppt, aus der sie bestenfalls erst Jahre später zurückkehrten. Von 83 Dozenten und Professoren, die an der Medizinischen Fakultät der deutschen Universität in Prag zwischen 1939 und 1945 tätig waren, gelang es nach dem Krieg nachweislich 32 Lehrern in Deutschland und neun in Österreich an inzwischen (gewöhnlich nur mäßig) entnazifizierten[21] Fakultäten eine Anstellung zu bekommen. Die übrigen Prager Lehrer traten in den Ruhestand oder arbeiteten in privaten Praxen oder Krankenhäusern, wie unter den neuen Bedingungen auch viele ihrer Kollegen in Wien.[22] Für die einstigen Prager Lehrer lagen die attraktivsten Universitäten aus verschiedenen (objektiven wie subjektiven, selten nachweisbaren) Gründen nicht in der näheren Umgebung (zum Beispiel in Bayern oder in Österreich) und schon gar nicht in der sowjetischen Besatzungszone, sondern eher in Nord-, Nordwest- und Südwestdeutschland (insgesamt gesehen trat Münster hervor).[23] Nach der Teilung der Prager Universität änderten sich die Migrationsmuster der Lehrer an der tschechischen Medizinischen Fakultät deutlich; im Zusammenhang mit den politischen Umbrüchen in der Region (1918–1938/39–1945–1948) waren sie auch weiterhin Veränderungen unterworfen. Die neue tschechische Fakultät wurde rasch aktiviert, u. a. dank des Zuzugs mehrerer Professoren tschechischer Herkunft von

---

Svobodný, The Medical Faculty of the German Charles University in Prague 1939–1945 with Special Consideration of its Relations to the University of Münster, in: Ursula Ferdinand/Hans-Peter Kröner/Ioanna Mamali (Hg.), *Medizinische Fakultäten in der deutschen Hochschullandschaft 1925–1950*, Heidelberg: Synchron 2013, 329–339.

20 Vgl. Peter Urbanitsch, Zur »Peregrinatio academica« von Wiener und Prager Professoren in der 2. Hälfte des 19. Jahrhunderts, in: Michal Svatoš/Luboš Velek/Alice Velková (Hg.), *Magister noster*, Prag: Karolinum 2005, 297–314.

21 Vgl. z. B.: Roman Pfefferle/Hans Pfefferle, *Glimpflich entnazifiziert. Die Professorenschaft der Universität Wien von 1944 in den Nachkriegsjahren*, Wien: V&R unipress 2014.

22 Vgl. ebd., 189–198.

23 Vgl. Petr Svobodný, Dieselben Leute – neue Karrieren. Die Schicksale von Hochschullehrern der deutschen medizinischen Fakultät in Prag nach 1945, in: Svatoš, *Magister noster*, 261–274. – Svobodný, Medical Faculty of the German Charles University.

anderen Universitäten (vor allem aus Wien, aber auch aus Zagreb und Kiew); in den nachfolgenden Generationen waren die Möglichkeiten eines Karriereaufstiegs durch einen Wechsel zwischen Prag und den österreichischen Universitäten schon beschränkter. Im Rahmen längerfristiger Studienreisen bis 1918 dominierten auch bei den tschechischen Lehrern die »einheimischen« medizinischen Fakultäten in Cisleithanien (mit Wien an der Spitze), ferner die Fakultäten in Deutschland und immer häufiger in Frankreich, weniger oft die Fakultäten in den übrigen europäischen Ländern. In der Zwischenkriegszeit der Ersten Tschechoslowakischen Republik visierten die Lehrer der Medizinischen Fakultät der tschechischen Karlsuniversität immer mehr Universitätsstandorte in Westeuropa und den USA an (u. a. dank der Rockefeller-Stiftung). In Analogie zu der in beiden Richtungen erfolgten Migration zwischen der prestigeträchtigsten Universität in der Hauptstadt und den cisleithanischen Provinzuniversitäten kam es in der Tschechoslowakei der Zwischenkriegszeit zu einem intensiven Wechsel zwischen Prag und den neuen Universitäten in Brünn und Bratislava. Wie im Falle ihrer Kollegen von der deutschen Universität war auch im Falle der Tschechen ihr Fortgang ins Ausland in den Jahren 1939 bis 1945 (und wiederholt nach dem kommunistischen Umsturz 1948) vor allem politisch motiviert.[24]

Die Beziehungen zwischen den medizinischen Fakultäten in Wien und in Prag zur Zeit der Habsburgermonarchie (1848–1918)

Weil auch nach der Teilung der Prager Universität in einen deutschen und einen tschechischen Teil die deutsche Karl-Ferdinands-Universität integraler Bestandteil der Hochschulstrukturen im cisleithanischen Teil der Habsburgermonarchie geblieben war, bewahrte sich ebenfalls ihre Medizinische Fakultät die bisherige Stellung im Netzwerk der interuniversitären Migration. Der Zeitraum von 1848 bis 1918 wird deshalb im Rahmen der Migration zwischen Prag und Wien als ein Ganzes untersucht, wenngleich dies auf kleinere heuristische Probleme stößt.[25]

24 Vgl. Petr Svobodný, Učitelé české lékařské fakulty v zahraničí (1883–1948), in: *Dějiny věd a techniky* 26 (1993) 2, 109–112.

25 Grundlage für die Daten zu Personen, die zwischen Prag und Wien migrierten, ist, wie gesagt, einerseits das biografische Lexikon der Prager medizinischen Fakultäten (vgl. Adamec, *Biografický slovník*. – Hlaváčková, *Biographisches Lexikon.*), andererseits die Daten J. Surmans (vgl. Anm. 7). Sowohl das Lexikon als auch Surmans Daten sind in zwei Zeiträume gegliedert (vor der Prager Universitätsteilung und danach), so dass es zu bestimmten Überlappungen kommt. Surmans Daten dienten als klare Abgrenzung, das Lexikon lieferte detaillierte Angaben.

Die engen Beziehungen zwischen den medizinischen Fakultäten in Wien und Prag sind bereits im Falle der regionalen Herkunft der späteren Lehrer sowie hinsichtlich ihrer Studien offensichtlich. Kern dieses Beitrags ist die Migration habilitierter Lehrer, deshalb diesbezüglich nur sehr kurz einige wenige Beispiele, die angesichts der zugrundeliegenden Sekundärquellen abermals nur illustrativ und miteinander nicht vergleichbar sind. Von den habilitierten Lehrern der Wiener Medizinischen Fakultät kam ein großer Prozentsatz aus den böhmischen Ländern.[26] Von den habilitierten Lehrern der Prager Medizinischen Fakultät gab es vor 1882 14 Absolventen der Wiener Universität, von den habilitierten Lehrern der Medizinischen Fakultät der deutschen Universität in Prag waren es nach 1882 29 Personen, die in Wien promoviert wurden. Von den 592 habilitierten Lehrern der Wiener Medizinischen Fakultät waren in den Jahren 1848 bis 1918 51 Personen in Prag promoviert worden.[27]

Die Daten zu den habilitierten Lehrern der Prager Medizinischen Fakultät vor der Universitätsteilung und der deutschen Medizinischen Fakultät vor 1918, deren Karriere zwischen Prag und Wien verlief, setzen sich aus einer Kombination von Angaben zusammen, die aus den erwähnten biografischen Lexika und aus Surmans Daten gewonnen wurden. Für den Zeitraum von 1848 bis 1882 haben wir Belege für 13 habilitierte Lehrer der Prager Medizinischen Fakultät (von insgesamt 123), die vor ihrer Tätigkeit in Prag als habilitierte Lehrer in Wien arbeiteten oder später nach Wien gingen (direkt oder über eine andere Universität). Während des Bestehens der selbstständigen deutschen Universität in Prag sind weitere 32 Personen (von insgesamt 154) mit denselben Karrierecharakteristiken nachgewiesen. Insgesamt bewegten sich also in dem Zeitraum von 1848 bis 1918 zwischen den medizinischen Fakultäten in Prag und Wien 45 Dozenten bzw. Professoren (Zum Vergleich: Von 520 habilitierten Lehrern der Wiener Philosophischen Fakultät brachten 64 Personen einen Teil ihrer akademischen Laufbahn vorher oder danach an der Prager Philosophischen Fakultät zu,[28] also relativ mehr als die Zahl der Lehrer, die zwischen den medizinischen Fakultäten in Prag und Wien migrierten, wo von 592 habilitierten Wiener Lehrern in derselben Zeitspanne nur die genannten 45 Personen Erfahrungen mit Prag hatten). Mehrere der bereits in der Habsburgermonarchie zwischen Prag und Wien wechselnden habilitierten Lehrer waren dann noch nach 1918 zur Zeit der selbstständigen tschechoslowakischen Republik in Prag tätig (mindestens elf Personen). Entscheidend für ihre Zuweisung in die Zeit vor 1918 ist freilich die Zeit ihres Wechsels zwischen Prag und Wien (in dieser oder jener Richtung). Außer der Medizinischen Fakultät der Wiener Universität waren mehrere ha-

26 Vgl. Surman, Vom »akademischen Altersheim« zur Spitzenforschungsanstalt?, 635.

27 Angaben nach den Daten von J. Surman, vgl. Anm. 7.

28 Vgl. Urbanitsch, Zur »Peregrinatio academica«, 299.

bilitierte Lehrer der Prager Medizinischen Fakultät vor oder nach ihrem Prager Engagement auch an der Wiener Josephs-Akademie (Josephinum) oder am k. k. Militär-Thierarznei-Institut (1850–1896, später Tierärztliche Hochschule) tätig, doch sind diese Personen hier natürlich nicht aufgeführt (der Bekannteste unter ihnen war der berühmte Physiologe Karl Ewald Konstantin Hering (1834–1918), Professor des Wiener Josephinums und der medizinischen Fakultäten in Prag und Leipzig, wohingegen er die Ernennung zum ordentlichen Professor an der Medizinischen Fakultät der Wiener Universität im Jahre 1872 nicht angenommen hatte[29]).

Von den habilitierten Lehrern, die in den Jahren 1848 bis 1918 zwischen den medizinischen Fakultäten in Prag und Wien wechselten, begannen 19 Personen ihre Laufbahn in Prag, davon sieben an der noch ungeteilten Universität. In Wien wurden sie schließlich Professor, in der Regel ordentlicher Professor. Nur zwei von ihnen wurde lediglich die venia legendi nach Wien übertragen, oder sie habilitierten sich erneut, erlangten aber keinen Professorentitel. Von den genannten 19 Lehrern verließen sechs Personen Prag bereits als ordentlicher Professor (davon gingen fünf direkt nach Wien, einer zunächst nach Leipzig und anschließend nach Wien). Außer dem einen, von Prag nach Leipzig und anschließend nach Wien wechselnden ordentlichen Professor, gelangte ein ursprünglich Prager Dozent über eine ordentliche Professur in Innsbruck nach Wien. In einem Fall besetzte ein in Prag habilitierter Lehrer eine Professur zunächst in Salzburg und dann in Bern, von wo aus er auf eine ordentliche Professur nach Prag zurückkehrte und von hier aus dann weiter nach Wien zog. Aus Wien kehrten zwei ursprünglich in Prag Habilitierte nach Prag zurück, der eine gelangte als außerordentlicher Professor auf ein Ordinariat, der andere über eine außerordentliche Professur in Innsbruck auf die Stelle eines zunächst außerordentlichen und schließlich ordentlichen Professors in Prag. Einer der ursprünglichen Prager Dozenten verließ sein Wiener Ordinariat und ging nach Graz und dann nach Berlin, wo er jeweils ein Ordinariat bekleidete. Im Falle der Prager Dozenten, die nach Wien gingen (entweder direkt oder, wie in mehreren Fällen, auf Umwegen über eine andere cisleithanische Universität), kann man fast eindeutig nicht nur von geografischer, sondern auch von sozialer und kultureller Mobilität sprechen, denn sie gelangten fast ausschließlich in eine höhere akademische Stellung (bis auf die bereits genannten beiden Ausnahmen) und zudem an die prestigeträchtigere Universität der Monarchiehauptstadt. In Wien gehörten die ehemaligen Prager Lehrer zu den Spitzenkräften ihres Faches, wie beispielsweise der Ophthalmologe Ferdinand Arlt (1812–1887), der Gynäkologe und Geburtshelfer August Breisky (1832–1889), der Chirurg Karl Gussenbauer

29 Vgl. Hlaváčková, *Biographisches Lexikon*, 90.

(1842–1903), der Gerichtsmediziner Eduard Hofmann (1837–1897), der Internist Johann Oppolzer (1808–1871) oder der Anatom Carl Toldt (1840–1920).[30]

Mit Erfahrungen, die sie durch ihre Tätigkeit an der Medizinischen Fakultät in Wien gesammelt hatten, kamen im genannten Zeitraum 26 habilitierte Lehrer nach Prag, alle ausschließlich mit dem Titel eines zumindest außerordentlichen Professors. Ihre geografische Mobilität war oftmals abwechslungsreicher als im Falle der oben angeführten ursprünglichen Prager Dozenten. Die meisten von ihnen (15) waren zwar direkt von Wien aus nach Prag gegangen, doch machte ein Großteil (elf) zwischen Wien und Prag noch »Zwischenstation« an einer weiteren (in der Regel cisleithanischen) Universität, vier von ihnen sogar an mehr als nur an einer Universität. Unter den »Zwischenstationen« zwischen Wien und Prag dominierten die »einheimischen« Fakultäten in Graz und Innsbruck (mit je fünf Professoren, die hier einen Stopp einlegten), doch sind auch die Fakultäten in Gießen, Erlangen, Heidelberg, Budapest und Lüttich nachweisbar. Von den ehemaligen Wiener Lehrern, die nach Prag wechselten (direkt oder auf Umwegen), blieben elf Personen (weniger als die Hälfte) nicht dauerhaft dort, sondern zogen an eine andere Universität weiter. Sechs von ihnen kehrten nach Wien auf Ordinariate zurück, zwei gingen nach Leipzig und je einer nach Berlin, Würzburg und Straßburg. Mit Ausnahme von zwei ursprünglich Wiener Lehrern erlangten alle in Prag eine ordentliche Professur. Von den erwähnten zwei Personen, die nach ihrem Wechsel von Wien nach Prag hier keine ordentliche Professur erlangten, starb eine sehr bald, die andere trat in Wien die Stelle eines ordentlichen Professors an. Ein Zuwachs an sozialem und kulturellem Prestige ist somit im Falle der Migration von Wien nach Prag weniger offensichtlich als in umgekehrter Richtung. Auch die Professoren mit reicher Wiener Erfahrung gehörten in Prag zu den langjährigen Stützen des dortigen Lehrkörpers, wie zum Beispiel der Pathologe Arthur Biedl (1869–1933), der Ophthalmologe Anton Elschnig (1863–1939), der pathologische Anatom Anton Ghon (1866–1936), der Anatom Otto Grosser (1873–1951), der Dermatologe Karl Kreibich (1869–1932), der Pharmakologe Wilhelm Wiechowski (1873–1928) oder der Medizinchemiker Richard Zeynek (1869–1945).[31] Die Prager Medizinische Fakultät kann somit im Rahmen von Cisleithanien in vielerlei Hinsicht als eine Art Übergangstyp zwischen End- und Transituniversität gelten (angesichts der verhältnismäßig geringen Anzahl von Belegen allerdings mit der gebotenen Vorsicht).

Die biografischen Lexika der Prager medizinischen Fakultäten, die nicht nur Professoren und Dozenten, sondern auch sämtliche Assistenten erfassen, dokumentieren zahlreiche Fälle, in denen Ärzte, die ihre akademische Laufbahn als Assistenten begannen (in der Regel an derselben Fakultät, an der sie promoviert

30 Vgl. Adamec, *Biografický slovník*. – Hlaváčková, *Biographisches Lexikon*.

31 Vgl. ebd.

worden waren), an eine andere Fakultät gingen (von Prag nach Wien oder umgekehrt) und sich dort schließlich habilitierten oder ihre akademische Laufbahn auf andere Weise fortsetzten. Die Angaben über Assistentenstellen außerhalb von Prag sind freilich ungenau und unvollständig, weshalb diese Fälle in die Studie über geografische Mobilität zwischen den Fakultäten in Wien und Prag keinen Eingang fanden. Ähnlich verhält es sich mit den Angaben über kurzfristige Studienreisen (die abermals im Falle der Prager Assistenten oder Dozenten bzw. Professoren sehr oft gerade nach Wien führten, nur in Ausnahmen in die umgekehrte Richtung). Sowohl Assistentenstellen als auch »reine« Studienreisen und Aufenthalte waren natürlich ein wichtiger Teil der beruflichen Vorbereitung der zukünftigen Lehrer an den medizinischen Fakultäten in Prag und Wien und fester Bestandteil der akademischen Netzwerke, deren »Gerüst« die wandernden Dozenten und Professoren waren.

Das zu Beginn dieses Kapitels erwähnte Verhältnis (bzw. Unverhältnis) zwischen den 13 Lehrern, die vor der Teilung der Prager Universität 1882 zwischen Prag und Wien wechselten, und den 32 Lehrern (also mehr als das Doppelte), die erst nach der Verselbstständigung der deutschen Medizinischen Fakultät migrierten, hat offenbar mehrere Ursachen. Man kann dies nicht nur mit dem nur minimal längeren Zeitraum von 1883 bis 1918 gegenüber der Zeitspanne von 1848 bis 1882 erklären. Wesentlicher war die zahlenmäßige Zunahme der Lehrer, vor allem in der Kategorie der Dozenten und außerordentlichen Professoren.[32] Eine Rolle dürfte am ehesten auch der Umstand gespielt haben, dass die deutsche Universität (und ihre Medizinische Fakultät) nach der Abtrennung des tschechischen Pendants ihre privilegierte Stellung in Prag und den böhmischen Ländern verloren hatte. Darüber hinaus konzentrierten sich die Lehrer der Medizinischen Fakultät der deutschen Universität in Prag offensichtlich mehr auf die Beibehaltung der bestehenden Position, u. a. durch intensivere Kontaktpflege mit den übrigen cisleithanischen Universitäten mit Wien an der Spitze.

Während die deutsche Medizinische Fakultät nach 1883 ihre Stellung in den Netzwerken der akademischen Migration im Rahmen der cisleithanischen (und auch reichsdeutschen) Universitäten aufrechterhielt und in absoluten Zahlen sogar noch ausbaute (Beispiel: die Beziehungen mit Wien), verhielt es sich im

32 Die Anzahl ordentlicher Professoren der medizinischen Fakultäten in Prag (noch ungeteilt vor 1882, deutsche Fakultät nach 1883) stieg nur unbedeutend (1850: 11, 1880: 15, 1885: 11, 1915: 16), die Anzahl außerordentlicher Professoren merklicher (1850: 3, 1880: 10, 1885: 8, 1915: 20), die Zahl der Dozenten am deutlichsten (1850: 16, 1880: 19, 1885: 11, 1915: 36). Die Zahlen stammen aus den alljährlich veröffentlichten Personalstandsverzeichnissen der Universität (Personalstand der Karl-Ferdinands-Universität in Prag zu Anfang des Studienjahres 1850/51–1882/83; Personalstand der k. k. deutschen Karl-Ferdinands-Universität in Prag zu Anfang des Studienjahres 1883/84–1915/16), die von Milada Sekyrková in einer bislang unveröffentlichten Tabelle systematisch bearbeitet wurden – für die Überlassung der summarischen Angaben darf ich ihr hiermit herzlich danken.

Falle der tschechischen Medizinischen Fakultät genau umgekehrt. Von ihren 107 habilitierten Lehrern hatten nur wenige in den Jahren 1883 bis 1918 nachdrücklichere Erfahrungen mit der Wiener Medizinischen Fakultät gemacht. Fünf von ihnen erlangten in Wien den Doktortitel, fünf arbeiteten in Wien auf Assistentenstellen (vier der erwähnten Absolventen und ein weiterer). Nur zwei der späteren Professoren der tschechischen Medizinischen Fakultät habilitierten sich in Wien, der Chirurg Karel Maydl (1853–1903) und der Gynäkologe und Geburtshelfer Karl Pawlik (1849–1914). Beide wechselten dann nach Prag (1887 bzw. 1891) an die tschechische Medizinische Fakultät, nicht lange nach deren Aktivierung, wo sie eine ordentliche Professur erhielten. Auch zwei weitere Kollegen, die in Wien promoviert worden und dort bloß Assistenten waren, wechselten nach Prag an die tschechische Medizinische Fakultät, wo sie gleich in der ersten Berufungswelle 1883 ein Ordinariat erhielten (Johann Horbaczewski (1854–1942), zuerst als außerordentlicher, schließlich als ordentlicher Professor der medizinischen Chemie, und Arnold Spina (1850–1918) als ordentlicher Professor der allgemeinen und experimentellen Pathologie).[33] Im Falle der tschechischen Medizinischen Fakultät nach 1883 war die Wiener Fakultät eindeutig eine Vorbereitungsschule (Promotion, Assistentenstelle, eventuell Habilitation) für die weitere akademische Laufbahn der Tschechen, allerdings nur für kurze Zeit. In dieser Rolle wurde sie nämlich alsbald von der Prager Fakultät selbst abgelöst, die ihren Nachwuchs von nun an eigenständig heranzog.

Die Beziehungen zwischen den medizinischen Fakultäten in Wien und Prag in der Zwischenkriegszeit (1918–1938/39)

Der Wechsel habilitierter Lehrer zwischen den medizinischen Fakultäten in Prag und Wien erfolgte in der Zwischenkriegszeit vereinzelt, wie übrigens ebenso an den anderen Fakultäten. Die tschechoslowakische Hochschullegislative ermöglichte zwar Habilitationen und Professuren von Kandidaten aus dem Ausland (auch aus der neuen Republik Österreich), doch in der Praxis standen dieser Option zahlreiche Hindernisse auf beiden Seiten entgegen. Kandidaten aus dem Ausland, die von den Fakultäten der Deutschen Universität vorgeschlagen wurden, wurden von den tschechoslowakischen Ministerien des Innern und des Äußeren unter anderem hinsichtlich ihrer politischen Haltung überprüft, die tschechoslowakischen Hochschulen konnten in der Regel die finanziellen Ansprüche insbesondere der Ordinariatsanwärter nicht befriedigen, und für eine Reihe potenzieller Lehrer aus dem Ausland war die Bedingung des Erwerbs der

33 Vgl. Adamec, *Biografický slovník*.

tschechoslowakischen Staatsbürgerschaft (und der damit verbundene Verlust der bisherigen) nur schwer zu akzeptieren.[34] Wenn die Besetzung einer Lehrerstelle an einer der deutschen Hochschulen in der Tschechoslowakei durch eine bedeutende wissenschaftliche Persönlichkeit jedoch im Interesse des tschechoslowakischen Staates stand, engagierte sich bei der Überwindung bürokratischer oder finanzieller Hindernisse nicht selten die Kanzlei des Staatspräsidenten Tomáš Masaryk (1850–1937). Die genannten Probleme gab es auch im Falle ursprünglich Wiener Lehrer. An der Philosophischen Fakultät der Deutschen Universität konnten beispielsweise die finanziellen Ansprüche Viktor Bibls (1870–1947), der für den Lehrstuhl Geschichte der Neuzeit vorgeschlagen worden war, nicht befriedigt werden; demgegenüber wurden die Einsprüche des Innenministeriums gegen die Ernennung Karl Maria Swobodas (1889–1977) zum Professor für Kunstgeschichte dank einer Intervention der Präsidialkanzlei überwunden.[35] An der Juristischen Fakultät der Deutschen Universität zeigte sich in den 1930er-Jahren bald noch ein weiterer deutlicher Aspekt der grenzüberschreitenden akademischen Migration zwischen deutschsprachigen Universitäten. Abermals mit Unterstützung der tschechoslowakischen Behörden gelang es trotz des Widerstands eines Teils des Professorenkollegiums, die Berufung von Hans Kelsen (1881–1973), Professor für Verfassungsrecht, durchzusetzen, der aus politischen Gründen zunächst die Universität Wien und dann auch die Universität Köln hatte verlassen müssen.[36]

Die Verhältnisse an der Medizinischen Fakultät der Deutschen Universität in Prag waren weniger politisch und ideologisch exponiert als an der Philosophischen und Juristischen Fakultät, und doch war ebenso in diesem Fall ihre Position im Netzwerk der internationalen Beziehungen begrenzter als vor 1918. Von habilitierten Prager Lehrern sind nur sechs nachgewiesen, die früher oder später auch in Wien Dozenten oder Professoren waren. Einer der ursprünglichen Prager Dozenten wurde noch einmal in Wien habilitiert (nach 1945 wirkte er als Professor in den USA), zwei wurden später in Wien zu außerordentlichen Professoren ernannt. Umgekehrt übernahm ein in Wien habilitierter Lehrer in Prag die Stelle eines Dozenten. Zu den bedeutenderen Akademikern gehörten zwei ursprüngliche Wiener außerordentliche Professoren, die in den 1920er-Jahren

34 Letzteres war einer der Gründe dafür, dass man dem in Ägypten residierenden Ägyptologen (reichs)deutscher Herkunft Ludwig Keimer die venia docendi für das Fach Ägyptologie offiziell erst sechseinhalb Jahre nach erfolgter Habilitierung an der Philosophischen Fakultät der deutschen Universität zuerkannte. Vgl. Wolf B. Oerter, Ludwig Keimers langer Marsch zur Prager Venia legendi (1930–1938), in: Ders. (Hg.), *Die Ägyptologie an den Prager Universitäten 1882–1945. Gesammelte Aufsätze und Vorträge*, Prag: Tschechisches Ägyptologisches Institut 2010, 47–63, 61.

35 Vgl. Konrád, *Dějepisectví, germanistika a slavistika*, 45–54.

36 Vgl. Robert Walter/Werner Ogris/Thomas Olechowski (Hg.), *Hans Kelsen. Leben – Werk – Wirksamkeit*, Wien: Manz 2009.

als ordentliche Professoren und Klinikvorsteher berufen worden waren und an der Wende von den 1920er- zu den 1930er-Jahren als ordentliche Professoren wieder nach Wien zurückgingen: der Psychiater und Neurologe Otto Pötzl (1877–1962) und der Gynäkologe und Geburtshelfer Wilhelm Weibel (1876–1945). Außer den habilitierten Lehrern, die beide Fakultäten durchliefen, sind mindestens fünf ursprüngliche Prager Assistenten belegt, die in den 1920er-Jahren nach Wien gingen, wo sie später habilitiert wurden (einer von ihnen erhielt schließlich eine Professur).

Die Beziehungen zwischen den medizinischen Fakultäten in Wien und Prag während des Zweiten Weltkriegs (1939–1945) und nach 1945

Die Bedeutung der Medizinischen Fakultät der deutschen Universität in Prag (ab 1939 trug sie erneut den Namen Karls-Universität) in den Netzwerken der internationalen akademischen Migration wuchs erst wieder erkennbar, nachdem die Universität nach der deutschen Besetzung der böhmischen Länder Bestandteil des reichsdeutschen Hochschulsystems geworden war, zu welchem bereits länger als ein Jahr auch die Universität Wien gehörte.

In den Jahren 1939 bis 1945 kann man unter den Lehrern (nicht nur habilitierten, sondern auch Assistenten) der Medizinischen Fakultät (der deutschen Universität) in Prag mindestens elf Personen mit einer relevanteren Beziehung zur Wiener Medizinischen Fakultät finden. Ihre Schicksale sind freilich so sehr verschieden, dass sie nur schwerlich miteinander vergleichbar sind. Unter ihnen ragt eine Gruppe von vier (bzw. sechs) Professoren heraus, die in dem exponierten Zeitraum 1938/39–1940 auf unbesetzte Stellen berufen wurden. Einige von ihnen wurden direkt aus Wien berufen (oder wirkten dort vor ihrem Weggang an eine deutsche Universität, von wo aus sie ihre Berufung nach Prag erhielten), andere waren nach der Abschaffung der deutschen Universität in Prag 1945 nach Wien gegangen (gewöhnlich mit einer gewissen Verzögerung). Aus Berlin kam ein ursprünglich Wiener Dozent, der pathologische Anatom Herwig Hamperl (1899–1976, nach dem Krieg wirkte er in St. Pölten, in Salzburg, im schwedischen Uppsala, in den USA und an Universitäten in Deutschland), aus München der ursprüngliche Wiener Assistent und berühmt-berüchtigte Rassenhygieniker Karl Thums (1904–1976, nach dem Krieg Arzt in St. Pölten). Direkt aus Wien kam als ordentlicher Professor der Ophthalmologe Herwigh Rieger (1898–1986, nach 1945 wieder an der Medizinischen Fakultät in Wien, 1948 als Dozent, 1950 außerordentlicher Professor) und der außerordentliche Professor der Pädiatrie Josef Siegel (1899–1981, 1950 wieder Professor in Wien).

Außerordentlicher und schließlich ordentlicher Professor wurde in Prag der ebenfalls hier habilitierte Physiologe Gustav Schubert (1897–1976), der nach 1945 nach Wien ging (1946 an die Hochschule für Veterinärmedizin, 1950 ordentlicher Professor an der Medizinischen Fakultät). Der Wiener außerordentliche Professor der Chirurgie Leopold Schönbauer (1888–1963, einst Assistent in Prag) wurde 1938 in Prag zum Professor ernannt, trat seine Stelle aber wegen der politischen Lage nicht an und blieb in Wien.

Die zweite Gruppe von Lehrern der Prager Medizinischen Fakultät der Jahre 1938/39–1945 mit relevanter Beziehung zu Wien bilden fünf Assistenten (einer aus den Jahren 1936–1938, die übrigen aus den Kriegsjahren). Einer von ihnen, Rudolf Knebel (1910–1983), war ursprünglich Assistent in Wien (vor 1938), habilitierte sich in Berlin (1941) und erneut in Prag (1943), wurde nach dem Krieg Assistent und schließlich Professor in Münster. Seine Laufbahn ist somit ein bemerkenswerter Fall von geografischer und sozialer Mobilität über die Staatsgrenzen und politischen Regime hinweg, ähnlich der Karriere des bereits erwähnten Herwig Hamperl. Die vier übrigen Prager Assistenten aus den Jahren 1939–1945 (zwei von ihnen waren zuvor Assistenten in Wien) fanden eine Anstellung an der Medizinischen Fakultät in Wien erst nach 1945 (gemeinhin mit zeitlichem Abstand), alle aber schließlich mindestens als außerordentlicher Professor.[37]

Zusammenfassung

Der Betrieb der Universitäten und ihrer medizinischen Fakultäten in Prag und Wien spielte sich in dem Zeitraum von 1848 bis 1945 wiederholt vor dem Hintergrund einschneidender Veränderungen auf politischem Gebiet ab, die begreiflicherweise Auswirkungen auf ihre Stellung und gegenseitigen Beziehungen hatten.

In den Jahren 1848 bis 1918 war die Medizinische Fakultät der Prager Universität vor ihrer Teilung (1882) und auch danach im Rahmen der selbstständigen deutschen Universität integraler Bestandteil der Hochschulstrukturen der Habsburgermonarchie und des interuniversitären Migrationsnetzwerkes, einschließlich Kontakten mit der bedeutendsten akademischen Einrichtung in Wien. Im Falle der ursprünglichen Prager Dozenten, die von Prag nach Wien gingen (entweder direkt oder auf Umwegen), kann man nahezu eindeutig nicht nur von geografischer, sondern auch von sozialer und kultureller Mobilität sprechen, denn sie wechselten fast ausschließlich auf eine höhere akademische Position und zudem an die prestigeträchtigere Universität der Hauptstadt. Ein gewisses Unverhältnis zwischen den 13 Lehrern, die vor der Teilung der Prager Universität 1882 zwischen Prag und Wien (in beide Richtungen) wechselten, und

37 Vgl. Hlaváčková, *Biographisches Lexikon.*

den 32 Lehrern, die erst nach der Verselbstständigung der deutschen Universität migrierten, hat mehrere Ursachen. Neben der wachsenden Zahl von Lehrern spielte am ehesten auch der Umstand eine Rolle, dass die deutsche Universität nach der Abtrennung ihres tschechischen Pendants ihre bevorzugte Stellung in Prag und den böhmischen Ländern verloren hatte. Auch klammerten sich die Lehrer der Medizinischen Fakultät offenbar mehr an die bisher bestehende Situation, unter anderem durch verstärkte Kontaktpflege mit den übrigen cisleithanischen Universitäten, allen voran Wien. Während die deutsche Medizinische Fakultät nach der Teilung ihre Stellung in den Netzwerken der akademischen Migration im Rahmen der cisleithanischen (und auch reichsdeutschen) Universitäten halten konnte und sogar ausbaute, verhielt sich dies mit der tschechischen Medizinischen Fakultät genau umgekehrt.

In der Zwischenkriegszeit waren die Verhältnisse an der Medizinischen Fakultät der Deutschen Universität in Prag, der Hauptstadt der Tschechoslowakischen Republik, zwar weniger politisch und ideologisch exponiert wie an anderen Fakultäten, doch erwies sich auch während dieser Zeit ihre Position im internationalen Netzwerk deutlich eingeengter als vor 1918, unter anderem in ihrem Kontakt mit Wien. Während der nationalsozialistischen Herrschaft in den böhmischen Ländern und in Österreich (1938–1945) gehörten die Prager und die Wiener Universität zu einem gemeinsamen (reichsdeutschen) Hochschulsystem, der Migration zwischen der Wiener und der Prager medizinischen Fakultät lagen also keinerlei administrative Hindernisse im Wege. Unter den Lehrern, die Erfahrungen mit beiden Fakultäten besaßen, wurden sechs von 1938/39 bis 1940 auf unbesetzte Stellen in Prag berufen. Eine andere Gruppe von in den Kriegsjahren ursprünglich Prager Assistenten fand erst nach 1945 (bzw. später) eine Beschäftigung an der Medizinischen Fakultät in Wien. Mit der Auflösung der Deutschen Karls-Universität in Prag im Jahre 1945 kamen Jahrhunderte währende intensive Kontakte zwischen den medizinischen Fakultäten in Prag und Wien auf lange Zeit zum Stillstand.

Ein weiterer spezifischer Zeitraum, allerdings unter völlig anderen politischen und gesellschaftlichen Bedingungen, in dem Österreich, Wien, die Wiener Universität, sowie gegebenenfalls ihre Medizinische Fakultät die Rolle eines attraktiven Ziels für tschechische AkademikerInnen, einschließlich Ärzten und Ärztinnen, spielten, waren die Jahre 1948–1989. Die Stellung tschechoslowakischer WissenschaftlerInnen im Exil ist freilich bereits ein ganz anderes Thema,[38] das im Falle der MedizinerInnen bislang nahezu unerforscht ist.

petr.svobodny[at]ruk.cuni.cz

38 Vgl. Soňa Štrbáňová/Antonín Kostlán (Hg.), *Sto českých vědců v exilu*, Prag: Academia 2011.

Marcel Chahrour

Im »Mekka der Medizin«. Studierende aus der arabischen Welt an der Wiener Medizinischen Fakultät 1848–1960

The »Mecca of medicine«. Students from the Arab World at the Medical Faculty of the University of Vienna 1848–1960

Abstracts

Die Anziehungskraft der medizinwissenschaftlichen Forschung und Lehre in Wien reichte im 19. und 20. Jahrhundert weit über den deutschen Sprachraum hinaus: Studierende aus vielen Teilen der Welt begannen ab der zweiten Hälfte des 19. Jahrhunderts ein Medizinstudium in Wien. Während sich die Anzahl von Studierenden aus dem deutschsprachigen Raum und den westeuropäischen Ländern nach dem Ersten Weltkrieg tendenziell verringerte, nahm der Zustrom von Studierenden aus außereuropäischen Ländern – besonders aus der islamischen Welt – ab Mitte der 1920er-Jahre bis Mitte der 1930er-Jahre stark zu. Nach einer Unterbrechung durch den Zweiten Weltkrieg wurde Wien in den 1950er-Jahren zum Traumziel vieler junger Männer, die mit dem Studium in Wien nicht nur die anerkannte Ausbildung an einer renommierten Universität, sondern auch Hoffnungen und Erwartungen an die Teilhabe an der als fortschrittlich empfundenen europäischen Gesellschaft verbanden. Der Beitrag gibt einen Überblick über die Entwicklung der studentischen Migration von MedizinerInnen aus arabischen/islamischen Ländern zwischen dem Ende des Ersten Weltkrieges und der unmittelbaren Nachkriegszeit des Zweiten Weltkrieges und zeigt einige Grundlinien der politischen und gesellschaftlichen Hintergründe dieser Entwicklung auf.

During the 19th and 20th century, the scientific record and the standard of education of the Medical Faculty in Vienna attracted students from all over the world. The number of students from German-speaking countries and western Europe declined significantly after World War I. Starting from the 1920ies, they were gradually replaced by international students coming from countries outside Europe, especially from the Arab World and other Islamic regions. After World War II, Vienna developed into a very important destination for student migration from these countries. The paper gives an account of the political and social backgrounds of this very specific group of foreign students in Vienna and links their presence to political developments in the Arab world in the 20th century.

Keywords

Medizinstudium, arabische StudentInnen, Universität Wien, Migration aus arabischen Staaten, wissenschaftlicher Austausch im 19. und 20. Jahrhundert, Studierende aus islamischen Ländern in Europa

Medical Students, Vienna, University of Vienna, Islamic Countries, 19th and 20th century, scientific exchange, Muslim Students in Europe

Als der junge Tübinger Dozent Carl Reinhold August Wunderlich (1815–1877) im Jahr 1841 den Begriff der »*jungen Wiener Medizinischen Schule*« prägte, hob er hervor, dass schon mehrere Jahre hindurch Ärzte aus vielen Ländern nach Wien gezogen waren, weil man in Wien – wie Wunderlich es formulierte – »jetzt wieder etwas lernen« könne.[1] Für den bedeutenden deutschen Pathologen Rudolf Virchow (1821–1902) war Wien einige Jahre später gar »*das Mekka der Medizin*«.[2] Während sich die Anzahl von Studierenden aus dem deutschsprachigen Raum und den westeuropäischen Ländern, die sich von diesem »Mekka« angezogen fühlten, nach dem Ersten Weltkrieg tendenziell verringerte, nahm der Zustrom von Studierenden aus außereuropäischen Ländern ab der Mitte der 1920er-Jahre bis zur Mitte der 1930er-Jahre stark zu. Im Unterschied zur Zahl der Studierenden aus Mitteleuropa (und in geringerem Maße auch aus Übersee) erlebte die Zahl der Studierenden aus der islamischen Welt – hier vor allem aus arabischen Ländern – nach dem Zweiten Weltkrieg ihren Höhepunkt. Vor allem in den Nachkriegsjahren des Zweiten Weltkrieges wurde Wien zum primären Ziel vieler junger Männer, die mit dem Studium in Wien nicht nur die anerkannte Ausbildung an einer renommierten Universität, sondern auch Hoffnungen und Erwartungen an die Teilhabe an der als fortschrittlich empfundenen europäischen Gesellschaft verbanden.

Der vorliegende Beitrag gibt einen Überblick über die Geschichte der medizinwissenschaftlichen Beziehungen zwischen Wien und einigen Ländern der islamischen Welt[3] und fokussiert in der Folge auf die wissenschaftlichen Kontakte in der Ersten Republik und den Beginn eines intensiven studentischen Austausches in den Nachkriegsjahren. Über die genannten Zeiträume hinweg soll besonders gezeigt werden, dass politische und gesellschaftliche Rahmenbedingungen für die Entwicklung der Studierendenzahlen aus der islamischen Welt eine besonders große Bedeutung hatten.

Wichtige Quellen bilden für die Zeit bis 1945 die Bestände des Archivs der Universität Wien sowie Zeitschriften und andere Publikationen, in denen sich immer wieder – wenn auch meist nur bruchstückhaft – Hinweise auf die Präsenz

1 Vgl. Erna Lesky, *Meilensteine der Wiener Medizin. Große Ärzte Österreichs in drei Jahrhunderten*, Wien: Maudrich 1981, 82.

2 William Johnston, *Österreichische Kultur- und Geistesgeschichte. Gesellschaft und Ideen im Donauraum* 1848–1838, Wien: Böhlau 1974, 234.

3 Der in Titel und Text dieses Beitrages gewählte Begriff der »arabischen Welt« ist hier nicht ganz trennscharf; tatsächlich umfassen die hier ausgewählten Beispiele auch einige nicht-arabische, islamische Länder. Staatliche Einheiten waren im Laufe des 19. und 20. Jahrhunderts im heutigen Nahen Osten ebenso großen Veränderungen unterworfen wie Mitteleuropa.

von Studierenden aus der islamischen Welt finden. Für die Nachkriegszeit konnten soziologische Studien über die Zusammensetzung der Studentenschaft an der Universität Wien herangezogen sowie Zeitzeugen befragt werden. Ihre Erinnerungen sind vor allem für die studentische Alltagsgeschichte und Fragen der Studienortwahl wertvolle Ergänzungen.[4]

Die Vorgeschichte: Medizinische Beziehungen zwischen der islamischen Welt und der Habsburgermonarchie bis 1918

Wissenschaftliche Kontakte zu Europa hatten für die islamische Welt im 19. Jahrhundert katalysatorische Bedeutung. Das Osmanische Reich, Ägypten und Persien erlebten zur Mitte des 19. Jahrhunderts politische Reformperioden, die durch eine verstärkte Hinwendung zu europäisch beeinflussten Organisationsmustern geprägt waren. Veränderungen betrafen insbesondere Militär, Infrastruktur, Bildungs- und Sanitätswesen. Diese Prozesse gingen vielfach über eine technisch-militärische Modernisierung, wie sie vonseiten der jeweiligen lokalen Machthaber angestrebt wurde, hinaus. Durch die verstärkte Rezeption europäischer Einflüsse kam es im Lauf dieser Periode zu gesamtgesellschaftlichen Veränderungen von größter Tragweite, in denen neben unmittelbar agierenden Europäern auch die sich ausbildende Generation von europäisch orientierten, heimischen Fachleuten oft als Vorkämpfer fungierten. Für die imperialistische Durchdringung des »Orients« in der Zeit nach dem Wiener Kongress (1814/15) war dieser Prozess auch aus europäischer Sicht von großer Bedeutung. Einfluss auf die Reformprozesse im Osmanischen Reich, in Ägypten und Persien zu erhalten, war ein Teil europäischer diplomatischer Bemühungen in dieser Zeit. Im Falle der Habsburgermonarchie lässt sich dieser Zusammenhang besonders gut am Beispiel der Einbindung von Ärzten in diese Modernisierungsprozesse zeigen.

Der wissenschaftliche Austausch zwischen Europa und dem heutigen »Nahen Osten« fand in der ersten Hälfte des 19. Jahrhunderts im Wesentlichen in zwei

4 Generell soll in diesem Zusammenhang noch auf die wichtigen Arbeiten von Gerhard Höpp verwiesen werden, der sich intensiv mit der Präsenz von arabischen Studierenden in Deutschland beschäftigt hat. Soweit im Rahmen dieser Arbeit Vergleiche mit Deutschland gezogen werden, bauen diese auf Höpps Arbeiten auf. Vor allem für den Abschnitt zur Zeit vor 1918 und die Zeit nach 1945 konnte ich auf eigene Forschungen der letzten Jahre zurückgreifen. Zur Geschichte der islamischen/arabischen Welt und ihrer Beziehungen zu Europa in diesen Jahren vgl. einführend: Ibrahim Abu Lughoud, *The Arab Rediscovery of Europe*, Princeton: Princeton Univ. Press 1963. – Albert Hourani, *Die Geschichte der arabischen Völker*, Frankfurt/Main: Fischer 2000. – P. J. Vatikiotis, *The history of modern Egypt*, London: Weidenfeld and Nicolson 1991.

Formen statt: Zum einen in der Entsendung von sogenannten »Studienmissionen« nach Europa und zum anderen in der Einladung von europäischen Ärzten mit dem Auftrag, medizinische Institutionen zu errichten. Dominiert wurde dieser Austausch auf europäischer Seite seit Beginn des 19. Jahrhunderts von Frankreich. Viele der im Zuge von Modernisierungsanstrengungen ins Osmanische Reich, nach Ägypten und Persien geholten Berater und Instruktoren kamen aus Frankreich; zudem war Paris das erste Ziel größerer Studienmissionen von auszubildenden jungen Ägyptern und Türken. In Paris wurde zu dieser Zeit sogar eine eigene schulartige Einrichtung gegründet, in der die Ausbildung dieser jungen Männer erfolgte.[5] Beginnend mit den in Ägypten arbeitenden bayerischen Ärzten Sebastian Fischer (1806–1871) und Franz Pruner (1808–1882) bestand ab den 1830er-Jahren aber auch eine Beziehung zwischen den deutschsprachigen medizinischen Schulen und dem im Aufbau befindlichen Medizinalwesen in Ägypten.[6]

Wenig später wurden Ärzte aus Wien in Konstantinopel zur Reorganisation der dortigen medizinischen Schule eingesetzt. Von 1839 an waren Ärzte aus Wien, unter ihnen Carl Ambros Bernard (1810–1844), Lorenz Rigler (1815–1862), Jacob Neuner (1806–1842) und Sigmund Spitzer (1813–1894), in zentralen medizinischen Funktionen im Osmanischen Reich tätig. Die Reorganisation des Sanitätswesens und die Reform der medizinischen Ausbildung an der Schule von Galata Serai fanden unter starker Beteiligung österreichischer Ärzte statt. Nach 1848 gelangten mit Georg Maria Lautner (1813–1889) und Alexander Reyer (1814–1891) auch in Ägypten österreichische Ärzte in führende Positionen und übernahmen dort ähnliche Aufgaben wie ihre Kollegen im Osmanischen Reich. Etwa zur selben Zeit wurde Jacob Eduard Polak (1818–1891) aus Wien nach Persien berufen, um sich dort ebenfalls um die Einrichtung einer medizinischen Schule nach europäischem Vorbild zu kümmern.[7]

5 Einen sehr umfassenden, noch vom Geist des Kolonialismus geprägten Überblick gibt für Ägypten: Jonathan Heyworth-Dunne, *An Introduction to the history of Education in Egypt*, London: Luzac 1939.

6 Zu den medizinischen Beziehungen zwischen Ägypten und dem deutschen Sprachraum im 19. Jahrhundert gibt in prosopografischer Hinsicht die Arbeit von Salah Mahgoub einen Überblick. Vgl. Salah Mahgoub, *Deutsche Ärzte in Ägypten im 19. Jahrhundert. Eine kumulative biographische Untersuchung*, med. Diss., Heidelberg 1998. – Speziell zu Sebastian Fischer vgl.: David M. Damkaer/Renate Matzke-Karasz, Sebastian Fischer (1806–1871), Bavarian Physician-Naturalist in Egypt and Russia, in: *Journal of crustacean biology* 32 (2012) 2, 327–333. – Weiterführend zur Geschichte der Beziehungen von Medizinern aus der Habsburgermonarchie: Marcel Chahrour, Bildungsmissionen und Ärzteexport. Österreichisch-Ägyptische Medizinische Beziehungen im 19. Jahrhundert, in: Sonia Horn (Hg.), *Wissensaustausch in der Medizin des 15. bis 18. Jahrhunderts. Tagungsband der 5. Wiener Gespräche zur Sozialgeschichte der Medizin*, Wien: Verlagshaus der Ärzte 2006, 253–277.

7 Zu Polak vgl.: Afsaneh Gächter, *Briefe aus Persien. Jacob E. Polaks medizinische Berichte*, Wien: new academic press 2013. – Marcel Chahrour, Der gewesene Leibarzt des Schah von

Im Zuge dieser Veränderungsprozesse - meist im Zusammenhang mit der Gründung neuer medizinischer Schulen - kamen junge Menschen aus den genannten Ländern über den Weg der erwähnten Studienmissionen nach Europa. In den Jahren zwischen 1826 und 1849 war Frankreich das bei weitem wichtigste Ziel solcher Missionen im medizinischen Bereich. In den Jahren bis 1849 handelte es sich bei den entsandten Studenten in vielen Fällen um Schüler der Medizinschule in Kairo.[8] Nachdem von ägyptischer Seite zuerst die französische Schule bevorzugt worden war, kamen 1844 die ersten beiden (bereits in Ägypten promovierten) ägyptischen Ärzte nach Wien, um sich hier in der Augenheilkunde ausbilden zu lassen. Ihnen folgten mehrere Missionen von angehenden Medizinern nach München, Wien und Berlin. Warum sie ausgerechnet die Augenheilkunde wählten, wissen wir zwar nicht unmittelbar, allerdings war der Entsendung die erfolgreiche Behandlung einer Augenerkrankung eines Sohnes des ägyptischen Vizekönigs durch den Wiener Ophthalmologen und Leibarzt von Klemens Wenzel Lothar Fürst von Metternich-Winneburg (1773–1859) Friedrich Jäger (1784–1871) vorangegangen. Es ist davon auszugehen, dass dies Einfluss auf die Studienwahl hatte. Die Entsendung dieser ersten beiden Studierenden nach Wien zeigt demnach bereits das Muster des Zusammenspiels von Wissenschaft und Diplomatie, das auch in den folgenden Dekaden eine hohe Prägekraft beweisen sollte.

Im Osmanischen Reich hatte die Tätigkeit der Wiener Ärzte unmittelbare Auswirkungen auf die erste Entsendung von Studierenden nach Wien.[9] Im Jahr 1848 kamen vier Studierende der medizinischen Schule in Konstantinopel nach Wien, um hier das letzte Rigorosum abzulegen. Die Entsendung dieser vier eigens ausgewählten Studierenden sollte hauptsächlich dazu dienen, den Erfolg der Einrichtung einer medizinischen Schule in Konstantinopel durch die aus Österreich entsandten Ärzte zu illustrieren.[10]

Persien. Ergänzungen zur Biographie des Dr. Jacob Eduard Polak, in: *VIRUS. Beiträge zur Sozialgeschichte der Medizin* 7 (2009), 41–52. – Vgl. auch Afsaneh Gächters Beitrag in diesem Band.

8 Nur für die erste große Mission 1826, für die noch keine Absolventen dieser Schulen zur Verfügung standen, wurden Studenten und Absolventen der religiös ausgerichteten al-Azhar-Universität in Kairo herangezogen, die eine klassisch islamische Ausbildung erhalten hatten.

9 Es handelte sich bei diesen Studierenden wahrscheinlich nicht um die ersten Studierenden aus dem Osmanischen Reich überhaupt; vereinzelt dürfte es diese bereits zuvor gegeben haben. Vgl. dazu den Verweis auf den Arzt Mesud Effendi, der 1805 den Auftrag zum Aufbau einer medizinischen Schule in Konstantinopel erhielt. Vgl. dazu: Arslan Terzioğlu, Ein kurzer Blick auf die österreichisch-türkischen medizinischen Beziehungen vom Anbeginn bis Heute, in: Arslan Terzioğlu/Erwin Lucius (Hg.), *Türk-Avusturya tibbi ilişkileri. 28 ve 29 Nisan 1986'da İstanbul'da yapılan simpozyuma sunulan bildiriler*, Istanbul: Fatih Genclik Vakfi Matbaa Isletmesi 1987, 34–78.

10 Zu den Beziehungen Wiens mit dem Osmanischen Reich erschienen in den 1980er- und

Ähnliches galt auch für Ägypten: Nachdem 1849/50 die bereits oben erwähnten Georg Maria Lautner und Alexander Reyer nach Ägypten gekommen waren, kam es schon kurz darauf zur Entsendung einer größeren Gruppe von Studierenden nach Wien. Sechs Ägypter sind im Sommersemester des Jahres 1852 im Katalog der außerordentlichen Hörer der Universität Wien verzeichnet: Hassan Amir, Ibrahim Halil an-Nabarawi, Muhammad ash-Shami, Muhammad Hilmi, Musa Muhammad und Mahmud Nafie.[11] Einige wenige biografische Informationen kennen wir: Keiner der sechs hatte sein Studium zu diesem Zeitpunkt bereits abgeschlossen; alle sechs waren erst 1850, womöglich in Zusammenhang mit der Tätigkeit des bayerischen Arztes Franz Pruner, nach München geschickt worden und hatten ihre eineinhalb Jahre dort wahrscheinlich hauptsächlich dem Spracherwerb gewidmet. Amirs Alter wird bei der Immatrikulation mit 17 Jahren angegeben, Halil an-Nabarawi war 19 Jahre, ash-Shami 22 Jahre, Hilmi 18 Jahre, Muhammad 19 Jahre und Nafie nur 15 Jahre alt. Drei der sechs waren Söhne von Ärzten: Halil an-Nabarawi, Muhammad und Nafie. Amirs Vater war Kaufmann, der Beruf des Vaters von ash-Shami wird im Prüfungskatalog mit »Mufti«[12] angegeben, Hilmis Vater ist mit dem Titel »Artillerie Commandeur zu Cairo« versehen. Wie aus den Eintragungen hervorgeht, waren alle sechs Muslime. Allen gemein ist die Herkunft aus Familien der muslimischen Oberschicht. Selbiges gilt auch für die Studenten, die in diesen Jahren in München verblieben. Zuvor hatte der ägyptische Gouverneur und spätere Vizekönig Muhammad Ali (1770–1849), vor allem im Rahmen der ersten Studienmissionen, immer wieder auch Kinder der Unterschicht, die Lesen und Schreiben gelernt hatten, für die höhere Ausbildung vorgesehen und so stammten viele Angehörige der während seiner Herrschaft entstandenen Oberschicht aus solchen Verhältnissen. Der Vater von Ibrahim Halil an-Nabarawi kam, wie wir aufgrund arabischer Quellen wissen, noch aus solchen Verhältnissen. Ein wenig anders verhält es sich bei den Studierenden, die aus dem Osmanischen Reich in dieser Zeit nach Wien geschickt wurden: Auch sie stammten wohl überwiegend aus Familien der Oberschicht, die meisten von ihnen waren aber Christen.[13]

1990er-Jahren zahlreiche Aufsätze von MedizinhistorikerInnen aus Österreich und der Türkei, die auf die Bemühungen des türkischen Medizinhistorikers Arslan Terzioğlu zurückgehen.

11 Zur Geschichte der Studierenden aus Ägypten im 19. Jahrhundert in Wien vgl.: Marcel Chahrour, »Vom Morgenhauch aufstrebender Cultur durchweht«. Ägyptische Studenten in Österreich 1830–1945, in: Walter Sauer (Hg.), *Von Soliman zu Omofuma*, Wien–Innsbruck: StudienVerlag 2007, 131–150. – Auf die Anwendung der DMG-Transkription der arabischen Schrift wurde für diesen Aufsatz bewusst verzichtet. Die Schreibweisen der hier vorkommenden (arabischen) Namen orientieren sich an den erhaltenen deutschsprachigen Quellen.

12 »Mufti« ist die Bezeichnung für einen islamischen Rechtsgelehrten.

13 Für München sind im Zeitraum zwischen 1826 und 1914 70 Promotionen von Studierenden aus dem Osmanischen Reich bekannt. Von ihnen war kein einziger Muslim. Vgl.: Klaus

Für einige Jahre riss der Zustrom an Studenten aus dem Osmanischen Reich und Ägypten ab; nur einzelne weitere Studierende lassen sich in den 1860er- und 1870er-Jahren nachweisen. Während sich im französischen Sprachraum gegen Ende des 19. Jahrhunderts bereits große Zahlen an türkischen Studierenden aufhielten, blieb die Zahl der türkischen Mediziner in Wien vergleichsweise gering. Ab 1909 begann mit dem zunehmenden Einfluss der nationalistisch eingestellten politischen Bewegung der »Jungtürken« im Osmanischen Reich eine erneute Debatte darüber, wie die Modernisierungs- und Europäisierungsbestrebungen vorangetrieben werden sollten. Der tatarische Journalist Rizautdin Fäxretin schrieb 1913, dass die einzige Lösung für eine Ausbildung der Türken ein Aufenthalt in Europa sei. Auch wenn man mit einer Schwundquote von 70 Prozent der Stipendiaten rechnen müsse, blieben immer noch 30 Prozent, die ins Land zurückkehren und ihr Wissen dort einbringen könnten.[14] 1912 wurde ein in französischer Sprache abgefasster Studentenführer für die Westschweiz herausgegeben, mit dem für das Studium in Europa Werbung gemacht wurde. Ausdrücklich sollten laut dieser Broschüre Frauen von der Möglichkeit eines Studiums in Europa Gebrauch machen.[15] Statistische Zahlen zu den osmanischen Staatsstipendiaten geben uns einen Hinweis hinsichtlich der Wiener Medizinischen Fakultät: 1913/14 gab es in Wien keinen einzigen Staatsstipendiaten.

Die Gründe hierfür sind zunächst im Politischen zu suchen: Im Osmanischen Reich war der Einfluss der französischen Medizin auf die Ausbildung nach dem Krimkrieg wieder dominant geworden. Ähnliches gilt für Ägypten, das in der

Kreiser, Türkische Studenten in Europa, in: Gerhard Höpp (Hg.), *Fremde Erfahrungen. Asiaten und Afrikaner in Deutschland, Österreich und der Schweiz bis 1945*, Berlin: Das arabische Buch 1996, 385–400, 386. – Kreiser führt keinen Grund für diese Unterrepräsentanz von Muslimen an. Für Wien sei an dieser Stelle lediglich darauf verwiesen, dass vor allem im urbanen griechisch-orthodoxen Milieu in den Städten Kleinasiens über Händlerfamilien starke Beziehungen zu Wien bestanden, die dabei eine Rolle gespielt haben könnten. Dazu kommt die Hinwendung der griechischen Unabhängigkeits- und Nationalbewegung zu (West-)Europa in der ersten Hälfte des 19. Jahrhunderts, die auch nach der griechischen Unabhängigkeit viele Griechen aus dem Osmanischen Reich angesprochen haben mag. Vgl. dazu: Zacharias N. Tsirpanles, Die Ausbildung der Griechen an europäischen Universitäten und deren Rolle im Universitätsleben des Modernen Griechenland 1800–1850, in: Richard Georg Plaschka/Karlheinz Mack (Hg.), *Wegenetz Europäischen Geistes* (Band 2). *Universitäten und Studenten. Die Bedeutung studentischer Migrationen in Mittel- und Südosteuropa vom 18. bis zum 20. Jahrhundert*, Wien–München: Böhlau 1987, 215–272, 250. – Grundsätzlich gab es an den verschiedenen Fakultäten immer wieder Studierende aus dem Osmanischen Reich; im Studienjahr 1908/09 sind sogar zwei Frauen als Hörerinnen an der Philosophischen Fakultät nachgewiesen. Vgl.: Waltraud Heindl, Ausländische Studentinnen an der Universität Wien vor dem Ersten Weltkrieg, in: Plaschka/Mack, *Wegenetz Europäischen Geistes*, 317–343, 324.

14 Vgl. Kreiser, Türkische Studenten, 390.

15 Vgl. ebd., 391.

zweiten Hälfte des 19. Jahrhunderts immer stärker unter den Einfluss Großbritanniens geriet. Womöglich war auch die Sprachbarriere zum deutschen Sprachraum zu groß.[16]

Eine Ausnahme bildeten einige Ägypter, die Wien zum Ende des 19. Jahrhunderts erneut als Studienort entdeckten. Der Hintergrund dieser Trendwende war, dass mit Abbas II. Hilmi (1874–1944) ein neuer Vizekönig in Ägypten sein Amt angetreten hatte, der in Wien am Theresianum ausgebildet worden war. Unter den in Wien Studierenden fanden sich einzelne Protagonisten politischer Veränderungen, die sich gegen den steigenden Einfluss Großbritanniens richteten. Ihre Aktivitäten zeichnen bereits die Richtung vor, in die sich die Anwesenheit von jungen Studierenden aus der islamischen Welt in Wien im 20. Jahrhundert entwickeln sollte. Der Arzt Mahmud Labib Muharram (gest. 1913) studierte in Wien gemeinsam mit seinen Brüdern und ging nach seiner Promotion 1892 nach Berlin.[17] 1908/09 gründete er dort den Ägyptischen Bund (Gamiyya al-misriyya), die vielleicht erste ägyptische politische Organisation im deutschen Sprachraum. Der Bund verfolgte die Ideen des ägyptischen Nationalismus und richtete sich gegen die britische Besatzungsmacht.[18] In Deutschland war der nationale Widerstand einzelner politischer Gruppen aus Ägypten zum Machtmittel im Wettlauf der Kolonialmächte geworden. Politische Organisationen aus islamischen Ländern, die sich gegen die koloniale Abhängigkeit von England und Frankreich wendeten, erhielten Aufmerksamkeit in den deutschen Medien jener Zeit. Im Ersten Weltkrieg wurde mit dem *Korrespondenzblatt für den Orient*, das in Berlin von der eigens eingerichteten »Nachrichtenstelle für den Orient« herausgegeben wurde, eine regelrechte Propagandaplattform geschaffen,[19] die sich gerade für junge, politisch engagierte Menschen als attraktiv erwies. Auch in Wien entstand noch während des Ersten Weltkrieges, ob zufällig oder inspiriert durch die Entwicklungen in Berlin lässt sich nicht nachweisen, ein ähnliches Blatt. Zu Beginn des Jahres 1918 wurde aufgrund der privaten Initiative des Augenarztes Nasr Farid Bey, der in der osmanischen Armee gedient hatte, aus britischer Gefangenschaft geflohen und

16 Vgl. ebd., 392.

17 Mahmud Labib Muharram, Mitbegründer der Ägyptischen Nationalpartei, studierte in Wien Medizin und emigrierte dann nach Deutschland, wo er 1911 den Arabischen Bund mitbegründete. 1913 beging er Selbstmord, ein Nachruf auf ihn findet sich in der Londoner Zeitschrift: *African Times and Orient Review* 2 (1913) 17–18, 225.

18 Vgl. Gerhard Höpp, Zwischen Universität und Straße. Ägyptische Studenten in Deutschland 1849–1945, in: Konrad Schliephake/Ghazi Shanneik (Hg.), *Die Beziehungen zwischen der BR Deutschland und der Arabischen Republik Ägypten* (Würzburger Geographische Manuskripte 60), Würzburg: Selbstverlag des Geographischen Instituts der Universität Würzburg 2002, 31–42, 31.

19 Vgl. Nachrichtenstelle für den Orient (Hg.), *Correspondenzblatt der Nachrichtenstelle für den Orient* (Band 1–3), Berlin: Sittenfeld 1915–1917.

zur Fortbildung nach Wien geschickt worden war, die Zeitschrift *Der Orient* gegründet. Sie war das erste von einem Araber in Österreich herausgegebene Medium. Die streng loyalistische Zeitung, die wohl aus Gründen des zunehmenden Papiermangels im Kleinformat herausgegeben wurde, war nur von kurzer Dauer. Bereits nach wenigen Monaten wurde das Erscheinen des Blattes eingestellt.

Die Zwischenkriegszeit: Österreich als »Mekka der (ägyptischen) Medizin«

Wie oben erwähnt, war die Medizinische Fakultät der Universität Wien bereits im 19. Jahrhundert von Rudolf Virchow als »Mekka der Medizin« apostrophiert worden. Virchow hatte diese Bezeichnung, in der die heilig(st)e Stadt des Islam als Sinnbild für einen Sehnsuchtsort steht, auf die Qualität der medizinischen Ausbildung in Wien gemünzt. Für die Auswahl Wiens als Studienort waren im Falle der in der Zwischenkriegszeit nach Österreich kommenden jungen Studierenden aus der islamischen Welt aber andere Gesichtspunkte ausschlaggebender. Unmittelbar nach dem Ersten Weltkrieg begann sich in Ägypten, als einem der ersten arabischen Länder, die politische Opposition gegen die englische Besatzung zu verdichten. Das politische Ringen um den Einfluss auf die junge Generation von Intellektuellen in Ägypten hatte auch Standorte akademischer Ausbildungen außerhalb Ägyptens zum Schauplatz dieser Bestrebungen gemacht. Dabei war es nach dem Ersten Weltkrieg weniger Österreich selbst, das diesen Prozess aktiv unterstützte, sondern die junge Generation an arabischen Studierenden, die in »Mitteleuropa« einen idealen Standort für ein Studium abseits der kolonialen Abhängigkeit erblickte. »Mitteleuropa« umfasste aus ägyptischer Sicht damals den gesamten deutschen Sprachraum. Die deutsche Hauptstadt Berlin stand im Mittelpunkt der institutionellen Verbindung mit Ägypten. Die ersten Missionen wurden dorthin entsandt und auch die erste offizielle diplomatische Vertretung, die sich um die Betreuung der Studierenden kümmern sollte, wurde dort gegründet.

Im März 1920 wurde eine Mission von 200 Studierenden aus Ägypten nach Berlin geschickt. Der Zug, der sie aus Italien nach Berlin bringen sollte, verunglückte jedoch nahe der österreichischen Grenze bei Udine. Zwölf junge Männer starben, einige der Verletzten gelangten nach Wien ins Allgemeine Krankenhaus. Sie bildeten den Kern jener Studenten, die nach dem Ersten Weltkrieg wieder an der Medizinischen Fakultät der Universität Wien ein Studium aufnahmen.[20] Eine

20 Vgl. A. Attiatallah, *Geschichte der Kulturbeziehungen Österreichs mit der Vereinigten Arabischen Republik*, Wien: Selbstverlag 1962, 12.

ägyptische Zeitung, die mit der jungen »Nationalpartei« sympathisierte, beschrieb Mitteleuropa in diesen Jahren als den idealen Ort für ein Studium: Die galoppierende Inflation mache das Studium in Mitteleuropa günstig, der Lebensstandard sei hoch und die akademische Ausbildung exzellent.[21] Zehn Pfund im Monat würden für ein komfortables Leben ausreichen – notwendig sei lediglich der Nachweis eines Abschlusszeugnisses einer höheren Schule. In den folgenden Jahren kamen immer mehr Studierende in den deutschen Sprachraum – sowohl nach Berlin, als auch nach Wien, das in dieser Zeit als Ziel von Auslandsstudierenden aus der arabischen Welt dennoch weniger bedeutend blieb als Berlin.

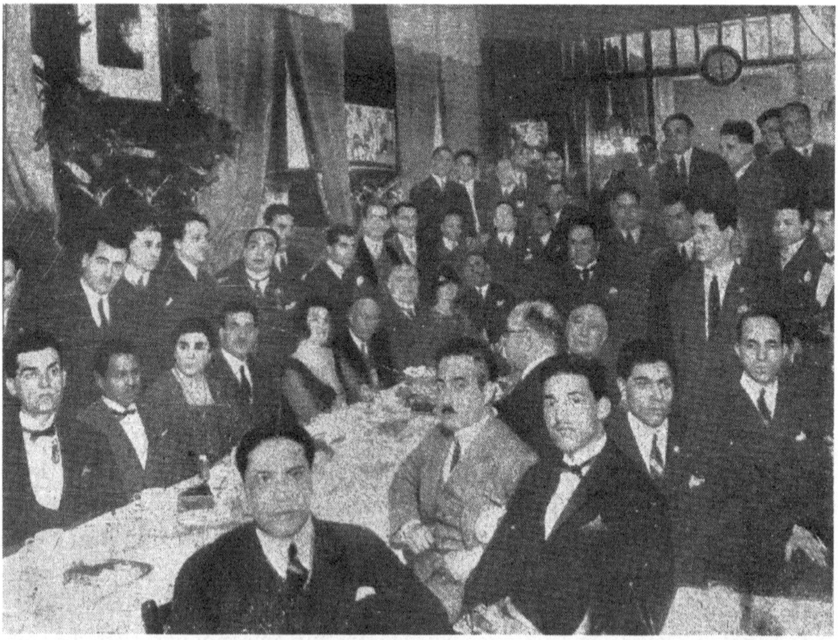

Abb. 1: Versammlung der ägyptischen Studierenden in Wien, um 1926. Vgl.: Attiatallah, *Geschichte der Kulturbeziehungen*, o. S.

Informationen über das Alltagsleben der Studierenden in Wien bleiben fragmentarisch und sind vor allem auf das politische Engagement fokussiert. In Graz gründeten ägyptische Studierende 1923 den »Verein der ägyptischen Studenten beider Grazer Hochschulen«, der bis 1940 bestand. Auch in Wien scheint ein

21 Vgl. Höpp, Zwischen Universität und Straße, 31. – Der Artikel in der Zeitung *al-Afkar* stammt von dem später in Wien studierenden Mediziner und Aktivisten Salim Abd-el Magid, der 1927 an der Universität Wien promoviert wurde.

solcher Verein bestanden zu haben.[22] Die Kontakte mit den Studierenden in Deutschland waren eng und die Zahl der Studierenden aus Ägypten stieg auch in Wien an. Hier bestand spätestens seit 1923 ein Ableger der ägyptischen Nationalpartei, der von dem aus Berlin hierher übersiedelten Salim Abd al-Majid (geb. 1898) gegründet worden sein dürfte und enge Kontakte nach Innsbruck unterhielt, wo zwischen September 1923 und Oktober 1925 21 Ausgaben der *Ägyptischen Fahne* erschienen, einer Zeitschrift, die in deutscher Sprache Propaganda zugunsten des Gedankens des arabischen Nationalismus betrieb. Das aktive politische Engagement einiger Studierender führte 1924 zu einer kleineren diplomatischen Krise, nachdem in der Folge eines Attentats auf den Ministerpräsidenten Saad Zaghlul (1859–1927) die Verhaftung auch einiger in Österreich Studierender gefordert worden war.[23] Im selben Jahr kam es zur Gründung einer »deutsch-ägyptischen Vereinigung«, die in Innsbruck und Graz aktiv war und auch einige gebürtige Österreicher deutschnationaler Einstellung für den Gedanken des arabischen Nationalismus gewinnen konnte.[24]

Unter den Ägyptern waren es vor allem Studierende der Medizin, die für die gesamte Dauer oder für Teile ihres Studiums nach Wien kamen, was jedenfalls einen Hinweis darauf gibt, dass Wien als Studienort für Medizin vergleichsweise größere Bedeutung hatte. Für das Studienjahr 1924/25 kennen wir die Zahl der in Wien inskribierten Studierenden aus Ägypten: 41 belegten Medizin, elf inskribierten für Studien an der Philosophischen Fakultät.[25] Bereits 1923/24 scheint in Wien ein »ägyptisch-wissenschaftlicher Verein« bestanden zu haben.[26] Das in Wien bestehende ägyptische Konsulat begann vermehrt mit dem Dekanat der Medizinischen Fakultät zu korrespondieren und zog – angeblich auf Anfrage der in Ägypten lebenden Eltern der Studierenden – Erkundigungen über den Studienerfolg der Mediziner ein. 1925 wurde verfügt, dass »infolge festgestellter Mißbräuche [...] in Hinkunft Zeugnisse der Hochschulen nur legalisiert werden

22 Dokumente zur Gründung des Vereins waren im Archiv der Vereinspolizei im Wiener Stadt- und Landesarchiv nicht aufzufinden. Allerdings existieren im Archiv der Universität Wien Aktenstücke, die im Briefkopf einen entsprechenden Absenderhinweis tragen. Vgl.: Korrespondenz zu Fragen der Studienzulassung, Universitätsarchiv Wien [UAW], Medizinische Fakultät, AFM 995 aus 1923/24.

23 Details dazu in: Marcel Chahrour, Politics in Exile. Egyptian Political Opposition in Austria 1880–1945. The »Ägyptische Nationalpartei« and the »Islamische Kulturbund« and its activities in Austria in the Interwar period, in: Johanna Holaubek/Hana Navratilova/Wolf B. Oerter (Hg.), *Egypt and Austria* (Band 4). *Crossroads*, Prag: Set Out 2008, 247–261.

24 Vgl. O. A., o. T., in: Die *Ägyptische Fahne* 10 (1924), 1. – Die Zeitschrift bezog, wohl vor allem vor dem Hintergrund der jüdischen Emigration nach Palästina, klare antisemitische Positionen und sympathisierte mit der »arischen« Presse.

25 Schreiben des Ägyptischen Konsulats an das Rektorat der Universität Wien, 10. 11. 1924, UAW, AFM 412 aus 1924/25.

26 Vgl. Schreiben des Ägyptisch-wissenschaftlichen Vereins an das Medizinische Dekanat, 8. 5. 1924, UAW, AFM 995 aus 1923/24.

können, wenn auch die Zeugnisse ägyptischer Schulen, welche die Grundlage der Aufnahme der ägyptischen Studenten bilden, das Visum des ägyptischen Konsulates tragen.«[27] Der politische Hintergrund dieser Anfragen wurde zudem im Unterrichtsministerium, das mit der Angelegenheit befasst wurde, erkannt. Im Frühjahr 1925 schrieb das Unterrichtsministerium an das Rektorat der Universität Wien:

> »Es lässt sich nicht verkennen, dass gegen derartige Auskunftserteilungen [...] in manchen Fällen naheliegende, nicht unerhebliche Bedenken politischer Natur obwalten könnten. [...] Ein gewisses Entgegenkommen wird sich schon in der Erwägung nicht vermeiden lassen, dass einerseits das Ausländerstudium an österreichischen Hochschulen gefördert werden soll und dass andererseits die ausländischen Regierungen bei dem derzeit in den meisten Staaten herrschenden Passregime die Möglichkeit haben, das Studium ihrer Staatsbürger in Österreich zu unterbinden.«[28]

Offenbar war man um einen maßvollen Umgang mit diesen Auskunftsansuchen bemüht. Im endgültigen Erlass des Ministeriums vom September 1925 wurde die Auskunftserteilung auf die Zahl der absolvierten Semester, die Einhaltung der Prüfungstermine und des Prüfungserfolges beschränkt und der Rektor ermächtigt, wenn politische Bedenken gegen eine solche Informationsweitergabe bestünden, vorher den jeweiligen Studierenden zu hören.[29]

Noch im Herbst 1925 errichtete die ägyptische Regierung in Berlin eine »ägyptische Studentenmission in Deutschland und Österreich« unter der Leitung von Mohammed Hussein, die auch mit dem Dekanat der Medizinischen Fakultät der Universität Wien in Kontakt trat. 1926 intervenierte die Mission beim Dekanat um Abschaffung von Graecum und Latinum, da dies bereits in Berlin passiert sei und die Studierenden ohnehin im Rahmen ihrer Schulbildung Grundlagen des Lateinischen und Griechischen vermittelt bekommen hätten,[30] was aber, wie sich in Folge herausstellte, in Wien ohnehin nie gefordert worden war. Für die Inskription an der Universität Wien war lediglich das Vorliegen eines Zeugnisses Voraussetzung, das auch in Ägypten zum Besuch einer Hochschule berechtigte. Ende der 1920er-Jahre kehrten die ersten Ärzte aus Wien nach Ägypten zurück. Ihr Tätigwerden stieß 1928 zunächst auf Probleme: Für die Nostrifizierung des Wiener Doktorgrades schrieb die ägyptische Regierung die Ablegung einer Prüfung in englischer, französischer oder italienischer Sprache vor. Für die Studierenden aus Deutschland und Österreich bedeutete dies eine

27 Schreiben des Ägyptischen Konsulats an das Rektorat der Universität Wien, 25. 3. 1925, UAW, AFM 1223 aus 1924/25.

28 Schreiben des Rektors an das Medizinische Dekanat, 8. 4. 1925, UAW, AFM 1283 aus 1924/25.

29 Vgl. Schreiben des Ägyptischen Konsulats in Wien an das Rektorat, 18. 9. 1925, UAW, AFM 70 aus 1925/26.

30 Vgl. Schreiben der ägyptischen Studenten-Mission in Deutschland und Österreich an den Dekan der Medizinischen Fakultät, 12. 3. 1926, UAW, AFM 1072 aus 1925/26.

wesentliche Behinderung, die erst nach Intervention der Professoren Anton Eiselsberg (1860–1939), Ferdinand Hochstetter (1861–1954) und Leopold Arzt (1883–1955) beim Außenministerium über den diplomatischen Weg beseitigt werden konnte.[31]

Als es einige Jahre später in Wien zu einer vereinsmäßigen Verankerung der Verbindungen mit der islamischen Welt kam, nahmen jene ägyptischen Mediziner, die vorerst in Wien geblieben waren, eine tragende Rolle ein. 1932 gründeten die Ärzte Ahmed Nabih, Abdul-Motalib Malik und Zaki Ali (geb. 1905) gemeinsam mit einigen Muslimen aus anderen Ländern den »Islamischen Kulturbund«, die erste islamische Vereinigung in Wien. Erster Präsident des Vereins war der Ethnologe Omar Rolf Ehrenfels (1901–1980), der zum Islam konvertiert war, doch die treibende Kraft scheint in den ersten Jahren des Vereinsbestehens Zaki Ali gewesen zu sein, der im Elisabethspital bzw. in der Wiener Poliklinik arbeitete und in der Berggasse 19 – dem Wohnhaus des Begründers der Psychoanalyse Sigmund Freud – wohnte, wo der Kulturbund seinen ersten Vereinssitz hatte. Ali wurde zunächst zum Sekretär des Kulturbundes bestellt und leitete die Sitzungen des Vereins, die im Café Arkaden und im Café Stadelmann in Wien stattfanden.[32] Laut Statut handelte es sich beim Kulturbund um eine kulturelle Organisation, die ihre Aufgabe in der »Förderung, Sammlung und Organisation aller kulturellen Arbeiten der Muslime des Westens und des Ostens« sah und zudem vorhatte, das Geld für den Bau einer Moschee in Wien zu sammeln.[33] Dennoch kann der Verein, das zeigt die Auswertung von heute zugänglichem Archivmaterial, kaum als Vorläufer der Islamischen Kultusgemeinde gesehen werden, wie dies in früheren Publikationen teils fälschlicherweise dargestellt wurde. Religiöse Feste wurden zwar gefeiert, doch scheint zumindest, wenn es nach der publizistischen Tätigkeit von Zaki Ali geht, vor allem das politische Element der antikolonialistischen Arbeit dominiert zu haben. Zu den regelmäßigen Versammlungen des Vereins erschienen auch Frauen, was in Wiener Zeitungen Niederschlag fand.[34] Ali geriet schnell ins Visier der ägyptischen Politik, seine Unterstützung, die er offenbar für eine praktische Ausbildung an der Wiener Poliklinik erhalten hatte, wurde 1934 gestrichen.[35] In Folge musste er seine Tätigkeit in Wien einstellen und übersiedelte nach Genf, wo er

31 Vgl. Schreiben des Ägyptisch-wissenschaftlichen Vereins an das Dekanat der Medizinischen Fakultät der Universität Wien, 5.12.1928, UAW, AFM 451 aus 1928/29.

32 Im selben Haus wie das Café Arkaden befindet sich heute die ägyptische Kulturmission in Österreich.

33 Statut des Islamischen Kulturbundes in Wien von 1932, Österreichisches Staatsarchiv [ÖStA], Archiv der Republik [AdR], VB IV, 1144.

34 Vgl. Statut des Islamischen Kulturbundes in Wien von 1932, ÖStA, AdR, VB IV, 1144. – Veranstaltungsnotizen, *Neues Wiener Tagblatt*, 31.1.1933, 8.

35 Vgl. Zaki Ali, *Tels sont les peuples blancs*, Genève: Aladin 1973, 11–12.

zum Sekretär der gemeinsamen Organisation der Muslime in Europa bestellt wurde.

Im September 1932 hatte die Wiener Polizei die Zuverlässigkeit der Gründer des Kulturbundes überprüft und keinen Anstoß an den handelnden Personen genommen. Drei Jahre später kam es zu einer neuerlichen Prüfung. Zaki Ali war bereits in Genf, wo der dortige französische Botschafter auf Basis geheimdienstlicher Informationen die Tätigkeit des Kulturbundes hinterfragte. Nun bestand der Verdacht, der Kulturbund sei von einem reichen Wiener Kaufmann gefördert und vom Agha Khan, dem Oberhaupt der schiitischen Ismailiten, selbst finanziert worden. Mit dem Geld, das der Agha Khan bereitstelle, würden unter anderem Waffen für den Kampf gegen die europäischen Kolonial- und Mandatsmächte gekauft.[36] Verbindungen zu einflussreichen afghanischen Familien lassen sich tatsächlich nachvollziehen. Im Wiener Kulturbund war ein afghanischer Prinz, der in Wien Medizin studierte, Mitglied des Vorstandes.

Die Wiener Polizei stellte Nachforschungen an und bestätigte, dass Zaki Ali sich aktiv für die Befreiung der Muslime aus kolonialer Unterdrückung einsetzte. Dabei hatte er auch Kontakte zu höchsten Stellen in NS-Deutschland hergestellt, unter anderem zu Alfred Rosenberg (1892–1946), dem Leiter der außenpolitischen Abteilung der NSDAP.[37] Trotz dieser Verdachtsmomente kam es zu keiner vorzeitigen Auflösung des Kulturbundes – diese erfolgte, wie später ausgeführt, erst 1939.

Die Protagonisten des Kulturbundes geben uns nicht nur Aufschluss über Konflikte zwischen in Wien lebenden Wissenschaftlern und Ärzten und den Regierungen ihrer Herkunftsländer. Der Arzt und Mitbegründer des Kulturbundes Zaki Ali hinterließ, als einer der wenigen damals in Wien studierten Ärzte, persönliche biografische Erinnerungen an seinen Aufenthalt. In seinem aphoristischen Buch *Tels sont les peoples blancs*, das er 1973 herausgab, zeichnet er seinen Aufenthalt in Wien als Zeit der Armut und der Suche nach ideologischer Ausrichtung nach:

> »In Europa habe ich eine bedauernswerte Ignoranz meiner Religion, den Islam, […] angetroffen und viele Vorurteile, Fehlurteile und falsche Vorstellungen, die das Bild vieler Europäer vom Islam prägten. Hier habe ich mich entschieden, mich dem besseren Verständnis zwischen dem Abendland und der Welt des Islam zu widmen.«[38]

Ali beschreibt sein damaliges Leben als voll von Enttäuschungen, Demütigungen und Hoffnungen. Nach dem Ausschluss aus der medizinischen Mission in Wien

36 Vgl. Interner Dienstzettel des Bundeskanzleramtes, ÖStA, AdR, NPA, Kt. 343, Liasse Österreich 19/55.

37 Vgl. Bericht vom 16.4.1935, ÖStA, AdR, VB XIV 1144.

38 Ali, *Tels sont les peuples blancs*, 11. Übersetzung M. C.

hätte er sich wie ein »Gefangener des Okzidents« gefühlt, ohne zu wissen, wie lange diese Gefangenschaft andauern würde. Dennoch schließt er:

> »Aber in Wien, wo der Charme verführt, habe ich auch ein anderes Gesicht des Okzidents kennengelernt: Jenes harmonische der Sitten, der Höflichkeit und der Gemütlichkeit der Wiener, die mich in meiner materiellen und moralischen Notlage unterstützten.«[39]

Genaue Zahlen zu den in diesen Jahren in Wien studierenden Medizinern aus der islamischen Welt sind bisher nicht bekannt und waren auch im Rahmen dieser Arbeit nicht zu erheben. Im Zuge dieser Forschungen konnten für die Zwischenkriegszeit ebenfalls keine Frauen aus islamischen Ländern als Studierende in Wien nachgewiesen werden.

In den spärlichen Dokumenten zum Kulturbund finden sich überwiegend Ägypter und nur wenige Studierende der Medizin aus anderen Ländern (Afghanistan, Balkanländer). Dieser kleine Anteil der Nicht-Ägypter spiegelt allerdings eine allgemeine Tendenz wider: In den 1920er-Jahren sind beispielsweise für alle Studienrichtungen nie mehr als fünf türkische Staatsstipendiaten in Wien in den Statistiken verzeichnet.[40] Es mögen demnach insgesamt wohl einige hundert Studierende aus der Islamischen Welt gewesen sein, die in diesen Jahren Medizin in Wien studierten, und ihre Erfahrungen nach dem Studium in Wien mit nach Ägypten nahmen, wo sie nach dem Zweiten Weltkrieg wirksam wurden.

1939–1960: Studentenschaft im Wandel

Die Zahl und auch die Zusammensetzung der Studierenden aus islamischen Ländern änderte sich mit dem Zweiten Weltkrieg schlagartig. Wieder waren es politische Gründe, die für das vorläufige weitgehende Verschwinden eines Großteils der Studierenden aus der islamischen Welt verantwortlich waren. Viele islamische Länder wie Ägypten und Palästina wurden aufgrund der englischen Besetzung zu feindlichen Territorien, BürgerInnen dieser Länder zu Staatsangehörigen des Feindes. Im Oktober 1939 wurden ägyptische Staatsangehörige im Deutschen Reich interniert, lediglich jene national eingestellten Ägypter, deren Tätigkeit für das NS-Regime von Nutzen war, blieben auf freiem Fuß.[41] Umgekehrt scheinen auch einige der nach Ägypten zurückgekehrten Studierenden aus dem deutschen Sprachraum während des Krieges durch die Briten unter Haus-

39 Ebd., 12. Übersetzung M. C.
40 Vgl. Kreiser, Türkische Studenten, 395.
41 Vgl. Höpp, Zwischen Universität und Straße, 40.

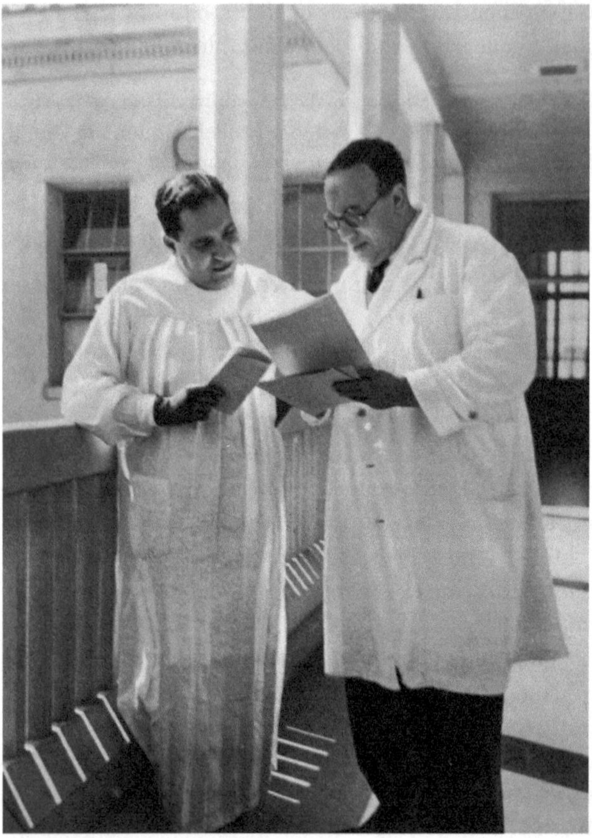

Abb. 2: Ärzte im Gespräch in einem Krankenhaus in Kairo. Aus einem 1939 in Deutschland von Zaki Ali mit herausgegebenen Propagandawerk über die islamische Welt, in dem die in der islamischen Welt vorherrschenden Modernisierungsbemühungen betont werden. Vgl. Thomas Reichardt/Zaki Ali, *Der Islam vor den Toren*, Leipzig: List 1939, o. S.

arrest gestellt worden zu sein.[42] Nach der Auflösung des Kulturbundes 1939, die wohl mit der Abreise, Internierung oder Vertreibung seiner wichtigsten Protagonisten in Zusammenhang steht, wurde in Wien unter Beteiligung der NS-Behörden noch während des Zweiten Weltkrieges mit der »Islamischen Gemeinschaft zu Wien« eine neue Plattform für Muslime gegründet. Auch in dieser fanden sich Mediziner, allerdings aus Syrien: Die Medizinstudenten Musa Mudarri (geb. 1916) und Hamza Choueki (geb. 1918) nahmen – neben einigen Bosniern, Albanern und Türken aus verschiedenen Berufen – an der Grün-

42 Vgl. Wolfgang G. Schwanitz, Aziz Cotta Bey, deutsche und ägyptische Handelskammern und der Bund Ägypter deutscher Bildung (1919–1949), in: Höpp, *Fremde Erfahrungen*, 359–384, 371.

dungsversammlung im Dezember 1942 teil.[43] Syrien, das unter der Kontrolle des mit NS-Deutschland verbündeten Vichy-Frankreich stand, zählte nicht zu den Feindgebieten.

Mit dem Ende des Zweiten Weltkrieges war der medizinische Austausch zum Stillstand gekommen, doch die Früchte der regen Beziehungen der Zwischenkriegszeit begannen bald wieder zu gedeihen. 1947 wurde in Kairo der »Bund der Ägypter deutscher Bildung« gegründet, dem sich im Stil einer deutschen Studentenverbindung sowohl »Alte Herren« als auch junge Hochschüler anschließen konnten, wobei letztere von den ersteren gefördert wurden. Die Entstehung des Bundes lässt sich bis in die 1920er-Jahre zurückverfolgen: Anlässlich der bereits erwähnten Probleme mit den Nostrifikationen hatten sich Ägypter, die im deutschen Sprachraum studiert hatten, bereits zusammengeschlossen, um für die Anerkennung ihrer Abschlüsse zu kämpfen.[44] Es ist zu vermuten, dass der Bund einen nicht unwesentlichen Anteil am neuerlichen Aufschwung der Studierendenzahlen aus dem arabischen Raum nach dem Zweiten Weltkrieg hatte.

1952 kam es zudem erneut zu politischen Umwälzungen in Ägypten, als die »Freien Offiziere« König Faruk I. (1920–1965) stürzten. Schon 1953 erging auf diplomatischem Weg eine Anfrage an Österreich, wonach eine hochrangige Delegation der neuen politischen Führung Europa besuchen und dabei auch die Universitäten besichtigen wolle.[45] Der Besuch fand letztlich nicht statt, die Zahl der Studierenden aus Ägypten stieg nun aber wieder an. Neben der Gründung des Absolventenbundes in Kairo mögen diesmal – im Unterschied zur Zeit zwischen den Weltkriegen – auch Bemühungen von österreichischer Seite um die Studierenden eine Rolle gespielt haben. 1953 reiste der Wiener Mediziner Karl Fellinger (1904–2000), damals Vorstand einer Klinik für Innere Medizin am AKH, nach Kairo um dort Vorträge zu halten. Die Zeitung *Neues Österreich* berichtete im April 1953 über seine Reise. Fellinger habe dazu aufgerufen, aktiv um Studierende zu werben. Daneben solle auch für die Kurorte Österreichs Werbung gemacht werden, damit wohlhabende ÄgypterInnen sich über die Möglichkeit eines Kuraufenthaltes in Österreich informieren könnten.[46]

> »Um den Zustrom von Studenten aus Ägypten und anderen Ländern des Nahen und Mittleren Ostens zu fördern müßten diesen Hörern aus dem Orient allerdings eigene Heimstätten und Klubs in Österreich eingerichtet werden. Vielfach scheuen diese

43 Mudarri wurde 1943 in Wien promoviert, Choueki 1945. Vgl. dazu: Gerhard Höpp, *Texte aus der Fremde. Arabische politische Publizistik in Deutschland 1896–1945. Eine Bibliographie* (Arbeitshefte Zentrum Moderner Orient 18), Berlin: Selbstverlag des Zentrums Moderner Orient 2000, 64, 87.

44 Vgl. Schwanitz, Aziz Cotta, 371.

45 Vgl. Schreiben des Bundesministeriums für Unterricht an das Rektorat der Universität Wien, 16.6.1953, UAW, AFM 178 aus 1952/53.

46 Vgl. Ein Wiener Arzt erlebt das neue Ägypten, *Neues Österreich*, 5.4.1953, 4.

jungen Leute nämlich die Reise nach Österreich, weil sie nicht wissen, wo sie hier wohnen und wie sie hier leben sollen. Es wäre auch nötig, diesen Studenten in Österreich Betreuer zur Verfügung zu stellen, die sie beraten und bei der Einhaltung des Studienprogramms unterstützen können.«[47]

Fellinger war bereits 1952 zu einem Gastsemester in Ägypten gewesen und wurde dabei auch für die Behandlung hochgestellter ägyptischer Persönlichkeiten herangezogen. Über Mundpropaganda wurde Fellinger dabei dem saudischen Königshaus empfohlen. Im Spätherbst 1952 wurde er zu Konsultationen über den Gesundheitszustand von König Ibn Saud (1876–1953) herangezogen, was für mediales Aufsehen sorgte.[48] Seine Präsenz mag durchaus zur neuerlichen Renaissance der Beziehungen beigetragen haben.

Die Zahl der Studierenden aus islamischen Ländern entwickelte sich in den Folgejahren überaus dynamisch. Im Herbst 1953 waren 36 Iraker, 28 Türken, 20 Ägypter und 20 Perser an österreichischen Hochschulen inskribiert.[49] Österreichs Rolle als Zielgebiet für Studierende aus diesen Ländern war im Vergleich zu Deutschland und der Schweiz Mitte der 1950er-Jahre allerdings noch unbedeutend. Nur 2,6 Prozent aller ausländischen Studierenden kamen in Österreich im Studienjahr 1953/54 aus den Ländern des Nahen Ostens, während es in Deutschland und der Schweiz 19 bzw. 17 Prozent waren.[50] Diese Zahl explodierte in den folgenden Jahren aber regelrecht: Im Studienjahr 1959/60 waren von 33.354 Studierenden in Österreich 9.786 AusländerInnen. Für Ägypten sind für Mitte der 1950er-Jahre dazu Vergleichszahlen verfügbar, die einen ungefähren Eindruck über die Bedeutung Wiens als Destination geben: 1956 gab es insgesamt 700 ägyptische Regierungsstipendiaten aller Fächer weltweit; 2.161 waren als Privatstudenten im Ausland gemeldet.[51] Insgesamt 203 Studierende aus Ägypten waren zu diesem Zeitpunkt an österreichischen Universitäten gemeldet.[52] Dies wären etwa sieben Prozent aller weltweit im Ausland studierenden Ägypter dieser Zeit. Neben Bern, Bonn, Washington, Rom und Paris war Wien eine jener Städte, in denen zur Betreuung der Studenten aus Ägypten eine eigene Studienmission eingerichtet wurde.[53] Im Wintersemester 1963/64 waren 950

47 Ebd.

48 Vgl. Karl Fellinger, *Arzt zwischen den Zeiten*, Wien: Zsolnay 1984, 42–43.

49 Vgl. Sozialwissenschaftliche Arbeitsgemeinschaft (Hg.), *Die ausländischen Studenten in Österreich. Chancen, Aufgaben und Verpflichtungen Österreichs als Gastland*, Wien: Selbstverlag 1955, 6.

50 Vgl. ebd., 7.

51 Vgl. A. Attiatallah, *Das Schulwesen in Ägypten*, Wien: Selbstverlag 1957, 30.

52 Vgl. Adolf Proksch (Hg.), *Ausländerstudium und Entwicklungshilfe*, Wien: Selbstverlag der Sozialwissenschaftlichen Arbeitsgemeinschaft 1966, 42.

53 Vgl. Manfred Meyer, *Die ausländischen Studenten in Österreich*, Wien–Horn: Berger 1964, 10.

Studierende aus dem Iran, 448 aus Ägypten, 285 aus Jordanien, 237 aus Syrien und 234 aus der Türkei an österreichischen Hochschulen gemeldet.[54]

Anfang der 1960er-Jahre wurde unter den damals in Österreich befindlichen Studierenden aus dem Ausland eine umfassende Befragung durchgeführt, mit der bestimmte Aspekte des damals als »Ausländerstudium« bezeichneten Migrationsphänomens untersucht werden sollten. Unter den in der Untersuchung erfragten »sachlichen Gründen« für die Entscheidung zum Studienort Wien nahm der »gute Ruf« der medizinischen Ausbildung in Wien eine herausragende Stellung ein. Nicht weniger als 2.210 Studenten (aller Fächer) – fast ein Drittel der Studierenden, die die Frage beantworteten – gaben diesen Ruf als Grund an. Der Anteil der Studierenden der Medizin aus sogenannten »Entwicklungsländern«, zu denen in der Erhebung insbesondere die Länder der arabischen Welt gezählt wurden, war dabei hoch.[55] In der Befragung nicht gesondert abgefragt wurde ein weiterer wichtiger Grund, der sich aus persönlichen Gesprächen mit Angehörigen dieser ersten Besuchergeneration nach dem Zweiten Weltkrieg deutlich zeigte: der Numerus clausus, der den Zugang zu den Medizinstudien in einigen Herkunftsländern beschränkte und ein Ausweichen ins Ausland notwendig machte, wenn man den Arztberuf ergreifen wollte.[56] Diese Faktoren – zumindest wenn man den Erinnerungen der genannten Zeitzeugen repräsentatives Gewicht beimessen möchte – wurden durch persönliche Netzwerke verstärkt. Ersten Pionieren aus Familien oder regionalen Bekanntschaftsgruppen zogen oft weitere Studierende nach. Das Europa der Nachkriegszeit war auch ein Sehnsuchtsort für eine Generation aus ökonomisch starken Familien, die sich einem europäischen Gesellschaftsmodell verpflichtet fühlte.

Wer in diesen Jahren nach Europa kam, war in der Regel nicht mittellos, sondern gehörte im Gegenteil meist einer wohlhabenden Familie aus dem Establishment an. Die oben genannte Erhebung erfasste auch die soziale Stellung der Studierenden und stellte fest, dass der überwiegende Teil aus wohlhabenden Familien kam und seinen Lebensunterhalt durch Unterstützung aus der Heimat finanzierte. Nur ein kleinerer Teil erhielt für das Studium in Österreich Regierungsstipendien. Diese Aussage deckt sich mit den in den Interviews mit einigen Angehörigen dieser Generation aus Syrien gemachten Feststellungen. Für eine 1965 publizierte Studie zu den Lebenshaltungskosten ausländischer StudentIn-

54 Vgl. Proksch, *Ausländerstudium und Entwicklungshilfe*, 7.

55 Vgl. Meyer, *Die ausländischen Studenten*, 82–84.

56 Vgl. mündliche Mitteilungen im Rahmen von Interviews mit Mahmud Tinawi (geführt am 17. 1. 2017), Hani Hassan (16. 10. 2016), Bahij Kajali und Karim Assi (beide am 3. 7. 2016), alle aus Syrien. Die Tonbandaufnahmen befinden sich im Besitz des Verfassers. Für Ägypten sind diese Aufnahmebeschränkungen in einer Schrift der ägyptischen Kulturmission in Wien festgehalten. – Attiatallah, *Schulwesen*, 25.

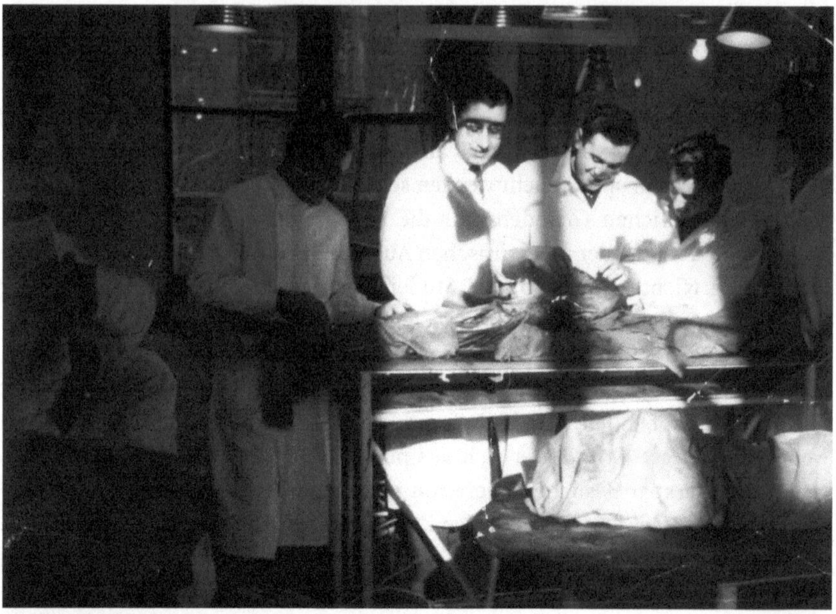

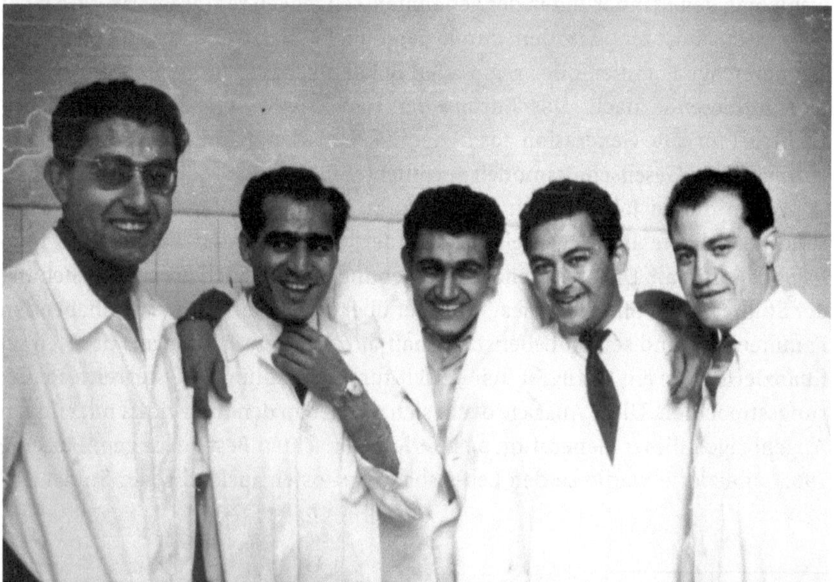

Abb. 3 + 4: Studierende der Medizin aus dem Arabischen Raum an der Universität Wien, um 1960, darunter der Vater des Verfassers, Dr. Samir Chahrour. Aufnahmen aus dem Privatbesitz des Verfassers.

nen in Österreich gaben 87 (!) Prozent der Studierenden aus dem dort so bezeichneten »Orient« an, Unterstützung durch die eigene Familie zu erhalten.[57]

Das von Fellinger 1953 angesprochene Klubleben, das den Studenten das Leben in Österreich erleichtern sollte, stellte sich in den folgenden Jahren rasch ein. Bereits 1951 wurde in Wien von (vorwiegend) irakischen Studenten der »arabische Studentenverband Österreichs« gegründet[58], der allerdings bald seinen Betrieb einstellte. Vonseiten einiger Wiener Institutionen nahmen die Bemühungen um eine strukturierte Erfassung der Studierenden zu: Eine wesentliche Rolle dabei nahm neben dem neu gegründeten Afro-Asiatischen Institut die Hammer-Purgstall-Gesellschaft (heute: »Österreichische Orient-Gesellschaft«) ein, die nicht nur Deutschkurse für die in Wien ankommenden Studenten anbot, sondern auch Kontakt zu Land und Leuten vermittelte. Für Studenten, die während des Sommersemesters 1961 die Deutschkurse der Hammer-Purgstall-Gesellschaft besuchten, veranstaltete die Leitung der Gesellschaft anlässlich des Semesterschlusses einen Tagesausflug auf den Semmering. 103 Studenten nahmen teil, berichtete die Zeitschrift der Gesellschaft *Bustan* im selben Jahr.[59] Daneben ergriffen die Studierenden selbst wieder die Initiative: Ende der 1950er-Jahre wurde erneut eine »Vereinigung arabischer Studenten« gegründet, die ihr Klublokal im »Loyality Club« im 8. Wiener Gemeindebezirk hatte.[60] Die Vereinigung gab unter der Leitung des syrischen Medizinstudenten Hani Hassan während der Dauer der »Vereinigten Arabischen Republik« auch eine eigene Vereinszeitschrift heraus, die sich an junge AraberInnen in Wien richtete.[61] Ein erstes lateinisch/deutsch-arabisches Wörterbuch der Anatomie wurde von Issam Kalla, Anton Schaller (geb. 1933) und Mahmud Tinawi Anfang der 1960er-Jahre erstellt.[62]

Die Zugangsregelungen für das Studium in Wien blieben zunächst vergleichsweise niederschwellig. Für die Inskription an der Medizinischen Fakultät waren ein Reisepass und ein Reifezeugnis, das dem österreichischen »ver-

57 Vgl. Horst Weber, *Die Lebenshaltungskosten der ausländischen Studenten in Österreich* (Österreichische Schriften zur Entwicklungshilfe 6), Wien: Eigenverlag 1965, 33.

58 Vgl. Mitteilung über Vereinsauflösung, Wiener Stadt- und Landesarchiv, 1.3.2.119 (Gelöschte Vereine 1073/1951).

59 Vgl. O. A., Die aktuelle Notiz, in: *Bustan* (1961) 2, 32.

60 Vgl. Interview mit Hani Hassan, geführt am 12.11.2014, Tonbandaufnahme im Besitz des Verfassers.

61 1965 weist das *Handbuch des öffentlichen Lebens in Österreich* eine »Arabische Studenten-Union« mit Sitz in der Kochgasse 11 im 8. Wiener Gemeindebezirk aus. Vgl.: *Handbuch des öffentlichen Lebens in Österreich*, Wien: Heinreich 1969, 671. – 1978/79 weist das Handbuch *Stichwort Österreich* einen »Verband der Vereinigten Arabischen Studenten, 1121 Wien« aus. Vgl.: Karl Heinz Ritschel (Hg.), *Stichwort Österreich*, Salzburg: Reinartz 1979, 308.

62 Anton Schaller/Issam Kalla (Hg.), *Lateinisch (deutsch)-arabisches Wörterbuch der Anatomie*, Wien: Hammer-Purgstall 1964. – Interview mit Mahmud Tinawi, geführt am 17.1.2017, Tonbandaufnahme im Besitz des Verfassers.

gleichbar« sein sollte, notwendig.[63] Die Beurteilung ob dies der Fall war, lag beim jeweiligen Rektor oder Dekan. Anfragen dazu scheinen aus der ganzen Welt gekommen zu sein: Schreiben von Studienwerbern aus Indien, Pakistan, dem Irak und Ägypten finden sich im Archiv der Universität Wien.[64] Mittelfristig erwiesen sich diese Qualifikationen als nicht ausreichend, wobei vor allem fehlende Sprachkenntnisse ein Problem dargestellt haben dürften. Die Anwesenheit von Studierenden aus der islamischen Welt hatte dadurch schließlich auch Auswirkungen auf die Strukturierung der wissenschaftlichen Ausbildung in Österreich. 1962 wurde der »Vorstudienlehrgang« ins Leben gerufen, mit dem Studierende aus dem Ausland besser auf das Studium in Österreich vorbereitet werden sollten. Anlass dafür war die Entsendung von 50 syrischen Regierungsstipendiaten nach Wien.[65] Die angeführten Probleme beim Einstieg in das Studium lassen übrigens keinen Rückschluss auf den allgemeinen Studienerfolg zu: So fand am 28. August 1962 im großen Festsaal der Universität Wien die erste »sub auspiciis Promotion« eines Arztes aus Ägypten statt. Er sollte bis 2014 der einzige Ausländer bleiben, der »sub auspiciis« promoviert wurde.[66]

Zusammenfassung: Anziehungskraft der »Wiener Medizinischen Schule«?

Wie oben gezeigt, stand für die Studienortwahl Wien von Studierenden aus islamischen Ländern nur bedingt die wissenschaftliche Reputation der Wiener Medizin im Vordergrund. Im Falle von Ägypten als dem mit Abstand am stärksten vertretenen islamischen Land bis 1945 waren politische Gründe für die Wahl des Studienortes Wien wesentlich, sowohl was die Entsendung staatlicher Missionen als auch das Individualstudium betraf. Ohne genauere quantitative Untersuchungen zu anderen Vergleichsländern angestellt zu haben, lässt sich

63 Vgl. Schreiben des Dekanats der Medizinischen Fakultät der Universität Wien an Herrn Reis Achmed in Karachi, Pakistan, UAW, Medizinische Fakultät, Sonderreihe 152, Anfragen zu Dokumenten 1955.

64 Vergleiche dazu z. B. die Bestände in den Dekanatsakten, UAW, Medizinische Fakultät, Sonderreihe 193 und 152.

65 Vgl. Hanna Möller, Der Vorstudienlehrgang feiert Geburtstag, Universität Wien, URL: medienportal.univie.ac.at/uniview/wissenschaft-gesellschaft/detailansicht/artikel/der-vorstudienlehrgang-feiert-geburtstag (abgerufen am 6. 8. 2017).

66 Es handelte sich um Mahfouz Abdelhalim El-Shahawi, der den Ehrenring aus den Händen des damaligen Bundespräsidenten Adolf Schärf erhielt. Shahawi verließ Wien nach dem Abschluss seiner Ausbildung zum Kardiologen in Richtung USA, wo er an der bekannten Mayo Clinic in Minnesota 1971 ein Masterstudium in Kardiologie abschloss. Er unterrichtete später an der Universität Georgia und an der Universtät von Florida und erhielt 2014 die Ehrendoktorwürde der Medizinischen Universität Wien. Vgl. http://www.cardiologycenter.net/brief-resume.html (abgerufen am 16. 5. 2018).

doch erahnen, dass sich die groben Tendenzen der Bewegung von Studierenden aus der islamischen Welt im 20. Jahrhundert mit direkten oder indirekten Auswirkungen der kolonialen Durchdringung der islamischen Welt in Verbindung bringen lassen dürften. Der deutsche Sprachraum bildete sowohl im 19. Jahrhundert, als nur einige wenige Studierende gezielt hierher geschickt wurden, wie auch im 20. Jahrhundert mit seinen größeren Missionen einen alternativen politischen Referenzraum, dem sich Machthaber bei ihrer Entscheidung über Entsendungen ebenso zuwandten wie einzelne Studierende, die sich einer neuen politischen Bewegung zugehörig fühlten. Im Vordergrund stand dabei jeweils die Abwendung von einer zu engen Bindung an die jeweils dominierende europäische Macht. Das gilt zum Teil auch für jene Generation aus anderen arabischen Ländern, die nach 1945 nach Wien kam.[67] Hier mag sowohl die Anziehungskraft des europäischen Gesellschaftsmodells für eine Generation wohlhabender, bildungsnaher junger Männer eine wichtige, als auch politisch zu verstehende Rolle gespielt haben.

Der »gute Ruf« der medizinischen Ausbildung in Wien in der islamischen Welt, der sowohl für die Zwischenkriegszeit, als auch für die Nachkriegsjahre bezeugt ist, bildete dabei nur eines von mehreren Entscheidungskriterien, wie der im Heimatland bestehende Numerus clausus, die persönlichen Netzwerke und die vergleichsweise niedrigen Lebenshaltungskosten. Abseits der Bekanntheit einiger einzelner Personen wie Karl Fellinger kann dieses, vor allem in den Nachkriegsjahren quantitativ beachtliche Phänomen der Migration vieler Studierender aus arabischen Ländern nicht zur Untermauerung eines spezifischen »Ruhms« einer etwaigen »Wiener Medizinischen Schule« verdichtet werden. Dennoch stellt die Anwesenheit und der spätere Verbleib vieler Angehöriger dieser Nachkriegsgeneration in Österreich ein Kapitel der österreichischen Medizingeschichte dar, das gerade vor dem Hintergrund der heutigen Diskussionen um Migration und Zuwanderung nicht in Vergessenheit geraten sollte.

marcel.chahrour[at]gmx.at

67 Hier darf auf die – freilich nicht repräsentativen – Mitteilungen einzelner Angehöriger dieser Generation an den Verfasser verwiesen werden.

Afsaneh Gächter[1]

Ein Repräsentant der Wiener Schule der Medizin in Persien. Jacob E. Polaks Beitrag für die moderne Urologie

A Representative of the Vienna Medical School in Persia. Jacob E. Polak's Contribution to Modern Urology

Abstracts
Als Exponent der Wiener Schule der Medizin schuf Jacob E. Polak (1818–1891) von 1851 bis 1860 in Persien die Grundlage für die Institutionalisierung des modernen Medizinunterrichts als integralen Teil des Erziehungssystems. Er vermittelte an der ersten modernen Hochschule in Teheran die Erkenntnisse der pathologischen Anatomie und führte gleichzeitig die praktische Chirurgie ein. Nach dem Vorbild der Wiener Medizinischen Schule setzte er Äther und Chloroform ein und unternahm zahlreiche operative Eingriffe, darunter auch Harnsteinoperationen. Der Beitrag befasst sich mit Polaks medizinischen Verdiensten und seiner Pionierrolle für die Einführung der modernen Urologie im Persien des 19. Jahrhunderts.

From the year 1851 to 1860, Jacob E. Polak was active in Persia as an exponent of the Vienna School of Medicine, creating the foundation for the institutionalization of modern medical training as an integral part of the educational system. At the first modern institute of higher learning in Tehran, Polak introduced knowledge about pathological anatomy and practical surgery. He used ether and chloroform according to the model of the Vienna Medical School and performed numerous operations, including lithocystotomies. The

1 Die Autorin arbeitet an einem Forschungsprojekt zum Thema »Kulturtransfer zwischen Österreich und Iran im 19. Jahrhundert – Der Arzt und Gelehrte Jacob E. Polak in zwei Welten«. Das Projekt wird durch Mittel des Jubiläumsfonds der Österreichischen Nationalbank (Projektnummer 16369) gefördert. Im Zentrum der Studie stehen Fragen zu einem in zwei Richtungen wirkenden und mehrdimensionalen Transfer von Wissen und Kultur zwischen dem Habsburgerreich und Persien, exemplarisch erläutert anhand des Lebens und Werks des österreichischen Arztes und Forschers Jacob E. Polak. In diesem Zusammenhang wird die interkulturelle Vermittlerrolle Polaks im Kontext der Wissens- und Institutionengeschichte und die Problematik der Aneignung und Übermittlung des Wissens mit Blick auf neue Entwicklungen in Medizin, Geografie sowie Anthropologie und in den Bereichen Wirtschaft und Kultur einer kritischen Analyse unterzogen. Ziel des Projekts ist es, anhand umfangreichen schriftlichen Materials, das er selbst hinterlassen hat, sowie auf dem Wege der Auswertung von bisher nahezu unerschlossenen Archivquellen in Österreich, Iran, Israel, der Tschechischen Republik, Ungarn, Deutschland und England die Brückenfunktion von Polak im Prozess des Wissenstransfers in beide Richtungen zu untersuchen. Die Ergebnisse werden in einer Monografie vorgelegt: Afsaneh Gächter, *Der Leibarzt des Schah, Jacob E. Polak (1818–1891). Eine West-östliche Lebensgeschichte* (erscheint 2018 bei new academic press).

following essay is concerned with Polak's achievements and his role as a pioneer of modern urology in Persia.

Keywords
Wiener Medizin, Habsburgerreich, Persien, Dar ol-Fonun, Transfer von Wissen, Urologie

Vienna Medicine, Habsburg Empire, Persia, Dar ol-Fonun, transfer of knowledge, urology

Die Patientenselbstbestimmung gehört heute zur unverzichtbaren Interaktion und Kommunikation zwischen Arzt/Ärztin und PatientIn. Seit den 1980er-Jahren kommt der Aufklärung und Einwilligung der PatientInnen sowohl eine ethisch-rechtliche als auch eine klinisch-praktische Bedeutung zu.[2] Hingegen spielte die Aufklärung des Patienten/der Patientin durch den Arzt und seine/ihre Zustimmung bei ärztlichen Eingriffen im 19. Jahrhundert noch keine signifikante Rolle. Die Arzt-Patienten-Beziehung basierte vielmehr auf einem »paternalistischen Modell«, das durch Autorität des Arztes »zum Wohl« des Patienten/der Patientin bestimmt war.[3] Demzufolge können wir davon ausgehen, dass eine Patientenzustimmung aus dieser Zeit mehr oder weniger eine Rarität innerhalb der medizinischen Maßnahmen darstellt.

Eine dieser seltenen Urkunden wurde 1860 in der *Zeitschrift der k. k. Gesellschaft der Aerzte* in Wien publiziert. Dabei handelte es sich um eine schriftliche Einwilligung eines persischen Patienten namens Abbas Ali, der lange an einer Harnsteinerkrankung litt und eines Tages seinen Geburtsort im Nordosten Persiens verließ, um sich nach einer beschwerlichen Reise in Teheran von dem einstweilen berühmt gewordenen Leibarzt des persischen Königs, dem österreichischen Mediziner und Chirurgen Jacob E. Polak, behandeln zu lassen. Nach einer ärztlichen Untersuchung und aufgrund des hohen Alters des Patienten weigerte sich Polak, die Operation durchzuführen. Der Patient fertigte aber in seiner Notlage eine Einverständniserklärung aus, in der er die Verantwortung für jegliches Risiko auf sich nahm.[4] Nach seiner Ankunft in Wien veröffentlichte Polak in dem Organ der Wiener Ärztegesellschaft einen ausführlichen Bericht über seine Erfahrungen im Bereich der Harnsteinoperationen in Persien und

2 Vgl. Jochen Vollmann, *Patientenselbstbestimmung und Selbstbestimmungsfähigkeiten. Beiträge zur klinischen Ethik*, Stuttgart: Kohlhammer 2008, 23.

3 Zu den historischen Entwicklungsprozessen der Arzt-Patienten-Beziehung vgl.: Florian Steger, *Das Erbe des Hippokrates. Medizinethische Konflikte und ihre Wurzeln*, Göttingen: Vandenhoeck & Ruprecht 2008, 67–73.

4 Ich danke dem Leiter der Universitätsklinik für Urologie der Medizinischen Universität Wien, Univ.-Prof. Dr. med. Shahrokh F. Shariat herzlich für den Hinweis, dass es sich bei der Veröffentlichung der Urkunde in Polaks Beitrag um eine Art »Patienteneinverständniserklärung« aus dem 19. Jahrhundert handle.

fügte die schriftliche Einwilligung als eine »Kuriosität« in der medizinischen Welt hinzu.[5]

Polaks Bericht über Blasensteinoperationen legt darüber hinaus ein wichtiges Zeugnis über sein neunjähriges Wirken in Persien als Vertreter der Wiener Schule der Medizin in der zweiten Hälfte des 19. Jahrhunderts ab. 1851 wurde er vom persischen Hof beauftragt, die erste Schule für moderne Medizin in Teheran zu organisieren. Polaks außergewöhnliche Karriere, seine Funktion als Vermittler von Wiener medizinischem Wissen und seine Pionierrolle in der Einführung der modernen Urologie in Persien werden in diesem Beitrag unter Berücksichtigung des theoretischen Aspekts eines Wissenstransfers[6] kritisch erläutert.

Aufbruch im Umbruch – kurze biografische Skizze

> »Jüdische Ärzte aus Böhmen, und zwar berühmt gewordene[,] findet man auch weit über den Grenzen unseres Kaiserstaates […]. Der berühmteste unter allen ist Dr. J. E. Pollak, gewesener Leibarzt des Schahs von Persien und Professor der Anatomie und Chirurgie an der Militärschule zu Teheran«.[7]

Jacob E. Polaks[8] Lebensgeschichte und seine berufliche Laufbahn sind durch eine Periode der soziopolitischen Umwälzungen und den Aufbruch in eine neue Zeit charakterisiert. Er wurde 1818 in Gross-Moržin (heute Mořina, Tschechische Republik), einem kleinen Dorf in Zentralböhmen, geboren und wuchs in der Tradition seiner jüdischen Herkunft auf.[9] Polak gehörte der ersten Genera-

5 Vgl. Jacob E. Polak, Ueber 158 Stein-Operationen, ausgeführt in Persien im Zeitraum von Nov. 1852 bis Juni 1860, in: *Zeitschrift der k. k. Gesellschaft der Aerzte zu Wien* 16 (1860) 42, 661–666; 43, 677–683; 44, 694–699. – Ders., Befund der chemischen Analyse von 67 Blasen- und 11 Urethralsteinen aus Persien, in: Ebd. 44, 702–703; 45, 714–717; 46, 732–735; 47, 748–751.

6 Zur Theorie und Methodik einer Transferforschung vgl.: Hans-Jürgen Lüsebrink, Kulturtransfer. Neuere Forschungsansätze zu einem interdisziplinären Problemfeld der Kulturwissenschaften, in: Helga Mitterbauer/Katharina Scherke (Hg.): *Ent-grenzte Räume. Kulturelle Transfers um 1900 und in der Gegenwart,* Wien: Passagen 2005, 23–41.

7 O. A., *Die Juden in Böhmen und ihre Stellung in der Gegenwart,* Prag: Silber und Schenk 1863, 51.

8 In der Geburtsurkunde sowie in schulischen und universitären Dokumenten ist »Jacob Pollak« eingetragen. In der einschlägigen Literatur erscheint der Name »Jacob Eduard Polak« zum ersten Mal in einem 1849 von Polak verfassten Artikel für die *Zeitschrift der k. k. Gesellschaft der Aerzte zu Wien* und wurde bis zu seinem Ableben 1891 in allen schriftlichen Dokumenten von ihm selbst weitergeführt. In der Sekundärliteratur kommen auch folgende Schreibweisen vor: Jakob E. Pollak und auch Polack. Auf seinem Grabstein in der jüdischen Abteilung am Wiener Zentralfriedhof, Tor I, Grabstelle 19-57-45 steht »Dr. Jakob Eduard Pollak«.

9 Eine Akte Polaks mit einzelnen persönlichen Unterlagen befindet sich in der National Library

tion akademisch ausgebildeter Juden in der Habsburgermonarchie an. Polaks Kindheit, seine schulische und universitäre Ausbildung fielen in eine historische Periode, die von tiefgreifender sozialer und kultureller Mobilität gekennzeichnet war. Trotz der aufgeklärten Gesetzgebung von Joseph II. (1741–1790) und seinem Erlass zur allgemeinen Schulpflicht für alle in der Habsburgermonarchie lebenden Kinder im Oktober 1781, vollzog sich die Integration und Emanzipation der jüdischen Bevölkerung in das gesamtgesellschaftliche Leben in Österreich nur schrittweise.[10] In der Dichotomie zwischen Integration und gesetzlichen Einschränkungen waren jedoch die Akkulturation und soziale Mobilität der Juden noch bis 1859 durch eine Reihe von Diskriminierungsregeln bestimmt.[11]

Nach Abschluss der Volksschule[12] besuchte Polak das vom Jesuitenorden geleitete Akademische Gymnasium in Prag.[13] Im Studienjahr 1838/39 immatrikulierte er an der Karl-Ferdinands-Universität im Fach Medizin und Chirurgie und trat in das zweijährige philosophische Propädeutikum ein.[14] In Prag studierte Polak u. a. bei Joseph Hyrtl (1810–1894), dessen deskriptive menschliche Anatomie viele Studenten begeisterte.[15] Beide, der Professor und sein Student, wechselten 1845 nach Wien. Hyrtl folgte einem Ruf und Polak setzte sein Studium an der Wiener Schule der Medizin fort.

Jacob E. Polaks Lebensweg war nicht nur durch sozialen Wandel und Mobilität der jüdischen Bevölkerung bestimmt. Auf der akademisch-wissenschaftlichen Ebene zeichnete sich ebenso ein Aufbruch in eine neue geistige und intellektuelle

of Israel (vormals Jewish National & University Library): Jacob Eduard Pollak Archive, The National Library of Israel, Jerusalem, Archives Department, ARC. 4* 1597. – Vgl. auch: Geburtsbuch der Israelitischen Kultusgemeinde in Gross-Moržin (1790–1850), Staatsgebietsarchiv in Prag (Státní oblastní archiv v Praze, Praha).

10 Vgl. Louise Hecht, »Um die Judenschaft in Böhmen ... der bürgerlichen Bestimmung immer näher zu bringen«. Jüdische Schulen und Schulbücher in Böhmen, in: Johannes Frimmel/ Michael Wögerbauer (Hg.), *Kommunikation und Information im 18. Jahrhundert. Das Beispiel der Habsburgermonarchie*, Wiesbaden: Harrassowitz 2009, 265–279, 268. – Wie die Historikerin Louise Hecht in diesem Zusammenhang konstatiert, führte die josephinische Gesetzgebung im Allgemeinen zur Säkularisierung der schulischen und universitären Ausbildung in der Habsburgermonarchie.

11 Vgl. Gabriele von Glasenapp, *Aus der Judengasse. Zur Entstehung und Ausprägung deutschsprachiger Ghettoliteratur im 19. Jahrhundert*, Tübingen: Niemeyer 1996, 94.

12 Über den Besuch der Volksschule liegen noch keine Dokumente vor.

13 Vgl. Katalog der Schuljahre 1831, 1832, 1833, 1834, 1835 und 1836–1840 des Akademischen Gymnasiums in Prag, Archiv der Hauptstadt Prag (Archiv hlavního města Prahy).

14 Vgl. Kataloge der Hörer der Karl-Ferdinands-Universität (1752–1882, 1892), Institut für Geschichte und Archiv der Karlsuniversität in Prag (Ústav dějin Univerzity Karlovy a archiv Univerzity Karlovy), C188.

15 Zu Joseph Hyrtl vgl.: Felicitas Seebacher, *»Primum humanitas, alterum scientia«. Die Wiener Medizinische Schule im Spannungsfeld von Wissenschaft und Politik*, phil. Diss., Klagenfurt 2000, 133–139.

Epoche ab. Er studierte in einer Zeit, in der die Lehre und die Wissenschaft der Medizin und Chirurgie in der Habsburgermonarchie und in Europa grundlegenden Veränderungen unterworfen waren. In dieser Periode waren die »Wiener Doktoren« von Ideen des Aufbruchs in ein neues Zeitalter und von Humboldts Bildungsideal geprägt.[16]

In Wien studierte Polak u. a. bei Carl Rokitansky (1804–1878), Joseph Škoda (1805–1881), Ferdinand Hebra (1816–1880), Joseph Wattmann (1789–1866) und Franz Schuh (1804–1865). Sie alle gehörten zu bedeutenden Persönlichkeiten der Kulturwelt des Vormärz und trugen durch ihre wissenschaftlichen Leistungen entscheidend zur Entstehung der »Jungen Wiener Medizinischen Schule« bei.[17]

Polak wurde am 26. Mai 1846 an der Medizinischen Fakultät der Universität Wien promoviert,[18] ein Jahr später erlangte er seinen Magistergrad in Geburtshilfe und Augenheilkunde an der medizinisch-chirurgischen Abteilung der Universität Wien.[19] Er zeigte Interesse an medizinwissenschaftlichen Studien und führte in den Jahren 1849 und 1850 teilweise an der Chirurgischen Universitätsklinik unter der Leitung von Johann Dumreicher (1815–1880)[20] bei der Behandlung von Geschwüren Untersuchungen durch.[21] Eine Widmung in Polaks Dissertation zeugt davon, dass er bemüht war, eine Position in einem orientalischen Land zu erhalten, denn er widmete sein »erstes Werk als Zeichen seiner Verehrung« dem damaligen Botschafter des Osmanischen Reichs in Wien: »A SON EXCELLENCE MEHEMET NAFY EFENDI, AMBASSADEUR DE LA SUBLIME PORTE PRÈS LA IMP. ET ROY A POSTOLIQUE«[22]. Das Osmanische Reich erkannte aufgrund seiner geografischen Lage bereits in den 1840er-Jahren die Notwendigkeit einer modernen Militär- und Medizinschule und nahm zu diesem Zweck österreichische Mediziner in den Dienst, darunter auch jene mit jüdischer Abstammung.[23]

---

16 Vgl. Felicitas Seebacher, *»Freiheit der Naturforschung!« Carl Freiherr von Rokitansky und die Wiener Medizinische Schule. Wissenschaft und Politik im Konflikt*, Wien: Verlag der Österreichischen Akademie der Wissenschaften 2006, 11–19.

17 Vgl. ebd., 29–81.

18 Vgl. Medizinisches Promotionsprotokoll, Universitätsarchiv Wien [UAW], Med. 11-Nr. 2 (1839–1846).

19 Vgl. Medizinisches Promotionsprotokoll, UAW, Medizin, Chirurgie, Med. 16. 36 (1846–1850).

20 Dumreicher wirkte seit 1849 als Vorstand der II. Chirurgischen Universitätsklinik in Wien. Vgl.: Peter Paul Figdor, *Biographien österreichischer Urologen*, Wien: Universimed 2007, 21.

21 Jacob E. Polak, Chronische Fussgeschwüre. Flanell-Druck-Verband, in: *Zeitschrift der k. k. Gesellschaft der Aerzte zu Wien* 5 (1849) 5, 455–458.

22 Jacobus Pollak, *De usu Therapeutico Alcaloidum*, med. Diss., Wien: Ueberreuter 1846, 2. Während Polak seine Dissertation in deutscher Sprache verfasste, veröffentlichte er jedoch seine Widmung in Französisch.

23 Vgl. Marcel Chahrour, A civilizing mission? Austrian medicine and the reform of medical structures in the Ottoman Empire, 1838–1850, in: *Studies in History and Philosophy of*

Eine akademische Ausbildung für Studierende jüdischer Herkunft in der Habsburgermonarchie war in der ersten Hälfte des 19. Jahrhunderts mit bestimmten Reglementierungen verbunden, wie etwa der Aufenthaltsbewilligung. Dazu kam auch, dass die Praxisausübung für jüdische Ärzte selten genehmigt wurde und die Anstellung in einer staatlichen Institution, etwa an der Universität oder in einem Krankenhaus, praktisch unmöglich war.[24] Der erste Mediziner jüdischer Abstammung, der an die Wiener Universitätsklinik berufen wurde, war der Urologe Leopold Dittel (1815–1898). Er übernahm 1861 die Leitung der III. Chirurgischen Abteilung und wurde zum Primarius ernannt.[25] Dittel gilt heute als Begründer der wissenschaftlichen Urologie im deutschsprachigen Raum.[26]

Polak wurde nicht an die Hohe Pforte berufen. Es öffnete sich eine andere Türe für ihn. Im Jahre 1851 traf eine persische Delegation in Wien ein, um für die neu gegründete moderne Hochschule in Teheran, Dar ol-Fonun, geeignetes Lehrpersonal anzuwerben.[27] Auf Empfehlung von zwei namhaften Medizinern in Wien, nämlich des Chirurgen Johann Dumreicher und des Mediziners Joseph Dietl (1804–1878)[28], trat Polak als Lehrer für »Medizin, Anatomie und Chirurgie« – wie es in seinem Dienstvertrag steht – in den Dienst des persischen Hofs.[29]

Biological and Biomedical Sciences 38 (2007) 4, 687–705. – Beispielsweise trat 1837 der österreichische Mediziner jüdischer Herkunft, Sigmund Spitzer (1813–1894), in den Dienst der Hohen Pforte und bekam später für seine Leistung den Ehrentitel »Ispiçel Bey«. Vgl. Kerstin Tomenendal, Spitzer, Sigmund (Ispiçel Bey), in: ÖAW (Hg.), *Österreichisches Biographisches Lexikon 1815–1950 [ÖBL]* (Band 13), Wien: Verlag der ÖAW 2007, 42–43.

24 Vgl. Isidor Fischer, *Wiens Mediziner und die Freiheitsbewegung des Jahres 1848*, Wien: Ars Medici 1935, 26. – Diese Regel betraf selten jene jüdischen Mediziner, die zum Christentum (römisch-katholische Konfession) übertraten.

25 Vgl. Helmut Gröger, Bedeutende Ärzte der Wiener medizinischen Schule mährisch-jüdischer Herkunft, in: Emil Kordiovsky/Jan Stzarek/Helmut Teufel (Hg.), *Mährische Juden in der österreichisch-ungarischen Monarchie (1780–1918), XXVI. Nikolsburger Symposion 2000*, Brünn: Státní okresní archiv Břeclav 2003, 345–352, 345.

26 Vgl. Erna Lesky, Wien und die europäische Urologie um die Jahrhundertwende, in: S. Rummelhardt (Hg.), *Verhandlungsbericht der deutschen Gesellschaft für Urologie. 20. Tagung vom 16. bis 19. September 1963 in Wien*, Berlin: Springer 1965, 6–14.

27 Vgl. zur Geschichte des Dar ol-Fonun und der Anwerbung österreichischer Experten: Maryam Ekhtiar, *The Dar al-Funun. Educationals Reform and Cultural Development in Qajar Iran*, phil. Diss., New York 1994. – Afsaneh Gächter, Transfer of Knowledge between Qajar Iran and the Austrian Empire. The Case of Jacob Eduard Polak (1818–1891), in: Eva M. Jeremias (Hg.), *At the Gate of Modernism. Qajar Iran in the nineteenth century*, Piliscsabe: The Avicenna Institute of Middle Eastern Studies 2012, 43–54.

28 Joseph Dietl stammte aus Galizien und studierte in Wien gemeinsam mit Carl Rokitansky und Joseph Škoda. Er machte eine beachtliche Karriere. In Wien wirkte er von 1833 bis 1851 als Urologe, ging dann nach Krakau (Polen) und reformierte an der Jagiellonen-Universität das Studium der Medizin. Politisch aktiv, übernahm er später die Funktion des Krakauer Bürgermeisters. Vgl. Thaddaeus Zajaczkowski, Joseph Dietl (1804–1878). Reformer der Medizin und sein Beitrag für die Urologie, in: *Der Urologe* 45 (2006) 1, 85–86.

Eine vergleichbare Aufgabe hätte er in Wien wegen seiner jüdischen Herkunft nicht wahrnehmen können. Seine ambitionierten Anstrengungen zur Vermittlung von Wiener medizinischem Wissen nach Persien kompensierte vermutlich diese soziopolitische Benachteiligung. Vor diesem Hintergrund lässt sich verdeutlichen, welch außerordentlichen Stellenwert die Berufung Polaks nach Persien für seine spätere Berufskarriere als Mediziner und Forscher in der Habsburgermonarchie hatte.

Medizinische Ausbildung in Persien vor 1851

Die Medizin blickt in Persien auf eine lange Geschichte und reicht weit in die vorislamische Zeit zurück.[30] Dabei fungierte bis zum Beginn des 19. Jahrhunderts die naturphilosophisch orientierte Humoralpathologie mit ihrer komplexen Fieberlehre als gemeinsame Brücke zwischen der persischen und europäischen Medizin. Diese Verbindung entstand durch die Übersetzungen von hippokratischen und galenischen Werken ins Arabische unter der Dynastie der Abbasiden, die von 570 bis 1256 n. Chr. herrschte.[31] Wie in allen Kultur- und Wissenstransferprozessen wurden auch hier die ursprünglichen Eigenschaften der griechischen Medizin im Verlauf ihrer textuellen Translation und ihrer Praxis im islamischen Raum aufgrund von sozialen, linguistischen, kulturellen und Umweltfaktoren einem Wandel unterzogen.[32] Eine wesentliche Rolle in der Entstehung der galenisch-islamischen Medizin spielten u. a. persische Ärzte und Universalgelehrte wie etwa Rhazes (866–925)[33] und Avicenna (980–1037)[34]. Sie entwickelten durch ihre Beobachtungen und experimentellen Erfahrungen zusätzliches Wissen und erweiterten in ihren Werken die hippokratisch-galenische Medizin der Antike. Während Avicennas *Kanon der Medizin* und Rhazes *Kitab*

29 Der Vertrag war auf fünf Jahre festgelegt. Vgl. hierzu: Jacob Eduard Pollak Archive, The National Library of Israel, Jerusalem, Archives Department, ARC. 4* 1597, folio 12.

30 Vgl. Cyril Elgood, *A Medical History of Persia and the Eastern Caliphate. From the Earliest Times until the Year A. D. 1932,* Cambridge: Cambridge University Press 1951.

31 Vgl. Gül A. Russell, Greek Medicine in Persia, in: Ehsan Yarshater (Hg.), *The History of Medicine in Iran,* New York: Columbia University Press 2004, 30–46. – Die Übersetzungsschule in Bagdad, »Haus der Weisheit« genannt, war eine Art Akademie. Als Vorbild diente hier die wesentlich ältere Akademie von Gundishapur, gegründet im 3. Jahrhundert im Südwesten Persiens. Vgl. Shapur Shabazi, Gondēšāpur, in: Yarshater, *The History,* 14–15.

32 Vgl. Hormoz Ebrahimnejad, *Medicine in Iran. Profession, Practice, and Politics, 1800–1925,* New York: Palgrave Macmillan 2014, 50.

33 Es handelt sich um Abū Bakr Muhammad ibn Zakariya ar-Razi, persischer Arzt, Alchemist und Philosoph. Er wird als bedeutender Arzt des Mittelalters bezeichnet. Sein Hauptwerk *Kitab al-Hāwi* ist eine zwanzigbändige Enzyklopädie. Vgl. Lutz Richter-Bernburg, al-Hāwi, in: Yarshater, *The History,* 57–59.

34 Avicenna hieß mit vollem persischen Namen Abū Ali al-Husain bin Abdullah bin Sinā.

al-Hāwi (übersetzt etwa »umfassendes Buch zur Medizin«) nach der Gründung der Übersetzungsschule von Toledo in Spanien vom 13. bis ins 18. Jahrhundert an den europäischen Universitäten unterrichtet wurden, setzte die Invasion der Mongolen im 13. Jahrhundert und die daraus resultierende Dezentralisierung der Macht in Persien dem goldenen Zeitalter der medizinischen Autorität mit ihrer Blütezeit vom 10. bis zum 14. Jahrhundert ein Ende. Infolgedessen stagnierte in der frühen Neuzeit das medizinische Wissen in Persien. Bis zur Gründung der ersten modernen Schule der Medizin durch Jacob E. Polak im Jahre 1851 beschäftigten sich die persischen Ärzte zwar in ihrer konstituierenden Krankheitslehre mit Bereichen wie Physiologie, Anatomie, Pathologie und Pharmakologie, dabei ging es jedoch primär nicht um die Gewinnung neuer Erkenntnisse, sondern um den Fortbestand der bis dahin tradierten naturphilosophisch orientierten medizinischen Konzepte und Theorien.[35]

Die medizinische Ausbildung in Persien beschränkte sich also im 18. und bis Mitte des 19. Jahrhunderts vermehrt auf das Studium theoretischer Bücher überwiegend in arabischer Sprache, so dass eine Erlaubnis zur Praktizierung der Medizin sich in der Regel auf die Adaption von theoretisch-formelhaften Grundlagen bezog. In diesem System machte sich besonders die Dichotomie zwischen Theorie und Praxis in Form einer Trennung von Anatomie und Chirurgie bemerkbar, da einerseits die persischen Ärzte aus religiösen Gründen keine Sektionen durchführten und andererseits aufgrund mangelnder experimenteller Kenntnisse über anatomische Einzelheiten keine chirurgischen Eingriffe vornahmen.[36] Erst durch die Berufung von Polak nach Persien und die Vermittlung des neuen medizinischen Wissens der Wiener Schule wurde das Fundament für die Einführung naturwissenschaftlich orientierter Medizin gelegt. Dies leitete fraglos eine Wende in der medizinischen Kultur Persiens ein.

Polaks innovative Vermittlerfunktion zur Einführung von Wiener medizinischen Wissensbeständen

Soziopolitischer und kultureller Wandel haben die Transformation der persischen Medizin ab Mitte des 19. Jahrhunderts forciert: die relativ stabile politische Lage Persiens; die Bereitstellung von staatlichen Institutionen zur Vermittlung von neuen Erkenntnissen; die Kooperation persischer Ärzte (*Hakims*) mit ihren europäischen Kollegen und die Einbindung von europäischen Ärzten am persischen Hof.[37] Letzteres führte zu einem medizinischen Dialog zwischen

35 Vgl. Ebrahimnejad, *Medicine*, 52.

36 Vgl. ebd., 52–53.

37 Vor allem in der Frage der Infektionskrankheiten sahen sich die persischen Ärzte im

persischen Ärzten und ihren europäischen Kollegen, der für die Einführung der modernen Medizin von enormer Bedeutung war.

Die *Wiener Medizinische Wochenschrift* und die *Zeitschrift der k. k. Gesellschaft der Aerzte zu Wien* veröffentlichten von 1852 bis 1860 eine Reihe von Briefen, die aus Polaks Feder stammten. Darin berichtete er tagebuchartig über seine Tätigkeit als Lehrer der Medizin in Persien und schilderte seine Erfahrungen über Krankheiten.[38] Polaks *Briefe aus Persien* zeugen davon, dass er sich als Repräsentant der Wiener Schule der Medizin verstand und stets bemüht war, die erste moderne medizinisch-praktische Lehrschule am Dar ol-Fonun nach dem Modell der Wiener Medizinischen Fakultät zu organisieren.[39] Polaks Briefe sind gleichzeitig ein Zeugnis dafür, dass die Wiener Schule in der zweiten Hälfte des 19. Jahrhunderts sowohl als impulsgebende Institution als auch als Resonanzboden von internationaler Tragweite fungierte.

Die außerordentliche Bedeutung Polaks zur Vermittlung des neuen medizinischen Wissens lag vor allem in der Verbindung zwischen Theorie und Praxis: Er verknüpfte die Erkenntnisse der pathologischen Anatomie mit operativen Eingriffen. Vor seiner Reise nach Persien rüstete er sich mit medizinischen Lehrbüchern, anatomischen Präparaten und chirurgischen Instrumenten aus.[40] Bald nach seiner Ankunft begann er die persische Sprache zu lernen, so dass er später nach eigenen Angaben ohne Dolmetscher seinen Unterricht erteilen konnte.[41] Seine verdienstvollen theoretischen und praktischen Leistungen zur Einführung der naturwissenschaftlichen Medizin umfassten die Festlegung der medizinischen Terminologie in lateinischer, französischer, arabischer und persischer Sprache und das Verfassen von mehreren Lehrbüchern und Manuskripten mit Hilfe seiner Dolmetscher und Schüler in persischer Sprache, darunter »Anatomie des menschlichen Körpers« (*Fi tashrih badan al-insan*)[42], lithografiert 1854, und »Chirurgie, mit einer Abhandlung über Ophthalmologie« (*Kitab-i jarrahi wa yak risalah dar Kahhali*), lithografiert 1857.[43] Mit der Ver-

19. Jahrhundert vor neue Herausforderungen gestellt. Vgl. Amir Arsalan Afkhami, Defending the Guarded Domain. Epidemics and the Emergence of an International Sanitary Policy in Iran, in: *Comparative Studies of south Asia, Africa and the Middle East* 19 (1999) 1, 122–134.

38 Zur Liste aller Briefe, die Polak von Persien nach Wien sandte, siehe: Afsaneh Gächter, *Briefe aus Persien. Jacob E. Polaks medizinische Berichte. With an English summary and Translation of Polak's »Letters from Persia«*, Wien: new academic press 2013, 152.

39 Vgl. ebd., 12–13.

40 Vgl. Jacob E. Polak, *Persien. Das Land und seine Bewohner. Ethnographische Schilderungen* (Band 1), Leipzig: Brockhaus 1865, 304.

41 Vgl. ebd., 309.

42 Polak signierte das Lehrbuch »Anatomie des menschlichen Körpers« und schickte es an die Hofbibliothek (heute Österreichische Nationalbibliothek) in Wien.

43 Weitere Lehrmanuskripte, die von Polaks Schülern gesammelt, niedergeschrieben und lithografiert wurden, sind »Behandlung von Malaria und Diarrhoe«; »Über Cholera«;

öffentlichung dieser Lehrbücher für Anatomie und Chirurgie vermittelte Polak die neuen Erkenntnisse der Medizin aus Westeuropa nach Persien.[44]

Polaks Position als Vertreter der Wiener Schule zur Vermittlung modernen Wissens wurde durch die von ihm selbst verfassten Lehrbücher legitimiert. Beispielsweise wird in der Einleitung des Buches zur Anatomie erläutert: »Der König der Könige, *Nāser Ed-Din Schah Qajar*, hat den Verfasser dieses Buches [Polak] von der Wiener Schule in Österreich nach Teheran berufen, damit er die Schüler am Dar ol-Fonun unterrichtet.«[45]

Was den praktisch-klinischen Unterricht betraf, gründete Polak am Dar ol-Fonun eine Art Poliklinik, um seinen Schülern die Möglichkeit anzubieten, das theoretische Wissen in die Praxis umzusetzen bzw. zu überprüfen. Neben Krankenbettunterricht begleiteten seine Schüler ihn zu Hausvisiten und lernten bei Untersuchungen der PatientInnen, die physikalische Diagnostik einzusetzen, wie sie von Joseph Škoda in der Wiener Medizin eingeführt wurde.[46] Seine Schüler standen ihm bei zahlreichen chirurgischen Eingriffen, die unter Narkose durchgeführt wurden, als Assistenten zur Seite. Polak führte die Obduktion im Fach Anatomie ein. Dadurch lernten die Schüler, den Verlauf der Krankheiten zu beobachten, Notizen zu machen und über ihre Erfahrungen zu berichten. Damit seine Schüler einen akademischen Grad erlangen konnten, schickte er die begabtesten nach Paris, eine Art Zwischenschritt für die Professionalisierung des Arztberufs in Persien.[47]

Weitere Pionierarbeiten von Polak für die Einführung der klinischen Medizin waren der Entwurf eines Militärspitals außerhalb der Teheraner Stadtmauer und ein »Zivilspital« in der Hauptstadt. Was die Verbesserung der Gesundheitszustände innerhalb des Militärs betraf, ernannte er einige Ärzte zu Sanitätsinspektoren der Kasernen. Zudem setzte er Maßnahmen zur allgemeinen Gesundheitsvorsorge, indem einige seiner Schüler nach dem Abschluss des Studiums in die Provinzen geschickt wurden.[48]

»Grundlagen der Medizinlehre«; »Pathologie«; »Gifte und Gegengifte« und »Klinische Lehrstunde«.

44 Vgl. Gächter, *Briefe*, 26–48.

45 Jacob E. Polak, *Fi tashrih badan al-insan*, Teheran: Dar ol-Fonun 1854, 2, Hervorh. A. G. – Polaks Lehrbuch *Anatomie* wurde von seinem Dolmetscher *Mirza Mohammad Afshar* ins Persische übertragen.

46 Die physikalischen Untersuchungsmethoden wurden an der Wiener Schule der Medizin von Škoda weiterentwickelt. Vgl. Joseph Škoda, *Abhandlung über Perkussion und Auskultation.* Wien: Braumüller 1839.

47 Vgl. Polak, *Persien*, 310–311. – Der Grund, aus dem Polak seine Schüler zum Zweck der Weiterqualifizierung nach Paris sandte, bezog sich vermutlich auf deren Sprachkompetenz. Französisch war die erste Fremdsprache, die in Persien unterrichtet wurde.

48 Vgl. Jacob E. Polak, Die medizinische Schule und Spitäler in Teheran, in: *Wiener Medizinische Wochenschrift* 12 (1862) 15, 235–236 und 16, 249–251. Polak behauptete, dass nach

Durch diese organisatorischen Maßnahmen trug Polak systematisch zur Institutionalisierung des Medizinunterrichts als integralen Bestandteil des modernen Erziehungssystems in Persien bei. Was die Unterrichtssprache im Fach Medizin anbelangt, vollzog sich dadurch eine grundlegende Veränderung. Denn war bis dahin ein Großteil der medizinischen Lehrbücher in Arabisch verfasst, kam es durch die Übersetzung europäischer Werke zu einer sprachlichen Verschiebung. Polaks Lehrbücher sind allesamt in persischer Sprache lithografiert. Mit der Einführung des naturwissenschaftlichen Methodenverständnisses wurde also die prozessuale Übermittlung medizinischen Wissens zwischen beiden Kulturen eingeleitet und die Konnexion an die moderne Medizin vollzogen.

Für seine Verdienste zur Vermittlung modernen Wissens auf dem Gebiet der Medizin wurde Polak in Persien und im Habsburgerreich mehrfach ausgezeichnet. 1854 erhielt er vom König Nāser Ed-Din Schah Qajar (1831–1896)[49] den persischen Sonnen- und Löwenorden.[50] Die k. k. Gesellschaft der Ärzte in Wien ernannte ihn 1857 zum Mitglied. Entsprechend den Statuten der Gesellschaft der Ärzte (§§ 15, 16) sollten das Personen sein, die »zur Festigung der geistigen Bande mit anderen Gesellschaften und Vereinen« beitragen.[51]

Polaks Berufung zum königlich-persischen Leibarzt

Sein Karrieresprung vom Lehrer der Medizin und Chirurgie zum Leibarzt des Nāser Ed-Din Schah festigte fortan Polaks Schlüsselrolle in der Wissensvermittlung zwischen beiden Kulturen bis zu seinem Ableben im Jahre 1891 in Wien. Wie Philip Goldberg im *Jahrbuch der Israeliten* berichtete, ernannte der persische Hof 1855 Polak zum königlichen Leibarzt und geheimen Medizinalrat.[52] In seiner neuen Funktion war er verpflichtet, täglich beim königlichen

seiner Anordnung ein Spital für kranke Soldaten außerhalb von Teheran gebaut wurde. Allerdings liegen bis heute über die Existenz dieses Militärspitals keine Dokumente vor.

49 Nāser Ed-Din Schah stammte aus der Dynastie der Qajaren und regierte von 1848 bis 1896. Der König zeigte Interesse an der Modernisierung des Bildungssystems. Vgl. Abbas Amanat, *Pivot of the Universe. Nasir al-Din Shah Qajar and the Iranian Monarchy, 1851–1896*, London: I. B. Tauris 1997.

50 Vgl. Jacob E. Polak, Briefe aus Persien, in: *Wiener Medizinische Wochenschrift* 4 (1854) 25, 397.

51 Vgl. Karl Heinz Tragl, *Geschichte der Gesellschaft der Ärzte in Wien seit 1838 als Geschichte der Medizin in Wien*, Wien: Böhlau 2011, 16. – Des Weiteren war Polak im Besitz des Franz Joseph-Ordens und der Goldenen Medaille für Kunst und Wissenschaft sowie des russischen St. Stanislaus-Ordens III. Klasse.

52 Vgl. Philip Goldberg, Dr. J. E. Polak. Leibarzt des Schahs von Persien und Professor der Anatomie und Chirurgie an der Militärschule zu Teheran. Eine biographische Skizze, in: *Jahrbuch der Israeliten* 3 (1856), 154–160.

Frühstück am Hof anwesend zu sein. Er behielt eine Zeit lang noch die Leitung der medizinischen Schule, konnte aber nicht wie bisher täglich Unterricht erteilen. Die neue Position stellte jedoch für ihn kein Hindernis dar, weitere Lehrbücher für seine Schüler zu verfassen, PatientInnen zu empfangen und Operationen durchzuführen, darunter auch zahlreiche Blasensteinschnitte.

Wir können davon ausgehen, dass seine regelmäßige Anwesenheit am persischen Hof und die Arzt-Patienten-Beziehung ein gewisses Vertrauensverhältnis zwischen ihm und dem König schuf, das später für das zunehmende naturwissenschaftliche Interesse der Habsburgermonarchie an Persien genutzt werden konnte. Polak gewann zudem durch seine Berufung zum »Königlich-Persischen Leibarzt« ein hohes soziales Ansehen und großen Einfluss.[53]

Polaks Beitrag für die moderne Urologie in Persien

Zu Polaks verdienstvollen Tätigkeiten am Dar ol-Fonun gehörte die Einführung des Faches Chirurgie als fester Bestandteil des Medizinunterrichts. Basierend auf pathologischer Anatomie führte er in seinem Lehrmanuskript zur Chirurgie nicht nur die neue chirurgisch-medizinische Terminologie ein, sondern widmete ein Kapitel jenen chirurgischen Instrumenten, die Ärzte in ihren »Taschen« dabeihaben müssten.[54] In mehreren Abschnitten behandelte Polak detailliert Krankheiten und verschiedene Verletzungen am menschlichen Körper sowie deren operativ-chirurgische Behandlungen. Die theoretische Einführung der Schüler im Fach Chirurgie wurde meist mit klinischer Beobachtung der Kranken in der von ihm gegründeten Poliklinik oder in seiner Privatpraxis verknüpft. Darüber hinaus hatten die Schüler bei zahlreichen Operationen die Möglichkeit, Polak als Assistent unterstützend zur Seite zu stehen und die Kunst der Chirurgie zu erlernen. Während seiner Tätigkeit in Persien führte er unter Einsatz von Äther und Chloroform zahlreiche Blasensteinoperationen durch und vermittelte in einem Kapitel die neuesten Erkenntnisse der medizinisch-chirurgischen Universitätsklinik in Wien im Bereich der Blasensteinschnitte.[55]

---

53 Vgl. Afsaneh Gächter, Ein Forschungsreisender in Persien. Der Mediziner und Naturforscher Jacob E. Polak (1818–1891), in: Johannes Seidl/Ingrid Kästner/Jürgen Kiefer/Michael Kiehn (Hg.), *Deutsche und österreichische Forschungsreisen auf den Balkan und nach Nahost*, Aachen: Shaker 2017, 203–216, 209.

54 Vgl. Jacob E. Polak, *Kitab-i jarrahi wa yak risalah dar kahhali*, Teheran: Dar ol-Fonun 1857. Das Lehrbuch besteht aus drei Hauptkapiteln. Das erste Kapitel befasst sich mit theoretischen Grundlagen der Chirurgie. Das zweite mit praktisch-operativen Prämissen und das dritte mit Ophthalmologie. Die ersten zwei Kapitel wurden von Polaks Dolmetscher Mirza Mohammad Afshar ins Persische übertragen. Die Einführung in die Augenheilkunde übersetzte aber sein Schüler Mirza Reza.

55 Vgl. ebd., 64–99.

In der ersten Hälfte des 19. Jahrhunderts und während Polaks Studienzeit war die Urologie noch ein Teilgebiet der Chirurgie. Der »Beginn der Urologie« an der Medizinischen Fakultät der Universität Wien stand in engem Zusammenhang mit der Entstehung bzw. der Erneuerung des Studiums der Chirurgie. Der Zustand der Chirurgie an der Wiener Schule wird bis 1805 als eine Art Stagnation beschrieben.[56] Eine wesentliche Verbesserung trat jedoch ein, als der Arzt und Chirurg Vincenz Kern (1760–1829)[57] im selben Jahr an die Universitätsklinik berufen wurde.[58] Die Bedeutung von Kern für die Entstehung der Urologie lag darin, dass er vorerst ein Verfahren einführte, »das damals und noch für längere Zeit im 19. Jahrhundert besser vom Patienten vertragen wurde und günstigere Resultate und eine niedrigere Mortalität aufwies.«[59] Es handelt sich dabei um die operative Entfernung von Harnsteinen (Lithotomie) nach dem Modell des aus Venedig stammenden Chirurgen Francesco Pajola (1741–1816).[60] Später rückte jedoch Kern von Pajolas anerkannter Methode ab und stellte nunmehr sein eigenes Verfahren der Blasensteinschnitte in den Vordergrund. Er verteidigte es gegen alle operativen Erneuerungen seiner Zeit. Als sich beispielsweise in den 1830er-Jahren die Lithotripsie[61] (Steinzertrümmerung) als ein weiterer »urolo-

56 Vgl. Figdor, *Biographien*, 16–27. – Figdor weist darauf hin, dass ein Aufschwung in der Chirurgie in Wien eintrat, als 1785 die medizinisch-chirurgische Akademie (auch Josephs-Akademie genannt) gegründet wurde. Ähnlich wie an der Medizinischen Fakultät konnte hier auch ein Medizinstudium mit einem akademischen Grad abgeschlossen werden. Die Josephs-Akademie stand einerseits finanziell besser da, und andererseits war sie mit dem dazugehörenden Garnisonsspital wesentlich größer als die Chirurgische Universitätsklinik. Darüber hinaus leistete die Akademie mit dem Kauf des Bozzinischen Endoskops 1806 einen wichtigen Beitrag zur Weiterentwicklung der Urologie in Wien. Durch Lichtleiter von Philipp Bozzini (1773–1809) hatten die Ärzte die Möglichkeit, in die Harnröhre hineinzuschauen. Vgl. ebd.

57 Vgl. Constantin von Wurzbach, Kern, Vincenz Ritter, in: Ders. (Hg.), *Biographisches Lexikon des Kaiserthums Österreich* (Band 11), Wien: k. k. Hof- und Staatsdruckerei 1864, 187–191.

58 Vgl. Figdor, *Biographien*, 16. – Figdor sieht eine neue Diskussion bezüglich des »Beginns der Urologie« an der Wiener Schule berechtigt. Dabei sollte gefragt werden, mit welcher Persönlichkeit die Urologie ihren Anfang genommen habe, da die Bedeutung von Vincenz Kern für die Entstehung der modernen Urologie noch nicht ausreichend Beachtung in der Medizingeschichte gefunden habe. Vgl. ebd.

59 Ebd., 19.

60 Bei Pajolas Methode handelte es sich um die Modifikation der Operationstechnik seines französischen Lehrers Claude Nicolas Le Cat (1700–1768). Kern ging 1803 nach Venedig, um bei Pajola das neue Verfahren zu lernen. Pajola selbst wurde 1804 und 1808 nach Wien eingeladen, wo er für Ärzte und Studierende die Lithotomie vorführte. Franz Xaver Rudtorffer (1760–1833) veröffentlichte 1808 ein Buch unter dem Titel *Abhandlung über die Operation des Blasensteines nach Pajola's Methode*. Dadurch blieb diese Methode der Nachwelt erhalten. Vgl. Figdor, *Biographien*, 19.

61 Lithotripsie wurde zum ersten Mal 1824 von den französischen Ärzten Jean Civiale (1792–1867) und Jean J. Le Roy d'Etiolles (1798–1890) eingeführt. Vgl. Peter Paul Figdor, Transurethral access to the bladder. Endoscopy and lithotripsy, in: Johan J. Mattelaer/Dirk

gischer Eingriff« zu etablieren begann, wirkte Kern vehement dagegen.[62] Sein Assistent und Nachfolger Joseph Wattmann zeigte aber großes Interesse für die neue Methode aus Paris.[63] Aus Wattmanns Schule gingen zwei prominente Chirurgen der Wiener Schule hervor: Franz Schuh und Johann Dumreicher, »die ersten Vorstände der 1849 neu geschaffenen I. und II. Chirurgischen Universitätsklinik«.[64] Beide waren Anhänger der Lithotripsie. Durch ihr Wirken erfolgte in den 1850er-Jahren die Etablierung der modernen Urologie als selbstständiges Fachgebiet. Aus der »Dumreicher'schen Klinik« gingen hervorragende Chirurgen und Urologen, etwa Leopold Dittel, hervor. Wie die Medizinhistorikerin Erna Lesky anmerkte, entwickelte sich Wien durch Dittels internationales Wirken zum »Mekka der Urologie«.[65]

Polak wurde in Wien bei Wattmann und Schuh in das Fach Chirurgie eingeführt. Wie bereits erwähnt, bekam er nach seiner Promotion die Möglichkeit, in der chirurgischen Abteilung der Universitätsklinik unter der Leitung von Dumreicher ausreichend Erfahrung bei operativen Eingriffen zu sammeln.[66]

Ab Mitte des 19. Jahrhunderts waren weitere medizinische Erkenntnisse für die Entwicklung der Chirurgie in Europa von Bedeutung: einerseits »die Schaffung von Konzepten für ein antiseptisches und später dann aseptisches Verfahren im Operationssaal«[67], andererseits die Entdeckung der Möglichkeit der Narkotisierung der PatientInnen mittels Äther und Chloroform. Einige Jahre vor Polaks Berufung nach Persien gehörte die Wirksamkeit der Anästhesieverfahren zu den neuesten modernen medizinischen Errungenschaften. Die ersten Ätherversuche in Wien machte am 11. und 23. Jänner 1847 der Chirurg Franz

Schultheiss (Hg.), *History Europe. The cradle of Urology*, Arnhem: History Office of the European Association of Urology 2010, 77.

62 Kern sprach sich in seinen Schriften gegen die Lithotripsie aus. Vgl. Vincenz Kern, *Die Steinbeschwerden der Harnblase, ihre Verwandten Übel, und der Blasenschnitt bei beiden Geschlechtern*, Wien: Mechitaristen 1828, 4.

63 Wattmann unternahm 1827 eine Lithotripsie an einem Patienten und berichtete darüber. Vgl. Joseph Wattmann, *Über die Steinzerbohrung und ihr Verhältniß zum Blasenschnitte*, Wien: Heubner 1835.

64 Figdor, *Biographien*, 21. – Zur Bedeutung von Franz Schuh und Johann Dumreicher für die Entwicklung der modernen Chirurgie an der Wiener Schule der Medizin vgl.: Leopold Schönbauer, *Das Medizinische Wien. Geschichte/Werden/Würdigung*, Berlin–Wien: Urban & Schwarzenberg 1944, 254–259. – Erna Lesky, *Die Wiener medizinische Schule im 19. Jahrhundert* (Studien zur Geschichte der Universität Wien 6), Graz–Köln: Böhlaus Nachf. 1965, 195–208.

65 Vgl. Lesky, Wien und die europäische Urologie, 6–14. – Ärzte und Studierende aus unterschiedlichen Nationen kamen nach Wien, um bei Dittel (»Meister der Urologie«) zu studieren. Vgl. ebd.

66 Vgl. Polak, Chronische Fussgeschwüre, 455.

67 Holger G. Dietrich, Etablierung operativer Eingriffe im wissenschaftlich-modernen Sinn zwischen 1860 und 1930, in: Jürgen Konert/Holger G. Dietrich (Hg.), *Illustrierte Geschichte Urologie*, Berlin: Springer 2004, 94–96.

Schuh an Hunden. Einige Tage später, am 28. Jänner, führte er unter Einsatz der Anästhesie die erste Oberschenkelamputation am Menschen durch. Einen Tag danach vollzog sein Lehrer Wattmann eine Unterkieferresektion unter Narkose.[68]

Knapp fünf Jahre nach Einführung der Anästhesie mit Äther und Chloroform an der Wiener Schule der Medizin initiierte Polak diese Methode in Persien. Da noch kontroverse Ansichten unter europäischen Ärzten in Hinblick auf die Anwendung von Äther und Chloroform herrschten, fasste er seine Erfahrungen in der Narkotisierung seiner persischen PatientInnen nach etwa 200 chirurgischen Eingriffen schriftlich zusammen und sendete diese nach Wien.[69]

Aus Polaks Berichten können wir entnehmen, dass er von 1852 bis 1860 mit der Einsetzung von Äther und Chloroform zahlreiche Blasensteinoperationen an Männern, Frauen und Kindern durchführte.[70] Er dokumentierte jede einzelne Operation und legte eine Sammlung der operierten Blasensteine an. Unmittelbar nach seiner Ankunft in Wien 1860 hielt er in der Versammlung der k. k. Gesellschaft der Ärzte einen Vortrag und publizierte einen detailreichen Bericht über die Geschichte der Blasensteinerkrankung und seine Tätigkeit zur Einführung der modernen Lithotomie und Lithotripsie in Persien.[71] Aus medizinhistorischer Perspektive betrachtet, ist Polaks bemerkenswerte Dokumentation vermutlich das einzige schriftliche Zeugnis über die Einführung der modernen Urologie in Persien des 19. Jahrhunderts.

Mithilfe der Demonstration der aus Persien mitgenommenen Harnsteine vermittelte Polak seine Erfahrungen und Ergebnisse im Bereich der Lithotomie und Lithotripsie der Wiener Ärzteschaft. Aus seinem Beitrag geht hervor, dass die persischen Blasensteine sogar im Sitzungssaal der Gesellschaft der Ärzte ausgestellt waren: »Die Exemplare der Steine waren im Sitzungslocale der k. k. Gesellschaft der Aerzte ausgebreitet. Diejenigen Herren, welche sich für die Sammlung interessiren, steht sie in meiner Wohnung zur Ansicht bereit.«[72]

Durch die Veröffentlichung seiner Erfahrungen verschaffte er den »Wiener Doktoren« einen genauen Überblick über die geografische und topografische Verbreitung der Harnsteinbildung in Persien; über die Ätiologie, Geschichte der Harnsteinoperationen; über die Auswirkung der Nahrung auf die Steinbildung, Geschlechterverhältnisse, ethnische Zugehörigkeit, Vermögensverhältnisse,

68 Vgl. Lesky, *Wiener medizinische Schule*, 200–204. Äther als Narkotikum wurde erstmals 1846 vom US-amerikanischen Zahnarzt William Thomas Green Morton eingesetzt.

69 Vgl. Jacob E. Polak, Briefe aus Persien, in: *Wiener Medizinische Wochenschrift* 7 (1857) 52, 937.

70 Vgl. Gächter, *Briefe*, 59–95.

71 Vgl. Polak, Ueber 158 Stein-Operationen, Fußnote 5.

72 Polak, Ueber 158 Stein-Operationen, in: *Zeitschrift der k. k. Gesellschaft der Aerzte zu Wien* 16 (1860) 42, 661.

Alter, Symptomatologie, physikalische Diagnostik, Operationsmethoden und die Anwendung der Narkose.[73] Dadurch leistete Polak einen wesentlichen Beitrag zur Geografie der Krankheiten im Persien des 19. Jahrhunderts.[74]

Er ließ die mitgenommenen Blasensteine in Wien von dem österreichischen Chemiker Vinzenz Kletzinsky (1826–1882)[75] nach Form, Gewicht, Konsistenz und chemischer Zusammensetzung analysieren und fügte die Ergebnisse des Labors in einer beachtlichen Tabelle seinem Beitrag »Befund der chemischen Analysen von 67 Blasensteinen aus Persien« bei, vollständig mit Namen der PatientInnen, Datum der Operation, Alter, Geburtsort, Geschlecht, Operationsmethode, Gewicht und Charakteristik des Steines mit besonderen Bemerkungen über den Verlauf einzelner Operationen.[76] Was die Form der Harnsteine anbelangt, kamen ziemlich häufig pfeifenkopf- und sanduhrförmige Varianten vor.[77]

Diese Tabelle ist für die Geschichte der modernen Urologie in Persien insofern bedeutsam, da im 19. Jahrhundert persische Ärzte (*Hakims*) keine chirurgischen Eingriffe durchführten.[78] In Einklang mit der humoralpathologischen Lehre herrschte unter den Ärzten die Ansicht, dass die Harnsteine durch Verabreichung von Heilpflanzen aufgelöst werden könnten, wie Polak uns berichtete:

> »Als einmal der Schah meinen gelehrten Collegen Mirza *Buzurg Caswini* fragte, ob er denn auch wie der Hakim frengi [europäische Arzt] einen Stein aus dem Bauche ausschneiden könne? erwiderte er: Beileibe, wir brauchen solche extreme Mittel nicht, wir besitzen Medicamente, welche sie zu Wasser machen!«[79]

73 Vgl. ebd., 661–666.

74 Zur Verbindung zwischen geografischen Gegebenheiten und der Entstehung der Krankheiten im 19. Jahrhundert vgl.: Nicolaas A. Rupke (Hg.), *Medical Geography in Historical Perspective*, London: Duke University Press 2008, 3–28.

75 Vinzenz Kletzinsky befasste sich mit analytischer Chemie. Ihm ist der Begriff »Biochemie« zu verdanken. Er studierte in Wien Medizin und nahm aktiv an der Märzrevolution 1848 teil. 1855 wurde er Professor für Chemie an der Oberrealschule im Bezirk Wieden in Wien. 1857 erschien sein *Compendium der Pharmakologie* und 1858 sein *Compendium der Biochemie*. Kletzinsky war ein hervorragender Harnsteinanalytiker. Vgl. Gabriela Schmidt, Zur Entwicklung der Fächer klinische Chemie und Laboratoriumsdiagnostik in der Wiener Schule, in: *Bericht zur Wissenschaftsgeschichte* 14 (1991) 4, 231–239.

76 Vgl. Polak, Befund der chemischen Analyse, Fußnote 5.

77 Vgl. Polak, Befund der chemischen Analyse, in: *Zeitschrift der k. k. Gesellschaft der Aerzte zu Wien* 16 (1860) 43, 679.

78 Die Situation der Chirurgie und insbesondere der Urologie in Persien innerhalb der »Galeno-islamic tradition« stand nicht immer im Zeichen des Stillstands. In der einschlägigen Literatur über die Geschichte der Urologie werden die Leistungen der Ärzte, etwa von Rhazes, Avicenna und Abulcasis (912–1013 n. Chr.), hervorgehoben. Vgl. Leonard Paul Wershub, *Urology. From Antiquity to the 20th Century*, St. Louis, Missouri: Warren H. Green 1970, 74–93. – Konert, *Illustrierte*, 26–31.

79 Polak, Ueber 158 Stein-Operationen, in: *Zeitschrift der k. k. Gesellschaft der Aerzte zu Wien* 16 (1860) 42, 662, Hervorh. im Orig.

Polak war nicht der erste europäische Mediziner, der Blasensteinoperationen durchführte. Er berichtet, dass sein Vorgänger, Louis-André-Ernest Cloquet (1818–1855), der französische Leibarzt von Nāser Ed-Din Schah, 13 Mal während seiner Tätigkeit in Persien eine Lithotomie durchführte.[80] Auch andere europäische Ärzte, die sich im Land aufhielten, führten vereinzelt Blasensteinoperationen durch.[81] Der Unterschied zwischen Polaks Tätigkeit und seinen europäischen Kollegen bestand darin, dass er im Auftrag der persischen Regierung und im Rahmen der medizinischen Ausbildung die Chirurgie und damit auch die Urologie als beständigen Teil in den Unterricht einbettete.

Polak führte die Operationen meist »unter freiem Himmel oder in freiem Luftzuge« durch,[82] jedoch nie in geschlossenen Räumen. Durch Vermittlung der russischen Gesandtschaft in Teheran verschaffte er sich »Chloroform aus der Apotheke des Herrn Schmidt aus Tiflis«[83] und legte seine Technik und Erfahrungen folgend dar:

> »Die *Anästhesirung* übte ich in den ersten sechs Fällen mit Aether vermittelst des einfachen Blasenapparates, später bediente ich mich des Chloroforms, welches ich auf die in eine Theeschale locker gelegte Baumwolle träufelte und dann vor Mund und Nase hielt. Es ist natürlich, dass, da der Becher sich nicht genau um Mund und Nase anlegen lässt, auch hinlänglich atmosphärische Luft mit eintritt.«[84]

Über die Vorteile der Einsetzung der Anästhesie bei seinen persischen PatientInnen merkte Polak an: Erstens haben die PatientInnen keine Ahnung über die »Gefahr des Chloroforms«; zweitens operierte er meistens unter »freiem Himmel« und schließlich wurde die Narkose nicht »zu hohem Grad« gesteigert oder verlängert.[85]

Wir können seinem Bericht entnehmen, welche chirurgischen Instrumente ihm für die Lithotomie und Lithotripsie zur Verfügung standen: »zwei Leitsonden für verschiedene Altersstufen, einige anatomische Skalpelle, ein *Dumreicher*'sches Messer, zwei gerade und eine gekrümmte Steinzange und ein Steinlöffel.«[86]

80 Vgl. ebd. – Zur Wirkung von Cloquet am persischen Hof vgl.: Lutz Richter-Bernburg, Cloquet, Encyclopaedia Iranica, URL: www.iranicaonline.org/articles/cloquet-louis-andr-ernest-b (abgerufen am 16.6.2017).

81 Vgl. Polak, Ueber 158 Stein-Operationen, in: *Zeitschrift der k. k. Gesellschaft der Aerzte zu Wien* 16 (1860) 42. – Einer dieser Ärzte war der aus Dresden stammende Mediziner Julius Cäsar Häntzsche. Er wirkte am Kaspischen Meer und lieferte Polak auch Daten über verschiedene Krankheiten, die in der Provinz Gilan vorkamen.

82 Ebd., 665.

83 Ebd. – Karl Schmidt war ein deutscher Pharmazeut, der über 30 Jahre in Kaukasien lebte.

84 Ebd., Hervorh. im Orig.

85 Vgl. ebd.

86 Ebd., 666, Hervorh. im Orig. – Zu Dumreichers Messer als chirurgisches Instrument vgl.:

Polak lieferte den »Wiener Doktoren« auch detaillierte Angaben zu geschlechtsspezifischen Operationsmethoden, was die perineale Lithotomie an weiblichen und männlichen Erkrankten anbelangt. Bei männlichen Personen fixierte er den Stein »mittelst Daumen und Zeigefinger, stach dann ein spitzes Bistouri ein, verlängerte den Schnitt und entfernte den Stein mittelst Pincette oder durch hebelförmige Bewegung mit einem Ohrlöffel.«[87]

An Patientinnen entfernte Polak den Stein durch zwei oder drei Schritte:

> »Auf einer eingeführten breitgefurchten Hohlsonde wurde ein geknöpftes Bistouri vorgeschoben, und die ganze Urethra samt Blasenhals in der Richtung nach oben und links gespalten, [...] und so viel Raum gewonnen, um den Zeigefinger einzuführen. Mit diesem wurde die Grösse des Steines examinirt, und war die Incision nicht hinreichend, so wurde auf dem Finger abermals das Bistouri eingeführt und in der oben angeführten Richtung erweitert [...]. Hierauf wurde eine Stein- oder Polypenzange eingeführt und die Exaerese vorgenommen.«[88]

Neben der Lithotomie führte Polak auch die Lithotripsie durch. Da die Methode der Zertrümmerung der Blasensteine mittels Instrumenten zur Zeit seiner Tätigkeit in Persien noch zu den umstritteneren Operationsverfahren unter den europäischen Chirurgen zählte, vermittelte Polak seine Erfahrungen den »Wiener Doktoren«. Sein Bericht deutet darauf hin, dass er über unzureichende Erfahrung mit der Lithotripsie verfügte und auch keine entsprechenden Instrumente zur Verfügung hatte:

> »Lithotripsie unternahm ich in den ersten Jahren zwei Mal [...]. Es gelang mir in beiden Fällen durch 10–12 Sitzungen die Steine zu zertrümmern. Der Umstand jedoch, 1. dass mir nur ein Lithotriptor zu Gebote stand, 2. dass ich weder die nöthige Zeit, Geduld und Gehilfen hatte, und was das wichtigste ist, dass mir die nöthige Uebung fehlte, 3. dass die Cystotomie so glücklich von statten ging, 4. dass die meisten Betroffenen im Kindesalter waren, bestimmten mich, diese Methode aufzugeben und sie Geübteren zu überlassen.«[89]

Polak beobachtete, dass generell die Wunden und speziell die Operationswunden in Persien schneller heilten. Die Ursache für die rasche Genesung der Wunden sah er erstens in der gesunden körperlichen Konstitution und in der Ernährung; zweitens in der Nachbehandlung der Kranken in offenen Räumen mit Luftzirkulation; drittens im grundsätzlich seltenen Auftreten von »Erysipels« nach den

Carl Heitzmann/Julius Heitzmann, *Compendium der chirurgischen Instrumenten-, Verband- und Operationslehre*, 2. Auflage, Wien: Braumüller 1878, 41–42.

87 Polak, Ueber 158 Stein-Operationen, in: *Zeitschrift der k. k. Gesellschaft der Aerzte zu Wien* 16 (1860) 44, 696.

88 Ebd., 697.

89 Ebd., 695–696.

Operationen und schließlich in der Bedeckung der Wunden mit sauberer und dünner Baumwolle.[90]

Heute wird eine offene Operation bei der Steinbildung nur in wenigen Fällen vorgenommen und diese nur, wenn der Harnstein eine bestimmte Größe überschreitet und nicht durch Medikamente oder Stoßwellen zerstört werden kann. Mitte des 19. Jahrhunderts war jedoch eine Entfernung von Blasensteinen unter Narkose eine medizinische Sensation.[91] Grundsätzlich ist klar, dass ein chirurgischer Eingriff nicht immer gefahrenfrei für PatientInnen verlief. Von insgesamt 158 von Polak operierten PatientInnen in Persien starben sieben Personen. Der letzte Patient, der die Blasensteinoperation nicht überlebte, war ein 75-jähriger Mann, nämlich der bereits erwähnte Abbas Ali. Nach anamnestischer Erfassung und aufgrund seines fortgeschrittenen Alters sowie der Tatsache, dass er »seit 3 Jahren« an der Blasensteinerkrankung litt, lehnte Polak ab, ihn zu operieren, um im Falle eines Ablebens nicht von den Familienangehörigen angeklagt zu werden: »Da ich ihm den höchst zweifelhaften Erfolg vorstellte, gab er mir ein Papier, dass sein Blut nicht auf meinen Kopf, sondern auf seinen eigenen falle.«[92] Erst nach Hinterlassung dieses bereits erwähnten Einwilligungsschreibens entfernte er aus seiner Blase sechs Harnsteine.[93] Der Patient starb zehn Tage nach der Operation.

Polak nahm 1860 das Schreiben mit sich nach Wien und fügte es »der Curiosität halber« seinem Bericht bei:

> »Nachdem der Unterthänige durch viele Jahre vom schweren Leiden des ›Trippers‹[94] heimgesucht war, und hörte, dass dergleichen Uebel in Teheran durch Operation geheilt würden, so begab er sich dahin zum hochgestellten, zum Chagan frei eintretenden Leibarzt des Königs der Könige – dem Weltgeist mögen wir Alle zum Opfer werden – zum Hakim *Pulak*, dem Deutschen, dem Plato des Tiefsinns, dem Aristoteles der Ergründung, dem Galenus der Erfahrung, mit der Bitte, dass er uns behandeln möge. Wir bescheinigen hiemit, dass wir die Operation verlangten, uns so dem Fatum Allahs fügten, dem Niemand sich zu entziehen vermag, dass wir hiemit jede Folge auf uns nahmen, und das Blut auf unserem Halse haftet. Es versteht sich von selbst, dass unter

90 Vgl. Polak, Ueber 158 Stein-Operationen, in: *Zeitschrift der k. k. Gesellschaft der Aerzte zu Wien* 16 (1860) 43, 680.

91 Ein Jahr nach der Veröffentlichung von Polaks Beitrag über Blasensteinoperationen in Persien wurde sein Bericht in einer Zeitschrift der Medizinischen Fakultät der Karl-Ferdinands-Universität in Prag ausführlich besprochen. Vgl. O. A., Physiologie und Pathologie der Harnorgane und männlichen Geschlechts-Werkzeuge, in: *Vierteljahrschrift für die praktische Heilkunde* [hg. von der medicinischen Facultät in Prag] 18 (1861) 2, 46–50.

92 Polak, Ueber 158 Stein-Operationen, in: *Zeitschrift der k. k. Gesellschaft der Aerzte zu Wien* 16 (1860) 44, 695.

93 Vgl. ebd.

94 Nach Polaks Angaben verwechselten die meisten Patienten die Symptome eines Harnsteinleidens mit der Geschlechtserkrankung Tripper (Gonorrhoe). Vgl. Polak, Ueber 158 Stein-Operationen, in: *Zeitschrift der k. k. Gesellschaft der Aerzte zu Wien* 16 (1860) 42, 662.

> diesen Umständen von Erbrache, Blutschuld und Blutgeld keine Rede ist, und dass wir jede Verantwortlichkeit auf uns nehmen. Folgt das Siegel Abbas Ali, dann jenes seines Enkels und zweier Priester.«[95]

Abbas Alis Einverständniserklärung ist als medizinhistorisches Dokument aus mehreren Gründen beachtenswert: Erstens deutet es auf eine Korrelation zu einer Arzt-Patienten-Beziehung am Beginn der modernen Medizin hin; zweitens verfügen wir damit über eine der raren Patientenselbstbestimmungen aus dem 19. Jahrhundert; drittens zeigt es, dass Polak als Mediziner und Chirurg ethische Fragen in seiner Behandlung mitberücksichtigte und vermutlich davon ausging, dass PatientInnen einen Anspruch haben, die »Wahrheit« über den eigenen Zustand zu erfahren, und letztendlich ist es ein Zeugnis dafür, welchen Status und welch hohes soziales Ansehen Polak als Mediziner und Leibarzt des persischen Königs erreichte, so dass PatientInnen aus anderen Regionen des Landes ihn aufsuchten, um sich von ihm behandeln zu lassen.

Polak hinterließ durch seine operativen Eingriffe bei der Entfernung der Harnsteine in Persien einen bleibenden Verdienst als Pionier der modernen Urologie.

Fazit

Der Zustand der medizinischen Ausbildung im Persien des 19. Jahrhunderts war von einer Dichotomie zwischen Theorie und Praxis gezeichnet. Im Hinblick auf die humoralpathologische Krankheitsauffassung wurden grundsätzlich von persischen Ärzten nur externe Manifestationen der Krankheiten registriert. Dabei standen pathologische und anatomische Untersuchungen zur Präzisierung der Diagnosen nicht zur Diskussion. Mit der Berufung Polaks als Lehrer der Anatomie, Chirurgie und Medizin im Jahre 1851 an die erste moderne Hochschule in Teheran änderte sich diese Situation grundlegend. Als Vertreter der Wiener Medizin schuf er die Voraussetzungen für die Rezeption von neuen Inhalten und deren Integration in die persische Wissenskultur.

Durch sein Wirken wurden einerseits die Errungenschaften der Wiener Medizin unmittelbar nach Persien übermittelt, andererseits half diese Position Polak, sich beruflich zu profilieren. Zu seinen wichtigsten Pionierarbeiten gehörte die Einführung der Lithotomie und Lithotripsie, wie sie damals in der Wiener Medizinischen Schule von prominenten Chirurgen praktiziert wurde. In Polaks Wirken werden die internationalen Verflechtungen der Wiener Medizin in der zweiten Hälfte des 19. Jahrhunderts erkennbar. Und nicht zuletzt stellt

95 Polak, Ueber 158 Stein-Operationen, in: *Zeitschrift der k. k. Gesellschaft der Aerzte zu Wien* 16 (1860) 44, 695, Hervorh. im Orig.

seine Tätigkeit ein besonderes Fallbeispiel für die Medizinische Fakultät der Universität Wien als Impulsgeber für die Transformation der Medizin in Kulturen des mittleren Ostens dar.

Mit der Anwerbung Polaks als Lehrer für moderne Medizin wurde der Weg zur Vermittlung medizinischen Wissens zwischen beiden Kulturen geebnet, die sich im 20. Jahrhundert noch intensivierte.[96]

afsaneh.gaechter[at]meduniwien.ac.at

96 Die vermittelnde Funktion der österreichischen Ärzte für die Verbreitung des medizinischen Wissens im Persien des 20. Jahrhundert stellt noch ein Forschungsdesiderat dar.

Bernhard Leitner

Psychiatrie und Neurologie zwischen Wien und Tokyo. Zur Rolle eines transnationalen Netzwerkes in der Entwicklung der akademischen Medizin in Japan circa 1900

Psychiatry and neurology between Vienna and Tokyo. On the role of a transnational network in the development of academic medicine in Japan circa 1900

Abstracts

Das 1882 von Heinrich Obersteiner (1847–1922) in Wien gegründete Neurologische Institut, das noch im selben Jahrhundert zum weltweiten Vorreiter und Modell der Institutionalisierung der Neurologie als eigenständige Disziplin werden sollte, verfolgte die interdisziplinäre Bündelung medizinischer Methoden und Forscher aus Anatomie, Physiologie, Histologie, Pathologie und Psychiatrie. Schon vor der Eingliederung des Instituts in die Universität Wien im Jahr 1905 verhalf dieses Laboratorium neurologischer Grundlagenforschung international zum Durchbruch. Warum dieses Vorhaben besonders in Japan großes Interesse weckte und durch zahlreiche Gastaufenthalte japanischer ForscherInnen ein weit bis ins 20. Jahrhundert andauerndes Netzwerk zwischen den Universitäten Wien und Tokyo entstehen ließ, soll in diesem Beitrag beleuchtet werden.

In 1882 Heinrich Obersteiner founded the Neurological Institute of Vienna in order to advance the institutionalisation of neurology as a specialised medical discipline. The institute soon rose to international fame and became a model for similar research facilities over the globe. It combined methods and scientists from anatomy, physiology, histology, pathology and psychiatry to form an interdisciplinary laboratory dedicated to internationally establish neurological fundamental research. Even before the institute was incorporated into the University of Vienna in 1905, its endeavours sparked interest in Japan. The following Japanese visiting scholars at the Viennese institute gave rise to a long lasting network between the universities of Vienna and Tokyo. In this paper I am going to retrace this transnational network and its implications for the development of academic medicine in Japan.

Keywords

Psychiatrie, Neurologie, Heinrich Obersteiner, Kure Shūzō, Wien, Tokyo, Japan

Psychiatry, neurology, Heinrich Obersteiner, Kure Shūzō, Vienna, Tokyo, Japan

Das Neurologische Institut der Universität Wien, das noch im selben Jahrhundert seiner Gründung 1882 durch Heinrich Obersteiner (1847–1922) zur Vorlage für etliche andere ähnliche Forschungseinrichtungen in der ganzen Welt avancierte, nahm eine Schlüsselrolle im Entwicklungsprozess der akademischen Psychiatrie in Japan ein. Am Ende des 19. Jahrhunderts wurden durch dieses Institut nicht nur vielen japanischen Ärzten naturwissenschaftliche Grundlagen der biologischen Psychiatrie vermittelt, sondern die Institutionalisierung einer neuen wissenschaftlichen Disziplin ermöglicht, die sich zu dieser Zeit in Europa erst schrittweise etablieren konnte. Bereits ab den 1860er-Jahren begannen mit den Programmatiken Wilhelm Griesingers (1817–1868) in Berlin oder Theodor Meynerts (1833–1892) in Wien die Bemühungen einer naturwissenschaftlichen Fundierung der Psychiatrie durch die neuropathologische Definition psychischer Krankheiten.[1] Allerdings gab es noch keine Neurologie im institutionellen Sinne und ihre Vertreter waren über die verschiedenen Fachbereiche der Anatomie, Physiologie, Histologie, Pathologie und Psychiatrie zerstreut.

Ziele des Instituts waren die Förderung der Grundlagenforschung zur Entwicklung der Neuropsychiatrie und gleichzeitig die institutionelle Verankerung der Neurologie als eigenständige Disziplin im medizinischen Theoriegebäude. Bereits ab Mitte der 1890er-Jahre wurde die Einrichtung von einer Reihe japanischer Ärzte besucht, die auf ihren Reisen quer durch Europa auf der Suche nach den neuesten Erkenntnissen ihrer Fächer den Weg nach Wien fanden. Das sogenannte Obersteiner-Institut war das weltweit erste interdisziplinäre neurologische Forschungslaboratorium und versammelte als solches Studierende wie etablierte WissenschaftlerInnen aus vielen verschiedenen Nationen in Wien. So wie Kure Shūzō (1865–1932), der sogenannte »Vater der japanischen Psychiatrie«,[2] erhielten GastforscherInnen dort nicht nur eine fundierte Einführung in neurologische Methoden und laboratorische Arbeitstechniken, sondern des Weiteren die Gelegenheit, ihre Forschungsergebnisse sogleich im hauseigenen Journal zu publizieren. Dabei profitierte das Institut von den zusätzlichen wissenschaftlichen Arbeitskräften, die vom japanischen Bildungsministerium finanziert wurden. Allerdings war es zu dieser Zeit nicht selbstverständlich, dass japanische Wissenschaftler ihre Arbeiten, die sie an Einrichtungen in Europa durchführten, überhaupt unter ihrem eigenen Namen publizieren konnten. Der Fall des japanischen Bakteriologen Kitashima Taichi (1870–1956), der haupt-

1 Zur naturwissenschaftlichen und insbesondere biologischen Orientierung der Psychiatrie im deutschen Sprachraum des 19. Jahrhunderts vgl.: Eric Engstrom, *Clinical Psychiatry in Imperial Germany. A History of Psychiatric Practice*, Ithaca: Cornell University Press 2003, 88–146. – Edward Shorter, *A History of Psychiatry. From the Era of the Asylum to the Age of Prozac*, New York: John Wiley 1997, 69–79.

2 Brian McVeigh, *The History of Japanese Psychology. Global Perspectives, 1875–1950*, London: Bloomsbury Academic 2017, 153.

sächlich für Hilfsarbeiten für den berühmten Emil Behring (1854–1917) eingesetzt wurde, anstatt eigene Arbeiten verfolgen zu können, zeigt, wie die großzügige Vergabe von Stipendien für die Spezialisierung von Fachkräften im Ausland als Praxis der japanischen Regierung gerne angenommen wurde, aber nicht immer mit den Vorstellungen der Besucher korrespondierte, durch Publikation ihrer Arbeiten in westlichen Journalen sowohl nationale als auch internationale akademische Reputation zu erlangen.[3] Das ursprünglich von Obersteiner herausgegebene Periodikum *Arbeiten aus dem Neurologischen Institute an der Wiener Universität*[4] wurde deshalb zum Sprungbrett für japanische Mediziner in die damals dominante deutschsprachige psychiatrisch-neurologische Fachzeitschriftenwelt, da Obersteiner es seinen japanischen Gästen ermöglichte, ja sie sogar dabei unterstützte, ihre eigenen Arbeiten, die sie an seinem Institut geleistet hatten, dort zu veröffentlichen. Publikationen in dieser Zeitschrift als Referenz machten es japanischen Wissenschaftlern möglich, ihre Forschungen schon bald auch in anderen etablierten deutschsprachigen Zeitschriften zu präsentieren. Es verwundert also nicht, dass Kure nach seinem Aufenthalt wiederum seine eigenen Schüler an das Wiener Institut empfahl, von denen einige durch ihre praktischen Erfahrungen in der Spitzenforschung schlussendlich in die westliche Wissenschaftsgemeinschaft aufgenommen wurden. Die Kontakte, die Japaner in Wien zu Obersteiner sowie seinem Nachfolger Otto Marburg (1874–1948) knüpften, hielten bis in die 1930er-Jahre, also auch während des Ersten Weltkriegs – zu einer Zeit, als Österreich und Japan auf unterschiedlichen Seiten standen und offiziell Kriegsgegner waren. Im Gegensatz zu deutschen Universitäten wurden an Obersteiners Institut auch zu Kriegszeiten japanische Studenten empfangen. In vielen akademischen, aber auch persönlichen Dokumenten japanischer Besucher wird immer wieder die Liebenswürdigkeit hervorgehoben, mit der ihnen Obersteiner begegnete. Entscheidend waren aber die wissenschaftlichen Arbeiten, die die japanischen Besucher am Institut durchführten und die Anleitung und Unterstützung, die ihnen ihr Gastgeber zuteilwerden ließ. Die Einführung in neueste neurologische Labormethoden, die Herstellung sowie Analyse von Präparaten und natürlich die Bereitstellung von Untersuchungsmaterial wie Nervengewebe waren wichtige Grundlagen für die Spezialisierung von Generationen von japanischen MedizinerInnen.

Diese gleichsam starken und anhaltenden Verbindungen, hauptsächlich der Universität Tokyo entstammender japanischer Psychiater zum Wiener Neuro-

---

3 Vgl. Ulrike Enke/Aeka Ishihara, Ein Japaner in Marburg. Aus den Erinnerungen – Jiden – des japanischen Bakteriologen Taichi Kitashima (1870–1956), in: *NTM. Zeitschrift für Geschichte der Wissenschaften, Technik und Medizin* 25 (2017) 2, 237–256.

4 Erschienen sind insgesamt 39 Bände (1892–1942).

logischen Institut, hatten profunde Einflüsse auf die Institutionalisierung der professionellen Psychiatrie in Japan. Das Beziehungsgeflecht bildet sich besonders in der Gründung der ersten akademisch-psychiatrischen Vereinigung Japans ab. In diesem Beitrag wird gezeigt, dass sich die Psychiatrie in Japan von Anfang an als Neuropsychiatrie entwickelte. Zu einer Zeit, als neuropsychiatrische Forschung weltweit zu florieren begann,[5] hatte eine beträchtliche Anzahl japanischer Ärzte durch ihr Engagement am Neurologischen Institut in Wien in der westlichen Wissenschaft Fuß gefasst und durch ihre deutschsprachigen Publikationen bereits internationale Reputation erlangt. Dieses internationale Ansehen wiederum beschleunigte Karrieren auf Ebene der japanischen Universität und verhalf dieser jungen medizinischen Disziplin zu mehr Ansehen in der sich entfaltenden Landschaft westlicher Wissenschaft und Technik in Japan.

Die Entwicklung der akademischen Psychiatrie in Japan in ihren Anfängen

Seit ihrer Einführung im 19. Jahrhundert stand die damalige medizinische Theorie und Praxis westlicher Provenienz in Japan unter dem schwerwiegenden Einfluss der deutschsprachigen medizinischen Schulen. Im Jahr 1869, nur ein Jahr nach der als Meiji-Restauration bekannten Übernahme der neuen Regierung zur Wiederherstellung der politischen kaiserlichen Macht, die die bereits im 17. und 18. Jahrhundert einsetzende sozioökonomische Transformation Japans von einer feudalen Gesellschaft zum marktwirtschaftlichen Nationalstaat von oben beschleunigte,[6] beschloss die neue Regierung, »deutsche Medizin« als die neue offizielle Schulmedizin Japans einzuführen. Deutschland galt der jungen Meiji-Regierung in vielen Bereichen, wie bei der Schaffung eines mit dem Westen kompatiblen Rechtssystems, insbesondere im bürgerlichen und Verfassungsrecht, besonders aber in der Reformierung des medizinischen Systems hin zu einer standardisierten Schulmedizin mit akademisch geregelter Ausbildung, als Vorbild.[7] Da deutsche Mediziner Schlüsselrollen bei der Einrichtung medizinisch akademischer Bildung in Japan spielten, wurde in der ersten medizinischen Hochschule Tokyos beschlossen, sich an deutschsprachiger Medizin zu orientieren. Deutsch galt noch bis weit ins 20. Jahrhundert als Wissen-

5 Vgl. Engstrom, *Clinical*, 88–146. – Shorter, *History*, 69–112.

6 Vgl. z. B. Reinhard Zöllner, *Geschichte Japans. Von 1800 bis zur Gegenwart*, Paderborn: Schöningh 2009.

7 Man sah sich auch wie Deutschland als »verspätete Nation«. Mit diesem Begriff versuchte Helmuth Plessner die im europäischen Vergleich relativ späte Entwicklung Deutschlands zur Nation zu fassen. Vgl. Helmuth Plessner, *Die verspätete Nation. Über die politische Verführbarkeit bürgerlichen Geistes*, Frankfurt/Main: Suhrkamp 1974.

schaftssprache der Medizin in Japan.[8] Dabei wurde von japanischer Seite mit dem Begriff *doitsu*[9] bei der Herkunft von Ärzten nicht immer streng zwischen dem Deutschen Reich und Österreich-Ungarn differenziert. Dies führte in der Historiografie der japanischen Medizin zu einer gewissen Marginalisierung des gewichtigen Einflusses österreichisch-ungarischer Mediziner,[10] einer Tendenz, der mit vorliegendem Artikel entgegengewirkt werden soll. In Deutschland sowie Österreich sah man die Zentren der naturwissenschaftlich orientierten medizinischen Forschung des 19. Jahrhunderts, wo beispielweise Rudolf Virchow (1821–1902) in Berlin und Carl Rokitansky (1804–1878) in Wien die Pathologie auf ein wissenschaftliches Fundament stellten.[11] Die Entscheidung für die deutsche Richtung markiert auch einen gewissen Wendepunkt in der Medizingeschichte Japans, denn es existierte ebenso eine britische Traditionslinie. Der einflussreiche Oligarch Saigō Takamori (1828–1877) etwa war durchaus bemüht, den Status britischer Mediziner in Japan zu verteidigen, nicht zuletzt aus Loyalität zum irischen Arzt William Willis (1837–1894), einem medizinischen Berater der aufstrebenden Bürokratie in den chaotischen Jahren vor der Meiji-Restauration und späteren Professor der Medizinischen Hochschule Tokyo, also der zukünftigen Medizinischen Fakultät der Universität Tokyo. Aller Fürsprache zum Trotz wurde Willis dort wenig später durch deutsche Lehrbeauftragte ersetzt.[12] Diese allgemeine Germanisierung,[13] wie dieser Prozess der Etablierung deutschsprachiger Medizin im Japan der Meiji-Zeit[14] von manchen japanischen MedizinhistorikerInnen bezeichnet wird, betraf selbstverständlich auch den Teilbereich der Psychiatrie beziehungsweise bedingte sie deren Einführung überhaupt erst. Schließlich hielt Erwin Bälz (1849–1913), deutscher Internist und sogenannter *o-yatoi gaikokujin*[15] an der Universität Tokyo, 1879 die ersten Vorlesungen zur Psychiatrie.

8 Vgl. Akira Hashimoto, A »German World« shared among Doctors. A History of the Relationship between Japanese and German Psychiatry before World War II, in: *History of Psychiatry* 24 (2013) 2, 180–195, 181.

9 Japanisch für *deutsch.*

10 Exemplarisch hierfür etwa: Hashimoto, A »German World«. – Omaha Waichirō, *Kindai seishin'igaku no seiritsu. »Kusari kaihō« kara nachizumu e*, Kyoto: Jinbun Shoin 2002. – Hoi-Eun Kim, *Doctors of Empire. Medical and Cultural Encounters between Imperial Germany and Meiji Japan*, Toronto–Buffalo–London: University of Toronto Press 2014.

11 Vgl. Roy Porter, *Blood and Guts. A Short History of Medicine*, London: Penguin 2002, 78–80.

12 Vgl. Akira Hashimoto, The Invention of a »Japanese Gheel«. Psychiatric Family Care from a Historical and Transnational Perspective, in: Waltraud Ernst/Thomas Mueller (Hg.), *Transnational Psychiatries. Social and Cultural Histories of Psychiatry in Comparative Perspective, c. 1800–2000*, Newcastle/Tyne: Cambridge Scholars Publishing 2010, 147.

13 Vgl. Omata, *Kindai*, 162. – Hashimoto, A »German World«, 181.

14 Herrscherepoche des Kaisers Meiji (1868–1912).

15 Wörtlich »angestellter Ausländer«; bezeichnet nach Japan eingeladene ausländische Experten.

Sakaki Hajime (1857–1897) publizierte 1886 eine erste Darstellung der Lage der Psychiatrie in Japan in einer deutschen Fachzeitschrift, die in erster Linie die Aufklärung der deutschsprachigen Akademien über psychiatrische Institutionen, Statistiken sowie Ausbildung und Therapie in Japan zum Ziel hatte.[16] Der Text wurde bei einer ordentlichen Versammlung der Gesellschaft für Psychiatrie in Berlin vorgetragen und sollte so auch dem Bild der Rückständigkeit Japans entgegenwirken.[17] Sakaki war der erste Psychiater Japans, der durch ein Regierungsstipendium von 1882 bis 1886 zum Studium nach Deutschland geschickt wurde.[18] In der psychiatrischen Klinik an der Charité, dem ältesten Krankenhaus Berlins, forschte er unter anderem zur Tabes dorsalis[19] und veröffentlichte seine Ergebnisse im Anschluss im angesehenen *Archiv für Psychiatrie und Nervenkrankheiten*, ein von Wilhelm Griesinger herausgegebenes Journal, das sich ganz auf die Verbreitung der Erkenntnisse der akademischen Psychiatrie konzentrierte.[20] Griesinger gilt generell als einer der Gründerväter der wissenschaftlichen Psychiatrie und als Advokat eines engen Verbundes von Psychiatrie und Physiopathologie, der mit der Feststellung, dass »wir vor Allem in den psychischen Krankheiten jedes Mal *Erkrankungen des Gehirns* zu erkennen«[21] haben, Berühmtheit erlangte. Nach seiner Rückkehr folgte Sakaki dem Ruf zur ersten Professur für Psychiatrie Japans an der Universität Tokyo, wo er Psychopathologie nach Griesingers Lehrbuch unterrichtete. Er führte aktuelle deutschsprachige psychiatrische Theorie in die akademische Ausbildung ein und wurde zum Direktor des öffentlichen städtischen Irrenasyls Tokyo im Stadtteil Sugamo ernannt, wo er auch das diagnostische Klassifikationssystem Griesingers benutzte.[22] Ein Jahr nach seiner Berufung im Jahr 1887 wurde die permanente Verknüpfung der Professur für Psychiatrie der Universität Tokyo mit dem Direktionsposten des städtischen Asyls beschlossen, womit dieses effektiv in eine Universitätsklink transformiert wurde. Die Ablöse des administrativen Direk-

16 Vgl. Hasimé Sakaky, Ueber das Irrenwesen in Japan. Nebst einer Karte der Irrenheilanstalt in Tokio, in: *Allgemeine Zeitschrift für Psychiatrie und psychisch-gerichtliche Medicin* 42 (1886) 1, 144–153.

17 Zu den Bemühungen, das Bild des unzivilisierten Japans in der westlichen Medizin zu korrigieren, vgl.: Bernhard Leitner, Zum Transfer von Psychiatrie. Narrative, Termini und transkulturelle Psychiatrie in Japan, in: *NTM. Zeitschrift für Geschichte der Wissenschaften, Technik und Medizin* 22 (2014) 3, 163–180.

18 Vgl. Hashimoto, Invention, 148.

19 Tabes dorsalis bezeichnet eine Erkrankung des Nervensystems im fortgeschrittenen Stadium der Syphilis.

20 Vgl. Hasimé Sakaky, Ueber einen Fall von Tabes dorsalis mit Degeneration der peripherischen Nerven, in: *Archiv für Psychiatrie und Nervenkrankheiten* 15 (1884), 584–594.

21 Wilhelm Griesinger, *Die Pathologie und Therapie der psychischen Krankheiten, für Aerzte und Studirende*, Stuttgart: Krabbe 1845, 1, Hervorh. im Orig.

22 Vgl. Kazamatsuri Hajime, *Kindai seishin'igaku-shi kenkyū. Tōkyō Daigaku, gasshū-koku, gaichi no seishin'igaku*, Tokyo: Chūōkōron Jigyō 2012, 10.

tors durch Sakaki kann somit als Wendepunkt in der Geschichte des Hospitals gesehen werden: Zum ersten Mal wurde die Kontrolle über die Einrichtung ganz in die Hände der Medizin gelegt, denn bis zu diesem Zeitpunkt war die höchste Autorität in der Anstalt eine reine Verwaltungsstelle.[23] Da die Universität Tokyo außerdem keinen Platz für ein neu eingerichtetes psychiatrisches Institut hatte, war es eine für alle Seiten zufriedenstellende, pragmatische Lösung, das Institut in den Räumlichkeiten der Anstalt unterzubringen. Der Fokus der medizinischen Ausbildung dieser Zeit lag ohnehin in der klinischen Beobachtung von PatientInnen, also war es von Vorteil, gleich von Anfang an sämtliche Kurse direkt in einem psychiatrischen Krankenhaus abzuhalten.

Sakakis Professur kann zweifellos als die zweite Stufe der Etablierung akademischer Psychiatrie in Japan angesehen werden. Die erste Stufe umfasste die Einladung ausländischer Experten zur anfänglichen Ausbildung japanischer Studenten, die wiederum zur Spezialisierung ins Ausland geschickt wurden. Zurück in Japan konnten diese die Rollen ihrer ausländischen Lehrer übernehmen und so das gesamte Unternehmen in japanische Hände legen. Diese Strategie wandte die Meiji-Bürokratie aber nicht nur in den Fällen der Medizin oder Psychiatrie an, sondern sie stellte im Prinzip den Eckpfeiler für die Modernisierungsbestrebungen im Japan des 19. Jahrhunderts in verschiedensten Disziplinen dar, die sich nicht nur auf wissenschaftliche Bereiche beschränkten. Die Vorgehensweise half beim Aufbau eines modernen Rechtssystems, eines öffentlichen Verwaltungssektors, des Bildungswesens, einer industriellen Landwirtschaft, der Schwerindustrie, des Militärs und Sphären der Regierungsführung. Eine Auflistung der Bereiche, die zur Entwicklung der Industrienation Japan beitragen sollten, um sich mit dem Westen auf Augenhöhe zu bringen, führt deutlich vor Augen, welchem Konkurrenzkampf um Ressourcen[24] die Psychiatrie als eher kleiner Teilbereich der Medizin ausgesetzt sein musste. So gesehen konnte die Aufgabe eines ambitionierten japanischen Psychiaters der Anfangsjahre nur sein, den Staat davon zu überzeugen, dass die Psychiatrie kein marginales Beiwerk der Medizin sei, sondern eine essentielle Vorbedingung für einen erfolgreichen Modernisierungsprozess. Dem Staat zuerst vorzuführen, warum westliche Nationen in die Wissensproduktion und den Ausbau psychiatrischer Einrichtungen investierten und im Anschluss selbst ein beachtetes Mitglied der internationalen psychiatrisch-wissenschaftlichen Gemeinschaft zu

23 Vgl. Okada Yasuo, Tōkyō Daigaku igakubu seishin'igaku-kyōshitsu nenpyō, in: Hattori Hideo (Hg.), *Tōkyō Daigaku seishin'igaku-kyōshitsu 120 nen*, Tokyo: Shinkyō Igaku 2007, 275–285, 276.

24 Vgl. Mitchell G. Ash, Wissenschaft und Politik als Ressourcen füreinander. Programmatische Überlegungen am Beispiel Deutschlands, in: Jürgen Büschenfeld/et al. (Hg.), *Wissenschaftsgeschichte heute. Festschrift für Peter Lundgreen*, Bielefeld: Verlag für Regionalgeschichte 2001, 117–134.

werden, um damit die Kompetenz zur Implementierung dieser neuen Techniken im Interesse der Nation zu beweisen, schien wohl eine vielversprechende Vorgehensweise zu sein.

Nachdem Sakaki seinen Auslandsaufenthalt in Deutschland beendet hatte, begann er bereits tüchtig für den Ausbau psychiatrischer Institutionen zu werben. In seiner kurzen Programmschrift mit dem Titel »Erörterung zur Notwendigkeit der Errichtung von Irrenanstalten«[25] führt er drei Hauptargumente für die Unterstützung seiner Bemühungen auf: Erstens sollten die Kranken von besserer Versorgung profitieren, zweitens würde die Gesellschaft vor angeblich potenziell gefährlichen Subjekten professionell beschützt werden und, vielleicht am wichtigsten, biete die Psychiatrie drittens die einzige sowohl rechtlich legitimierte, als auch wissenschaftlich fundierte Methode zur Detektion von psychisch Kranken innerhalb des Gesellschaftskörpers.[26] Das dritte Argument wog besonders schwer in Bezug auf politische Strategien, denn im ökonomischen Wettlauf der globalen Industrialisierung konnte die Vorstellung von sich unkontrolliert verbreitenden Geisteskrankheiten, die im damaligen Diskurs weitestgehend als vererblich galten, eine ernstzunehmende Bedrohung für die nationale Produktivität darstellen.[27]

Ohne jeden Zweifel kann Sakaki als Initiator der psychiatrischen Institutionalisierung definiert werden, der die Richtung für die Entwicklung sowohl der akademischen als auch der angewandten Psychiatrie vorgab. Obwohl seine Karriere bereits vielversprechende Züge annahm, blieb es ihm durch seinen frühen Tod 1897 mit gerade einmal 39 Jahren doch verwehrt, sein Programm zu Ende zu bringen. Das Privileg, der japanischen Psychiatrie auf nationaler und internationaler Ebene endgültig zum Durchbruch zu verhelfen und damit als »Vater der Psychiatrie in Japan« in die Geschichte einzugehen, sollte erst seinem Nachfolger Kure Shūzō zukommen.

Kure Shūzō wurde 1865 als Sohn eines hochrangigen medizinischen Beamten in Aoyama im Zentrum Tokyos geboren, einer Gegend, die damals wie heute zu einer der reichsten der Stadt zählte. 1879 begann er mit dem medizinischen Propädeutikum an der Universität Tokyo, bevor er 1886 in das Doktoratsstudium eintrat, das er 1890 abschloss. Während er 1891 eine Assistentenstelle am Institut für Psychiatrie an derselben Universität antrat, publizierte er bereits

25 Sakaki Hajime, Tenkyō-in setsuritsu no hitsuyō o ron-zu, in: *Kokka igaku* 1 (1892), 1–4.

26 Vgl. ebd. – Zur gegenseitigen Abhängigkeit von Psychiatrie und Recht vgl.: Bernhard Leitner, For Body, Mind and the Nation. An Archaeology of Modern Japanese Psychiatry, in: *Vienna Journal of East Asian Studies* 5 (2014), 111–138, 126–130.

27 Für eine detaillierte Analyse dieses Diskurses vgl.: Susan Burns, Constructing the National Body. Public Health and the Nation in Nineteenth-Century Japan, in: Timothy Brook/Andre Schmid (Hg.), *Nation Work. Asian Elites and National Identities*, Ann Arbor: The University of Michigan Press 2000. – Leitner, Archaeology.

seinen ersten Patientenfall in einer Studie über Hysterie. Im selben Jahr erschien sein Artikel über die »Behinderten in Japan« im Journal der Gesellschaft für Staatsmedizin, worin die Zahl von psychisch »behinderten« neben »tauben«, »stummen« und »blinden« Personen mit der Gesamtbevölkerung der Präfektur Yamanashi statistisch verglichen wurde.[28] 1895 folgte ein weiterer Artikel, der ähnlich der Programmschrift von Sakaki aus 1892, allerdings ausführlicher, die Notwendigkeit von psychiatrischen Einrichtungen erläuterte – diesmal mithilfe internationaler Bevölkerungsstatistiken in Relation zur Zahl psychiatrischer PatientInnen – sowie den strukturellen Aufbau von Anstalten skizzierte.[29] Er setzte seine Publikationstätigkeit mit einer Reihe von Beiträgen zu verschiedenen Problemen der psychiatrischen Pflege in japanischen Fachzeitschriften fort, die sein bestehendes Interesse an praktischen Fragen der Psychiatrie bekundeten.[30] Seine akademische Karriere stand jedoch ganz unter dem Zeichen der wissenschaftlich orientierten psychiatrischen Forschung. In diesem Bereich stieß er sehr bald auf die Frage der organischen Bedingungen psychischer Krankheiten, was ihn zum Studium der Psychophysiologie sowie der Anatomie und Physiologie des Gehirns bewegte. Noch als Student verfasste er 1889 innerhalb nur eines Jahres seine ersten zwei wissenschaftlichen Veröffentlichungen: eine Diskussion einer Theorie der zerebralen Funktionen in der Zeitschrift der medizinischen Gesellschaft in Tokyo sowie eine Monografie über den Zusammenhang von Hirnphysiologie und Geist.[31] Die beeindruckende Produktivität, die er an den Tag legte, kulminierte in seinem Opus magnum, dem mehr als 1.000 Seiten zählenden *Kompendium der Psychiatrie*.[32] Das ursprünglich in zwei Bänden von 1894 bis 1895 erschienene Mammutwerk war das erste umfassende Psychiatrielehrbuch eines japanischen Autors in japanischer Sprache und sollte über die 1930er-Jahre hinaus das Standardlehrbuch der akademisch-psychiatrischen Ausbildung in Japan bleiben. Aber Kures Schriften waren nicht auf die genannten Themen beschränkt, im Verlauf seines Schaffens beschäftigte er sich auch intensiv mit medizinischer Statistik, Forensik und der Geschichte der Medizin in Japan.[33] Als sich abzeichnete, dass er sich in der japanischen Wissenschaftsgemeinde in gewissem Maß etabliert hatte, reiste er im nächsten Schritt nach Europa, um sich auch internationale Reputation zu erarbeiten. Seine

28 Vgl. Kure Shūzō, *Kure Shūzō Chosaku-shū* (Band 2 von 2). *Seishinbyōgaku-hen*, herausgegeben von Okada Yasuo, Tokyo: Shibunkaku 1982, 3–16.

29 Vgl. ebd., 17–26.

30 Vgl. ebd., 462–473.

31 Vgl. ebd., 473.

32 Kure Shūzō, *Seishinbyōgaku-shūyō* (3 Bände), herausgegeben von Akimoto Haruo, Tokyo: Sōzō Shuppan 2002–2003 [1894–1895].

33 Vgl. Kure Shūzō, *Kure Shūzō Chosaku-shū* (2 Bände), herausgegeben von Okada Yasuo, Tokyo: Shibunkaku 1982.

Aufgabe bestand darin, ein anhaltendes Netzwerk des kontinuierlichen Austausches mit dem Westen zu schaffen, nicht nur um die Wissensproduktion seines Feldes oder seine Karriere, sondern auch um Japans Ansehen in der Welt zu fördern.

Die Mission der japanischen Psychiatrie

Kures Reise nach Europa könnte man als seine private psychiatrische Iwakura-Mission ansehen. Während Iwakura Tomomi (1825–1883) von 1871 bis 1873 gemeinsam mit einem Beamtenstab diese geschichtsträchtige Studienreise unternahm, um einen Einblick in westliche Wissenschaften, Technologien, Gesellschaften, Ökonomien und Politik zu bekommen, brach Kure Shūzō alleine auf, um profunde Kenntnisse über psychiatrische Theorie und Praxis der verschiedenen Länder der Welt zu erlangen. Obwohl er seine Erkundungstouren nicht auf den Westen beschränkte, da er auf seiner Reise nach Europa zahlreiche Zwischenstopps in Asien einlegte, lag das Hauptaugenmerk offensichtlich auf Studien der prominentesten deutschen und österreichischen Psychiater seiner Zeit, nämlich Emil Kraepelin (1856–1926), Alois Alzheimer (1864–1915), Franz Nissl (1860–1919) und Richard Krafft-Ebing (1840–1902). Unter diesen waren es wiederum in erster Linie die Vorlesungen von Kraepelin und Krafft-Ebing, den beiden Giganten der deutschsprachigen Psychiatrie, deren Lehrbücher Kure extensiv für die Zusammenstellung seines eigenen Kompendiums herangezogen hatte. Allerdings sollte auch noch ein anderer Wiener Gelehrter eine zentrale Rolle in Kures weiterer Zukunft einnehmen, wie im Laufe der vorliegenden Arbeit herausgearbeitet wird. Seine Studienzeit im Ausland von 1897 bis 1901 nutzte Kure intensiv, indem er neben Studium und Forschung zahlreiche Ausflüge zu psychiatrischen Anstalten und Konferenzreisen unternahm. Zum Beispiel reiste er während seines Aufenthaltes in Wien als Teil einer japanischen Delegation zur internationalen Konferenz für Hygiene und Demografie nach Madrid, um nebenbei noch Santiago Ramón y Cajal (1852–1934) an der Universität Complutense Madrid zu treffen, der gemeinhin als Pionier der Neurowissenschaften gilt.[34]

Kure erreichte seine vorerst letzte Station Wien im Oktober 1897, bevor er 1899 nach Deutschland aufbrach, um insgesamt zwei Jahre in Heidelberg und Berlin zu verbringen, bevor er 1901 nach Japan zurückkehrte. In Wien konnte er seine beiden Hauptinteressen verfolgen: Zum einen die klinische Psychiatrie und zum anderen die Anatomie und Physiologie des Nervensystems. Einen typischen Tagesablauf beschrieb er wie folgt: Am Morgen begleitete er Krafft-

34 Vgl. Okada Yasuo, *Kure Shūzō. Sono shōgai to gyōseki*, Tokyo: Shibunkaku 1982, 239–248.

Ebing bei seiner Visite an der Universitätsklinik für Psychiatrie am Wiener Allgemeinen Krankenhaus, dann begab er sich an das Institut für Anatomie und Physiologie des Zentralnervensystems von Heinrich Obersteiner, um Gehirnproben zu untersuchen und am späteren Nachmittag, abhängig vom Wochentag, hörte er entweder die Vorlesungen von Krafft-Ebing oder schloss sich den Krankenbesuchen von Emil Redlich (1866–1930) an, einem Schüler von Obersteiner.[35] In Obersteiners Labor erhielt Kure eine eingehende Schulung über Laborhandwerk und die neuesten Methoden der Hirnforschung. Im Laufe seiner arbeitsintensiven mikroskopischen Analyse des Nervus trigeminus produzierte er dort wertvolle Präparate aus Gewebeproben dieses Nervenstranges. Der Nervus trigeminus, oder Drillingsnerv, ist ein Nervenstrang, der direkt dem Hirn entspringt und sensorische sowie motorische Funktionen im Gesicht steuert. Kure entnahm die Probe einem Kaninchen, schnitt sie in wenige Mikrometer dünne Schichten, um diese dann mit der damals innovativen Färbemethode nach Nissl zu visualisieren. Im resultierenden Artikel beschreibt Kure als Motiv für das Experiment den Wunsch, einen Beitrag zur detaillierten Anatomie des Nervs leisten zu wollen, da die vorhandenen Beschreibungen eher umrissartig erfolgt seien. Anscheinend gelang es ihm tatsächlich neues Licht auf die feinere Struktur des Nervs zu werfen, denn der Artikel wurde nicht nur im institutseigenen Journal veröffentlicht, sondern auch in den weitreichenderen *Jahrbüchern für Psychiatrie und Neurologie.*[36] Sowohl die Techniken als auch das analytische Rüstzeug eines solchen Unternehmens konnte ein Student nicht einfach ohne persönliche Anleitung alleine akquirieren; allgemein war es für einen Mediziner dieser Zeit bei weitem nicht üblich dieses Handwerk zu beherrschen, schon gar nicht für einen außereuropäischen. Es verwundert daher auch nicht, dass sich Kure gleich im ersten Absatz des Artikels herzlich für die sorgfältige Begleitung Obersteiners bedankte.[37] Jahre später zurück in Japan stimmte Kure 1907 diese lobenden Töne in einer Obersteiner gewidmeten Festschrift an:

> »Dem hervorragenden Wiener Gelehrten, Professor Obersteiner, […] sei zuerst Lob und Dank vom Lande der aufgehenden Sonne gesandt. Er hat in diesem Lande sehr viele Schüler unter denen, welche zum Studium der Neurologie und Psychiatrie nach Europa gingen, erworben. Wer unter seiner Führung arbeitete, der bekam wahres Interesse für die ernste Forschung in dieser Fachwissenschaft. Seine Freundlichkeit und Liebenswürdigkeit ist selbst nach langer Zeit noch und trotz weiter Entfernung in warmer Erinnerung derer, die einmal bei ihm waren. Es kann, ohne ihm zu schmei-

35 Vgl. ebd., 230–231.

36 Vgl. Shūzō Kure, Die normale und pathologische Structur der Zellen an der cerebralen Wurzel des Nervus trigeminus, die Kreuzungsfrage der letzteren und der motorischen Trigeminuswurzel, in: *Jahrbücher für Psychiatrie und Neurologie* 18 (1899), 158–181.

37 Vgl. ebd., 158.

cheln, gesagt werden, daß der Fortschritt der Neurologie und Psychiatrie hier in Japan ihm viel Dank schulde.«[38]

Nachdem Kure seine Forschungen in Wien abgeschlossen hatte, ging er zunächst nach Heidelberg, um endlich die Vorlesungen Kraepelins zu besuchen, dem wahrscheinlich einflussreichsten Reformer der psychiatrischen Diagnostik. Dieser entwickelte ein System, das nicht wie bisher auf einheitlichen statischen Krankheitsbildern basierte, sondern auf peniblen klinischen Beobachtungen des Krankheitsverlaufs. Damit waren seine Kategorien wesentlich dynamischer und konnten der in der Psychiatrie allgegenwärtigen Problematik Rechnung tragen, dass sich psychische Krankheiten in der Regel von Individuum zu Individuum sehr unterschiedlich äußern können. Dieser klinische Ansatz hatte Kure zutiefst in seinem Verständnis der Psychopathologie beeinflusst. Neben Kraepelins Lehren interessierten Kure in Heidelberg auch die neurologischen Erkenntnisse von Franz Nissl, dessen revolutionäre Gewebefärbemethode er schon in Wien kennengelernt hatte. Mit der Struktur von Kures Studien in Österreich und Deutschland vor Augen, kann man mühelos eine Analogie erkennen: Da wie dort konzentrierte er sich auf die klinische Psychiatrie bei Krafft-Ebing und Kraepelin einerseits, gleichzeitig aber auch stark auf die experimentelle neurologische Forschung von Obersteiner und Nissl. Der Unterschied zwischen den Letztgenannten bestand darin, dass Nissl in der Psychiatrischen Universitätsklinik unter Kraepelins Paradigma, die Neuropathologie als Hilfswissenschaft der eigentlichen Hauptdisziplin der klinischen Psychiatrie verstand, während Obersteiner in Wien mit dem eigenständigen Neurologischen Institut den Weg der stärkeren Autonomie der Neurologie innerhalb der medizinischen Disziplinen einschlug.[39] Wie im weiteren Verlauf dieses Beitrags ausgeführt, hat diese dominantere Positionierung der Neurologie im psychiatrischen Diskurs in Kures Schaffen nach seiner Rückkehr nach Japan seinen unmissverständlichen Ausdruck gefunden. Obwohl diese beiden Zweige zeitweise konkurrierten und nicht immer kompatibel waren, schien Kure sich auf beide einzulassen. International anerkannte Expertise in diesen zwei Bereichen war ein Garant für hohes Ansehen in der akademischen Medizin Japans. Deshalb wurde Kure gleich nach seiner

38 Shūzō Kure, Medizinischer Bericht des Sugamo-Hospitals, der Irrenanstalt der Stadt Tokio für den Zeitraum 1889 bis 1901, in: *Arbeiten aus dem Neurologischen Institute an der Wiener Universität* 16 (1907), 279–314, 279.

39 Beispielsweise war Kraepelin mehr als skeptisch gegenüber der Euphorie bezüglich der Hirnforschung. Er war zwar durchaus auch der Auffassung, dass alle psychischen Störungen von Hirndefekten stammten, aber seiner Ansicht nach war das Wissen der Neuropathologie schlicht unzureichend und die Zusammenhänge zwischen Gehirn und Psyche sowieso vollkommen unklar. Deshalb konzentrierte er sich auf das Erfassbare, die klinische Beobachtung von PatientInnen. Vgl.: Emil Kreapelin, *Psychiatrie. Ein kurzes Lehrbuch für Studirende und Aerzte*, Leipzig: Ambrosius Abel 1887, 1–3.

Heimkehr 1901 zum Professor für Psychiatrie an der Universität Tokyo berufen, womit er gleichzeitig auch Direktor der städtischen psychiatrischen Sugamo Klinik wurde. Dort führte er umgehend Kraepelins Nosologie ein, die das bis dahin von Sakaki eingesetzte Lehrbuch Griesingers verdrängte. Mit Kure begann in Japan die Ära der tiefen Verwurzelung der Kraepelin-Schule der Psychiatrie an der Universität Tokyo. Mit seiner Nachfolge als Direktor der psychiatrischen Klinik veränderten sich nicht nur die diagnostischen Methoden oder die pathologische Theorie, er konnte nun auch seine therapeutischen Vorstellungen durchsetzen. So ließ er als erstes den Einsatz von Fesseln verbieten, setzte also die im Westen bereits populäre Konzeption der *no restraint* Behandlung durch, womit er quasi zum Phillipe Pinel (1745–1826) Japans werden sollte, dem legendären Befreier der Geisteskranken von ihren Ketten im Pariser Hôpital de la Salpêtrière.[40]

Kure konnte von seinen Studien in Österreich und Deutschland durch die gewonnene Praxis, das erworbene aktuelle theoretische Wissen und das Knüpfen von Kontakten mit eminenten europäischen Vertretern seiner Disziplin – eine fruchtbare Ressource für die Karriere in der japanischen akademischen Landschaft – weitreichend profitieren. In Anbetracht dessen und weil er darüber hinaus auch Sympathien für Obersteiner hegte, ist es wenig überraschend, dass er seinen Schülern ähnliche Reiserouten vorschlug, wobei die erste Station natürlich Obersteiners Institut sein musste. Seine Schüler folgten diesem Ruf und einige von ihnen schlugen selbst bemerkenswerte Laufbahnen ein. Darunter springt besonders der Fall Miyake Kōichi (1876–1954) ins Auge, der später als Nachfolger für Kures Professur ganz in die Fußstapfen seines Lehrers trat. Miyake schloss sein Medizinstudium an der Universität Tokyo 1901 ab und nahm eine Assistentenstelle am Institut für Psychiatrie an, bevor er von 1905 bis 1907 seine Studienreise absolvierte. Dabei folgte er fast akribisch den Spuren seines Mentors durch Österreich und Deutschland. Dementsprechend führte ihn sein Weg zuerst nach Wien zu Obersteiner und anschließend nach München, wo Kraepelin inzwischen dem Ruf an die Ludwig-Maximilians-Universität gefolgt war, um dort an seinen berühmten Graduiertenseminaren der Psychopathologie teilzunehmen.[41] Im Laboratorium Obersteiners führte Miyake zwei bedeutende Forschungsprojekte durch. Zum einen beschäftigte er sich mit altersbedingten Veränderungen des menschlichen Cortex cerebri, wobei er im Unterschied zu Alzheimers und Nissls pathologischen Studien ausdrücklich den gesunden Zu-

40 Vgl. Pierre Pichot, Zum »Mythos Pinel«, in: Walter Pöldinger/Wolfgang Wagner (Hg.), *Ethik in der Psychiatrie*, Berlin–Heidelberg: Springer 1991, 1. – Für eine kritische Bewertung Pinels vgl.: Michel Foucault, *Wahnsinn und Gesellschaft. Eine Geschichte des Wahns im Zeitalter der Vernunft*, Frankfurt/Main: Suhrkamp 1973.

41 Vgl. Kaneko Junji, *Miyake Kōichi hakushi jiseki*, Tokyo: Ōzorasha 1988, 26–27.

stand beforschte,[42] und zum anderen setzte er sich mit eventuellen regenerativen Funktionen im zentralen Nervensystem auseinander[43]. Miyake zitierte in den beiden Aufsätzen, die im institutseigenen Journal erschienen, häufig Obersteiner und Marburg. Zu seinem Glück scheint das Zitieren in der Wissenschaft oftmals eine gewisse soziale Komponente aufzuweisen, also auf Gegenseitigkeit zu beruhen, sodass Marburg umgekehrt auch Miyake – noch dazu in einem Atemzug mit den beiden Größen Alzheimer und Nissl – zitierte.[44] Durch sein Geschick bei der Laborarbeit machte Miyake überdies bald den Eindruck, geradezu prädestiniert für eine wissenschaftliche Karriere zu sein, wenn sogar Obersteiner selbst in einer privaten Konversation bemerkt haben soll: »Miyake ist ein recht guter Wissenschaftler«.[45] Zeit seines Lebens blieb er akademisch äußerst produktiv und hinterließ 25 Monografien, darunter ein einflussreiches Lehrbuch der Psychopathologie,[46] und mehr als 100 Artikel in japanischen Fachzeitschriften. Nach seiner Rückkehr nach Japan 1907 begann er zunächst als Lektor und wurde bald Assistent, bevor er Kure 1925 als Professor der Psychiatrie und Leiter des Matsuzawa (vormals Sugamo) Spitals nachfolgte.[47]

In den Tagebüchern eines weiteren japanischen Besuchers, Saitō Mokichi (1882–1952)[48], lassen sich zahlreiche Aufzeichnungen über und Erinnerungen an Obersteiner im Zusammenhang mit Kure, Miyake und anderen japanischen Besuchern finden. Auch diese Dokumente zeugen von den freundlichen Verhältnissen, die Obersteiner zu den Japanern gepflegt haben soll. Sie zeigen aber ebenfalls die Möglichkeitsbedingung dieses beständigen Kontakts: die politische Ausrichtung Heinrich Obersteiners als überzeugter Internationalist, der nicht müde wurde darauf hinzuweisen, dass Rassismus und Nationalismus dem Fortschritt der Wissenschaften nicht im Weg stehen dürften. Diese Überzeugungen stützte er auch durch Taten, denn während des Ersten Welt-

42 Vgl. Kōichi Miyake, Beiträge zur Kenntnis der Altersveränderungen der menschlichen Hirnrinde, in: *Arbeiten aus dem Neurologischen Institute an der Wiener Universität* 13 (1906), 212–259.

43 Vgl. Kōichi Miyake, Zur Frage der Regeneration der Nervenfasern im zentralen Nervensystem, in: *Arbeiten aus dem Neurologischen Institute an der Wiener Universität* 14 (1908), 1–15.

44 Vgl. Otto Marburg, Hypertrophie, Hyperphasie und Pseudohypertrophie des Gehirns, in: *Arbeiten aus dem Neurologischen Institute an der Wiener Universität* 14 (1908), 288–323, 309.

45 Mokichi Saitō, *Wanzentagebuch. Die kleinen Leiden und Freuden eines japanischen Studenten im Europa zwischen den zwei großen Kriegen (1921–1924)*, Freiburg: Herder 2011, 85.

46 Vgl. Kōichi Miyake, *Seishinbyōgaku teiyō*, Kyoto–Tokyo: Nankōdō 1938.

47 Vgl. Kaneko, *Miyake*, 1–22.

48 Saitō, der später vor allem als Dichter Berühmtheit erlangte, legte am Neurologischen Institut eine Dissertation (unter geändertem Vornamen) vor. Vgl. Shigeyoshi Saitō, Die Hirnkarte des Paralytikers. Studien über das Wesen und die Ausbreitung des paralytischen Prozesses in der Hirnrinde, in: *Arbeiten aus dem Neurologischen Institute an der Wiener Universität* 25 (1924), 1–183.

kriegs, zu einer Zeit, als in Deutschland der personelle wissenschaftliche Austausch mit Japan aufgrund der Kriegsfeindschaft im Prinzip eingestellt wurde, empfing das Institut Obersteiners nach wie vor japanische Studenten. In einem Brief an Kure schrieb Obersteiner: »Wir kennen den Rassenhaß, der uns zu Grunde richtet, fast gar nicht, und wollten am liebsten mit der ganzen Welt in Frieden leben«.[49]

In München angekommen, zeichnete Saitō ein gänzlich anderes Bild von Emil Kraepelin. Als er diesen 1923 bei einer Veranstaltung traf, war er gelinde gesagt enttäuscht darüber, dass sein Idol ihm den Händedruck verweigerte – ein Erlebnis, das einer Entzauberung gleichkommen musste, nahm Kraepelin doch eine Art Götterstatus in der akademischen Psychiatrie Japans ein. Anders als Obersteiner war Kraepelin allerdings politisch tief im Deutschnationalismus verwurzelt. In Erinnerung an dieses Treffen schrieb Saitō in seinem Tagebuch:

> »Sein Blick war scharf, Brille trug er nicht. Seine Augenbrauen waren dicht und angegraut. Der langgewachsene Bart war weiß und wild wie ein Besen. Meine Beobachtung verleitete mich zu einem Vergleich, wonach ich Obersteiner in Wien als Edelmann, Kraepelin als wilden Samurai bezeichnen müsste«.[50]

Als wichtiger Faktor für die Etablierung der intensiven Kontakte zwischen Wien und Tokyo muss wie erwähnt Obersteiners expliziter Internationalismus gelten. So zitiert Marburg seinen Mentor in einer Gedenkrede 1922:

> »Soviel ich zu beurteilen vermag, haben wir […] es nie begriffen, daß die Errungenschaften der Wissenschaft nicht ein internationales Gemeingut sein sollen und sehen nicht ein, aus welchen Gründen das Band zwischen Gelehrten der ganzen Welt zerrissen werden soll, ein Band, das so vielfach auch ein Band der Freundschaft ist.«[51]

Im nächsten Abschnitt soll dieser heute nahezu in Vergessenheit geratene Wissenschaftler und die Gründe für seinen Emporstieg zur internationalen Gallionsfigur in der Lehre laboratorischer Methoden der Hirnforschung und Pionier der Neurologie und Neurowissenschaften näher beleuchtet werden.

49 Saitō, *Wanzentagebuch*, 96.

50 Ebd., 299.

51 Otto Marburg, Heinrich Obersteiner. Gedenkrede anläßlich der am 5. Dezember 1922 stattgehabten Trauersitzung des Vereines für Psychiatrie und Neurologie in Wien, in: *Arbeiten aus dem Neurologischen Institute an der Wiener Universität* 24 (1923), V–XXXII, XXV.

Heinrich Obersteiner und die institutionelle Etablierung der Neurologie

Heinrich Obersteiner wurde 1847 in Wien als Sohn von Heinrich Obersteiner senior (1820–1891) geboren, welcher zusammen mit dem berühmten Psychiater Maximilian Leidesdorf (1816–1889) eine private Nervenheilanstalt in Döbling leitete. Obersteiner junior entdeckte bald sein Interesse für die Funktionsweise des tierischen und menschlichen Organismus, speziell des Nervensystems. 1865 begann er das Studium der Medizin an der Universität Wien, wo seine Ausbildung fest in zwei Traditionen verwurzelt war: Einerseits in der praktisch angewandten Anstaltspsychiatrie und andererseits in der Anatomie und Physiologie des Nervensystems, die er sowohl beim Kollegen seines Vaters Leidesdorf als auch beim einflussreichen Neuroanatomen Theodor Meynert studierte. Seine akademische Passion entwickelte er aber letzten Endes im physiologischen Labor von Ernst Wilhelm Brücke (1819–1892), wo er seine erste publizierte wissenschaftliche Studie zu Sehnen durchführte. Ebenso bevor er 1870 das Doktorat erlangte, veröffentlichte er bereits eine neurologische Analyse über die detaillierte Anatomie der Kleinhirnrinde.[52] 1873 wurde er mit einer Arbeit über Anatomie und Pathologie des Zentralnervensystems zum Professor habilitiert. 1882 gründete er schließlich das erste interdisziplinäre neurologische Laboratorium der Welt. Das anfänglich zur Gänze auf private Initiative finanzierte Institut für Anatomie und Physiologie des Zentralnervensystems, das 1905 in die Universität Wien integriert und in Neurologisches Institut unbenannt wurde,[53] markiert den Beginn der akademischen Institutionalisierung der Neurologie als spezialisierte medizinische Disziplin. Aus heutiger Perspektive wäre man sogar versucht, dies als die beginnende Institutionalisierung der Neurowissenschaften anzusehen. Obwohl neurologische Forschungen schon in den letzten Jahrzehnten des 19. Jahrhunderts an Bedeutung gewonnen hatten, war die Disziplin Neurologie institutionell inexistent, da die an diesen Themen arbeitenden Wissenschaftler über die verschiedenen Institute der Anatomie, Physiologie, Histologie, Pathologie und Psychiatrie verstreut arbeiteten. Obersteiner gelang es wie keinem zuvor, ForscherInnen von verschiedensten Instituten, Universitäten und Nationen in seinem Labor zu versammeln, um die neurologische Grundlagenforschung zu fördern. Nachdem Obersteiner aber zugleich auch in der Tradition der praktischen Psychiatrie verwurzelt war, hatte das Institut zudem die Schaffung eines wissenschaftlich-neurologischen Fundaments für

52 Vgl. ebd., VII.

53 Entsprechend wurde auch das von Obersteiner herausgegebene Journal *Arbeiten aus dem Institut für Anatomie und Physiologie des Centralnervensystems* in *Arbeiten aus dem Neurologischen Institute* umbenannt.

das Verständnis von psychopathologischen Phänomenen zum Ziel. Um diesem Bestreben gerecht zu werden, mussten zuallererst die methodischen Zugänge zu den Forschungsobjekten erschlossen beziehungsweise vermittelt werden, oder konkret: die Mittel und Wege zur Analyse des Nervensystems von Tieren und Menschen. Diese Methoden waren entscheidend für die grundlegende Erforschung durch die Mikroskopie, die Herstellung von Gewebeproben, Präparaten und Visualisierungen. Obersteiner verbrachte Jahre damit, die verschiedenen vorhandenen Verfahrensweisen der Labortechnik zu studieren, aber auch neue zu entwickeln, um alles in Form eines Buches zusammenzutragen, seinem 1888 erstmals erschienenen umfassenden Leitfaden für neurologische Analysen *Anleitung beim Studium des Baues der nervösen Centralorgane im gesunden und kranken Zustande*[54]. Dieses Handbuch war von Anfang an die Laborfibel am Obersteiner-Institut und fand schnell auch internationale Verbreitung, womit Obersteiner weit über die Grenzen Wiens zum Lehrmeister der neurologischen Laborarbeit wurde. Der zeitgenössische Neurologe Károly Schaffer (1864–1939) drückte es so aus:

> »[N]icht allein seine engeren Schüler, sondern auch die gemäß ihres Werdeganges von Obersteiner unabhängigen Neurologen können sich als [seine] Schüler [...] betrachten, denn es dürfte kaum einen geben, der nicht die Elemente des Zentralnervensystems aus seiner Anleitung gelernt hätte«.[55]

Der innovative Charakter des Neurologischen Instituts zog StudentInnen sowie graduierte ForscherInnen aus aller Welt an, so kamen europäische BesucherInnen neben den Habsburger Gebieten aus Belgien, Bulgarien, Dänemark, Deutschland, Großbritannien, Griechenland, Holland, Irland, Italien, Polen, Russland, Serbien, Schweden und anderen Ländern. Aber auch Interessierte aus weiter entfernten Teilen der Welt nahmen die damals teils monatelangen Reisen auf sich, um nach Wien zu kommen, darunter aus Brasilien, Chile, Kanada, den Vereinigten Staaten von Amerika und nicht zuletzt aus Japan.[56] Obersteiner betreute nicht nur eine Unzahl an Forschungsprojekten von GastwissenschaftlerInnen und StudentInnen aus aller Welt, sondern bot ihnen wie erwähnt auch die Möglichkeit, ihre Ergebnisse in einem designierten Fachorgan, den *Arbeiten aus dem Neurologischen Institute an der Wiener Universität*, zu veröffentlichen, was seinem Ideal entsprach, neue Erkenntnisse für die gesamte Wissenschaftsgemeinschaft zugänglich zu machen.

Der vorliegende Beitrag gab bisher vor allem einen qualitativen Einblick in

54 Heinrich Obersteiner, *Anleitung beim Studium des Baues der nervösen Centralorgane im gesunden und kranken Zustande*, Leipzig–Wien: Deuticke 1892.

55 Marburg, Obersteiner, XXVI.

56 Vgl. Otto Marburg, Zur Geschichte des Wiener neurologischen Instituts, in: *Arbeiten aus dem Neurologischen Institute an der Wiener Universität* 15 (1907), VII–XXIII, X–XIII.

die Geschichte japanischer Studenten Obersteiners und damit dem österreichisch-japanischen Austausch in Psychiatrie und Neurologie. Die Zahlen der publizierten Artikel japanischer Gäste in oben genannter Zeitschrift sollen dazu abschließend das entstandene Bild einer persistent intensiven Verbindung zwischen den beiden Ländern in der neurologischen Forschung weiter komplettieren. In den 39 Bänden der *Arbeiten*, die zwischen 1892 und 1942 erschienen sind, wurden nicht weniger als 117 Artikel von 55 japanischen Autoren veröffentlicht, womit die Zeitschrift als eine der »japanischsten« in der europäischen medizinischen Publikationsgeschichte gelten kann.

Der Einfluss der Wiener Neurologie auf Japans medizinische Akademie

Wie beeinflusste nun dieser Prozess, angefangen mit der disziplinären Sozialisation Kures in Wien und seinem Netzwerk zum Neurologischen Institut bis hin zu seinen Schülern die akademische Institutionalisierung von Psychiatrie und Neurologie in Japan? Und wie hat er zur Etablierung eines spezialisierten medizinischen Kaders an der Universität Tokyo beigetragen?

Am 4. April 1902 versammelten sich ungefähr 50 mehrheitlich medizinische Akademiker zur 11. Sitzung der Division für Neuropathologie und Psychiatrie der japanischen Medizinischen Gesellschaft in Räumlichkeiten der Universität Tokyo im Ueno Park unter dem Vorsitz von Miura Kinnosuke (1864–1950).[57] Nur ein Jahr nachdem Kure nach Japan zurückgekehrt war, hatte er nun die Chance, den Vorschlag zur Gründung einer separaten Gesellschaft für seine Disziplinen einzubringen. Bevor er das Thema in diesem Treffen zur Sprache brachte, diskutierte er die Idee mit seinem Kollegen Miura. Dieser hatte ebenfalls in Deutschland studiert, war aber auch der einzige Mediziner Japans dieser Zeit, der sich in Frankreich bei Jean-Martin Charcot (1825–1893) aufgehalten hatte. Er gilt zudem als Pionier der Neuropathologie in Japan, weist aber als in der inneren Medizin beheimatet einen ganz anderen disziplinären Hintergrund als Kure auf, der aus der Psychiatrie kommend in die Neurologie eingeführt wurde, noch dazu am Neurologischen Institut in Wien zu einem Zeitpunkt, als sich die Neurologie zu einem eigenständigen Fach entwickelte. Deswegen verwundert es auch nicht, dass Miura dem Vorschlag Kures eher skeptisch gegenüberstand. Aber Kure ließ sich nicht von seiner Idee abbringen und stieß mit seinem Vorschlag auf Zustimmung. So wurde die Gründung einer autonomen akademischen Vereinigung beschlossen. Von den 47 Gründungsmitgliedern der Gesellschaft, unter ihnen

57 Vgl. Suzuki Jirō, Nihon Seishin-shinkei Gakkai to Tōdai seishinka, in: Hattori, *Tōkyō Daigaku*, 275–285, 243.

auch Miyake, waren 28 ehemalige Absolventen der Medizinischen Fakultät der Universität Tokyo. Die Tatsache, dass mehr als die Hälfte der anfänglich beteiligten Akademiker Tōdai[58]-Alumni waren, zeigt sehr deutlich deren Autorität innerhalb der medizinischen Profession Japans. Das Büro der Gesellschaft wurde am Institut für Psychiatrie der Universität Tokyo in der Sugamo Klinik eingerichtet und das Mitgliederregister zählte bald 492 ordentliche Mitglieder.[59]

Das wahrscheinlich interessanteste Detail im Gründungsprozess dieser Vereinigung versteckt sich in der Namensgebung. An dieser Stelle kann nicht deutlich genug darauf verwiesen werden, dass es sich hier um die erste akademische Gesellschaft von *Psychiatern* in Japan handelte. Dennoch sollte sie nicht »Japanische Gesellschaft für Psychiatrie« oder »Japanische Gesellschaft für Psychiatrie und Neurologie« heißen, sondern ausschließlich »Japanische Gesellschaft für Neurologie«.[60] Zum Vergleich wurde die erste akademische Vereinigung von Psychiatern in Wien, nebenbei die älteste Fachgesellschaft Österreichs, zwar 1893 in »Verein für Psychiatrie und Neurologie« umbenannt, um der vermehrten Bedeutung neurologischer Forschung Rechnung zu tragen, trotzdem wurde die »Psychiatrie« nicht aus dem Namen der Gesellschaft verdrängt. Nicht einmal als im ersten Paragraf der Vereinsstatuten festgehalten wurde, dass es das ausdrückliche Ziel der Vereinigung sei, die Neurologie zu fördern, und sogar Obersteiner, der ab 1902 den Vorsitz innehatte, bemerkte, dass die Neurologie innerhalb der Gesellschaft überhandgenommen hatte, wurde die Psychiatrie in Wien nicht einfach unter der Neurologie subsumiert.[61] Die anfängliche akademisch-disziplinäre Dominanz der Neurologie über die Psychiatrie in Japan fand auch im von der Neurologischen Gesellschaft herausgegebenen Journal Ausdruck, es hieß analog »Japanische Zeitschrift für Neurologie«[62]. Durch die enge Verbindung mit dem deutschsprachigen Raum bekam die Zeitschrift sogar den Zusatztitel *Neurologia*.[63] Im von Kure verfassten Editorial des ersten Bandes von 1902 heißt es, dass es sich, egal ob man es Krankheiten der

58 Tōdai ist die gängige Abkürzung der Universität Tokyo, aus »tō« von Tokyo und »dai« von *daigaku*, Universität.

59 Vgl. Suzuki, Nihon, 243.

60 *Nihon shinkeigakkai*. Die Gesellschaft und damit auch ihr Journal wurden erst 1935 in »Japanische Gesellschaft für Psychiatrie und Neurologie« (*Nihon seishin-shinkei gakkai*) bzw. »Japanische Zeitschrift für Psychiatrie und Neurologie« (*Nihon seishin-shinkeigaku zasshi*) umbenannt.

61 Vgl. Heinrich Obersteiner, Grundzüge einer Geschichte des Vereines für Psychiatrie und Neurologie in Wien, in: *Jahrbücher für Psychiatrie und Neurologie* 39 (1919), 1–45, 1–27.

62 *Nihon shinkeigaku zasshi*.

63 Die Bände 1 (1902) bis 24 (1924/1925) sind (mit Lücken) im Bestand der Bibliothek Obersteiners zu finden und wurden von der Japanischen Gesellschaft für Neurologie je nach ihrem Erscheinen als Geschenk an Obersteiner bzw. seinen Nachfolger Marburg nach Wien geschickt. Sie enthalten sämtliche Texte auf Japanisch sowie ausgewählte Mitteilungen und Originalien in deutscher Übersetzung.

Psyche oder der Nerven nennen möchte, immer um Fehlfunktionen der Nervenorgane handelt.[64]

In einer weiteren Passage dieses Editorials schreibt Kure einen Satz, in dem der Internationalismus Obersteiners widerzuhallen scheint: »Natürlich stammt das Studium der Psyche und der Nerven aus westlichen Ländern, aber heutzutage stehen Ost und West zusammen in der Forschung«.[65] Neben seiner wissenschaftlichen Programmatik verleiht dieses Vorwort auch dem Wunsch Ausdruck, zum Westen aufschließen zu wollen.[66] Ein anhaltendes Netzwerk mit europäischen Spitzenforschern stellte ein Mittel dar, dieses Ziel zu erreichen, und Kure scheute keine Mühen, die Kontakte nach Wien eingehend zu pflegen. Obersteiner und Marburg wurden beispielsweise zu Ehrenmitgliedern der Japanischen Gesellschaft für Neurologie ernannt.[67] Andererseits waren Kure und Miyake die einzigen beiden außereuropäischen ordentlichen Mitglieder der Wiener Gesellschaft für Psychiatrie und Neurologie.[68] Kure trug durch die Entsendung zahlreicher Studenten nicht nur zur personellen Unterstützung der Forschungstätigkeit des Instituts bei, sondern leistete auch substanzielle finanzielle Hilfe in Form von Spenden, was laut Marburg in den 1920er-Jahren essentiell für die Aufrechterhaltung des Betriebes war.[69] Ein Jahr bevor Obersteiner 1922 verstarb, erzählte Kure in einer Sitzung der Neurologischen Gesellschaft in Tokyo von seinem nahen Verhältnis zu demselben, um im Anschluss eine Spendenaktion für den inzwischen nahezu verarmten und schwer kranken Professor ins Leben zu rufen.[70] Letztlich wurde Kure durch eine von Marburg übermittelte Todesanzeige vom Ableben Obersteiners informiert, woraufhin er umgehend den noch in Wien ansässigen Saitō veranlasste, bei seinem Besuch des Begräbnisses einen Kranz niederzulegen. Er trug die Aufschrift »Letzte Grüße von den japanischen Ärzten«.[71] Die geknüpften Netzwerke überdauerten den Tod Obersteiners. Japanische Besucher setzten ihre Studien sowie Publikationen am Neurologischen Institut fort und das Netzwerk blieb zumindest bis Mitte der 1930er-Jahre ungebrochen bestehen.

64 Vgl. Suzuki, Nihon, 243–244.

65 Ebd., 243.

66 Vgl. ebd., 244.

67 Vgl. Nihon Seishin-shinkei Gakkai (Hg.), *Nihon Seishin-shinkei Gakkai Hyakunen-shi*, Tokyo: Igaku Shoin 2003, 548–549.

68 Vgl. O. A., Mitgliederverzeichnis, in: *Jahrbücher für Psychiatrie und Neurologie* 29 (1909), 457–464, 461.

69 Vgl. Saitō, *Wanzentagebuch*, 364–365.

70 Vgl. Nihon Seishin-shinkei Gakkai, *Nihon*, 313.

71 Vgl. Kure Shūzō, Ōberusutaineru sensei o tsuitō-su, in: *Nihon shinkeigaku zasshi* 22 (1923) 7, 377–396, 378.

Conclusio

Von Anbeginn ihrer Formierung stand die japanische Psychiatrie unter der Einflusssphäre der deutschsprachigen akademischen Welt. Die berühmtesten Psychiater ihrer Zeit wie Emil Kraepelin und Richard von Krafft-Ebing zählten zu den Lehrmeistern des ersten Kaders spezialisierter japanischer Psychiater, den drei Koryphäen Sakaki Hajime, Kure Shūzō und Miyake Kōichi. Zweifellos hatten sich die Vorlesungen und Lehrbücher von Kraepelin und Krafft-Ebing in die medizinische Ausbildung an Japans Universitäten eingeschrieben. Schon im Vorwort des Standardlehrbuchs der japanischen Psychiatrie hält Kure die richtungsweisende Bedeutung der Lehren der beiden oben genannten Größen der deutschsprachigen Psychiatrie für seine akademische Genese fest.[72] Während japanische Psychiater nationale und internationale Anerkennung durch die stetige Referenz auf prominente deutsche medizinische Theorien generieren konnten, nahm die praktische wissenschaftliche Einführung durch Obersteiner und das Laboratorium des Neurologischen Instituts vielleicht sogar eine noch gewichtigere Rolle in der Bildung eines akademischen Netzwerkes in der japanischen Psychiatrie ein.[73] Denn die Teilnahme an neurologischer Spitzenforschung in Wien trug nicht nur zur Ausbildung von Individuen bei, sondern verhalf der japanischen Psychiatrie insgesamt zu einer für eine nicht-westliche Nation zu dieser Zeit beeindruckenden Stellung innerhalb der internationalen Wissenschaftsgemeinschaft, was wiederum zum Status dieser medizinischen Spezialisten innerhalb Japans beitrug. Nachdem die *Arbeiten aus dem Neurologischen Institute an der Wiener Universität* vielen japanischen Ärzten die Möglichkeit gewährten, ihre Forschung im Westen zu verbreiten, bot sich manchen von ihnen dadurch die Gelegenheit, in anderen prestigeträchtigen europäischen Fachzeitschriften zu publizieren, etwa im namhaften *Centralblatt für die gesamte Neurologie und Psychiatrie.* Das ist aus zwei Gründen bemerkenswert: Erstens wurden in diesem Journal nur sehr vereinzelt Beiträge von nicht-westlichen AutorInnen veröffentlicht, während Artikel von japanischen Autoren spätestens ab den 1920er-Jahren regelmäßig erschienen. Zweitens darf nicht vergessen werden, dass auch die japanische Psychiatrie zu dieser Zeit erst

72 Vgl. Kure Shūzō, *Seishinbyōgaku-shūyō* (Band 1), herausgegeben von Akimoto Haruo, Tokyo: Sōzō Shuppan 2002 [1894], 1–6.

73 Dieses Netzwerk würde ich begrifflich in die Nähe eines Denkkollektivs rücken. Der Mediziner und Wissenschaftstheoretiker Ludwik Fleck fasste unter Denkstil und Denkkollektiv die soziale Vermitteltheit wissenschaftlicher Erkenntnisse in Theorie und Praxis zusammen. Forschergruppen, die sich gewissen Problematiken innerhalb einer Disziplin widmen, denken im Kollektiv, welches der Träger eines ihren Methoden und ihrem Lehrbuchwissen entsprechenden spezifischen Denkstils ist. Vgl. Ludwik Fleck, *Entstehung und Entwicklung einer wissenschaftlichen Tatsache. Einführung in die Lehre vom Denkstil und Denkkollektiv*, Frankfurt/Main: Suhrkamp 1980.

seit ungefähr 30 Jahren existierte, sich also sowohl hinsichtlich finanzieller Mittel, Personalressourcen und Einrichtungen eigentlich noch im Kindesalter befand.

Nach einer langen Planungs- und Finanzmittelbeschaffungsphase, die schon bei seiner Rückkehr aus Europa 1930 begonnen hatte, konnte Miyake 1936 endlich ein spezielles interdisziplinäres Zentrum für Hirnforschung an der Universität Tokyo verwirklichen, das durch Obersteiners Institut inspiriert worden war. Obwohl die Verbindungen nach Wien durch den beginnenden Zweiten Weltkrieg und den Aufstieg des Nationalsozialismus, der den jüdischen Otto Marburg ins Exil zwang und den Untergang des Neurologischen Instituts einleitete, ausdünnten, war es trotzdem definitiv gelungen, einer neuen medizinischen Disziplin zum Zeitpunkt ihrer Emergenz in Europa auch in Japan zum Durchbruch zu verhelfen und die internationale und nationale Reputation ihrer Proponenten massiv zu fördern, die direkten Einfluss auf die wissenschaftliche und politische Gestaltung des modernen Japans hatten. Und mit dem österreichischen Neurologen Franz Seitelberger (1916–2007), der 1959 den Vorstand des wiedereröffneten Neurologischen Instituts der Universität Wien übernahm, wurden die Beziehungen zwischen Österreich und Japan in der Neurologie ab den 1960er-Jahren wieder aufgenommen und dauern bis heute an.

bernhard.leitner[at]univie.ac.at

7. Politische Umbrüche – Kontinuitäten und Diskontinuitäten

Ilse Reiter-Zatloukal / Barbara Sauer*

Wien als Ziel und Ausgangspunkt ärztlicher Migration 1848 bis 1941

Vienna as destination and starting point of medical migration 1848 to 1941

Abstracts

Die Migration nach Wien zum Zweck des Medizinstudiums bzw. zur Ausübung des ärztlichen Berufs kann in quantitativer Hinsicht ebenso wie die Auswanderung bzw. Flucht aus Wien weitgehend als »jüdisches« Phänomen bezeichnet werden. Wegen zahlreicher Restriktionen schlug sich dies jedoch in qualitativer Hinsicht nicht in gleicher Weise nieder, hatten doch etwa die Vertreter der »II. Wiener Medizinischen Schule« zwar zumeist Migrationshintergrund, waren jedoch überwiegend weder jüdischer Religion noch jüdischer Herkunft. Der Beitrag behandelt die MedizinerInnen-Migration nach Wien während der Monarchie, die verschärften Bedingungen für nach Wien zugewanderte Medizinstudierende, Ärztinnen und Ärzte in der Ersten Republik und im »Ständestaat« sowie die Emigrationsvorgänge ab 1933 bzw. dem »Anschluss« 1938.

Migration to Vienna was – regarding quantity – mainly a »Jewish« phenomenon as well as emigration and flight. While due to manifold restrictions this cannot be observed in the same extent in terms of quality, as most representatives of the »II. Viennese Medical School« had indeed migrated to Vienna but were neither of Jewish faith nor descent. The article reconstructs migration of students and physicians to Vienna during the Austro-Hungarian Empire and the more restrictive laws during the First Republic as well as (forced) emigration from 1933 and after the »Anschluss« 1938.

Keywords

Zuwanderung jüdischer Medizinstudierender und Ärzte, rechtliche Rahmenbedingungen, Abwanderung und Flucht

* Das Kapitel über die von den NS-Verfolgungsmaßnahmen betroffenen Ärztinnen und Ärzte wurde von Barbara Sauer verfasst. Die Daten stammen aus dem Projekt »Ärzte und Ärztinnen in Österreich 1938–1945. Entrechtung, Vertreibung, Ermordung« (URL: drmed1938.univie.ac.at). Das Projekt wurde gefördert vom Jubiläumsfonds der ÖNB (Nr. 15018), dem Zukunftsfonds der Republik Österreich (Nr. P 12-1076), dem Nationalfonds der Republik Österreich, der Conference on Jewish Material Claims Against Germany (Nr. 14278), den Ärztekammern Wien, Burgenland, Kärnten, Tirol, Vorarlberg sowie den Ländern Wien, Niederösterreich, Burgenland, Oberösterreich, Salzburg und Vorarlberg.

In-migration of Jewish medical students and physicians, legal framework, emigration and flight

Die Migration nach Wien zum Zweck des Medizinstudiums bzw. zur Ausübung des ärztlichen Berufs kann in quantitativer Hinsicht ebenso wie die Auswanderung bzw. Flucht aus Wien weitgehend als »jüdisches« Phänomen bezeichnet werden, wobei »jüdisch« hier angesichts der zeitgenössisch in der Regel nicht unterscheidenden Bezeichnung einerseits sowohl Eigen- als auch Fremdzuschreibung sowie andererseits »Abstammung, Ethnizität und Konfession« umfasst.[1] In qualitativer Hinsicht schlug sich dies jedoch nicht in gleicher Weise nieder, hatten doch etwa die Vertreter der »II. Wiener Medizinischen Schule« zwar zumeist Migrationshintergrund, waren jedoch überwiegend weder jüdischer Religion noch jüdischer Herkunft.

Aufbauend auf der Forschungsliteratur, die sich vorrangig mit studentischer Migration ohne besonderen Fokus auf die Medizin oder mit der Geschichte der Wiener Medizinischen Fakultät bzw. medizinischen Wissenschaft und damit im Zusammenhang auch Migrationsvorgängen sowie Erscheinungsformen des Antisemitismus widmet, soll in diesem Beitrag zum einen die MedizinerInnen-Migration nach Wien im Spiegel der jüdischen Zuwanderung und vor dem Hintergrund der einschlägigen Rechtsnormen dargestellt werden. Zum anderen werden, unter Einbeziehung eigener Forschungen, die verschärften Bedingungen für nach Wien zugewanderte Medizinstudierende und MedizinerInnen in der Ersten Republik und im »Ständestaat« aufgezeigt und die Emigrationsvorgänge nach 1933 bzw. dem »Anschluss« 1938 skizziert.

Habsburgermonarchie

Juden und Jüdinnen in Wien

Ende des 18. Jahrhunderts war die jüdische Gemeinde in Wien noch sehr klein, in ganz Niederösterreich, dessen Hauptstadt Wien war, lebten nicht mehr als 318 Jüdinnen und Juden, in den alpinen Ländern freilich noch erheblich weniger. In Böhmen und Mähren gab es hingegen etwa 55.000 jüdische EinwohnerInnen

1 Vgl. Mitchell G. Ash, Jüdische Wissenschaftlerinnen und Wissenschaftler an der Universität Wien von der Monarchie bis nach 1945. Stand der Forschung und offene Fragen, in: Oliver Rathkolb (Hg.), *Der lange Schatten des Antisemitismus. Kritische Auseinandersetzungen mit der Geschichte der Universität Wien im 19. und 20. Jahrhundert* (Zeitgeschichte im Kontext 8), Göttingen: V&R unipress 2013, 94.

und in Galizien sogar beinahe 150.000 Juden und Jüdinnen.[2] Anfang des 19. Jahrhunderts war die jüdische Bevölkerung Wiens deutlich gewachsen und betrug 1830 bereits 1.600. Nicht wenige Juden versuchten, dem üblichen Kleinhandel zu entrinnen und Karriere als Akademiker, besonders als Mediziner, zu machen.[3] Bis 1846 war die jüdische Bevölkerung auf 4.000 angestiegen, bis 1857 auf 6.217. Seit den 1850er-Jahren jedoch »wanderten, angelockt durch die Schönheit der Stadt, die aufregenden kulturellen Möglichkeiten und die schulischen Einrichtungen Juden in bisher nicht dagewesener Zahl ein und ließen sich in der österreichischen Hauptstadt nieder«.[4] So hatte sich die jüdische Bevölkerung Wiens von 6,6 % im Jahr 1869 auf 10 % im Jahr 1880, 12 % im Jahr 1890 und knapp 13 % im Jahr 1900 erhöht.[5] Nur in Budapest gab es zu dieser Zeit einen noch höheren Anstieg, die jüdischen Gemeinden der anderen österreichischen, aber auch deutschen Großstädte blieben im Zuwachs deutlich darunter.[6] In Böhmen und Mähren reduzierte sich indes die jüdische Bevölkerung deutlich, nicht zuletzt wegen der Abwanderung nach Wien. Wien hatte 1910 in absoluten Zahlen mit Abstand die größte jüdische Bevölkerung der Habsburgermonarchie (146.926), deren Prozentsatz lag aber mit nicht einmal 9 % deutlich unter Czernowitz (ca. 32 %), Krakau (28 %), Lemberg (knapp unter 28 %) und Budapest (über 23 %).[7] Insgesamt betrug 1910 der jüdische Bevölkerungsanteil in der cisleithanischen Hälfte der Monarchie bei rund 4,7 %,[8] die Jüdinnen und Juden wären also der fünftgrößte Volksstamm gewesen, hätte man sie denn als solchen anerkannt.

Jahr	Anzahl der Jüdinnen und Juden	Anteil an der Bevölkerung Wiens
1869	40.230	6,6 %
1880	73.222	10,1 %
1890	118.495	8,7 %
1900	146.926	8,8 %

2 Vgl. Bruce Pauley, *Eine Geschichte des österreichischen Antisemitismus. Von der Ausgrenzung zur Auslöschung*, Wien: Kremayr & Scheriau 1993, 48.

3 Vgl. ebd., 51.

4 Ebd., 55.

5 Vgl. Marsha L. Rozenblit, *Die Juden Wiens 1867–1914. Assimilation und Identität* (Forschungen zur Geschichte des Donauraums 11), Wien–Köln–Graz: Böhlau 1989, 24. – Steven Beller, *Wien und die Juden 1867–1938* (Böhlaus zeitgeschichtliche Bibliothek 23), Wien–Köln–Weimar: Böhlau 1993, 182.

6 Vgl. Pauley, *Geschichte*, 55, 57.

7 Vgl. ebd., 56–58.

8 Vgl. Albert Lichtblau, Integration, Vernichtungsversuch und Neubeginn. Österreichisch-jüdische Geschichte 1848 bis zur Gegenwart, in: Eveline Brugger/Martha Keil/Albert Lichtblau/Christoph Lind/Barbara Staudinger (Hg.), *Geschichte der Juden in Österreich* (Österreichische Geschichte 15), Wien: Ueberreuter 2006, 447–565, 474.

(Fortsetzung)

Jahr	Anzahl der Jüdinnen und Juden	Anteil an der Bevölkerung Wiens
1910	175.318	8,6 %

Tab. 1: Die jüdische Bevölkerung Wiens[9]

Rechtliche Rahmenbedingungen der Migration

Migration innerhalb der Monarchie und Zuwanderung unterlagen in der vorkonstitutionellen Ära mannigfaltigen Beschränkungen. Erst die Aufhebung der Leibeigenschaft und die Einräumung einer weitgehenden Bewegungsfreiheit unter Joseph II. (1741–1790) brachten allgemein einen ersten Mobilitätsschub, wenngleich unter Kontrolle der obrigkeitlichen Verwaltung durch vielfältige Regelungen betreffend die Passerteilung, wobei die Passkontrolle für Wien, das naturgemäß eine besondere Anziehungskraft ausübte, besonders streng geregelt war.[10]

Für Jüdinnen und Juden galten trotz der Verbesserungen durch das josephinische Toleranzpatent für Niederösterreich 1782,[11] mit dem den Juden u. a. bessere Bildungs- und Erwerbsmöglichkeiten, darunter der Zugang zum Medizinstudium, eingeräumt wurden, besondere Regelungen betreffend die Migration und Niederlassungsmöglichkeiten, wollte der Monarch doch keinesfalls die »Zahl der jüdischen Religionsgenossen in Wien«[12] vergrößern. Nicht tolerierte Juden und Jüdinnen durften sich nicht länger als einen Monat in Wien aufhalten,[13] auch hatten die tolerierten Wiener Jüdinnen und Juden (im Unterschied zu denen in Mähren) nicht das »politische Domizil« bzw. Heimatrecht in Wien und besaßen damit auch nicht die Staatsbürgerschaft.[14] Diese Bestimmungen bestanden im Wesentlichen bis zum Jahr 1848.

Die Revolution 1848 brachte die Aufhebung aller bisher aufrecht erhaltenen

9 Vgl. Rozenblit, *Juden*, 24.

10 Vgl. Ilse Reiter-Zatloukal, Normative Rahmenbedingungen italienischer Migration nach Wien von der frühen Neuzeit bis zum österreichischen EU-Beitritt, in: Josef Ehmer/Karl Ille (Hg.), *Italienische Anteile am multikulturellen Wien* (Querschnitte 27), Innsbruck–Wien–Bozen: StudienVerlag 2009, 36–69, 41–42.

11 Siehe zu Böhmen und Mähren: Hannelore Burger, *Heimatrecht und Staatsbürgerschaft österreichischer Juden. Vom Ende des 18. Jahrhunderts bis in die Gegenwart* (Studien zu Politik und Verwaltung 108), Wien–Köln–Graz: Böhlau 2014, 29–34.

12 Zit. nach: Wolfgang Häusler, Konfessionelle Probleme in der Wiener Revolution von 1848, in: Ders. (Hg.), Das Judentum im Revolutionsjahr (Studia Judaica Austria 1), Wien: Österr. Jüd. Museum 1974, 65–77, 66.

13 Vgl. Pauley, *Geschichte*, 50–51. – Rudolf Leitner, *Die Judenpolitik der österreichischen Regierung in den Jahren 1848–1859*, phil. Diss., Wien 1924, 8.

14 Vgl. Burger, *Heimatrecht*, 32.

Beschränkungen mit sich, denn die österreichische Reichsverfassung vom 4. März 1849 gewährte auch für Juden und Jüdinnen die Freizügigkeit (und Staatsbürgerschaft) sowie jeden legalen Erwerb und Grundbesitz. 1850 öffnete der Kaiser außerdem die Armee gleichberechtigt für Juden,[15] was letztlich zu einer hohen Zahl an Militärärzten führte – so waren 1911 etwa 48 % der 463 jüdischen Offiziere Militär- und Marineärzte.[16] Ende 1851 hob Kaiser Franz Joseph I. (1830–1916) allerdings die von ihm erlassene Verfassung wieder auf, die Gleichstellung aller Staatsbürger war damit wieder beendet. Juden durften neuerlich keine öffentlichen Ämter bekleiden.[17]

Ein zweiter Mobilitätsschub erfolgte in den 1850er- und 1860er-Jahren und stand im Zusammenhang mit der Reform der passpolizeilichen Vorschriften, die nun für österreichische StaatsbürgerInnen die Reisefreiheit innerhalb des Staates sicherten. Als 1865 schließlich sogar die Passkontrollen an der Grenze abgeschafft wurden, blieb auch für AusländerInnen bis zum Beginn des Ersten Weltkriegs bloß eine allgemeine Ausweispflicht bestehen.[18] Die erleichterten Reisebestimmungen, die verfassungsrechtliche Gewährleistung der Freizügigkeit 1862 und die vollkommene rechtliche Gleichstellung der österreichischen Juden und Jüdinnen mit allen anderen StaatsbürgerInnnen 1867, die nun den Juden neben den bisher zugänglichen Studien der Rechtswissenschaften und Medizin auch alle anderen Universitätsstudien und Hochschulausbildungen ermöglichte, führten in weiterer Folge zu einer massiven Binnenmigration von Studenten aus den östlichen Kronländern der Monarchie nach Wien, aber auch – in weit geringerem Maße – aus dem Ausland.

Medizin und Zuwanderung nach Wien

Schon 1841 meinte der Internist und Medizinhistoriker Carl Reinhold August Wunderlich (1815–1877) über die Wiener Medizinische Fakultät: »Fremde Ärzte strömten von Jahr zu Jahr in größerer Menge zu, man konnte jetzt wieder etwas lernen in Wien, es waren Dinge zu sehen, die man an allen Orten vergeblich suchte.«[19] Die Studentenzahl an der Medizinischen Fakultät stieg freilich im

15 Vgl. Pauley, *Geschichte*, 54.

16 Von den 19 bis dahin in den Generalsrang erhobenen jüdischen Offizieren waren elf Ärzte. Vgl. István Deák, *Der K.(u.) k. Offizier 1848–1918*, Wien–Köln–Weimar: Böhlau 1991, 213. – Pauley, *Geschichte*, 54.

17 Vgl. Wolfdieter Bihl, Die Juden, in: Adam Wandruszka/Peter Urbanitsch (Hg), *Die Habsburgermonarchie* (Band 3/2), Wien: Verlag der Österreichischen Akademie der Wissenschaften [ÖAW] 1980, 880–948, 894.

18 Vgl. Reiter-Zatloukal, Rahmenbedingungen, 42–43, 48–49.

19 Carl August Wunderlich, *Wien und Paris. Ein Beitrag zur Geschichte und Beurtheilung der gegenwärtigen Heilkunde in Deutschland und Frankreich*, Stuttgart: Ebner & Seubert 1841,

Zeitraum von 1863/64 bis 1869 zunächst nur mäßig an, dann folgte überhaupt ein Rückgang bis 1878/79,[20] danach schnellte die Hörerzahl in den nächsten zwölf Jahren »turmhoch bis zur Höchstzahl von 6.539« empor, um dann wieder konstant zu sinken. Insgesamt machten die Medizinstudenten 1893 über 44 % aller Wiener Studenten aus, 1902 noch immerhin fast 17 %.[21]

Jahr	Med. Fak.	Jur. Fak.	Phil. Fak.
1863/64	32,8 %	38,8 %	20 %
1873/74	29,15 %	42,5 %	23,3 %
1883/84	38,73 %	43,3 %	13,7 %
1893/94	44,1 %	39,3 %	13,2 %
1902/03	16,8 %	48,5 %	31,9 %

Tab. 2: Hörerzahlen Universität Wien[22]

Das Wachstum der Medizinischen Fakultät schlug sich auch in einem starken Ausländeranteil nieder: So waren im Wintersemester 1872/73 662 Ausländer an der Fakultät inskribiert, während die Berliner Fakultät zu dieser Zeit überhaupt nur insgesamt 404 Hörer zählte.

Jahr	Ausländeranteil Med. Fak.	Ausländeranteil Jur. Fak.	Ausländeranteil Phil. Fak.
1863/64	8,6 %	1,3 %	1,4 %
1873/74	26,9 %	8,6 %	5,2 %
1883/84	46,2 %	11,2 %	20,9 %
1893/94	26,3 %	8,3 %	19,1 %
1902/03	28,2 %	7,7 %	12,1 %

Tab. 3: Ausländeranteil Universität Wien[23]

Die »II. Wiener Medizinische Schule« zog aber auch zahlreiche junge Ärzte nach Wien, die sich hier in Spezialfächern ausbilden wollten. Seit ihren Anfängen blieb die Strahlkraft der »II. Wiener Medizinischen Schule« ungebrochen erhalten,

71. –Vgl. auch Erna Lesky, *Meilensteine der Wiener Medizin. Große Ärzte Österreichs in drei Jahrhunderten*, Wien–München–Bern: Maudrich 1981, 82.

20 Vgl. Ernst Pliwa, *Österreichs Universitäten 1863/64–1902/03. Statistisch-Graphische Studie*, Wien: Tempsky 1908, 9.

21 Ebd.

22 Vgl. ebd., 18.

23 Vgl. ebd.

und die Wiener Fakultät wurde so »zur école de perfection par excellence und zugleich zur Monsterfakultät im deutschen Raum.«[24]

Gleichzeitig stellte Wien aber auch das primäre jüdische Migrationsziel für künftige Mediziner dar. Obwohl den Juden seit der josephinischen Toleranzgesetzgebung gestattet war, in Wien Medizin zu studieren und zu promovieren, »wenn sie sich durch Talenten und Anwendung in Wissenschaften [sic] entscheidend auszeichnen«,[25] blieb die Zahl der jüdischen Ärzte bis zur Mitte des 19. Jahrhunderts zunächst verhältnismäßig bescheiden, wobei die meisten an der Wiener Medizinischen Fakultät tätig waren.[26] Unter den 400 1842 in Wien praktizierenden Ärzten befanden sich jedoch nur acht israelitischen Glaubensbekenntnisses.[27] Allerdings waren dann unter den bedeutenden Repräsentanten der Märzrevolution 1848 zahlreiche jüdische Medizinstudenten bzw. junge Ärzte, so etwa Adolf Ephraim Fischhof (1816–1893) und Josef Goldmark (1818–1881) aus Ungarn sowie Siegfried Kapper (1820–1879) und Ludwig August Frankl-Hochwart (1810–1894) aus Böhmen. Viele (jüdische) Ärzte kämpften im Medizinerkorps der Akademischen Legion, darunter Ferdinand Hebra (1816–1880), Joseph Hyrtl (1810–1894), Carl Rokitansky (1804–1878) und Joseph Škoda (1805–1881), und sie stellten 18 % des Offizierskorps der Akademischen Legion.[28]

Die Zahl der Juden an Universitäten und Hochschulen Österreichs betrug zwischen 1851 und 1855 insgesamt 484 bzw. 7,9 %[29] und blieb auch zunächst überschaubar. So machten an der Universität Wien 1863/64 die jüdischen Studenten knapp über 17 % aus. Nachdem die Verfassung von 1867 generell die Gleichberechtigung der jüdischen Bevölkerung gewährt hatte, stieg in weiterer Folge seit Anfang der 1880er-Jahre die Zahl der jüdischen Studenten an der Universität Wien insgesamt sprunghaft an: Machte sie Ende 1881 noch 1.298 aus, so waren es 1885 bereits 2.095.[30] 1890 waren schon über 33 % der Studenten an

24 Erna Lesky, *Die Wiener medizinische Schule im 19. Jahrhundert* (Studien zur Geschichte der Universität Wien 6), Graz–Köln: Böhlaus Nachf. 1965, 293.

25 Hofkanzleidekret 17.1.1782, zit. nach: Max Neuburger, Die ersten an der Wiener Fakultät promovierten Ärzte jüdischen Stammes, in: *Monatsschrift für Geschichte und Wissenschaft des Judentums* 62 (1918) 7, 218–222, 220.

26 Vgl. Felicitas Seebacher, *»Primum humanitas, alterum scientia«. Die Wiener Medizinische Schule im Spannungsfeld von Wissenschaft und Politik*, phil. Diss., Klagenfurt 2000, 87.

27 Vgl. ebd., 89.

28 Vgl. ebd., 65. – Isidor Fischer, *Wiens Mediziner und die Freiheitsbewegung 1848* (Wiener medizingeschichtliche Beiträge 1), Wien: Ars Medici 1935.

29 Vgl. Pauley, *Geschichte*, 64. – Die Stagnation der 1850er-Jahre führt Roland Simon auf die Auswirkungen des Mittelschul-Organisationsentwurfes zurück. Vgl. Roland Simon, *Die Juden und die Medizin. Ein Beitrag zur österreichischen Bildungssoziologie. Materialsammlung zu einer Theorie der Bildungsethik*, Dipl. Arb., Wien 1989, 31.

30 Vgl. Pauley, *Geschichte*, 64.

der Wiener Universität jüdisch,[31] im Unterschied etwa zu Graz und Innsbruck, die keinen nennenswerten Anteil jüdischer Studenten aufwiesen. In diesem Zusammenhang darf auch nicht außer Acht gelassen werden, dass die meisten konfessionslosen Studierenden jüdischer Herkunft waren.[32]

Jahr	Wien	Graz	Innsbruck	Lemberg	Krakau	Czernowitz
1863/64	17,4 %	0,2 %	-	5,9 %	7,3 %	-
1873/74	22,4 %	0,2 %	-	4,5 %	5,9 %	-
1883/84	32,7 %	1,6 %	0,5 %	10,7 %	10,8 %	25,8 %
1893/94	30,7 %	2,7 %	0,4 %	18,3 %	14,3 %	33,0 %
1902/03	24,5 %	1,8 %	0,2 %	21,0 %	11,4 %	40,5 %

Tab. 4: Anteil jüdischer Studenten[33]

An der Medizinischen Fakultät lag der Anteil der jüdischen Studenten 1851 noch bei nicht ganz 17 % (125 Studenten)[34] und stieg erst in den späten 1850er- und frühen 1860er-Jahren rasant an (im Unterschied zur Juridischen Fakultät, wo der Anteil der jüdischen Studenten bis 1914 immer unter 26 % lag) – wobei der hohe Anteil jüdischer Studenten primär auf die Zuwanderung zurückgeführt werden kann. So waren in den 1860er- und 1870er-Jahren ca. 35 % der Studenten der Wiener Medizinischen Fakultät Juden.[35] In den 1880er-Jahren stieg ihr Anteil dann auf über 55 %, um danach wieder zu sinken: in den 1890er-Jahren auf über 45 % und danach auf etwa 40 %.[36] Die Zahl jüdischer Medizinstudenten hatte sich also kontinuierlich jener der Katholiken genähert und übertraf diese 1880 bis 1894 sogar. In Deutschland hingegen gab es 1910 ca. 5–6 % Juden unter den Medizinstudenten.[37]

31 Vgl. Gary B. Cohen, Die Studenten der Wiener Universität, 1860 bis 1900. Ein soziales und geographisches Profil, in: Richard Georg Plaschka/Karlheinz Mack (Hg.), *Wegenetz europäischen Geistes* (Band 2). *Universitäten und Studenten* (Schriftenreihe des Österreichischen Ost- und Südosteuropa-Instituts 12), Wien–Köln: Böhlau 1987, 290–316, 296.

32 Vgl. Waltraud Heindl, Die konfessionellen Verhältnisse. Jüdische und katholische Studentinnen, in: Dies./Marina Tichy (Hg.), *»Durch Erkenntnis zu Freiheit und Glück…« Frauen an der Universität Wien (ab 1897)*, 2. Auflage, Wien: WUV 1993, 139–149, 139.

33 Vgl. Pliwa, *Universitäten*, 29.

34 Vgl. die Tabelle 1851–1880 bei: Alexandra Tschaudi, *Eine sozialgeschichtliche und statistische Studie über das Verhältnis der Wiener Juden zur Medizin zwischen Emanzipation und Erstem Weltkrieg*, Dipl. Arb., Wien 2000, 117. – Berthold Windt, Die Juden an den Mittel- und Hochschulen Oesterreichs seit 1850, in: *Statistische Monatsschrift* 7 (1881) 10, 442–457, 452–457.

35 Vgl. Pliwa, *Universitäten*, 28.

36 Vgl. ebd.

37 Vgl. Samuel Krauss, *Geschichte der jüdischen Ärzte von frühesten Mittelalter bis zur Gleichberechtigung*, Wien: Verlag d. A. S. Bettelheim-Stiftung 1930, 121. – Simon, *Juden*, 43.

Jahr	Med. Fak.		Jur. Fak.		Phil. Fak.	
	jüd. Stud.	kath. Stud.	jüd. Stud.	kath. Stud.	jüd. Stud.	kath. Stud.
1863/64	35,5 %	51,1 %	11,4 %	83,1 %	6,8 %	75,0 %
1873/74	35,9 %	44,8 %	25,3 %	66,2 %	5,2 %	85,1 %
1883/84	55,8 %	33,2 %	21,8 %	73,4 %	12,6 %	74,9 %
1893/94	45,6 %	43,2 %	20,8 %	71,3 %	18,1 %	66,0 %
1902/03	40,2 %	43,5 %	22,2 %	69,7 %	21,9 %	65,5 %

Tab. 5: Anteil jüdischer Studenten der Universität Wien nach Fakultäten[38]

Für den Rückgang der jüdischen Medizinstudenten zur Jahrhundertwende spielte wohl nicht nur der unter Bürgermeister Karl Lueger (1844–1910) generell ansteigende Antisemitismus in Wien eine Rolle, sondern auch das Klima an der Fakultät. So wurde seit Mitte der 1880er-Jahre von der Professorenschaft explizit ein Numerus clausus gefordert, um den Zustrom zur Medizin zu bremsen und ein Ärzteüberangebot zu verhindern. Diese Numerus-clausus-Forderungen waren freilich sehr oft mehr oder weniger versteckt antisemitisch motiviert, wie etwa bei dem Chirurgen Theodor Billroth (1829–1894), der, dem Laryngologen Johann Schnitzler (1835–1893) zufolge, im Sinne eines »verschämten« Numerus clausus sogar nur ein österreichisches Maturazeugnis als Voraussetzung für ein Studium anerkennen wollte.[39]

Ein großer Anteil dieser nach Wien strömenden (jüdischen) Zuwanderer stammte aus Ungarn, Böhmen und Mähren sowie Galizien und der Bukowina. Bereits vor der Revolution 1848 hatte es eine erhebliche Zahl von Medizinern aus den Ländern der Wenzels- und Stephanskrone gegeben, denn 1840 waren von 370 Wiener Ärzten 130 aus den böhmischen, 43 aus den ungarischen und 28 aus den italienischen Ländern der Monarchie zugezogen.[40] In den 1850er- und 1860er-Jahren stieg die Zahl der nach Wien Zuwandernden v. a. aus Böhmen, Mähren und Schlesien sowie aus Ungarn dann weiter kontinuierlich an, wobei diese – wenngleich oft aus ärmlichen Verhältnissen kommend – in der Regel über gute Schulbildung verfügten und sich rasch in Wien assimilierten. 1869 stammten von den 234 jüdischen »Privatärzten« in Wien beinahe die Hälfte (fast 48 %) aus Ungarn, es folgten die Zugewanderten aus Böhmen (18 %), Mähren und Schlesien (18 %) sowie jene aus Galizien und der Bukowina (9 %).[41] Ab 1867 änderte sich dann die Herkunft der Zuwanderer zunehmend, der Anteil von Einwanderern aus Galizien stieg an. Kamen 1880 noch 18 % der Wiener Juden aus den polnischen und ukrainischen Provinzen, so erhöhte sich dieser Pro-

38 Vgl. Pliwa, *Universitäten*, 28.
39 Vgl. Lesky, *Wiener medizinische Schule*, 298–299.
40 Vgl. Seebacher, *»Primum humanitas, alterum scientia«*, 84.
41 Vgl. Israel Jeiteles, *Die Kultusgemeinde der Israeliten in Wien*, Wien: Rosner 1873, 172.

zentsatz bis 1910 auf 23. Die Zahl der galizischen Juden stieg noch deutlicher, nämlich von 13.180 1880 auf 30.325 1910, und 92,5 % der aus Galizien stammenden Studierenden waren jüdisch.[42] So gab es unter den Medizinstudenten an der 1893 gegründeten Medizinischen Fakultät in Lemberg weniger galizische Juden als an der Wiener Fakultät,[43] und etwas mehr als die Hälfte (54 %) der in Galizien geborenen Wiener Studenten waren Juden.[44] Die Niederlagen in den ersten Kriegsmonaten und das Vordringen der zaristischen Armee in Galizien und der Bukowina führten in weiterer Folge dazu, dass tausende Familien aus dem Osten der Monarchie in das Innere der Monarchie flüchteten, was ebenfalls die Zusammensetzung der Wiener Studentenschaft beeinflussen sollte. Wien bildete aber auch für ausländische StudentInnen, insbesondere aus dem Zarenreich, einen starken Anziehungspunkt, einerseits wegen der Pogrome in den 1880er-Jahren und nach der Jahrhundertwende, andererseits aber als Reaktion auf den in Russland seit 1886 bestehenden offiziellen Numerus clausus für jüdische Studierende an russischen Universitäten zwischen drei und zehn Prozent.[45]

Was die soziale Herkunft der Zuwanderer nach Wien anbelangt, so ist davon auszugehen, dass die (Medizin-)Studenten des frühen 19. Jahrhunderts aus wirtschaftlich besser situierten Schichten stammten. Seit den 1860er-Jahren wandte sich dann ein nicht unerheblicher Teil der Söhne kleiner Kaufleute der Medizin zu. Deren Anteil lag 1860 bei 56 %, 1880 bei 68 % und 1900 bei 59 %, blieb aber zunächst deutlich niedriger als bei den Jusstudenten.[46] Gary Cohen führt dies darauf zurück, dass die Mehrheit aller Studenten dieser sozialen Herkunft Juden waren, nämlich etwa 81 % 1860, 85 % 1880 und 70 % 1900.[47] Damit im Zusammenhang traten, v. a. in den 1880er-Jahren, auch immer wieder Beschwerden über die zahlreichen armen Studenten, insbesondere nichtdeutscher Herkunft, auf. So meinte etwa Billroth schon 1876, dass nach Wien viele »junge Leute« aus Galizien und Ungarn, »meist Israeliten«, kämen, »welche absolut gar nichts haben.«[48] Es waren daher auch vorrangig Medizinstudenten, die auf Hilfe privater Organisationen angewiesen waren, so etwa vom »Verein zur Unterstützung mittelloser israelitischer Studierender.«[49] Wer die Unterstützten

42 Vgl. Pauley, *Geschichte*, 56.

43 Vgl. Pliwa, *Universitäten*, Tafeln 47–57.

44 Vgl. Cohen, Studenten, 295.

45 Vgl. Guido Hausmann, Der Numerus clausus für jüdische Studenten im Zarenreich, in: *Jahrbücher für Geschichte Osteuropas* 41 (1993), 508–531.

46 Vgl. Cohen, Studenten, 309.

47 Vgl. ebd.

48 Theodor Billroth, *Über das Lehren und Lernen der medicinischen Wissenschaften an den Universitäten der deutschen Nation. Eine cultur-historische Studie*, Wien: Gerold 1876, 148.

49 Von den insgesamt 200 unterstützen Studenten 1862–1865 waren 166 Mediziner. Vgl. Simon, *Juden*, 48.

waren, brachte der Arzt und Schriftsteller Arthur Schnitzler (1862–1931) in seiner Autobiografie auf den Punkt: »hauptsächlich Juden aus Ungarn, auch aus Böhmen und Mähren«, »bedauernswerte arme Teufel, die vorher im Ghetto ihrer Heimat gedarbt hatten und nun in der Großstadt weiter hungerten.«[50] Tatsächlich wurden bis Anfang der 1880er-Jahre primär Ungarn gefördert, da diese zunächst die größte und am wenigsten begüterte Gruppe der Zuwanderer waren, dann wurden diese von den Galiziern überrundet.[51] Wien war also stets »liberal genug, um als Magnet für begabte, originelle und ehrgeizige Menschen aus der Provinz zu wirken, aber nicht so liberal, daß es sie sofort umarmte«[52] und ihnen ausreichend Verdienstmöglichkeiten zugestand. Darin sind auch gleichsam »unsichtbare Ghettomauern« erkennbar,[53] wurden den jüdischen Wissenschaftlern doch nur einige wenige Betätigungsfelder eingeräumt, in denen sie – dies aber angesichts des massiven Antisemitismus nur eingeschränkt – Karrieremöglichkeiten hatten, woran auch die Einforderung gleicher Rechte als »treue Söhne dieses Staates« nichts änderte.[54]

Betrachtet man das Medizinstudium des 19. Jahrhunderts aus dem Blickwinkel der Geschlechterverhältnisse, so blieb in Österreich den Frauen der Zugang zum Medizinstudium und somit zum ärztlichen Beruf noch zu Zeiten verwehrt, in denen z. B. in den USA und Russland (St. Petersburg) längst eigene Ausbildungsstätten für Ärztinnen existierten. Trotz der 1867 festgelegten Ausbildungs- und Erwerbsfreiheit waren Frauen zunächst stillschweigend (wegen vorgeblicher Untauglichkeit infolge ihrer biologisch-physiologischen Inferiorität[55]) vom Medizinstudium ausgeschlossen. Erst 1900 wurden Frauen auch in Österreich zum Medizinstudium zugelassen, wobei die Mehrzahl der Studentinnen aus dem Besitz- und Bildungsbürgertum Wiens, Niederösterreichs und Mährens stammte.[56] Auffällig ist, dass an der Medizinischen Fakultät Studen-

50 Arthur Schnitzler, *Jugend in Wien. Eine Autobiographie*, Wien–München–Zürich: Molden 1968, 157.

51 Vgl. Simon, *Juden*, 49.

52 Peter Pulzer, Liberalismus, Antisemitismus und Juden im Wien der Jahrhundertwende, in: Peter Berner/Emil Brix/Wolfgang Mantl (Hg.), *Wien um 1900. Aufbruch in die Moderne*, Wien: Oldenbourg 1986, 32–38, 35.

53 Vgl. Jan Surman, *Habsburg Universities 1848–1918. Biography of a Space*, phil. Diss., Wien 2012, 368. – Ders., Vom »akademischen Altersheim« zur Spitzenforschungsanstalt? Mobilität der Wiener Professoren 1848–1918, in: Mitchell G. Ash/Josef Ehmer (Hg.), *Universität – Politik* – Gesellschaft (650 Jahre Universität Wien – Aufbruch ins neue Jahrhundert 2), Göttingen: V&R unipress 2015, 621–648, 631.

54 Abgeordneter Henryk Gabel (1873–1910) im Reichsrat 1909, zit. nach: Matthias Falter/Saskia Stachowitsch, Antisemitismus und jüdische Politik im Parlament, in: Saskia Stachowitsch/Eva Kreisky (Hg.), *Jüdische Identitäten und antisemitische Politiken im österreichischen Parlament 1861–1933*, Wien–Köln–Weimar: Böhlau 2017, 93–208, 171.

55 Vgl. dazu den Beitrag von Felicitas Seebacher in diesem Band.

56 Vgl. Elfriede Koppe, *Sozialgeschichte der Ärzteschaft 1870–1918*, Dipl. Arb., Wien 1997, 21.

tinnen mosaischer Konfession die Majorität hatten, ihre Zahl schwankte zwischen 1900 und 1914 zwischen ca. 51 % und 68 %, wobei diese Statistik nur Frauen mosaischer Religionszugehörigkeit berücksichtigt und Studentinnen aus jüdischen Elternhäusern, die selbst christlicher Konfession oder konfessionslos waren, nicht eingerechnet sind, weshalb die Zahl der Studentinnen jüdischer Herkunft noch deutlich höher lag.[57] So waren schon sieben der ersten elf Medizinstudentinnen im Jahr 1900/01 jüdischer Religion (über 63 %).[58] Die ersten Frauen, die das Medizinstudium an der Universität Wien abschließen konnten, waren 1903 die Wienerinnen Margarete Hönigsberg (verehel. Hilferding, 1871–1942),[59] 1904 ihre Schwester Klara Hönigsberg (verehel. Scherer, 1879–1942) und Bianca Bienenfeld (1879–1929), die Niederösterreicherinnen Anna Pölzl (1872–1947) und Dora Teleky (verehel. Brücke, 1879–1963).[60] Von diesen kam lediglich Pölzl aus einem katholischen Elternhaus, was auch die Schicksale dieser ersten Absolventinnen nach dem »Anschluss« 1938 bestimmte.[61]

Besonders hoch lag der Anteil von Wiener Medizinstudentinnen aus Galizien, der zunächst fast 29 % betrug und 1907/08 auf über 36 % stieg. Während jedoch 1913/14 von den Wiener Medizinstudentinnen über 44 % mosaischen Glaubens und fast 41 % Katholikinnen waren, gab es unter den aus Galizien stammenden Hörerinnen 92,5 % Jüdinnen und nur 5,7 % Katholikinnen. Ähnlich lagen die Religionsverhältnisse bei den Studentinnen aus der Bukowina.[62] Als Muttersprache gaben 1913/14 über 12 % der Medizinstudentinnen Jiddisch an, während vor 1909 diese Angabe kaum vorkam.[63] Diese galizischen Medizinstudentinnen kamen freilich zumeist aus assimilierten Elternhäusern, in welchen das Judentum auf die hohen jüdischen Feiertage beschränkt war (»Drei-Tage-Juden«). Einer solchen Familie aus Galizien entstammte etwa Helene Rosenbach Deutsch (1884–1982), deren Vater Rechtsanwalt in Przemyśl war und deren »Ehrgeiz, an einer Universität zu studieren«, ihr »endlich einen Grund [lieferte],

57 Vgl. Heindl, Verhältnisse, 140.

58 Vgl. ebd., 145.

59 Vgl. Sonja Stipsits/Margarete Hönigsberg, Aus dem Leben einer Pionierin, in: Birgit Bolognese-Leuchtenmüller/Sonia Horn (Hg.), *Töchter des Hippokrates. 100 Jahre akademische Ärztinnen in Österreich*, Wien: Verlag der Österreichischen Ärztekammer 2000, 45–54. – Eveline List, *Mutterliebe und Geburtenkontrolle. Zwischen Psychoanalyse und Sozialismus. Die Geschichte der Margarethe Hilferding-Hönigsberg*, Wien: Mandelbaum 2006.

60 Vgl. Dora Brücke-Teleky, Wien Geschichte Wiki, URL: www.wien.gv.at/wiki/index.php?title=Dora_Brücke-Teleky (abgerufen am 27.6.2018).

61 Margarete Hilferding kam am Transport in das Vernichtungslager Treblinka ums Leben, Dora Teleky-Brücke musste flüchten, Klara Scherer-Hönigsberg starb, vielfältigen Verfolgungen und Diskriminierungen ausgesetzt, in Wien.

62 Vgl. Heindl, Verhältnisse, 140.

63 Vgl. Waltraud Heindl-Langer/Rudolf Wytek, *Die jüdischen Studentinnen an der Universität Wien*, Wien: J & V Edition 1988, 143–146. – Vgl. zu Jiddisch als Muttersprache 1918/19: Heindl, Verhältnisse, 141.

Polen verlassen zu können.«[64] Viele der jüdischen Studentinnen engagierten sich daher auch in säkularen politischen Organisationen, darunter v. a. in der sozialdemokratischen Bewegung. Einen hohen Prozentsatz Jüdinnen gab es auch unter den Ausländerinnen, nämlich etwa über 71 % der Russinnen, welche die größte Ausländerinnengruppe darstellten.[65]

Von der Zuwanderung nach Wien zu Studienzwecken ist freilich grundsätzlich die Frage der Ausübung der ärztlichen Praxis in Wien zu unterscheiden, die seit 1784 jedem »an einer inländischen Universität approbirten Arzte [...] uneingeschränkt zu gestatten« war,[66] wenngleich Stellen in Spitälern oder an der Medizinischen Fakultät Juden zunächst nicht offen standen. Nach den (bis ins 20. Jahrhundert geltenden) vormärzlichen Bestimmungen war dann hinfort ein von einer österreichischen Universität erworbener (oder im Inland nostrifizierter ausländischer[67]) Doktorgrad, die Meldung der Niederlassung zur Ausübung des ärztlichen Berufs und die österreichische Staatsbürgerschaft erforderlich.[68] Die Doktordiplome ausländischer Studierender enthielten eine »Ausländerklausel« bzw. wurde von ausländischen Absolventen des Medizinstudiums eine Erklärung verlangt, dass sie die ihnen im Doktordiplom zugesprochene Praxisberechtigung in Österreich ohne vorhergehende Erfüllung der gesetzlichen Bedingungen, also dem Erwerb der Staatsbürgerschaft, nicht ausüben würden. Fiel dann der Mangel der Staatsbürgerschaft weg, erlangte der Arzt die Praxisberechtigung.[69] Erworben werden konnte die österreichische Staatsbür-

64 Helene Deutsch, Selbstkonfrontation. Eine Autobiographie, Frankfurt/Main: Fischer 1994. Zit. nach: Rebecca Cäcilia Loder, *Die ersten jüdischen Studentinnen an Österreichs Universitäten. Eine Darstellung anhand autobiografischer Texte*, Dipl. Arb., Graz 2011, 141. – Helene Deutsch, geb. Rosenbach wurde 1912 promoviert, arbeitete zunächst an der Psychiatrischen Universitätsklinik bei Julius Wagner-Jauregg, während des Ersten Weltkriegs als Militärärztin und gehörte schließlich zum Kreis um Sigmund Freud. Von 1924 bis zu ihrer Emigration in die USA 1934, die durch die Widerstandstätigkeit ihres Sohnes Martin gegen das Dollfuß-Regime veranlasst war, leitete sie das neu gegründete Ausbildungsinstitut der Wiener Psychoanalytischen Gesellschaft. Vgl. ebd.

65 Waltraud Heindl, Die russischen Studentinnen an der Wiener Politik. Ein Beispiel ausländischer Hörerinnen, in: Dies./Tichy, *»Durch Erkenntnis zu Freiheit und Glück...«*, 129–138, 133.

66 Gerson Wolf, *Studien zur Jubelfeier der Wiener Universität im Jahre 1865*, Wien: Herzfeld & Bauer 1865, 93.

67 Vgl. Ausübung der Heilberufe, Anfrage der belgischen Gesandtschaft, Österreichisches Staatsarchiv [ÖStA], Archiv der Republik [AdR], Bundesministerium für Soziale Verwaltung [BMfsV], Kt. 2226, GZ IV-80.032/8/36.

68 Vgl. Allerhöchste Entschließung vom 26. September 1837, in: *Justizgesetzsammlung* [*JGS*] (1837) 231, 147. – Hofkanzley-Decret vom 24. April 1827, wegen Niederlassungs-Bewilligungen der Aerzte, Wundärzte und Hebammen an bestimmten Orten, in: *Politische Gesetze und Verordnungen* (1827) 53, 83–85.

69 Vgl. Erlass des Ministeriums für innere und kulturelle Angelegenheiten, Abt IV, 28.6.1938, ÖStA, AdR, BMfsV 1938, Kt. 2330, Zl 22247/IMe, GZ 52.353–8/38.

gerschaft[70] nach dem Allgemeinen Bürgerlichen Gesetzbuch von 1811 u. a. durch einen in den erbländischen Staaten vollendeten zehnjährigen ununterbrochenen und qualifizierten Wohnsitz oder eine von der Verwaltungsbehörde im freien Ermessen vorgenommene Verleihung. Für Frauen bestand überdies eine erleichterte Möglichkeit, die Staatsbürgerschaft zu erlangen, nämlich durch Heirat mit einem Österreicher.[71] Durch die Reichsverfassung von 1849 wurde dann bis 1867 ein »allgemeines österreichisches Reichsbürgerrecht« unter Einschluss Ungarns geschaffen,[72] was zweifelsfrei die ärztliche Migration erleichterte. Der Ausgleich mit Ungarn 1867 brachte jedoch die Spaltung in ein allgemeines österreichisches und ein eigenes ungarisches Staatsbürgerrecht, womit ungarische Staatsangehörige nunmehr AusländerInnen gleichgestellt waren.

Erklärungsansätze für die jüdische Migration

Wolf Gerson (1823–1892) sprach 1865 von der besonderen Vorliebe der Juden für das Medizinstudium, die »zu allen Zeiten bis auf den heutigen Tag mit großer Vorliebe sich dem Studium der Medizin zuwendeten und noch zuwenden«, und es habe Familien gegeben, »in welchen Vater, Sohn, Enkel und Urenkel Ärzte waren«. Die Medizin sei auch gewissermaßen als »kosmopolitische Wissenschaft« gesehen worden, »die man aller Orten üben kann«, denn in Zeiten, »wo der Jude jeden Augenblick bedroht war und am Morgen nicht wusste, wo er am Abend das müde Haupt niederlegen werde«, sei daher die medizinische Wissenschaft »sowohl vom Gesichtspunkte des Studiums wie von der Nützlichkeit die practischste« gewesen.[73] Guido Kisch (1889–1985) meinte 1935, dass »die Wissenschaft der Heilkunde und die ärztliche Tätigkeit der Juden« diesen »früh über den Kreis der eigenen Glaubensgenossen hinaus trotz aller Gegenbestrebungen Geltung und Ansehen verschafft« habe.[74]

Eine Erklärung für die überproportional hohe Hinwendung der Juden zur Medizin war einerseits die Bedeutung von Bildung im jüdischen Leben, andererseits gab es auch zahlreiche äußere Umstände, welche die Entscheidung für das Medizinstudium förderten, denn viele Berufe waren den Juden zunächst,

70 Vgl. dazu Ilse Reiter, *Ausgewiesen, abgeschoben. Eine Geschichte des Ausweisungsrechts in Österreich vom ausgehenden 18. bis ins 20. Jahrhundert* (Studien aus Recht, Geschichte und Gesellschaft 3), Frankfurt/Main: Lang 2000, 53–61.

71 Vgl. Hofkanzley-Decret vom 23. Februar 1833, *JGS* (1833) 2595, 79.

72 Vgl. Kaiserliches Patent vom 4. März 1849, Reichsverfassung für das Kaiserthum Oesterreich, *Allgemeines Reichs-Gesetz- und Regierungsblatt für das Kaiserthum Österreich* [*RGBl*] 150/1849.

73 Wolf, *Studien*, 24.

74 Kisch, Guido, *Die Prager Universität und die Juden 1348–1848. Mit Beiträgen zur Geschichte des Medizinstudiums*, Mährisch-Ostrau: Kittl 1935, 13.

z. T. zumindest de facto, verschlossen, wie die Landwirtschaft aufgrund des Erwerbsverbots für Liegenschaften, die Ausübung des zünftigen Gewerbes und die Anstellung im staatlichen bzw. sonstigen öffentlichen Dienst.[75] So waren die freien Berufe, vorrangig der des Arztes und in zweiter Linie auch des Advokaten, wohl nicht nur aus Gründen eines höheren Bildungsstrebens als bei Christen, sondern auch aus äußeren Gründen die naheliegende Wahl.

Wolf betonte zwar 1865, dass »in neuester Zeit die politischen und socialen Verhältnisse in Österreich einen bedeutenden Umschwung« erfahren hätten, es sei aber »nichts desto weniger die Medicin nach wie vor noch das Lieblingsstudium der Juden geblieben«. Als Gründe dafür könnten gesehen werden, dass trotz der nun »besseren Zeiten« für die Juden diese nach wie vor »nur ausnahmsweise in den Beamtenkörper eingereiht« würden und außerdem die meisten Studierenden arm seien, weshalb sie sobald wie möglich zu Verdienst kommen müssten, wozu die »medicinische Wissenschaft« die »nächste Gelegenheit« biete, »da der Arzt sofort nachdem er promoviert ist, sich selbständig machen kann«.[76] Die Medizin schien so neben den Rechtswissenschaften die Möglichkeit für den ökonomischen, vielleicht auch sozialen Aufstieg zu schaffen und die Chance zu bieten, dem »Makel des Händlertums« zu entkommen.[77] So bemerkte etwa Theodor Herzl (1860–1904), dass sich die Juden dort, wo sie »aufsteigende Klassenbewegungen mitmachen« könnten, »eilig vom Handel entfernen« und »[w]eitaus die meisten jüdischen Kaufleute […] ihre Söhne studieren« ließen. Daher käme auch »die sogenannte Verjudung aller gebildeten Berufe.«[78] Viele jüdische Mediziner empfanden daher »die Ausübung der medizinischen Wissenschaft als Aufschwung in ein besseres Dasein, die Versetzung in eine höhere gesellschaftliche Klasse.«[79]

Antisemitismus an der Medizinischen Fakultät

Die zugewanderten Medizinstudenten trafen an der Wiener Medizinischen Fakultät freilich bald auf massiven Antisemitismus. Zunächst dominierte hier allerdings noch Carl Rokitansky, 1844 zum (ersten) Professor für pathologische Anatomie ernannt, Begründer der »II. Wiener Medizinischen Schule«, Altliberaler und 1863 als medizinischer Studienreferent ins Innenministerium beru-

75 Vgl. Gerson Wolf, *Geschichte der Juden in Wien (1156–1876)*, Nachdruck, Wien: Geyer 1974 [1876], passim.

76 Wolf, *Studien*, 25–26.

77 Carl E. Schorske, *Wien. Geist und Gesellschaft im Fin de siècle*, Frankfurt/Main: Fischer 1982, 140.

78 Theodor Herzl, *Der Judenstaat*, 9. Auflage, Wien: Löwit 1933, 79.

79 Krauss, *Geschichte*, 3.

fen,[80] der stets als »liebevoller Freund der jüdischen Studenten«[81] galt. Er befürwortete auch die Öffnung der Universität für Studierende aus dem Osten, denn Nationalismus würde die »Solidarität der Wissenschaft« spalten. Hinsichtlich der Professorenberufungen schlug sich dieser Öffnungsappell allerdings nicht nieder, wurden doch protestantische Professoren aus Deutschland bevorzugt, wie etwa die Berufung des Norddeutschen Theodor Billroth 1867 aus Zürich belegt. Die »deutsche Medizin« bzw. »deutsche Wissenschaft« sollte der »Wiener Medizinischen Schule« internationales Prestige verleihen. Mitte der 1870er-Jahre spaltete sich in weiterer Folge schließlich die liberale Professorenschaft in ein liberales und ein deutschnationales Lager, wobei nur das erste mit Rokitansky für eine multiethnische Habsburgermonarchie eintrat und sich weiterhin gegen nationale Ideologien aussprach.[82] Mit der Emeritierung Rokitanskys 1875 erlitten diese liberalen Positionen allerdings einen herben Rückschlag.[83]

Billroth vertrat im Unterschied zu Rokitansky vehement die deutschnationalistische Professorenschaft, seine Chirurgenschule sollte zu einem Exzellenzzentrum der »deutschen« Chirurgie, die Fakultät wieder »deutsch« werden. Von all denjenigen, die seiner Ansicht nach nicht zur deutschen Kulturnation gehörten – worunter für ihn die zugewanderten Ärzte, wie etwa Rokitansky selbst, fielen –, grenzte sich Billroth deutlich ab. Bereits kurz nach Rokitanskys Tod publizierte er seine Schrift *Über das Lehren und Lernen der medicinischen Wissenschaften an den Universitäten der deutschen Nation*, in der er sich u. a. gegen den Andrang »ostjüdischer« Studenten zum Wiener Medizinstudium aussprach,[84] wobei zu dieser Zeit an der Wiener Medizinischen Fakultät 512 Katholiken und 421 »Israeliten« studierten, 505 »Inländer« und 668 »Ausländer.«[85] Für Billroth war dieser Zustand ein »nationales Unglück.«[86] Die ostjüdischen Studenten bezeichnete er als »Streber mit einem Strohkopf«, die »mit blöden halb blinden Augen, mit Händen wie Blei, einem Gehirn wie Lehm, mit einem lexikalischen Wissen und einem rührenden Nichts-Können« in den Vorlesungen säßen und bei den Examen ihre Gedanken nicht »in deutscher oder

80 Zit. nach: Seebacher, *»Primum humanitas, alterum scientia«*, 322.

81 Zit. nach: Ebd.

82 Vgl. Felicitas Seebacher, Freiherr von Rokitansky und Theodor Billroth. Politisierte Wissenschaftsstile an der Medizinischen Fakultät, in: Ash/Ehmer, *Universität – Politik – Gesellschaft*, 197–208, 201–202.

83 Vgl. Seebacher, *»Primum humanitas, alterum scientia«*, 333.

84 Vgl. Seebacher, Rokitansky, 204, 208.

85 Felicitas Seebacher, *Das Fremde im »deutschen« Tempel der Wissenschaften. Brüche in der Wissenschaftskultur der Medizinischen Fakultät der Universität Wien*, Wien: Verlag der ÖAW 2011, 98.

86 Billroth, *Lehren*, Vorwort.

sonst einer Sprache auszudrücken« in der Lage seien.[87] Debatten im Reichsrat, Kritik aus den Reihen des »jüdischen« Bürgertums und Konfrontationen zwischen »deutschen« und »jüdischen« Studenten im Hörsaal waren die Folge. Deutsche Studentenverbindungen begannen nun mit dem Ausschluss von Juden, und bereits 1883 waren mit einer einzigen Ausnahme alle Wiener Burschenschaften »judenrein«.[88] Billroth wollte dennoch nicht mit den »jetzt so beliebten Judenschimpfern« in einen Topf geworfen werden und betonte, dass seine Schrift nur (kultur)nationale, nicht aber politische oder konfessionelle Positionen verfochten habe.[89]

Wirtschaftliche und berufliche Lage der zugewanderten Mediziner

Im Jahr 1880 gab es in Österreich 2.140 Ärzte, darunter 1.014 Juden (47 %),[90] Wien erreichte 1881 eine jüdische Medizinerquote von 61 %,[91] die sich fortan um 60 % einpendelte. In Deutschland hingegen gab es unter den promovierten Ärzten zu dieser Zeit etwa 6 % Juden.[92] Eine staatliche Anstellung blieb den jüdischen Ärzten in Österreich allerdings weitgehend versagt, eine Karriere (trotz Anstellung) allemal, und 1898 gab es an den Wiener Spitälern nur einen einzigen jüdischen Primararzt. Die jüdischen Ärzte waren daher v. a. auf die Privatpraxis angewiesen, was in der Regel aber nicht mit Reichtümern verbunden war; insbesondere den späteren, vielfach mittellosen Zuwanderern aus Galizien und Ungarn warf man daher auch eine schleichende »Proletarisierung« des Medizinstudiums vor. So vermerkte *Dr. Bloch's Oesterreichische Wochenschrift*, dass öffentliche Stellen »dem jüdischen Arzt völlig verschlossen« seien, mag er »auch noch so tüchtig sein, mag er seine Prüfungen mit bestem Erfolg abgelegt haben, sich in allen Gebieten der Wissenshaft auf das gründlichste ausgebildet haben«, eine öffentliche Arztstelle etwa als Bezirksarzt zu erhalten sei »eine Utopie!« Dies träfe nicht nur für Niederösterreich zu, sondern auch die Stadt Wien stelle »selbstverständlich keinen jüdischen Arzt ein, mag er noch so eine gute Qualification besitzen«, und »altgediente jüdische städtische Ärzte« würden karrieremäßig »von ihren jungen arischen Collegen im Fluge überholt.«

87 Ebd., 149.

88 Die Burschenschaft Arminia hatte sich im Mai 1883 gegen die Judenfeindlichkeit ausgesprochen und musste im Mai 1887 wegen Mitgliedermangels ihre Tätigkeit beenden. Vgl. Seebacher, »*Primum humanitas, alterum scientia*«, 359.

89 Vgl. Ash, Jüdische Wissenschaftlerinnen und Wissenschaftler, 102.

90 Vgl. Krauss, *Geschichte*, 121. – Simon, *Juden*, 40.

91 Vgl. Beller, *Wien*, 46–47. – Klaus Taschwer, *Hochburg des Antisemitismus. Der Niedergang der Universität Wien im 20. Jahrhundert*, Wien: Czernin 2015, 37.

92 Vgl. Krauss, *Geschichte*, 121. – Simon, *Juden*, 43.

Die Wochenschrift folgerte: »Der jüdische Arzt ist der Proletarisierung verfallen!« Die Mehrheit der jüdischen Ärzte führe daher »einen verzweifelten Kampf um's Dasein«. Die Ärztekammer habe sogar amtlich erhoben, dass viele Ärzte nicht einmal imstande seien, den geringen Jahresbeitrag für die Kammer zu zahlen und daher davon befreit werden müssten. Nach »langwierigen mühevollen, eventuell unter Entbehrungen vollendetem Studium« sähe sich der jüdische Arzt so »vor die Alternative gestellt, einen anderen Beruf zu ergreifen oder seiner Religion abtrünnig zu werden.«[93]

Aber selbst wenn ein jüdischer Arzt eine Spitalsstelle erlangen konnte, waren die Bezüge in der Regel bescheiden. Ein durchschnittlich verdienender Arzt hatte generell durchaus Schwierigkeiten, mit seinem Einkommen das Auslangen zu finden.[94] So gab es Klagen, dass – während »Lebensmittel, Wohnungen, Löhne etc. seit hundert Jahren in manchen Fällen bis um das zehnfache gestiegen« seien – die »Preise der ärztlichen Leistungen noch an vielen Orten [...] dieselben wie damals« betragen würden.[95] Die Ärztekammer forderte daher auch einen »Minimal-Tarif« für ärztliche Leistungen,[96] wenngleich dies nicht die schlechte Zahlungsmoral des »Publikums« kompensieren könne, das Rechnungen »meist spät, ungern, und ein guter Theil desselben gar nicht« zahle, wodurch die Ärzte bis zu einem Drittel ihres Einkommens verlieren würden.[97] Besonders trist war freilich die finanzielle Lage der »Armenärzte«, die seit 1848 gegen eine jährliche, aus einem öffentlichen Fonds bezahlte (niedrige) Pauschalremuneration arme Kranke unentgeltlich behandeln mussten,[98] zu welcher Gruppe etwa auch der Arzt und Politiker Adolf Fischhof, der Sozialdemokrat Viktor Adler (1852–1918) und der Anatom Julius Tandler (1869–1936) zählten. Eine gewisse Abhilfe schufen die seit den 1880er-Jahren errichteten Krankenkassen, in denen aber anfänglich nur wenige jüdische Ärzte tätig waren, auch zahlten sie nur sehr geringe Honorare.[99] Jüdische Ärzte arbeiteten daher zumeist weiterhin in Privatpraxen.

Es mangelte den jüdischen Studenten und Ärzten aber oft nicht nur an Besitz, sondern aufgrund der Zuwanderung auch an Verbindungen zur angesehenen Gesellschaft, und als Juden waren sie ohnedies dem in Wien herrschenden Antisemitismus ausgesetzt. Jüdische Ärzte wurden auch von den nichtjüdischen Medizinerkreisen abgelehnt, wie dies etwa Arthur Schnitzler in »Professor Bernhardi« aufzeigte, indem er die Probleme seines Vaters rund um »dessen«

93 Medicus, Die jüdischen Ärzte in Wien und Oesterreich. Eine sociale Studie, in: *Dr. Bloch's Oesterreichische Wochenschrift* 15 (1898) 36, 655–656.

94 Vgl. Koppe, *Sozialgeschichte*, 93–94.

95 Josef Scholz, *Über die Honorarfrage der Ärzte. Eine Studie*, Wien: Czermak 1874, 3–4.

96 Tschaudi, *Studie*, 46–47.

97 Scholz, *Honorarfrage*, 5.

98 Vgl. Tschaudi, *Studie*, 52–53.

99 Vgl. Koppe, *Sozialgeschichte*, 54–55. – Tschaudi, *Studie*, 49–50.

Poliklinik, die er ja als dort tätiger Arzt aus eigener Anschauung kannte, verarbeitete.[100] Sie waren also trotz grundsätzlich erfolgreichen Kampfes um die akademische Gleichberechtigung im medizinischen Establishment nicht willkommen, wie etwa in der Chirurgie. Daher kreierten oder besetzten sie neue Forschungsgebiete, die für nichtjüdische Kollegen offenbar nicht attraktiv genug waren. So etwa hatte der Dermatologe Ferdinand Hebra nur jüdische Assistenten, weshalb in Deutschland die »Dermato-Veneralogie« als »Judenhaut« verschrien war.[101]

Auch bezüglich universitärer Karrieren erreichten Juden bald die sprichwörtliche gläserne Decke.[102] So dauerte es entsprechend dem vorherrschenden Antisemitismus bis 1861, bis ein nicht konvertierter Jude eine – wenngleich nur außerordentliche – Professur erhielt, nämlich der in Vierzighuben/Mähren geborene Hermann Zeissl (1817–1884, ordentliche Professur 1869).[103] Neben ihm waren 1865 allerdings 13 jüdische Dozenten an der Fakultät tätig.[104] 1889/90 erreichte der Anteil von Juden am Lehrpersonal der Medizinischen Fakultät zwar »bemerkenswerte 48 Prozent«,[105] allerdings ist dies auf die hohe Zahl an außerordentlichen Professoren und v. a. an jüdischen Dozenten zurückzuführen. So gab es 1894 zwei ordentliche und 14 außerordentliche jüdische Professoren sowie 37 jüdische Dozenten,[106] 1907 weiterhin zwei jüdische Ordinarien (8,7 %), 13 jüdische Extraordinarien (32,5 %) und 90 jüdische Dozenten (57 %).[107]

100 Vgl. Seebacher, *»Primum humanitas, alterum scientia«*, 383–387.

101 Vgl. Simon, *Juden*, 44–45.

102 Vgl. Michael Hubenstorf, Vertriebene Medizin. Finale des Niedergangs der Wiener Medizinischen Schule?, in: Friedrich Stadler (Hg.), *Vertriebene Vernunft. Emigration und Exil österreichischer Wissenschaft*, (Band 2), Wien–München: Jugend und Volk 1988, 766–793.

103 Vgl. Isidore Singer/Frederick T. Haneman, Zeissl, Hermann von, Jewish Encyclopedia, URL: www.jewishencyclopedia.com/articles/15221-zeissl-hermann-von (abgerufen am 26.6.2018). – Julius Leopold Pagel, Zeissl, Hermann von, in: Historische Commission bei der königlichen Akademie der Wissenschaften (Hg.), *Allgemeine Deutsche Biographie* (Band 45), Leipzig: Duncker & Humblot 1900, 7–8.

104 Vgl. Wolf, *Studien*, 189–191.

105 Vgl. Kurt Bauer, Schlagring Nr. 1. Antisemitische Gewalt an der Universität Wien von den 1870er- bis in die 1930er-Jahre, in: Regina Fritz/Grzegorz Rossoliński-Liebe/Jana Starek (Hg.), *Alma Mater Antisemitica. Akademisches Milieu, Juden und Antisemitismus an den Universitäten Europas zwischen 1918 und 1939* (Beiträge zur Holocaust Forschung des Wiener Wiesenthal Instituts für Holocaust-Studien 3), Wien: new academic press 2016, 137–160, 139. – Robert Wistrich, *Die Juden Wiens im Zeitalter Kaiser Franz Josephs* (Anton Gindeley-Reihe zur Geschichte der Donaumonarchie und Mitteleuropas 4), Wien–Köln–Weimar: Böhlau 1999, 179.

106 Vgl. Hans Tietze, *Die Juden Wiens. Geschichte – Wirtschaft – Kultur*, 2. Auflage, Wien: Mandelbaum 2008 [1933], 220.

107 Vgl. Taschwer, *Hochburg*, 41.

Ausgewählte Ärzte mit migrantischem Hintergrund

Viele der Vertreter der »II. Wiener Medizinischen Schule«[108] hatten Migrationshintergrund, denn es waren primär »Ärzte böhmischer Herkunft, die an der Medizinischen Fakultät der Universität die naturwissenschaftlich orientierte Medizin etablierten.«[109] Aus Böhmen, nämlich aus Königgrätz/Hradec Králové kam etwa Carl Rokitansky,[110] der sein Medizinstudium in Prag[111] begonnen, in Wien fortgesetzt und hier auch seine Karriere gemacht hatte (1844 erster Lehrstuhl für Pathologische Anatomie). Ebenfalls in Böhmen (Pilsen/Plzeň) geboren wurde Joseph Škoda,[112] der erste moderne Kliniker der »II. Wiener Medizinischen Schule«. Er ging bereits zum Studium nach Wien, erhielt nach der Promotion zuerst eine Bezirksarmenstelle, wurde 1841 Primararzt und 1846 Universitätsprofessor. Ferdinand Hebra, der Begründer der wissenschaftlichen Lehre von den Hautkrankheiten, kam, einer kleinbürgerlichen Familie entstammend, von Brünn/Brno (Mähren) nach Wien, wo er 1841 promoviert wurde.[113] Der Chirurg und Urologe Leopold Dittel (1815–1898) war in Fulneck/Fulnek (Mähren) geboren und jüdischer Herkunft, studierte in Wien (Promotion 1840) und machte nach seiner Habilitation Wien zum europäischen Zentrum der Urologie. Johann Oppolzer (1808–1871) hatte hingegen in seiner Heimatstadt Prag studiert und als Arzt gearbeitet, bevor er 1850 an die Universität Wien berufen wurde.[114] Der Gynäkologe Rudolf Chrobak (1843–1910) war von Troppau/Opava (Österr.-Schlesien) zum Studium nach Wien gegangen und wurde hier 1889 Vorstand der II. Frauenklinik.[115] Ungarische Wurzeln hatte hingegen Anton Rosas (1791–1855), der 1821 über Padua auf die Lehrkanzel für Augenheilkunde nach Wien berufen wurde. Er repräsentierte »eine frühe antisemiti-

---

108 Vgl. Thomas Maisel, Die Zweite Wiener Medizinische Schule, Universität Wien, URL: geschichte.univie.ac.at/de/artikel/die-zweite-wiener-medizinische-schule (abgerufen am 26.6.2018).

109 Seebacher, Rokitansky, 198.

110 Siehe Ottokar Rokitansky, Carl Freiherr von Rokitansky (1804–1878). Das Lebensbild eines großen Österreichers, in: Helmut Rumpler/Helmut Denk (Hg.), *Carl Freiherr von Rokitansky (1804–1878). Pathologe – Politiker – Philosoph. Gründer der Wiener Medizinischen Schule des 19. Jahrhunderts*, Wien–Köln–Weimar: Böhlau 2005, 15–32. – Felicitas Seebacher, *»Freiheit der Naturforschung!« Carl Freiherr von Rokitansky und die Wiener Medizinische Schule. Wissenschaft und Politik im Konflikt*, Wien: Verlag der ÖAW 2006.

111 Für die akademische Migration zwischen den medizinischen Fakultäten in Prag und Wien 1848–1945 vgl. den Beitrag von Petr Svobodný in diesem Band.

112 Vgl. Seebacher, Rokitansky, 26.

113 Vgl. Ferdinand Hebra, Wien Geschichte Wiki, URL: www.wien.gv.at/wiki/index.php/Ferdinand_Hebra (abgerufen am 26.6.2018).

114 Vgl. Johann Oppolzer, Wien Geschichte Wiki, URL: www.wien.gv.at/wiki/index.php/Johann_Oppolzer (abgerufen am 26.6.2018).

115 Vgl. Rudolf Chrobak, Wien Geschichte Wiki, URL: www.wien.gv.at/wiki/index.php/Rudolf_Chrobak (abgerufen am 26.6.2018).

sche Stimme an der Universität Wien« und meinte zur Öffnung der Universität für jüdische Studierende, dass die »überhand nehmende Zahl israelitischer Ärzte [...] der Medizin als Kunst und Wissenschaft, ja selbst der Menschheit zum Nachteil« gereiche.[116] Außerdem sprach er sich im Zuge von Škodas Berufungsverfahren gegen die »allherkömmliche Liberalität« der österreichischen Regierung aus, die »jedem auswärthigen Arzt«, womit die Zuwanderer aus den östlichen Gebieten der Monarchie gemeint waren, »vollkommen freien Zutritt zu allen ärztlichen Lehr- und Heilanstalten der Monarchie gestattet.«[117] Ebenfalls in Ungarn geboren war der schon als Schüler nach Wien zugezogene Anatom Joseph Hyrtl, nämlich in Kismarton/Eisenstadt,[118] und Ignaz Philipp Semmelweis (1818–1865), der Entdecker des Kindbettfiebers und Begründer der modernen Hygiene, der einer wohlhabenden Kaufmannsfamilie in Buda entstammte, 1837 nach Wien gekommen war, um Rechtswissenschaft zu studieren, jedoch 1838 zur Medizin wechselte (Promotion 1844).[119]

Aber auch andere berühmte Ärzte waren aus Böhmen und Mähren sowie aus Ungarn nach Wien zugewandert. So kam etwa Ludwig Wilhelm Mauthner-Mauthstein (1806–1858),[120] Sohn eines unbemittelten jüdischen Kaufmannes, aus dem ungarischen Raab/Györ. Er studierte an der medizinisch-chirurgischen Josephs-Akademie in Wien (Promotion 1831), war bis 1836 als Regimentsarzt tätig, eröffnete 1837 das erste (Privat-)Kinderspital, initiierte in weiterer Folge mithilfe von Spenden das St. Anna-Kinderspital im 9. Wiener Gemeindebezirk und wurde 1851 zum ao. Professor für Kinderheilkunde ernannt. Adolf Ephraim Fischhof,[121] Sohn eines jüdischen Kaufmanns, dessen Familie aus Mähren nach

116 Anton Rosas, Über die Quellen des heutigen ärztlichen Mißbehagens, und die Mittel, um demselben wirksam zu steuern, in: *Medicinische Jahrbücher des k. k. österreichischen Staates* 40 (1842), 1–19, 136–151, 282–298. Zit. nach: Thomas Maisel, Anton Edler von Rosas, Prof. Dr., Universität Wien, URL: geschichte.univie.ac.at/de/personen/anton-edler-von-rosas-prof-dr (abgerufen am 26.6.2018). – Siehe zu Rosas auch: Birgit Nemec, 12, Rosasgasse, in: Peter Autengruber/Birgit Nemec/Oliver Rathkolb/Florian Wenninger, *Umstrittene Wiener Straßennamen. Ein kritisches Lesebuch*, Wien: Pichler 2014, 51–52.

117 Seebacher, Rokitansky, 43.

118 Vgl. Joseph Hyrtl, Wien Geschichte Wiki, URL: www.wien.gv.at/wiki/index.php/Joseph_Hyrtl (abgerufen am 26.6.2018).

119 Vgl N. Miljković/I. Schinnerl, Semmelweis, Ignaz Philipp, Austria-Forum, URL: austria-forum.org/af/Biographien/Semmelweis%2C_Ignaz_Philipp (abgerufen am 26.6.2018).

120 Vgl. August Hirsch, Mauthner von Mauthstein, Ludwig Wilhelm, in: Historische Commission bei der königlichen Akademie der Wissenschaften (Hg.), *ADB* (Band 20), Leipzig: Duncker & Humblot 1884, 713–714. – M. Jantsch, Mauthner von Mauthstein, Ludwig Wilhelm, in: ÖAW (Hg.), *Österreichisches Biographisches Lexikon 1815–1950* (Band 6), Wien: Verlag der ÖAW 1974, 163.

121 Siehe Michael Graetz, Adolf Fischhof. Ein jüdischer Akademiker an der Spitze der Revolution von 1848, in: Armin Kohnle/Frank Engehausen (Hg.), *Zwischen Wissenschaft und Politik. Studien zur deutschen Universitätsgeschichte, Festschrift für Eike Wolgast zum 65. Geburtstag*, Stuttgart: Steiner 2001, 296–308. – Seebacher, »*Primum humanitas, alterum*

Ungarn gezogen war, »um der Last der strengen Judenordnung zu entkommen«,[122] hatte noch in Pest das Gymnasium besucht und studierte danach in Wien Medizin, wobei er sich »regelrecht durchhungern« musste.[123] 1845 promoviert, war er als junger Arzt (Sekundararzt im Allgemeinen Krankenhaus/AKH) führend an der Revolution 1848 beteiligt, nahm 1848/49 verschiedene politische Funktionen wahr und war Abgeordneter im ersten österreichischen Parlament, nach dessen Auflösung er verhaftet wurde. Erst ab 1867 engagierte er sich wieder in der Politik, ohne aber seine ärztliche Tätigkeit aufzugeben. Einen Ministerposten lehnte er 1870 ab, weil dies mit der Aufgabe des Judentums verbunden gewesen wäre. Auch Josef Goldmark (1819–1881) war jüdischer Herkunft und von Keresztur (Ungarn) nach Wien gekommen, wo er 1847 in Medizin promoviert und Sekundararzt am AKH wurde. Er spielte als Anhänger der Radikalen eine wichtige Rolle in der Revolution 1848, war z. B. Hauptmann im Medizinerkorps der Akademischen Legion und bis März Mitglied des Reichstags, floh dann aber in die Schweiz, weiter über Frankreich in die USA und wurde 1856 wegen Hochverrats und Teilnahme an der Ermordung des Kriegsministers in der »Oktoberrevolution« in Abwesenheit zum Tod durch den Strang verurteilt. Erst nach seiner Rehabilitierung 1870 kehrte er nach Wien zurück.[124] Adam Politzer (1835–1920)[125] stammte aus Alberitirsa in der Nähe von Budapest. Sein Großvater war Chirurg, und auch Politzer studierte Medizin, und zwar in Wien, wo ihm nach diversen Auslandsaufenthalten die Dozentur für Ohrenheilkunde verliehen wurde. 1863 wurde er zum Armen-Ohrenarzt der Stadt Wien bestellt und leitete nach seiner Ernennung zum außerordentlichen Professor 1871 gemeinsam mit Josef Gruber (1827–1900) die neu gegründete Wiener Universitäts-Ohrenklinik. 1894 wurde er zum ordentlichen Universitätsprofessor ernannt und 1898 zum alleinigen Vorstand der Klinik. Emil Zuckerkandl (1849–1910) war wie Mauthner-Mauthstein in Raab/Györ als Sohn jüdischer Eltern 1849 geboren, studierte ab 1867 an der Universität Wien, wurde 1869 Demonstrator bei Joseph Hyrtl und nach einem Auslandsaufenthalt in Amsterdam 1874 in Wien promoviert. Danach war er Assistent beim Pathologen Roki tansky, dann beim Anatomen Karl Langer-Edenberg (1819–1887), 1888 wurde er zum ordentlichen Professor für Anatomie ernannt.[126] Ein weiteres berühmtes

scientia«, 100–101. – Adolf Fischhof, Wien Geschichte Wiki, URL: www.wien.gv.at/wiki/index.php?title=Adolf_Fischhof (abgerufen am 26.6.2018).

122 Seebacher, *»Primum humanitas, alterum scientia«*, 297.

123 Ebd.

124 Vgl. Häusler, Probleme, 36. – Josef Goldmark, Wien Geschichte Wiki, URL: www.wien.gv.at/wiki/index.php/Josef_Goldmark (abgerufen am 26.6.2018).

125 Vgl. Tschaudi, *Studie*, 73.

126 Vgl. Emil Zuckerkandl, Wien Geschichte Wiki, URL: www.wien.gv.at/wiki/index.php/Emil_Zuckerkandl (abgerufen am 26.6.2018).

Beispiel für die erste Generation der nach Wien zugewanderten Medizinstudenten war Johann Schnitzler, Sohn eines armen jüdischen Tischlermeisters, der zunächst in Budapest und ab 1858 in Wien Medizin studierte.[127] Er wurde 1860 promoviert, war dann erster jüdischer Assistent an der Medizinischen Fakultät bei Johann Oppolzer und habilitierte sich 1864 mit Arbeiten zu Perkussion und Auskultation sowie Krankheiten der Atmungs- und Kreislauforgane. Er wurde in den 1870er-Jahren Mitbegründer der Wiener Poliklinik. Für seinen Sohn Arthur, der nach der Promotion 1885 bis 1888 Sekundararzt am AKH und dann einige Jahre bis zu dessen Tod 1893 Assistent seines Vaters war, stellte der Arztberuf allerdings nicht das Ziel seiner Wünsche dar. Arthur Schnitzler eröffnete nach dem Tod des Vaters eine Privatpraxis, die er aber fast 40-jährig aufgab und sich vollständig der Literatur zuwandte.

Aber auch aus Böhmen und Mähren stammenden (jüdischen) Zuwanderern bot die Hauptstadt Wien bessere Aufstiegschancen als das oft nähere Prag. Vielfach waren es jedoch erst die Söhne von aus Böhmen und Mähren Zugewanderten, die in Wien Medizin studierten. So war etwa der jüdische Textilhändler Kallamon Jacob Freud (1815–1896) vom mährischen Freiberg/Pribor 1860 nach Wien gezogen, wo sein Sohn Sigmund (1856–1939) von 1873 bis 1881 Medizin studierte, von 1876 bis 1882 am Physiologischen Institut arbeitete und 1881 promoviert wurde. Danach arbeitete Sigmund Freud am AKH, habilitierte sich 1885, eröffnete eine neurologische Praxis in Wien und wurde 1902 zum Professor für Neuropathologie berufen. Wie Freud selbst berichtete, bescherte ihm die Universität, die er »1873 bezog«, »zunächst einige fühlbare Enttäuschungen«. Vor allem habe ihn die »Zumutung« getroffen, dass er sich »als minderwertig und nicht volkszugehörig fühlen« sollte, weil er Jude war.[128] Auch Viktor Adlers Familie war von Prag nach Wien gezogen, wo der Vater ein beträchtliches Vermögen erwarb und Viktor Medizin studierte. Nach seiner Promotion 1881 arbeitete er zunächst an der Psychiatrischen Klinik des AKH, praktizierte von 1882 bis 1889 als Armenarzt und (ab 1883) auch als Nervenarzt. Erst 1904 konvertierte er zum Protestantismus.[129] In den frühen 1870er-Jahren war weiters die Familie von Julius Tandler – sein Vater war Geschäftsmann – von Iglau/Jihlava nach Wien gezogen, wo sich allerdings der ersehnte Wohlstand offenbar nicht einstellte. 1889 begann Tandler sein Medizinstudium, in dem ihm Emil Zuckerkandl zur prägenden bzw. Vaterfigur wurde.[130] Tandler gehörte zu den Studenten, die während des Studiums dazuverdienen mussten, aufgrund

127 Vgl. Seebacher, »*Primum humanitas, alterum scientia*«, 380.

128 Sigmund Freud, *Selbstdarstellung*, London: Imago Publ. 1946, 8–9.

129 Vgl. Astrid Schweighofer, *Religiöse Sucher in der Moderne. Konversionen vom Judentum zum Protestantismus in Österreich um 1900*, Berlin–Boston: De Gruyter 2015, 182.

130 Vgl. Karl Sablik, *Julius Tandler. Mediziner und Sozialpolitiker. Eine Biographie*, Wien: Schendl 1983, 17.

seiner Leistungen erhielt er jedoch ein Stipendium. 1895 wurde er promoviert und war danach als Assistent bei Zuckerkandl tätig. 1899/1900 erfolgten die Konversion und Habilitation sowie 1910 die Berufung auf die ordentliche Professur für Anatomie und 1914 die Wahl zum Dekan. Als »Jude« und Sozialdemokrat wurde Tandler »das erklärte Feindbild der Antisemiten.«[131] Erst 1910 kam hingegen der im mährischen Brünn/Brno geborene Felix Mandl (1892–1957) nach Wien zum Medizinstudium, wo er infolge des Kriegs erst 1919 promoviert wurde. Er fand Beschäftigung an der Chirurgischen Universitätsklinik, habilitierte sich 1928 auf dem Gebiet der Magen- und Mastdarmchirurgie und flüchtete 1938 nach Jerusalem, wo er 1939 zum Professor der Chirurgie ernannt wurde. Er kehrte 1947 nach Wien zurück.[132]

Abwanderung aus Wien

Freilich gab es auch immer wieder Abwanderungen von Absolventen der Medizinischen Fakultät, in seltenen Fällen auch Absolventinnen,[133] aus Wien. Zumeist erfolgte in diesen Fällen nach Abschluss des Studiums und der üblichen Spitalsausbildung die Rückkehr in die Herkunftsregion, oder es wurde eine Stelle andernorts angetreten. Angesichts des notorischen Überangebots an MedizinerInnen bedeutete die Annahme einer Gemeindearztstelle in einer wenig attraktiven Region für viele die einzige Möglichkeit zur Existenzgründung.

Die durch den Zionismus propagierte Migration nach Palästina führte ab der Wende vom 19. zum 20. Jahrhundert in zunehmend bedeutendem Ausmaß zur Abwanderung von Ärzten, später auch Ärztinnen. Beispielhaft sei hier der 1883 im mährischen Boskowitz/Boskovice geborene Augenarzt Albert Ticho (1883–1960) erwähnt. Nach der 1908 in Wien erfolgten Promotion änderte er seinen Vornamen von Abraham in Albert, absolvierte am Rudolfspital seine ophthalmologische Ausbildung und zog 1912 im Auftrag einer zionistischen Organisation nach Jerusalem, um dort eine Augenklinik zu betreiben.[134]

131 Michaela Raggam-Blesch, Zwischen Antifeminismus und Antisemitismus. Jüdische Frauen an der Universität Wien, in: Fritz/Rossoliński-Liebe, *Alma Mater Antisemitica*, 245–264, 262. – Vgl. ausführlich: Klaus Taschwer/Birgit Nemec, Terror gegen Tandler. Kontext und Chronik der antisemitischen Attacken am 1. Anatomischen Institut der Universität Wien, 1910–1933, in: Rathkolb, *Der lange Schatten des Antisemitismus*, 147–172.

132 Vgl. Katharina Kniefacz/Herbert Posch, Felix Mandl, Gedenkbuch für die Opfer des Nationalsozialismus an der Universität Wien 1938, URL: gedenkbuch.univie.ac.at/index.php?person_single_id=34442 (abgerufen am 27.06.2018). – Tschaudi, Studie, 64.

133 Die ersten Absolventinnen des Medizinstudiums waren mit einer Vielzahl von Vorbehalten gegenüber Frauen im ärztlichen Beruf konfrontiert, die außerhalb Wiens wohl noch massiver auftraten.

134 Siehe zu Ticho etwa die Website des Ticho House, seines ehemaligen Wohnhauses, das heute

Durch den Zerfall der Habsburgermonarchie wurde die Abwanderung der AbsolventInnen dann noch verstärkt, wobei ein Teil der Betroffenen abreisen musste, weil sie am Erwerb der Staatsbürgerschaft scheiterten, viele aber auch in ihre Heimat zurückkehrten, um dem nunmehr souveränen Herkunftsland zu dienen.

Erste Republik und »Ständestaat«

Mit dem Zerfall der Habsburgermonarchie wurden diejenigen Gebiete, aus denen sich bislang der Großteil der ärztlichen Zuwanderung nach Wien gespeist hatte, zum Ausland. Die bisherige, durch die Verfassung geschützte Binnenmigration wandelte sich zum Ausländerzuzug, der – nach Abschluss der Zuordnung der Bevölkerung der ehemaligen Monarchie auf die Nachfolgestaaten durch die Friedensverträge – rechtlich bedeutend einfacher kontrolliert und gesteuert werden konnte. Die schwierigen Verhältnisse der insbesondere »jüdischen« Ärztinnen und Ärzte in der Ersten Republik, in welcher der Antisemitismus in Wien nun erheblich anstieg, und die Maßnahmen des »praktischen Antisemitismus« im »Ständestaat« mündeten schließlich in eine erste, zahlenmäßig allerdings nicht bedeutende Emigrationswelle v. a. jüdischer MedizinerInnen bereits vor 1938.[135]

Zuwanderung nach Wien und Anstieg der (jüdischen) Ärzteschaft

Die Zahl der jüdischen Bevölkerung Wiens war schon während des Ersten Weltkriegs durch die vor den zaristischen Truppen geflüchteten Juden und Jüdinnen aus Galizien erheblich angestiegen.[136] So hatten Ende 1915 insgesamt etwa 340.000 Flüchtlinge Galizien verlassen, von denen sich etwa 137.000, darunter 60 % Juden und Jüdinnen, in Wien niederließen.[137] Nach dem Zusam-

---

Teil des Israel Museum ist: Timna Seligman, Ticho House, Israel Museum, Jerusalem, URL: www.imj.org.il/en/wings/arts/ticho-house (abgerufen am 26.6.2018).

135 Siehe dazu ausführlich: Ilse Reiter-Zatloukal, »Bodenständigkeit« vs. »Verjudung«. Antisemitismus in der Ärzteschaft 1918 bis 1938, in: Gertrude Enderle-Burcel/Ilse Reiter-Zatloukal (Hg.), *Antisemitismus in Österreich 1933 bis 1938*, Wien–Köln–Graz: Böhlau 2018, 649–682.

136 Vgl. Walter Mentzel, Weltkriegsflüchtlinge in Cisleithanien 1914–1918, in: Gernot Heiss/Oliver Rathkolb (Hg.), *Asylland wider Willen. Flüchtlinge in Österreich im europäischen Kontext* (Veröffentlichungen des Ludwig-Boltzmann-Institutes für Geschichte und Gesellschaft 25), Wien: Jugend und Volk 1995, 17–44. – Beatrix Hoffmann-Holter, Jüdische Kriegsflüchtlinge in Wien, in: Ebd., 45–59.

137 Vgl. Bruce F. Pauley, Politischer Antisemitismus im Wien der Zwischenkriegszeit, in:

menbruch der Monarchie stieg die jüdische Bevölkerung in Wien abermals an, wobei zur Vermehrung auch die Optionserklärungen für Österreich nach dem Staatsvertrag von St. Germain beitrugen, obwohl die Optionsbestimmung äußerst restriktiv und rassistisch ausgelegt wurde.[138] Nach der Volkszählung 1923 machte die Zahl der Jüdinnen und Juden österreichweit 3,37 %, in Wien aber statt 8,6 % 1920 nun 10,8 % aus, danach sank sie aber wieder, so in Wien von 201.512 im Jahr 1923 auf 176.034 im Jahr 1934.[139] Auch die Zahl der Studierenden aus Galizien hatte sich während des Kriegs stark erhöht. 1917/18 waren 46 % aller Studierenden Jüdinnen bzw. Juden, 1920/21 waren es noch über 42 %, danach sank ihr Anteil und betrug nach 1925/26 weniger als 25 %.[140] 1933 machte die Zahl der jüdischen Studierenden an der Medizinischen Fakultät dann ein Drittel der insgesamt 3.774 HörerInnen aus.[141]

Während des Kriegs war infolge der Militärdienstleistung der Männer besonders der Anteil der weiblichen Medizinstudierenden gestiegen und erreichte 1918/19 den Höchststand mit über 70 %, was konkret 370 nichtjüdische und 538 jüdische Studentinnen bedeutete. Erst danach sank ihr Anteil auf 48 % 1923/24 und 37,8 % 1933/34.[142] Viele der jüdischen Medizinstudentinnen waren zwar bereits in Wien geboren, kamen aber aus Familien, die in der Monarchie oder zu Beginn der Ersten Republik aus Böhmen, Mähren, Schlesien oder Galizien zugewandert waren, wie z. B. Stella Schleissner (1909–2010), verehelichte Spitz, deren Vater aus den Ländern der Wenzelskrone und deren Mutter aus denen der Stephanskrone kam. In anderen Fällen war wiederum die Mutter Wienerin und der Vater zugewandert, wie etwa im Fall von Beatrice Eugenie Steinberg (1905–1997), verehelichte Steiner, deren Vater aus einer kleinen Stadt in Galizien stammte.[143] Oftmals kamen auch beide Eltern aus Galizien, so etwa im Fall der in Ottynia geborenen Fanny Knesbach (1914–2008), im englischen Exil verehelichte Stang, die ab 1932/33 Medizin an der Wiener Universität studierte und als

Gerhard Botz/Ivar Oxaal/Michael Pollak/Nina Scholz (Hg.), *Eine zerstörte Kultur. Jüdisches Leben und Antisemitismus in Wien seit dem 19. Jahrhundert*, 2. Auflage, Wien: Czernin 2002, 241–260, 242.

138 Vgl. ebd., 248–250.

139 Vgl. Pauley, *Geschichte*, 123, 259. – Sylvia Maderegger, *Die Juden im österreichischen Ständestaat 1934–1938*, Wien–Salzburg: Geyer 1973, 1.

140 Vgl. Pauley, *Geschichte*, 132.

141 Vgl. ebd., 168. – Leo Goldhammer, *Die Juden Wiens. Eine statistische Studie*, Wien–Leipzig: Löwit 1927, 40.

142 Vgl. Heindl, Verhältnisse, 148.

143 Vgl. Michaela Raggam, Jüdische Studentinnen an der Medizinischen Fakultät in Wien, in: *eForum zeitGeschichte* (2001) 1, URL: www.eforum-zeitgeschichte.at/frameseta4.htm (abgerufen am 26.6.2018). – Dies., Jüdische Studentinnen an der medizinischen Fakultät in Wien, in: Bolognese-Leuchtenmüller/Horn, *Töchter des Hippokrates*, 139–156.

eine der letzten nicht-»arischen« Studierenden am 31. Oktober 1938 promovieren konnte, wobei ihr Diplom bereits ein Berufsverbot enthielt.[144]

Die Zahl der männlichen Medizinstudierenden aus dem Osten der Monarchie nahm dann v. a. nach dem Ende des Ersten Weltkriegs erheblich zu, insbesondere dadurch, dass zahlreiche osteuropäische Universitäten Juden und Jüdinnen vom Studium ausschlossen, wie etwa in Ungarn, wo 1920 ein Numerus clausus von 6 % für Juden eingeführt wurde, oder in Polen 1922/23.[145] Die Medizinische Fakultät in Wien war daher nun vollständig überfüllt, sodass z. B. in einem der Anatomieinstitute über 1.300 Studierende in Räumen arbeiteten, die für 360 bis maximal 400 gedacht waren.[146] Ein nicht namentlich genannter Mediziner bemerkte dazu im Februar 1919 in der *Reichspost*, dass »genug Platz« wäre, wenn die Wiener Universität »in erster Linie nur für deutsche Hörer des eigenen Staates und Hörer deutscher Zunge der übrigen Nationalstaaten geschaffen wäre«. Der Vorschlag, neue Seziersäle einzurichten, würde »den ohnehin bis aufs Mark ausgepreßten deutschösterreichischen Steuerträger noch mehr belasten« und »dies alles einzig und allein dazu, damit noch ein paar hundert russische und polnische Juden mehr bei uns angenehm studieren, sich in Wien habilitieren und den Akademikern des eigenen Volkes das Brot wegnehmen können.« »Ja, warum gehen denn die Herrschaften nicht auf ihre Heimatsuniversität nach Krakau, Warschau, Lemberg, Czernowitz?«, fragte er. »Heute ist ja dort nicht mehr Krieg,« und er fügte hinzu: »Bloß wegen der dort noch bestehenden Pogromgefahr soll unsere Universität weiter mit den lästigen Einwanderern aus dem Osten überschwemmt bleiben.«[147]

Mit dem Zusammenbruch der Monarchie vergrößerte sich aber auch die Zahl der bereits fertig ausgebildeten Ärzte und Ärztinnen, und zwar v. a. durch die »Kriegspromovierten, die deutschen Ärzte aus den fremden Nationalstaaten [und] die aus dem Heere gezwungenen Militärärzte«.[148] 1922 gab es in Wien bereits 4.191 MedizinerInnen,[149] die »Vermehrung der Ärzte schreitet aber noch fort«, kritisierte die *Ärztliche Reform-Zeitung* (*ÄRZ*) 1923,[150] schließlich gab es 1933 den Angaben der *ÄRZ* zufolge in ganz Österreich 8.620 Ärzte, davon in Wien 4.877.[151] Darunter befanden sich nach den *Mitteilungen der Wirtschaftli-*

144 Vgl. Katharina Kniefacz, Fanny Knesbach (verh. Stang), Gedenkbuch für die Opfer des Nationalsozialismus an der Universität Wien 1938, URL: gedenkbuch.univie.ac.at/index.php?person_single_id=11480 (abgerufen am 26.6.2018). – Loder, *Studentinnen*, 206–224.

145 Vgl. Fritz/Rossoliński-Liebe, *Alma Mater Antisemitica.*

146 Vgl. Pauley, *Geschichte*, 134.

147 Der Platzmangel an den Hochschulen, *Reichspost*, 21.2.1919, 6.

148 O. A., o. T., in: *Ärztliche Reform-Zeitung* [*ÄRZ*] 21 (1919), 12.

149 Vgl. Kilhof, Die Zahl der Ärzte in Österreich, in: *ÄRZ* 25 (1923), 74–75.

150 Ebd.

151 Vgl. o. A., o. T., in: *ÄRZ* 35 (1933), 5–7, 5.

chen Organisation der Ärzte Wiens über 500 Ärzte aus »dem früheren Osten des Reiches«, die sich in den ersten Nachkriegsjahren in Wien angesiedelt hatten.[152] Für die große Anzahl von jüdischen Ärztinnen und Ärzten machte der »Ständestaat« freilich das »Rote Wien« verantwortlich, das »aus rein parteipolitischen Gründen nicht weniger als 1.008 Ärzte eingebürgert« habe, von denen »mehr als 80 % Juden« seien[153]

Vorschläge und Maßnahmen zur Zurückdrängung der MedizinerInnen-Zuwanderung

Nach dem Zusammenbruch der Monarchie wurde daher weiterhin – bzw. nun sogar vermehrt – die Forderung nach einem Numerus clausus für jüdische Studierende und Ärzte/Ärztinnen erhoben,[154] brauchte man doch »eine Formel«, die erlaube, »den andrängenden Nachwuchs dem Bedarfe an Ärzten anzupassen.«[155] Um AusländerInnen, darunter insbesondere »Ostjuden«, davon abzuhalten, nach Wien zum Studium zu kommen, wurde 1926 auch das erste Mal der Vorschlag erstattet, zusätzlich zu den akademischen Prüfungen eine medizinische Staatsprüfung einzuführen und diese allein InländerInnen vorzubehalten.[156] Damit sollten alle Versuche unmöglich gemacht werden, durch eine nachträgliche Erringung der Staatsbürgerschaft die Praxisberechtigung zu erhalten. Alternativ dazu wurde die Ausweitung der »Ausländerklausel« gefordert:[157] Die in Wien promovierenden ausländischen Juden und Jüdinnen (»Ostjuden«) sollten in dem Revers »unbedingt« (also auch für den Fall der nachträglichen Erlangung der österreichischen Staatsbürgerschaft) auf die Ausübung des ärztlichen Berufs in Österreich verzichten, was aber erst nach dem »Anschluss« 1938 umgesetzt werden sollte.[158]

Weiters wurde die Einbürgerung zunehmend erschwert, bis 1933 mit der sogenannten Sperrverordnung festgelegt wurde, dass eine solche überhaupt »im

152 O. A., o. T., in: *Mitteilungen der Wirtschaftlichen Organisation der Ärzte Wiens* 17 (1937), 74–75.

153 Stellungnahme des Bundeskanzleramts, 16.2.1935, betreffend das Memorandum des amerikanischen Judenkongresses zu den Vorgängen in Österreich, ÖStA, AdR, BMfsV, Kt. 2181, GZ 4.565/35.

154 Vgl. A. Liebenwein, Betrachtung über Ärzte-Ethik und Ärzte-Moral, in: *ÄRZ* 28 (1926), 218–219.

155 *ÄRZ* 35 (1933), 148–150.

156 Vgl. ebd.

157 Vgl. ebd.

158 Erlass des Ministeriums für innere und kulturelle Angelegenheiten, Abt IV, 28.6.1938, ÖStA, AdR, BMfsV, Kt. 2330, Zl 22247/IMe, GZ 52.353–8/38.

Interesse des Bundes« gelegen sein musste.[159] Auch sprach sich die Ärztekammer, wenn sie um Stellungnahme bei Einbürgerungsansuchen von ausländischen Ärzten und Ärztinnen ersucht wurde, in der Regel gegen derartige Bewilligungen aus, denn durch die »notorische Überfüllung des Ärztestandes in Österreich« seien die »Existenzbedingungen der inländischen Ärzte ohnehin in schwerstem Maße beeinträchtigt«.[160] Sogar bei nichtjüdischen ausländischen Ärzten und Ärztinnen wurde regelmäßig die Einbürgerung von der Regierung abgelehnt, weil »der Bedarf an Ärzten gedeckt erscheint«.[161] Was durch die bestehende »Ausländerklausel« und die Verschärfung des Einbürgerungsrechts 1933 freilich nicht verhindert werden konnte, war, dass eine ausländische Medizinerin, die einen österreichischen Staatsbürger heiratete, damit weiterhin das Recht auf Praxisausübung erlangte. Daher forderte der Dekan der Wiener Medizinischen Fakultät im Jänner 1934 eine zehnjährige Karenzfrist, beginnend mit dem Tag der Einbürgerung, für die Bestellung von Ärztinnen im Dienste der Sozialversicherungsträger, weil »die ohnehin schlechte wirtschaftliche Lage des inländischen Ärztestandes durch den Zustrom ausländischer, durch Heirat eingebürgerter weiblicher Ärzte eine weitere Verschlechterung erfährt«.[162]

In der Zeit des »Ständestaates« verschärfte sich die Lage der jüdischen Ärztinnen und Ärzte in Österreich zunehmend, vor allem in Wien nach dem Ende des »Roten Wiens« bzw. dem Verbot der Sozialdemokratie. Jüdische MedizinerInnen wurden im Sinne eines »praktischen Tatantisemitismus«[163] einerseits gar nicht mehr eingestellt, zum nächstmöglichen Zeitpunkt aus ihren Verträgen entlassen oder auf unbezahlte Assistentenstellen gesetzt, andererseits wegen (vorgeblicher) sozialdemokratischer Betätigung entlassen. Auf organisatorischer Ebene konnte dies effizient umgesetzt werden, da seit 1933 das Sozialministerium die Ernennung bzw. Zulassung von Abteilungsärzten an sich gezogen hatte und nach freiem Ermessen entschied. Nicht nur aus den Spitälern wurden die jüdischen Ärztinnen und Ärzte hinausgedrängt, sondern auch aus den sonstigen ärztlichen Betätigungsfeldern der Stadt Wien und den Krankenkassen, die 1934 das Recht erhielten, Dienstverhältnisse mit ihren Bediensteten mit unter zehn Dienstjahren »jederzeit« ohne Angabe von Gründen zu beenden.[164]

Angesichts dieser Zustände wurde in weiterer Folge auch generell davon ab-

159 Vgl. Ilse Reiter-Zatloukal, Staatsbürgerschaftsrecht in Österreich 1933–1938, in: *Beiträge zur Rechtsgeschichte Österreichs* [*BRGÖ*] 1 (2011) 2, 291–316.

160 Geschäftsausschuss österr. Ärztekammern an Bundesministerium für soziale Verwaltung [BMSV], 12.3.1934, ÖStA, AdR, BMfsV, Kt. 2182, Z. 20.G.A. ex 1934.

161 Vgl. Dr. Albert Riedl, ausländischer Arzt, Einbürgerungsansuchen, ÖStA, AdR, BMfsV, Kt. 2281, GZ IV 91.449-37, Abt. 8.

162 Schreiben Bundesministerium für Unterricht an BMSV, 10.2.1934, Ausübung der ärztlichen Praxis durch ehemalige Ausländerinnen, ÖStA, AdR, BMfsV, Kt. 2138, Zl 2690-I-1.

163 Richard Schmitz, *Das christlichsoziale Programm*, Wien: Volksbundverlag 1932, 70.

164 Vgl. Reiter-Zatloukal, »Bodenständigkeit«.

geraten, überhaupt Medizin zu studieren. So sah sich etwa Mitte Juli 1936 die »Vereinigung jüdischer Ärzte« »im Bewußtsein ihrer Verantwortung genötigt, die jüdischen Abiturienten und ihre Eltern vor der Wahl des Medizinstudiums in der jetzigen Zeit auf das nachdrücklichste zu warnen«, und sie mahnte: »Es mache sich jeder Jude, der Medizin zu studieren beabsichtigt, damit vertraut, daß ihm Elend, Auswanderung oder Umschichtung[165] drohen!«[166]

MedizinerInnen-Emigration

Die politisch und wirtschaftlich schwierigen Verhältnisse sowie der massive Antisemitismus in der Ersten Republik und in der Zeit des »Ständestaates« führten zu ersten Flucht- bzw. Auswanderungsvorgängen,[167] die auch habilitierte jüdische Mediziner betrafen, sah doch Karl Diener (1862–1928), Rektor der Universität Wien 1922/23, explizit ein Problem darin, dass »im jungen Nachwuchs an Privatdozenten [...] an der medizinische Fakultät das jüdische Element unverhältnismäßig stark überwiegt.«[168] So ging z. B. der Pathologe jüdischer Herkunft Karl Landsteiner (1868–1943), der 1911 zum außerordentlichen Professor ernannt worden war, aufgrund der damaligen finanziellen und wirtschaftlichen Lage 1919 nach Den Haag, wo er die Prosektur in einem Krankenhaus leitete, und 1922 in die USA, wo er eine Professur am Rockefeller Institute in New York bekleidete und 1930 den Nobelpreis erhielt.[169]

Eine politisch motivierte, zahlenmäßig freilich geringere Auswanderungswelle als die vier Jahre später folgende setzte nach dem Schutzbundaufstand 1934 ein. Nicht wenige MedizinerInnen, darunter viele jüdischer Religion oder Herkunft, verließen Österreich, ein erheblicher Anteil davon, um als Interbrigadisten ihren Kampf gegen den Faschismus in Spanien fortzusetzen, so z. B. der Kommunist Fritz Jensen (1903–1955), Arzt am Krankenhaus Lainz, der während der Februarkämpfe einen Sanitätsdienst für die verwundeten Schutzbündler eingerichtet hatte, und Walter Fischer (1901–1978), ehemaliger Sprengelarzt der Arbeiterkrankenkasse am Wienerberg. Nach Palästina hingegen emigrierte etwa

165 Also etwa Krankenpflege oder gar eine Tätigkeit in der Landwirtschaft, in Handwerk und Gewerbe.

166 Vgl. o. A., o. T., in: *Die Neue Welt*, 17.7.1936, 7.

167 Siehe dazu ausführlicher: Hubenstorf, Medizin. – Reiter-Zatloukal, »Bodenständigkeit«.

168 Zit. nach: Klaus Taschwer, Geheimsache Bärenhöhle. Wie eine antisemitische Professorenclique nach 1918 an der Universität Wien jüdische Forscherinnen und Forscher vertrieb, in: Fritz/Rossoliński-Liebe, *Alma Mater Antisemitica*, 221–242, 225.

169 Vgl. Daniela Angetter, *Die österreichischen Nobelpreisträger*, Wien: Berger 2003, 44–57, 51. – Paul Speiser/Ferdinand G. Smekal, *Karl Landsteiner. Entdecker der Blutgruppen und Pionier der Immunologie*, 2. Auflage, Wien: Hollinek 1975, 60–61. – Hubenstorf, Medizin, 776.

der Sozialmediziner und Leiter des Berufsberatungsamtes, Zionist und »exponierter Sozialdemokrat« Sigismund Peller (1890–1985) im April 1934.[170]

Aber auch angesichts der wirtschaftlichen Situation in Österreich Anfang der 1930er-Jahre überlegten viele (jüdische) Ärztinnen und Ärzte, ins Ausland zu emigrieren.[171] Die Auswanderung war allerdings bereits zu dieser Zeit alles andere als einfach. In den Ärztezeitungen gab es immer wieder Berichte über die medizinischen Verhältnisse und die Möglichkeiten der Ausübung des Arztberufs im Ausland, die wenig dazu geeignet waren, eine Entscheidung für die Emigration zu fördern. In den meisten Ländern war nämlich der Ärztestand ebenfalls »überfüllt«,[172] und es bestand kein Interesse an der Zuwanderung ausländischer MedizinerInnen, insbesondere in die Städte. Daher wurden die Vorschriften betreffend die Ausübung der ärztlichen Praxis durch AusländerInnen nach 1933 in zahlreichen potenziellen Aufnahmeländern deutlich verschärft.[173] So hatte z. B. der Staat New York lange Zeit nur den Nachweis einer fünfjährigen »klaglosen Praxis« verlangt, dann vor Ausstellung der Lizenz eine Prüfung in englischer Sprache und ab Oktober 1936 die (auch den amerikanischen AbsolventInnen vorgeschriebene) Lizenzprüfung (»Regents's Examination«), weil die »Anfragen von österreichischen Ärzten bezüglich Zulassung zur Praxis in den Vereinigten Staaten ziemlich häufig« seien und in den letzten Jahren schon eine »grosse Zuwanderung von Ärzten aus Deutschland« erfolgt sei.[174] Dennoch waren und blieben die USA ein besonders begehrtes Zielland. So wanderten 1934 die Individualpsychologen Alfred Adler (1870–1937) und Leopold Erwin Wexberg (1889–1957) in die USA aus, ihnen folgten 1935 Alfred Adlers Tochter Alexandra Adler (1901–2001) und die PsychoanalytikerInnen Felix (1884–1964) und Helene Deutsch.[175] Andere Staaten, z. B. die Türkei, Frankreich oder die Philippinen behielten die Berufsausübung nur Staatsangehörigen vor, und die südamerikanischen Länder verschärften die Bedingungen der ärztlichen Berufsausübung ebenfalls deutlich. Aber auch die Einwanderung in Palästina war angesichts der Flüchtlingsströme aus dem nationalsozialistischen Deutschland erschwert worden, da sich dort die Zahl der jüdischen Ärztinnen und Ärzte im Laufe des Jahres 1933 mehr als verdoppelt hatte (von rund 500 auf ca. 1.000), und insbesondere deutsche MedizinerInnen eine »scharfe

170 Vgl. Reinhard Müller, Sigismund Peller, Archiv für die Geschichte der Soziologie in Österreich, URL: agso.uni-graz.at/marienthal/biografien/peller_sigismund.htm (abgerufen am 26. 6. 2018).

171 Siehe dazu ausführlich mit weiteren Beispielen: Hubenstorf, Medizin, 377–380.

172 Vgl. Karl Narbeshuber, Die Arbeitslosigkeit im Ärztestand, in: *ÄRZ* 32 (1930), 275–278, 277.

173 Vgl. ausführlich: Reiter-Zatloukal, »Bodenständigkeit«.

174 BMSV an das Dekanat der Med. Fak., 3. 12. 1936, Ausländische Ärzte, Zulassung zur Praxisausübung im Staate Neuyork, USA, ÖStA, AdR, BMfsV, Kt. 2280, Zl 40.572/I-1, GZ IV. 123.861/8/36.

175 Vgl. Hubenstorf, Medizin, 379.

Konkurrenz für die schon seit vielen Jahren im Lande ansässigen jüdischen Ärzte« darstellten, wie bereits 1934 die »Vereinigung jüdischer Ärzte« feststellte.[176]

Die Zahl der jüdischen Ärztinnen und Ärzte, die schon vor dem »Anschluss« 1938 aus Österreich emigrierten, war daher relativ bescheiden, die meisten blieben trotz aller Repressionen und zunehmendem Antisemitismus in Wien und versuchten, weiter ihrem Beruf nachzugehen.

NS-Herrschaft

Entrechtungsmaßnahmen

Die Entrechtung österreichischer Ärzte und Ärztinnen aus rassistischen oder politischen Gründen erfolgte in Österreich in nur wenigen Monaten nach dem »Anschluss« am 13. März 1938,[177] wobei von etwa 30 % Ärztinnen und Ärzten jüdischer Herkunft österreichweit und für Wien von etwa 65 % auszugehen ist. Nach NS-Angaben machten die »Juden oder Judenstämmlinge« in Wien rund 3.200 der insgesamt 4.900 Ärztinnen und Ärzte aus, weshalb hier der Ärztestand »besonders stark von Juden durchsetzt«[178] erschien. Nachgewiesen werden können aufgrund aktueller Forschungen ca. 4.200 im Nationalsozialismus verfolgte MedizinerInnen, von denen rund 3.400 als jüdisch im Sinne der Nürnberger Rassengesetze galten.[179]

Die ersten Maßnahmen zur »Entjudung« der Ärzteschaft erfolgten schon bald nach dem »Anschluss« 1938, denn bereits Mitte März 1938 wurden alle Spitalsbediensteten, die nicht auf den »Führer« vereidigt werden durften, also alle »Juden« und »Jüdinnen« im Sinne der NS-Rassegesetze, vom Dienst suspendiert und alle, die den Eid verweigerten, des Dienstes »enthoben«. An den Universitäten hatten sich überdies als politisch »unzuverlässig« eingestufte Ärztinnen

---

176 O. A., o. T., in: *Mitteilungsblatt der Vereinigung jüdischer Ärzte* 2 (1934) 5, 6.

177 Diese Ausführungen basieren im Wesentlichen auf: Ilse Reiter-Zatloukal/Barbara Sauer, NS-Entrechtung österreichischer Ärzte und Ärztinnen, in: Herwig Czech/Paul Weindling (Hg.), *Österreichische Ärzte und Ärztinnen im Nationalsozialismus* (Jahrbuch des Dokumentationsarchivs des Österreichischen Widerstandes [DÖW] 2017), Wien: DÖW 2017, 23–46. – Ilse Reiter-Zatloukal, »Alles nur für das deutsche Volk!« Die »Säuberung« der österreichischen Ärzteschaft unter der NS-Herrschaft, in: *BRGÖ* 5 (2015) 2, 112–150. – Dies., Weisser Kittel, gelber Stern. Die Entrechtung und Vertreibung österreichischer Ärzte unter der NS-Herrschaft, in: *Ärzte Woche* (2015) 44, 11–12.

178 Vgl. Rudolf Ramm, Sechs Monate ärztliche Aufbauarbeit in der Ostmark, in: *Ärzteblatt für die deutsche Ostmark* 1 (1938) 13, 219–221, 219.

179 Ergebnisse des Forschungsprojekts der Verfasserinnen »Ärzte und Ärztinnen in Österreich 1938–1945. Entrechtung, Vertreibung, Ermordung«.

und Ärzte »bis auf weiteres jeglicher Dienstleistung zu enthalten«.[180] Für eine weitergehende »Säuberung« der angestellten Ärztinnen und Ärzte erging in Österreich in weiterer Folge bereits Ende Mai 1938 die Verordnung zur »Neuordnung des österreichischen Berufsbeamtentums« (BBV), die alle Juden und Jüdinnen im Sinne der NS-Rassegesetze, »jüdische Mischlinge« und nun auch mit »Juden« oder »Mischlingen« verheiratete Ärztinnen und Ärzte betraf. Ausnahmen konnten im Fall von »Mischehen« oder bei »Mischlingen« gemacht werden, wenn die Voraussetzungen für das sogenannte Frontkämpferprivileg zutrafen oder Verdienste am NS-Juliputsch 1934 vorlagen. Die BBV erfasste darüber hinaus nun auch generell als politisch unzuverlässig erachtete Personen, also solche, »die nach ihrem bisherigen politischen Verhalten nicht die Gewähr dafür bieten, dass sie jederzeit rückhaltlos für den nationalsozialistischen Staat eintreten«. Die in der BBV vorgesehenen Säuberungsmaßnahmen reichten von der Pensionierung über Kündigungen (mit Abfertigungen) bis zu fristlosen Entlassungen, bei »politisch Unzuverlässigen« war überdies eine Versetzung möglich. Auch die Dienstverhältnisse der jüdischen »Mischlinge« wurden beendet.[181] Allerdings wurde eine Ausnahmeregelung für Jungärztinnen und -ärzte geschaffen, die als »Mischlinge« galten, durch die es möglich wurde, sie in den Krankenanstalten anzustellen, damit sie ihre spitalsärztliche Ausbildung absolvieren konnten. Da sie nämlich wehrdienst- und arbeitsdienstpflichtig waren und daher keine Möglichkeit hatten, legal »auszuwandern«, wurde ihnen das Recht zur Ausübung der ärztlichen Praxis weiter zugestanden.[182]

Zusätzlich zu dieser »Säuberung« erfolgte der Approbationsentzug aufgrund der im Juli 1938 erlassenen Vierten Verordnung zum Reichsbürgergesetz. Im gesamten Gebiet des Deutschen Reichs erloschen die »Bestallungen« bzw. Approbationen »jüdischer« Ärzte und Ärztinnen am 30. September 1938. Die Kategorisierung als »Jude« richtete sich nach den in Österreich am 20. Mai in Kraft getretenen Nürnberger Gesetzen, weshalb sogenannte Halb- und Vierteljuden an sich nicht betroffen waren, »Mischlinge 1. Grades« allerdings dann, wenn sie mit einem »Juden« bzw. einer »Jüdin« verheiratet waren, weil sie nach den Rassengesetzen dann ebenfalls als »Juden« galten.[183] »Juden«, deren Approbationen erloschen waren, durften die Heilkunde fortan nicht mehr ausüben, allerdings

180 Kundmachung des Reichsstatthalters für Österreich, wodurch der Erlaß des Führers und Reichskanzlers über die Vereidigung der öffentlichen Beamten des Landes Österreich bekanntgemacht wird, *Gesetzblatt für das Land Österreich* [*GBlLÖ*] 3/1938.

181 Vgl. Kundmachung des Herrn Reichsstatthalters in Österreich, wodurch die Verordnung zur Neuordnung des österreichischen Berufsbeamtentums vom 31. Mai 1938 bekanntgemacht wird, *GBlLÖ* 160/1938.

182 Reiter-Zatloukal, Staatsbürgerschaftsrecht, 122.

183 Vgl. Kundmachung des Reichsstatthalters in Österreich, wodurch die Vierte Verordnung zum Reichsbürgergesetz vom 25. Juli 1938 bekanntgemacht wird, *GBlLÖ* 320/1938.

konnte der Reichsinnenminister einzelnen Ärzten und Ärztinnen unter bestimmten Umständen die Behandlung jüdischer PatientInnen als sogenannte »Krankenbehandler« und »Zahnbehandler« gestatten.[184] Ebenfalls bereits im Sommer 1938 erfolgte der Entzug der kassenärztlichen Zulassungen. Nachdem auch in anderen ärztlichen Berufsfeldern, wie etwa im Bereich der privaten Versicherungen, der Amtsärzte, Gemeindeärzte und Schulärzte, »Säuberungen« stattgefunden hatten, konnte Rudolf Ramm (1887–1945) am 1. Oktober 1938 die »erfolgreiche Entjudung des Ärztestandes« in Österreich verkünden, denn es gäbe nun »keinen jüdischen Arzt auf deutschem Boden mehr«.[185]

Während sich die Verfolgung politisch missliebiger MedizinerInnen, nicht zuletzt aufgrund von Emigrationsvorgängen bereits zwischen 1933 und 1938,[186] quantitativ in Grenzen hielt und vorwiegend auf »Systemlinge« – wie die Nationalsozialisten Proponenten der »Vaterländischen Front« abwertend bezeichneten – fokussierte, traf die Entrechtung und Verfolgung alle sogenannten Volljuden mit voller Härte. Ärzte und Ärztinnen mit jüdischen EhepartnerInnen verloren im Unterschied zu ihnen »nur« ihre öffentlichen Ämter, »Mischlinge« konnten ihre Spitalsausbildung beenden und waren nicht generell vom Approbationsentzug betroffen. Angesichts der geschilderten Entrechtungsmaßnahmen versuchten die Betroffenen, ins Ausland zu flüchten, und anfänglich bestand diese Möglichkeit auch noch, denn – wie es der österreichische Literat Albert Drach (1902–1997) formulierte – wurde die Devise »Juda verrecke« zunächst noch als »Juda verreise« (miss)verstanden.[187] Ab Oktober 1941 war den Juden und Jüdinnen allerdings auf Befehl Himmlers die »Auswanderung« verboten.

Betroffene jüdische Ärztinnen und Ärzte

In Österreich waren vor 1938 – so spätere NS-Angaben – insgesamt 8.170 Ärztinnen und Ärzte tätig, davon in Wien zwischen 4.550 und 4.900.[188] Die Zahl der »jüdischen« MedizinerInnen in Wien wurde von Michael Hubenstorf auf 65 %

184 Vgl. Daniela *Angetter*/Christine *Kanzler*, »... sofort alles zu veranlassen, damit der Jude als Arzt verschwindet«. Jüdische Ärztinnen und Ärzte in Wien 1938–1945. Vom Arzt zum »Krankenbehandler«, in: Czech/Weindling, *Österreichische Ärzte und Ärztinnen*, 47–66.

185 Ramm, Sechs Monate, 219.

186 Bislang liegen zur MedizinerInnen-Emigration aus Österreich für den Zeitraum 1933–1938 keine Zahlen vor, auch ist die Unterscheidung zwischen freiwilliger und erzwungener Auswanderung im Austrofaschismus in vielen Fällen schwierig. Die detaillierte Untersuchung dieser Vorgänge ist daher als Forschungsdesiderat zu bezeichnen.

187 Albert Drach, *Werke in zehn Bänden* (Band 2). »*Z. Z.« das ist die Zwischenzeit. Ein Protokoll*, herausgegeben von Wendelin Schmidt-Dengler, München–Wien: Hanser 1990, 357.

188 Vgl. Ramm, Sechs Monate, 219.

und österreichweit auf insgesamt etwa ein Drittel geschätzt.[189] Im Vergleich dazu gab es im »Altreich« nach der Einschätzung der »Reichsvertretung der Deutschen Juden« zum Stand 1. April 1933 etwa 9.000 nicht-»arische« MedizinerInnen,[190] davon mehr als ein Drittel in Berlin.[191] Den Ergebnissen eines 2017 beendeten Forschungsprojektes zufolge galten von den nachgewiesenen rund 4.200 im Nationalsozialismus verfolgten MedizinerInnen, die um 1938 in Österreich lebten, rund 3.400 als jüdisch im Sinne der Nürnberger Rassengesetze. Wenigstens 3.116 von ihnen hatten ihre Abschlüsse in Wien erworben. 2.570 waren Männer (82,5 %) und 546 Frauen (17,5 %). Rund 93 % der Verfolgten hatten ihren Lebensmittelpunkt in Wien, über 2.600 waren Mitglieder der Wiener Ärztekammer, in der aber nicht alle Ärztinnen und Ärzte erfasst waren. Im Folgenden werden nun die migrationsspezifischen Analyseergebnisse hinsichtlich dieser 3.400 »jüdischen« Ärztinnen und Ärzte – vor dem Hintergrund der davor dargestellten Geschichte der Zu- und -abwanderung von MedizinerInnen aus Wien – präsentiert.[192]

Hinsichtlich ihrer geografischen Herkunft ergibt sich folgendes Bild: 1.373 waren in Österreich unter der Enns (inklusive Wien) geboren, 647 in Galizien, 317 in Ungarn, 232 in Mähren, 225 in der Bukowina, 220 in Böhmen, 52 in Österreichisch-Schlesien, 66 in anderen Kronländern und 114 außerhalb der österreichisch-ungarischen Monarchie.[193] Geburtsorte bzw. -länder verweisen jedoch nicht zwingend auf die Lebensmittelpunkte der Familien, weil es durchaus üblich war, dass sich Frauen, die bereits länger in Wien lebten und hier ihren Lebensmittelpunkt hatten, zur Entbindung an die Orte begaben, wo ihre (weiblichen) Angehörigen lebten und dann mit den Säuglingen wieder zurückkehrten. Diese Praxis zeigt sich beispielsweise bei Moritz Infeld, dem späteren Vorstand der neurologischen Abteilung im Spital der Israelitischen Kultusgemeinde, der zwar 1868 in Krakau geboren wurde, dessen Geburt aber in den Matriken von Baden bei Wien dokumentiert ist.[194] Infeld konnte 1938 über Belgien nach Großbritannien flüchten.

189 Vgl. Hubenstorf, Vertriebene Medizin, 769.

190 Die Zahl der Ärztinnen und Ärzte im »Altreich« betrug nach der Volkszählung im Juni 1933 51.527, der Frauenanteil lag bei 8,5 %, der Anteil an MedizinerInnen mosaischen Glaubens bei 10,9 %, wobei zu berücksichtigen ist, dass zu diesem Zeitpunkt schon ein Teil der Betroffenen emigriert war. Vgl. Hans-Peter Kröner, Die Emigration deutschsprachiger Mediziner im Nationalsozialismus, in: *Berichte zur Wissenschaftsgeschichte* 12 (1989) Sonderheft, 2–3.

191 In Berlin waren von insgesamt 6.558 Ärztinnen und Ärzten 3.423, also über 52 % nicht-»arisch«. Vgl. Gerhard Baader, Politisch motivierte Emigration deutscher Ärzte, in: *Berichte zur Wissenschaftsgeschichte* 7 (1984) 2, 67–84, 72.

192 Siehe zum Forschungsprojekt die *-Anm. am Beginn des Beitrags.

193 Für die verbleibenden Personen konnten die Geburtsorte bislang nicht identifiziert werden.

194 Vgl. Jüdische Matriken Wien und NÖ, Datensatznummer 5954274, GenTeam, Die genealogische Datenbank, URL: www.GenTeam.at (abgerufen am 26.6.2018).

Von den 1938 verfolgten MedizinerInnen wurden, wie erwähnt, rund 91 % in Wien promoviert. Die Zahlen der in Wien studierenden Juden und Jüdinnen korrelierten also in keiner Weise mit den Bevölkerungszahlen der jeweiligen Kronländer, wofür verschiedene Faktoren bestimmend waren, wie z. B. das Vorhandensein von Universitäten und somit die Möglichkeit, in der Nähe des Heimatortes zu studieren, oder der Anteil an Personen, die nach Abschluss des Studiums in ihre Herkunftsländer zurückkehrten. Besonders auffällig erscheint dies im Hinblick auf das mit 6,8 Millionen EinwohnerInnen[195] bevölkerungsreiche Böhmen, das lediglich 4,4 % der in Wien promovierten und in Österreich verbliebenen Ärztinnen und Ärzte stellte. Auch die Zuwanderung bereits Promovierter aus Böhmen hielt sich in bescheidenen Grenzen. Insgesamt finden sich unter den rund 300 im Gebiet der Republik Österreich 1938 tätigen »jüdischen« Ärztinnen und Ärzte, die ihre Abschlüsse nicht in Wien erworben hatten, nur 76 AbsolventInnen der Universität Prag. Noch auffälliger ist dies hinsichtlich Galiziens, woher 18,5 % der aufgrund ihrer jüdischen Herkunft verfolgten Ärztinnen und Ärzte stammten, darunter waren jedoch nur zehn an der Universität Lemberg Promovierte. Es finden sich aber auch »jüdische« Ärztinnen und Ärzte, die ihre Abschlüsse an anderen Universitäten wie Graz, Krakau, Innsbruck und Budapest erworben hatten. Promotionsorte außerhalb der Habsburgermonarchie konnten allerdings nur bei Personen festgestellt werden, die an die Universität Wien als Lehrende berufen worden waren, wie z. B. Karl Bühler (1897–1963), der sein Diplom in Freiburg erhalten hatte.

Mehr als 75 % der als »jüdisch« verfolgten in Österreich ansässigen Ärztinnen und Ärzte gehörten 1938 der mosaischen Religionsgemeinschaft an, mindestens 160 waren ohne religiöses Bekenntnis. Zum christlichen Glauben konvertierten in ländlichen Regionen tätige Ärzte (und sehr selten Ärztinnen) wesentlich häufiger als in der Großstadt. So finden sich unter den wegen ihrer jüdischen Herkunft verfolgten Mitgliedern der Ärztekammer für Wien 8 % Angehörige der römisch-katholischen Kirche und 3 % des evangelischen A. B., in Niederösterreich 12 % bzw. 5 %. Unter den sieben Salzburger Ärzten, die als Juden im Sinne der Nürnberger Rassengesetze galten, waren vier römisch-katholisch getauft.

Die durch den »Anschluss« ausgelöste beispiellose Emigrations- bzw. Fluchtwelle betraf MedizinerInnen in besonderem Ausmaß, einerseits weil sehr schnell klar war, dass die Berufsausübung nur noch im Rahmen der beschränkten Zulassung als »Krankenbehandler für Juden« möglich sein würde, andererseits weil sehr viele Ärzte – vereinzelt auch Ärztinnen – verhaftet und nur unter der Auflage sofortiger Ausreise entlassen wurden. Von den bislang iden-

195 K. K. Statistische Zentralkommission (Hg), *Die Ergebnisse der Volkszählung vom 31. Dezember 1910 in den im Reichsrate vertretenen Königreichen und Ländern* (Österreichische Statistik, Neue Folge 1/2), Wien: k. k. Hof und Staatsdruckerei 1914, 21.

tifizierten 3.400 »jüdischen« Ärztinnen und Ärzten, die im März 1938 in Österreich ansässig waren, konnten lediglich 108, zumeist durch eine »Mischehe« geschützt, im Land überleben, weitere 261 verstarben während der NS-Zeit, oftmals durch Suizid. 326 MedizinerInnen wurden aus Wien, wenigstens 83 aus ihren Zufluchtsländern[196] deportiert und ermordet, weitere 46 konnten 1945 aus Lagern befreit werden. Hinsichtlich der verbleibenden rund 2.580 Ärztinnen und Ärzte konnte für die überwiegende Mehrheit festgestellt werden, dass sie zwischen März 1938 und Oktober 1941 flüchteten.[197] Wie bei den geflüchteten deutschen MedizinerInnen waren auch bei den österreichischen KollegInnen die USA das begehrteste Zielland. Während allerdings bei den Deutschen Palästina bzw. Israel als Exildestination vor Großbritannien lag, stellt sich dies bei den ÖsterreicherInnen gegenteilig dar.[198] Nach diesen Exilländern folgen lateinamerikanische Staaten, Frankreich, Australien, Asien und verschiedene europäische Länder.

Exilland/-region	Anzahl aus Österreich geflüchteter Ärztinnen und Ärzte
USA	1.286
Großbritannien	376
Palästina bzw. Israel	221
Lateinamerika	97
Frankreich	81
Australien	70
Asien	64
Benelux-Staaten	27
Schweiz	27
Kanada	21
Italien	18
Jugoslawien	17
Neuseeland	13
Schweden	12
Afrika	11
Ungarn	9

196 Frankreich, Belgien, Niederlande, Luxemburg, Jugoslawien, Ungarn.

197 Vgl. Hans-Peter Kröner, Medizin, in: Ders. (Hg.), *Handbuch der deutschsprachigen Emigration 1933–1945*, Darmstadt: Wissenschaftliche Buchgesellschaft 1998, 782–791, 784–786. – Kröner geht von 2.400–2.600 emigrierten österreichischen und unter 6.000 deutschen Ärztinnen und Ärzten aus. Vgl. ebd.

198 Vgl. Anna E. von Villiez, Emigration jüdischer Ärzte im Nationalsozialismus, in: Thomas Beddies/Susanne Doetz/Christoph Kopke (Hg.), *Jüdische Ärztinnen und Ärzte im Nationalsozialismus. Entrechtung, Vertreibung, Ermordung* (Europäisch-jüdische Studien 12), Berlin–Boston: De Gruyter 2014, 191–202, 192–198.

(Fortsetzung)

Exilland/-region	Anzahl aus Österreich geflüchteter Ärztinnen und Ärzte
Südafrika	4
Europa, andere	38

Tab. 6: Exilländer[199]

Die Tabelle nennt jeweils das letzte Land, in dem die Geflüchteten vor ihrem Tod, ihrer Deportation oder der Rückkehr lebten. In den meisten Fällen war dies jedoch nur die finale Station einer durch mehrere Länder und bisweilen Kontinente führenden, jahrelangen Migration. So sollte auch die Flucht aus dem »Dritten Reich« für zahlreiche österreichische MedizinerInnen nicht die letzte Flucht ihres Lebens sein, denn viele der in Länder wie Frankreich, die Niederlande, Belgien oder Polen Gelangten versuchten, nach dem jeweiligen Einmarsch der Wehrmacht in andere, sichere Länder weiterzuziehen.

Solange die Möglichkeit zur Ausreise noch bestand, war für die meisten Ärztinnen und Ärzte die Hoffnung auf eine Fortsetzung des Berufs im Ausland der primäre Beweggrund für die Emigration, die in solchen Fällen aus Sicht der Betroffenen wohl stärker aus der Gewissheit der Existenzvernichtung im Heimatland, als damals schon aus der Angst um das nackte Überleben erfolgte. Die »Freiwilligkeit« einer solchen Emigration brachte der deutsche Arzt Siegfried Kirchheimer (1908–1991) auf den Punkt: »Ich bin nie ausgewandert, ich bin ausgewandert worden.«[200] Über seine Ausreise aus Österreich schrieb z. B. 1965 der gebürtige Wiener und Allgemeinmediziner Otto Hahn (geb. 1898) in seinem Opferfürsorge-Antrag in der Rubrik »kurzer Schädigungsbericht«:

> »Ich bin seinerzeit legal aus Österreich ausgewandert, aber im damaligen Palästina, da ich kein Einreisevisum bekommen konnte, wie viele andere österreichische Juden, illegal eingewandert. Aus diesem Grund konnte ich hier auch keine Bewilligung bekommen, meinen Beruf als Arzt auszuüben. Erst gegen Ende 1946 konnte ich einige Stunden in der Woche als Vertreter von Aerzten arbeiten und erst nach der Gründung des Staates 1948 bekam ich eine fest besoldete Stelle bei der Krankenkasse. Bis dahin musste ich, um mit meinen Angehörigen nicht zu verhungern, jede Gelegenheitsarbeit ergreifen, ich arbeitete unter den schwersten Bedingungen in dem subtropischen Klima und zog ich mir deswegen eine Netzhautablösung zu, die zur Erblindung des einen Auges führte. Ich habe bis 1948 mit meiner Familie unter grossen Entbehrungen gelebt, weil ich nicht einmal das Existenzminimum verdienen konnte. Die Reise von Wien nach Palaestina ging unter menschenunwürdigen Verhaeltnissen vor sich. Von Wien bis zum rumaenischen Hafen Konstanza fuhren wir in plombierten Waggons, dort wurden wir etwa 2 Wochen unter militaerischer Bewachung interniert, dann 3 Monate im jüdischen Kulturhaus confiniert. Dann fuhren wir mit einem kleinen Dampfboot, dessen Bauch

199 Ergebnisse des Forschungsprojektes, siehe zu diesem die *-Anm. am Beginn des Beitrags.

200 Martha Kirchheimer Collection, URL: archive.org/details/marthakirchheime1400unse (abgerufen am 26.6.2018).

mit Planken ausgelegt war, in denen ueber 800 Menschen leben mussten. In der Naehe von Rhodos brach auf dem Schiff ein Brand aus, wir konnten uns auf eine unbewohnte Insel retten. Von dort wurden wir von italienischen Kriegsschiffen abgeholt, die uns nach Rhodos brachten und uns im dortigen italienischen Militaerlager 6 Wochen lang internierten bis wir die Weiterreise nach Palaestina antreten konnten. Als Beförderungsmittel diente ein kleines Dampfboot, welches im Schlepptau mehrere Fischerboote führte, auf denen alle Passagiere verteilt waren.«[201]

Einige Ärzte verfügten über ausländische berufliche Kontakte, die für die Aufnahme (als »guarantors«) und Etablierung in den Aufnahmeländern hilfreich waren – das betraf jedoch fast nur diejenigen, die bis 1938 in Forschung und Lehre tätig gewesen waren. Insbesondere die Wiener Medizinische Fakultät erfreute sich um 1938 eines internationalen Rufes, der noch lange nachklang, wie beispielsweise daran ersichtlich wird, dass der 1920 in Wien promovierte Leo Deutsch (geb. 1893) in den 1960er-Jahren in Mexiko City Briefpapier benutzte, das im Briefkopf, abgesehen von seinem Namen und der Fachbezeichnung, auch den Hinweis »Facultad de Viena« zeigt.[202] Bei der beruflichen Neuetablierung nützte dies allerdings in den meisten Fällen nichts.

Dennoch war für die meisten MedizinerInnen, solange eine Ausreise noch möglich war, die – wenn auch oft vergebliche – Hoffnung auf eine Fortsetzung des Berufs im Ausland der primäre Beweggrund für die Emigration. So betonte der 1902 in Lemberg geborene und 1930 in Wien promovierte Richard Kampel (1902–1958) in seinem Antrag an den Hilfsfonds 1956 die aus der Verfolgung resultierenden wirtschaftlichen Gründe seiner Flucht, die ihn über Paraguay nach Argentinien geführt hatte, wo er freilich auch nicht als Arzt praktizieren durfte, sondern als Röntgen-Hilfskraft in einem Spital tätig war:

»Antragsteller galt nach den Nürnberger Rassengesetzen als Jude. Und war daher nach der Okkupation Österreichs allen gegen die jüdische Bevölkerung gerichteten Verfolgungsmaßnahmen unterworfen. Insbes. verlor er seine Praxis als Zahnarzt, seinen Posten als Angestellter der Poliklinik in Wien IX, Mariannengasse 10, und seine Beschäftigung bei der Industriekrankenkasse in Wien. In Ermangelung einer Existenzbasis war er im Jänner 1939 genötigt, ins Ausland auszuwandern.«[203]

Die unterschiedlichen Lebens- und Arbeitsbedingungen in den Exilländern zeichnen sich auch bei näherer Betrachtung der Remigration nach 1945 ab: 35 der 81 nach Frankreich geflüchteten Ärztinnen und Ärzte waren 1945 nicht mehr am Leben, von den verbleibenden 46 kehrten 28 nach Österreich zurück, da-

201 Opferfürsorge-Antrag Dr. Otto Hahn, Wiener Stadt- und Landesarchiv [WStLA], Magistratsabteilung [M.Abt.] 208, A36-Opferfürsorgeakten [OF]-Entschädigungen [E]: Dr. Otto Hahn.

202 Opferfürsorge-Antrag Dr. Leo Deutsch, WStLA, M.Abt. 208, A36-OF-E: Dr. Leo Deutsch.

203 Antrag an den Hilfsfonds, ÖStA, AdR, Bundesministerium für Finanzen, Alter Hilfsfonds 7427 Richard Kampel.

runter der berühmte »Fußballdoktor« Emanuel Michl Schwarz (1878–1968), langjähriger Präsident der Wiener Austria. Hingegen kehrten lediglich knapp 10 % der nach Großbritannien geflüchteten Ärztinnen und Ärzte aus dem Exil zurück und nur 3 % aus den USA.

Schlussbemerkung

Die Wiener Medizin besaß seit dem Ende des 18. Jahrhunderts eine hohe Anziehungskraft für Studierende und Ärzte sowohl aus den Ländern der Monarchie als auch aus dem Ausland. Viele namhafte Mediziner, insbesondere aus der berühmten »II. Wiener Medizinischen Schule«, hatten daher »Migrationshintergrund«, und viele Zugewanderte waren Juden/Jüdinnen bzw. jüdischer Herkunft. Diese MedizinerInnenzuwanderung ging bereits im Laufe der Ersten Republik zurück, und im »Ständestaat« kam es sogar zu einer ersten Emigrationswelle, geschuldet den wirtschaftlichen und politischen Zuständen sowie dem Regierungskurs eines »praktischen Tatantisemitismus«.[204] Freilich waren die Auswanderungen dieser Zeit nur ein vergleichsweise marginales Phänomen bzw. ein Vorspiel zu Vertreibung und Flucht unter der NS-Herrschaft. Die durch den »Anschluss« bewirkte Emigration führte nicht nur für die betroffenen Ärztinnen und Ärzte, die der Shoa entgingen, zu massiven beruflich-wirtschaftlichen Schäden, sondern hatte auch für die Wiener Medizin fatale Folgen. Die »Wiener Schule« hatte damit ihr definitives Ende in Wien gefunden und wurde nur mehr von den EmigrantInnen in den Exilländern hochgehalten. Eine »Rückholung« der Vertriebenen fand nach Kriegsende, abgesehen von Einzelfällen, nicht statt,[205] und auch die Remigration nach 1945 hielt sich in Grenzen. Abgesehen von Leid und Not vieler EmigrantInnen, auf das die Zweite Republik nur höchst ungenügend reagierte, blieben somit auch die von den Nationalsozialisten der Wiener Medizin zugefügten Schäden »irreparabel«.[206]

ilse.reiter-zatloukal[at]univie.ac.at

barbara.sauer[at]univie.ac.at

204 Schmitz, *Das christlichsoziale Programm*, 70.
205 Vgl. Hubenstorf, Medizin, 779.
206 So Rektor Wolfgang Schütz 2008. Vgl. Lisa Nimmervoll, Ein Buch mit fehlenden Seiten, in: *Der Standard*, 14.3.2008, URL: derstandard.at/3264260/Ein-Buch-mit-fehlenden-Seiten (abgerufen am 26.6.2018).

Ilsemarie Walter

Die Emigration (zukünftiger) Pflegepersonen aus Österreich 1938/39 – ihre Bedeutung für die Gesundheits- und Krankenpflege und deren internationale Vernetzung. Karrierewege und Schicksale

The emigration of (future) nurses from Austria in 1938/39 – their importance for nursing and international networks. Careers and destinies

Abstracts

Als am 13. März 1938 der »Anschluss« Österreichs an Deutschland erfolgte, hatte dies besonders in Wien sofort Auswirkungen auf die hier tätigen Pflegepersonen. Einige wurden bereits am nächsten Tag von den Nationalsozialisten ihres Amtes enthoben, viele andere verloren spätestens bis Jahresende ihren Posten; ein Teil dieser Personen konnte emigrieren. Des Weiteren absolvierten viele junge Menschen, die wegen ihrer jüdischen Abstammung zur Emigration gezwungen waren, erst im Ausland – meist in Großbritannien – eine Pflegeausbildung. Der vorliegende Beitrag beschäftigt sich zunächst mit der Situation der Pflege in Wien in den Jahren 1938/39 und mit dem durch die Ausschaltung von Führungskräften und erfahrenen PraktikerInnen entstandenen Vakuum und »Braindrain«. Anschließend werden die Emigration von Pflegepersonen nach Großbritannien und die Schwierigkeiten bei einer eventuellen Rückkehr nach Österreich näher behandelt. Aufgezeigt werden die Rolle der Strukturen und internationalen Vernetzungen bei diesen Prozessen sowie die Besonderheiten aufgrund der Tatsache, dass Pflege ein typischer »Frauenberuf« war. Eine kurze Darstellung der Lebensläufe zweier Emigrantinnen, die später tatkräftige Hilfe beim Aufbau der Pflegewissenschaft in Österreich leisteten, könnte ein Anstoß zu weiteren Forschungsarbeiten zu diesem bisher fast unbekannten Kapitel der Geschichte der österreichischen Pflege sein.

Following the annexation of Austria into the German Third Reich on the 13th of March 1938, a number of immediate consequences unfolded for Austrian nurses, especially those living in Vienna. Some had their titles and contracts taken away by the National Socialists within a single day, while many others had lost their jobs by the end of the same year. A certain proportion of persons affected was able to emigrate. On the other hand, there was also a considerable amount of young people who were forced into emigration due to their Jewish ancestry and later decided to train as nurse abroad – mostly in Great Britain. The following paper is dedicated to the situation of nursing in Vienna in the years of 1938/39, analyzing the vacuum and »brain drain« caused by the removal of nursing managers and experienced nurses. Furthermore, the emigration of nurses to Great Britain as well as the problems they faced when considering a possible return to Austria are discussed in detail. The role which structures and international networks played in the emigration process will be elaborated alongside the specific circumstances that arose from the fact that nursing was considered a typical »women's job« in these days. A brief overview of the biographies of two female emigrants, who later on would become important contributors to the building of a nursing science community in Austria, might be considered an inspiration for further research works dedicated to this chapter of Austrian nursing history which has remained largely unknown to this day.

Keywords
Pflegepersonen, Pflege, Nationalsozialismus, Österreich, Emigration, Verfolgung

Nurses, nursing, National Socialism, Austria, emigration, persecution

Der »Anschluss« Österreichs an das nationalsozialistische Deutschland brachte auch für die Krankenpflege schwerwiegende Veränderungen mit sich. Zahlreiche Pflegepersonen verloren ihren Arbeitsplatz, viele mussten Österreich verlassen, einige starben im KZ. Mühsam aufgebaute berufliche Strukturen wurden zerstört, internationale Beziehungen unterbrochen. Andererseits konnten sich vorhandene Netzwerke hilfreich bei der Bewältigung der schwierigen Situation erweisen. Nachdem in Großbritannien der Pflegeberuf eine besondere Bedeutung für die Flüchtenden[1] hatte, wie später noch ausgeführt wird, liegt in dieser Darstellung der Fokus auf der Emigration nach Großbritannien.

In Bezug auf das Thema »Emigration und Pflege 1938/39« ist noch eine zweite Gruppe von Personen relevant: jene, die als Heranwachsende das Land verließen oder mit einem der sogenannten Kindertransporte von ihren Eltern ins Ausland geschickt wurden und dort eine Krankenpflegeausbildung absolvierten. Einige dieser jugendlichen Flüchtlinge haben später wieder Kontakte mit Österreich geknüpft und hier zur Entwicklung der Pflegewissenschaft beigetragen.

Weitere Fragestellungen ergeben sich in Bezug auf eine eventuelle Rückkehr der Emigrierten. Wie viele Pflegepersonen sind nach Kriegsende wieder nach Österreich zurückgekehrt? Wie wurden sie aufgenommen, welche Möglichkeiten und welchen Einfluss auf die österreichische Pflege hatten sie?

All dies ist noch wenig erforscht. Dieser Beitrag könnte ein Ausgangspunkt für weitere Forschungsarbeiten sein, die sich mit der Geschichte der Pflege und der Entwicklung der Pflegewissenschaft in Österreich befassen. Eine Ausdehnung

1 Auf die in diesem Beitrag beschriebenen Ereignisse ist die übliche Differenzierung zwischen Emigration und Flucht nur schwer anwendbar. Einerseits waren die Betroffenen in ihrer Existenz und ihrem Leben bedroht und gezwungen, ihren Besitz zurückzulassen – insofern ist der Ausdruck Flüchtlinge zutreffend, was auch dem subjektiven Empfinden der betroffenen Personen entsprechen dürfte. Andererseits mussten sie sich meist langwierigen bürokratischen Prozeduren und Vorbereitungen unterziehen, um überhaupt ins Ausland gelangen zu können, und waren in diesem Sinn Emigranten. Aus diesem Grund wird hier auf eine Unterscheidung der Begriffe verzichtet.

der Forschung auf andere Länder als Großbritannien und eine zeitliche Fortsetzung über das Jahr 1955 hinaus bis zur Etablierung der Pflegewissenschaft an österreichischen Universitäten sind Forschungsdesiderate.[2]

Für den Rahmen der vorliegenden Publikation wurde eine von der Autorin erstellte Datenbank zur Erfassung von ÖsterreicherInnen, die zwischen 1933 und 1945 verfolgt wurden und wenigstens zeitweilig in der Pflege tätig waren, gezielt im Hinblick auf emigrierte Personen erweitert. Derzeit enthält sie ca. 400 Namen. Trotz Benützung verschiedenster Quellen können die enthaltenen Daten jedoch aufgrund der schwierigen Quellenlage nur lückenhaft sein. Eine wertvolle Hilfe bei der Ergänzung der Informationen waren die mir von Herrn Professor Paul Weindling von der Oxford Brookes University freundlicherweise zur Verfügung gestellten Angaben aus seiner Datenbank über Flüchtlinge aus medizinischen Berufen[3], wofür ich mich herzlich bedanke.

Öffentliche Krankenanstalten: »Neuordnung des Beamtentums«

Als am 13. März 1938 der »Anschluss« Österreichs an Deutschland erfolgte, hatte dies besonders in Wien sofort Auswirkungen auf in der Pflege tätige Personen. Nicht nur das größte Krankenhaus Österreichs, das Wiener Allgemeine Krankenhaus, sondern auch weitere sieben Wiener Krankenanstalten[4] gehörten zu diesem Zeitpunkt zum sogenannten Wiener Krankenanstaltenfonds, sie waren also in staatlicher Verwaltung. Andere große Anstalten waren im Besitz der Gemeinde Wien. Bei beiden Trägern war der Zugriff besonders leicht und bereits am folgenden Tag, dem 14. März, wurde eine Reihe leitender Krankenpflegepersonen (ebenso wie Ärzte, die Leiter von Krankenhäusern und Krankenpflegeschulen waren[5]) ihres Amtes enthoben, teils wegen ihrer jüdischen Abstammung, teils weil sie politisch unerwünscht waren. Das Schicksal einiger dieser Personen wird später in diesem Beitrag kurz dargestellt werden.

---

2 In der Zwischenzeit könnten auch weitere Quellen zugänglich werden, insbesondere z. B. der derzeit noch nicht archivarisch erschlossene Bestand des Wiener Stadt- und Landesarchivs [WStLA], Magistratsabteilung [M.Abt.] 202.A6a, Personalakten 3. Reihe.

3 Zur Datenbank von Prof. Weindling siehe insbesondere: Paul Weindling, Frauen aus medizinischen Berufen als Flüchtlinge in Großbritannien während der 1930er und 1940er Jahre, in: Ulrike Lindner/Merith Niehuss (Hg.), *Ärztinnen – Patientinnen. Frauen im deutschen und britischen Gesundheitswesen des 20. Jahrhunderts*, Köln–Weimar–Wien: Böhlau 2002, 111–127, 116–117.

4 Wilhelminenspital, Rudolfstiftung, Kaiser Franz-Josefs-Spital, Kaiserin Elisabeth-Spital, Krankenhaus Wieden, Sophienspital und Rochusspital.

5 Otto Glaser (1882–1943), Krankenpflegeschule am Allgemeinen Krankenhaus; Karl Schmidt (1894–1967), Krankenpflegeschule Wilhelminenspital; Arnold Baumgarten (1879–1938), Krankenpflegeschule Lainz.

Ebenfalls Mitte März 1938 wurde von den öffentlich Bediensteten in Wien ein Eid auf Adolf Hitler (1889–1945) verlangt, den Juden und Jüdinnen nicht ablegen durften. Immer wieder wurden von den Krankenhäusern Listen über alle beschäftigten Personen eingefordert – mit der Angabe, wann der Eid abgelegt wurde oder warum dies nicht geschehen war. Dadurch hatten die Behörden sehr bald die Namen aller in öffentlichen Krankenanstalten tätigen jüdischen Pflegepersonen in der Hand. Wer von ihnen nur vertragsmäßig angestellt war, wurde sofort entlassen. Die definitiv angestellten Pflegepersonen wurden zunächst vom Dienst beurlaubt und ohne Rücksicht auf ihr Alter gegen Ende des Jahres 1938 mit reduzierten Bezügen zwangspensioniert. Bei diesen Pensionierungen berief man sich auf den Paragraf drei der »Verordnung zur Neuordnung des österreichischen Berufsbeamtentums« vom 31. Mai 1938. Alle jüdischen Krankenpflegeschülerinnen mussten die Ausbildung abbrechen. Jüdische Pflegepersonen durften ab sofort nur in jüdischen Anstalten arbeiten. 1939 folgte dann der Ausschluss von Pflegepersonen, die mit einem jüdischen Partner verheiratet waren oder einzelne jüdische Vorfahren hatten.[6]

Systematisch, wenn auch nicht vollständig erfasst werden konnten nach den vorhandenen Quellen die Namen jener Pflegepersonen, die 1938 an den Wiener staatlichen Krankenanstalten tätig waren und durch den Eingriff der Nationalsozialisten ihre Stelle und damit ihren Lebensunterhalt verloren. 50 Namen betroffener Personen sind bekannt, davon 34 aus dem Allgemeinen Krankenhaus, elf aus dem Wilhelminenspital und fünf aus der Rudolfstiftung.[7] Dazu kommen vier Krankenpflegeschülerinnen aus der Schule des Allgemeinen Krankenhauses, zwölf Pflegepersonen aus Anstalten der Gemeinde Wien und drei Krankenpflegerinnen, die bei verschiedenen Krankenkassen tätig waren; zusammen sind dies 69 Personen allein aus öffentlichen Institutionen in Wien. Insgesamt ist die Zahl der Betroffenen sicher höher, denn selbst zu den staatlichen Krankenanstalten sind Akten verschwunden, die in den Indices noch angegeben sind. Privatkrankenhäuser konnten in diese Statistik nicht einbezogen werden. Überhaupt nicht erfassbar ist die Zahl jener Personen, die 1938 in der Hauskrankenpflege tätig oder arbeitslos waren.[8]

---

6 Vgl. Wiener Krankenanstaltenfonds, Verordnung zur Neuordnung des österreichischen Berufsbeamtentums, Österreichisches Staatsarchiv [ÖStA], Archiv der Republik [AdR], Bundesministerium für soziale Verwaltung [BMfsV], Volksgesundheit [VG], Kt. 2340, Akt 52.639/38.

7 Vgl. Wr. Krankenanstaltenfonds, Personalveränderungen bei öffentlichen Dienststellen, ebd., Kt. 2338, Akt 29.985/38. – Vereidigung d. Personals, ebd., Akt 42.920/38. – Jüd. Beamte u. Krankenpflegerinnen: Versetzung i. d. dauernden Ruhestand, ebd., Kt. 2339, Akt 40.119/38. – Die Gesamtzahl der weltlichen Pflegepersonen in diesen drei Krankenhäusern betrug ca. 1.200; im Jahr 1936 waren es 1.231 Personen. Vgl. Wr. Krankenanstaltenfonds, systemisierter Personalstand, ebd., Kt. 2230, Akt 23.949/1936.

8 Alles hier Gesagte bezieht sich auf die weltliche Krankenpflege. Die unter dem Sammel-

Ebenfalls nicht in diesem Überblick enthalten sind jene jüdischen Pflegepersonen, die beim »Anschluss« im jüdischen Wiener Rothschildspital beschäftigt waren. Sie durften zunächst in der Pflege jüdischer PatientInnen weiterarbeiten, während die »arischen« Pflegepersonen in andere Krankenhäuser versetzt wurden. An ihre Stelle kamen andere Jüdinnen, die ihren Arbeitsplatz verloren oder bisher im Haushalt gearbeitet hatten und jetzt im Rothschildspital eine Art pflegerischer Kurzausbildung absolvieren konnten. Die Beschäftigung im jüdischen Krankenhaus oder Altersheim bot ab Kriegsbeginn eine gewisse Sicherheit, nicht deportiert zu werden, allerdings nur in der ersten Zeit.[9]

Von den oben genannten 69 Personen waren die meisten zumindest teilweise jüdischen Ursprungs oder mit Juden verheiratet, nur bei sechs oder sieben war die politische Einstellung der Grund der vorzeitigen Pensionierung oder Entlassung. Bis auf vier männliche Pfleger handelte es sich um Frauen.

30 Personen dieser Gruppe finden sich unter den EmigrantInnen – meistens nach Großbritannien – wieder, über die in den nächsten Kapiteln berichtet wird. Anderen dürfte sich die Möglichkeit zur Emigration aber gar nicht geboten haben. Im Allgemeinen hatten sie wenige Kontakte zum Ausland und nicht besonders hohe finanzielle Ressourcen. Ein beträchtlicher Teil der Krankenschwestern war zu dieser Zeit ledig, am Arbeitsplatz wurde ihr ganzer Einsatz verlangt und sie wohnten in vom Krankenhaus zur Verfügung gestellten Wohnungen. »Eine gute Krankenschwester ist besser, wenn sie nicht verheiratet ist« – mit diesen Worten fasste Anfang der 1990er-Jahre in einem Interviewprojekt Schwester M. J. die damals herrschende Auffassung zusammen.[10]

begriff »barmherzige Schwestern« in österreichischen Krankenhäusern tätigen Ordensfrauen – im Jahr 1938 waren es ca. 4.500 gegenüber ca. 3.200 weltlichen Pflegepersonen – sowie die Barmherzigen Brüder wurden fürs erste noch dringend gebraucht. Die NSDAP-Reichsleitung rechnete aber damit, dass die Orden bereits in den folgenden Jahren aus Mangel an Nachwuchs vielerorts dieses Arbeitsgebiet aufgeben müssten und forcierten u. a. aus diesem Grund die Ausbildung weltlicher Krankenschwestern. Vgl. NSDAP Reichsleitung, Schreiben an den Reichskommissar zur Wiedervereinigung Österreichs mit dem Deutschen Reich vom 22.10.1938, Erläuterungen zu Punkt 8 und Aufstellung, ÖStA, AdR, ZNSZ RK Materie 2362.

9 Vgl. Mignon Langnas, *Tagebücher und Briefe 1938–1945*, Innsbruck–Wien: Haymon 2013, 76–78.

10 Vgl. Elisabeth Seidl, Berufliches Handeln unter dem Einfluß der Zeitgeschichte, in: Elisabeth Seidl/Hilde Steppe (Hg.), *Zur Sozialgeschichte der Pflege in Österreich. Krankenschwestern erzählen über die Zeit von 1920 bis 1950*, Wien–München–Bern: Maudrich 1996, 35–80, 51.

Rudolfinerhaus: Umwandlung in eine Rotkreuzschwesternschaft

Einen Spezialfall bildete die private Wiener Krankenanstalt Rudolfinerhaus, die seit 1882 besteht und deren Träger ein Verein ist. Aufgrund früherer Beziehungen der Institution zum Roten Kreuz wurde nach dem »Anschluss« entschieden, sie in ein Krankenhaus des Deutschen Roten Kreuzes umzuwandeln. Die Schwesternschaft der »Rudolfinerinnen«, die sich durch ein starkes Zusammengehörigkeitsgefühl auszeichnete und international gut vernetzt war, wurde dadurch zur »DRK-Billrothschwesternschaft«. Die Übergabe brauchte etwas Zeit, die Vereidigung der Schwestern fand erst am 25. Mai 1938 statt. Die bisherige, seit 20 Jahren in dieser Funktion befindliche Oberin Alice Pietzcker (1887–1976) war Schweizerin und verließ Österreich auf Umwegen sofort nach dem »Anschluss«. Ihre provisorische Nachfolgerin wurde Lisbeth Lippert (geb. 1902) und ab Oktober 1938 leitete Alba Alberti (1895–1978) die Schwesternschaft.[11]

Eine Schwester des Rudolfinerhauses, die in den 1990er-Jahren im Rahmen eines internationalen Forschungsprojekts zur Sozialgeschichte der Pflegeberufe interviewt wurde, erzählte, Oberin Alberti habe einigen Schwestern, die vermutlich Jüdinnen waren, zur Emigration nach Großbritannien verholfen.[12] Obwohl dafür im Archiv des Krankenhauses keine direkten Beweise gefunden werden konnten, erscheint es nach allem, was festgestellt werden konnte, nicht unwahrscheinlich.

Einige Schwestern traten aufgrund ihres *politischen* Hintergrunds 1938 aus dem Rudolfinerhaus aus, wie die folgenden Beispiele zeigen.

Isabella (Gräfin) Coronini-Cronberg (1893–1962), 1893 in Wien geboren, trat 1920 ins Rudolfinerhaus ein und erwarb 1923 das Diplom als Krankenpflegerin. Anfang 1938 erkrankte sie an Psittakosis. Nach dem »Anschluss« fuhr sie nach Grado, offiziell zum Zweck der Rehabilitation; in Görz lebten ihre Verwandten. Nach dem Krieg gab sie an, dass sie nach dem Einmarsch der Deutschen in Österreich gezwungen war, das Land zu verlassen, die näheren Umstände dieses Entschlusses sind jedoch nicht bekannt. Im Rudolfinerhaus rechnete man mit ihrer Rückkehr. Isabella Coronini war inzwischen jedoch von den Nationalsozialisten als staatenlos erklärt worden. Der Grund dafür war nach eigener Aus-

11 Vgl. Elisabeth Seidl, »DRK-Billrothschwesternschaft« im Nationalsozialismus. Das Rudolfinerhaus in Wien aus zeitgeschichtlicher Perspektive, in: Elisabeth Seidl/Ilsemarie Walter (Hg.), *Rückblick für die Zukunft. Beiträge zur Historischen Pflegeforschung*, Wien–München–Bern: Maudrich 1998, 143–168, 147–151.

12 Zum Projekt vgl.: Elisabeth Seidl/Ilsemarie Walter, Einführung, in: Seidl/Steppe, *Zur Sozialgeschichte*, 11–17. Es handelt sich um die Interviewpartnerin mit dem Pseudonym M. A. (Nr. 51).

sage, dass sie die Annahme des »reichsdeutschen« Passes verweigert hatte.[13] Aus diesem Grund war auch eine Rückkehr nach Österreich sofort nach dem Zweiten Weltkrieg nicht möglich. Erst als sie 1955 ein Reisedokument für Staatenlose nach dem Londoner Abkommen vom 15.10.1946 erhielt, übersiedelte sie nach Wien, wo sie als Arztassistentin arbeitete. Im Mai 1956 erhielt sie die österreichische Staatsbürgerschaft wieder. Gegen Ende des Jahres 1957 kehrte sie nach Italien zurück. Am 25. November 1962 starb sie in Rom.[14]

Eine der Schülerinnen des Rudolfinerhauses im Jahr 1938 war Adelheid (Adelaide) Braganca (1912–2012), Infantin von Portugal, die bereits eine Ausbildung als Fürsorgerin absolviert hatte. Ihre anti-nationalsozialistische Haltung war bekannt; der Direktor der Schule, Otto Frisch (1877–1956), soll sie nach dem »Anschluss« zum Austritt aus der Schule veranlasst haben. Im Sommer 1944 wurde sie gemeinsam mit ihrer älteren Schwester Benedikta (1896–1971) von den Nationalsozialisten wegen des Hörens ausländischer Radiosendungen zum Tod verurteilt, jedoch auf Intervention des portugiesischen Ministerpräsidenten António de Oliveira Salazar (1889–1970) begnadigt. Unter dem Decknamen »Mafalda«, der im Rudolfinerhaus auch ihr »Schwesternname« gewesen war, schloss sie sich der Widerstandsbewegung O5 an und wurde 1945 neuerdings verhaftet. Im Oktober 1945 heiratete sie in Wien den holländischen Arzt Nicolaas van Uden (1921–1991). 1949 konnte sie nach Portugal zurückkehren, wo sie im Fürsorgewesen tätig war. Das Ehepaar hatte sechs Kinder. Adelaide Braganca starb 100-jährig im Jahr 2012 in Portugal.[15]

Marianne Sammer (geb. 1903), im Rudolfinerhaus »Schwester Mirjam« genannt, war 1924 ins Rudolfinerhaus eingetreten und trat am 31. Mai 1938 aus. Sie erhielt – was sonst nicht üblich war – ihr Dienstzeugnis zusätzlich in englischer Sprache.[16] Am 27. August 1938 schrieb die Sekretärin des *International Council of Nurses* (ICN), Lilly Petschnigg (1905–1983) aus London in einem an die Oberin des Rudolfinerhauses gerichteten Brief zu einem ganz anderen Thema unvermittelt den Satz: »Schwester Mirjam arbeitet in einer hiesigen Anstalt und es geht

13 Vgl. Coronini Isabella, Verleihung der Staatsbürgerschaft 9.5.1956, WStLA, M.Abt. 116, A84-IV, Zl MA C 14-4/56.

14 Vgl. Personalakt Isabella Coronini, Archiv des Rudolfinerhauses, 1938, Ausgetretene Schwestern, Schülerinnen und Aushilfsschwestern A–H. – Meldeabfrage per E- Mail vom 4.10.2016 beim WStLA, Kopie des Auszugs in Besitz der Verfasserin.

15 Vgl. Personalakt Adelheid Braganza, Archiv des Rudolfinerhauses, 1938, Ausgetretene Schwestern, Schülerinnen und Aushilfsschwestern A–H. – Verhandlung gegen Rudolf Hitzler, 141–143, Dokumentationsarchiv des Österreichischen Widerstands [DÖW], 20642/6. – Gedächtnisprotokoll über die Widerstandsgruppe Otto Arlow, DÖW, 02702. – Korrespondenz über die Ereignisse im Zusammenhang mit dem 20. Juli 1944, DÖW, 21574.

16 Vgl. Personalakt Marianne Sammer, Archiv des Rudolfinerhauses, 1938, Ausgetretene Schwestern, Schülerinnen und Aushilfsschwestern J–Z.

ihr gut.«[17] Eine etwaige jüdische Abstammung konnte in diesem Fall nicht nachgewiesen und über das weitere Schicksal von Marianne Sammer konnten keine Informationen gefunden werden.

Mit ihrem jüdischen Mann nach Großbritannien emigriert und dort geblieben ist die Rudolfinerin Josefa Wechsel (geb. 1899), geborene Huemer. Sie war jedoch – vermutlich wegen der geplanten Heirat – bereits 1922 aus dem Rudolfinerhaus ausgetreten. In Großbritannien arbeitete sie bis zu ihrem Tod in der Hauskrankenpflege.[18]

Die Situation der Flüchtlinge in Großbritannien bis zum Kriegsende

Es wird geschätzt, dass circa 130.000 nach den Nürnberger Gesetzen zu »Juden« erklärten ÖsterreicherInnen die Ausreise beziehungsweise Flucht ins Ausland gelang;[19] 27.293 von ihnen fanden in Großbritannien Aufnahme.[20] Dazu kommen noch weitere nicht-jüdische Personen, die aus politischen Gründen flohen. Insgesamt sollen es mehr als 31.000 Flüchtlinge aus Österreich gewesen sein, die sich – wenigstens zeitweise – in Großbritannien befanden.[21] Da Krankenpflege auch zur Zeit des Nationalsozialismus in Österreich vorwiegend ein Frauenberuf war, ist für diese Arbeit insbesondere die Situation der weiblichen Flüchtlinge relevant. Wenn man die zuletzt genannte Zahl mit der Angabe verknüpft, dass ca. 53 Prozent der aus Kontinentaleuropa Geflohenen weiblich waren,[22] kann man davon ausgehen, dass sich ca. 16.500 österreichische Frauen und Mädchen als Flüchtlinge in Großbritannien befanden.

Die meisten dieser Mädchen und Frauen mussten – wenn sie überhaupt eine Arbeit fanden – nach ihrer Ankunft als Dienstmädchen, Kindermädchen oder in ähnlichen Stellungen arbeiten. »Domestic servants« wurden hier gebraucht, und mit einem »domestic servant permit« konnte man einreisen, was übrigens auch

17 Vgl. Personalakt »Hospitantin Josina Burger«, Archiv des Rudolfinerhauses, Ausgetretene Schwestern. Schülerinnen und Aushilfsschwestern A–H.

18 Den Hinweis auf Josefa Wechsel verdanke ich Frau Dr. Christa Sauer, Wien.

19 Vgl. Wilfried R. Garscha, Vorbemerkungen aus der Sicht des Historikers, in: Margarete Limberg/Hubert Rübsaat (Hg.), *Nach dem »Anschluss«. Berichte österreichischer EmigrantInnen aus dem Archiv der Harvard University*, Wien: Mandelbaum 2013, 10–23, 23.

20 Vgl. Reinhard Müller, Das Austrian Centre und sein Umfeld. Eine kleine Chronik. Großbritannien 1938–1945, 2002, 1, URL: www.literaturepochen.at/exil/lecture_5007.pdf (abgerufen am 30.3.2016).

21 Vgl. Margit Franz/Heimo Halbrainer (Hg.), *Going East – Going South. Österreichisches Exil in Asien und Afrika*, Graz: Clio 2014, 11.

22 Vgl. Tashia Scott, Medical Refugee Nurses in Britain. 1933–1945, in: Lisa Petermann/et al. (Hg.), *The Proceedings of the 19th Annual History of Medicine Days Conference 2010. The University of Calgary Faculty of Medicine, Alberta, Canada*, Newcastle/Tyne: Cambridge Scholars Publishing 2013, 25–41, 25.

für Männer galt, die als Butler arbeiten wollten.[23] Krankenschwestern wurden zwar ebenfalls gesucht, doch wurde die österreichische Pflegeausbildung in Großbritannien nicht anerkannt, sodass die geflüchteten diplomierten Pflegerinnen nicht in einer ihnen gemäßen Position tätig sein konnten.[24] Es scheint jedoch, dass viele der aus Wien geflüchteten ausgebildeten Krankenschwestern einen Posten als »Hilfsschwester« (assistant nurse) in Krankenhäusern, Heimen oder ähnlichen Einrichtungen fanden, zumindest in der ersten Zeit des Exils. Von jenen österreichischen Krankenschwestern, deren Beschäftigung in Großbritannien in den Jahren 1938/39 anhand des »Internees Index«[25] festgestellt werden konnte, arbeiteten zu dieser Zeit nur wenige gänzlich außerhalb ihres Fachs: Die beiden Röntgenschwestern Anna Perl (1892–1963) und Hedwig Perlberg (geb. 1897) – also Pflegepersonen mit einer Spezialausbildung – waren im Haushalt tätig und Hanna Katz (1884–1962), vorher Oberin der Krankenpflegeschule am Wilhelminenspital, leitete eine Kriegsküche in Oxford. Bei allen anderen ist als »derzeitige Beschäftigung« »hospital nurse«, »nurse«, »staff nurse«, »trained nurse« oder Ähnliches angegeben, im Unterschied zur staatlich anerkannten »State Registered Nurse« (SRN).

Um dem Mangel an Pflegepersonen abzuhelfen, erteilten die britischen Behörden Österreicherinnen, die noch nicht in der Pflege ausgebildet waren und nach Großbritannien flüchten wollten, ein »nurse trainee permit«, mit dem vor allem junge Menschen, die noch keinen Beruf hatten, eine Pflegeausbildung beginnen konnten. Mit einem solchen Permit konnte zum Beispiel Susanne Hakl (geb. 1920), später verehelichte Bock, einreisen. Sie erhielt einen Platz in der Bristol Royal Infirmary, absolvierte die Ausbildung einige Zeit lang, entschied sich letztendlich jedoch gegen eine Fortsetzung.[26]

Aber auch viele Personen, die mit einem »domestic servant permit« nach Großbritannien gekommen waren, absolvierten später eine Pflegeausbildung.

23 Vgl. Traude Bollauf, *Dienstmädchen-Emigration. Die Flucht jüdischer Frauen aus Österreich und Deutschland nach England 1938/39*, 2. überarbeitete Auflage, Münster: Lit 2011. – Weindling, Frauen, 121.

24 Vgl. John Stewart, Angels or Aliens? Refugee Nurses in Britain, 1938 to 1942, in: *Medical History* 47 (2003) 2, 149–172, 150. – Paul Weindling, Refugee Nurses in Great Britain, 1933–1945. From Place of Safety to a New Homeland, in: Susan Grant (Hg.), *Russian and Soviet Health Care From an International Perspective. Comparing Professions, Practice and Gender, 1880–1960*, Cham: Springer 2017, 243–254, 247.

25 Internees index HO 396/139–145, The National Archives, URL: discovery.nationalarchives.gov.uk/browse/r/h/C126414 (abgerufen am 20.6.2018). Bei diesem Archivbestand der National Archives (Großbritannien) handelt es sich um Angaben über die Gespräche, die amtlicherseits mit immigrierten Personen geführt wurden, um über die Notwendigkeit einer Internierung zu entscheiden. Die genaue Bezeichnung lautet: Home Office, Aliens Department, Internees Index. Internees et Liberty in UK 1939–1942 HO 396.

26 Vgl. Susanne Bock, *Mit dem Koffer in der Hand. Leben in den Wirren der Zeit 1920–1946*, Wien: Passagen 1999, 103–114.

Für die meisten war die Erlaubnis, in einem Privathaushalt zu arbeiten nur der »Rettungsanker« gewesen, um der Bedrohung durch die Nationalsozialisten zu entfliehen; in Österreich hätten sie nie in Erwägung gezogen, solche Stellen anzunehmen, die oft weit unter ihrem bildungsmäßigen und gesellschaftlichen Niveau lagen. Der Pflegeberuf bot ihnen wenigstens die Möglichkeit, eine anerkannte Qualifikation zu erwerben, und er war bereits zu dieser Zeit in Großbritannien – im Gegensatz zu Österreich – »socially highly respectable«.[27] Allerdings versuchten die britischen Behörden verschiedentlich, wenn auch eher vergeblich, die Flüchtlinge in den Haushaltsstellen zu halten.[28]

Insgesamt waren einige hundert geflüchtete Österreicherinnen in Großbritannien in der Pflege tätig. Nach Reinhard Müller arbeiteten im Jahr 1942 400 österreichische Krankenschwestern in britischen Spitälern.[29] Gemeinsam mit jenen, die aus der Krankenpflege bereits ausgeschieden waren, und jenen, die ihre Pflegeausbildung erst nach 1942 begannen, war es wohl mehr als ein halbes Tausend.

Es ist nur beschränkt möglich, die Situation der Flüchtlinge, die früher oder später in der Pflege gearbeitet haben, mit der Situation der geflüchteten Ärzte und Ärztinnen zu vergleichen; zu sehr interagieren hier Genderproblematik, Statusfragen und Fachkräftebedarf miteinander. Die Diskriminierung als Ausländer oder Ausländerin und eventuell infolge Antisemitismus tangierte beide Gruppen in gleicher Weise, ebenso wie die Nicht-Anerkennung österreichischer Ausbildungen.[30] Allerdings wurden – im Unterschied zur Pflegeausbildung – ärztliche Ausbildungen später (ab 1941) anerkannt.[31] Benachteiligungen aufgrund ihres Geschlechts teilten die fast durchwegs weiblichen (zukünftigen) Pflegepersonen mit den Ärztinnen. Schon in der Zwischenkriegszeit waren in Großbritannien Frauen stark von der ärztlichen Ausbildung weg in den Pflegeberuf gedrängt worden; umso mehr betraf dies die Flüchtlinge.[32] Dadurch waren die Pflegepersonen in Bezug auf die Möglichkeit, den Beruf auszuüben oder ihn zu erlernen, gegenüber den Ärzten und Ärztinnen im Vorteil, denn Fachkräfte im Pflegeberuf wurden dringend gebraucht. Im Ärzteberuf war dies jedoch nicht der Fall und britische Ärzteorganisationen wie die British Medical Association und die Medical Practioners Union lehnten eine Praxisausübung durch ge-

27 Vgl. Weindling, Refugee Nurses, 248.
28 Vgl. Bollauf, *Dienstmädchen-Emigration,* 149–154.
29 Vgl. Müller, Austrian Centre, 14.
30 Vgl. Weindling, Frauen, 111–112.
31 Vgl. Karola Decker, Divisons and Diversity. The Complexities of Medical Refuge in Britain, 1933–1948, in: *Bulletin of the History of Medicine* 77 (2003) 4, 865–866. – Paul Weindling, Medical Refugees and the Modernisation of British Medicine, in: *Social History of Medicine* 22 (2009) 3, 493–494.
32 Vgl. Weindling, Frauen, 120.

flüchtete MedizinerInnen ab.[33] Im Bereich der medizinischen Forschung wurden jedoch Ärzte und Ärztinnen aus Deutschland und Österreich vielerorts durchaus geschätzt.[34] Pflegeforschung hingegen war zu dieser Zeit in Großbritannien noch nicht etabliert, und den Pflegepersonen waren – auch wenn ihr Status in Großbritannien bedeutend höher war als in Österreich und Deutschland[35] – in den 1930er-Jahren wissenschaftliche Arbeitsplätze nicht zugänglich.

Mit dem Ausbruch des Zweiten Weltkriegs verschlechterte sich die Lage für die Flüchtlinge aus Österreich und Deutschland. Sie wurden zu »feindlichen Ausländern« (enemy aliens) und mussten vor einem »Tribunal« erscheinen, das ihre politische Einstellung zu überprüfen hatte und über die eventuelle Notwendigkeit einer Internierung entschied. Viele, vor allem Männer, wurden tatsächlich interniert. Im Mai 1940, nach den Niederlagen in Skandinavien und Frankreich, spitzte sich die Situation weiter zu. In Bezug auf die Pflegepersonen wurde diskutiert, ob sie in Krankenhäusern arbeiten dürften, in denen die Möglichkeit bestand, dass sie mit verwundeten Kriegsgefangenen zusammenkämen; besonders problematisch war die Situation in den »Restricted Areas« (Sperrzonen). Viele, die vorher in verschiedenen Krankenhäusern, zum Beispiel in der Royal Infirmary in Edinburgh, mit großer Bereitschaft aufgenommen worden waren, konnten ihre Tätigkeit bzw. Ausbildung deshalb nicht fortsetzen.[36] Eine – wenn auch nicht gleichwertige – Ersatzmöglichkeit war der Beginn einer Ausbildung zur »fever nurse«, einer auf Infektionskranke spezialisierten Pflegeperson.

Die verschiedenen Bestimmungen für die Berufsausübung der Krankenpflege durch AusländerInnen waren nicht nur häufig lokal verschieden – so scheint es etwa, dass die Offenheit den Flüchtlingen gegenüber in schottischen Krankenhäusern größer war als in englischen –, sondern sie änderten sich auch häufig. Nach den Worten John Stewarts befand sich eine geflüchtete Krankenschwester in Großbritannien »in a situation where the question of whether or not she could be employed in British health care depended on a complex nexus of regulations, nationality, and the currently prevailing political and military circumstances.«[37]

Gegen Ende 1940 wurden die Restriktionen für die Flüchtlinge und damit auch für österreichische Pflegepersonen gemildert und es war wieder möglich, die Ausbildung fortzusetzen. 1942 war die Situation schon entspannter, denn ein Sieg der Alliierten erschien wahrscheinlicher. Zu dieser Zeit kamen nach und nach auch diejenigen, die als Kinder oder noch schulpflichtige Jugendliche – viele mit den sogenannten Kindertransporten – nach Großbritannien gekom-

33 Vgl. Weindling, Medical Refugees, 489–490.
34 Vgl. Weindling, Frauen, 122–124.
35 Vgl. ebd., 125.
36 Vgl. Stewart, Angels, 160–161, 168–169.
37 Ebd., 149.

men waren, in das Alter der Berufswahl und viele wählten den Pflegeberuf, weil er eine der wenigen Möglichkeiten war, die ihnen offenstanden.

Den Flüchtlingen wurde zwar, so gut es ging, geholfen, generell sah sich aber Großbritannien als Transit-, nicht als Einwanderungsland. Nach dem Ende des Kriegs sollten die Flüchtlinge heimkehren oder, wenn dies nicht möglich war, in andere Länder weiter emigrieren.

Die Haltung der britischen Pflegeorganisationen

Jede Immigration einer größeren Zahl ausländischer Arbeitskräfte birgt die Gefahr in sich, dass bei den einheimischen Berufsangehörigen Ängste vor Arbeitsverlust und Konkurrenz geweckt werden, selbst dann, wenn in einem bestimmten Beruf ein Mangel an Arbeitskräften herrscht. Es stellt sich daher die Frage, welche Haltung britische Pflegepersonen beziehungsweise ihre Organisationen den »refugee nurses« gegenüber eingenommen haben. Im Rahmen dieser Arbeit kann diese Frage nur andeutungsweise behandelt werden. So allgemein wie im Fall der geflüchteten MedizinerInnen dürfte die ablehnende Haltung der in Großbritannien bestehenden Berufsorganisationen in der Pflege nicht gewesen sein, obwohl sich auch das Royal College of Nursing der Anerkennung ausländischer Pflegediplome widersetzte[38] und zumindest eine Pflegeorganisation heftigst gegen die Beschäftigung von AusländerInnen in der Pflege opponierte, wie gleich gezeigt werden soll. Hauptgrund für die etwas weniger ausgeprägte Opposition ausländischen Pflegepersonen gegenüber war offensichtlich der zeitweise akute Mangel in diesem Bereich.

John Stewart stellte bei seinen Forschungsarbeiten über »Refugee Nurses in Britain« fest, dass sich die Zeitschriften großer britischer Pflegeorganisationen wie des Royal College of Nursing oder des General Nursing Council nur sehr wenig mit diesem Thema beschäftigten.[39] Fachzeitschriften wie *Nursing Times* und *Nursing Mirror* brachten eher positive oder neutrale Kommentare. So wies etwa die *Nursing Times* in einem Leitartikel vom Februar 1939 die Behauptung, die in Pflegeausbildung befindlichen EmigrantInnen könnten britische InteressentInnen verdrängen, ausdrücklich zurück. Es sei in den nächsten fünf Jahren gar nicht möglich, mehr Pflegepersonen als nötig zu rekrutieren.[40]

Eine Ausnahme stellte das *British Journal of Nursing* dar, das ausgesprochen fremdenfeindlich argumentierte; Herausgeberin der Zeitschrift war Ethel G. Fenwick (1857–1947). Diese war, gemeinsam mit Lavinia L. Dock (1858–1956)

38 Vgl. Weindling, Refugee Nurses, 246.
39 Vgl. Stewart, Angels, 150.
40 Vgl. ebd., 158.

aus den USA und Agnes Karll (1868–1927) aus Deutschland, eine der Gründerinnen des *International Council of Nurses* und hatte mit ihrem Mann die Royal British Nurses Association gegründet. Fenwicks ausgeprägt nationalistische und xenophobe Haltung ist schon aus dem Ersten Weltkrieg bekannt.[41] Als nun im Juli 1938 der Vorschlag diskutiert wurde, sorgfältig ausgewählte österreichische oder deutsche jüdische Flüchtlinge könnten in verschiedenen kleineren Krankenpflegeschulen ausgebildet werden, um den Bedarf an Pflegepersonen zu decken, kommentierte dies die Zeitschrift folgendermaßen:

> »It seems incredible that our Government is encouraging a flood of German and Austrian Jews into this already congested country, especially as it is well known that a very antagonistic wave of feeling is raising against the swarms of Jews already competing in the labour market in England. Jewish women in England have shown little interest in nursing the sick, as the majority dislike strenuous domestic work of any kind. We hope our sick people will be spared from any such experiment.«[42]

Lavinia L. Dock schrieb als Reaktion auf diese Zeilen – die in der Wortwahl (flood, swarms, congested usw.) auffällig heutigen Argumentationen in Bezug auf die derzeitige Flüchtlingskrise ähneln – eine Entgegnung an Fenwick. Sie habe den zitierten Kommentar »with an un-expected pang of pain and sorrow« gelesen. Die jüdischen Krankenschwestern in den USA arbeiteten ebenso gut wie andere und verdienten außerdem Mitleid aufgrund des ihnen zugefügten Unrechts. Dem »moralischen Weltgewissen« müsse es letztendlich gelingen, den Rassenhass zu beenden. Das *British Journal of Nursing* druckte diese Entgegnung ab. Fenwick blieb in ihrem mitabgedruckten Kommentar bei der ablehnenden Haltung, änderte aber die Argumentation, indem sie aus dem Schicksal der Flüchtlinge eine mangelnde Eignung für den Pflegeberuf herauslas. Man habe zwar Mitleid mit den Flüchtlingen, aber man fürchte, die PatientInnen würden darüber nicht glücklich sein. »When sick and suffering, away from their homes, foreign attendants of an alien creed and race would, we feel sure, only be successful in exceptional cases.«[43]

Dass es sich hier nicht nur – obwohl offensichtlich auch – um antisemitische Ressentiments und Vorurteile handelt, zeigte Ethel G. Fenwick in einer anderen Debatte im Sommer 1940. Als Rosalie Dreyer (1895–1987), eine gebürtige Schweizerin und Krankenschwester, die schon lange die britische Staatsbürgerschaft besaß, als Vertreterin der Pflege in den London County Council be-

41 Vgl. Aeleah HeaRan Soine, *From Nursing Sisters to a Sisterhood of Nurses. German Nurses and Transnational Professionalization, 1836–1918*, phil. Diss., Minneapolis 2009, 273–274, online unter citeseerx.ist.psu.edu/viewdoc/download?doi=10.1.1.471.627&rep=rep1&type=pdf (abgerufen am 8.6.2018).

42 O. A., Nursing Echoes, in: *The British Journal of Nursing* 86 (1938) 7, 171–172, 172.

43 Lavinia L. Dock, The Question of the Refugee Jews (Letter to the Editor), in: *The British Journal of Nursing* 86 (1938) 9, 251.

rufen wurde, missbilligte Fenwick dies ebenfalls, obwohl die Familie von Rosalie Dreyer seit Generationen in der Schweiz lebte und sie mit Deutschland oder Österreich nichts zu tun hatte. Für Fenwick reichte jedoch die Tatsache, dass Dreyer »not of British blood« und Deutsch ihre Muttersprache war, als Grund für die Ablehnung.[44]

Als im Herbst 1940 die Bedingungen zur Anstellung von Pflegepersonen und MedizinerInnen aus dem Kreis der Flüchtlinge weniger restriktiv wurden, protestierte das *British Journal of Nurses* heftig dagegen: Die Kranken seien empört darüber, von »feindlichen Ausländern« versorgt zu werden, man müsse sie dagegen schützen, und die britischen Pflegepersonen in führenden Positionen sollten sich gegen die Regelung wehren oder kündigen, falls man sie zu ihrer Einhaltung zwingt.[45]

Rückkehr aus Großbritannien nach Österreich

Die Flüchtlinge in Großbritannien hatten meist nur eine befristete Aufenthaltsbewilligung und wurden während des Kriegs in Unsicherheit gelassen, ob sie nach dem Krieg dortbleiben und arbeiten könnten. Mit Näherrücken des Kriegsendes warben die österreichischen Exilorganisationen, vor allem das Free Austrian Movement (FAM) und das Austrian Centre, für die Rückkehr nach Österreich und die Hilfe beim Wiederaufbau. Bevorzugt zurückkehren sollten Menschen mit Berufen, die dringend in Österreich gebraucht wurden, wozu auch die Krankenschwestern gehörten. Verschiedene Listen mit den Namen rückkehrwilliger ÖsterreicherInnen wurden erstellt.[46]

Einige dieser Listen, die Pflegepersonen betrafen und von der *Association of Austrian Nurses and Allied Professions in Great Britain* zusammengestellt worden waren, wurden dem österreichischen Ministerium für soziale Verwaltung bzw. der Wiener Magistratsabteilung 17, dem sogenannten Anstaltenamt, übermittelt, entweder direkt oder durch Frances Rowe (?–?), Principal Nursing Adviser bei der Alliierten Kommission für Österreich (Britischer Sektor). Neben der Möglichkeit der Anstellung bzw. Wiederanstellung dieser Pflegepersonen in Österreich strebte Miss Rowe ebenso wie ihre amerikanische Kollegin in der

---

44 Vgl. O. A., Communication from the London County Council, in: *The British Journal of Nursing* 88 (1940) 7, 112. – Ethel G. Fenwick, The London County Council Place 10.000 British Nurses Under Naturalised Alien Control in Time of War. Antwort auf ein Schreiben von Emily E. Magnus, in: *The British Journal of Nursing* 88 (1940) 7, 120–122, 121.

45 Vgl. O. A., Service of Aliens in Hospitals, in: *The British Journal of Nursing* 88 (1940) 9, 150. – O. A. Nursing Echoes, in: *The British Journal of Nursing* 88 (1940) 11, 184–186, 184–185.

46 Vgl. Müller, Austrian Centre, 20–21. – DÖW (Hg.), *Österreicher im Exil. Großbritannien 1938–1945. Eine Dokumentation*, Wien: Österr. Bundesverlag 1992, 596–597.

Alliierten Kommission eine Erhöhung des Status des Pflegeberufs in Österreich an. In beiden Ländern war dieser wesentlich höher als hier, und dem österreichischen Ministerium wurde empfohlen, eine Krankenschwester als Hauptreferentin für das Krankenpflegewesen zu berufen. Mit dieser Empfehlung stießen sie jedoch im Ministerium auf völliges Unverständnis.[47] Es dauerte noch mehr als ein halbes Jahrhundert, bis in Österreich Pflegepersonen in einschlägige Ministerien berufen wurden.

Bereits im Oktober 1945 hatte das FAM für die Organisation der Rückkehr nach Österreich aus verschiedenen Berufsgruppen Delegierte nominiert, darunter Oberin Hanna Katz für die Krankenpflegerinnen und Marie Köstler (1879–1965) für das Fürsorgepersonal.[48] Zunächst war eine Rückkehr jedoch nur in ganz wenigen Sonderfällen möglich. Erst im Juli 1946 erteilte die britische Regierung die offizielle Erlaubnis zur Rückführung österreichischer Flüchtlinge, aber auch dies nur in beschränktem Ausmaß. Begründet wurde dies unter anderem mit der schlechten Lebensmittelversorgung und Wohnungsnot in Österreich, mit mangelnder Transportkapazität und Überlastung der britischen Besatzungsbehörden.

Die Zahl der österreichischen Flüchtlinge, die tatsächlich aus dem Exil in Großbritannien zurückkehrten, war allgemein nicht besonders hoch. Es wird angenommen, dass auch eine Weiterwanderung in andere Länder nicht sehr häufig erfolgt ist und die Mehrzahl in Großbritannien blieb. Die Gründe dafür waren vielfältig: Viele mussten erfahren, dass ihre Angehörigen in Österreich nicht mehr lebten, die Nachkriegssituation in Österreich schreckte sie ab oder sie hatten schon neue persönliche oder berufliche Bindungen aufgebaut. Zusätzlich hat sich Österreich nicht besonders um eine Rückkehr der EmigrantInnen bemüht. All dies dürfte auch für die Pflegepersonen gelten. In einzelnen Fällen setzte sich jedoch der frühere Arbeitgeber für die Rückkehr einer bestimmten Person ein. So ersuchte die Wiener Gebietskrankenkasse am 5. März 1946 das österreichische Bundesministerium für soziale Verwaltung, der seinerzeit bei der Gebietskrankenkasse angestellten Röntgenschwester Hedwig Perlberg eine möglichst rasche Rückreise nach Österreich zu ermöglichen, da sie dringend gebraucht würde.[49]

Von den bereits zuvor erwähnten 30 emigrierten, in Österreich ausgebildeten Pflegepersonen sind elf nach Wien zurückgekehrt, die anderen sind sicher oder

47 Vgl. Brief von Miss Rowe an Dr. Khaum, ÖStA, AdR, BMfsV, VG, Kt. 18, Akt 4.941/1946. – Rückführung österr. Krankenpflegerinnen aus England, WStLA, M.Abt. 209, A1, II d V 144/46 (Aktenkonvolut).

48 Vgl. DÖW, *Österreicher im Exil. Großbritannien*, 612. – Siehe auch den Abschnitt zum politischen Engagement emigrierter Pflegepersonen in diesem Beitrag.

49 Vgl. Ansuchen um Rückreiseerlaubnis für Hedwig Perlberg, ÖStA, AdR, BMfsV, VG, Kt. 18, Akt 9.067/46.

höchstwahrscheinlich im Ausland geblieben. Im Vergleich zu den allgemein angenommenen Zahlen zur Rückkehr aus der Emigration[50] ist dieser Anteil eher hoch, es ist jedoch zu beachten, dass es sich hier um ausgebildete Krankenschwestern handelt, die teilweise schon nahe dem Pensionsalter waren. Bei den Kindern und Jugendlichen, die erst in der Emigration die Pflegeausbildung absolvierten, dürften die Zahlen wesentlich niedriger sein.

Den in Österreich ausgebildeten Pflegepersonen, die 1938 im öffentlichen Dienst beschäftigt gewesen waren, stand nach dem Beamtenüberleitungsgesetz das Recht auf Wiedereinstellung zu. Die Jahre von 1938 bis 1945 wurden ihnen angerechnet. Waren sie inzwischen zu alt oder dienstunfähig geworden, wurde ihre Pensionierung eingeleitet. Im Konkreten ergaben sich jedoch manchmal langwierige Verhandlungen über eine angemessene Einstufung, denn die durch die Unterbrechung verlorenen Karrierechancen waren schwer zu bestimmen.

Junge Menschen, die ihre Ausbildung in der Pflege erst in Großbritannien gemacht hatten, standen bei einer Heimkehr nach Österreich vor der Notwendigkeit, ihr Diplom in Österreich anerkennen zu lassen, sofern sie überhaupt in diesem Beruf arbeiten wollten. Einige taten dies, und in allen aufgefundenen Fällen wurde die britische Ausbildung anerkannt, obwohl es zunächst keine allgemeinen Richtlinien gab und die vom Ministerium für soziale Verwaltung eingeholten Gutachten recht unterschiedlich ausfallen konnten.[51]

Österreichische Emigrantinnen als Pionierinnen der Pflegewissenschaft in Großbritannien

Die im Folgenden dargestellten Biografien von Lisbeth Hockey (1918–2004) und Annie Altschul (1919–2001) weisen bei aller individuellen Verschiedenheit viel Gemeinsames auf. Beide hatten in Österreich zu studieren begonnen, mussten das Studium im Jahr 1938 abbrechen, emigrierten nach Großbritannien und entschlossen sich dort zur Pflegeausbildung. Beiden gelang eine wissenschaftliche Karriere. Sie wurden zu Pionierinnen der Pflegewissenschaft und leisteten später einen beachtlichen Beitrag zur Entwicklung der Pflegewissenschaft in

50 Vgl. Helga Embacher, Eine Heimkehr gibt es nicht? Remigration nach Österreich, in: Claus-Dieter Krohn/et al. (Hg.), *Jüdische Emigration zwischen Assimilation und Verfolgung, Akkulturation und jüdischer Identität* (Exilforschung. Ein internationales Jahrbuch 19), München: edition text+kritik 2001, 187. – Laut Embacher kehrten ca. 8.000 von ca. 130.000 ÖsterreicherInnen zurück, was etwa 6 % entsprechen würde. Vgl. ebd.

51 Vgl. z. B. Nostrifizierungsansuchen Elisabeth Rosner, ÖStA, AdR, BMfsV, VG, Kt. 18, Akt 65.303/1946. – Nostrifizierungsansuchen Frieda Mayerhöfler, ebd., Kt. 184, Akt 87.335/1949. – Nostrifizierungsansuchen Gertrude Friedmann, ebd., Kt. 287, Akt 139.114/1949.

Österreich, der jedoch hier nur angedeutet werden kann, da er den Zeitraum bis 1955, dem sich dieser Band widmet, weit überschreitet.

Lisbeth Hockey

Lisbeth Hockey wurde am 17. Oktober 1918 in Graz als Tochter des Architekten Anton Hochsinger (geb. 1873) und seiner Gattin Margarethe (geb. 1884) geboren. Ihr damaliger Name war Lisbeth Hochsinger, den Namen Hockey nahm sie erst im Jahr 1949 an. 1936 maturierte sie und hatte im März 1938 beim »Anschluss« Österreichs bereits einige Semester Medizin an der Grazer Karl-Franzens-Universität studiert. Nach dem erzwungenen Studienabbruch verließ sie im Sommer 1938 Österreich in Richtung Großbritannien mithilfe eines Transports, den die Quäker organisiert hatten. Ihre ältere Schwester kam etwas später nach, die Eltern blieben in Graz. Lisbeth Hockey sah sie nie wieder.

In Großbritannien war Hockey zuerst als Kindermädchen beschäftigt. Die Fortsetzung ihrer medizinischen Studien war zu ihrer großen Enttäuschung nicht möglich. Die Familie, bei der sie lebte, riet ihr als Alternative zu einer Pflegeausbildung, die sie schließlich in London begann. Nach Ausbruch des Zweiten Weltkriegs wurden die Schülerinnen an Orte außerhalb Londons transferiert, Hockey wechselte in ein Krankenhaus in Essex, wurde jedoch bald von der Regierung gezwungen, auch diese Ausbildung aufzugeben, da sie hier mit deutschen Kriegsgefangenen in Berührung hätte kommen können. Nach einem weiteren kurzen Intermezzo als Kindermädchen absolvierte sie von 1941 bis 1943 die einzige medizinisch orientierte Ausbildung, die ihr zu diesem Zeitpunkt offenstand: jene zur »fever nurse«. Im Anschluss daran konnte sie ihre Ausbildung zur »general nurse« abschließen. Es folgte eine Reihe weiterer Fortbildungen: zur Hebamme, zur »district nurse«, zum »health visitor« und zum »health visitor tutor«. Im Jahr 1948 erhielt sie die britische Staatsbürgerschaft.

Lisbeth Hockey zeigte zeitlebens großes Interesse für die Forschung. Nachdem sie 1963 am Queen's Institute of District Nursing eine Interviewstudie zur Ausbildung von »district nurses« durchgeführt hatte, bestellte sie das Institut zum »research officer« und richtete eine Forschungsabteilung ein. Als 1971 die Universität Edinburgh als erste europäische Universität eine Abteilung für Pflegeforschung errichtete, bewarb sie sich erfolgreich als deren Leiterin. 1979 erwarb Lisbeth Hockey den Ph.D. Sie erlangte internationale Bekanntheit und wurde mehrfach ausgezeichnet, darunter mit dem Order of the British Empire (OBE). 1982 erhielt sie für ihre Bemühungen um die Zusammenarbeit zwischen Allgemeinmedizin und Gemeindepflege die Ehrenmitgliedschaft im Royal College of General Practitioners. Im Jahr 1982 ging sie offiziell in Pension, arbeitete jedoch in verschiedener Weise in der Pflegeforschung weiter. Im Jahr 2004 starb sie im Alter von 85 Jahren.[52]

Die österreichische Pflege verdankt Lisbeth Hockey sehr viel an Anregung und Unterstützung bei den Bestrebungen zur Akademisierung der Pflege. Elisabeth Seidl (geb. 1939), damals Direktorin des Pflegedienstes am Rudolfinerhaus in Wien und später Leiterin der Abteilung Pflegeforschung in Wien[53] und erste Professorin für Pflegewissenschaft in Österreich, lernte sie Anfang der 1980er-Jahre kennen. Seither kam Hockey immer wieder ins Rudolfinerhaus, um Fortbildungen und Vorträge zu halten. Hockey war seit 1987 Ehrenmitglied des Österreichischen Gesundheits- und Krankenpflegeverbands und hielt viele Vorträge (in deutscher Sprache) bei den Veranstaltungen dieser Organisation sowie am Österreichischen Krankenhaustag. Als ausländische Expertin nahm sie auch einige Male an Besprechungen im Gesundheitsministerium und anderen öffentlichen Stellen teil.[54]

Annie Altschul

Annie Altschul, am 18. Februar 1919 in Wien geboren, stammte aus einer jüdischen, sozialdemokratisch engagierten Wiener Familie und lebte hier mit ihrer Mutter Marie Altschul (geb. 1885), einer Geschäftsfrau. Ihren Vater hatte sie schon im Alter von zwei Jahren aufgrund eines Zugsunglücks verloren. Nach der Matura begann sie im Wintersemester 1937/38 an der Wiener Universität Mathematik und Physik zu studieren. Ein weiteres Studium war ihr nicht mehr möglich. 1938 musste sie nach London emigrieren, wo auch ihre Mutter und Schwester lebten. Nach der üblichen Tätigkeit als Kindermädchen und Haushaltshilfe begann sie hier eine Pflegeausbildung.

Bei der Pflege psychisch kranker Soldaten in Großbritannien entdeckte Altschul ihr Interesse für die psychiatrische Pflege, infolge dessen sie sich ihr Leben lang für die Rechte psychisch kranker Menschen einsetzte. Sie absolvierte entsprechende Weiterbildungen und wurde Ausbildnerin am Maudsley Hospital in

52 Vgl. Kate Mason, Dr. Lisbeth Hockey, 1918–2004, University of Manchester, URL: www.nursing.manchester.ac.uk/ukchnm/archives/nurseleaders/lisbethhockey/biography/Hockey-fullbiography.pdf (abgerufen am 15.4.2015). – Anna Bischof, *Lisbeth Hockey – Mensch, Leben, Werk*, Dipl. Arb., Wien 2010.

53 Genaue Bezeichnung: Abteilung Pflegeforschung des Forschungsinstituts für Pflege- und Gesundheitssystemforschung der Johannes Kepler Universität Linz.

54 Vgl. Eva Kürzl/Elisabeth Seidl, »Warum?« laut Dr. Hockey die wichtigste Frage für Pflegefachkräfte und PflegeforscherInnen, in: *Österreichische Pflegezeitschrift* 57 (2004) 12, 8–11. – Bischof, *Lisbeth Hockey*, 102–108.

London, einem weltbekannten psychiatrischen Zentrum. Im Laufe ihrer Karriere studierte sie Psychologie, absolvierte 1961/62 einen einjährigen Studienaufenthalt in den USA und unternahm Studienreisen nach Kanada und Australien. Im Jahr 1947 erhielt sie die britische Staatsbürgerschaft.

Im Jahr 1964 wurde Altschul zur Dozentin am Department of Nursing Studies in Edinburgh ernannt und 1976 zur ersten Professorin in psychiatrischer Pflege in Großbritannien. Ihre Forschungsarbeiten und Publikationen auf diesem Gebiet und zur Beziehung zwischen PatientInnen und Pflegenden waren bahnbrechend. Außerdem war sie Beraterin der Weltgesundheitsorganisation, langjähriges Mitglied der Socialist Medical Assocation und erhielt für ihr Engagement für die Rechte psychiatrischer PatientInnen die Auszeichnung Commander of the British Empire (CBE). Altschul lehrte Pflegewissenschaft bis zu ihrer Emeritierung 1983 und begann anschließend noch einmal Mathematik zu studieren. Am 24. Dezember 2001 starb sie in London.[55]

Für die Pflege im deutschsprachigen Raum und damit auch für Österreich hat Altschul in verschiedener Weise große Bedeutung. Ihre Publikationen erschienen schon bald in deutscher Sprache. Ab den frühen 1970er-Jahren lud sie Ruth Quenzer (geb. 1929), Rektorin der Kaderschule des Schweizerischen Roten Kreuzes in Zürich, immer wieder an ihre Institution ein. Im Jahr 1984 kam Altschul nach Wien, wo sie auf Einladung der WENR, der Workgroup of European Nurse Researchers, einen Vortrag über »Nursing Research for a better care« hielt. Im Rudolfinerhaus war sie ebenfalls zu Gast und half beim Aufbau der Pflegewissenschaft in Österreich mit.[56]

Sowohl Annie Altschul als auch Lisbeth Hockey ist die österreichische Pflege zu großem Dank verpflichtet. Obwohl sie 1938 aus dem Land vertrieben wurden, haben sie in späteren Jahren entscheidend zur Entwicklung der Pflegewissenschaft in Österreich beigetragen,[57] was im Rahmen eines Folgeprojekts noch genauer erforscht werden sollte.

---

55 Vgl. Peter Nolan, Annie Altschul's legacy to 20th century British mental health nursing, in: *Journal of Psychiatric and Mental Health Nursing* 6 (1999) 4, 267–272. – Herbert Posch, Annie Altschul, Gedenkbuch für die Opfer des Nationalsozialismus an der Universität Wien 1938, URL: gedenkbuch.univie.ac.at/index.php?person_single_id=30 (abgerufen am 17.4.2015).

56 Vgl. Ruth Schröck, Annie Altschul 18. Februar 1919–24. Dezember 2001, in: *Psychiatrische Pflege* 8 (2002), 120–122. – Anna Gogl, Annie Altschul (1919–2001), in: *Pflege* 16 (2003) 1, 2–5. – Horst-Peter Wolff, Altschul Annie, in: Ders. (Hg.), *Biographisches Lexikon zur Pflegegeschichte. Who was who in nursing history* (Band 3), München: Urban & Fischer/Elsevier 2004, 11–12.

57 Eine ähnliche Rolle spielte Charlotte Kratz (1922–2006), in Dortmund geboren und ebenfalls Emigrantin, für Deutschland.

Emigration in die USA

Zur Zeit des Ersten Weltkriegs und in der Zwischenkriegszeit hatten die USA als Reaktion auf Masseneinwanderungen aus Osteuropa restriktive Immigrationsgesetze eingeführt, die für unterschiedliche Länder unterschiedliche Quoten vorsahen. Einwanderungswillige erhielten nur ein Visum, wenn sie mit einem sogenannten »Affidavit of Support« von Verwandten oder nahen Freunden beweisen konnten, dass sie dem amerikanischen Staat nicht zur Last fallen würden (»not likely to become a public charge«). Zusätzlich gab es noch weitere Beschränkungen; so mussten die Einwanderungswilligen zum Beispiel unterschreiben, dass sie keiner kommunistischen Organisation angehörten.[58]

Berechnungen haben ergeben, dass insgesamt von 1933 bis 1944 zwischen 129.000 und 132.000 deutsche und österreichische EmigrantInnen in die USA eingewandert sind.[59] Wie viele Personen davon auf Österreich entfielen, ist den amtlichen Einwanderungsstatistiken nicht zu entnehmen, da nach dem »Anschluss« Österreichs an Deutschland die Österreicher als Deutsche geführt wurden. Laut dem *Jüdischen Nachrichtenblatt* sollen bis zum 15. September 1939 21.684 österreichische Juden und Jüdinnen in die USA emigriert sein;[60] die Zahl der insgesamt zwischen März 1938 und Dezember 1941 in die USA emigrierten ÖsterreicherInnen wird mit mehr als 30.000 angegeben[61] – soviel zur ungefähren Größenordnung. Der Frauenanteil der Einwandernden lag allgemein etwas höher als 50 Prozent. Die meisten ab 1938 vor den Nationalsozialisten in die USA geflüchteten Personen kamen nicht direkt dorthin, sondern hatten zuerst in einem anderen – meist europäischen – Land Zuflucht gesucht, das dann von den Deutschen besetzt wurde.

Ab dem Kriegseintritt der USA 1941 gab es – verbunden mit dem Verbot der Auswanderung aus Deutschland und damit auch aus Österreich durch die Nationalsozialisten – praktisch keine Möglichkeit mehr, direkt von Deutschland in die USA auszuwandern. Als Immigranten erreichten das Land nur mehr solche Personen, die sich schon längere Zeit in anderen Exilländern aufgehalten hatten.

Auf dem Arbeitsmarkt gab es theoretisch für die Flüchtlinge nur wenige Beschränkungen, praktisch war es für sie jedoch zumindest in den ersten Jahren

58 Vgl. Simon Loidl, *Eine spürbare Kraft. Österreichische KommunistInnen im US-amerikanischen Exil (1938–1945)*, Wien: Promedia 2015, 8.

59 Vgl. Sibylle Quack, *Zuflucht Amerika. Zur Sozialgeschichte der Emigration deutsch-jüdischer Frauen in die USA 1933–1945*, Bonn: J.H.W. Dietz Nachfolger 1995, 75–79.

60 Vgl. *Jüdisches Nachrichtenblatt, Ausgabe Wien*, 20.11.1939. Zit. nach: Martina Mikovits, *Die jüdische Emigration von Österreich nach Amerika zwischen März 1938 und September 1939*, Dipl. Arb., Wien 1993, 16.

61 Vgl. DÖW (Hg.), *Österreicher im Exil. USA 1938–1945. Eine Dokumentation* (Band 1), Wien: Österr. Bundesverlag 1995, 28.

sehr schwierig, einen passenden Arbeitsplatz zu finden, weil die USA noch an den Folgen der Weltwirtschaftskrise der 1930er-Jahre litten. Sibylle Quack nennt bei der Frage nach den Beschäftigungsmöglichkeiten für Emigrantinnen in den USA an erster Stelle die Tätigkeiten als Haushaltshilfe, Dienstmädchen, Köchin oder Kinderfrau. Die amerikanischen Behörden machten sogar bei Dienstboten, die immigrieren wollten, manchmal eine Ausnahme, indem sie Affidavits, die nicht von Verwandten, sondern von den zukünftigen ArbeitgeberInnen stammten, anerkannten. Den Immigrantinnen kam zugute, dass während des Kriegs in den USA einige Rassenschranken fielen und afroamerikanische Frauen nun einige Berufe ausüben konnten, die ihnen zuvor verschlossen waren. Dadurch wurden deren bisherige Haushaltsstellen für die Einwanderinnen verfügbar.[62]

In Bezug auf die Arbeit in untergeordneten Positionen im Haushalt glich die Situation der Emigrantinnen in den USA also jener in Großbritannien. Deren Beschäftigung als Pflegepersonen stand in den USA hingegen nicht im Vordergrund, sie wird aber gelegentlich erwähnt. Geneviève Susemihl nennt die Tätigkeit als Krankenschwester als einen der Berufe, in denen Stellen meist leichter zu bekommen waren, weil man diese als »typisch weiblich« betrachtete. Aus diesem Grund arbeiteten auch Ärztinnen, Medizinstudentinnen oder Arztgattinnen manchmal eine Zeit lang als Krankenschwestern.[63]

Emigration in weitere Länder

Wichtige außereuropäische Fluchtdestinationen für ÖsterreicherInnen waren außer den USA noch Palästina (ca. 15.000), Lateinamerika (ca. 7.000) und asiatische Länder (ca. 7.000). Nach Australien und Afrika sind ca. je 1.000 Menschen geflohen.[64]

In andere europäische Staaten außer Großbritannien gelangten ca. 40.000 ÖsterreicherInnen, davon mussten viele einen illegalen Weg wählen. Nach Belgien war eine Emigration praktisch nur durch illegalen Grenzübertritt möglich, da die belgischen Konsulate in Österreich bereits am 15. März 1938 den Auftrag

62 Vgl. Quack, *Zuflucht*, 81, 118–121.

63 Vgl. Geneviève Susemihl, »Wir bauen auf.« Deutsch-jüdische Frauen in der amerikanischen Emigration, in: Ulla Kriebernegg/et al. (Hg.), *»Nach Amerika nämlich!« Jüdische Migrationen in die Amerikas im 19. und 20. Jahrhundert*, Göttingen: Wallstein 2012, 157–180, 161–165. – Michaela Raggam-Blesch, »Wenn die Frau versagt, ist oft die ganze Familie verloren.« Neuanfang im Exil unter geschlechtsspezifischen Aspekten, in: Ebd., 181–200, 189–190.

64 Vgl. Victoria Kumar, *Land der Verheißung – Ort der Zuflucht. Jüdische Emigration und nationalsozialistische Vertreibung aus Österreich nach Palästina 1920 bis 1945*, Innsbruck: StudienVerlag 2016. – Die Angaben sollen nur die ungefähre Größenordnung zeigen.

erhielten, keine Visa auszustellen. Deutschland förderte diese illegalen Grenzübertritte, da die Ausreise möglichst vieler Juden (unter Zurücklassung ihres Vermögens) erwünscht war.[65] Auch nach Holland, Frankreich und die Schweiz mussten viele Personen ohne offizielle Erlaubnis einreisen. Bereits im Frühjahr 1938 hatte der Schweizer Bundesrat die Visumspflicht für Österreicher eingeführt.[66] Wenn das betreffende Gebiet von Deutschland besetzt wurde, wurden die dorthin Geflüchteten in Holland, Belgien, Frankreich oder Italien erneut verfolgt.

Aus keinem dieser Länder ist bekannt, dass die Krankenpflege bei Flucht- oder Arbeitsmöglichkeiten eine nur annähernd so große Rolle gespielt hätte wie in Großbritannien. In der Literatur zur jüdischen Emigration finden sich allerdings immer wieder Darstellungen von Lebensläufen weiblicher Flüchtlinge, die entweder im Jahr 1938 bereits Krankenschwestern waren oder diesen Beruf später gewählt haben. Zwei von ihnen sollen kurz erwähnt werden.

Die diplomierte Krankenschwester Friederike Popper (1905–1966) war im Wiener Allgemeinen Krankenhaus angestellt. Als sie wegen ihres Gatten, des jüdischen Arztes Ludwig Popper (1904–1984), zwangspensioniert wurde, hatte sie gerade ihr zweites Kind bekommen. Nach etlichen vergeblichen Anstrengungen zur Flucht gelang der Familie die Ausreise nach Bolivien, wo ihr Mann als Militärarzt arbeiten konnte. In Bolivien wurden zwei weitere Kinder geboren; Friederike Popper führte zunächst den Haushalt, später wurde sie beim Heer als Hebamme beschäftigt. 1947 konnte die Familie nach Wien zurückkehren.[67]

Renée Spindel (1929–2017), die Tochter eines Wiener Großhandelskaufmanns, war erst zehn Jahre alt, als sie gemeinsam mit ihrer jüngeren Schwester in einem Kindertransport nach Frankreich geschickt wurde. Dort lebten die Kinder zuerst in einem Heim in Paris, dann in Zentralfrankreich. Nach der deutschen Besetzung Südfrankreichs im Jahr 1942 und einer abenteuerlichen Flucht fanden die Kinder über die Vermittlung katholischer Ordensfrauen eine Zuflucht bei privaten Familien. Ihre früheren Erfahrungen als Helferin eines Arztes im französischen Kinderheim motivierten Renée Spindel nach ihrer Weiterflucht in die USA, eine Ausbildung zur Krankenschwester zu absolvieren.[68]

In den nun folgenden Abschnitten werden die verschiedenen Lebensbrüche,

65 Vgl. DÖW (Hg.), *Österreicher im Exil. Belgien 1938–1945. Eine Dokumentation*, Wien: Österr. Bundesverlag 1987, 20–21.

66 Vgl. Unabhängige Expertenkommission Schweiz, Zweiter Weltkrieg (Hg.), *Die Schweiz und die Flüchtlinge zur Zeit des Nationalsozialismus*, Bern: 1999, 108.

67 Vgl. Ludwig Popper, *Bolivien für Gringos. Exil-Tagebuch eines Wiener Arztes*, Oberwart: Edition Lex Liszt 12, 2005. – Personalakt Friederike Popper, WStLA, M.Abt. 202, Personalakten 1.Reihe.

68 Vgl. Gerda Hofreiter, *Allein in die Fremde. Kindertransporte von Österreich nach Frankreich, Großbritannien und in die USA 1938–1941*, Innsbruck: StudienVerlag 2010, 97–99.

von denen die Geflüchteten betroffen waren, anhand beispielhafter Schilderungen der Schicksale einzelner Personen illustriert.

Erzwungener Abbruch der Pflegeausbildung

Am 2. Dezember 1938 trat in Österreich das Gesetz zur Neuordnung der Krankenpflege in Kraft. Es bestimmte unter anderem, dass die Bewerberinnen für Krankenpflegeschulen »deutschen oder artverwandten Blutes« und »politisch zuverlässig« sein mussten.[69] Schon davor – im Sommer 1938 – mussten jüdische Mädchen, die bereits eine solche Schule besuchten, ihre Ausbildung abbrechen. Aus der Schule des Wiener Allgemeinen Krankenhauses sind die Namen von drei Schülerinnen bekannt: Eva Lemler (1919–2016), Else Heilig (geb. 1917) und Stella Schor (geb. 1916);[70] aus anderen Schulen wurden bisher keine diesbezüglichen Angaben gefunden. Mit der Erstgenannten gelang es im Jahr 2008, E-Mail-Kontakt aufzunehmen.

Eva Lemler (später verehelichte Bostock) besuchte die Krankenpflegeschule ab 1937 mit Förderung der Israelitischen Kultusgemeinde; sie hatte ausgezeichnete Noten. Nachdem sie am 31. Juli 1938 die Schule verlassen musste, emigrierte sie nach Großbritannien, heiratete und wanderte später nach Australien weiter. Ihre Eltern und ihr jüngerer Bruder wurden von den Nationalsozialisten ermordet. Sie selbst starb im Alter von 97 Jahren im August 2016 in Australien.[71]

Stella Schor (später verehelichte Loeb) war Halbwaise, hatte die dreijährige kaufmännische Fortbildungsschule mit Auszeichnung beendet und bereits einige Jahre in einem Büro gearbeitet, als sie 1937 die Ausbildung zur Krankenschwester begann. Nach deren erzwungenem Abbruch wanderte sie nach Israel aus und 1952 von dort in die USA. Ihre Mutter starb in Haft.[72]

Ein Jahr früher als diese beiden Schülerinnen, nämlich im Jahr 1936, war Else Heilig in die Schule eingetreten. Schon 1937 musste sie diese wegen eines Einspruchs der Vaterländischen Front kurzfristig verlassen, war aber nach einer Intervention wieder aufgenommen worden. Kurz nachdem ihr Vater Ernst Heilig

---

69 Vgl. Herbert Weisbrod-Frey, Krankenpflegeausbildung im Dritten Reich, in: Hilde Steppe (Hg.), *Krankenpflege im Nationalsozialismus*, 8. Auflage, Frankfurt/Main: Mabuse 1996, 87–110, 88–95.

70 Vgl. Ilsemarie Walter, »Keine Ausnahme«. Veränderungen in der österreichischen Krankenpflege in den Jahren 1938/39, in: *Österreichische Pflegezeitschrift* 62 (2009) 1, 20–24, 20–22.

71 Vgl. E-Mail-Korrespondenz zwischen Eva Bostock und Ilsemarie Walter, 15.12.2008–4.3.2009, Kopien im Besitz der Verfasserin.

72 Vgl. Loeb Stella, Ansuchen um Entschäd., ÖStA, AdR, Entschäd. u. Restit. Angel., Alter Hilfsfonds.

(1881–1938), Vorstand des Stenografenamtes im österreichischen Nationalrat, am 6. März 1938 gestorben war, musste sie wegen ihrer jüdischen Herkunft endgültig aus der Schule ausscheiden. Die letzte Nachricht, die über sie zu finden ist, stellt ein Vermerk auf dem Meldezettel dar: »Am 19. 10. 1939 nach Buenos Aires abgemeldet«.[73]

Eine vierte Schülerin der Krankenpflegeschule am Allgemeinen Krankenhaus, Grete Klaar (geb. 1917), die schon 1935 mit der Ausbildung begonnen hatte, konnte die letzten Prüfungen im Sommer 1938 gerade noch abschließen; ob sie das Krankenpflegediplom je ausgefolgt bekam, geht aus den Akten nicht hervor. Sie war die Adoptivtochter des jüdischen Ehepaars Hans (geb. 1884) und Lilli Klaar (geb. 1891) und mosaischer Religion. Im März 1939 flüchtete sie mit ihren Adoptiveltern nach Großbritannien.[74]

Erzwungener Studienabbruch

An den Universitäten in Österreich – und nicht nur in Österreich – hatte der Antisemitismus eine lange Tradition. In der Zeit des österreichischen »Ständestaats« war seine Ausprägung jedoch versteckter geworden. Kurt Bauer zitiert eine Aussage Walter H. Sokels (1917–2014), der ab Herbst 1936 an der Wiener Universität Romanistik inskribiert hatte:

> »Was ich an der Universität vorfand, waren keine Schlägereien, keine Krawalle, keine physischen Angriffe mehr auf jüdische Studenten, sondern Vorzeichen dessen, was später als Shoa so grauenhaft bekannt werden sollte. Ich meine damit eine stillschweigende, nicht offizielle, totale Ausgrenzung der Juden aus der Gemeinschaft [...]. Wir jüdischen, das heißt als nicht-arisch geltenden Studenten, fanden uns isoliert, völlig auf uns allein angewiesen, ohne kameradschaftliche, ohne gesellschaftliche Beziehungen zu unseren sogenannten arischen Kommilitonen [...]. Wir waren ghettoisiert.«[75]

73 Vgl. Meldezettel Else Heilig, WStLA, Bundespolizeidir. Wien, Histor. Meldeunterlagen, D-Antiquariat. – Aufnahmegesuch Else Heilig, WStLA, Dir. Akten AKH, A3, Kt. 99. – Ausscheiden von Schülerinnen wegen Einspruch der Vaterländischen Front, ÖStA, AdR, BMfsV, VG, Kt. 2307, Akt 26.920/37. – Wiederaufnahme Else Heilig, ebd., Akt 37.728/37. – Meldung nichtarischer Schülerinnen, WStLA, Dir. Akten AKH, A3, Kt. 97.

74 Vgl. Meldezettel Margarethe Klaar, WStLA, Bundespolizeidir. Wien, Histor. Meldeunterlagen, D-Antiquariat. – Bestät. f. Grete Klaar, WStLA, Dir. Akten AKH, A3, Kt. 97 und 98. – Hans Klaar, Ansuchen um Entschäd., ÖStA, AdR, Entschädigungs- und Restitutions-Angelegenheiten, Alter Hilfsfonds.

75 Vgl. Walter H. Sokel, Das provisorische Dasein. 1936–1938, Vortrag gehalten am 12. März 2008 im Kleinen Festsaal der Universität Wien. Zit. nach: Kurt Bauer, Schlagring Nr. 1. Antisemitische Gewalt an der Universität Wien von den 1870er- bis in die 1930er-Jahre, in: Regina Fritz/et al. (Hg.), *Alma Mater Antisemitica. Akademisches Milieu, Juden und Anti-*

In dieser Situation befanden sich die jüdischen Studierenden, als sie mit dem »Anschluss« 1938 vom Studium ausgeschlossen wurden. Im »Gedenkbuch für die Opfer des Nationalsozialismus an der Universität Wien 1938«[76] finden sich 21 Namen jüdischer Studentinnen, die ihr Studium abbrechen mussten, emigrierten und im Ausland (meist in Großbritannien) wenigstens zeitweise als Krankenschwestern arbeiteten. Bei denen, die Medizin studiert hatten, lag dies in gewisser Weise nahe; vier von ihnen, Edith Hauser (geb. 1918), Hertha Lisbeth Keller (geb. 1914), Edith Strehblow (geb. 1918) und Frieda Zuckermann (geb. 1912) hatten auch schon die Qualifikation einer State Registered Nurse erworben, als sie nach dem Krieg die britische Staatsbürgerschaft erlangten. Über Lisbeth Hockey, die ebenfalls ihr Medizinstudium abbrechen musste – allerdings an der Universität Graz – wurde in einem anderen Abschnitt dieses Beitrags ausführlicher berichtet.

Es waren aber nicht nur Medizinstudentinnen, die sich aus der Not heraus für die Pflegeausbildung interessierten. Annie Altschul, der ebenfalls ein ausführlicher Bericht gewidmet ist, war bis 1938 Studentin der Mathematik an der Wiener Universität. Auch die Wiener Romanistik-Studentin Gisela Lewin (geb. 1913) absolvierte in Großbritannien eine Ausbildung zur State Registered Nurse.

Das Schicksal leitender Pflegepersonen

Leitende Pflegepersonen, die den Nationalsozialisten unerwünscht waren, wurden sofort nach dem »Anschluss« suspendiert und dann mit reduzierten Bezügen pensioniert. Von zwei Personen, bei denen der Grund ihre jüdische Abstammung war, ist bekannt, dass sie nach Großbritannien emigrierten.

Hanna Katz, am 21. April 1884 in Reichenberg geboren, hatte schon vor ihrer Pflegeausbildung die erste österreichische, von Ilse Arlt (1876–1960) in Wien gegründete Fürsorgeschule, die *Vereinigten Fachkurse für Volkspflege*, besucht. Nach ihrer Diplomierung in der Pflege arbeitete sie zuerst als Lehrerin an der Krankenpflegeschule des Allgemeinen Krankenhauses und wurde dann Schuloberin am Wilhelminenspital in Wien. Besonders erwähnenswert ist, dass sie 1918 ein Buch *Grundriß der Anatomie für Krankenschwestern* und 1926 ein Lehrbuch *Einführung in die praktische Krankenpflege* veröffentlichte, was zu dieser Zeit noch sehr ungewöhnlich war, denn die Lehrbücher für die Kran-

---

semitismus an den Universitäten Europas zwischen 1918 und 1939, Wien: new academic press 2016, 137–160, 158–159.

76 Vgl. Gedenkbuch für die Opfer des Nationalsozialismus an der Universität Wien 1938, URL: gedenkbuch.univie.ac.at.

kenpflege wurden allgemein nur von Ärzten – und eventuell von Geistlichen – verfasst. Katz war auch Schriftleiterin der *Fachzeitschrift für Krankenpflegerinnen und Fürsorgeschwestern.*

Im Jahr 1938 verlor Hanna Katz ihren Posten.[77] Nach ihrer Emigration nach Großbritannien 1939 leitete sie in Oxford eine Kriegsküche für Flüchtlinge und kehrte 1946 nach Wien zurück. Man hatte ihr eine Wiedereinstellung versprochen, aber nicht eindeutig klar gemacht, was darunter zu verstehen war. Katz dürfte sich eine Rückkehr in ihre frühere Position erwartet haben, denn sie schrieb in ihrem Ansuchen um Rückkehrbewilligung an die alliierte Militärbehörde in Wien: »I have already been informed from Vienna that I am wanted there, and even that my old post at the Wilhelminenspital is free for me in case I should wish to work there again.«[78] Der betreffende Posten war jedoch bei ihrer Rückkehr nicht mehr frei, ebenso wenig wie andere Oberinnenposten. Katz sollte daher vorübergehend an der Magistratsabteilung 17 (Anstaltenamt) angestellt werden. Dagegen erhob aber die Gewerkschaft Einspruch. So wurde diese Beschäftigung abgebrochen und Katz ging 1948 62-jährig »aus gesundheitlichen Gründen« in Pension. Am 6.2.1962 starb sie; ihre ehemalige Kollegin im Wilhelminenspital, Leonie Blühdorn (1888–1967), die selbst wegen ihres jüdischen Großvaters verfolgt wurde, hatte sie bis zu ihrem Tod gepflegt.[79]

Johanna Löwenstein (1902–1992), geboren am 16. Jänner 1902, hatte fünf Semester Staatswissenschaft studiert und einige Jahre als Beamtin gearbeitet, bevor sie 1930 bis 1933 eine Pflegeausbildung im Rudolfinerhaus absolvierte. Nach ihrer Diplomierung verließ sie das Krankenhaus, arbeitete in der Kinderübernahmsstelle der Gemeinde Wien und besuchte eine Fürsorgeausbildung. Ab 1936 Oberin des weltlichen Pflegedienstes im Versorgungsheim Lainz, wurde sie im April 1938 in den dauernden Ruhestand versetzt.[80] Sie emigrierte nach Großbritannien und heiratete dort den deutschen Journalisten Johannes Maier-Hultschin (1901–1958), der zu dieser Zeit polnischer Staatsbürger war. Die Familie Maier-Hultschin kehrte 1950 nach Deutschland zurück, er starb 1958, seine Witwe Johanna lebte noch bis 1992.[81]

Nicht aus »rassischen«, sondern aus politischen Gründen wurde Friederike Zehetner (1880–1959), Oberin des Pflegedienstes am Wilhelminenspital, verfolgt. Sie wurde am 14. März 1938 auf Antrag des SS-Oberkommandos beurlaubt und verlor ihre Stelle. Man warf ihr vor, sie habe den Schülerinnen den »deut-

77 Vgl. Personalakt Hanna Katz, WStLA, M.Abt. 209, Personalakten Wilhelminenspital.

78 Hanna Katz, Rückkehr nach Österreich, ÖStA, AdR, BMfsV, VG, Kt. 18, Akt 24.576/47.

79 Vgl. Personalakt Johanna Katz, WStLA, M.Abt. 202, Personalakten 1.Reihe.

80 Vgl. Personalakt Johanna Löwenstein, Rudolfinerhaus, 1933, Ausgetretene Schwestern, Schülerinnen und Aushilfsschwestern, WStLA, M.Abt. 202, Personalakten 1.Reihe, A–SCH.

81 Vgl. Nachlass Johannes Maier-Hultschin, Das Bundesarchiv, URL: www.nachlassdatenbank.de/viewsingle.php?person_id=8913&asset_id=9667 (abgerufen am 6.6.2018).

schen Gruß« verboten, sie nicht zu einem Fackelzug gehen lassen und den Tag des »Anschlusses« als den »traurigsten Tag ihres Lebens« bezeichnet. Außerdem mangle es ihr an Gemeinschaftssinn, sie stütze sich nur auf eine »Gruppe legitimistischer und jüdischer Elemente«, wodurch sie als Oberin im nationalsozialistischen Staat nicht geeignet sei. Unterschrieben wurden diese Vorwürfe »für die N. S. Schwesternschaft« von einer Schwester, die »Parteigenossin« war, und weiteren 26 Krankenschwestern des Wilhelminenspitals.[82] Friederike Zehetner starb am 21.7.1959 in Bad Ischl.

Ebenfalls aus politischen Gründen wurden 1938 zwei weitere Oberinnen in verfrühte Pension geschickt: Marie Karwinsky (1889–1959), die Oberin des Allgemeinen Krankenhauses, und Anna Nyerges (1886–1956), Oberin im Rudolfspital. Marie Karwinsky war offensichtlich als Schwester von Carl Karwinsky (1888–1958), der 1933/34 Staatssekretär für Sicherheitswesen gewesen war, wegen ihrer politischen Einstellung für das neue Regime als Oberin nicht tragbar. Im August 1945 wurde sie wieder in den Dienst der Stadt Wien aufgenommen und anschließend im 56. Lebensjahr pensioniert. Sie starb 1959.[83] Anna Nyerges gab nach dem Krieg an, am 13. März 1938 habe ihr ein Sekundararzt des Rudolfspitals erklärt, sie könne ihren Posten wegen ihrer Weltanschauung und ihrer gegnerischen politischen Einstellung nicht behalten. Sie musste ein Pensionsansuchen unterschreiben. Da sie 1946 schon 60 Jahre alt war, ersuchte sie um Rehabilitierung und Anrechnung der verlorenen Jahre; zum neuerlichen Dienstantritt sah sie sich aus gesundheitlichen Gründen nicht mehr in der Lage.[84]

Maria Demel (1902–1980), die erst seit März 1937 Schuloberin der Krankenpflegeschule der Stadt Wien in Lainz war, wurde am 18. März 1938 von der Gestapo verhaftet, u. a. aufgrund der Anklage, sie habe den Schülerinnen die Teilnahme am Fackelzug verweigert. Am 27.3.1938 wurde sie wieder freigelassen und nach einer Zeit des Krankenstandes in den Verwaltungsdienst versetzt, wo sie bis zu ihrer Pensionierung im Jahr 1962 tätig war. Im Jahr 1980 starb sie.[85] Die Krankenpflegeschule der Stadt Wien wurde 1938 den nationalsozialistischen Braunen Schwestern übergeben.

Da alle diese Personen bereits in den ersten Tagen nach dem 12. März 1938 außer Dienst gestellt wurden und sich auch die Oberin des Rudolfinerhauses Alice Pietzcker, wie bereits beschrieben, zur Flucht genötigt sah, war ein Großteil der an führender Stelle stehenden Pflegepersonen Wiens mit einem Schlag ausgeschaltet worden. An ihre Stelle traten den Nationalsozialisten genehme

82 Vgl. Personalakt Friederike Zehetner, WStLA, M.Abt. 209, Personalakten Wilhelminenspital.
83 Vgl. Personalakt Marie Karwinsky, WStLA, M.Abt. 521, Personalakten 20. Jh. 2. Reihe.
84 Vgl. Brief Anna Nyerges vom 17.11.1946 an das Bundesmin. f. soz. Verwaltg., WStLA, M.Abt. 209, Allgem. Reg. 1945–1971, Kt. 41.
85 Vgl. Personalakt Maria Demel, WStLA, M.Abt. 202, Personalakten 2.Reihe.

Personen und das »Krankenpflegewesen«, wie man es damals nannte, wurde nach nationalsozialistischen Vorstellungen umgestaltet.

Politisches Engagement emigrierter Pflegepersonen

Im Dezember 1941 wurde von ExilösterreicherInnen in Großbritannien das Free Austrian Movement als Dachverband österreichischer Exilorganisationen gegründet. Eine der ersten beruflich orientierten Gruppierungen, die sich ihm anschlossen, war die *Association of Austrian Nurses and Allied Professions in Great Britain.*[86] Hier engagierten sich österreichische Krankenschwestern. »Chairman« der Organisation war zunächst Johanna Löwenstein, die später von Hanna Katz abgelöst wurde; Sekretärin war erst Lizzi Haas (geb. 1914), ihr folgte Alice Reiter (1905–1975), eine Säuglingspflegerin, die von 1935 bis 1938 das Ferienkinderheim St. Peter bei Aspang geleitet hatte.[87]

Einige andere Krankenschwestern hatten in Österreich im Rahmen der Gewerkschaft gearbeitet und setzten sich auch in der Emigration politisch ein. Lucia Loch (1881–1943), am 8. Februar 1881 in Zlin im damaligen Ostpreußen geboren, war im Ersten Weltkrieg nach Wien gekommen, wo sie zunächst als Pflegerin in einem Kriegsspital und nach dem Krieg eine Zeit lang als Oberschwester im Wiener Allgemeinen Krankenhaus arbeitete. Sie begann bald, sich für die Rechte der Krankenpflegerinnen zu engagieren und war eine der Gründerinnen ihrer gewerkschaftlichen Organisation in Österreich. Nach den Februarkämpfen 1934 arbeitete sie im Untergrund weiter. Als sie 1938 von den Nationalsozialisten bedroht wurde, flüchtete sie in die Schweiz und kam über Paris im Jahr 1941 in die USA, wo sie am 13. 12. 1943 starb.[88]

Die bekannte sozialdemokratische (und später kommunistische) Politikerin Marie Köstler, geborene Mattauch, die schon 1934 nach London emigrierte und dort in der sozialdemokratischen Exilorganisation tätig war, verfügte ebenfalls über einen pflegerischen Hintergrund. Sie hatte im Ersten Weltkrieg eine Krankenpflegeausbildung absolviert und war an der Gründung einer Kranken-

86 Vgl. Wolfgang L. Reiter, Aufbruch und Zerstörung. Zur Geschichte der Naturwissenschaften in Österreich 1850 bis 1950 (Emigration – Exil – Kontinuität. Schriften zur zeitgeschichtlichen Kultur und Wissenschaftsforschung 15), Wien: Lit 2017, 356–357.

87 Vgl. Rückführung, österr. Krankenpflegerinnen aus England, WStLA, M.Abt. 209, A1, II d V 144/46 (Aktenkonvolut).

88 Vgl. Gabriele Dorffner, Loch Lucia, in: Horst-Peter Wolff (Hg.), *Biographisches Lexikon zur Pflegegeschichte. Who was who in nursing history A–Z*, Berlin: Ullstein Mosby 1997, 120–121. – Karin Nusko, Loch Lucia (Lucie), Gewerkschafterin (RS) und Krankenpflegerin, Universität Wien, URL: www.univie.ac.at/biografiA/daten/text/bio/loch.htm (abgerufen am 23. 1. 2017).

pflegerinnengewerkschaft im Jahr 1917 in Graz beteiligt, deren Sekretärin sie bis 1934 war.[89]

Ein weiteres Beispiel für politisches Engagement ist Margit Czernetz (1910–1996), geborene Kohn. Nach einer Ausbildung zur Kinderkrankenschwester im Mautner Markhof'schen Kinderspital war sie im Wiener Rothschildspital tätig. Nach 1934 engagierte sie sich im Untergrund im Rahmen sozialistischer Gruppierungen und musste im Oktober 1938 nach Großbritannien flüchten. In London arbeitete sie im *Büro der österreichischen Sozialisten* mit, dessen Mitbegründer ihr Mann Karl Czernetz (1910–1978) war.[90]

Zusammenfassend lässt sich sagen, dass die Zahl österreichischer Krankenschwestern, die sich in der Emigration politisch betätigten, zwar nicht besonders hoch gewesen sein dürfte, dass das Klischee der »unpolitischen Krankenschwester« sich jedoch nicht durchwegs bestätigt. Vor allem jene Personen, die schon vor 1938 politisches Engagement gezeigt hatten, kämpften auch in der Emigration weiter.

Pflege als Übergangslösung

Die Zahl der 1938/39 emigrierten Mädchen und Frauen, die nur zeitweilig als Hilfskräfte in der Pflege gearbeitet oder eine Pflegeausbildung begonnen haben, lässt sich nicht abschätzen, sie dürfte jedoch hoch gewesen sein. Prinzipiell lassen sich hier zwei Gruppen unterscheiden: Jene, die in der Pflege eine unbedeutende oder zufällige Übergangslösung sahen, und eine kleinere Gruppe von Personen, deren eigentlicher Berufswunsch es war, Ärztin zu werden, und für die die Pflege ein mögliches Sprungbrett dazu oder wenigstens ein ebenfalls auf die Gesundheit ausgerichteter Ersatzberuf war. Für jede dieser Gruppen soll hier ein Beispiel gebracht werden.

Ellen Ruth Likwornik (1919–2000) wurde am 1. Dezember 1919 in Wien als Tochter eines Versicherungsbeamten geboren. Im Wintersemester 1937/38 begann sie an der Universität Wien Germanistik und Anglistik zu studieren. Nach dem erzwungenen Studienabbruch emigrierte sie nach Großbritannien und arbeitete dort als Hausmädchen, Fabriksarbeiterin und »eher wider Willen« als Hilfskrankenschwester. 1946 kehrte sie nach Wien zurück, wo sie heiratete.[91]

89 Vgl. Lydia Jammernegg, Marie Köstler, Frauen in Bewegung 1848–1938, Österreichische Nationalbibliothek, URL: www.fraueninbewegung.onb.ac.at/Pages/PersonDetail.aspx?p_iPersonenID=8674981 (abgerufen am 28.8.2016).

90 Vgl. Karin Nusko, Czernetz Margit, geb. Kohn, Widerstandskämpferin (RS), Politikerin (SPÖ) und Krankenpflegerin, Universität Wien, URL: www.univie.ac.at/biografiA/projekt/Widerstandskaempferinnen/Czernetz_Margit.htm (abgerufen am 23.1.2017).

91 Vgl. Herbert Posch, Ellen Ruth Likwornik (verh. Pawlowitz), Gedenkbuch für die Opfer des

Einen ganz anderen Stellenwert hatte die Pflege bei Gertraut Lasch (1921–2009), der Tochter eines Wiener Bundesbahnbeamten. Sie war 17 Jahre alt, als sie 1938 Österreich verlassen musste und mit ihrer um ein Jahr jüngeren Schwester Ilse (geb. 1922) über die Schweiz nach Großbritannien flüchtete, wo beide eine Ausbildung zur State Registered Nurse absolvierten. Als Gertraut Lasch 1946 nach Wien zurückkehren wollte, gab ihr Vater im Gesuch zur Erlaubnis der Rückreise bereits an, dass sie an der Wiener Universität Medizin studieren wollte. Hier angekommen, reichte sie sofort ein Zeugnis zur Nostrifizierung ihrer Pflegeausbildung ein.[92] Lasch wurde Ärztin und praktizierte in Wien. Am 30. August 2009 starb sie mit 88 Jahren; sie ist auf dem Wiener Zentralfriedhof begraben. Ihre Schwester erhielt im Jahr 1948 die britische Staatsbürgerschaft und dürfte im Gegensatz zu ihrer Schwester erst 1963 nach Wien zurückgekehrt sein, wo sie bei ihrer Meldung als Beruf »Fürsorgerin« angab.[93]

Die Generalsekretärin einer internationalen Organisation als »enemy alien«

Der *International Council of Nurses* (ICN) war im Jahr 1899 als Zusammenschluss nationaler Pflegeorganisationen gegründet worden. Ab 1925 war der Sitz der Organisation in Genf; 1937 wurde er nach London verlegt.[94] Die Aufnahmebedingungen waren streng: Pro Land war nur ein einziger Berufsverband als Mitglied zugelassen und dieser musste unabhängig und autonom geführt, also von Pflegepersonen geleitet sein. So konnte zum Beispiel Österreich erst 1933 nach der Gründung des *Verbands der diplomierten Krankenpflegerinnen Österreichs* Mitglied werden, da die davor existierenden Organisationen zu stark politisch ausgerichtet waren. In der Schweiz gab es ebenfalls Schwierigkeiten, und zwar verhinderte dort die Dominanz der Ärzteschaft und des Schweizerischen Roten Kreuzes die Aufnahme des bestehenden Berufsverbandes in den ICN. Pflegepersonen gründeten daher 1936 den Nationalverband der Schwestern anerkannter Pflegerinnenschulen der Schweiz, der ein Jahr später in den ICN

Nationalsozialismus an der Universität Wien 1938, URL: gedenkbuch.univie.ac.at/index.php?person_single_id=1512 (abgerufen am 24.5.2018).

92 Vgl. Gertraut Lasch, Nostrifizierung der Prüfungszeugnisse für den Krankenpflegedienst, ÖStA, AdR, BMfsV, VG, Kt. 42, Akten 6.597/47, 21.716/46 und 26.612/46.

93 Vgl. List of aliens to whom Certificates of Naturalization have been granted, *The London Gazette*, 19.3.1948, 1949. – Meldezettel Ilse Lasch, WStLA, Bundespolizeidirektion Wien, Histor. Meldeunterl., E-Antiquariat.

94 Vgl. Geertje Boschma/Meryn Stuart, ICN During Wartime, 1912–1947, in: *International Nursing Review* 46 (1999) 2, 41–46, 43, 45.

aufgenommen wurde. Im Jahr 1944 fusionierten die beiden Schweizer Berufsverbände.

Generalsekretärin (»executive secretary«) des ICN war ab 1934 eine Österreicherin, die im Wiener Rudolfinerhaus ausgebildete Krankenschwester (Prinzessin) Anna Schwarzenberg (1897–1954). Geboren am 23. September 1897, absolvierte sie in den 1920er-Jahren Kurse am Londoner Bedford College und an der Columbia University in New York; sie kehrte nach Österreich zurück, hatte aber 1938 ihren Arbeitsplatz in den »headquarters« in London. Mit dem »Anschluss« Österreichs an Deutschland wurde ihre Situation als Generalsekretärin in London problematisch, da die *Vereinigung der diplomierten Krankenpflegerinnen Österreichs*[95] von den Nationalsozialisten aufgelöst wurde. »Executive Secretary Anna Schwarzenberg, now an Austrian without a national association, quickly had to ally herself with the Swiss Nurses Association so she could remain in the ICN.«[96] Wie dieses »Bündnis« mit dem *Nationalverband der Schwestern anerkannter Pflegerinnenschulen der Schweiz* genau aussah, muss zukünftiger Forschung vorbehalten bleiben.

Vollends unhaltbar wurde die Position Schwarzenbergs in London zu Beginn des Zweiten Weltkriegs – mit diesem Moment war die Generalsekretärin der internationalen Organisation zum »enemy alien« geworden. Schwarzenberg, die sich zu diesem Zeitpunkt gerade auf einer offiziellen Reise nach Südafrika und Indien befand, brach diese ab und ließ sich auf unbestimmte Zeit beurlauben. Die Mitgliedschaft Österreichs beim ICN wurde suspendiert ebenso wie die Mitgliedschaft Deutschlands. Der Aufenthalt in einem kriegführenden Land wurde jedoch der Leitung des ICN zu unsicher, und da 1939 eine Amerikanerin, Effie J. Taylor (1874–1980), Präsidentin war, wurde der Sitz der Organisation in die zu dieser Zeit noch neutrale USA verlegt. Die Aufgaben der Generalsekretärin übernahm Miss Calista Banwarth (1909–1995), »Assistant Secretary« des ICN und amerikanische Staatsbürgerin. Die Zeitschrift der Organisation mit dem Titel *International Nursing Review* musste während der Kriegszeit eingestellt werden.

Anna Schwarzenberg versuchte zunächst in der Schweiz und dann in Spanien beruflich Fuß zu fassen – wie es scheint, mit wenig Glück.[97] Währenddessen

95 Im Jahr 1935 musste die Organisation ihren Titel auf »Vereinigung« ändern, da die Bezeichnung »Verband« staatlichen Organisationen vorbehalten war. Vgl. ÖStA, AdR, Bundeskanzleramt-Inneres (1918–1938), Vereinsakten, Akt 330.195/1935.

96 Barbara L. Brush/Joan E. Lynaugh, *Nurses of All Nations. A History of the International Council of Nurses, 1899–1999*, Philadelphia–New York–Baltimore: Lippincott 1999, 116.

97 Vgl. O. A., The International Council of Nurses, in: *The British Journal of Nursing* 88 (1940) 3, 48. – Wilbur A. Sawyer, Trip to Europe, Rockefeller Archive Center, URL: storage.rockarch.org/26498b00-ae05-4f03-a884-fa3e74f76110-rac_rfdiaries_12-2_sawyer_1924-1944_037.pdf (abgerufen am 24.8.2016).

bemühte sich die Präsidentin des ICN, für Anna Schwarzenberg eine Einreiseerlaubnis in die USA zu erwirken.[98] Zunächst wurde ihr bewilligt, an der Columbia University zu studieren, wo sie den Bachelorgrad erwarb. Erst 1943 konnte Schwarzenberg ihre Funktion als Generalsekretärin wieder antreten, in der sie bis 1947 verblieb. 1949 erhielt sie die amerikanische Staatsbürgerschaft; 1953 kehrte sie, bereits schwer krank, nach Österreich zurück, wo sie am 11. Jänner 1954 starb.[99]

Diese kurze Darstellung zeigt nicht nur ein persönliches Emigrantenschicksal auf, sondern wirft auch ein Licht auf die Schwierigkeiten, mit denen internationale Zusammenschlüsse im Fall politischer Konflikte zu kämpfen haben. Unabhängig vom Schicksal der amtsführenden Sekretärin hat die österreichische Pflege, die erst kurz vorher den Anschluss an internationale Entwicklungen gefunden hatte, durch die Unterbrechung dieser Verbindungen sehr gelitten, auch wenn die Kontakte nach 1945 baldmöglichst wieder aufgenommen wurden.

Resümee und abschließende Betrachtungen

Wer sich mit der Geschichte der Emigration aus Österreich in den Jahren 1938/39 befasst, stößt bald auf viele oft erschütternde Schicksale von Menschen, die verfolgt wurden und ihre Heimat verlassen mussten. Nicht zu übersehen sind dabei aber auch jene, die es noch härter traf. Zu Beginn dieses Beitrags wurden Angaben über eine Gruppe von 69 Pflegepersonen gemacht, die an öffentlichen Institutionen in Wien ihre Stelle verloren; nicht weniger als neun von ihnen wurden in Ghettos oder Vernichtungslager deportiert, nur drei haben überlebt. Diese Personen sollen hier in Form eines kurzen Exkurses wenigstens genannt werden, bevor die Zusammenfassung der allgemeinen Ergebnisse der Studie erfolgt: Elsa Waltersdorf (geb. 1885, Allgem. Krankenhaus) wurde nach Lodz/Polen deportiert, Alois Rosenzweig (geb. 1904, Pflegeanstalt Am Steinhof) nach Nisko/Polen, beide kamen nicht mehr zurück. Klara Löwy (1889–1944) und Ilse Stoerk (geb. 1910, beide Allgem. Krankenhaus) sowie Hedwig Gunst (1885–1944, Wilhelminenspital) starben in Ausschwitz, Karl Herzler (1901–1945, Allgem. Krankenhaus) in Dachau. Aus dem KZ zurückgekehrt sind Nelly Baschant (1897–1964) und Josef Herzler (geb. 1893, beide Allgem. Krankenhaus) sowie Richard Türkel (geb. 1901, Pflegeanstalt Am Steinhof). Von den anderen Pflegepersonen, die 1938/39 entlassen wurden, sind zwischen 1938 und 1945 drei in

98 Vgl. Exec. Secr. Anna Schwarzenberg's immigration, 1939–1940 und 1941–1943, Dodd Research Center, University of Connecticut Libraries, Josephine A. Dolan Collection of Nursing History 1995.0028, Series V: International Council of Nurses, undated, 1925–1986, Box 3, Folder 98 und 99.

99 Vgl. Veronika Kleibel, Schwarzenberg Anna, in: Wolff, *Biographisches Lexikon*, 184–185.

Wien gestorben. Andere, vor allem jene, die aus gemischten Familien stammten oder mit einem Juden bzw. einer Jüdin verheiratet waren, haben in Wien oft unter großen Schwierigkeiten überlebt. Von einigen wenigen ist das weitere Schicksal nicht bekannt.

Zusammenfassend kann über die Berufsgruppe der Pflegepersonen gesagt werden, dass die Jahre der nationalsozialistischen Herrschaft in Österreich ebenso wie für viele andere Berufe einen »Braindrain« mit sich brachten. Gerade jene, die führende Positionen innehatten, wurden als erste von ihrem Arbeitsplatz verjagt. Damit erlitt die Entwicklung der Pflege, bei der ohnehin im internationalen Vergleich großer Nachholbedarf bestand, einen weiteren Rückschlag. Mühsam aufgebaute Strukturen zerbrachen, Berufsorganisationen wurden aufgelöst und internationale Kontakte unterbrochen, die nach dem Krieg nur langsam wieder geknüpft werden konnten. Auch das Ausmaß der Pflegeausbildung wurde während dieser Zeit reduziert, was in diesem Beitrag nicht ausgeführt werden konnte.

Ebenfalls nicht berücksichtigt werden konnte der Einfluss des Zweiten Weltkriegs auf den Status des Pflegeberufs. Generell führen Kriege infolge der Notwendigkeit, für die Pflege verwundeter oder erkrankter Soldaten genügend gut geschultes Pflegepersonal zur Verfügung zu haben, meist kurzfristig zu einer gewissen Aufwertung dieses Berufes – eine Tatsache, die aufgrund der Verbindung eines selbstverständlichen Bekenntnisses zur Humanität mit der Unterstützung der Kriegsführung durchaus ambivalent zu sehen ist. Die Feststellung Johanna Blekers, die »utopische Vorstellung, man könne den Krieg in den Dienst der Medizin stellen, läßt sie [Anm.: die Ärzte] die Realität übersehen, daß die Medizin unerbittlich in den Dienst des Krieges gezwungen wird«[100] gilt vollinhaltlich auch für die Pflege. Nach Beendigung des Kriegs kann sich die Aufwertung des Pflegeberufs als Entwicklungsschub erweisen, wie es zum Beispiel Nancy C. Barnum für die USA gezeigt hat.[101] Dies gilt jedoch nur für Siegerstaaten und nicht für Österreich, wo noch zusätzlich insbesondere die Hauskrankenpflege darunter litt, dass die Nationalsozialisten versucht hatten, sie für ihre Zwecke der »Aufartung des deutschen Volkes« zu instrumentalisieren.[102]

Krankenpflege ist in vielen Ländern – darunter auch Österreich – noch immer ein ausgesprochener Frauenberuf; fast alle emigrierten Pflegepersonen waren Frauen. Aus der Genderperspektive betrachtet, zeigen sich in dieser Untersu-

100 Johanna Bleker, Medizin im Dienst des Krieges – Krieg im Dienst der Medizin. Zur Frage der Kontinuität des ärztlichen Auftrages und ärztlicher Werthaltungen im Angesicht des Krieges, in: Dies./Heinz-Peter Schmiedebach (Hg.), *Medizin und Krieg. Vom Dilemma der Heilberufe 1865 bis 1985*, Frankfurt/Main: Fischer 1987, 13–25, 23, Hervorh. im Orig.

101 Vgl. Nancy C. Barnum, Public Health Nursing. An Autonomous Career for World War II Nurse Veterans, in: *Public Health Nursing* 28 (2011) 4, 379–386.

102 Vgl. Walter, »Keine Ausnahme«, 23.

chung traditionelle Muster. Viele der Frauen, die in diesem Beitrag erwähnt werden, hatten Ärzte zum Ehegatten, andere wiederum waren Arzttöchter. In Großbritannien bot der Pflegeberuf als »Frauenberuf« den emigrierten Frauen und Mädchen eine gewisse Chance auf eine fundierte Ausbildung und eine berufliche Karriere. In methodischer Hinsicht zeigte sich, dass sich die Unsichtbarkeit der Frau in vielen historischen Quellen bei der Suche nach Krankenschwestern verstärkt bemerkbar macht. So waren etwa nicht nur die verheirateten Pflegerinnen wie alle Ehefrauen meist nur mit dem Ehegatten am Wohnsitz mitgemeldet, sondern es lebten auch die unverheirateten häufig in sogenannten Schwesternheimen, wo ihre Spuren schwer aufzufinden sind.

Nach dem Krieg kehrte nur ein Teil der in Österreich ausgebildeten Pflegepersonen nach Wien zurück. Diejenigen von ihnen, die noch jünger und gesundheitlich dazu imstande waren, nahmen ihre Tätigkeit in der Pflege wieder auf. Von den vielen Emigrantinnen, die erst in Großbritannien eine Pflegeausbildung absolviert hatten, kamen nur sehr wenige zurück, und es konnten unter ihnen bisher nur zwei Personen gefunden werden, die den Pflege- bzw. Hebammenberuf im Nachkriegsösterreich auf längere Zeit ausübten. Als durchwegs positiv kann jedenfalls die Unterstützung gesehen werden, die Österreicherinnen, die als Studentinnen vertrieben wurden und später im Ausland eine wissenschaftliche Karriere in der Pflege machen konnten, bei der Akademisierung der Pflege in Österreich geleistet haben.

office[at]pflegewissenschaft.or.at

Herwig Czech

Entgrenzte Wissenschaft. Forschungspraktiken an der Wiener Medizinischen Fakultät während des Nationalsozialismus[1]

Science without Restraint. Research Practices at the Vienna Medical Faculty under National Socialism

Abstracts

Trotz des in den letzten Jahren zunehmenden Interesses an der Geschichte der Medizin im Nationalsozialismus wurde die Forschungspraxis an der Wiener Medizinischen Fakultät – mit wenigen Ausnahmen wie der Gerichtsmedizin oder der Verwertung von Opfern der NS-Justiz in der Anatomie – bisher nicht systematisch untersucht. Der vorliegende Beitrag hat zum Ziel, basierend auf zeitgenössischen wissenschaftlichen Publikationen, Dissertationen und Krankenakten die Grauzone von erzwungener klinischer und theoretischer Forschung an Menschen und die daran beteiligten Netzwerke auszuleuchten. Der Schwerpunkt liegt dabei auf Fächern, die sich in dieser Hinsicht als besonders problematisch erwiesen haben, vor allem Kinderheilkunde, innere Medizin, Psychiatrie, Neurologie, Neurochirurgie, Gerichtsmedizin und nicht zuletzt die ideologisch bedeutsame »Rassenbiologie«.

Despite an increasing interest in the history of medicine under National Socialism in the last years, research practices at the Vienna Medical Faculty have not, with a few exceptions such as forensic medicine or the use of Nazi victims' body parts in anatomy, come under systematic scrutiny so far. Based on contemporary scientific publications, dissertations and patient records, the present book chapter aims to shed light on the grey zone of coerced clinical and basic research on human subjects, including the networks involved. The main focus is on disciplines that have proven particularly relevant in this context, namely pediatrics, internal medicine, psychiatry, neurology, neurosurgery, forensic medicine, and, not least, the ideologically important discipline of »race biology«.

Keywords

Medizinische Forschung, Nationalsozialismus, Menschenversuche, Zwangsforschung, Österreich, Universität Wien, Wiener Medizinische Fakultät, Innere Medizin, Anatomie, Psychiatrie, Kinderheilkunde, Neurochirurgie, Neurologie, Rassenbiologie

1 Bei diesem Beitrag handelt es sich um eine überarbeitete Fassung von Herwig Czech, Beyond Spiegelgrund and Berkatit. Human Experimentation and Coerced Research at the Vienna School of Medicine, 1939 to 1945, in: Paul Weindling (Hg.), *From Clinic to Concentration Camp. Reassessing Nazi Medical and Racial Research, 1933–1945*, Abingdon–New York: Routledge 2017, 138–162. Die Arbeit wurde durch ein Forschungsstipendium der Stadt Wien (Abteilung Wissenschafts- und Forschungsförderung der MA 7) unterstützt.

Medical research, National Socialism, human experiments, coerced research, Austria, Vienna University, Vienna Medical School, internal medicine, anatomy, psychiatry, pediatrics, neurology, neurosurgery, race biology

Mit 309 aktiven und 43 emeritierten Hochschullehrern war die Wiener Medizinische Fakultät 1938 hinter Berlin die zweitgrößte medizinische Fakultät im deutschen Sprachraum, wenn nicht sogar weltweit. Nach dem »Anschluss« Österreichs an das Deutsche Reich war etwas mehr als die Hälfte der Habilitierten direkt von den Verfolgungsmaßnahmen des Regimes betroffen. Die Universität ging mit dem Entzug der Lehrberechtigung, Kündigungen und Entlassungen gegen Universitätsangehörige vor, die als politisch missliebig oder – das betraf den weitaus größeren Anteil der Betroffenen – nach den NS-Rassengesetzen als jüdisch galten. Das Ergebnis war eine durchgreifende Politisierung der Medizinischen Fakultät, da in der Folge hauptsächlich NS-Anhänger an die Stelle der Vertriebenen traten.[2] Mit der politischen, ideologischen und administrativen Eingliederung Österreichs in das Deutsche Reich war auch eine radikale Rekonfiguration der für die medizinische Forschung relevanten Netzwerke und institutionellen Strukturen verbunden, die im thematischen Fokus der Beiträge dieses Bandes stehen.

Trotz des seit mindestens zwei Jahrzehnten zunehmenden Interesses an der Rolle der Medizin im Nationalsozialismus liegen bisher nur wenige Untersuchungen über die konkreten Forschungspraktiken an den einzelnen Instituten und Kliniken vor, so dass sich unsere diesbezüglichen Kenntnisse auf einzelne besonders drastische Fälle beschränken – zum Beispiel die Verwendung von Leichen von NS-Opfern in der Anatomie, die Beteiligung der Internisten Hans

2 Michael Hubenstorf, Medizinische Fakultät 1938–1945, in: Gernot Heiß/Siegfried Mattl/Sebastian Meissl/et al. (Hg.), *Willfährige Wissenschaft. Die Universität Wien 1938–1945*, Wien: Verlag für Gesellschaftskritik 1989. – Michael Hubenstorf, »Der Wahrheit ins Auge sehen«. Die Wiener Medizin und der Nationalsozialismus/50 Jahre danach (Teil 1), in: *Wiener Arzt* 4 (1995) 5, 14–27, 16. – Michael Hubenstorf, Ende einer Tradition und Fortsetzung als Provinz. Die Medizinischen Fakultäten der Universitäten Berlin und Wien 1925–1950, in: Christoph Meinel/Peter Voswinckel (Hg.), *Medizin, Naturwissenschaft, Technik und Nationalsozialismus. Kontinuitäten und Diskontinuitäten*, Stuttgart: Verlag für Geschichte der Naturwissenschaften und der Technik 1994, 33–53. Siehe dazu auch den Beitrag von Ilse Reiter-Zatloukal und Barbara Sauer in diesem Band sowie die dort zitierte Literatur. Aus Anlass des 80. Jahrestages des »Anschlusses« fand am 12. und 13. März 2018 an der MedUni Wien eine Tagung zu dieser Thematik statt, deren Beiträge voraussichtlich im Oktober 2018 in einer Sondernummer der *Wiener klinischen Wochenschrift* publiziert werden. In diesem Rahmen wurde zudem im Josephinum eine Ausstellung mit dem Titel »Die Wiener Medizinische Fakultät 1938 bis 1945« eröffnet, die sowohl die Vertreibungen des Jahres 1938 als auch weitere in diesem Beitrag berührte Themen zum Inhalt hat. Die Schicksale der Vertriebenen sind auch in einem online verfügbaren Gedenkbuch der Universität Wien dokumentiert (gedenkbuch.univie.ac.at).

Eppinger junior (1879–1946) und Wilhelm Beiglböck (1905–1963) an den Meerwasser-Trinkversuchen im Konzentrationslager Dachau sowie die in Kooperation mit der »Kindereuthanasie«-Anstalt Am Spiegelgrund an der Kinderklinik durchgeführten Tbc-Impfversuche.[3]

Die folgende Darstellung versteht sich als Beitrag zur Erweiterung dieses ungenügenden Forschungsstandes, muss sich dabei aber auf eine Auswahl aus der Vielzahl von Kliniken und Instituten beschränken. Daraus resultiert ein gewisses thematisches Ungleichgewicht (z. B. ein Schwerpunkt auf der Rolle der Kinderklinik), dessen Ausgleich zukünftigen Arbeiten vorbehalten bleiben muss. Nur am Rande erwähnt seien hier die II. Chirurgische Klinik unter der Leitung von Wolfgang Denk (1882–1970), die mit dem Dachauer KZ-Arzt Sigmund Rascher (1909–1945) zur Entwicklung eines Blutstillungsmittels kooperierte,[4] das Neurologische Institut, dessen Dozent Hans Bertha (1901–1964) von der Vergasungsanstalt Hartheim Präparate für seine Epilepsieforschungen erhielt,[5] das Institut für Pathologie, wo Gewebeproben von Typhus-Experimenten im Konzentrationslager Mauthausen untersucht wurden,[6] das Pharmakologische Institut und dessen mögliche Involvierung in die Planung von Sterilisationsexperimenten im »Zigeunerlager« Lackenbach[7] oder die II. Frauenklinik, an der Zwangssterilisationen durchgeführt und schwangere Zwangsarbeiterinnen zu Abtreibungen genötigt wurden.[8] Für eine zusammenfassende Gesamtdar-

3 Die vorhandene Literatur zu den hier behandelten Problemfeldern ist weiter unten zitiert; für einen aktuellen Überblick über die Literatur zur NS-Medizin in Österreich allgemein siehe Herwig Czech/Paul Weindling, Einleitung, in: Dies. (Hg.), *Österreichische Ärzte und Ärztinnen im Nationalsozialismus* (Jahrbuch des Dokumentationsarchivs des österreichischen Widerstandes [DÖW] 2017), Wien: DÖW 2017, 7–21.

4 Vgl. Paul Weindling, *Victims and Survivors of Nazi Human Experiments. Science and Suffering in the Holocaust*, London–New Dehli–New York–Sydney: Bloomsbury 2015, 181.

5 Vgl. dazu: Herwig Czech, Abusive Medical Practices on »Euthanasia« Victims in Austria During and After World War II, in: Sheldon Rubenfeld/Susan Benedict (Hg.), *Human Subjects Research after the Holocaust*, Cham–Heidelberg–New York–u. a.: Springer 2014, 109–125, 110–111.

6 Vgl. Weindling, *Victims*, 107.

7 Vgl. Alexander Mitscherlich/Fred Mielke, *Medizin ohne Menschlichkeit. Dokumente des Nürnberger Ärzteprozesses*, Frankfurt/Main: Fischer 1995, 310.

8 Vgl. Liste der Krankenanstalten und Ärzte, die zur Durchführung von Unfruchtbarmachungen nach dem Gesetz zur Verhütung erbkranken Nachwuchses ermächtigt sind (Stand September 1942), Wiener Stadt- und Landesarchiv [WStLA], 1.3.2.212.A7–7, 152.31. – Siehe dazu auch: Gabriele Czarnowski, *Die österreichische Gynäkologie und der Nationalsozialismus* (unveröffentlichter Forschungsbericht; Forschungsprojekt gefördert von der Österreichischen Gesellschaft für Gynäkologie und Geburtshilfe, Graz 2015), Kopie im Besitz des Verfassers. – Zum Umgang mit Zwangsarbeiterinnen vgl. außerdem: Herwig Czech, Zwangsarbeit, Medizin und »Rassenpolitik« in Wien. Ausländische Arbeitskräfte zwischen Ausbeutung und rassistischer Verfolgung, in: Andreas Frewer/Günther Siedbürger (Hg.), *Medizin und Zwangsarbeit im Nationalsozialismus. Einsatz und Behandlung von »Ausländern« im Gesundheitswesen*, Frankfurt/Main–New York: Campus 2004, 253–280.

stellung der Forschungspraktiken an der Wiener Medizinischen Fakultät während des Nationalsozialismus fehlt vorläufig die Grundlage, auch wenn im Vergleich zu den beiden anderen historischen medizinischen Fakultäten in Österreich die Situation in Wien noch am besten dokumentiert ist.

Die wissenschaftliche Verwertung der Leichen von NS-Opfern

Den bisher wichtigsten Beitrag zur Aufklärung unethischer Forschung an der Medizinischen Fakultät stellte die 1997 eingesetzte Kommission des Akademischen Senats der Universität Wien zur Frage der wissenschaftlichen Verwertung menschlicher Überreste von Opfern des Nationalsozialismus dar, deren Bericht 1998 vorgelegt wurde.[9] Anlass dafür war die Affäre um den weltweit anerkannten Anatomie-Atlas von Eduard Pernkopf, der in mehreren Bänden zwischen 1937 und 1960 erschien.[10] Pernkopf (1888–1955), seit 1933 Direktor des Anatomischen Instituts, war ein glühender Nationalsozialist, der ab 1938 als Dekan der Medizinischen Fakultät und ab 1943 als Rektor zur NS-Wissenschaftselite zählte. Trotz seiner Entlassung im Jahr 1945 konnte er seine Arbeit mit Unterstützung der Universität fortsetzen. Sein Atlas war weithin als Meisterwerk anerkannt und wurde in vielen Ländern im anatomischen Unterricht verwendet. Ab den 1980er-Jahren wurde wiederholt der Verdacht geäußert, dass Körperteile von Opfern des Nationalsozialismus für die Zeichnungen im Atlas verwendet worden waren.

Wie die Recherchen der Kommission zutage brachten, hatte das Anatomische Institut annähernd 4.000 Leichen aus öffentlichen Krankenhäusern sowie Heil-

9 Vgl. Akademischer Senat der Universität Wien (Hg.), *Untersuchungen zur anatomischen Wissenschaft in Wien 1938–1945. Senatsprojekt der Universität Wien*, Wien: Akademischer Senat der Universität Wien 1998. Der Bericht wurde in einer beschränkten Anzahl an Exemplaren aufgelegt, aber nicht publiziert. – Für einen Überblick über die Ergebnisse vgl.: William E. Seidelman/H. Israel, Nazi Origins of an Anatomy Text. The Pernkopf Atlas, in: *JAMA* 276 (1997), 1633. – Peter Malina, Eduard Pernkopf's atlas of anatomy or: The fiction of »pure science«, in: *Wiener klinische Wochenschrift* 110 (1998) 4/5, 193–201. – Michael Hubenstorf, Anatomical science in Vienna, 1938–45, in: *The Lancet* 355 (2000) 9213, 1385–1386. – Die anatomischen Institute in Graz und Innsbruck konnten sich dem Interesse der Kommission entziehen, obwohl sie, wenngleich in geringerem Ausmaß als in Wien, ebenfalls Leichen von Hingerichteten erhalten hatten. Vgl. Herwig Czech, Von der Richtstätte auf den Seziertisch. Zur anatomischen Verwertung von NS-Opfern in Wien, Innsbruck und Graz, in: DÖW (Hg.) *Feindbilder* (Jahrbuch des DÖW 2015), Wien: DÖW 2015, 141–190. – In der Zwischenzeit bemühen sich beide Institute – in Kooperation mit dem Autor – um eine Aufarbeitung. Zu unethischen Forschungen an schwangeren Frauen in Graz siehe außerdem: Gabriele Czarnowski/Sabine Hildebrandt, Research on the boundary between life and death. Coercive experiments on pregnant women and their foetuses during National Socialism, in: Weindling, *Clinic*, 73–99.

10 Vgl. Eduard Pernkopf, *Topographische Anatomie des Menschen* (Band 1–4), Berlin–Wien–München: Urban & Schwarzenberg 1937–1960.

und Pflegeanstalten übernommen, bei denen keine Angehörigen vorhanden waren, die für die Bestattung aufkommen konnten oder wollten. Am schwerwiegendsten war der Befund, dass das Institut routinemäßig mit den Leichen hingerichteter WiderstandskämpferInnen und anderer – meist aufgrund der exzessiven Anwendung der Todesstrafe auch bei relativ geringfügigen Delikten verurteilter – Gefangener beliefert wurde, insgesamt 1.377 Personen. Dies entspricht mehr als einem Drittel der derzeit bekannten erzwungenen Körperspenden von hingerichteten Opfern der NS-Justiz an anatomische Institute im Deutschen Reich.[11] Auch die »Euthanasie«-Morde in der Heil- und Pflegeanstalt Am Steinhof bzw. Am Spiegelgrund wurden für die Gewinnung von Forschungsmaterial genutzt. Im November 1942 präsentierte Heinrich Gross (1915–2005) in der Wiener Biologischen Gesellschaft einen Patienten namens Günther Pernegger, der mit Missbildungen zur Welt gekommen und im Jänner 1942 im Alter von 14 Wochen in der Wiener Anstalt »Am Spiegelgrund« verstorben war. Gross, der persönlich für viele Todesopfer am Spiegelgrund verantwortlich war, führte die Untersuchung des Leichnams am Institut für Anatomie durch, gemeinsam mit dem Anatomen Wilhelm Wirtinger (1893–1945).[12] Anmerkungen im Spiegelgrund-Totenbuch und in Sektionsprotokollen der Heil- und Pflegeanstalt Am Steinhof (wo nach Schätzungen ca. 3.500 PatientInnen der »dezentralen Euthanasie« zum Opfer gefallen sein dürften[13]) deuten darauf hin, dass Gehirnpräparate von bis zu 114 vermutlichen »Euthanasie«-Opfern an das Anatomische Institut geliefert wurden.[14]

Konservierte Leichen von NS-Opfern und daraus hergestellte Präparate dienten noch Jahre nach dem Krieg dem medizinischen Unterricht, haupt-

11 Vgl. Sabine Hildebrandt, *The Anatomy of Murder. Ethical Transgressions and Anatomical Science during the Third Reich*, New York–Oxford: Berghahn 2016, 189. – Zum Vergleich: Während dieses Zeitraumes gab es nur sieben freiwillige Körperspenden. Vgl. Daniela Angetter, Untersuchungen zur Anlieferung und Bestattung der Studienleichen des Anatomischen Instituts 1938–1946, in: Akademischer Senat der Universität Wien, *Untersuchungen*, 67–80, 69. – Unter den Hingerichteten, deren Körper mutmaßlich an die Anatomie gelangten, waren acht jüdisch. Vgl. Peter Schwarz, NS-Justiz, Todesstrafe und Hinrichtung am Landesgericht Wien unter besonderer Berücksichtigung der zum Tode verurteilten jüdischen Opfer, in: Ebd., 93–145.

12 Die Fallgeschichte wurde zwei Jahre später publiziert. Vgl. Heinrich Gross, Ein Fall von Akrocephalosyndaktylie, in: *Wiener klinische Wochenschrift* 57 (1944) 37/38, 493. – Zur Nachkriegskarriere von Heinrich Gross vgl. u. a.: Herwig Czech, Forschen ohne Skrupel. Die wissenschaftliche Verwertung von Opfern der NS-Psychiatriemorde in Wien, in: Eberhard Gabriel/Wolfgang Neugebauer (Hg.), *Von der Zwangssterilisierung zur Ermordung* (Zur Geschichte der NS-Euthanasie in Wien 2), Wien–Köln–Weimar: Böhlau 2002, 143–163.

13 Vgl. Peter Schwarz, Mord durch Hunger. »Wilde Euthanasie« und »Aktion Brandt« in Steinhof in der NS-Zeit, in: Gabriel/Neugebauer, *Zwangssterilisierung*, 113–141.

14 Vgl. Wiener städtische Nervenklinik für Kinder, Totenbuch, WStLA, 1.3.2.209.10.B4. – Otto-Wagner-Spital der Stadt Wien, Sektionsprotokolle der Jahre 1940 bis 1945, WStLA, 1.3.2.209.2.B1001 (prov.).

sächlich in der Anatomie, aber auch darüber hinaus. Fünf von 71 Kliniken und Instituten der Medizinischen Fakultät hatten problematische Präparate in ihren Sammlungen, die im Zuge des Senatsprojekts zur Bestattung bestimmt wurden: die Institute für Histologie und Embryologie, Gerichtsmedizin, Neurologie, Geschichte der Medizin sowie das Anatomische Museum.[15] Im Institut für Histologie und Embryologie wurden ca. 100 Feuchtpräparate von Hingerichteten gefunden, mit Beschriftungen, die nichts an Deutlichkeit zu wünschen übrig ließen: »Milz, 22jährige weibliche Hingerichtete, Mai 1944« war eine von vielen ähnlichen Bezeichnungen; »Musculus rectus abdominis, 23jähriger männlicher Hingerichteter, Mai 1944« eine andere. Angestellte des Instituts dürften bei den Hinrichtungen anwesend gewesen sein und unmittelbar nach dem Tod die gewünschten Organe oder Gewebe entnommen haben.[16]

Innere Medizin – die Dachauer Meerwasser-Trinkversuche als Spitze des Eisbergs?

Wilhelm Beiglböck, Assistent an der I. Medizinischen Klinik unter der Leitung von Hans Eppinger junior, wurde wegen der Durchführung der Meerwasser-Trinkversuche an Häftlingen des KZ Dachau im Nürnberger Ärzteprozess angeklagt und verurteilt.[17] Eppinger, der seinen Assistenten für diese Aufgabe empfohlen und mindestens einmal die Versuche im Lager Dachau persönlich inspiziert hatte, entging nach dem Krieg zunächst der Aufmerksamkeit der Alliierten, nicht zuletzt, weil die österreichischen Behörden erhebliche Anstren-

15 Vgl. Karl Holubar/Daniela Angetter, Überprüfung der medizinischen Institute und Kliniken der Universität Wien, in: Akademischer Senat der Universität Wien, *Untersuchungen*, 261–265, 264. – Bereits während des Krieges, aber auch noch in den 1950er-Jahren übergab Heinrich Gross zahlreiche Präparate von Spiegelgrund-Opfern (darunter ganze Gehirne) an das Neurologische Institut, mit dessen Mitarbeitern er gemeinsam publizierte. Präparate gelangten auch an das Max-Planck-Institut für Hirnforschung in Gießen, wo der spätere Rektor der Universität Wien Franz Seitelberger seinerseits Gehirnmaterial von drei in der »Kinderfachabteilung« Brandenburg-Görden getöteten Geschwistern erhielt, das ihm als Grundlage für seine Habilitation diente. Vgl. Czech, Forschen, 159–160. – Daniela Angetter, Überprüfung der Sammlung des Neurologischen Instituts, in: Akademischer Senat der Universität Wien, *Untersuchungen*, 266–288. – Zu Seitelbergers NS-Vergangenheit vgl.: BDC-Akt Franz Seitelberger, Deutsches Bundesarchiv Berlin [BAB]. – Michael Hubenstorf, Tote und/oder lebendige Wissenschaft. Die intellektuellen Netzwerke der NS-Patientenmordaktion in Österreich, in: Gabriel/Neugebauer, *Zwangssterilisierung*, 237–420, 371.

16 Vgl. Daniela Angetter, Überprüfung des Histologisch-Embryologischen Instituts, Schwarzspanierstraße 17, 1090 Wien, in: Akademischer Senat der Universität Wien, *Untersuchungen*, 292–302, 294–296.

17 Die Dachauer Meerwasser-Trinkversuche können hier nicht im Detail behandelt werden; vgl. dazu zuletzt: Paul Weindling, »Unser eigener ›österreichischer Weg‹«. Die Meerwasser-Trinkexperimente in Dachau 1944, in: Czech/Weindling, *Österreichische Ärzte*, 133–177.

gungen unternahmen, Eppingers Beteiligung an den Experimenten unter den Teppich zu kehren.[18] Im September 1946, nachdem er eine Vorladung zur Zeugenaussage in Nürnberg erhalten hatte, nahm er sich das Leben.[19] Die Gründe sind bis heute umstritten; neben der Angst vor möglicher Strafverfolgung dürfte auch der Verlust naher Angehöriger während des Krieges eine Rolle gespielt haben.[20] Der Wiener Universität blieb damit eine öffentliche Bloßstellung erspart, es unterblieb aber auch eine weitere Auseinandersetzung mit diesen Verbrechen oder gar eine Untersuchung von Eppingers Klinik, obwohl es deutliche Hinweise auf unethische Praktiken in Forschung und Therapie gab. So berichtete die Tageszeitung *Neues Österreich* von »in der Wiener Ärzteschaft« umgehenden Gerüchten, Eppinger habe aus den Schädeln von Hingerichteten die Hypophyse entfernt und PatientInnen eingepflanzt, die an einer krankhaften, durch eine Störung der Hypophysentätigkeit bedingten Abmagerung litten.[21]

Der französische Militärgeheimdienst erfuhr 1946 von einem Informanten, dass Eppinger trotz seines internationalen Rufes keinerlei Sympathie unter seinen Kollegen genoss, die ihm wegen seines »brutalen Naturells« aus dem Weg gingen. Angeblich hatte Eppinger den Herzschlag mehrerer herzkranker Personen künstlich beschleunigt, wobei zwei verstorben und anschließend seziert worden seien. Nach der Einschätzung des Informanten war Eppinger weniger durch seine weltanschauliche Nähe zum Nationalsozialismus motiviert als durch einen Wissensdrang, der vor nichts zurückschreckte.[22] In diesem Zusammenhang ist auch der wahrscheinliche Tod des angeblichen Serienmörders Bruno Lüdke (1909–1944) in einer Unterdruckkammer an der Klinik zu erwähnen.[23]

Weitere Hinweise auf Forschungspraktiken an der Klinik ergeben sich aus wissenschaftlichen Publikationen der Mitarbeiter. Falko Lainer (geb. 1909), Assistent Eppingers und Mitglied der SS, berichtete im Juli 1940 über Menschenversuche zur Untersuchung der Hypothese einer Übertragung der Gelb-

18 Vgl. Josef Tschofenig, Affidavit concerning the seawater experiments, HLSL Nuremberg Document #2019, 22.1.1947, URL: nuremberg.law.harvard.edu/documents/2091-affidavit-concerning-the-seawater?q=tschofenig#p.1 (abgerufen am 15.5.2018).

19 Vgl. Selbstmord Professor Eppingers, *Neues Österreich*, 27.9.1946, 2.

20 Vgl. E. Deutsch, Professor Hans Eppinger zum Gedenken, in: *Wiener klinische Wochenschrift* 78 (1966) 41/42, 674–675, 675. Die Tendenz dieses Nachrufs läuft auf eine Exkulpierung Eppingers hinaus. Ich danke Christiane Druml für den Hinweis auf diesen Text.

21 Vgl. Selbstmord Professor Eppingers, *Neues Österreich*, 27.9.1946, 2.

22 Vgl. Renseignements sur Dr. Eppinger, 25.6.1946, Archives des Affaires étrangères, AUT 2590, Sécurité Militaire/Poste de Vienne. – Die Zuverlässigkeit des Informanten wurde mit C/3 etwa in der Mitte der Skala eingeschätzt.

23 Siehe dazu den Abschnitt über das Institut für Gerichtsmedizin. Abgesehen von einem Hinweis in einer am Institut für Gerichtsmedizin verfassten Dissertation ist unklar, welche Experimente in dieser Kammer durchgeführt wurden. Vgl. Walter Stüwert, *Die Sulfonanilamidwirkungen an Gesunden und Gonorrhoekranken in Bezug auf Höhenfestigkeit*, med. Diss., Wien 1942, 7.

sucht durch einen spezifischen Erreger.[24] Zu diesem Zweck habe er je 300 Milliliter Blut »von 15 Patienten mit typischem Ikterus catarrhalis auf gesunde Menschen durch Transfusion übertragen«. Außerdem habe er je 300 Milliliter Duodenalsaft von Erkrankten durch eine Sonde entnommen und in das Duodenum gesunder Menschen (die Zahl wird nicht angegeben) eingebracht. Nähere Angaben zu den Versuchspersonen fehlen. Lainer berichtete zwar, dass diese keine Anzeichen einer Leberschädigung oder eines Ikterus aufwiesen, trotzdem bleibt die Tatsache bestehen, dass keinerlei therapeutische Absichten mit diesem Experiment verbunden waren und die Versuchspersonen aus rein wissenschaftlichem Erkenntnisinteresse den mit einer Übertragung von Körperflüssigkeiten erkrankter Personen verbundenen Risiken ausgesetzt wurden.

Ein weiteres Beispiel aus Eppingers Klinik betrifft Forschungen an chemisch induzierten Schockzuständen, die in Kooperation mit der Psychiatrisch-Neurologischen Klinik unter Otto Pötzl (1877–1962) durchgeführt wurden. 1941 betreute Hans Eppinger eine Dissertation über Insulinschock und Salzstoffwechsel.[25] Sein Interesse an Fragen des Salzmetabolismus spielte später eine Rolle bei den Dachauer Meerwasser-Trinkversuchen. Für diese Arbeit wurden Insulinschocks – bis zum Eintritt der Bewusstlosigkeit ein äußerst qualvoller Vorgang – ohne jede therapeutische Motivation induziert. Dies gilt auch für eine weitere an der Klinik verfasste Dissertation, die sich mit dem Vitamin-C-Stoffwechsel unter Insulinschock befasste.[26] Beiglböck beschäftigte sich bereits seit 1936 im Auftrag von Pötzl und Eppinger mit den Stoffwechselvorgängen der Hypoglykämie. Dabei stellte er fest, dass sich der Zustand bestimmter Kranker mit Beschwerden des Verdauungstrakts auf eine »nicht aus therapeutischen Gründen erzeugte Hypoglykämie« verbesserte. Aufgrund systematischerer klinischer Versuche zwischen 1938 und 1942 an mehr als 80 Patienten (und/oder Patientinnen) empfahl er schließlich die Methode zur Behandlung von Magen- und Darmgeschwüren.[27]

24 Vgl. Falko Lainer, Zur Frage der Infektiosität des Ikterus, in: *Wiener klinische Wochenschrift* 53 (1940) 30, 601–604. – Zu Lainers SS-Mitgliedschaft vgl.: Michael Hubenstorf, Kontinuität und Bruch in der Medizingeschichte. Medizin in Österreich 1938 bis 1955, in: Friedrich Stadler (Hg.), *Kontinuität und Bruch 1938–1945–1955. Beiträge zur österreichischen Kultur- und Wissenschaftsgeschichte*, Wien–München: Jugend und Volk 1988, 299–332, 324.

25 Vgl. Heinz Dinkloh, *Über die Salzausscheidung während der Insulinhypoglycämie*, med. Diss., Wien 1941.

26 Vgl. Helmut Haid, *Das Verhalten des Vitamin C im Insulinschock*, med. Diss., Wien 1943. – Thomas Dudenbostel, *Medizinische Doktorarbeiten und Nationalsozialismus. Ideologie und Ärzteausbildung an der Universität Wien*, M. A. Arb., Bielefeld 2013, 66–67.

27 Vgl. Wilhelm Beiglböck, Insulinschockbehandlung des Ulkus. Bemerkung zur Arbeit von Dr. med. habil. M. Gülzow, in: *Deutsche medizinische Wochenschrift* 68 (1942) 3, 71–72. – Die Kooperation zwischen den beiden Kliniken zur Hypoglykämie begann 1936. Vgl. Wilhelm Beiglböck/Karl Theo Dussik, Zur Physiologie des hypoglykämischen Schocks bei der Behandlung der Schizophrenie, in: Schweizerische Gesellschaft für Psychiatrie (Hg.), *Die*

»Nur an und für sich lebensunfähige Kinder«: Experimente an der Universitäts-Kinderklinik

Die Wiener Universitäts-Kinderklinik stand mit Franz Hamburger (1874–1954) bereits seit dem Jahr 1930 unter der Führung eines dezidierten Vertreters des rechten völkischen Lagers, der sich ab 1933 dem Nationalsozialismus zuwandte und ab 1934 illegal in der NSDAP tätig war.[28] Die politische Haltung Hamburgers blieb nicht ohne Auswirkungen auf die Personalpolitik und führte zu einer weitgehenden Ausrichtung der Kinderklinik im Sinne des Nationalsozialismus.

1940 erschien die dritte Auflage eines Lehrbuches der Kinderheilkunde von Franz Hamburger und Richard Priesel (1890–1955), dem Vorstand der Innsbrucker Kinderklinik. Bereits das Vorwort enthielt ein Bekenntnis zu Adolf Hitler (1889–1945) und der neuen Rolle der Kinderheilkunde im Nationalsozialismus:

> »Vorbeugung und Erbgesundheitslehre sind nun an die gebührende Stelle gerückt. [...] Wir Ärzte müssen uns weit mehr als früher und viel eingehender und verantwortungsvoller als früher gerade auch mit den gesunden Kindern, dem kostbarsten Gut und der Zukunft der Nation, beschäftigen: So ist es der klare Wunsch des Führers.«[29]

In offener Weise sprachen die beiden Autoren die wünschenswerte Tötung von Neugeborenen mit Missbildungen oder geistigen Behinderungen an:

> »Hier hast Du als Arzt einstweilen noch die Pflicht, das Leben des Kindes unter allen Umständen zu erhalten, Du wirst aber so und so oft die Eltern, zumindest den weniger sentimentalen Vater, aufklären müssen, dass das betreffende Kind besser sterben

Therapie der Schizophrenie. Insulinschock – Cardiazol – Dauerschlaf. Bericht über die wissenschaftlichen Verhandlungen auf der 89. Versammlung der Schweizerischen Gesellschaft für Psychiatrie in Münsingen bei Bern am 29.–31. Mai 1937, Zürich: Art. Institut Orell Füssli 1937, 38–44, 39. – Eine weitere Serie an Experimenten zur Hypoglykämie an neun Versuchspersonen ist erwähnt in: Wilhelm Beiglböck/L. M. Grisoni, Über das Verhalten der Lactoflavinausscheidung im Harn nach großen Insulindosen, in: *Wiener Archiv für innere Medizin* 34 (1940), 109–118. – Vermutlich auf dieselben Experimente bezieht sich E. Albrich/Wilhelm Beiglböck, Die biologische und therapeutische Wirkung des Lactoflavin, in: *Wiener Archiv für innere Medizin* 34 (1940), 145–164, 157. – Die Insulinschocktherapie war in Wien von Manfred Sakel (1900–1957) entwickelt und 1933 der Fachöffentlichkeit vorgestellt worden. Vgl. Manfred Sakel, Neue Behandlungsart Schizophreniker und verwirrter Erregter (O. Pötzl), in: *Wiener klinische Wochenschrift* 46 (1933) 45, 1372.

28 Vgl. Michael Hubenstorf, Pädiatrische Emigration und die »Hamburger-Klinik« 1930–1945, in: Kurt Widhalm/Arnold Pollak (Hg.), *90 Jahre Universitäts-Kinderklinik am AKH in Wien. Umfassende Geschichte der Wiener Pädiatrie*, Wien: Literas Universitätsverlag 2005, 69–220, 98.

29 Franz Hamburger/Richard Priesel, *Kinderheilkunde. Lehrbuch für Ärzte und Studenten*, 3. Auflage, Wien: Deuticke 1940, IV.

würde, dass es der Sterilisierung zugeführt werden muss, um erbkranken Nachwuchs zu verhüten.«[30]

Während der folgenden Jahre wurden immer wieder Kinder von Hamburgers Klinik – einschließlich der von Hans Asperger (1906–1980) geleiteten heilpädagogischen Abteilung[31] – an den Spiegelgrund überstellt.[32] Ende 1941 fand an der Universitäts-Kinderklinik die erste Vollversammlung der Wiener Heilpädagogischen Gesellschaft statt, deren Vorsitz ausgerechnet der Direktor der Tötungsanstalt Am Spiegelgrund und frühere Mitarbeiter der heilpädagogischen Abteilung Erwin Jekelius (1905–1952) übernahm. Diese Gesellschaft bildete eine wichtige organisatorische Querverbindung zwischen dem Spiegelgrund und der Universitäts-Kinderklinik, die durch ihren Vorstand Franz Hamburger und den Leiter der heilpädagogischen Abteilung Hans Asperger vertreten war.[33]

Einer der erschütterndsten Aspekte der Beziehung zwischen der Universitäts-Kinderklinik und dem Spiegelgrund ist die Durchführung von Impfexperimenten des Assistenten der Klinik Elmar Türk (1907–2005). In zwei Versuchsreihen 1941 und 1942 infizierte Türk fünf Kinder mit virulenten Tuberkelbazillen, drei nach erfolgter Schutzimpfung und zwei als Vergleichsgruppe ungeschützt. Die Ergebnisse präsentierte er mehrmals im Kreis der Fachöffentlichkeit und in zwei 1942 bzw. 1944 erschienenen Publikationen. Die fünf Versuchskinder wurden nach den Versuchen auf den Spiegelgrund überstellt, wo sie verstarben. Die erhaltenen Dokumente sprechen für eine absichtsvolle Tötung, um die klinischen Beobachtungen mit den Autopsiebefunden abzugleichen.[34]

Obwohl die historische Forschung aufgrund der Verbindung zur »Kindereuthanasie« am Spiegelgrund bereits vor längerer Zeit auf diese Versuche aufmerksam wurde, fehlte bislang eine nähere Untersuchung der Forschungspraktiken an der Kinderklinik.[35]

---

30 Ebd., 4.

31 Zu Hans Asperger vgl.: Herwig Czech, Hans Asperger, National Socialism and »Race Hygiene« in Nazi-Era Vienna, in: *Molecular Autism* 9 (2018), 1–43.

32 Vermutlich wurden mindestens 44 der 789 am Spiegelgrund verstorbenen Kinder von der Universitäts-Kinderklinik überstellt; aufgrund der lückenhaften Quellenlage ist davon auszugehen, dass die tatsächliche Zahl noch höher lag. Vgl. Herwig Czech, Der Spiegelgrund-Komplex. Kinderheilkunde, Heilpädagogik, Psychiatrie und Jugendfürsorge im Nationalsozialismus, in: *Österreichische Zeitschrift für Geschichtswissenschaft* 25 (2014) 2, 189–214, 203.

33 Vgl. Gundel an Schröder, 31.10.1940, WStLA, 1.3.2.212.A5, V/VI-1611/40 (Kopie in DÖW, 20486/9). – Hubenstorf, *Emigration*, 172–173. – Jekelius war darüber hinaus für die Organisation der T4 im Raum Wien verantwortlich. Vgl. Herwig Czech, *Erfassung, Selektion und »Ausmerze«. Das Wiener Gesundheitsamt und die Umsetzung der nationalsozialistischen »Erbgesundheitspolitik« 1938 bis 1945*, Wien: Deuticke 2003, 35.

34 Vgl. dazu ausführlich: Czech, Spiegelgrund-Komplex, 208–212. – Zu Türk siehe auch Hubenstorf, *Emigration.*

35 Vgl. Matthias Dahl, »…deren Lebenserhaltung für die Nation keinen Vorteil bedeutet«.

Wie im Folgenden gezeigt wird, wurden auch in anderen Fällen experimenteller Forschung an der Klinik selbst nach den damaligen ethischen und rechtlichen Maßstäben die Grenzen des Zulässigen ausgereizt oder klar überschritten. Ein Beispiel findet sich in einer Dissertation aus dem Jahr 1943 über die Wärmeregulation bei Kindern. Bei einem der Versuche wurde ein sechsmonatiges Kind mit einer geistigen Behinderung über mehrere Tage jeweils für eine Stunde nackt einer Temperatur von 10 bis 12 Grad ausgesetzt, wobei die Körpertemperatur auf 32 Grad absank. Ziel dieser Untersuchungen war der Nachweis, dass Kleinkinder größere Temperaturschwankungen unbeschadet überstehen konnten. Dies stand mit der nationalsozialistischen Ideologie einer »Erziehung zur Härte« im Einklang, die auch von Franz Hamburger offensiv vertreten wurde.[36]

Von Dozent Viktor Koszler (geb. 1901), einem langjährigen Mitarbeiter Franz Hamburgers, sind zumindest vier Publikationen aus der NS-Zeit zu nennen, die schwerwiegende Fragen bezüglich der Verwendung von Kindern als Versuchspersonen aufwerfen. 1940 erschien die Arbeit »Die Beeinflussung des Vakzinationsprozesses durch Prontosil«.[37] Für diese Versuchsreihe wurden 20 Kindern im Alter zwischen zwei Monaten und neun Jahren, die eine Blatternschutzimpfung erhielten, hohe Dosen von Prontosil verabreicht.[38] Prontosil war der erste, 1934 entwickelte Stoff aus der Gruppe der Sulfonamide, den Vorläufern der Antibiotika. Ausgehend von der Beobachtung, dass Prontosil zu einer Verfärbung der Haut führen konnte, wollte Koszler herausfinden, ob sich ein Einfluss auf die Hautreaktionen bei der Blatternimpfung nachweisen ließe. Für alle Versuchskinder bedeutete dies unnötige Medikamentengaben; bei einem Teil von ihnen stellte Koszler überdies fest, dass die Wirkung der Impfung durch das Sulfonamid vollständig unterbunden worden war, die Impfung also nutzlos war und wiederholt werden musste. Ein therapeutischer Erkenntnisgewinn aus den Experimenten ist nicht erkennbar, da die antibakteriellen Eigenschaften des Prontosil gegen Viruserkrankungen wie die Blattern (Pocken) wirkungslos bleiben mussten. Der Beitrag enthält keine Hinweise darauf, ob eine Einwilligung der Eltern eingeholt worden war; nach den Maßstäben der 1931 in Deutschland erlassenen »Richtlinien für neuartige Heilbehandlung und für die Vornahme

Behinderte Kinder als Versuchsobjekte und die Entwicklung der Tuberkulose-Schutzimpfung, in: *Medizinhistorisches Journal* 37 (2002) 1, 57–90.

36 Vgl. Hariklia Dem Kawura, *Beobachtungen der Wärmeregulation der Kinder bei Abkühlung*, med. Diss., Wien 1943.

37 Vgl. Viktor Koszler, Die Beeinflussung des Vakzinationsprozesses durch Prontosil, in: *Archiv für Kinderheilkunde* 120 (1940), 113–122.

38 »...am ersten und manchmal auch noch am zweiten Tag bekamen sie häufig auch 3mal 2 Tabletten, um den Organismus mit P[rontosil] zu überschwemmen.« Vgl. ebd., 8.

wissenschaftlicher Versuche am Menschen« wären diese Versuche jedenfalls als unzulässig einzustufen.[39]

Ähnlich sind Koszlers Versuche mit Pervitin (Methamphetamin) einzuschätzen, das er ohne therapeutische Motivation verabreichte, um die Wirkung auf Kinder unterschiedlicher Altersgruppen in verschiedenen Dosierungen zu überprüfen. Zumindest bei einem Teil der Versuchspersonen handelte es sich um Kinder mit geistigen Behinderungen: »Hier ist ein Säugling mit mongoloider Idiotie zu erwähnen, der an drei aufeinanderfolgenden Tagen 8, 15 bzw. 18 Tabletten auf einmal bekam; hierauf hochgradigste Unruhe, Rötung des Gesichtes, zeitweise Zyanose und aussetzende Atmung, nach vielen Stunden aber war das Kind wieder vollkommen ruhig.«[40]

1944 berichtete Koszler von Versuchen, die schwere Hauterkrankung Dermatitis exfoliativa (Morbus Ritter) von erkrankten auf gesunde Kinder zu übertragen, indem er den Inhalt der für die Krankheit charakteristischen Blasen auf die Haut seiner Versuchspersonen aufbrachte. Glücklicherweise für die Versuchskinder konnte Koszler, der fälschlicherweise von einer Viruserkrankung ausging, die Erreger auf diese Weise nicht übertragen (die Blasen enthalten die Toxine des für die Erkrankung verantwortlichen Erregers, aber nicht diesen selbst). Dies ändert aber nichts an der Fragwürdigkeit der Experimente, die zumindest eine Gefährdung der gesunden Kinder darstellten.[41]

Noch schwerwiegender sind Versuche des bereits erwähnten Elmar Türk einzustufen, die sich mit der Wirkung des Vitamin D als Heilmittel und zur Prophylaxe der Rachitis befassten.[42] Während die berichteten Heilversuche an 30 Kindern unproblematisch erscheinen (bei der Therapie der Rachitis mit Vitamin D handelte es sich bereits um eine etablierte Methode), sind die Prophylaxeversuche, die an frühgeborenen Säuglingen durchgeführt wurden, als äußerst fragwürdig einzustufen. Türk wählte deshalb Frühgeborene für seine Versuche,

39 Vgl. Rundschreiben des Reichsministers des Innern, betr. Richtlinien für neuartige Heilbehandlung und für die Vornahme wissenschaftlicher Versuche am Menschen, vom 28. Februar 1931, in: *Reichsgesundheitsblatt* 6/1931, 174–175. – Zu den Richtlinien vgl.: Volker Roelcke, The use and abuse of medical research ethics. The German Richtlinien/guidelines for human subject research as an instrument for the protection of research subjects – and of medical science, ca. 1931–61/64, in: Weindling, *Clinic*, 33–56. – In der *Wiener klinischen Wochenschrift*, damals Österreichs wichtigste medizinische Fachzeitschrift, finden sich keine Hinweise auf eine Rezeption der Richtlinien.

40 Viktor Koszler, Pervitindosierung bei Kindern, in: *Wiener klinische Wochenschrift* 57 (1944) 37/38, 398–399, 398.

41 Vgl. Viktor Koszler, Zur Behandlung des Pemphigus neonatorum und der Dermatitis exfoliativa, in: *Münchener Medizinische Wochenschrift* 91 (1944) 5/6, 74–75.

42 Vgl. Elmar Türk, Zur oralen Stoßanwendung des Vitamin D_2, in: *Archiv für Kinderheilkunde* 121 (1940) 1, 33–46.

weil er bei diesen ohne Gegenmaßnahmen »eine praktisch 100-prozentige Anfälligkeit« für Rachitis voraussetzte.[43]

Um die Wirksamkeit der an 23 Kindern vorgenommenen Prophylaxebehandlung überprüfen zu können, versagte er 15 Kindern als Kontrollgruppe jede Behandlung, bis 13 von ihnen tatsächlich eine im Röntgenbild nachzuweisende Rachitis entwickelt hatten. Um zu verhindern, dass etwa Eltern oder andere Ärzte durch Schutzmaßnahmen gegen Rachitis die Untersuchungsergebnisse verfälschten, schreckte er auch vor Täuschungsmanövern nicht zurück. Den Müttern spiegelte er vor, »weitere Schutzmaßnahmen in der nächsten Zeit« könnten zu einer »eventuelle[n] Gefährdung« des Kindes führen; zur Täuschung von möglicherweise konsultierten Kollegen verfasste er falsche Bestätigungen über angeblich bereits durchgeführte Schutzmaßnahmen. Überraschenderweise dokumentierte Türk diese Täuschungen in seiner Publikation, was nicht nur die Frage nach einer eventuellen Einwilligung der Eltern eindeutig beantwortet, sondern auch ein bezeichnendes Licht auf die an der Klinik (und wohl im Fach insgesamt) herrschende Haltung zu solchen Versuchen wirft.[44]

Eine weitere, im Vergleich etwas harmlosere Versuchsreihe betraf insgesamt 218 PatientInnen der Kinderklinik vom Säuglingsalter bis 17 Jahre. Dabei untersuchte Türk Hautreaktionen auf Injektionen entweder mit Staphylokokkenkulturfiltrat oder mit einer Kontrollsubstanz. Ein gesundheitlicher Nutzen für die Versuchskinder, die bis zu fünfzehn Injektionen in den Rücken bekamen, war damit nicht verbunden.[45]

Versuche an Kindern, die man aufgrund ihres körperlichen oder geistigen Zustandes medizinischer Behandlung für unwürdig befand, scheinen eine akzeptierte Praxis an Hamburgers Klinik gewesen zu sein. Heribert Goll (geb. 1912), ein weiterer Assistent Hamburgers, interessierte sich für den Zusammenhang zwischen Keratomalazie und Vitamin-A-Mangel. Zwar war ein allgemeiner kausaler Zusammenhang bereits fest etabliert, wichtige Aspekte waren jedoch ungeklärt. Dazu gehörten die Feststellung des minimalen Bedarfs von Kindern an Vitamin A und die Frage, warum unter vergleichbaren Bedingungen eines Vitamin-A-Mangels nur ein kleiner Anteil an Kindern tatsächlich die Mangelkrankheit ausbildete. Goll beschrieb die Symptome eines im Alter von

43 Vgl. Elmar Türk, Zur intramuskulären Stoßanwendung des Vitamin D, in: *Archiv für Kinderheilkunde* 121 (1940) 1, 46–52, 51.

44 Vgl. Türk, Stoßanwendung, 43. – Versuche mit Vitamin D hatte Türk bereits 1937 begonnen und bis 1942 nach eigenen Angaben an über 100 Kindern durchgeführt. Es handelte sich dabei um sein Habilitationsthema. Vgl. Elmar Türk, Vitamin-D-Stoß-Studien, in: *Archiv für Kinderheilkunde* 125 (1942) 1, 1–31, 1.

45 Vgl. Elmar Türk, Untersuchungen über »Staphylotoxin«-Reaktionen bei Kindern, in: *Zeitschrift für Immunitätsforschung und experimentelle Therapie* 100 (1941), 198–236, 209–213, 227.

zweieinhalb Monaten an der Klinik aufgenommenen Mädchens mit »typischer Keratomalazie« u. a. als »Trübung und geschwüriger Zerfall beider Hornhäute«; das Kind sprach zwar auf die Behandlung gut an, blieb aber auf beiden Augen blind. Zur Aufklärung der Ätiologie der Krankheit unternahm Goll mehrere Versuchsreihen an PatientInnen der Klinik. In einem Fall hielt er Kleinkinder – oft über mehrere Monate – auf einer weitgehend Vitamin-A-freien Kost, um einen künstlichen Vitaminmangel zu erzeugen. Die Zahl der diesen Experimenten unterworfenen Kinder ist unbekannt, aber aus Golls Publikation dazu geht hervor, dass mehrere seiner Versuchskinder Xerophthalmie entwickelten, ein Frühstadium der Keratomalazie – ein Ergebnis, das vor dem Hintergrund des zu dieser Zeit bereits vorhandenen Wissens über den Vitamin-A-Mangel weder unerwartet noch originell war.[46]

In einer zweiten Versuchsreihe versuchte Goll herauszufinden, warum nicht alle Kinder gleich anfällig dafür waren, die Symptome einer Vitamin-A-Mangelkrankheit zu entwickeln. Dabei ging er von der Hypothese aus, dass die Ursache der Keratomalazie in einer durch den Vitaminmangel begünstigten Infektion zu suchen war, und nicht in dem Mangel per se. Zur Überprüfung übertrug er Sekret und Epithelgewebe von Horn- und Bindehaut des oben erwähnten Mädchens in die Augen von vier Versuchskindern – drei davon litten bereits an einem künstlich induzierten Vitamin-A-Mangel und ein weiteres diente als Kontrolle. Da das Krankheitsbild der Keratomalazie auf diese Weise nicht in den Versuchspersonen reproduziert werden konnte, wiederholte er das Experiment mit aus den Augen des ersten Kindes gezüchteten Kokken. Glücklicherweise für die Versuchskinder erwies sich die Hypothese als falsch, und eine Übertragung der Krankheit auf diesem Weg als unmöglich – nach Golls Angaben traten außer einer »vorübergehenden Reizung der Bindehaut« keine weiteren Symptome auf. Bezüglich seiner Versuchspersonen hielt Goll fest: »Es sei ausdrücklich betont, dass zu diesen Versuchen nur an und für sich lebensunfähige Säuglinge (mit Meningocele u. dergl. behaftet) herangezogen wurden.«[47] Die Tatsache, dass er in einer medizinischen Fachzeitschrift offen über seine Experimente an Kindern mit Behinderungen schrieb, wirft die Frage auf, ob derartige Praktiken in der Kinderheilkunde allgemein akzeptiert waren – und zwar nicht nur während der NS-Zeit, sondern möglicherweise darüber hinaus.

Eine sechs Monate später publizierte Arbeit desselben Autors erlaubt Einblicke in weitere Experimente, die er als Teil einer »größeren klinisch-experimentellen Untersuchungsreihe« präsentierte. Dafür setzte er zwanzig Kinder auf eine Kost von fettfreier Milch mit zusätzlichen Kohlehydraten, was nicht nur

46 Vgl. Heribert Goll, Zur Frage: Vitamin A und Keratomalazie beim Säugling, in: *Münchener Medizinische Wochenschrift* 88 (1941) 45, 1212–1214, 1213.

47 Ebd., 1212.

einen Entzug von Vitamin A, sondern auch von essentiellen Fetten bedeutete. Ein zehn Monate altes Kind wurde dieser Mangelkost für fast 300 Tage unterworfen; andere nicht mehr als fünf. Golls Ziel bestand darin, die Fähigkeit der Leber zur Speicherung von Vitamin A zu überprüfen. Das Studiendesign erforderte eine Autopsie der Leber nach dem Tod der Kinder. Es ist allerdings nicht festzustellen, ob diese (das Älteste war etwas über ein Jahr alt) aktiv ermordet wurden, um die benötigten Gewebeproben zu erhalten, oder ob sie an der Mangelernährung oder anderen Ursachen verstarben.[48]

Aufgrund der von Goll erwähnten Informationen ist es möglich, einige seiner Versuchskinder zu identifizieren. Anna Mick wurde im Februar 1941 im Alter von sechs Monaten an der Klinik aufgenommen. Sie war mit einem Hydrocephalus zur Welt gekommen und litt an einem schweren Dekubitus am Hinterkopf, was auf einen Mangel an Pflege hinweist. Der Anamnesebogen beschreibt ihre körperliche Entwicklung bis zu diesem Zeitpunkt als »kräftig«, ihre geistige Entwicklung jedoch als »gehemmt«. Ihr Vater erklärte sich mit der Vornahme einer Lufteinblasung ins Gehirn einverstanden, obwohl er über die damit verbundene »Gefahr eines plötzlichen Todes« aufgeklärt worden war. Während der 114 Tage, die sie an der Klinik verbrachte, wurde Anna für die Zwecke von Golls Studien systematisch mangelernährt. Proben aus ihren Augen und anderen Körperpartien wurden für nähere Untersuchungen an die II. Augenklinik und andere Einrichtungen geschickt. Aus der Krankengeschichte lässt sich nicht ersehen, ob Annas Wunden am Kopf behandelt wurden; die meisten der dokumentierten Maßnahmen erfolgten jedenfalls aus diagnostischen und wissenschaftlichen Interessen, nicht zur Therapie. Bezüglich der Todesursache vermerkt das Obduktionsprotokoll lapidar: »Bei zunehmender Schwäche kommt das Kind ad exitum.«[49] Obwohl Goll in beiden Publikationen behauptete, nur »an und für sich lebensunfähige«, »zumeist idiotische« Kinder für seine Versuche verwendet zu haben, ist angesichts der systematischen Mangelernährung die Annahme eines »natürlichen Todes« in diesen Fällen zumindest zweifelhaft.[50]

48 Vgl. Heribert Goll/L. Fuchs, Über die Vitamin A-Reserven des Säuglings, in: *Münchener Medizinische Wochenschrift* 89 (1942) 18, 397–400.
49 Anna Mick, WStLA, 1.3.2.209.1.A46, Kinderklinik: Krankengeschichten, 255/1941.
50 Vgl. Goll/Fuchs, Vitamin A-Reserven, 397–398.

Die Psychiatrisch-Neurologische Klinik, therapeutische Experimente und die NS-»Euthanasie«

Angesichts der zentralen Rolle der Psychiatrie bei den NS-Medizinverbrechen mag es überraschen, dass es bis heute keine umfassende Studie zur Wiener Psychiatrischen Universitätsklinik im Nationalsozialismus gibt.[51] Mitarbeiter der Klinik leisteten einen Beitrag zum Programm der Zwangssterilisationen, indem sie als Beisitzer oder Gutachter für die Erbgesundheitsgerichte auftraten oder in Publikationen wissenschaftliche Rechtfertigungen dafür lieferten.[52]

Einer der wissenschaftlichen Schwerpunkte der Klinik lag auf therapeutischen Schockzuständen, die durch elektrischen Strom, Insulin oder Cardiazol hervorgerufen werden konnten. Eine einschlägige Studie in diesem Zusammenhang stammte von Walther Birkmayer (1910–1996) in Zusammenarbeit mit Fritz Redlich (1910–2004). Für diese Experimente bekamen PatientInnen während einer Cardiazolbehandlung verschiedene zusätzliche Substanzen verabreicht, um den Mechanismus des Cardiazolschocks aufzuklären. Ein therapeutisches Motiv ist dabei nicht zu erkennen. Diese Untersuchungen sind insofern untypisch für die in diesem Beitrag geschilderten Beispiele, als sie nicht auf dem Boden der durch den Nationalsozialismus beförderten Menschenverachtung entstanden, sondern bereits früher; die Zusammenarbeit zwischen Birkmayer und Redlich kam vielmehr durch den »Anschluss« und Redlichs Emigration zu einem Ende, und die beiden Autoren publizierten die Ergebnisse getrennt voneinander.[53] Wie in den anderen hier geschilderten Fällen von experimenteller Forschung an Menschen wurden auch hier die Grenzen des ethisch Zulässigen zumindest strapaziert – auch wenn es unmöglich ist zu bestimmen, ob eine Einwilligung vorlag und ob PatientInnen zu Schaden kamen.[54]

Zur Anwendung des neuesten und bald wichtigsten der psychiatrischen Schockverfahren, der Elektrokrampftherapie, entwickelte der Assistent der

---

51 Zur Nachkriegszeit vgl.: Ingrid Arias, Hans Hoff (1897–1969) – Remigrant und Reformer? Neue Impulse oder Kontinuität in der Psychiatrie nach 1945?, in: *Virus. Beiträge zur Sozialgeschichte der Medizin* 14 (2016), 177–190. – Eberhard Gabriel, Zum Wiederaufbau des akademischen Lehrkörpers in der Psychiatrie in Wien nach 1945, in: Ebd., 35–77.

52 Der Klinikchef Otto Pötzl war in einen erheblichen Anteil aller Sterilisationsverfahren in Wien involviert. Vgl. Claudia Spring, *Zwischen Krieg und Euthanasie. Zwangssterilisationen in Wien 1940–1945*, Wien: Böhlau 2009, 132–133, 200. – Zu Pötzls Assistent Walther Birkmayer vgl.: Herwig Czech/Lawrence A. Zeidman, Walther Birkmayer. The man behind L-Dopa and his ties to National Socialism, in: *Journal of the History of the Neurosciences* 23 (2014) 2, 160–191, 169.

53 Fritz Redlich emigrierte 1938 in die USA, wo ihm eine beeindruckende Karriere als Psychiater gelang. 1967 wurde er Dekan der *Yale School of Medicine.* Vgl. Czech/Zeidman, Birkmayer, 170.

54 Zur Zusammenarbeit zwischen der Psychiatrisch-Neurologischen Klinik und Eppingers I. Medizinischer Klinik siehe weiter oben.

Klinik Wolfgang Holzer (1906–1980) zwei Prototypen, die mit einem Produkt des Marktführers Siemens konkurrierten.[55] Die für die Ermordung von zehntausenden PsychiatriepatientInnen verantwortliche geheime »T4«-Organisation zeigte ein starkes Interesse an der Elektrokrampftherapie und unterstützte die Verbreitung der dafür nötigen Geräte.[56] Holzer stand – offenbar auf eigene Initiative – in Verbindung mit der T4, um die Verbreitung seiner Erfindung sowie Pläne für ein psychiatrisches Forschungsinstitut voranzutreiben. In den Unterlagen des »Reichsbeauftragten für die Heil- und Pflegeanstalten« findet sich ein von ihm verfasstes Typoskript mit dem Titel »Vorschlag zur Gründung einer Forschungsanstalt für aktive Therapie der Nerven- und Geisteskrankheiten«. Darin bezog er sich explizit auf das »aktuelle Problem der Euthanasie«. Holzer gab zu bedenken, eine »vorschnelle gesetzliche Formulierung« könnte die Suche nach neuen, aktiven Therapiemethoden überhaupt verhindern und »jahrhundertelange Bemühungen zur Besserung des Loses der Geisteskranken« zunichtemachen; gleichzeitig argumentierte er, dass nur eine entsprechend intensive Suche nach Therapiemöglichkeiten dem Staat die moralische Berechtigung verschaffen würde, »an das Euthanasie-Problem der Psychosen heranzutreten«.[57]

Emil Gelny (1890–1961) lernte während eines Praktikums an der Universitätsklinik die Erfindung Holzers kennen, bevor er die Kontrolle über die zwei niederösterreichischen Heil- und Pflegeanstalten Gugging und Mauer-Öhling übernahm, wo er Hunderte von PatientInnen tötete. Neben überdosierten Beruhigungsmitteln verwendete er dazu eine von ihm modifizierte Version des Schockapparates, womit er die Palette der in NS-Deutschland angewandten medizinischen Mordmethoden erweiterte. Nach Aussage eines ehemaligen

55 Vgl. Elektroschockapparat »Elkra I« und »Elkra II« (Werbebroschüre, ca. 1944), Bundesarchiv Berlin [BAB], R 96 I-12.

56 Vgl. Reichsbeauftragter Heil- und Pflegeanstalten Linden an Landesregierungen, 24.8.1942, BAB, R 96 I-12. – Vgl. dazu auch: Hendrik van den Bussche, Personalprobleme, Disziplinkrise und Selbstdeprofessionalisierung der Psychiatrie im Nationalsozialismus, in: *Schriftenreihe der Deutschen Gesellschaft für Geschichte der Nervenheilkunde* 21 (2015), 127–169. – Lara Rzesnitzek/Sascha Lang, »Electroshock Therapy« in the Third Reich, in: *Medical History* 16 (2017) 1, 66–88. – Gabor Gazdag/Gabor Ungvari/Herwig Czech, Mass killing under the guise of ECT. The darkest chapter in the history of biological psychiatry, in: *History of Psychiatry* 28 (2017) 4, 482–488.

57 Vgl. W. Holzer, Vorschlag zur Gründung einer Forschungsanstalt für aktive Therapie der Nerven- und Geisteskrankheiten, handschriftlich datiert mit September 1944, BAB, R 96 I-18. – Laut einem 1947 ausgefüllten Fragebogen war Holzer niemals Mitglied der NSDAP, was ihm eine mehrmalige Ablehnung seiner Habilitation und der Ernennung zum Oberarzt eingebracht hatte. Vgl. Fragebogen vom 1.12.1947, gezeichnet Holzer, Österreichisches Staatsarchiv [ÖStA], Archiv der Republik [AdR], Bundesministerium für Unterricht, Personalakt Wolfgang Holzer. – Im Prozess um die Morde in den Heil- und Pflegeanstalten Gugging und Mauer-Öhling trat Holzer als Gutachter auf.

Oberpflegers in Gugging war Holzer zumindest in einem Fall persönlich bei der Ermordung von zwei Patientinnen anwesend: »Im Sommer 1944 kam Dr. Gelny mit einigen Herren (glaublich mit dem Direktor der Heilanstalt Am Steinhof und dem Konstrukteur des Schockapparates Dr. Holzer, Assistenzarzt der Klinik Pötzl) und machten [sic] mit zwei Frauen Experimente. Dieselben starben an den Folgen […].«[58] Holzer selbst sagte nach dem Krieg aus, Gelny habe ihn nach Gugging eingeladen, um einem namentlich nicht genannten Militärarzt bei einem Experiment zu helfen, bei dem katatonische Patientinnen mit Hilfe von Sauerstoffinfiltrationen in den Blutkreislauf »geweckt« werden sollten. Das Verfahren wurde an zwei Patientinnen getestet, angeblich ohne negative Auswirkungen.[59]

Versuche an OperationspatientInnen in der Neurochirurgie

Die I. Chirurgische Klinik unter der Leitung von Leopold Schönbauer (1888–1963) war eines der zur Durchführung von Zwangssterilisationen (in diesem Fall an Männern) designierten Spitäler. Diese Eingriffe wurden entweder von Schönbauer persönlich oder von seinem Assistenten Wolfram Sorgo (1907–1983) bzw. später Paul Deuticke (1901–1981), durchgeführt.[60] Es gibt auch Hinweise darauf, dass OperationspatientInnen der Klinik Schönbauer zu zumindest fragwürdigen nicht-therapeutischen Experimenten verwendet wurden. So veröffentlichte der erwähnte Klinikassistent Wolfram Sorgo 1942 eine Arbeit mit dem Titel »Beobachtungen über die Wirkung intrakranieller Gefäßunterbindung auf den peripheren Kreislauf.« Dabei ging es um fünf Personen, bei denen aufgrund von Tumoren (bzw. in einem Fall wegen einer Schussverletzung) Teile des Gehirns entfernt werden mussten. Während dieser Operationen (die bei

58 Einvernahme Karl Kammerer, 24.7.1945, DÖW, 18860/16. – Für einen detaillierten Überblick über Gelnys Verbrechen in Gugging und Mauer-Öhling vgl.: Herwig Czech, Von der »Aktion T4« zur »dezentralen Euthanasie«. Die niederösterreichischen Heil- und Pflegeanstalten Gugging, Mauer-Öhling und Ybbs, in: DÖW (Hg.), *Fanatiker, Pflichterfüller, Widerständige* (Jahrbuch des DÖW 2016),Wien: DÖW 2016, 219–266.

59 Vgl. Vernehmung Wolfgang Holzer, 23.8.1946, DÖW, 18860/82. – Laut Holzer war auch Hans Bertha bei den Versuchen anwesend. Nach Aussage eines ehemaligen Pflegers hatte Gelny auch versucht, PatientInnen durch die Einführung von Pressluft in die Venen zu töten, was ihm aber nicht gelang; es ist unklar, ob ein Zusammenhang zwischen den beiden berichteten Episoden besteht. Vgl. Vernehmung Franz Priesner, 25.1.1946, DÖW, 18860/70.

60 Vgl. Durchführung des GzVeN, 24.7.1940, WStLA, 1.3.2.212.A7-7, 152.31, Abt. Erb- und Rassenpflege. – Michael Hubenstorf, Urologie und Nationalsozialismus in Österreich, in: Matthis Krischel/Friedrich Moll/Julia Bellmann/et al. (Hg.), *Urologen im Nationalsozialismus* (Band 1). *Zwischen Anpassung und Vertreibung*, Berlin: Hentrich & Hentrich 2011, 139–172, 161.

vollem Bewusstsein der PatientInnen stattfanden[61]) unterbrach Sorgo den Blutfluss in unterschiedlichen Hirngefäßen, um die Auswirkungen auf den Blutdruck zu studieren. Er konnte damit eine bereits von anderer Seite publizierte Beobachtung bestätigen, dass die Unterbindung der Arteria cerebri anterior unter bestimmten Blutdruckverhältnissen zur Bewusstlosigkeit führt. Wie in der damaligen medizinischen Literatur üblich, fehlen Hinweise auf eine Einwilligung der Betroffenen. Der weitere Verlauf der Operationen ist zwar ebenfalls nicht dokumentiert, es handelte sich aber jedenfalls um ein zusätzliches Risiko unter Bedingungen eines ohnehin lebensgefährlichen Eingriffs.[62]

Kriminelle Verbindungen: Das Institut für Gerichtsmedizin

Dank einer Monografie von Ingrid Arias gehört das Institut für Gerichtsmedizin zu den am besten dokumentierten Einrichtungen der Medizinischen Fakultät während der NS-Zeit.[63] Der zunehmende Einfluss der NS-Rassenlehre eröffnete den Institutsmitgliedern neue Aktivitätsfelder. Direktor Philipp Schneider (1896–1954) fungierte als Gerichtsgutachter bei Entscheidungen über die Zwangskastration von Männern wegen Sexualdelikten (u. a. Homosexualität) sowie in Sterilisationsverfahren gegen Frauen und Männer.[64] Die Erstellung von »Rassen«-Gutachten zur Klärung von Fällen zweifelhafter Abstammung – deren Ergebnisse für die Betroffenen oft eine Frage von Leben oder Tod waren – wurde ebenfalls zu einer wichtigen (und lukrativen) Tätigkeit für die Institutsangehörigen. In der Wehrmacht waren Gerichtsmediziner damit beschäftigt, Fälle von Selbstverletzungen aufzuklären, die mit exzessiver Härte geahndet wurden. Die politische Bedeutung der Gerichtsmedizin zeigt sich auch in der Tatsache, dass das Institut mit überzeugten Nationalsozialisten besetzt war; so war der Direktor Philipp Schneider ein frühes Mitglied der NSDAP und der SS, der nach eigenen Angaben bereits am Juliputsch 1934 teilgenommen hatte.[65]

Auch die Verbindungen des Instituts mit dem Reichskriminalpolizeiamt und wissenschaftliche Kooperationen mit der Luftwaffe verdienen hier Erwähnung. So entstanden zumindest zwei Dissertationen in Zusammenarbeit mit dem

61 An der Klinik Schönbauer wurden Hirnoperationen fast ausschließlich unter Lokalanästhesie durchgeführt. Vgl. Leopold Schönbauer, Zehn Jahre neurochirurgische Erfahrung, in: *Wiener klinische Wochenschrift* 53 (1940) 41, 831–835, 834.

62 Vgl. Wolfram Sorgo, Beobachtungen über die Wirkung intrakranieller Gefäßunterbindung auf den peripheren Kreislauf, in: *Zeitschrift für die gesamte Neurologie und Psychiatrie* 174 (1942) 1, 325–326.

63 Vgl. Ingrid Arias, *Die Wiener Gerichtsmedizin im Nationalsozialismus*, Wien: Verlagshaus der Ärzte 2009.

64 Vgl. ebd., 43–44. – Spring, *Krieg*, 84, 136, 168, 226.

65 Vgl. Arias, *Gerichtsmedizin*, 14–21, 56–59, 83–85.

Luftfahrtmedizinischen Forschungsinstitut des Reichsluftfahrtministeriums Berlin unter der Leitung des Physiologen Hubertus Strughold (1898–1986) zur Beeinträchtigung der »Höhenfestigkeit« von Kampffliegern durch Infektionskrankheiten, insbesondere die Gonorrhoe.[66]

Im Jahr 1944 war das Institut in einen der tödlichen Menschenversuche verwickelt, wie sie in zunehmendem Maße innerhalb und außerhalb des Konzentrationslagersystems vorkamen. Institutsdirektor Schneider verfügte über ausgezeichnete Verbindungen zum Reichskriminalpolizeiamt unter Arthur Nebe (1894–1945). Als Nebe 1943 ein neues Kriminalmedizinisches Zentralinstitut (KMI) gründete, wurde dieses in den Räumlichkeiten des Wiener Instituts untergebracht und unter die Leitung von Schneider gestellt. Aufgrund kriegsbedingter Schwierigkeiten sowie Nebes Verhaftung (und späterer Hinrichtung) nach dem Attentat vom 20. Juli 1944 blieben die Pläne für das neue Institut weitgehend unverwirklicht. Während seiner kurzen Existenz spielte es aber eine zentrale Rolle in einem der bizarrsten Kriminalfälle in Nazi-Deutschland, der sich zur damaligen Zeit praktisch unter Ausschluss der Öffentlichkeit zutrug. Im März 1943 verhaftete die Berliner Polizei den bereits erwähnten Bruno Lüdke, der in Folge insgesamt 84 Morde gestand. Damit wäre Lüdke der schlimmste Serienmörder in der deutschen Geschichte, aber ernsthafte Zweifel am Wahrheitsgehalt seiner Geständnisse bestanden bereits zur damaligen Zeit und wurden seither bestätigt. Lüdke wurde nicht vor Gericht gestellt; vielmehr ließ Nebe ihn im Dezember 1943 an das Wiener Kriminalmedizinische Zentralinstitut überstellen, wo Gerichtsmediziner und Anthropologen die Gelegenheit ergriffen, Lüdke als ideales Beispiel eines »geborenen Verbrechers« zu untersuchen. Nach einer Reihe von Untersuchungen und Experimenten verstarb Lüdke am 8. April 1944 unter nicht genau bekannten Umständen, vermutlich während eines Experiments in einer an Eppingers Klinik installierten Unterdruckkammer.[67]

66 Strughold nahm 1942 an einer Tagung teil, auf der die Ergebnisse von tödlichen medizinischen Experimenten im Konzentrationslager Dachau berichtet wurden. Vgl. Weindling, *Victims*, 84, 116. – Er wurde nach dem Krieg nicht belangt und gelangte 1947 in die USA, wo er zu einem Begründer der Weltraummedizin wurde. Vgl. Ernst Klee, *Das Personenlexikon zum Dritten Reich. Wer war was vor und nach 1945*, Frankfurt/Main: Fischer 2005. – Zu den an der Medizinischen Fakultät während der NS-Zeit entstandenen Dissertationen vgl.: Dudenbostel, *Doktorarbeiten*. – Zu den erwähnten Dissertationen: Ebd., 65–66. – Arias, *Gerichtsmedizin*, 70–75.

67 Vgl. Arias, *Gerichtsmedizin*, 86–114. – Nebes Vorhaben, Giftmunition an Lüdke zu testen, wurde wahrscheinlich wegen Schneiders Widerstand fallengelassen. Vgl. ebd., 106–107.

Die Institutionalisierung des wissenschaftlichen Rassismus: Das Institut für Rassenbiologie

Mit 1. April 1939 trat eine neue medizinische Studienordnung in Kraft, mit der unter anderem Lehrveranstaltungen in »Vererbungslehre und Rassenkunde«, »Bevölkerungspolitik«, »Menschliche Erblehre als Grundlage der Rassenhygiene« sowie »Rassenhygiene« verpflichtend eingeführt wurden.[68] In diesem Rahmen hielt zum Beispiel der Rassenhygieniker Lothar Löffler (1901–1983) im Wintersemester 1943/44 eine Vorlesung mit dem Titel: »Das Judentum als rassisches und soziales Problem«.[69] Ein weiteres Beispiel dafür, wie pseudowissenschaftliche »Rassenforschung« auch an der Medizinischen Fakultät Einzug hielt, ist die 1942 vorgelegte Dissertation »Der Selbstmord unter besonderer Berücksichtigung der Juden«. Die Arbeit, deren Ziel eine Erklärung der unterschiedlichen Selbstmordraten zwischen Katholiken, Protestanten und Juden seit dem 19. Jahrhundert war, stellte eine Anhäufung von antisemitischen Klischees dar, die selbst die Explosion von Suiziden mosaischer Glaubensangehöriger in Wien von 98 im Jahr 1937 auf 423 im Jahr 1938 erklären sollten.[70]

Löffler war die zentrale Figur bei ab 1938 nachweisbaren Versuchen, ein eigenes Institut für Rassenbiologie an der Universität Wien zu etablieren. Ziel Löfflers war die Institutionalisierung der Rassenbiologie »als einer Wissenschaft, die nicht einem engen Selbstzweck, sondern bestimmten, vom nationalsozialistischen Staat gestellten praktischen und weltanschaulichen wichtigen Aufgaben dient.« In Wien schien ihm die Gelegenheit gegeben, das erste Institut dieser Art im Deutschen Reich zu verwirklichen. In einer Denkschrift vom November 1938 legte er seine Pläne dar, unter dem Überbegriff der »Rassenbiologie« nicht nur die im NS-Staat neu aufstrebenden Forschungs- und biopolitischen Interventionsfelder wie »Rassenpolitik« und »Rassenhygiene« unterzubringen, sondern auch Fächer wie Genetik, Erbpathologie und Völkerkunde bzw. Anthropologie.[71]

68 Vgl. Rektorat der Universität Wien, *Öffentliche Vorlesungen an der Universität Wien. Sommersemester 1939*, Wien: Adolf Holzhausens Nachfolger 1939, 15–19.

69 Vgl. Rektorat der Universität Wien, *Personal- und Vorlesungsverzeichnis für das Wintersemester 1943/44*, Wien: Adolf Holzhausens Nachfolger 1943, 138.

70 Vgl. Wolfgang Damus, *Der Selbstmord unter besonderer Berücksichtigung der Juden*, med. Diss., Wien 1942, 32, 54–55, 65, 67. Betreuer der Arbeit war der Rassenhygieniker Robert Stigler (1878–1975).

71 Vgl. Denkschrift über die Errichtung eines Rassenbiologischen Instituts an der Universität Wien, November 1938, ÖStA, AdR, Kurator der wissenschaftlichen Hochschulen, Kt. 22. – Eine erste Fassung entstand bereits im Mai 1938. Löfflers hochfliegende Pläne konnten letztlich aufgrund des Krieges und interner Konflikte nur in Ansätzen verwirklicht werden. Zur Geschichte des Instituts vgl. vor allem: Thomas Mayer, *Das Rassenbiologische Institut der Universität Wien 1938–1945*, phil. Diss., Wien 2015.

Löffler war zudem in die wissenschaftliche Auswertung der »Kindereuthanasie« eingebunden, wie aus einem Bericht von Ernst Wentzler (1891–1973), einem der drei Gutachter der Tötungsaktion, hervorgeht. Nach Wentzler betrafen Löfflers Forschungen »erbbiologische Fragen nach sozialen Gesichtspunkten anhand unseres Karteimaterials«, was eine Orientierung auf die Bekämpfung sogenannter »Asozialer« nahelegt.[72] 1943 führte Löffler in einem Antrag an den Reichsforschungsrat ins Treffen, sein Institut arbeite »aufs engste« mit dem »Reichsausschuss für die wissenschaftliche Erfassung erb- und anlagebedingter schwerer Leiden« (der für die Kindermordaktion errichteten Tarnorganisation) zusammen, und zwar im Rahmen von »Forschungen über Erbkrankheiten, ihre Entstehung und Verbreitung zum Zwecke [von] deren Bekämpfung und Eindämmung.«[73]

Schlussbemerkung

Wie der vorliegende Beitrag zeigt, bot der Nationalsozialismus für wissenschaftlich tätige Mediziner vielfältige Gelegenheiten zur Beschaffung von menschlichem »Forschungsmaterial« aus Unrechtszusammenhängen (NS-Strafjustiz, Krankenmorde) oder zur Durchführung von Versuchen ohne Rücksicht auf die ihnen anvertrauten PatientInnen. Eine Reihe der hier geschilderten Forschungen stand dabei in einem deutlichen Zusammenhang mit spezifischen Institutionen und Netzwerken der NS-Zeit; außerdem wurde die Entgrenzung wissenschaftlicher Praktiken durch die allgegenwärtige Abwertung von Menschen mit Behinderungen als »lebensunwertes Leben« befördert. Dies sollte aber nicht zu dem Schluss verleiten, dass Versuche wie die hier geschilderten nur während der NS-Zeit möglich waren; auch wenn PatientInnen im Prinzip durch strafrechtliche und berufsethische Normen geschützt waren, blieb es bis weit in die zweite Hälfte des 20. Jahrhunderts im Wesentlichen den Forschern (und zunehmend Forscherinnen) überlassen, den inhärenten Konflikt zwischen Heilungsversprechen und wissenschaftlichen Interessen zu lösen. Eine systematische Geschichte des Menschenversuchs in Österreich ist – trotz dessen eminenter Bedeutung für den medizinischen Fortschritt – bis heute nicht geschrieben.

herwig.czech[at]meduniwien.ac.at

72 Vgl. Wentzler an Reichsausschuss, 17.10.1942, abgedruckt in: Götz Aly, *Aktion T4 1939–1945. Die »Euthanasie«-Zentrale in der Tiergartenstraße 4*, Berlin: Edition Hentrich 1987, 134–135.

73 Löffler an Kriegswirtschaftsstelle im Reichsforschungsrat, 17.2.1943, Universitätsarchiv Wien, Rektoratsakten, 755 aus 1938/39.

Eva Hallama

»Wir waren irgendwie zu Anderen geworden, als hätte man uns ausgetauscht.« Medizinische Musterungen, Scham und Verdinglichung im Kontext der NS-Zwangsarbeit

»Somehow, we were turned into somebody else, as if we had been replaced.« Medical examinations, shame, and objectification in the context of Nazi forced labour

Abstracts

Der Beitrag thematisiert Bedeutung und Funktion medizinischer Untersuchungs- und Entlausungsmaßnahmen an zivilen ZwangsarbeiterInnen aus Osteuropa im Zuge ihrer Deportation ins nationalsozialistische Deutsche Reich. Während das Fleckfiebervorkommen in Osteuropa Massenentlausungen in eigens dafür eingerichteten Lagern zu legitimieren schien, wird die NS-Praxis der Seuchenprävention als Technik der Unterwerfung und Demütigung der osteuropäischen Bevölkerung diskutiert. Die Erinnerung einer ehemaligen Zwangsarbeiterin an ihre medizinische Begutachtung und Entlausung wird mit Theorien der Scham verknüpft, wodurch der Entlausungs- und Begutachtungsprozess nicht zuletzt als Vorgang der Verdinglichung und des Verlusts des Selbst analysiert werden kann.

The focus of this article is on the meaning and character of medical examinations and delousing measures administered to forced labourers from Eastern Europe during their deportation to Nazi Germany. While the occurrence of epidemic typhus in Eastern Europe seemed to legitimise mass delousing in special camps, the paper highlights the Nazi practices on prevention of epidemics as strategies of subjugation and humiliation of the Eastern European population. The memories of a former forced labourer are linked to theories of shame as the procedures of delousing and physical examination may be regarded as acts of objectification and as losing of the self.

Keywords

NS-Zwangsarbeit, Fleckfieber, Arbeitsfähigkeit, Seuchenprävention, Entlausung, Scham, Beschämung, »Othering«, Grenzziehung

Nazi Germany forced labour, epidemic typhus, epidemic control, delousing, shame, humiliation, »othering«, borders

Therese Schranner, während des NS-Regimes hauptamtliche Ärztin beim Arbeitsamt Wien, legte 1943 eine medizinische Dissertation über *Ärztliche Erfahrungen beim Einsatz fremdländischer Arbeitskräfte* vor.[1] Die Arbeit wurde vom Direktor des Hygienischen Instituts der Universität Wien Max Eugling (1880–1950) betreut und behandelt die medizinischen Maßnahmen der nationalsozialistischen Arbeitseinsatzbehörden während und nach der mehrtägigen Deportation von zivilen ZwangsarbeiterInnen aus Süd- und Osteuropa ins Deutsche Reich. Schranner stand für ihre Forschungen »umfangreiches Material« zur Verfügung, das bei medizinischen Musterungen ziviler ZwangsarbeiterInnen gewonnen wurde und mit »Erlaubnis des Präsidenten des Gauarbeitsamtes Wien« verwendet wurde.[2] Gleich in ihrer Einleitung bezieht sich Schranner auf das zeitgenössische Narrativ zur Notwendigkeit der medizinischen Untersuchungen beim massenhaften »Arbeitseinsatz« der osteuropäischen ZwangsarbeiterInnen aus »volksgesundheitlicher« Perspektive.

Sie argumentiert, dass aufgrund deren Unkenntnis von »einfachsten hygienischen Einrichtungen« mit der »Einschleppungsgefahr vieler Krankheiten zu rechnen« sei, die sie als »Krankheiten der Unkultur« bezeichnet.[3] In den Herkunftsgebieten der ZwangsarbeiterInnen in Südosteuropa würden »Infektionskrankheiten verschiedenster Art endemisch und epidemisch auftreten«, behauptet sie weiter.[4] Damit hat Schranner die Notwendigkeit der medizinischen Überwachung der ZwangsarbeiterInnen, wie sie im NS-Narrativ argumentiert wurde, in aller Kürze auf den Punkt und das Vorhandensein von Infektionskrankheiten mit einer in Südosteuropa angeblich vorherrschenden »Unkultur« in Zusammenhang gebracht. Gleichzeitig benennt Schranner die daraus resultierenden wichtigsten Aufgaben der Ärztinnen und Ärzte der Arbeitseinsatzverwaltung bei der Überwachung der ZwangsarbeiterInnen: Neben der Feststellung des »Tauglichkeitsgrades der Arbeiter« gelte es, die Einschleppung von Seuchen zu verhindern.[5] Während die ärztlichen Untersuchungen hinsichtlich der Arbeitsfähigkeit dazu dienten, sicherzustellen, dass nur arbeitsfähige Ost-

1 Therese Schranner, *Ärztliche Erfahrungen beim Einsatz fremdländischer Arbeitskräfte*, med. Diss., Wien 1943.

2 Vgl. ebd., 8–9. – Obwohl Schranner häufig von »Nachuntersuchungen an der Reichsgrenze« spricht, geht nicht eindeutig hervor, an welchen Untersuchungsorten das »umfangreiche Material« hergestellt wurde bzw. wo konkret diese Untersuchungen stattgefunden haben. Ob im zentralen Durchgangslager Strasshof, in dem Schranner tätig war und für welches das Gauarbeitsamt Wien zuständig war, oder ob tatsächlich auch Daten aus den Lagern an der Reichsgrenze in ihre Arbeit einflossen, konnte Schranners Angaben nicht entnommen werden.

3 Vgl. ebd., 1.

4 Ebd., 1.

5 Vgl. ebd., 2. – Ludwig Decker, Der ärztliche Dienst beim Arbeitseinsatz ausländischer Arbeitskräfte, in: *Arbeitseinsatz und Arbeitslosenhilfe* 8 (1941) 21/24, 237–240.

europäerInnen ins Deutsche Reich deportiert würden und damit den »unnötigen Hin- und Rücktransport Untauglicher« und folglich »unnötige Ausgaben« zu vermeiden, stellten die Seuchenabwehrmaßnahmen Schritte dar, durch die »das Reich vor gesundheitlichen Schäden bewahrt wurde, die aus einer solchen Massenbewegung fremdländischer Bevölkerung entstehen konnten.«[6]

Ich möchte diese wenigen, aber in Bezug auf den nationalsozialistischen medizinischen Diskurs sehr treffenden Zitate Schranners zum Ausgangspunkt des folgenden Beitrags nehmen, der sich mit jenem Aspekt der NS-Zwangsarbeit beschäftigt, zu dem auch Therese Schranner im Jahr 1943 an der Universität Wien dissertierte. Im Gegensatz zu Schranner fragt dieser Beitrag jedoch nicht nach den ökonomischen und seuchenpräventiven Funktionen dieser Maßnahmen für das Deutsche Reich, sondern nach deren Wirkung auf die betroffenen ZwangsarbeiterInnen. Dazu soll zunächst ein kurzer Überblick über den Forschungsstand zu diesem Aspekt der NS-Zwangsarbeit und eine Einführung zu den Vorgängen in sogenannten Grenzentlausungs- und Durchgangslagern der Landesarbeitsämter gegeben werden. Anhand des lebensgeschichtlichen Interviews mit einer ehemaligen Zwangsarbeiterin aus Weißrussland wird anschließend die Frage erörtert, welchen Stellenwert die seuchenpräventive Musterungspraxis für die Betroffenen hatte, mit welchen Bildern sie erzählt wurde und wie sich die Entlausungspraxis in ihrer Erinnerung festgeschrieben hat. Der theoretische Bezug zu Mechanismen der Scham soll dabei helfen, die Parallele zwischen einem äußeren Prozess und einem inneren Prozess der Unterwerfung und Transformation aufzuzeigen. Ich folge dabei der These, dass durch das Gefühl der Scham eine Wahrnehmung von Inferiorität im Inneren der Betroffenen etabliert wurde, womit nicht zuletzt die Distinktion zwischen »Herrenmensch« und »Arbeitsvolk«[7] hergestellt wurde.

Die »seuchenhygienische Überwachung« der zivilen ZwangsarbeiterInnen[8] aus Osteuropa – und damit war immer auch ihre Entlausung im Sinne der

---

6 Giller, Aus der Tätigkeit des ärztlichen Dienstes der Arbeitseinsatzverwaltung im Generalgouvernement, in: *Arbeitseinsatz und Arbeitslosenhilfe* 8 (1941) 21/24, 251–253, 251.

7 Eine Unterscheidung, die zum Titel des frühen Sammelbandes zur NS-Zwangsarbeit gewählt wurde: Götz Aly/Jochen August/et al. (Hg.), *Herrenmensch und Arbeitsvölker. Ausländische Arbeiter und Deutsche 1939–1945* (Beiträge zur nationalsozialistischen Gesundheits- und Sozialpolitik 3), Berlin: Rotbuch 1986.

8 Mit der Bezeichnung der zivilen Zwangsarbeit beziehe ich mich auf die grundsätzlichen vier Kategorien von NS-ZwangsarbeiterInnen, die in der wissenschaftlichen Forschung sowohl in Bezug auf das Ausmaß des Zwanges wie auch in Bezug auf ihre jeweils rechtliche Stellung, Arbeitsbedingungen und Bewegungsfreiheit unterschieden werden: jüdische Arbeitskräfte, KZ-Häftlinge, Kriegsgefangene und zivile Arbeitskräfte. Vgl. Ela Hornung/Ernst Langthaler/Sabine Schweitzer, *Zwangsarbeit in der Landwirtschaft in Niederösterreich und dem nördlichen Burgenland*, Wien–u. a.: Oldenbourg 2004, 20. – Ulrich Herbert, *Geschichte der Ausländerbeschäftigung in Deutschland 1880 bis 1980. Saisonarbeiter Zwangsarbeiter Gastarbeiter*, Berlin–Bonn: Dietz 1986, 82.

Fleckfieberprävention gemeint – hatte während des Nationalsozialismus sowohl in den besetzten Gebieten Osteuropas als auch innerhalb des Deutschen Reiches höchste Priorität, und war, weil sie den Arbeitseinsatz für die deutsche Kriegswirtschaft sicherstellte, mit dem Attribut der Kriegswichtigkeit ausgestattet. Die zeitgenössische Relevanz des Themas spiegelt sich in der wissenschaftlichen Literatur jedoch kaum wider. So folgten der historiografisch ohnehin erst ab Mitte der 1980er-Jahre beginnenden Auseinandersetzung mit der NS-Zwangsarbeit als nationalsozialistisches Unrechtsregime[9] erst Ende der 1990er-Jahre medizinhistorische Arbeiten zu diesem Themenkomplex, die erstmals auch seuchenpolitische Maßnahmen für ZwangsarbeiterInnen thematisierten.[10] Eine systematische und überregionale Untersuchung jener Institutionen, die eigens für die medizinischen Musterungen und Entlausungen der zivilen osteuropäischen ZwangsarbeiterInnen eingerichtet worden waren und wie hintereinander geschaltete Schleusen während deren Deportation durchlaufen werden mussten, steht jedoch noch aus.[11] Dieses seuchenpräventive »Durchschleusungssystem«

9 Vgl. Ulrich Herbert, *Fremdarbeiter. Politik und Praxis des »Ausländereinsatzes« in der Kriegswirtschaft des Dritten Reiches*, Berlin–Bonn: Dietz 1985. – Aly, *Herrenmensch und Arbeitsvölker.* – Florian Freund/Bertrand Perz, Industrialisierung durch Zwangsarbeit, in: Emmerich Tálos/Ernst Hanisch/Wolfgang Neugebauer (Hg.), *NS-Herrschaft in Österreich 1938–1945*, Wien: Verlag für Gesellschaftskritik 1988, 95–114. – Für den Raum Österreich sind als Folgearbeiten folgende Publikationen hervorzuheben: Florian Freund/Bertrand Perz/Mark Spoerer, *Zwangsarbeiter und Zwangsarbeiterinnen auf dem Gebiet der Republik Österreich 1939–1945*, Wien–u. a.: Oldenbourg 2004. – Stefan Karner/Peter Ruggenthaler, *Zwangsarbeit in der Land- und Forstwirtschaft auf dem Gebiet Österreichs 1939 bis 1945*, Wien–u. a.: Böhlau 2004. – Hornung, *Zwangsarbeit.* – Als jüngste Publikationen über die NS-Zwangsarbeit, die sich auch dem nach wie vor bestehenden Forschungsdesiderat der NS-Zwangsarbeit außerhalb des Deutschen Reiches widmen, seien hervorgehoben: Dieter Pohl/Tanja Sebta (Hg), *Zwangsarbeit in Hitlers Europa. Besatzung, Arbeit, Folgen*, Berlin: Metropol 2013. – Stefan Hördler/Volkhard Knigge/et al. (Hg.), *Zwangsarbeit im Nationalsozialismus. Begleitband zur Ausstellung*, Göttingen: Wallstein 2016.

10 Vgl. Andreas Frewer/Günther Siedbürger (Hg.), *Medizin und Zwangsarbeit im Nationalsozialismus. Einsatz und Behandlung von »Ausländern« im Gesundheitswesen*, Frankfurt/Main–u. a.: Campus 2004. – Annette Schäfer, Durchgangs- und Krankensammellager im Zweiten Weltkrieg. Schnittstellen zwischen »Arbeit« und »Vernichtung« beim Zwangsarbeitereinsatz, in: Ebd., 203–230. – Dies., Zur Funktion von Durchgangslagern und Krankensammellagern beim Zwangsarbeitereinsatz im Zweiten Weltkrieg. Am Beispiel Württemberg, in: Christoph Kopke/Walter Wuttke (Hg.), *Medizin und Verbrechen*, Ulm: Klemm und Oelschläger 2001, 143–162. – Andreas Frewer (Hg.), *Der »Ausländereinsatz« im Gesundheitswesen (1939–1945). Historische und ethische Probleme der NS-Medizin*, Stuttgart: David Brown Book Company 2009. – Herwig Czech, Biopolitik und Zwangsarbeit. Gesundheits- und bevölkerungspolitische Implikationen des »Ausländereinsatzes« im Reichsgau Wien, in: Ingrid Böhler/Eva Pfanzelter/et al. (Hg.), *7. Österreichischer Zeitgeschichtetag 2008. 1968 – Vorgeschichten – Folgen. Bestandsaufnahme der österreichischen Zeitgeschichte*, Innsbruck–Wien–Bozen: StudienVerlag 2010, 256–265.

11 Ziel der laufenden Dissertation der Autorin mit dem Arbeitstitel *Zwangsmigration, Epidemie und Grenze. Grenzentlausungslager der NS-Zivilverwaltung 1939–1945* ist die Erforschung

und die Rolle des Fleckfiebers soll im Folgenden kurz vorgestellt werden. Hingewiesen sei davor jedoch auf drei Punkte, die auf den Kontext verweisen, innerhalb dessen die betreffenden Maßnahmen einzuordnen sind, und die gleichzeitig Überschneidungsbereiche benennen, die dieser Beitrag nicht in den Blick nimmt: Erstens haben sich seuchenpräventive Maßnahmen für ZwangsarbeiterInnen aus Osteuropa nicht auf den Zeitraum ihrer Deportation beschränkt. Entlausungsmaßnahmen fanden – meist in Reaktion auf Fleckfiebererkrankungen – auch auf Gebiet des Deutschen Reiches und in Entlausungseinrichtungen der Arbeitsämter, der Gesundheitsämter, der Zwangsarbeitslager oder in Einrichtungen von Betrieben statt. Zweitens betrafen Entlausungsmaßnahmen auch andere Gruppen von Menschen, die aus Osteuropa in Richtung des Deutschen Reiches fuhren bzw. deportiert wurden, wie etwa sowjetische Kriegsgefangene, die zur Zwangsarbeit im Deutschen Reich eingesetzt wurden, sogenannte »volksdeutsche Umsiedler«[12], aber auch Wehrmachtssoldaten, die den Heimaturlaub von der Ostfront antraten. Die Deportationen der Kriegsgefangenen und ihre medizinische Erfassung sowie Entlausung vor ihrem Zwangsarbeitseinsatz im Deutschen Reich sind hier am ehesten mit denen der zivilen ZwangsarbeiterInnen vergleichbar und gingen ihnen zum Teil voraus. Und drittens wurden auch auf dem Gebiet des besetzten Osteuropas Entlausungseinrichtungen für die Bevölkerung vor Ort eingerichtet, um durch systematisches Entlausen der Bevölkerung die Fleckfiebergefahr in den besetzten Gebieten und damit für das Deutsche Reich zu schmälern.

Überwachung von Arbeitsfähigkeit und Infektionsgefahr

Der Ablauf der seuchenpräventiven Kontrollen während des Transportes der zivilen ZwangsarbeiterInnen aus Osteuropa wurde von Fritz Sauckel (1894–1946) – seit März 1942 »Generalbevollmächtigter für den Arbeitseinsatz« – am 30. Dezember 1942 definiert. Im »Merkblatt über gesundheitliche Maßnahmen bei Ostarbeitern« legte er fest, dass die »Ostarbeiter«[13] vor ihrem Ar-

jener als »Grenzentlausungslager« oder »Grenzentwesungsstationen« bezeichneten Lager, die die ZwangsarbeiterInnen vor Überschreiten der Reichsgrenze noch auf besetztem Gebiet durchlaufen mussten. Zu den Durchgangslagern der Landesarbeitsämter, die meistens die Endstationen der Deportationen bereits auf Gebiet des Deutschen Reiches darstellten und in denen sich medizinische Kontrollen und das Entlausungsprozedere wiederholten, seien die schon zitierten Arbeiten von Annette Schäfer hervorgehoben. Vgl. Schäfer, Zur Funktion von Durchgangslagern. – Schäfer, Durchgangs- und Krankensammellager.

12 Vgl. Stephan Döring, *Die Umsiedlung der Wolhyniendeutschen in den Jahren 1939 bis 1940*, Frankfurt/Main–u. a.: Lang 2001.

13 Zur Definition der NS-Kategorie der »Ostarbeiter« vgl.: Florian Freund/Bertrand Perz, Die Zahlenentwicklung der ausländischen Zwangsarbeiter und Zwangsarbeiterinnen auf dem

beitseinsatz im Deutschen Reich mehrmals medizinisch untersucht und entlaust werden sollten, damit ihre Eignung für den Arbeitseinsatz im Deutschen Reich festgestellt und Seucheneinschleppung vermieden werde.[14] Angestrebt wurde eine dreimalige medizinische Begutachtung und Entlausung.[15] Die erste Untersuchung sollte noch am Herkunftsort der rekrutierten ZwangsarbeiterInnen stattfinden, in meist provisorisch eingerichteten Auffang- und Sammellagern.[16] Die zweite Entlausung war vor Überschreiten der Grenze als Haltestation während des Eisenbahntransportes ins Deutsche Reich angesetzt. Hier sollten auch die Waggons gereinigt und desinfiziert werden. Diese Lager, die Sauckel in dem oben erwähnten Erlass als »Grenzentlausungslager« bezeichnete, waren unterteilt in eine »unreine« und eine »reine Seite«, die voneinander durch doppelten Stacheldraht getrennt waren.[17] Auf beiden Seiten standen Unterkunftsbaracken. Sobald die Entlausungsprozedur und die ärztliche Untersuchung durchlaufen waren, wurden die ZwangsarbeiterInnen von der »unreinen Seite« in die »reine Seite« des Lagers gebracht. In der weiter unten analysierten Interviewsequenz wird dieser Prozess von der ehemaligen Zwangsarbeiterin als »so eine Art Umlagerung« von einem schmutzigen in ein sauberes Lager beschrieben. Für die dritte Begutachtung und Reinigung waren bereits innerhalb des Deutschen Reiches zentrale Durchgangslager der Landesarbeitsämter[18], wie jenes in Strasshof bei Wien, vorgesehen. Auch diese waren idealtypisch in eine »unreine« und eine »reine Seite« unterteilt.[19] Wie Therese Schranner in ihrer eingangs erwähnten Dissertation 1943 geschrieben hat, war die Wiederholung Programm und stellte eine Untersuchung die »Fortsetzung, bzw. die Kontrolle der anderen«

Gebiet der Republik Österreich 1939–1945, in: Freund, *Zwangsarbeiter und Zwangsarbeiterinnen*, 7–274, 25. – Die Schleusung durch »Grenzentlausungslager« wurde bereits bei den Deportationen polnischer ZivilarbeiterInnen angewandt.

14 Vgl. Fritz Sauckel, Merkblatt über gesundheitliche Maßnahmen bei Ostarbeitern, Erlass des Beauftragten für den Vierjahresplan (Generalbevollmächtigter für den Arbeitseinsatz) vom 30.12.1942, Wiener Stadt- und Landesarchiv [WStLA], Magistratsabteilung [M.Abt.] 213/A1(130/17).

15 Vgl. Decker, Der ärztliche Dienst. – Schranner, *Ärztliche Erfahrungen*, 2–3.

16 Vgl. Reichsführer SS und Chef der Deutschen Polizei, Allgemeine Bestimmungen über Anwerbung und Einsatz von Arbeitskräften aus dem Osten vom 20.2.1942, Bundesarchiv Berlin, R39011/20481.

17 Vgl. Lagerpläne der Grenzentlausungslager von Wirballen, Tauroggen, Grajewo, Illowo und Białystok der Abteilung Rüstungsausbau des Reichsministers für Bewaffnung und Munition, Außenstelle Königsberg, o. D., Bundesarchiv Berlin, R3/4066.

18 Vgl. Schäfer, Durchgangs- und Krankensammellager.

19 Vgl. Franz Puntigam, Die Durchganglager der Arbeitseinsatzverwaltung als Einrichtungen der Gesundheitsvorsorge, in: *Gesundheits-Ingenieur* 67 (1944) 2, 47–56. – Christine Axmann, Das Durchgangslager für »ausländische Arbeitskräfte« in Bietigheim, 1942–45, Geschichtsverein Bietigheim-Bissingen, URL: www.geschichtsverein-bietigheim-bissingen.de/?page=texte/vortraege/durchgangslager.html (abgerufen am 3.8.2017). Ich danke Hermann Wenz für den Hinweis auf die Dokumentierung des Lagers Bietigheim.

dar.[20] Einerseits sollten die medizinischen Musterungen der Arbeitstauglichkeit verhindern, dass Personen aus Osteuropa – im Deutschen Reich nur als Arbeitskräfte geduldet – nach ihrer Ankunft für die Arbeit nicht einsatzfähig waren und aufwändig wieder in ihre Herkunftsorte abgeschoben werden mussten.[21] Gleichzeitig wurden den Gemeinden im Generalgouvernement Kontingente, also eine bestimmte Anzahl von ArbeiterInnen, die ins Deutsche Reich abgegeben werden mussten, auferlegt.[22] Deshalb schien es geboten, nur wenige Personen vom Arbeitseinsatz im Reich auszuschließen und auch Kranke, Arbeitsunfähige und Kinder ins Deutsche Reich zu deportieren.

Die Feststellung der Arbeitsfähigkeit beinhaltete in seinen Ansätzen bereits eine Form der Depersonalisierung, da Personen wie Ware oder wie »Arbeitsvieh« behandelt wurden, das man vor dem Einsatz auf seine Qualität untersucht.[23] Diese »Qualitätskontrolle« fand ihre Fortsetzung in der häufig als »Sklavenmarkt« beschriebenen Situation[24], in der ZwangsarbeiterInnen nach ihrer Ankunft im Deutschen Reich von Bauern und Firmenchefs begutachtet wurden, die sich dann jene aussuchten und mitnahmen, die ihnen am kräftigsten, gesündesten oder aus anderen Gründen am geeignetsten erschienen. In besonderer Weise entwürdigend war auch der zweite Aspekt der Untersuchungen, der nicht die Arbeitsfähigkeit, sondern die Infektionsgefahr betraf. Vom Arbeitseinsatz im Reich waren Personen auszuschließen, die ansteckende Hautkrankheiten wie Krätze, Geschlechtskrankheiten wie Syphilis oder Tripper oder »[s]onstige übertragbare Krankheiten, insbesondere Typhus, Paratyphus,

20 Schranner, *Ärztliche Erfahrungen*, 3.

21 Vgl. ein Schreiben des Ärztlichen Dienstes beim Arbeitsamt Litzmannstadt an alle Ärzte, die zu den Reihenuntersuchungen des Arbeitsamtes herangezogen wurden, vom 19.4.1941: »In letzter Zeit mehren sich die Fälle von Rücksendungen ins Altreich abgegangener polnischer Arbeitskräfte, bei denen bei der Nachuntersuchung im Altreich vor der Arbeitsaufnahme festgestellt wird, dass körperliche Fehler vorliegen, die einen Arbeitseinsatz im Altreich nicht zulassen. Bei Durchsicht der vom Altreich überwiesenen Gutachten, muss zwar festgestellt werden, dass einzelne Krankheiten bei der Reihenuntersuchung sicherlich nicht erkannt werden konnten, weil diese Leiden erst bei der genauen Untersuchung im Altreich aufgedeckt wurden. Aber ein grosser Teil lässt doch erkennen, dass die Untersuchung hier eine gewisse Sorgfalt vermissen lässt.« Im Folgenden wird die Überlegung angestellt, »bei nachgewiesenen schuldhaften Fehlvermittlungen mit den entstandenen Kosten für die Hin- und Rückreise den Arzt zu belasten, der diese verursacht hat.« Vgl. Ärztlicher Dienst beim Arbeitsamt Litzmannstadt vom 19.4.1941, Archiwum Państwowe w Łodzi (Staatsarchiv in Łódż), 221/31871.

22 Vgl. Karsten Linne, Struktur und Praxis der deutschen Arbeitsverwaltung im besetzten Polen und Serbien 1939–1944, in: Pohl, *Zwangsarbeit in Hitlers Europa*, 39–61, 53.

23 Amtsärztliche Untersuchungen für die Feststellung der Arbeitsfähigkeit und für die Regulierung des Arbeitseinsatzes betrafen jedoch auch sogenannte »Volksdeutsche«.

24 Vgl. Audiointerview mit Musa I. vom 15.8.2005 und 16.8.2005, Online-Archiv »Zwangsarbeit 1939–1945«, URL: www.zwangsarbeit-archiv.de (abgerufen am 25.5.2018), Archiv-ID ZA035, Band 1, 15:19–16:13 min.

Ruhr, Fleckfieber, Lungentuberkulose, Diphtherie, Scharlach« hatten.[25] Zusätzlich wurden alle Personen als Vorbeugungsmaßnahme gegen das Fleckfieber einer Entlausung unterzogen. Das über Läuse übertragbare Fleckfieber nahm für die NS-Gesundheitsbehörden eine besondere Stellung ein. Es zählte zu den am meisten gefürchteten Infektionskrankheiten aus Osteuropa – in Westeuropa galt es nach dem Zweiten Weltkrieg als besiegt –, obwohl es hinsichtlich der Zahl der Erkrankten weit weniger ins Gewicht fiel als beispielsweise die Diphtherie oder die Tuberkulose.[26] Der Zeithistoriker Winfried Süß argumentiert in Anlehnung an Paul Weindling daher, dass sich das Gefährdungspotenzial des Fleckfiebers »also eher aus einer imaginierten als aus einer medizinisch begründeten Bedrohung ableitete«[27] und stellt fest, dass sich der Infektionsgang des Fleckfiebers »wie kaum ein anderer für rassistische Interpretationen eignete«[28]. Die Infizierung des Fleckfiebers durch die Verunreinigung der Läusebisswunde durch Läusekot erlaubte es, wirkmächtige Metaphern[29] mit dem Fleckfiebervorkommen in Osteuropa zu verbinden. Geringe Hygienekenntnisse, hohe »Verlaustheit« und Unreinheit wurden der osteuropäischen Bevölkerung dementsprechend als kulturelle Charakterzüge zugeschrieben. Auf den rassistischen Kontext der Fleckfieberbekämpfung des NS-Staates und dessen Vorläufer aus dem Ersten Weltkrieg hat Paul Weindling in mehreren Arbeiten hingewiesen.[30] Dieser Beitrag fokussiert mit Bezug darauf jedoch auf die Frage, welche Rolle die Scham bei den Massenuntersuchungen und -entlausungen der OsteuropäerInnen spielte.

25 Vgl. Fritz Sauckel, Richtlinien für die ärztliche Untersuchung. Erlass des Beauftragten für den Vierjahresplan (Generalbevollmächtigter für den Arbeitseinsatz) vom 30.12.1942, WStLA, M.Abt. 213/A1(130/17). – Vgl. Decker, Der ärztliche Dienst, 237.

26 Vgl. Winfried Süß, Der »Volkskörper« im Krieg. Gesundheitspolitik, Gesundheitsverhältnisse und Krankenmord im nationalsozialistischen Deutschland 1939–1945, München: Oldenbourg 2003, 214.

27 Ebd.

28 Ebd., 225. – Vgl. Paul Weindling, Die weltanschaulichen Hintergründe der Fleckfieberbekämpfung im Zweiten Weltkrieg, in: Christoph Meinel/Peter Voswinckel (Hg.), *Medizin, Naturwissenschaft, Technik und Nationalsozialismus. Kontinuitäten und Diskontinuitäten*, Stuttgart: GNT 1994, 129–135.

29 Susan Sontag hat in ihrem Essay *Krankheit als Metapher* vorgeschlagen, Metaphern von Krankheiten von der Krankheit selbst zu trennen. Vgl. Susan Sontag, *Krankheit als Metapher. Aids und seine Metaphern*, Frankfurt/Main: Fischer 2003. – Diese analytische Trennung vollzieht auch der vorliegende Text. Sie bietet die Möglichkeit, Fleckfieber (und damit seinen Übertragungsweg und die Vorstellung von Läusen) als Metapher zu analysieren, dient jedoch nicht dazu, die nicht-metaphorische Bedrohung von Krankheiten oder des Fleckfiebers zu schmälern.

30 Vgl. Weindling, Die weltanschaulichen Hintergründe. – Ders., Die deutsche Wahrnehmung des Fleckfiebers als Bedrohung aus dem Osten im Ersten und Zweiten Weltkrieg, in: Michael Hubenstorf/et al. (Hg.), *Medizingeschichte und Gesellschaftskritik. Festschrift für Gerhard Baader.* Husum: Matthiesen 1997, 324–339. – Ders., *Epidemics and Genocide in Eastern Europe, 1890–1945*, Oxford: Oxford University Press 2000.

Olga D.s Weg in die Zwangsarbeit

Im Oktober 1942 wurde Olga D. im Alter von 16 Jahren aus Weißrussland ins Deutsche Reich verschleppt. In einem Interview, das 2005 geführt wurde[31], beschreibt sie eine Szene, die während ihres Transportes ins Deutsche Reich stattgefunden hat, als eine der ersten Erfahrungen des Zwangsarbeitseinsatzes, die sie nachhaltig verändert haben. Es handelt sich um die medizinische Untersuchung und Entlausung, die sie im Zuge ihrer Deportation mehrmals durchlaufen musste. Sie erinnerte sich an diese Erlebnisse folgendermaßen:

> »Wir fuhren durch Polen, kamen in die Nähe von Warschau […]. Zogen also an Warschau vorbei und kamen hierhin, wahrscheinlich nach Warta, irgendwo dorthin. Dort haben sie uns angehalten. Ich erinnere mich nicht mehr, was für eine Stadt es war. Dort haben sie dann eine Um… so eine Art Umlagerung durchgeführt, von einem Lager, von einem dreckigen in ein sauberes. Wir wurden dort desinfiziert. So eine Kommission hat uns untersucht und wir gaben alles zum Durchbraten[32] ab. Man fing natürlich an, uns zu essen zu geben. Dort blieben wir ein paar Tage. Dann haben sie uns wieder in Waggons gesetzt, in beheizbare Güterwaggons[33], und so ging's nach Gdynja, oder wie es in Deutsch hieß Gotenhafen. […] Wir wurden direkt zu so einem großen Gebäude gebracht, mit mehreren Etagen, da wurden wir alle abgeladen. Es wurde gesagt: Männer auf eine Seite, Frauen auf die andere. Dort mussten wir… so eine große Untersuchung. Wir wurden in so einen großen Raum geführt, sie sagten uns, ihr müsst alles rauslegen, was auch immer wer in Koffern, Säcken und Bündeln hat, alles rauslegen. Einfache Sachen auf die Kleiderständer drauf und Sachen aus Leder oder Wolle extra zur Seite, denn es wird ein Durchbraten geben. So haben wir es auch gemacht. Sicher, die Befehle gaben die Polen, aber die polnische Sprache war uns sehr nahe, denn wir waren ja auf einer polnischen Schule. Wir kannten das alles, konnten verstehen und sprechen. Sie haben uns alles erklärt, wie und warum. Es waren alles junge Männer in weißen Kitteln, so, und dann als wir alles ausgezogen haben, wurden wir komplett nackt ausgezogen. Uns wurde irgendein Raum gegeben, wo uns allen die Haare abgeschnitten wurden. Es war für uns alle sehr beschämend, erniedrigend, wir weinten, wir fühlten uns unwohl. Es war für uns das erste Mal im Leben, es war irgendwie eine Erniedrigung des menschlichen Stolzes und Lebens. Sie stellten uns auf einen Stuhl und schnitten uns

31 Videointerview mit Olga D. vom 2.9.2005, Online-Archiv »Zwangsarbeit 1939–1945«, Archiv-ID ZA011. Das Interview wurde von Alexander Dolgowskij auf Russisch geführt und von Vladislav Richter ins Deutsche übersetzt. Für diesen Beitrag wurde aus einer überarbeiteten Übersetzung durch die Autorin zitiert. Für die Hilfe bei der Übersetzung danke ich Ivan Averintsev.

32 Olga D. verwendet das russische Wort прожарка/prožarka. Es kann mit Erhitzen oder Durchbraten übersetzt werden. Gemeint ist die Entwesung der Kleidung und Gegenstände in Heißluftkammern.

33 Das russische Wort теплушки/tepluški bezeichnet Güterwaggons mit einer Ofenstelle, die in den Kriegsjahren für die Beförderung von Personen adaptiert wurden. Vgl. Rossijskaja akademija nauk (Hg.), *Tolkovyj slovar' russkogo jazyka. S vključeniem svedenij o proischoždenii slov.* Moskau: Azbukovnik 2007, 978.

alle Haare ab, bis aufs letzte Haar, wo auch immer eins war, unten und oben und überall. Wir haben zugestimmt, weinten, was hätten wir denn machen können, wir waren ja Gefangene. Dann mussten wir zur Untersuchung, die Untersuchung war wieder bei diesen Ärzten. So verging etwas Zeit. Unsere Kleidung wurde uns in einen Saal gestellt. Männern und Frauen getrennt. Wir haben alle unsere Sachen entsprechend aufgesammelt, eingepackt. Es ist wohlgemerkt niemandem etwas weggekommen, nichts. Alles was wir hingehängt, alles was wir hingelegt haben, alles haben sie uns zurückgegeben. Wir haben langsam, ohne Eile, alles wieder in Ordnung gebracht, aber irgendwie war uns nicht wohl zumute, wir waren irgendwie zu Anderen geworden, als hätte man uns ausgetauscht, wir wussten nicht, wo wir sind und was weiter mit uns passieren wird. Das war das allererste Schreckliche, das uns verändert hat.«[34]

Diese Interviewsequenz von Olga D. ist in vielerlei Hinsicht außergewöhnlich, denn sie spricht einige Punkte, die in vergleichbaren Interviews nur angedeutet werden,[35] explizit an. So formuliert sie ganz direkt die innere Veränderung, die durch das Erlebnis stattgefunden hat. Das russische Verb, das sie verwendet – преобразить/preobrazit' –, bezeichnet tatsächlich eine nachhaltige Veränderung und ist auch als Verwandlung übersetzbar. Deutlich wird in dieser Sequenz, dass die Veränderung mit dem erniedrigenden und beschämenden Charakter des Ereignisses zu tun hat und dass sie nach außen hin fast unsichtbar ist: Dafür stehen ihre Habseligkeiten, die am Ende alle wieder da waren. Der Aufbau der Erzählung legt nahe, dass die »wohlbemerkt« zur Gänze vorhandenen Sachen imstande sind, darüber hinwegzutäuschen, dass hier etwas Wesentliches passiert ist. Dadurch scheint der Unrechtscharakter der Veränderung und des »Austauschens« sogar noch verstärkt.

Bevor ich auf weitere Einzelheiten in dieser Sequenz näher eingehe, möchte ich noch die Hintergründe zu den Untersuchungs- und Entlausungspraktiken, wie sie hier geschildert und an ZwangsarbeiterInnen aus Osteuropa massenhaft durchgeführt worden sind, erläutern. Denn wovon spricht Olga D. hier eigentlich? Was wissen wir über die Prozedur, die Olga D. als »das allererste Schreckliche, das uns verändert hat« in Erinnerung ist?

Entlausung und Scham

Die Entlausung bezeichnete zwei Vorgänge: Zum einen war damit die Sachentwesung gemeint, also das Töten von Läusen und Ungeziefer in eigenen Kammern, in welche Kleidung und andere Habseligkeiten gehängt und mit Giftgas,

34 Videointerview mit Olga D., Archiv-ID ZA011, Band 1, 14:50–18:15 min.

35 Ich spreche von Interviews aus dem Interviewbestand des Online-Archivs »Zwangsarbeit 1939–1945«, URL: www.zwangsarbeit-archiv.de (abgerufen am 25.05.2018).

einem Heißluft- oder Dampfdesinfektionsverfahren behandelt wurden.[36] Davon spricht Olga D. zweimal: Sowohl im ersten Lager in der ihr nicht mehr erinnerlichten Stadt als auch in Gotenhafen erfolgte ein »Durchbraten« bzw. ein »Erhitzen« der Kleider. Zweitens war die körperliche Entlausung gemeint, bei der die Körper, insbesondere die behaarten Stellen nach Läusen durchsucht, die Haare der ZwangsarbeiterInnen rasiert und ihre Haut mit Desinfektionsmitteln eingeschmiert wurden.[37] Dieser Prozess, zu dem auch das Duschen gehörte, wurde von NS-Behörden als körperliche Reinigung bezeichnet. Aus Sicht der ZwangsarbeiterInnen hatte diese Prozedur aber meist einen ganz anderen Charakter. Die Desinfektionsmittel werden als schwarz, schmierig und stinkend, als nicht leicht abwaschbar und auf der Haut brennend erinnert.[38]

Die Nacktheit unterstreicht zudem die Position der Verschleppten als Schutzlose und Ausgelieferte. Sehr häufig wird in den Interviews erzählt, dass das Schrecklichste gerade war, dass sie sich nackt ausziehen mussten.[39] Bei Olga D. fällt auf, dass sie zwischen dem Sich-Selbst-Ausziehen und dem Ausgezogen-Werden unterscheidet. Sie sagt: »und dann als wir alles ausgezogen haben, wurden wir komplett nackt ausgezogen«. Nachdem sie alles abgelegt, alle Kleidung zur Entwesung gebracht hatten, seien sie noch nackt ausgezogen worden. Beim Wort genommen spricht Olga D. damit einen weiteren Vorgang an, ein Bloßgestellt-Werden, das zusätzlich zu ihrem eigenen Entkleiden durch Andere stattgefunden hat. Es könnte auch ein Ausgezogen-Werden mit Blicken gemeint sein, als wenn das Nackt-Werden erst durch das Angesehen-Werden oder durch das Vorhandensein von Anderen geschähe. Das Wort »nackt« verwendet sie dementsprechend nur in der Passivkonstruktion (»[...] wurden wir komplett nackt ausgezogen«). Ihre Erniedrigung macht Olga D. aber besonders daran fest, dass ihnen die Haare, und zwar überall am Körper, also auch die Achsel- und Schamhaare, rasiert wurden. Die Schlüsselsätze »Es war für uns alle sehr beschämend, erniedrigend, wir weinten, wir fühlten uns unwohl. Es war für uns das erste Mal im Leben, es war irgendwie eine Erniedrigung des menschlichen Stolzes und Lebens« sind eingerahmt von der Erinnerung an das Rasieren der

36 Vgl. Heinrich Kliewe, *Leitfaden der Entseuchung und Entwesung*, Stuttgart: Ferdinand Enke 1937.

37 Vgl. Anweisung zur Bekämpfung des Fleckfiebers. RdErl. d. RMdI. [Runderlaß des Reichsministerium des Innern] v. 13.2.1942 – IV g 3300/42-5638, in: *Ministerialblatt des Reichs- und Preußischen Ministerium des Innern* 103 (1942) 7, 373–394, 382.

38 Vgl. Audiointerview mit Alexandra D. vom 8.2.2006, Online-Archiv »Zwangsarbeit 1939–1945«, Archiv-ID ZA022, Band 1, 39:32–40:02 min. – Audiointerview mit Inessa M. vom 19.1.2006, Online-Archiv »Zwangsarbeit 1939–1945«, Archiv-ID ZA490, Band 2, 01:34–02:06 min. – Audiointerview mit Walerija F. vom 2., 3. und 8.6.2005, Online-Archiv »Zwangsarbeit 1939–1945«, Archiv-ID ZA328, Band 2, 01:38–02:41 min.

39 Vgl. Audiointerview mit Anastasia S. vom 2.11.2005, Online-Archiv »Zwangsarbeit 1939–1945«, Archiv-ID ZA065, Band 1, 06:33–07:02 min.

Haare, das sie sowohl vor als auch nach diesen Sätzen erwähnt. Sie erklärt dabei auch, dass es »das erste Mal« war, womit sie nicht zuletzt hervorhebt, dass diese Prozedur einen Einschnitt in ihrem bisherigen Leben bedeutet hat. Außerdem nimmt sie damit die Veränderung, von der sie am Ende spricht, schon ansatzweise vorweg. Aber »das erste Mal im Leben« verweist auch auf ihr junges Alter, denn ihr Transport bestand – so erzählt sie vor der hier zitierten Sequenz – vor allem aus Jugendlichen wie sie selbst eine war.

Interessant ist »das erste Mal« auch noch hinsichtlich eines anderen Punktes. Denn Olga D. erzählt, dass sie in der Nähe von Warschau bereits desinfiziert und »von einem dreckigen in ein sauberes« Lager übersetzt worden seien. Die erniedrigende Entlausungsprozedur, die Olga D. so eindrücklich in Erinnerung geblieben ist, bringt sie aber erst mit dem Lager in Gotenhafen in Zusammenhang, wo sich das Durchgangslager des Landesarbeitsamtes Danzig-Westpreußen[40] befand. Warum ist ihr das Desinfizieren im ersten Lager in der Nähe von Warschau nicht so eindrücklich in Erinnerung? Interessant ist, dass Olga D. all jene Elemente, die in der Erzählung über die Erfahrung im Lager in Gotenhafen dann so relevant sind, in der Erzählung über das erste Lager schon anspricht, die Desinfektion, die Untersuchung und das »Durchbraten« ihrer Sachen, die in Gotenhafen am Ende zur Gänze wieder da waren. Es ist wohl möglich, aber unwahrscheinlich, dass die Entlausung und Desinfektion im Lager in der nicht mehr erinnerten Stadt so wesentlich anders abgelaufen sind. Es ist auch unwahrscheinlich, dass das »erste schreckliche Erlebnis«, das sie verändert hat, einen Vorgang bezeichnet, den sie einige Tage zuvor schon ähnlich erlebt, bloß nicht als schrecklich empfunden hat. Denkbarer ist, dass sich Olga D. im Laufe ihrer Erzählung an die Prozedur an sich erinnert, an eine Prozedur, die sie womöglich sowohl in der Nähe von Warschau als auch in Gotenhafen erlebt hat – eine Erinnerung, die erst langsam konkret wird, so wie der Weg ihres Transportes, den sie gedanklich erneut nachvollzieht, so wie sie aus einer nicht mehr erinnerten Stadt langsam in das sogar in zwei Sprachen benennbare Gdynia/Gotenhafen kommt.

Das zweite Mal, als sie nach dem Aussprechen der »Erniedrigung des menschlichen Stolzes und Lebens« wieder das Rasieren der Haare erwähnt, nimmt es buchstäblich eine erhöhte Position ein. Sie sagt: »Sie stellten uns auf einen Stuhl und schnitten uns alle Haare ab, bis aufs letzte Haar, wo auch immer eins war, unten und oben und überall.« Die Aussage »Sie schnitten uns alle Haare ab« paraphrasiert Olga D. mehrmals. Sie nähert sich dem, was sie sagen will, von mehreren Seiten, verwendet verschiedene Bezeichnungen für »alle Haare«: »bis aufs letzte Haar, wo auch immer eins war, unten und oben und überall«. In der Häufung ihrer Definitionsversuche wird Empörung und zugleich eine Unerzähl-

40 Vgl. Schäfer, Durchgangs- und Krankensammellager, 207.

und Unbenennbarkeit erkennbar. Denn was heißt das letzte Haar, wenn es um den Schambereich geht? Reicht das Reden von »allen Haaren«, vom »Unten« und vom »Oben« und vom »Überall« aus, um die Beschämung, die ihr auf diesem Stuhl widerfahren ist, zu benennen?

Scham und Verdinglichung

Was jedoch ist Scham, was passiert mit jemandem, der/die sich schämt? Jean-Paul Sartre hat in *Das Sein und das Nichts* das Gefühl der Scham als eine Erfahrung der Objektwerdung und der Verdinglichung des Selbst beschrieben. Dieser Vorgang fände schon durch den Blick des Anderen statt, denn durch das »Vom-Andern-gesehen-werden« wird das Ich bereits zum Gegenstand und zum Objekt für den Anderen.[41] Scham ist dann – so Sartre weiter – die »*Anerkennung* dessen, daß ich wirklich dieses Objekt *bin*, das der Andere anblickt und beurteilt.«[42] Das heißt, dass das Urteil des Anderen in der Scham angenommen wird, sich das Ich in der Scham selbst vergegenständlicht und unterwirft »wie dies der Andere tut«.[43] Der Soziologe Sighard Neckel betont in seiner Monografie *Status und Scham* den Aspekt, den die deutsche Besatzungsmacht in Sartres Denken über die Scham einnimmt. Wenn Neckel schreibt, dass bei Sartre »die Bemächtigung eines Subjekts [...] seiner Beschämung [gleicht]«,[44] so ist damit eine Gleichung angesprochen, die in beide Richtungen funktioniert: Beschämung ist Bemächtigung aber auch Bemächtigung ist Beschämung. Die Charakterisierung der Scham als eine Verdinglichung und Verwandlung findet sich auch bei anderen DenkerInnen. Der Psychoanalytiker Léon Wurmser schreibt über die Scham, dass diese mit dem Gefühl verbunden ist, als Person defizitär zu sein. Eine umfassende Beschämung kann bedeuten, »der Personenhaftigkeit, der inneren wie der äußeren Identität verlustig zu gehen«[45] und birgt die Gefahr, dehumanisiert oder verwandelt zu werden:

> »In der Scham ›erfriert‹ man; man fühlt sich unbeweglich, gelähmt, sogar in Stein oder in ein anderes Wesen verwandelt, wie in einen Esel oder ein Schwein [...]; die Ver-

41 Vgl. Jean-Paul Sartre, *Das Sein und das Nichts. Versuch einer phänomenologischen Ontologie*, herausgegeben von Traugott König, Reinbek: Rowohlt 1991, 464.

42 Ebd., 471, Hervorh. im Orig.

43 Vgl. Sighard Neckel, *Status und Scham. Zur symbolischen Reproduktion sozialer Ungleichheit*, Frankfurt/Main–New York: Campus 1991, 29.

44 Ebd., 35.

45 Léon Wurmser, *Die Maske der Scham. Die Psychoanalyse von Schameffekten und Schamkonflikten*, Berlin–u. a.: Springer 1990, 95.

achtung durch einen anderen hat es fertiggebracht, den menschlichen Partner in ein bloßes Ding, einen Gegenstand, ein Nichts, zu verwandeln.«[46]

Übertragen auf die Situation, die Olga D. geschildert hat, könnte man darauf basierend folgern, dass Olga D. in diesem Sinn von einer Verwandlung in ein anderes Wesen spricht, von einer Depersonalisierung und Objektwerdung, die im Moment des Auf- und Ausgestellt-Seins auf dem Stuhl den Höhepunkt erreicht – auf einem Stuhl, auf dem die darauf stehenden Teenager besonders gut untersucht, also angesehen, und rasiert werden können, wohl genau an den Stellen, die sie am liebsten verbergen möchten. Aber sie stimmten zu, sagt Olga D.: »Wir haben zugestimmt, weinten, was hätten wir denn machen können, wir waren ja Gefangene.« Die Zustimmung irritiert. Lieber hätte ich diese Stelle übersetzt mit »Wir fanden uns damit ab«, aber das Wort, das sie hier verwendet – согласиться/soglasit'sja – ist eindeutig: Es heißt zustimmen, einwilligen, sich bereit erklären, jemandem beipflichten.[47] Könnte diese irritierende Wortwahl ein Hinweis auf den Mechanismus der Scham sein? Mit Sartre gedacht, wird im Moment des Sich-Schämens das Urteil des Anderen übernommen. Das Zustimmen, das Beipflichten bei Olga D. könnte auf genau diese Transformation der Fremdbewertung in eine Selbsteinschätzung hinweisen und die Selbstunterwerfung benennen, die das Gefühl der Scham wie kein anderes auszulösen vermag. Im Fall von Olga D. scheint sich der Mechanismus des Schämens wie eine Analogie zur Unterwerfung unter das NS-Wertesystem zu verhalten, wie ein paralleler innerer Vorgang der Inferiorisierung und Dehumanisierung als Voraussetzung des Herr-Knecht-Verhältnisses, in das die verschleppten Jugendlichen im Begriff waren einzutreten. Somit wären die dreifachen medizinischen Untersuchungen und Entlausungen einem Ritus des Schämens vergleichbar, einem rituellen Übergang vom Subjekt zum unterworfenen Objekt. Häufig enden Interviewsequenzen über die Entlausungsprozedur und die ärztliche Begutachtung damit, dass sich die ehemaligen ZwangsarbeiterInnen selbst als In-Arbeitstiere-Verwandelte[48] beschreiben. Olga D. spricht von einer fast unheimlichen Gleichzeitigkeit von Alles-war-wieder-in-Ordnung und großem Unbehagen, wenn sie am Ende sagt: »Wir haben langsam, ohne Eile, alles wieder in Ordnung gebracht, aber irgendwie war uns nicht wohl zumute.« Die äußerliche Unversehrtheit kann nicht darüber hinwegtäuschen, dass sie zu Anderen geworden waren. Sie beschreibt das auch mit den Worten »als hätte man uns ausgetauscht«. Diese Metapher enthält die Vorstellung, dass ihre Originale dort verblieben sind, dass jene, die weiter nach Deutschland fuhren, ganz grundlegend nicht mehr dieselben waren. Etwas später im Interview erzählt sie, dass sie

46 Ebd., 143.
47 M. J. Zwilling, *Russisch-Deutsches Wörterbuch*, Moskau: Russkij Jazyk 2000, 524.
48 Vgl. Audiointerview mit Walerija F., Archiv-ID ZA328, Band 2, 02:45–03:30 min.

danach wieder in »diese Kalbswaggons« gesetzt wurden und man sie »irgendwohin weiter« fuhr.[49] Die Kalbswaggons deuten hier wohl nicht nur auf die Behandlung wie Tiere, sondern auch auf die Verwandlung in Tiere hin. Die Kälber sind dabei vielleicht die Analogie zur Kindhaftigkeit der Deportierten, verbunden mit dem Hinweis, dass sie durch dieses einschneidende Erlebnis nicht erwachsen geworden waren, sondern sich auf einer anderen Ebene verwandelt hatten.

Zusammenfassung

Das Vorhaben dieses Beitrages war es, nach den Funktionen und Auswirkungen der seuchenpräventiven Maßnahmen des NS-Besatzungsregimes, die für die zivilen ZwangsarbeiterInnen aus Osteuropa eingeführt wurden, aus Sicht der Betroffenen zu fragen. Anders als für Therese Schranner, die jene Maßnahmen innerhalb der NS-Logik als medizinischen Schutz der Heimat legitimierte, ermöglichte es der Fokus auf die lebensgeschichtliche Erzählung der ehemaligen Zwangsarbeiterin Olga D., Vorgänge in den Blick zu bekommen, die innerhalb des NS-Diskurses nicht als solche benannt wurden. Durch das *Close Reading* der Interviewsequenz und die Verknüpfung mit Theorien der Scham wurde dargestellt, wie die medizinische Beschau und die Entlausungsprozedur das Selbstempfinden der ZwangsarbeiterInnen veränderten und wie zentral sie mit der Konstruktion und Zuweisung neuer Subjektpositionen verknüpft waren, die in der nationalsozialistischen Kriegsgesellschaft des Deutschen Reiches für »Ostarbeiter« vorgesehen waren. Die Erzählung Olga D.s über ihre Verwandlung im Zuge der Entlausung und Deportation stellt beispielhaft einen Aspekt des Unterwerfungsprozesses der zivilen ZwangsarbeiterInnen auf ihrem Weg ins Deutsche Reich dar, währenddessen sie ihres vorigen Selbst beraubt wurden. Gewiss waren Menschen aus Osteuropa, die zur Arbeit ins Deutsche Reich deportiert wurden, noch von anderen entrechtenden, diskriminierenden und stigmatisierenden Maßnahmen betroffen, die ebenso zum Ziel hatten, eine dauerhafte Distinktion zwischen den im Deutschen Reich ideologisch unerwünschten OsteuropäerInnen und der »deutschen Volksgemeinschaft« herzustellen. Das Schreckliche, und mit diesem Wort bezeichnete Olga D. die hier diskutierten Erlebnisse, war in Bezug auf die Entlausungsmaßnahmen jedoch die ihnen inhärente, aber versteckte Demütigungstechnik und der Umstand, dass die betroffenen ZwangsarbeiterInnen durch die Mechanismen der Scham das nationalsozialistische Urteil ihres Unwertes und die Differenzierung in »Herrenmenschen« und »Arbeitstiere« in ihrem Inneren (selbst) etablierten und

49 Videointerview mit Olga D., Archiv-ID ZA011, Band 1, 18:49–18:56 min.

gegen sich richteten, wenn sich im Moment der Scham die Fremdbewertung in Selbstbewertung umwandelte.

eva.hallama[at]univie.ac.at

Katja Geiger / Thomas Mayer

Flucht als Problem und Chance in der Wiener Nachkriegspsychiatrie[1]

Flight as a Problem and Opportunity in Post-war Vienna Psychiatry

Abstracts

Dieser Beitrag thematisiert die Historisierung psychiatrischen Wissens über Auswirkungen von Flucht und Vertreibung auf die psychische Gesundheit der Betroffenen zwischen 1945 und 1960. Um den Fragen nachzugehen, wann ein Nachdenken über die Zusammenhänge von Flucht und psychischer Erkrankung einsetzte und wie die Psychiatrie mit psychisch erkrankten Flüchtlingen umging, werden zunächst Ergebnisse aus der Auswertung von PatientInnenakten der Universitätsklinik für Psychiatrie und Neurologie des Wiener Allgemeinen Krankenhaus (AKH) aus den Jahren 1945 bis 1947 vorgestellt. Anhand dieser Quellen und der Auswertung der Fachliteratur lässt sich erkennen, wie eng die psychiatrische Diskussion des Faktors Flucht mit den politischen Rahmenbedingungen verbunden war. Die theoretische Beschäftigung der Wiener Psychiatrie setzte jedoch nicht bereits mit den Fluchtbewegungen der oftmals als NS-KollaborateurInnen verstandenen »Volksdeutschen« im Jahr 1945, sondern erst mit der Ankunft von Flüchtlingen aus dem kommunistischen Ungarn nach 1956 ein. In einem zweiten Schritt erörtern wir unsere These, dass Mitte der 1950er-Jahre ein internationaler Diskurs über die spezielle psychosoziale Situation von Flüchtlingen begann, der vor allem von der Bewegung für psychische Hygiene getragen war und ein Wissen produzierte, das in nachfolgenden Initiativen zur Anwendung kam. Als im Zuge der Revolution in Ungarn von 1956 eine große Anzahl an Flüchtlingen in Österreich ankam, wurde in Wien erstmals ein Projekt zur psychotherapeutischen Betreuung von Flüchtlingen ins Leben gerufen. Dargestellt wird anhand dieser Initiative vor allem, welche wissenschaftlichen und politischen Strategien dabei zusammenwirkten. Die Beschäftigung der Wiener Psychiatrie mit Flucht nach 1956 ist auch als wissensstrategische Absicht zu verstehen, die zur Installierung von wissenschaftlichen Konzepten, Strukturen und AkteurInnen an der Klinik Hans Hoff (1897–1969) führte. Im letzten Abschnitt des Beitrags werden konkrete Maßnahmen und Erkenntnisse besprochen, die Wiener Psychiater aus der Betreuung unbegleiteter minderjähriger Flüchtlinge aus Ungarn gewannen. Indem PsychiaterInnen in theoretischen Überlegungen die kommunistische Gesellschaftsordnung und die Entstehung von indi-

1 Das vorliegende Paper wurde durch Forschungszuwendungen des Edith-Saurer-Fonds der MA 7 der Stadt Wien sowie des FWF-Projektes »Psychologie in der Ostmark« (Projektnummer: P 28119 Einzelprojekte, Leitung: Prof. Dr. Gerhard Benetka, Sigmund-Freud-Privatuniversität Wien) ermöglicht.

viduellen psychischen Störungen engführten, platzierten sie ihr medizinisches Wissen im Kontext des Kalten Krieges.

In our paper we focus on psychiatric knowledge on the psychic consequences of flight between 1945 and 1960. By analysing patient records from the university clinic for psychiatry and neurology in Vienna from 1945 to 1948 and the medical discourse and publications until 1960 we want to argue that the psychiatric discourse and the clinical practice were closely framed by political circumstances. While shortly after 1945 the group of the so-called »Volksdeutsche«, who were often considered as Nazi collaborators, were neglected as victims, the exact opposite was the case with Hungarians who fled to Austria after the 1956 Hungarian Revolution. This change of view was accompanied by a change in the psychiatric discourse in Vienna that was influenced by new movements such as the social-psychiatry and the mental hygiene movement in Switzerland that favoured psychotherapeutic and psychoanalytical concepts. When during the Hungarian Revolution a great number of refugees entered and stayed in Austria, Vienna psychiatrists established psychotherapeutic help programmes for refugees for the first time. We discuss this initiative also as a strategy by some psychiatrists to introduce new concepts like social-psychiatry and new institutions in Vienna psychiatry and, at the same time, to further their careers and research. Finally, by analysing the case of the aid programme for Hungarian minors we show that Vienna psychiatrists placed their knowledge within the context of the Cold War.

Keywords
Psychiatrie, psychische Hygiene, psychische Erkrankung, Flüchtlinge, Nachkriegsgeschichte, ungarische Revolution 1956.

Psychiatry, mental health, mental illness, refugees, post-war history, Hungarian Revolution of 1956

> »Nun hat unsere jüngste Geschichte eine tragische Häufung von Flüchtlingswellen verschiedenster Art uns erleben lassen. Juden und Araber, Griechen und Armenier, Chinesen, Inder und Pakistaner, Deutsche aus dem Osten, Polen usw. haben eine Völkerwanderung von ungeheurem Ausmaß und voll tragischer Einzel- und Kollektivschicksale erlebt. Eine bewußtere und um soziale Verantwortung und Koordination bemühte Welt hat dabei aber auch erhebliche Erfahrungen gesammelt. Sich dieser Erfahrung nicht zu verschließen und seine junge Selbständigkeit, Freiheit und Neutralität zu bewähren, ist Aufgabe unseres Staates und seiner Wissenschaft.«[2]

Dieses Statement stellten die Wiener Psychiater Hans Hoff (1897–1969), Harald Leupold-Löwenthal (1926–2007) und Hans Strotzka (1917–1994) in einem Artikel von 1957 der Beschreibung ihrer Arbeit im Rahmen der psychohygienischen Betreuung von Flüchtlingen aus Ungarn voran. Ins Auge sticht ihr An-

2 Hans Hoff/Harald Leupold-Löwenthal/Hans Strotzka, Die psychohygienische Verantwortung gegenüber dem Flüchtlingsproblem, in: *Wiener Medizinische Wochenschrift* 107 (1957) 5, 111–113, 111.

spruch, als Ärzte und Wissenschaftler ihre Expertise dem nur kurz zuvor 1955 wieder unabhängig gewordenen Staat für die Bewältigung akuter sozialer Probleme, die aus der Fluchtwelle aus Ungarn 1956/57 erwuchsen, zur Verfügung zu stellen.

PsychiaterInnen waren in Österreich nicht erst ab diesem Zeitpunkt mit psychischem Leiden von geflüchteten Menschen konfrontiert, sondern beschäftigten sich damit bereits im Zuge der mit dem Ende des Zweiten Weltkriegs einsetzenden europäischen Fluchtbewegungen. Erst mit der Ungarnkrise aber behandelten sie diese Frage auch intensiv in fachlichen Publikationen.

Ausgehend von diesem erklärungsbedürftigen Befund wird im folgenden Artikel der Versuch unternommen, Flucht und Vertreibung als wissenschaftlich-medizinische Problemstellungen im psychiatrischen Wissen im zeithistorischen Kontext nachzuverfolgen. Denn der psychiatrische Diskurs und die praktisch-klinische Arbeit mit PatientInnen kann nicht losgelöst von Wahrnehmungen, Ereignissen und Themen der österreichischen Nachkriegsgesellschaft verstanden werden. Unserer These zufolge wurde vor allem die größte Flüchtlingsgruppe der vertriebenen »Volksdeutschen« nach 1945 aufgrund der ihr zugemessenen Nähe zum Nationalsozialismus als »Täter« betrachtet, weshalb ihr psychisches Leiden nach Kriegsende ein gesellschaftlich und wissenschaftlich nicht integrierbares Tabu darstellte. Wie wir noch zeigen werden, führte in der Wiener Psychiatrie erst die Wahrnehmung der Ungarn-Flüchtlinge als Opfer eines konträren politischen Systems sowie die Rezeption der Schweizer Konzepte der Psychohygiene zu neuen sozialpsychiatrischen Ansätzen der Behandlung und Prävention psychischer Erkrankungen in der lokalen Arbeit mit Flüchtlingen.

Die von uns untersuchten Flüchtlinge waren jene Personen, die nach dem Zweiten Weltkrieg ab Mai 1945 nach Österreich flüchteten.

Im Zentrum unserer Überlegungen steht die Wiener Universitätsklinik für Neurologie und Psychiatrie, wo nach dem Ende des Zweiten Weltkriegs eine neue Patientengruppe zunehmend präsent wurde, nämlich jene der Flüchtlinge, die vor allem aus den vormals vom NS-Staat besetzten Gebieten in Osteuropa fortmussten und nach Wien kamen. Welches Ausmaß nicht nur materiellen Verlustes, sondern auch psychischen Leidens diese Gruppe erfahren hat, ist retrospektiv kaum zu bemessen. Anhand der Krankenakten jener Geflüchteten, die aufgrund einer akuten psychischen Erkrankung stationär auf der psychiatrischen Klinik des Wiener Allgemeinen Krankenhauses (AKH) aufgenommen wurden, lassen sich aber teilweise Zusammenhänge zwischen psychischer Erkrankung und Fluchterfahrungen erkennen. Unsere vorrangige Fragestellung bezieht sich allerdings nicht auf medizinisch relevante Zusammenhänge zwischen Flucht und der psychischen Situation der Geflüchteten und Vertriebenen, sondern darauf, wie PsychiaterInnen den Faktor Flucht in ihre professionelle

Tätigkeit als Klinikärztinnen, -ärzte und WissenschaftlerInnen integrierten. Wir interessieren uns aus einer wissensgeschichtlichen Perspektive heraus dafür, wie und ab wann Flucht als krank machender Faktor in der Diagnostik und Behandlung psychischer Erkrankungen berücksichtigt wurde, welche therapeutischen Maßnahmen daraus folgten und welche zeithistorischen Diskurse diesen Prozessen zugrunde lagen. Ziel der folgenden Ausführungen ist also weniger die Rekonstruktion von Flucht und ihren psychischen Folgen, sondern vielmehr eine Historisierung psychiatrischen Wissens über diese Zusammenhänge. Den zeitlichen Rahmen bildet die Nachkriegszeit vom Kriegsende 1945 bis zur Revolution in Ungarn 1956 sowie die ersten darauffolgenden Jahre.

Fluchterfahrungen in psychiatrischen Krankenakten nach Ende des Zweiten Weltkriegs

In den ersten Nachkriegsjahren finden sich in der österreichischen und deutschen psychiatrischen Fachliteratur so gut wie keine Publikationen, in denen die Auswirkungen von Flucht und Vertreibung auf die psychische Gesundheit problematisiert werden. Hingegen lassen die Aufzeichnungen in den Krankenakten der Wiener Universitätsklinik für Psychiatrie und Neurologie deutlich erkennen, dass PsychiaterInnen in ihrer alltäglichen Praxis mit diesem Problem konfrontiert waren.

Psychiatrische Krankenakten stellen eine besondere Quellengattung dar, die ein großes Potenzial für wissensgeschichtliche Untersuchungen beinhalten. Gleichzeitig ist mit ihrer Auswertung eine große methodische Herausforderung verbunden, die hier eingangs kurz skizziert werden soll. Nach Cornelius Borck und Armin Schäfer sind Patientenakten in erster Linie Dokumente klinischer Routinen, die per se noch keine Rückschlüsse auf psychiatrische Diskurse zulassen. Sie eröffnen jedoch wertvolle Einblicke in die ärztliche Praxis, in der sich psychiatrisches Wissen gleichzeitig formiert und zur Anwendung gebracht wird.[3]

3 Vgl. Cornelius Borck/Armin Schäfer, Einleitung, in: Dies. (Hg.), *Das psychiatrische Aufschreibesystem*, Paderborn: Fink 2015. – Eric J. Engstrom, Die Ökonomie klinischer Inskription. Zu diagnostischen und nosologischen Schreibpraktiken in der Psychiatrie, in: Cornelius Borck/Armin Schäfer (Hg.), *Psychographien*, Zürich–Berlin: Diaphanes 2005, 219–240. – Sophie Ledebur, Schreiben und Beschreiben. Zur epistemischen Funktion von psychiatrischen Krankenakten, ihrer Archivierung und deren Übersetzung in Fallgeschichten, in: *Berichte zur Wissenschaftsgeschichte* 34 (2011) 2, 102–124. – Marietta Meier, Ordnungsversuche und Grenzziehungen. Krankenakten in der Psychiatrie, in: Claudia Kaufmann/Walter Leimgruber (Hg.), *Was Akten bewirken können. Integrations- und Ausschlussprozesse eines Verwaltungsvorgangs*, Zürich: Seismo 2008, 66–75.

Für unsere Auseinandersetzung mit der Frage, wie Wiener PsychiaterInnen Erlebnisse von Flucht und Vertreibung in der Behandlung psychisch erkrankter Flüchtlinge berücksichtigten, haben wir systematisch alle Patientenakten der Wiener Universitätsklinik für Neurologie und Psychiatrie ab Mai 1945 bis Ende 1947 durchgesehen und jene herausgefiltert, die PatientInnen mit Flucht- und Vertreibungserfahrungen zu bzw. nach Kriegsende betreffen. Die Anamnesen, also die Informationen, die bei der Aufnahme der PatientInnen niedergeschrieben werden, geben nur kleine Ausschnitte individueller Erfahrungen preis. Das vergangene und aktuelle Befinden und die vergangenen und aktuellen Erfahrungen von PatientInnen werden dabei durch die Brille des/der Behandelnden gefiltert, der oder die, geleitet von ärztlichem Erkenntnisinteresse selektiv befragt, kombiniert und notiert. Zu Papier werden hauptsächlich jene Aspekte der Auskünfte von PatientInnen gebracht, die relevant für das Verstehen der psychischen Krankheit erscheinen und die Wahl einer geeigneten Behandlung anleiten sollen. Textpassagen in den Anamnesen, in denen Erlebnisse im Zuge der Flucht zur Sprache gebracht werden, bezeichnen und verstehen wir als fragmentarische Fluchtnarrative. Das wichtigste Kennzeichen dieser Fluchtnarrative ist ihre Uneinheitlichkeit, die sich zunächst daraus ergibt, dass verschiedene Ärztinnen und Ärzte in verschiedenen Quantitäten und in verschiedenen Erzählstilen die Interaktion mit den PatientInnen schriftlich dokumentieren. Ihre Uneinheitlichkeit zeigt außerdem, dass noch keine standardisierte Aufschreibepraxis für Fluchterzählungen etabliert war, dass das Fluchtgeschehen selbst also noch keinen festen Platz in der psychiatrischen Nomenklatur, sowie in der anamnestischen Befragung einnahm.

Eine bemerkenswerte Beobachtung an den Krankenakten Geflüchteter und Vertriebener ab Mai 1945 ist, dass nicht in allen, aber in sehr vielen Fällen bereits am Deckblatt der Krankenakte – einem hand- oder maschinschriftlich auszufüllendem Vordruck – im Feld »Beruf« der Begriff »Flüchtling« eingetragen wurde. In den Anamnesen dieser Akten finden sich oft Angaben zur Flucht, vor allem wenn es sich bei einem Patienten oder einer Patientin um einen sogenannten »volksdeutschen Flüchtling« handelte, der oder die einer deutschsprachigen Minderheit in Böhmen, Mähren, Schlesien, Ungarn oder Siebenbürgen angehört hatte. Bei den sogenannten »fremdsprachigen Flüchtlingen«, die an die Klinik überwiesen wurden, finden sich Beschreibungen von Fluchterfahrungen aufgrund von Schwierigkeiten in der sprachlichen Verständigung seltener. In manchen Fällen ist jedoch ein reges Bemühen um Übersetzungen erkennbar, vor allem, wenn der/die aufschreibende Arzt/Ärztin selbst über Sprachkenntnisse verfügte, die dazu befähigten, mit den PatientInnen zu sprechen. Selten wird auch der Einsatz eines Dolmetschers oder einer Dolmetscherin vermerkt, wobei die Frage nach Praktiken und Möglichkeiten des Übersetzens bei der Aufnahme und den Behandlungen von Flüchtlingen in der Psychiatrie in der Nachkriegszeit an dieser Stelle offenbleiben muss. Jedenfalls kann das Bemühen um ein Verstehen der Fluchterfahrungen als Indiz dafür verstanden werden, dass Flucht eine Kategorie in der psychiatrischen Diagnostik darstellte, wenngleich sie zu diesem Zeitpunkt im psychiatrischen Wissen noch nicht systematisiert war.

Die Ausführlichkeit der dokumentierten Fluchtnarrative hing neben den Einschränkungen durch sprachliche Verständigungsschwierigkeiten auch mit der auf der Abteilung gestellten Diagnose zusammen. Ein zentraler Punkt in der Diagnostik war die Bestimmung, ob endogene oder exogene Ursachen für eine Erkrankung vorlagen, also ob für das pathogene Geschehen angeborene oder erworbene biologische Störungen oder aber äußere Umstände als ausschlaggebend angesehen wurden. Bei Krankheiten, deren Genese als vorwiegend endogen, also angeboren, oder »rein« neurologisch eingestuft wurde, beispielsweise bei Epilepsie, Encephalitis oder bei Altersdemenz, fanden Fluchterfahrungen kaum oder keine Erwähnung.

In Krankenakten von PatientInnen mit einer Depressionsdiagnose werden die Flucht oder Probleme, die sich in weiterer Folge durch den Status als Flüchtling oder Vertriebene/r, z. B. in einem Flüchtlingslager ergaben, gehäuft erwähnt und in einen kausalen Zusammenhang mit der Erkrankung gebracht. Bei einem 27 Jahre alten, aus Ungarn geflüchteten Patienten wurde die Überstellung ins AKH veranlasst, da er in der Nacht sehr unruhig war, sich unter Betten versteckte und damit das Zusammenleben im Lager Auhof störte. Die Untersuchung durch den Lagerarzt vor Ort gestaltete sich laut Polizeiparere, jenem Schreiben, das der zwangsweisen Einweisung in die geschlossene Psychiatrie zugrunde liegen musste, schwierig, da kein/e DolmetscherIn zugegen war. Nachdem der Patient auch auf der Station am AKH paranoide Ideen zeigte und durch ständige Angst getrieben war, wurde er nicht ins Lager zurückgeschickt, wo sich auch seine Frau aufhielt, sondern in die psychiatrische Anstalt »Am Steinhof« transferiert.[4] Inwiefern sprachliche Verständnisprobleme eine Rolle spielten, ist aus der Krankengeschichte nicht ersichtlich. Jedenfalls zeigt der Fall, wie Befunde und gesetzte Maßnahmen der Klinik, hier die längerfristige Unterbringung in einer geschlossenen Anstalt, an der sozialen Organisation in den Flüchtlingslagern mitwirkten.

Einige der geflüchteten oder vertriebenen PatientInnen der Psychiatrischen Klinik hatten einen Selbstmordversuch hinter sich, der in den meisten Fällen mit den schlechten Lebensbedingungen nach der Flucht in Zusammenhang gebracht wurde. Aus den Krankenakten zu diesen Fällen ist besonders viel über Fluchterfahrungen und psychische Belastungen durch das Flüchtlingsdasein zu er-

4 Vgl. Patientenakt Universitätsklinik für Psychiatrie und Neurologie Wien, 1946, Wiener Stadt- und Landesarchiv [WStLA], A 57, Kt. 236.

fahren. So hatte ein 57 Jahre alter, in Troppau geborener ehemaliger Regierungsrat anlässlich seiner Einweisung (Diagnose: exogene Depression) ausführlich über seine Beweggründe zum Selbstmord berichtet: Bis Ende Jänner 1945 sei er beruflich in Breslau tätig gewesen und musste bei Einmarsch der Roten Armee die Stadt innerhalb weniger Stunden verlassen. Die Flucht nach Wien sei vor allem deshalb belastend gewesen, weil seine Frau krank war und unter den Strapazen der Flucht besonders zu leiden hatte. Im Februar selbst schwer erkrankt, musste er sich einer Operation unterziehen. Als er danach nur schwer eine Aufenthaltsbewilligung erlangen konnte und sich erfolglos um eine passende Anstellung – er war als Jurist tätig gewesen – bemühte, verschlechterte sich sein Zustand zusehends. Im Sommer 1945 verloren die Eheleute zunehmend die Hoffnung auf eine Besserung ihrer Lage und verfielen in eine bald von gemeinsamen Selbstmordgedanken begleitete Depression. Ende September versuchte das Paar sich das Leben zu nehmen, wurde jedoch vom Schwager gefunden und mit der Rettungsgesellschaft ins Krankenhaus gebracht.[5]

In diesem Fall fokussierten die Ärzte in ihrer Niederschrift in der Krankenakte auf die Ausweglosigkeit, die der Patient, wie auch andere PatientInnen mit ähnlichen Erfahrungen, aufgrund mangelnder Arbeitsmöglichkeiten erlebte. Wie belastend die Beschäftigungslosigkeit, besonders bei schlechten Aussichten auf Arbeit in einem erlernten Beruf, auf die Psyche Geflüchteter und Vertriebener wirkte, wurde indes in der Nachkriegsgesellschaft auch an anderen Stellen thematisiert – so bei Elisabeth Pfeil (1901–1975), die in einer der ersten soziologischen Betrachtungen der psychischen Situation von Flüchtlingen aus dem Jahr 1948 schrieb: »Die soziale Deklassierung ist fast am schwersten von allem zu ertragen. […] Frühere bürgerliche Existenzen, nun als Hilfsarbeiter tätig, leiden oft mehr unter dem, was ihnen als Degradierung erscheint, als unter den Arbeitsverhältnissen selbst.«[6]

Ein weiterer Fall, in dem sich dieser Kontext abbildet und der schriftlichen Anamnese nach auch von den Psychiatern als spezifische belastende äußere Umstände des Flüchtlingsdaseins wahrgenommen wurde, war der eines 56 Jahre alten, in Brünn geborenen, ehemaligen Fabrikdirektors. Er kam nach einem Selbstmordversuch Anfang Jänner 1946 an die Klinik, wo eine exogene Depression diagnostiziert wurde. Der Anamnese zufolge hatte er 20 Tabletten Luminal geschluckt, nachdem seine Frau im Dezember an Krebs gestorben war, und meinte, er würde den Selbstmordversuch wiederholen, »weil ihn das Leben nicht mehr freue.« Erst nach einer Woche Aufenthalt an der Klinik erzählte er, dass er aus Olmütz stammte, dort eine Fabrik geleitet und im Zuge seiner Flucht

5 Vgl. Patientenakt Universitätsklinik für Psychiatrie und Neurologie Wien, 1945, WStLA, A 57, Kt. 228.

6 Elisabeth Pfeil, *Der Flüchtling. Figur einer Zeitenwende*, Hamburg: Hugo 1948, 64.

alles verloren habe. An seinem Entschluss, den Selbstmord wiederholen zu wollen, hielt er fest, da er in Wien ohne Beruf völlig mittellos sei und es nicht ertrage, anderen Leuten zur Last zu fallen.[7]

Solche Fluchtnarrative, die dem klinischen Alltag der Psychiatrie entstammen, führen nicht nur vor Augen, unter welchen psychischen Belastungen geflüchtete und vertriebene Menschen nach Ende des Zweiten Weltkriegs litten. Sie geben außerdem Aufschlüsse darüber, wie PsychiaterInnen ab 1945 Zusammenhänge von Flucht und psychischer Erkrankung wahrzunehmen und zu dokumentieren begannen. In Publikationen von Wiener PsychiaterInnen aus der unmittelbaren Nachkriegszeit fehlen hingegen theoretische Auseinandersetzungen mit diesen Fragen. Erst mit dem nächsten Eintreffen einer großen Gruppe von Flüchtlingen, nämlich jener, die im Zuge der Revolution in Ungarn im Herbst 1956 nach Österreich kamen, ging man dazu über, psychiatrische Probleme, die speziell Flüchtlinge betrafen, auch in der psychiatrischen Fachliteratur zu reflektieren und spezifische Hilfsangebote zu entwickeln. Wie sich dieser Wandel vollzog, ist Thema des nächsten Kapitels.

Die Diskursivierung von Flucht im Feld der psychischen Hygiene in der Wiener Psychiatrie der 1950er-Jahre

Zwei Entwicklungsstränge in der Wiener Psychiatrie können als Voraussetzungen für die diskursive Auseinandersetzung mit Flucht in der Psychiatrie und die mit 1957 beginnende psychohygienische Betreuung ungarischer Flüchtlinge in Wien gelten: Erstens die 1950 erfolgte Übernahme der Wiener Klinik für Psychiatrie und Neurologie durch Hans Hoff und dessen Versuch, Grundsätze der psychischen Hygiene als Leitmotive psychiatrischer Arbeit zu etablieren. Und zweitens die Distanzierung der Klinik Hoff von einer älteren Richtung der psychischen Hygiene in Wien, die im ersten Drittel des 20. Jahrhunderts entstanden war und auch nach Ende des Zweiten Weltkriegs weiterhin an deterministisch-eugenischen Modellen der Gesellschaftsordnung festhielt. Gleichzeitig orientierte sich Hoff am Ansatz der Schweizer Psychohygiene und insbesondere an der Tätigkeit und den Publikationen der Schweizer Psychoanalytikerin und Psychiaterin Maria Pfister-Ammende (1910–1992).

Als Hans Hoff 1950 Nachfolger von Otto Kauders (1893–1949) als Leiter der Wiener Universitätsklinik für Psychiatrie und Neurologie wurde, übernahm er kurz darauf 1951 auch die Präsidentschaft der 1948 von Kauders gegründeten »Österreichischen Gesellschaft für psychische Hygiene«. Psychische Hygiene

7 Vgl. Patientenakt Universitätsklinik für Psychiatrie und Neurologie Wien, 1946, WStLA, A 57, Kt. 229.

entstand um 1900 in den USA unter dem Begriff »Mental Health« als Idee, psychische Gesundheit zu erhalten und vor psychischen Krankheiten zu schützen und weitete sich besonders nach dem Ersten Weltkrieg auf Europa, Russland und auch auf Österreich aus.[8] Wie in anderen Ländern war in Österreich der Diskurs der psychischen Hygiene in der Zwischenkriegszeit stark mit dem Präventivgedanken der Eugenik verbunden. Der Grundsatz lautete, dass Krankheiten verhindert werden sollten, indem potenziell Kranke sowie als genetisch belastet qualifiziertes Leben erst gar nicht geboren würde. Dieser Strang der psychischen Hygiene war wesentlich mit dem Wiener Psychiater Erwin Stransky (1877–1962) verbunden, der 1931 das erste deutschsprachige Handbuch der psychischen Hygiene herausgab.[9] Parallel dazu entstand in den 1930er-Jahren in der Schweiz, die auf dem Feld der psychischen Hygiene in Europa als bespielhaft galt,[10] unter der Bezeichnung Psychohygiene ein neuer Zweig der psychischen Hygiene, in dem psychoanalytische Ansätze stark betont wurden. Ihr international wahrgenommener Hauptvertreter war der Psychoanalytiker Heinrich Meng (1887–1972), der seit 1933 in Basel zur Psychohygiene lehrte und 1945 den ersten Lehrstuhl für dieses Fach in Europa erhielt.

1955 veröffentlichte Stransky gemeinsam mit dem Wiener Gewerbehygieniker und Eugeniker Ernst Brezina (1874–1961) erneut ein Handbuch zur psychischen Hygiene, das eine gegenüber 1931 völlig veränderte Neuauflage darstellte, aber weiterhin einem offen eugenischen Verständnis der psychischen Hygiene anhing. Sogar die Notwendigkeit der »Rassenhygiene« forderten die beiden Herausgeber ein, obwohl der Terminus nach 1945 wegen seiner Begrifflichkeit und der Nähe zu NS-Verbrechen ungebräuchlich geworden war. Prävention psychischer Erkrankungen bedeutete in diesem Kontext vor allem die Bekämpfung der sogenannten »Minderwertigkeit«, wohingegen die Vermeidung psychischer Belastungen und Erkrankungen von Individuen im Hintergrund blieb.[11] Stransky setzte sich im Vorwort auch explizit gegen die Schweizer Richtung der Psychohygiene von Heinrich Meng ab. Ausschlaggebend dürfte Mengs Verwurzelung in der Psychoanalyse gewesen sein, der Stransky, den

8 Vgl. Helmut Gröger, Die Entwicklung der psychischen Hygiene von der Bewegung zur psychiatrischen Disziplin. Der österreichische Weg, in: Bernd Holdorff/Ekkehardt Kumbier (Hg.), *Schriftenreihe der Deutschen Gesellschaft für Geschichte der Nervenheilkunde* (Band 18), Würzburg: Königshausen und Neumann 2012, 221–231.

9 Vgl. ebd. – Zu Stranskys eugenischem Engagement um 1930 vgl.: Thomas Mayer, Eugenische Initiativen und Netzwerke in Österreich von 1918 bis 1945, in: *VIRUS* 5 (2005), 43–80.

10 Vgl. Wolfgang Holzer, Zur Geschichte der Seelischen Hygiene, in: Erwin Stransky/Ernst Brezina (Hg.), *Psychische Hygiene* (Wiener Beiträge zur Hygiene 4), Wien–Bonn: Maudrich 1955, 5–25, 16.

11 Vgl. Erwin Stransky, Sinn, Zweck und Programmatik der Psychischen Hygiene, in: Stransky/Brezina (Hg.), *Psychische Hygiene*, 1–3, 1.

Angaben Hans Strotzkas zufolge, ausdrücklich ablehnend gegenüberstand.[12] Beiträge von Hoff und seinen MitarbeiterInnen, die zwar den Präventionsgedanken als Hauptmotiv mit Stransky teilten, jedoch keine Anleihen an einem eugenischen Zugang nahmen, sondern vielmehr offen dem Schweizer Modell zusprachen, fehlten folglich in diesem Band.

Hoff förderte die psychische Hygiene in Wien maßgeblich, bot sie ihm doch eine Legitimation, die Agenden der Klinik auf die allgemeine Prävention psychischer Erkrankungen auszuweiten und außerdem die Kinder- und Jugendpsychiatrie als eigenen Zweig der Klinik zu etablieren. Mit seiner Argumentation von 1951, nach der Kinder eine wichtige Zielgruppe für psychische Hygiene darstellten, knüpfte er wie auch in anderen Punkten ausdrücklich an die Schweizer Richtung an, nicht zuletzt weil Erkenntnisse der Psychoanalyse gezeigt hätten, dass präventive Maßnahmen zur Verhinderung psychischer Erkrankungen bei dieser Altersgruppe am besten greifen würden.[13]

Hoff sah psychische Hygiene nicht bloß als Wissensfeld, sondern auch als Bewegung, die mit Institutionen sowohl in der staatlichen, wie auch in der kommunalen Gesundheits- und Sozialverwaltung zusammenwirken müsse. In diesem Kontext sind zudem die zahlreichen Verweise von Hoff zu sehen, wie der Gesellschaft durch die Verhinderung von psychischen Erkrankungen oder von Jugendkriminalität Kosten erspart werden könnten. Kooperationen mit Einrichtungen der kommunalen Fürsorge sowie mit professionellen Vertretern der universitären Psychologie hielt er für diesen Zweck erstrebenswert.[14] Im Zuge der Präventionsarbeit zum Erhalt der psychischen Gesundheit des Individuums sollten nach Hoff und dem ebenfalls in der psychischen Hygiene engagierten Wiener Psychiater Walter Spiel (1920–2003) die »Menschen miteinander glücklicher und zufriedener« gemacht werden.[15] Dieses Credo findet sich auch neben dem Präventionsgedanken als maßgebliches Argument für die Notwendigkeit der psychohygienischen Betreuung ungarischer Flüchtlinge nach 1957 (siehe weiter unten).

Hoffs Bestrebungen, die psychische Hygiene national wie international zu etablieren, konzentrierten sich hauptsächlich auf die 1950er-Jahre. So trat er unter anderem als Organisator des ersten Weltkongresses für psychische Hygiene im August 1953 in Wien auf. Auf ebendiesem Wiener Kongress hielt Maria Pfister-Ammende einen Vortrag über Probleme und Erfahrungen aus der psychotherapeutischen und psychiatrischen Flüchtlingsbetreuung nach dem

12 Vgl. ebd., 2. – Nadine Hauer, *Hans Strotzka. Eine Biographie*, Wien: Holzhausen 2000, 35.

13 Vgl. Hans Hoff, Wege der psychischen Hygiene, in: *Wiener Archiv für Psychologie, Psychiatrie und Neurologie* 1 (1951) 1, 1–11.

14 Vgl. ebd., 11.

15 Vgl. Hans Hoff/Walter Spiel, Der Stand der psychischen Hygiene, in: *Wiener Archiv für Psychologie, Psychiatrie und Neurologie* 5 (1955) 1, 1–8.

Zweiten Weltkrieg in der Schweiz zum Thema »Heimatverlust und psychische Erkrankung«.[16] Dieser Vortrag wurde für die Wiener PsychiaterInnen zum zentralen Anknüpfungspunkt, auf dem schließlich die Argumentation des zu Beginn dieses Beitrags zitierten Artikels von 1957 und die praktische Betreuung ungarischer Flüchtlinge in Wien aufbauten.

Pfister-Ammendes Ansatz war insofern neu, als er über die rein materielle Versorgung Geflüchteter hinausging und unter Berücksichtigung kultureller Unterschiede die psychische Gesundheit und Stabilität der Betroffenen ins Auge fasste. Dafür bot die Schweiz ein ideales Betätigungsfeld, war doch das neutrale Land ab Beginn der 1940er-Jahre mit der speziellen Herausforderung konfrontiert, Versorgungsstrukturen und Versorgungskonzepte für Flüchtlinge aus unterschiedlichsten Ländern und Kulturen zu entwickeln.[17] 1944 finanzierte die Schweizerische Akademie der Medizinischen Wissenschaften eine »Untersuchung der psychologischen Aspekte des Flüchtlingsproblems in der Schweiz«. In der Absicht, geeignete psychotherapeutische Verfahren zur Behandlung und Prävention psychischer Erkrankungen zu entwickeln und anzuwenden, wurde ein »psychotherapeutischer Dienst« eingerichtet. Dieser bestand aus 70 PsychiaterInnen und PsychotherapeutInnen und hatte die Aufgabe, Flüchtlinge in den Lagern zu betreuen und das Lagerpersonal psychologisch zu schulen. Die Maxime lautete: »Der Flüchtling ist ein Mensch wie wir. Der Unterschied ist der, dass wir in der Heimat, in Frieden und mit einer selbstgewählten Beschäftigung leben dürfen, während er durch Verfolgung und Krieg die Wurzeln und Beziehungen seines bisherigen Lebens verloren hat.«[18]

Der Verlust der Heimat galt für Pfister-Ammende als zentrale Belastung, die schwerwiegende psychische Erkrankungen auslösen könne. Um diesen Faktor in der Flüchtlingsarbeit seitens der Betreuenden entsprechend zu integrieren, sei ein gegenseitiges »Verstehenwollen und Verstehenkönnen der soziologischen Bedingtheiten und der tieferen Wesenszüge des anderen« unerlässlich. Unter anderem käme es auf die sprachlichen, aber auch kulturellen Übersetzungsleistungen der Ärztinnen und Ärzte an:

> »Daneben gibt es typische Gewohnheiten der einzelnen Völker. Diese muss man kennen und in die Ueberlegung mit einbeziehen, fast möchten wir sagen auswendig lernen,

16 Vgl. Maria Pfister, Heimatverlust und psychische Erkrankung, in: Österreichische Gesellschaft für Psychische Hygiene (Hg.), *Bericht über die 6. Jahresversammlung der Weltvereinigung für Psychische Hygiene. Wien, 16.–22. August 1953*, Wien–Bonn: Maudrich 1956, 111–121.

17 Vgl. Otto Zaugg, Einige Erfahrungen über die Führung von Heimen und Lagern für kriegsbetroffene Menschen, in: Maria Pfister-Ammende (Hg.), *Die Psychohygiene. Grundlagen und Ziele.* (Bücher des Werdenden 2), Bern: Huber 1949, 207–216.

18 Maria Pfister-Ammende, Psychohygiene und Psychotherapie bei der Flüchtlingsbetreuung, in: Dies., *Psychohygiene*, 217–230, 219.

so wie man die Konjugationen einer fremden Sprache auswendig lernt. Manche Verständnisschwierigkeiten lösen sich dann von selbst.«[19]

Als pathogene Faktoren für psychische Erkrankungen bei Flüchtlingen betrachtete sie neben dem Heimatverlust insbesondere auch das Leben in Flüchtlingslagern selbst. Mangelnde Kontaktangebote, Verständnislosigkeit seitens der Betreuenden und der Behörden sowie ausbleibende Angebote, eine zusagende Beschäftigung zu übernehmen, würden vor allem bei sogenannten »Totalentwurzelten« zu Lagerkoller, Lagerneurosen oder Internierungspsychosen führen. In Pfister-Ammendes Charakterisierung von jenen Zuständen, die sich im Zuge des Lagerlebens ergaben, mit psychiatrischen Begrifflichkeiten wie Psychose und Neurose zeigt sich, wie im psychohygienischen bzw. psychiatrischen Diskurs über das Flüchtlingsdasein in Kategorien von gesund und krank nachgedacht wurde und neue diagnostische Begrifflichkeiten zur Beschreibung einer neuen Patientengruppe eingeführt wurden.

Pfister-Ammende fasste ihre Erfahrungen aus der psychiatrischen und psychotherapeutischen Arbeit mit Flüchtlingen in der Schweiz folgendermaßen zusammen: Der Heimatverlust habe auf den Ausbruch von Psychosen und Psychoneurosen zwar nur bedingt Einfluss, im Zuge von Flucht und Lagerleben würden aber zuvor unauffällige psychopathische Züge oft zu schweren Zusammenbrüchen führen. Eine Gewährleistung positiver Lebensmöglichkeiten im Aufnahmeland könne jedoch die Gefahr von Suiziden und den Ausbruch von Depressionen verhindern. Zwei Forderungen schlossen sich an diese Erkenntnisse an: Erstens bestünde die beste Prophylaxe gegen jede »Flüchtlings- und Entwurzelungsparanoia« in menschlichem Empfang und sozialer Aufnahme, im Angebot freier, zufriedenstellender und entlohnter Arbeit und in der Schaffung von Möglichkeiten, neue Intimsphären von Gruppen- oder Familiencharakter aufzubauen. Nur so ließe sich vermeiden, »daß sich die hungrige Libido am Protest gegen die Gesellschaft fixiert und daß aus den Entwurzelten, je nach ihrem psychischen Gesundheitszustand, ›psychopathische‹ Fürsorgeruinen, ›gewesene Menschen‹ oder Anarchisten werden.« Zweitens bedürfe es einer rechtzeitigen Therapie der Neurosen.[20] Nicht zuletzt untermauerte Pfister-Ammende in ihrer Argumentation, dass die rechtzeitige Einleitung psychohygienischer Maßnahmen Kriminalität verhindern und dem Staat Kosten ersparen würde.[21]

Die Wiener Psychiater Hans Hoff, Peter Berner (1924–2012) und Erwin Ringel (1921–1994) griffen Pfister-Ammendes Überlegungen zuerst in einer 1956 von

19 Maria Pfister-Ammende, Psychologische Erfahrungen mit sowjetrussischen Flüchtlingen in der Schweiz, in: Dies., *Psychohygiene*, 231–264, 249.

20 Vgl. Pfister, Heimatverlust, 120–121.

21 Vgl. ebd., 115.

der UNESCO herausgegebenen Schrift mit dem Titel *Die Zeit und ihre Neurose* auf. Sie zitierten nicht nur den Befund über die im Vergleich zum Durchschnitt fünffach höhere Selbstmordrate unter Flüchtlingen,[22] sondern führten auch die Zusammenhänge zwischen Flucht, psychischer Erkrankung und Entwurzelung weiter aus. Bezugnehmend auf die Philosophie Martin Heideggers (1889–1976) unterstrichen sie die besonderen Gefahren für die Stabilität der Persönlichkeit durch Heimatverlust:

> »Für die psychischen Störungen unserer Zeit scheint zunächst das Verhältnis maßgebend, in dem der Mensch von heute zu Heimat und Boden steht. [...] Es zeigt sich nun, daß der Seßhaftigkeit in einem bestimmten Heimatgebiet, der ›Bodenständigkeit‹, im Rahmen dieses Identifizierungsprozesses [gemeint ist Persönlichkeitsbildung und -stabilisierung, Anm.] eine besondere Rolle zukommt. Wird dieses Verhältnis zu dem Boden, dem man entstammt, sei es nun aktiv durch Verlassen der Heimat, durch Landflucht, Auswanderung, usw., oder passiv, durch Aussiedlung, gestört, so resultiert daraus eine Reihe von psychischen Störungsmöglichkeiten.«[23]

Auch in den Krankenakten der Wiener Universitätsklinik für Neurologie und Psychiatrie der unmittelbaren Nachkriegszeit fand sich in unseren Recherchen der Begriff Heimat häufig in den Fluchtnarrativen, wie sie in den Anamnesen dokumentiert wurden. Doch erst in den auf den Schweizer Erfahrungen aufbauenden Publikationen integrierten Wiener PsychiaterInnen Mitte der 1950er-Jahre »Heimat« bzw. »Heimatverlust« als Begriffe, um die Entstehung psychischer Krankheiten auch auf theoretischer Ebene zu erklären. Daran und auch anhand der Einführung von neuen Begrifflichkeiten wie Entwurzelungsparanoia oder Lagerpsychose wird deutlich, wie die Psychiatrie soziale und politische Entwicklungen in psychische Prozesse übersetzt und als wissenschaftliche Probleme formuliert.

Eine intensivere Beschäftigung mit den psychischen Folgen von Flucht war abgesehen von den Pionierarbeiten von Pfister-Ammende im internationalen psychiatrischen Diskurs erst mit der Fluchtbewegung ungarischer Flüchtlinge nach 1956 festzustellen, dann aber intensiv und in vielen Ländern. Am Beginn dieser publizistischen Aufmerksamkeit stand dabei 1957 der bereits mehrmals erwähnte Artikel der Wiener Psychiater Hans Hoff, Harald Leupold-Löwenthal und Hans Strotzka mit dezidiert programmatischer Intention: Nicht nur wurde dabei die Betreuungsarbeit an Geflüchteten nach dem Zweiten Weltkrieg als verbesserungswürdig qualifiziert, sondern vor allem eine neue Haltung der Psychiatrie den Flüchtlingen gegenüber postuliert – psychiatrisches Wissen in Form der Psychohygiene sollte der Gesellschaft nutzen. Indem psychisches Leid

22 Vgl. ebd., 113–114.

23 Hans Hoff/Peter Berner/Erwin Ringel, *Die Zeit und ihre Neurose*, Wien: Austria-Ed. 1956, 41–42.

von Flüchtlingen aktiv abgemindert werde, so die Argumentation der Wiener Psychiater, werde auch der Gastgesellschaft geholfen. Wieder schlossen die Autoren dabei unmittelbar an Pfister-Ammende an, die ebenfalls die Erweiterung der Einflusssphäre von Psychiatrie, Psychotherapie und psychischer Hygiene auf die gesamte Gesellschaft eingefordert hatte:

»Nicht nur der Entwicklung des Individuums hat der Psychotherapeut zu dienen, sondern ebenso unentwegt der Entwicklung der Gesellschaft und ihrer Organisationsformen. Wie die somatische Medizin im Laufe der letzten Jahrzehnte über das Krankenbett hinaus Sozialmedizin geworden ist und zu ihren wichtigsten Aufgaben die gesellschaftlich organisierte Krankheitsprophylaxe zählt, so stellen sich auch der Psychotherapie und der Psychohygiene präventive gesellschaftliche Aufgaben. Damit tritt die medizinische Psychologie aus dem Sprechzimmer und der Arbeit am erkrankten Einzelmenschen heraus und wird ein unmittelbar helfendes, mitverantwortliches Glied der Sozietät.«[24]

Die Psychohygieniker formulierten demnach ein Angebot an die Gesellschaft, mit dem sie in Aussicht stellten, die psychischen Folgen der Flüchtlingskrise sowohl aufseiten der Flüchtlinge, wie auch aufseiten der aufnehmenden Gesellschaft mithilfe psychiatrischen Expertenwissens abzufedern.

Als die Wiener Psychiater ihren Artikel Anfang Februar 1957 fast unmittelbar nach Beginn der Flüchtlingskrise veröffentlichten, wurden sie zum einen von österreichischen Printmedien als Experten begrüßt, die sowohl das Wohlbefinden von Flüchtlingen, wie auch den »Vorteil des österreichischen Gastlandes« im Blick hätten.[25] Zum anderen ging es den Autoren tatsächlich um die Ankündigung eines »Modellversuchs«, in dem erstmals eine umfassende psychohygienische Betreuung von Flüchtlingen verwirklicht werden sollte.[26] Der folgende, abschließende Abschnitt handelt von den konkreten Initiativen der Umsetzung dieses Modells.

Psychohygienische Flüchtlingsarbeit in Wien[27]

Die auf die ungarische Revolution von Herbst 1956 folgende Flucht von etwa 200.000 Menschen nach Österreich führte in der Wiener Psychiatrie zur Eta-

24 Pfister-Ammende, Flüchtlingsbetreuung, 228.

25 Vgl. Nicht vom Brot allein…, *Neues Österreich*, 10.2.1957, 1–2.

26 Vgl. Hans Hoff, Vorwort, in: Ders., *Sozialpsychiatrische Untersuchungen. Beiträge zur einer Soziatrie*, Wien: Springer 1958, III–IV, IV.

27 Sofern nicht anders angegeben, war folgende Arbeit unsere Primärquelle: Hans Strotzka, Die Arbeitsgruppe für Flüchtlinge der Österreichischen Gesellschaft für psychische Hygiene im Jahr 1957, in: Hans Hoff/Hans Strotzka (Hg.), *Die psychohygienische Betreuung ungarischer*

blierung des von der Schweiz ausgehenden Diskurses um die Zusammenhänge von Flucht und psychischer Erkrankung. Die Aktualität des Themas Flucht im wissenschaftlichen Denken der Psychiatrie begünstigte das ausgesprochen prompte Reagieren der Wiener PsychiaterInnen auf das Zeitgeschehen. Mithilfe der österreichischen Politik, vor allem aber mit Unterstützung internationaler Hilfsorganisationen konnten sie es rasch in die Wege leiten, ein konkretes Hilfsprogramm umzusetzen.

Bereits am internationalen Weltkongress der »World Federation of Mental Health« in Wien 1953 war Hans Strotzka als Sekretär einer Arbeitsgruppe für Flüchtlinge eingesetzt worden. 1956 wurden ihm von der Weltgesundheitsorganisation, der WHO, Mittel zur Akutbetreuung der ab Herbst 1956 in Österreich eintreffenden ungarischen Flüchtlinge zur Verfügung gestellt.[28] Strotzkas beruflicher Werdegang hing mit der Flüchtlingsfrage nicht unwesentlich zusammen. Seit 1947 arbeitete Strotzka, der 1946 als ehemals illegales SA-Mitglied entnazifiziert wurde, zunächst unentgeltlich an der neurologischen Klinik am Rosenhügel bei Erwin Stransky. Ab 1949 war er ebenda als angestellter Sekundararzt im Bereich der Psychotherapie tätig. Ebenfalls seit 1947 war Strotzka Mitglied in Igor Carusos (1914–1981) »Wiener Arbeitskreis für Tiefenpsychologie«, von dem er sich 1949 aber wegen inhaltlicher Differenzen wieder trennte und 1950 als Mitglied in die Wiener Psychoanalytische Vereinigung (WPV) wechselte. Im selben Jahr nahm er ein dreimonatiges Stipendium bei Meng in Basel wahr. Hans Hoff unterstützte Strotzka 1951 bei der Errichtung einer Psychotherapieambulanz der Wiener Gebietskrankenkasse, die Strotzka halbtags betreute, während er in der anderen Tageshälfte in der Ambulanz für epileptische Kinder an der Wiener Klinik wirkte.[29] Neben seinem psychotherapeutischen Engagement etablierte Strotzka auch die Sozialpsychiatrie in Österreich. Als er 1958 das erste deutschsprachige Buch in diesem Fachbereich publizierte,[30] enthielt es ein eigenes Kapitel zu ungarischen Flüchtlingen, das Hoff als »Darstellung eines Modellversuches zur sozialpsychiatrischen Behandlung einer gefährdeten Gruppe in einer Notfallsituation« bezeichnete.[31] Strotzkas Arbeit mit Flüchtlingen fand demnach im Rahmen seines eigenen Professionalisierungsprozesses, in dem die Etablierung neuer Konzepte eine wesentliche Rolle spielte, statt. Ein weiterer Wiener Psychiater, der aufgrund seiner Erfahrungen in der Betreuung der Ungarnflüchtlinge international als Experte tätig wurde, war Peter

Neuflüchtlinge in Österreich 1956–1958. In Verbindung mit einer Anleitung zum Verständnis und zur Betreuung von Menschengruppen in Extremsituationen, Wien: Hollinek 1958, 12–32.

28 Vgl. Hauer, *Strotzka*, 65–66.

29 Vgl. ebd., 35–37, 41.

30 Vgl. Strotzka, *Sozialpsychiatrische Untersuchungen.*

31 Vgl. Hoff, Vorwort, IV.

Berner, der von 1960 bis 1962 als Mental Health Adviser beim Hohen Flüchtlingskommissar der Vereinten Nationen in Genf arbeitete.[32]

Offiziell mit der Umsetzung von Maßnahmen für ungarische Flüchtlinge betraut wurde Strotzka von Bruno Kreisky (1911–1990), damals noch in dessen Funktion als Staatssekretär. Dass diese Initiative auch im Kontext der politischen Situation Österreichs kurz nach Erlangung der Neutralität zu sehen ist, wird deutlich, wenn Strotzka meint: Sich der Flüchtlingsproblematik »nicht zu verschließen und seine junge Selbständigkeit, Freiheit und Neutralität zu bewähren, ist Aufgabe unseres Staates und seiner Wissenschaft.«[33]

Für Akutfälle psychisch erkrankter Flüchtlinge war die Universitätsklinik für Psychiatrie und Neurologie zuständig, wo ständig mindestens ein/e ungarische/r PsychiaterIn Dienst auf der Station und in einer eigenen Ambulanz tat. Von den PsychiaterInnen wurden Flüchtlinge als eigene Patientengruppe wahrgenommen, die sich von anderen PatientInnen durch ihre fluchtspezifischen psychischen Leidenszustände unterschieden. Der oben geschilderte Diskurs der Psychohygiene war nun auch strukturell in der klinischen Praxis der Psychiatrie installiert. Im ersten Halbjahr 1957 wurden 84 Flüchtlinge in der Poliklinik betreut, was etwa 3 % aller PatientInnen der Klinik entsprach. Die Behandlungsgründe waren hauptsächlich Depressionen und Selbstmordversuche.[34]

Im größten österreichischen Flüchtlingslager in Traiskirchen wurde im Rahmen des Projekts für die Monate, in denen besonders viele Flüchtlinge anwesend waren, eine ständige psychiatrische Ambulanz eingerichtet; andere Lager und Institutionen, in denen Flüchtlinge untergebracht waren, etwa Jugendheime, wurden von MitarbeiterInnen besucht. Mit Rückgang der Zuweisungen von psychisch auffällig gewordenen Flüchtlingen im Dezember 1957 wurde die Ambulanz in Traiskirchen als Beratungsstelle weitergeführt und richtete sich nunmehr vor allem an Flüchtlinge, die zwar nicht psychiatrisch auffällig geworden waren, aber subjektiv litten und deshalb Rat suchten.[35]

Strotzka beschrieb ein ideales Team zur psychohygienischen Arbeit mit Flüchtlingen als interdisziplinär und multiprofessionell. Neben Ärzten, die idealerweise Psychiater mit tiefenpsychologischer Ausbildung und soziologischen Kenntnissen waren, sollten Psychologen und Sozialarbeiter aktiv werden.[36] Zu den Sprachschwierigkeiten, die sich in der Betreuung der ungarischen Flüchtlinge ergaben, bemerkte Strotzka, dass die Arbeit mit DolmetscherInnen

32 Vgl. Eberhard Gabriel/Christoph Mundt/Sabine Herpertz, Professor Peter Berner, 15 November 1924 to 17 November 2012, in: *Psychopathology* 46 (2013) 3, 133–135.

33 Vgl. Hoff/Leupold-Löwenthal/Strotzka, Verantwortung, 111.

34 Vgl. J. Paál/Hans Strotzka, Die stationären Patienten an der Nervenklinik Wien, in: Hoff/Strotzka, *Betreuung*, 33–38.

35 Vgl. Strotzka, Arbeitsgruppe, 16–17.

36 Vgl. ebd.

»immer nur eine unbefriedigende Notlösung« darstelle. Aus diesem Grund habe er in den Reihen der Flüchtlinge selbst nach MitarbeiterInnen für sein Projekt gesucht und konnte drei PsychiaterInnen, drei MitarbeiterInnen mit psychologischen Vorkenntnissen, eine psychiatrische Fürsorgerin sowie einen englischen Arbeitstherapeuten und eine Schweizer Psychologin gewinnen.[37] Dieser Zugang der Kooperation verschiedener Disziplinen und mehrerer Berufsgruppen bei der Bewältigung psychischer Probleme von Flüchtlingen hing sowohl mit der Orientierung an der Schweizer Richtung der Psychohygiene zusammen, als auch mit dem »multifaktoriellen Ansatz« an der Klinik Hoff. Hans Hoff hatte diesen praktischen und theoretischen Zugang in den 1950er-Jahren als psychiatrische Handlungsmaxime und Ordnungsprinzip für die von ihm geleitete Universitätsklinik ausgerufen und ihn wissenspolitisch international verteidigt.[38]

Ziel der Flüchtlingsbetreuung war es indes nicht nur, Akutfälle adäquat zu behandeln, sondern negative Folgen spezifischer Belastungen für das Individuum, aber auch für die gesamte Gesellschaft prophylaktisch zu vermeiden. In den Blick der psychohygienischen Arbeit geriet damit auch die österreichische Bevölkerung in ihrer Beziehung zu den Flüchtlingen. In diesem Zusammenhang wies Strotzka, in Anlehnung an Pfister-Ammende,[39] auf kollektivpsychologische Spannungen hin, die sich insbesondere dann ergäben, wenn seitens der Bevölkerung des Gastlandes die erste Welle der emotionalen und materiellen Zuwendung abflauen und in eine fast negative Gegenreaktion umschlagen würde. Konflikte zeigten sich nicht zuletzt durch missverstandene, durch die spezifische Situation hervorgerufene sowie kulturell bedingte Verhaltensweisen der Flüchtlinge.[40] Denn die Erwartungshaltung, wie unterstützte Personen sich den Helfenden gegenüber zu verhalten hätten, entsprach Strotzka zufolge einer Infantilisierung der Flüchtlinge, die, reagierten sie in Begegnungen mit der österreichischen Bevölkerung nicht wie dankbare Kinder, schnell ambivalent wahrgenommen werden konnten. Verkehrten sie etwa in den gleichen Kaffeehäusern oder griffen sie im Supermarkt mitunter zu teureren Lebensmitteln als die WienerInnen selbst, entsprach das nicht mehr dem ihnen zugeschriebenen Verhalten eines hilflosen Opfers. Eine verstärkende Wirkung auf die Spannungen hätten außerdem kulturelle Unterschiede, wie Strotzka betonte:

> »Es ist noch zu berücksichtigen, daß das ungarische Volk sicher zum Teil im Zusammenhang mit seiner leidvollen Geschichte einen recht typischen Nationalcharakter entwickelt hat, der im wesentlichen wohl charakterisiert ist durch eine große Sensi-

37 Vgl. ebd., 14–15.

38 Vgl. Katja Geiger/Thomas Mayer, *Der multifaktorielle Ansatz der Klinik Hoff zwischen Forschungsorganisation, Erkenntnismodell, Handlungsmaxime und Wissenspolitik, 1951–1969* (unveröffentlichtes Manuskript), Kopie im Besitz der Verfasserin und des Verfassers.

39 Vgl. Pfister-Ammende, Erfahrungen, 244.

40 Vgl. Strotzka, Arbeitsgruppe, 13.

bilität, durch besondere Intensität des Gefühlslebens mit einer deutlichen Affektlabilität, die sich gerne in Extremen äußert.«[41]

Solche Differenzen, gescheiterte Anpassungsversuche und Frustrationen würden nach Strotzkas Argumentation gegenseitige Ablehnung und Isolation und schließlich einen Teufelskreis in Gang setzen, der durch Feindseligkeiten zwischen den Gruppen sowie durch verzögerte Akkulturation gekennzeichnet war. Ein besonderes Moment der psychischen Belastung lag in der fehlenden Kommunikationsmöglichkeit, denn »Sprachisolierung allein kann bereits pathologisch wirken.«[42] Das Zitat verdeutlicht über seinen konkreten Inhalt hinaus, wie typische Probleme von Flüchtlingen innerhalb psychiatrischen Wissens in Kategorien von gesund und krank eingeteilt wurden.

Die Mittel der psychischen Hygiene böten ein Instrumentarium, solchen für die gesamte Gesellschaft negativen Entwicklungen prophylaktisch entgegenzuwirken, wie die in der Flüchtlingsarbeit involvierten Wiener Psychiater meinten. Ihr Resümee von 1957, fast wörtlich aus einer Publikation von Pfister-Ammende übernommen, lautete:

> »Die einzig wirksame Therapie und Vorbeugung gegen die Flüchtlings- und Entwurzelungsparanoia liege im menschlichen Empfang und im Aufgenommenwerden in einer schützenden Gesellschaft. Dies bedeutet, daß freie, lustvolle Arbeit, Verdienst sowie Schutz und Aufbaumöglichkeit für Familie und andere Intimgruppen geboten wird.«[43]

Allerdings ist zu bezweifeln, ob dieser Anspruch zum gewünschten Ziel führte, da Strotzka 1958 meinte, dass der Einfluss der Psychiatrie auf Politik und Gesellschaft relativ gering bliebe.[44] Hans Hoff bewertete die Ungarnhilfe 1961 jedenfalls als erfolgreiche psychohygienische Aktivität.[45] Ebenfalls positiv rezipiert wurde die Arbeit von Hoff und Strotzka von deutschen Psychiatern Mitte der 1960er-Jahre, gäbe es doch eine »auffallend geringe Selbstmordhäufigkeit bei den Ungarnflüchtlingen, die nach Österreich kamen, dort begeistert aufgenommen wurden und in psychohygienisch betreuten Lagern lebten«.[46]

Ein Teilbereich des Projekts zur psychohygienischen Versorgung der ungarischen Flüchtlinge, die psychotherapeutische Arbeit mit unbegleiteten Ju-

41 Ebd.

42 Ebd.

43 Hoff/Leupold-Löwenthal/Strotzka, Verantwortung, 7.

44 Vgl. Strotzka, Arbeitsgruppe, 17–22.

45 Vgl. Hans Hoff, Internationale Probleme der Psychischen Hygiene, in: *Wiener klinische Wochenschrift* 73 (1961) 13, 221–224.

46 Walter Baeyer/Heinz Häfner/Karl Peter Kisker, *Psychiatrie der Verfolgten. Psychopathologische und gutachtliche Erfahrungen an Opfern der Nationalsozialistischen Verfolgung und vergleichbaren Extrembelastungen*, Berlin–Göttingen–Heidelberg: Springer 1964, 53.

gendlichen, in welcher der Präventionsgedanke einen hohen Stellenwert einnahm, sei hier abschließend dargestellt.

Die Gruppe umfasste ungefähr 2.000 ohne Eltern Geflohene und setzte sich sowohl aus jugendlichen RevolutionskämpferInnen als auch aus Minderjährigen, die nicht am Aufstand beteiligt waren und andere Motive hatten, über die österreichische Grenze zu gelangen, zusammen. Unter 14-Jährige wurden nach Ungarn zurückgeführt, die unter 18-Jährigen, die nicht freiwillig zurückkehren wollten, wurden in Österreich versorgt. Für diejenigen unter ihnen, die psychische Auffälligkeiten zeigten, richtete das International Rescue Committee zusammen mit dem Wiener Institut für Erziehungshilfe eine Psychotherapieambulanz ein. Unter der Organisation, Koordination und Supervision von Strotzka war als hauptverantwortliche Therapeutin die Psychologin und später als Psychoanalytikerin tätige Vera Ligeti (geb. 1930),[47] die selbst aus Ungarn geflohen war, beschäftigt. Weitere maßgeblich an den Tätigkeiten von Strotzkas Arbeitsgruppe beteiligte Personen waren die psychiatrische Fürsorgerin Maria Theresia Wood und die MitarbeiterInnen des Instituts für Erziehungshilfe, Rosa Dworschak (1896–1990) und Knut Baumgärtl.[48]

Ligeti und Strotzka kommen im von ihnen verfassten Abschlussbericht über das Projekt zu dem Befund, dass es sich bei den betreuten Jugendlichen um eine »erstaunlich homogene Gruppe« handelte, die »eine schwerste gemeinsame Regression mit massiv infantil z. T. a- und antisozialem Verhalten« durchgemacht hatte, welche aber »trotz der Schwere der Fälle weitgehend befriedigend behandelt werden konnte.«[49]

Bis 1963 wurden insgesamt 150 Jugendliche, 30 Mädchen und 120 Jungen der Geburtsjahre 1939 bis 1944 an der Ambulanz vorgestellt. Das Verhältnis der Geschlechter von 1:4 ergab sich dabei einerseits aus dem Umstand, dass bedeutend mehr männliche Jugendliche allein geflüchtet waren und andererseits daraus, dass weibliche Jugendliche weniger oft verhaltensauffällig wurden. Mädchen würden nach Ligeti und Strotzka psychische Probleme und Auffälligkeiten hauptsächlich in Richtung unangepassten Sexualverhaltens entwickeln, seien dabei weniger in Konflikt mit Autoritäten geraten und wären deshalb schwieriger als potenzielle Patientinnen zu erfassen gewesen. Dass Probleme der Mädchen häufig übersehen wurden, äußerte sich allerdings nachträglich in der hohen Rate an Selbstmordversuchen. Für den Abschlussbericht beschränkten

47 Vera Ligeti gilt unser besonderer Dank für informative Gespräche und das Überlassen des unveröffentlichten Endberichts zum Projekt der psychotherapeutischen Betreuung unbegleiteter jugendlicher ungarischer Flüchtlinge.

48 Vgl. Vera Ligeti/Hans Strotzka, *Die Psychodynamik einer Gruppenregression. Psychoanalytische Beobachtungen bei jugendlichen Ungarnflüchtlingen.* Vorwort (unveröffentlichtes Manuskript), Wien 1963, Kopie im Besitz der Verfasserin und des Verfassers.

49 Vgl. ebd.

sich die AutorInnen wegen der Andersartigkeit der Problematik und der niedrigen Zahl an Patientinnen auf die Beschreibung der psychischen Situation und der Therapie der männlichen Jugendlichen.[50]

Die Arbeit mit unbegleiteten jugendlichen ungarischen Flüchtlingen war eine neue Aufgabe, für die es kein Vorgängermodell gab, und stellte die TherapeutInnen vor spezielle Herausforderungen. Ein Problem ergab sich aus dem Umstand, dass keine biografischen Informationen zu den Kindern von den in Ungarn gebliebenen Eltern eingeholt werden konnten. Auch Anfragen auf dem Postweg waren nicht möglich, da der Kontakt mit Geflohenen in Ungarn strafbar war. Für den Prozess der psychologischen Testung, in den sonst Angehörige miteinbezogen waren, bedeutete dies, dass bereits das Testverfahren an die ungewohnten Bedingungen angepasst werden musste. In den Therapien selbst mussten sich die TherapeutInnen auf eine Patientengruppe einstellen, die sich wegen des fehlenden Zuhauses in völlig anderen Lebensumständen befand als andere Jugendliche. Auf das therapeutische Setting wirkte sich dies insofern aus, als die TherapeutInnen emotionell stärker besetzt wurden als in Fällen, in denen ein intaktes familiäres Umfeld bestand.[51]

Gründe für Überweisungen an die psychotherapeutische Ambulanz waren Verweigerung des Lernens, extreme Arbeitsunbeständigkeit, Unvermittelbarkeit an einen Arbeitsplatz, Davonlaufen aus Heimen und Lagern, wiederholter illegaler Grenzübertritt, Vagabundieren, Raufereien, Alkoholmissbrauch, Betrug, Überfälle, Diebstahl, Einbruch etc. Auch »untragbares Benehmen«, worunter Ligeti und Strotzka vor allem »exorbitante Bequemlichkeitshaltung« fassten, konnte Anlass zur Einleitung einer Psychotherapie sein.[52]

Der erste Schritt in der Behandlung war die Erstellung einer vorläufigen Diagnose, wofür eine psychologische Testung mit dem Wechsler-Bellevue- und dem Rorschach-Test durchgeführt wurde. Die nachfolgende Behandlung bestand in einer tiefenpsychologisch orientierten Psychotherapie, die offiziell einmal wöchentlich, bei Bedarf aber auch mehrmals wöchentlich stattfand. Als durchschnittliche Therapiedauer wurden zwei Jahre angegeben.[53] Begonnen wurden die Erstgespräche und Therapien auf Ungarisch, wozu im Projektendbericht eine zunächst bestehende, bei den meisten Patienten zu beobachtende »Triebnähe der Sprache« festgehalten wird. Gemeint war damit eine »von Kraftausdrücken durchsetzte Jugendlichensprache«, die sich aber im Verlauf der

50 Vgl. ebd., 8–9.

51 Vgl. Vera Ligeti, Gedanken zum Problem der psychisch gestörten, alleinstehenden jugendlichen ungarischen Flüchtlinge, in: Knut Baumgärtl (Hg.), *Aspekte in der Arbeit mit schwierigen Kindern* (Pädagogisch-psychologische Arbeiten des Pädagogischen Instituts der Stadt Wien 21), Wien: Jugend und Volk 1960, 59–71, 60.

52 Vgl. Ligeti/Strotzka, *Psychodynamik*, 14.

53 Vgl. ebd., 9.

Therapie sukzessive in eine schulische, mechanische Ausdrucksweise zu verwandeln pflegte, »als hätten sie sich, sich auf Erinnerungsfloskeln stützend, plötzlich auf die Seite des Überichs geschlagen und dieses rollenhafte Verhalten im Sprachlichen agiert.«[54] Viele der Patienten hätten zu einem späteren Zeitpunkt begonnen, die »Halbstarkensprache« für ganze Abschnitte der Therapiesitzungen gegen die deutsche Sprache auszutauschen. Die Jugendlichen hätten große Schwierigkeiten gezeigt, sich die neue Sprache anzueignen, keiner hätte es nach zwei Jahren Aufenthalt geschafft, »halbwegs deutsch zu sprechen«. Diesen Umstand deuteten Ligeti und Strotzka tiefenpsychologisch, denn mit der Ablehnung des Spracherwerbs gingen »verzögerte Pubertätskonflikte [...] und eine Sicherung der Isolierung, ein Verneinen der Außenwelt der neuen Objektbeziehungen« einher. »Das wirkliche Interesse für die neue Sprache wurde erst durch das Aufdecken dieser Verhältnisse geweckt und sie wurde dann auch als erstes in den Dienst der emotionellen Neuorientierung – zuerst innerhalb der Therapie – gestellt.«[55]

Eine weitere Besonderheit und Herausforderung innerhalb der Behandlung unbegleiteter ungarischer Jugendlicher war der Einfluss der Politik auf die psychische Entwicklung der Jugendlichen und somit auf die psychotherapeutische Arbeit mit den Geflüchteten. Nicht nur die politisch bedingte Abwesenheit und Unerreichbarkeit der Familien verlieh der Patientengruppe einen Sonderstatus. Die TherapeutInnen betonten an vielen Stellen ihrer Publikationen, dass eine spezifische ideologische Überformung der ungarischen Familie durch die kommunistische Diktatur schwerwiegende negative Auswirkungen auf die psychische Gesundheit Heranwachsender hätte. Eine »totale Administrierung der Realität« begünstige die Entstehung schwerster Neurosen.[56] Der kommunistische Staat würde die »Rolle eines tyrannischen Vaters« übernehmen und damit nachteilig und nachhaltig in die Beziehung von Eltern und Kindern eingreifen. Eine »gesunde Persönlichkeitsentwicklung« der Kinder könne aufgrund eines Mangels an innerlicher und äußerlicher Freiheit, die den Eltern seitens der politischen Gesellschaftsordnung verwehrt war, kaum stattfinden. »So wird das Wachstum und die Entwicklung einer reifen, d. h. verantwortungsvollen Persönlichkeit sozusagen von Staats wegen unterbunden, es wird eine Infantilität künstlich gezüchtet.«[57]

Neben den fehlenden Möglichkeiten, Angaben von Familienangehörigen in die Anamnese miteinzubeziehen und den prägenden politischen Einflüssen auf die psychische Entwicklung der Jugendlichen wurde als dritter Faktor für die

54 Ebd., 10.
55 Ebd., 11.
56 Vgl. ebd., 2–3.
57 Ligeti, Gedanken, 63.

Besonderheit der psychotherapeutischen Arbeit mit den Minderjährigen die Flucht selbst genannt. Bezugnehmend auf die Forschungsergebnisse von Pfister-Ammende gäbe es »bestimmte allgemeine Merkmale« der psychischen Situation von Flüchtlingen, die im Rahmen der Therapie zu berücksichtigen seien. So würde sich

> »[n]ach einer vorrübergehenden Euphorie durch die Entlastung von aktueller Gefahr […] aus dem Zusammenspiel von Hilflosigkeit und Feindseligkeit auf Grund der schwierigen kulturellen und psychologischen Anpassung Rebellion, apathische Hilflosigkeit, depressiv-hypochondrische Abhängigkeit, direkte Aggressionshandlung« entwickeln.[58]

Wirksam gegen eine solche Entwicklung sei nur die Bereitstellung guter Bedingungen im Gastland und die psychotherapeutische Behandlung aller Fälle, die einer solchen Unterstützung bedürfen.

Schluss und Ausblick

PsychiaterInnen der Wiener Universitätsklinik hatten nach 1945 Erfahrungen von Flucht und Vertreibung zwar während der Anfertigung von Anamnesen abgefragt und niedergeschrieben, den Faktor Flucht jedoch nicht in theoretischen Publikationen thematisiert. Größere Aufmerksamkeit erhielten die krankmachenden Faktoren von Flucht und Vertreibung erst anlässlich der Ankunft ungarischer Flüchtlinge in Österreich nach 1956. Im Klinikalltag fand die neue Entwicklung eine besonders markante Entsprechung auf den Deckblättern der psychiatrischen Krankenakten: Der Begriff »Flüchtling« war vom Feld Beruf (nach 1945) ins Feld Diagnose (nach 1956) gewandert, womit sich auch im Aufschreibesystem der psychiatrischen Praxis die Pathologisierung von Fluchterfahrungen ausdrückt.

Im internationalen psychiatrischen Diskurs war Flucht bis zur ungarischen Flüchtlingskrise 1956 kaum ein Thema, mit Ausnahme der Schweiz und hier vor allem der Arbeiten der Psychiaterin und Psychoanalytikerin Maria Pfister-Ammende, die seit 1944 zu den psychischen Auswirkungen von Flucht in Schweizer Flüchtlingslagern forschte. Pfister-Ammendes Ansatz lag nicht zuletzt im Verstehen und Berücksichtigen von kulturellen Unterschieden. 1953 hielt sie den Hauptvortrag der 6. internationalen Tagung der World Federation of Mental Health in Wien, der oftmals von Wiener PsychiaterInnen zitiert wurde. Dieser Vortrag wurde zum Schlüsselereignis für die Beschäftigung einiger Wiener

58 Ebd., 66.

PsychiaterInnen mit Fluchterfahrungen. Erst mit dem Eintreffen ungarischer Flüchtlinge ab 1956 aber begann man mit der praktischen Umsetzung.

Den theoretisch fachlichen Rahmen für die konkret getroffenen Maßnahmen bildeten die Bewegung der psychischen Hygiene und insbesondere die Schweizer Variante der Psychohygiene. Auf diese rekurrierte der Leiter der Wiener Universitätsklinik für Psychiatrie und Neurologie Hans Hoff nicht nur in der Arbeit mit Flüchtlingen, sondern auch als konzeptionellen Bezugspunkt in der Führung seiner Klinik insgesamt.

International war eine intensivere Beschäftigung mit den psychischen Folgen von Flucht im Diskurs der Psychiatrie und der Psychohygiene-Bewegung erst mit der Ankunft zahlreicher ungarischer Flüchtlinge nach 1956 festzustellen. Am Beginn der publizistischen Aufmerksamkeit stand dabei 1957 ein Artikel der Wiener Psychiater Hans Hoff, Harald Leupold-Löwenthal und Hans Strotzka, den sie über den Kreis ihrer FachkollegInnen hinaus auch an die Politik und eine breite Öffentlichkeit adressierten. Ihre zentralen Botschaften lauteten, dass spezifische psychische Belastungen von Flüchtlingen nicht nur Krankheit und individuelles Leid, sondern auch schwerwiegende soziale Probleme für die gesamte Gesellschaft hervorriefen. Außerdem postulierten sie, dass dies durch eine umfassende Anwendung psychiatrischen Wissens vermieden oder zumindest abgeschwächt werden könne.

Die Beschäftigung der Wiener Psychiatrie mit Flucht nach 1956 ist also auch als wissensstrategische Absicht zu verstehen. Sie führte zur Installierung von wissenschaftlichen Konzepten, Strukturen und Akteuren an der Klinik Hoff, unter denen insbesondere Hans Strotzka zu nennen ist. Seine Erfahrungen mit der psychohygienischen Betreuung ungarischer Flüchtlinge bekräftigten ihn wiederum in seinen grundsätzlichen Bemühungen, die Psychotherapie vermehrt als Behandlungsform und die Sozialpsychiatrie als neuen Zweig der Psychiatrie in Wien zu etablieren. Wesentlich für das Gelingen waren die Wechselwirkungen, die sich zwischen Psychiatrie und Politik entspannen. In der unmittelbaren Zeit nach der Wiedererlangung der Unabhängigkeit Österreichs spielte ein adäquater Umgang mit Geflüchteten in Kooperation mit internationalen Hilfsorganisationen eine wichtige Rolle im Identitätsbildungsprozess der jungen Republik. Gerade die Abgrenzung gegen die kommunistische Diktatur und der Kontext des Kalten Krieges spiegeln sich auch in theoretischen Überlegungen zu Einflüssen der politischen Ordnung auf individuelle Störungen der Persönlichkeit und psychische Erkrankung. In den theoretischen Überlegungen von Strotzka und Vera Ligeti zur speziellen Situation der unbegleiteten ungarischen Minderjährigen sind diese Zusammenhänge gut erkennbar.

Unsere daran anknüpfende, hier abschließend aufzustellende These lautet, dass vor allem die politischen Bedingungen ausschlaggebend dafür waren, dass der Faktor Flucht erst nach 1956 produktiv für die österreichische Psychiatrie wurde und nicht bereits 1945 begann. Denn die mit Ende des Zweiten Weltkrieges einsetzenden Fluchtbewegungen wirkten sich auf den Berufsalltag der Wiener PsychiaterInnen aus, die nunmehr eine Gruppe an Flüchtlingen als PatientInnen zu behandeln hatten, wie die Krankenakten aus den ersten Nachkriegsjahren belegen. Vor allem die vertriebenen »Volksdeutschen« bildeten eine neue Patientengruppe mit geteilten Erfahrungen und ähnlichen Krankheits- und Symptomspektren, insbesondere hinsichtlich der Diagnose Depression und den daraus abgeleiteten Selbstmordabsichten, zu denen sich aber dennoch keine Diskurse in der Fachliteratur finden. Unsere Überlegungen gehen dahin, dass eine theoretische wissenschaftliche Beschäftigung mit psychischen Erkrankungen »Volksdeutscher« nicht zuletzt deshalb ausblieb, weil diese in Österreich während der Besatzungszeit als dem Nationalsozialismus nahestehend und als Gruppe aufseiten der TäterInnen eingeschätzt wurden. Dem entspricht auch der Umstand, dass »Volksdeutsche« bis zur Installierung des »Hohen Flüchtlingskommissars der Vereinten Nationen« (UNHCR) 1951 von den Leistungen der internationalen Flüchtlingshilfe ausgeschlossen waren.[59] Österreichs Flüchtlingspolitik war bis Anfang der 1950er-Jahre indes kaum vorhanden, und »volksdeutsche« Flüchtlinge auch arbeitsrechtlich nicht gleichgestellt.[60] Das »Leiden der Täter« mag auch in der Psychiatrie, die ebenso wie andere wissenschaftliche Disziplinen ihren Erkenntnisgewinn nie unabhängig und außerhalb von politischen Diskursen generiert, als Tabu gegolten haben. Die intensive praktische und theoretische Arbeit mit ungarischen Flüchtlingen – den Opfern eines politischen Gegners – nach 1956 hingegen fand in einem dafür offenen, geeigneten politischen Rahmen statt und bediente, wie gezeigt, nicht zuletzt staatliche und gesellschaftliche Interessen.

katja.geiger[at]univie.ac.at

thomas.mayer[at]univie.ac.at

59 Vgl. Theodor Veiter (Hg.), *Dreißig Jahre danach. Die Eingliederung der volksdeutschen Flüchtlinge und Vertriebenen in Österreich* (Abhandlungen zu Flüchtlingsfragen 13), Wien: Braumüller 1983.

60 Vgl. Gabriela Stieber, Die Lösung des Flüchtlingsproblems 1945–1960, in: Thomas Albrich/Klaus Eisterer/Michael Gehler/Rolf Steininger (Hg.), *Österreich in den Fünfzigern* (Innsbrucker Forschungen zur Zeitgeschichte 11), Innsbruck–Wien: StudienVerlag 1995, 67–93, 83.

Daniela Angetter / Christine Kanzler

»... und jetzt fängt die Zukunft an.« Nachkriegskarrieren ehemaliger jüdischer »Krankenbehandler« und ihr Beitrag zum Aufbau des Wiener Gesundheitswesens nach 1945

Post-war careers of former Jewish »Krankenbehandler« and their contribution to the development of the Viennese health care system after 1945

Abstracts

Unmittelbar nach der Machtübernahme der Nationalsozialisten begann die Vertreibung jener Ärztinnen und Ärzte, die nach den Nürnberger Gesetzen als Juden galten, aus dem Berufsstand. Der wissenschaftliche und personelle Niedergang an der Medizinischen Fakultät ist vielfach erforscht, ebenso die Schicksale der in die Emigration Getriebenen. Durch das Projekt »Das Schicksal der in Wien verbliebenen jüdischen Ärzte von 1938 bis 1945 und die Versorgung ihrer jüdischen Patienten«, das von 2009 bis 2013 am damaligen Institut Österreichisches Biographisches Lexikon und biographische Dokumentation der Österreichischen Akademie der Wissenschaften durchgeführt wurde, ist das Wirken der MedizinerInnen, die in der Zeit von 1938 bis 1945 im Gesundheitswesen der Israelitischen Kultusgemeinde tätig waren, ebenfalls gut dokumentiert und soll als kurze Vorgeschichte in die Thematik dieser Arbeit einführen. Erforscht sind auch die Gruppe der Hochschullehrer und deren (verunmöglichte) Rückkehr an die Medizinische Fakultät nach 1945. Vorliegender Beitrag setzt sich die Darstellung der schwierigen Phase des beruflichen Wiedereinstiegs der jüdischen »Krankenbehandler«, die den Holocaust überlebt haben, und ihr Mitwirken am Aufbau des Gesundheitswesens nach 1945 zum Schwerpunkt – Fragen, die bis jetzt kaum erforscht worden sind. Hierfür wurden Primärquellen aus dem Archiv der Republik (Bundesministerium für soziale Verwaltung) ausgewertet.

Immediately after the takeover by the National Socialists the expulsion from the profession of those physicians who were regarded as Jews under the Nuremberg laws began. The scientific decline as well as the decrease of personnel at the Faculty of Medicine has been studied extensively, as well as the fate of those who were forced to emigrate. Due to the project »Das Schicksal der in Wien verbliebenen jüdischen Ärzte von 1938 bis 1945 und die Versorgung ihrer jüdischen Patienten«, which was carried out 2009–2013 at the Austrian Biographical Dictionary of the Austrian Academy of Sciences, the medical staff working in the health care system of the Jewish community of Vienna from 1938 to 1945 is also well documented. The research results should be used as a brief introduction to the subject of this paper. The group of university lecturers and their return to the Faculty of Medicine after 1945 have also been explored. The present article focuses on the difficult phase of the professional re-entry of the Jewish »Krankenbehandler« who had survived the Holocaust and their participation in the reconstruction of the public health system after 1945 –

questions that have so far hardly been researched. Primary sources from the Austrian State Archives, Archiv der Republik (Ministry of Social Affairs) were analysed.

Keywords
»Krankenbehandler«, öffentliches Gesundheitswesen, Spitalswesen, Wien, Entnazifizierung

»Krankenbehandler«, public health system, hospital sector, Vienna, denazification

Entrechtung, Vertreibung und Verfolgung der jüdischen Ärztinnen und Ärzte

Mit der Machtübernahme der Nationalsozialisten in Österreich im Jahr 1938 begann die systematische Entrechtung und Verfolgung der jüdischen Bevölkerung. Auch die Berufsgruppe der Ärztinnen und Ärzte wurde zum Ziel der Vertreibung von Universitäten, Krankenanstalten, aus dem öffentlichen Dienst sowie dem niedergelassenen Bereich.

Im Juli 1938 wurden auf der juristischen Basis der Vierten Verordnung zum Reichsbürgergesetz[1] jenen MedizinerInnen, die nach den Nürnberger Gesetzen als jüdisch galten, die Kassenverträge entzogen; Ende September erloschen ihre Bestallungen.[2] Von diesem Berufsverbot waren über 3.000 Ärztinnen und Ärzte betroffen.[3] Im Oktober 1938 wurde lediglich eine begrenzte Anzahl jüdischer

1 Vgl. Kundmachung des Reichstatthalters in Österreich, wodurch die Vierte Verordnung zum Reichsbürgergesetz vom 25. Juli 1938 bekanntgemacht wird, in: *Gesetzblatt für das Land Österreich* 86/1938, 150–151. – Zu den juristischen Grundlagen vgl.: Ilse Reiter-Zatloukal, »Alles nur für das deutsche Volk!« Die »Säuberung« der österreichischen Ärzteschaft unter der NS-Herrschaft, in: Thomas Olechowski (Hg.), *Beiträge zur Rechtsgeschichte Österreichs* (5 / Band 1), Wien: Verlag der Österreichischen Akademie der Wissenschaften 2015, 112–150.

2 Nicht betroffen von der Verordnung waren »Mischlinge 1. und 2. Grades«. Vgl. O. A., Bestallungsentzug der jüdischen Aerzte und Zahnärzte, in: *Ärzteblatt für die deutsche Ostmark* (1938) 13, 225–231, 225.

3 Der Anteil der jüdischen Ärztinnen und Ärzte an der Gesamtzahl der Ärzteschaft vor dem »Anschluss« 1938 betrug laut Angaben von Michael Hubenstorf in Wien 65 %, österreichweit rund ein Drittel der Gesamtzahl der Ärzteschaft. Vgl. Michael Hubenstorf, Vertreibung und Verfolgung. Zur Geschichte der österreichischen Medizin im 20. Jahrhundert, in: *Das jüdische Echo. Europäisches Forum für Kultur & Politik* 50 (2001), 277–288, 277–280. – Michael Hubenstorf, Vertriebene Medizin. Finale des Niedergangs der Wiener Medizinischen Schule, in: Friedrich Stadler (Hg.), *Vertriebene Vernunft* (Band 2). *Emigration und Exil österreichischer Wissenschaft 1930–1940*, 2. Auflage, Münster–u. a.: Lit 2004, 766–793, 769. – Vgl. auch: Alexander Mejstrik/Therese Garstenauer/Peter Melichar/Alexander Prenninger/Christa Putz/Sigrid Wadauer, *Berufsschädigungen in der nationalsozialistischen Neuordnung der Arbeit. Vom österreichischen Berufsleben 1934 zum völkischen Schaffen 1938–1940* (Veröffentlichungen der Österreichischen Historikerkommission. Vermögensentzug während der NS-

MedizinerInnen zur Versorgung ausschließlich jüdischer PatientInnen zugelassen, die sich nun nicht mehr als Arzt bzw. Ärztin, sondern nur mehr mit den abwertenden Begriffen »Krankenbehandler« (praktische Ärzte und Ärztinnen bzw. oft auch als Oberbegriff gebraucht), »Fach(kranken)behandler« (Fachärzte und -ärztinnen) und »Zahnbehandler« (Zahnärzte und -ärztinnen) bezeichnen durften. Der Reichsminister des Innern erteilte diesen MedizinerInnen sogenannte Gestattungen, wonach der Beruf bis auf Widerruf ausgeübt werden durfte. Diese Ärztinnen und Ärzte unterstanden dem Gesundheitsamt. Ein eigener von der Reichsärztekammer abgestellter Kommissar war für die Überwachung der »Krankenbehandler« zuständig. Einer Standesvertretung gehörten sie nicht mehr an. Mehr als 500 MedizinerInnen waren zwischen Oktober 1938 und der Befreiung Wiens im April 1945 über einen kürzeren oder längeren Zeitraum im Gesundheitswesen der Israelitischen Kultusgemeinde tätig.[4] Ihr Wirkungsbereich war auf Wien beschränkt, wo die jüdische Bevölkerung seit ihrer Vertreibung aus den Bundesländern konzentriert war.

Unter Aufsicht der nationalsozialistischen Behörden unterhielt die Israelitische Kultusgemeinde sowie nach deren Auflösung Anfang November 1942 der »Ältestenrat der Juden in Wien« ein Netz von Gesundheits- und Fürsorgeeinrichtungen, das trotz dramatischen Mangels an materiellen und personellen Ressourcen und permanenter Repressalien bis zum Ende des Zweiten Weltkriegs bestand. Neben der Einbindung der jüdischen Gesundheitsfunktionäre in die Vollstreckung der antijüdischen Politik lag eine minimale Gesundheitsversorgung der jüdischen Bevölkerung durchaus im Interesse der Machthaber, etwa um den Ausbruch von Seuchen zu verhindern.

Neben den wenigen verbliebenen Kassenärzten standen den jüdischen PatientInnen vor allem das Rothschildspital am Währinger Gürtel mit seinen zahlreichen Ambulanzen und Abteilungen zur Verfügung. Dieses Spital fungierte

---

Zeit sowie Rückstellungen und Entschädigungen seit 1945 in Österreich 16), Wien–u. a.: Böhlau 2004, 242.

4 Das Kontingent der »Krankenbehandler« reduzierte sich von 368 im Oktober 1938 auf rund 200 bis Ende 1941. Ende August 1942 betrug die Zahl 136, im Dezember 1943, nach Abschluss der Massendeportationen, versahen noch insgesamt 47 zugelassene »Kranken-« und »Zahnbehandler« ihren Dienst. Vgl. O. A., Bestallungsentzug der jüdischen Aerzte und Zahnärzte. – *Zionistische Rundschau* (1938) 21, 3. – Genannt wird ein Stand per 30. November von 127 zugelassenen »Krankenbehandlern« (handschriftlich hinzugefügt: 128) sowie 63 für Spital und Altersheim der Kultusgemeinde zugelassenen Ärzten (handschriftlich hinzugefügt: 74). Vgl. Dr. Otto Lederer für die Ärzteberatung der Auswanderungsabteilung der Israelitischen Kultusgemeinde an den Amtsdirektor Josef Löwenherz, 1. Dezember 1941. Zit. in: Renate Feikes, *Emigration jüdischer Wiener Ärzte ab 1938 in die USA, speziell nach New York* (Band 1), phil. Diss. Wien 1999. – Bericht der Israelitischen Kultusgemeinde Wien an die Geheime Staatspolizei, Leitstelle Wien, 9. September 1942. Zit. in: Renate Feikes, *Veränderungen in der Wiener jüdischen Ärzteschaft 1938*, Dipl. Arb., Wien 1993. – *Jüdisches Nachrichtenblatt, Ausgabe Wien* (1943) 34, 2.

nicht nur als ein Auffangbecken für jene Ärztinnen und Ärzte, die aus ihren Positionen entfernt worden waren, sondern auch für den medizinischen Nachwuchs, etwa für Jungärzte und -ärztinnen, die im Rahmen einer sogenannten Nichtarierpromotion ihr Studium noch abschließen konnten. Im Vorfeld der erzwungenen Emigration wurden vor allem im Bereich Kosmetik, Massage, Krankenpflege und chemische Labortätigkeit Umschulungskurse angeboten. Trotz der Isolation vom nationalen und internationalen Wissenschaftsbetrieb wurden im Rothschildspital sogar medizinische Forschungen weitergeführt, beispielsweise zu den Auswirkungen der Unterernährung auf Diabetes mellitus durch den Internisten Heinrich Schur (1871–1953) und seine MitarbeiterInnen.[5] Im Oktober 1942 musste das Spital in die Malzgasse 16 im 2. Bezirk übersiedeln. Zusätzlich zu den Kranken- und Versorgungsanstalten[6] wurde für mittellose, unversicherte Personen ein fürsorgeärztlicher Dienst eingerichtet.

Neben der medizinischen Versorgung der jüdischen Bevölkerung fielen den jüdischen Ärztinnen und Ärzten Tätigkeitsbereiche zu, die in unmittelbarem Kontext der nationalsozialistischen Ausgrenzungs-, Vertreibungs- und später Vernichtungspolitik standen. So wurden im Rothschildspital genauso wie bei einigen ausgewählten niedergelassenen Ärztinnen und Ärzten medizinische Untersuchungen durchgeführt und entsprechende Gesundheitszeugnisse ausgestellt, die bei diversen ausländischen Konsularbehörden vor der Emigration vorzulegen waren. Mit dem Einsetzen der Massendeportationen im Jahr 1941 wurde die Israelitische Kultusgemeinde in die organisatorische Vorbereitung und den Ablauf der Transporte in die Ghettos und Konzentrationslager eingebunden. In den Sammellagern, die von den NS-Behörden in der Wiener Leopoldstadt eingerichtet wurden, hatten eigens hierfür abgestellte Ärztinnen und Ärzte im Rahmen der sogenannten Kommissionierung zu beurteilen, ob Personen aus gesundheitlichen Gründen wieder entlassen, vom Transport zurückgestellt oder in eine Gesundheitseinrichtung verbracht werden sollten. Jedem

5 Vgl. Heinrich Schur, Klinische Erfahrungen über den Diabetes mellitus unter den besonderen Verhältnissen der Kriegszeit, in: *Österreichische Ärztezeitung* 1 (1946) 4, 8–10; 6/7, 12–15.

6 Zu den weiteren Betreuungseinrichtungen zählten das Altersheim in der Seegasse in Wien 9 (mit mehreren Zweigstellen in verschiedenen Bezirken), ein 1940 eingerichtetes Siechenheim in der Radetzkystrasse im 3. Wiener Gemeindebezirk, ein Heim für Blinde, Gehörlose und Körperbehinderte in Wien-Döbling (ehemaliges Israelitisches Blindeninstitut) sowie ein 1941 eröffnetes Kinderkrankenhaus in der Ferdinandstraße im 2. Wiener Gemeindebezirk mit Ambulanz und Mutterberatungsstelle. Vgl. Michaela Raggam-Blesch, Von der Seegasse in die Malzgasse. Jüdische Altersfürsorge, in: Dieter J. Hecht/Eleonore Lappin-Eppel/Michaela Raggam-Blesch, *Topographie der Shoah. Gedächtnisorte des zerstörten jüdischen Wien*, Wien: Mandelbaum 2015, 240–260, 241–250. – Dieter J. Hecht/Eleonore Lappin-Eppel/Michaela Raggam-Blesch, Zwischen Seitenstettengasse und Augarten. Orte jüdischen Überlebens 1943–1945, in: Ebd., 484–548, 501–504, 511–513.

vom Wiener Aspangbahnhof abgehenden Deportationszug waren Ärztinnen und Ärzte sowie Pflegepersonal als Begleitung zugeteilt.[7]

Die Anwesenheit tausender jüdischer ZwangsarbeiterInnen aus Ungarn im Osten Österreichs ab dem Frühjahr 1944 stellte das jüdische Gesundheitswesen vor weitere Herausforderungen. Der gesundheitliche Zustand der Männer, Frauen und Kinder, die in Lagern im Großraum Wien untergebracht waren, war durch Unterernährung, mangelnde hygienische Verhältnisse und infolge ihrer Arbeitsbedingungen vielfach prekär, es drohte der Ausbruch von Epidemien. Sogenannte Kontrollärzte sorgten für die medizinische Betreuung dieser Patientengruppe.[8]

Trotz ihrer totalen Abhängigkeit von der Willkür der nationalsozialistischen Behörden versuchten die jüdischen Ärztinnen und Ärzte, ihren durch das Berufsbild definierten Verpflichtungen zum Schutz der Gesundheit ihrer PatientInnen nachzukommen. In etlichen Fällen gelang es, durch Bescheinigung von Erkrankungen bzw. Transportunfähigkeit eine Einlieferung in ein Sammellager zu verhindern. Auch durch die Aufnahme in eine Spitalseinrichtung bzw. eine falsche Diagnosestellung konnte mitunter eine Deportation abgewendet werden. 1942 wurden die MitarbeiterInnen der Israelitischen Kultusgemeinde, die sich nicht durch Emigration hatten retten können, selbst verstärkt Opfer der Deportationen. Spätestens jetzt zeigte sich, dass eine Position als »Krankenbehandler« nicht vor der Zuteilung zu einem Transport bewahrte.

Die hier kurz skizzierten Aufgabenbereiche der jüdischen Ärztinnen und Ärzte, die in die Rolle von ErfüllungsgehilfInnen der nationalsozialistischen Ausgrenzungs-, Vertreibungs- und Vernichtungspolitik gezwungen wurden[9], und dadurch gerade als Angehörige dieser Berufsgruppe in kaum vorstellbare moralische Grenzsituationen gerieten, wurden bereits hinlänglich publiziert.[10]

---

7 Vgl. Dieter J. Hecht, Kleine Sperlgasse, Castellezgasse, Malzgasse. Die Sammellager, in: Hecht/Lappin-Eppel/Raggam-Blesch, *Topographie der Shoah*, 422–431. – Doron Rabinovici, *Instanzen der Ohnmacht, Wien 1938–1945. Der Weg zum Judenrat*, Frankfurt/Main: Jüdischer Verlag 2000, 288–292. – Zur Organisation der Transporte vgl.: Aktennotiz über die Vorsprache des gefertigten Leiters der isr. Kultusgemeinde Wien in der Geheimen Staatspolizei bei Reg.Rat Dr. Ebner in Anwesenheit des SS O'Stuf [Obersturmführer, Anm.] Brunner, am 1. Feber 1941, 12 Uhr mittags, Dokumentationsarchiv des österreichischen Widerstandes [DÖW] 2562.

8 Vgl. Eleonore Lappin-Eppel, *Ungarisch-jüdische Zwangsarbeiter und Zwangsarbeiterinnen in Österreich 1944/45. Arbeitseinsatz, Todesmärsche, Folgen* (Austria: Forschung und Wissenschaft – Geschichte 3), Wien–u. a.: Lit 2010, 84–85. – Vgl. auch: Emil Tuchmann, Bericht über meine Tätigkeit bei der Wiener Kultusgemeinde in den Jahren des Naziregimes 1938–1945, Akt des Landesgerichtes für Strafsachen Wien: Verfahren gegen Dr. Tuchmann wegen Verbrechens nach dem Kriegsverbrechergesetz, DÖW 17142 a.

9 Vgl. Rabinovici, *Instanzen der Ohnmacht*, 288–292.

10 Vgl. Daniela Angetter/Christine Kanzler, »Eltern, Wohnung, Werte, Ordination, Freiheit, Ehren verloren!«, in: Thomas Beddies/Susanne Doetz/Christoph Kopke (Hg.), *Jüdische*

In diesem Beitrag sollen vor allem die Situation der ehemaligen jüdischen »Krankenbehandler« in der unmittelbaren Nachkriegszeit und ihre Rückkehr ins Berufsleben beleuchtet werden.

Schwieriger Neubeginn

Nach der Befreiung Wiens musste die in der letzten Phase des Krieges völlig zusammengebrochene Gesundheitsverwaltung neu aufgebaut werden. Die gesundheitliche Situation der Wiener Bevölkerung war aufgrund der Kriegshandlungen dramatisch. Die Infrastruktur war durch Bombardierungen schwer beschädigt, es herrschte akuter Mangel an medizinischen Geräten, Transportmitteln, Sanitätsmaterial und Arzneimitteln. Ein großes Problem war die rasche Ausbreitung von Infektionskrankheiten, vor allem Tuberkulose und Geschlechtskrankheiten. Darüber hinaus war es bereits zum Ausbruch von Epidemien gekommen, etwa von Fleckfieber und Ruhr in den Lagern der ungarisch-jüdischen ZwangsarbeiterInnen.[11]

Auch auf der Ebene des medizinischen und administrativen Personals erwies sich die Situation als schwierig. Wie kaum eine andere Berufsgruppe wies der Ärztestand einen hohen Anteil an Mitgliedern der NSDAP und weiterer nationalsozialistischer Organisationen auf.[12] Infolgedessen flohen zahlreiche Ärztinnen und Ärzte, unter ihnen auch Funktionsträger des Gesundheitswesens, wie etwa Amtsärzte, vor der heranrückenden Roten Armee in den Westen Österreichs, vielfach unter Mitnahme dringend benötigter Gerätschaften. Die neu

Ärztinnen und Ärzte im Nationalsozialismus. Entrechtung, Vertreibung, Ermordung (Europäisch-jüdische Studien 12), Berlin–Boston: De Gruyter 2014, 58–74. – Daniela Angetter/Christine Kanzler, »… sofort alles zu veranlassen, damit der Jude als Arzt verschwindet«. Jüdische Ärztinnen und Ärzte in Wien 1938–1945, in: Herwig Czech/Paul Weindling (Hg.), *Österreichische Ärzte und Ärztinnen im Nationalsozialismus* (Jahrbuch des DÖW 2017), Wien: Plöchl 2017, 47–66.

11 Zur Situation des Wiener Gesundheitswesens nach dem Kriegsende sowie zur Reorganisation des Wiener Gesundheitsamtes vgl.: Staatsamt für soziale Verwaltung, Länderkonferenz 25.–29.9.1945, Österreichisches Staatsarchiv [ÖStA], Archiv der Republik [AdR], Bundesministerium für soziale Verwaltung [BMfsV], Volksgesundheit, Kt. 3, 161.779/45. – Ehrenfried Lande, Das Städtische Hauptgesundheitsamt im Neuaufbau, in: *Österreichische Ärztezeitung* 1 (1945) 1, 3–4. – Ermar Junker, *Vom Pestarzt zum Landessanitätsdirektor. 450 Jahre öffentlicher Gesundheitsdienst in Wien* (Gesund in Wien), Wien: Literas Universitätsverlag 1998, 66–73.

12 60,4 % der österreichischen Ärztinnen und Ärzte waren Mitglied der NSDAP oder einer ihrer angeschlossenen Verbände. Vgl. Michael Hubenstorf, Nazi Doctors in Vienna, Vortrag, gehalten am 16. April 2015 bei der Tagung »Austrian Physicians and National Socialism« im Van Swieten Saal der Medizinischen Universität Wien. – Wiedergegeben bei Herwig Czech, Braune Westen, weiße Mäntel, in: Czech/Weindling, *Österreichische Ärzte und Ärztinnen*, 179–201, 181.

eingerichteten Gesundheitsbehörden standen vor der Herausforderung der nicht zuletzt auf Druck der Besatzungsmächte durchzuführenden Entnazifizierung bei gleichzeitiger Bewältigung des unmittelbar nach der Befreiung vorherrschenden Ärztemangels.[13] Die Entnazifizierung stellt sich im medizinischen Feld als widersprüchlicher, von zahlreichen Akteuren bestimmter Vorgang dar, der im Verlauf nur weniger Jahre zum Stillstand kam.[14]

Bei der Reorganisation des Beamtenstandes gemäß dem Beamten-Überleitungsgesetz vom 22.8.1945 sollten die ab 1933 aus politischen oder rassistischen Gründen verfolgten Beamtinnen und Beamten berücksichtigt werden sowie diejenigen, die aktiv mit der Waffe oder anderweitig für ein unabhängiges, demokratisches Österreich gekämpft hatten oder wegen ihres Widerstandes längerdauernde Haft erlitten hatten. In der Praxis führte dies zur Wiedereinsetzung zahlreicher nach 1938 gemaßregelter Spitzenbeamten der Ersten Republik und damit zu einem konservativen Übergewicht.[15] Dies galt großteils auch für das Staatsamt (später Bundesministerium) für soziale Verwaltung, wo das Volksgesundheitsamt als oberste Gesundheitsbehörde angesiedelt war. Eine Ausnahme war der im April 1945 zum Leiter des Städtischen Gesundheitsamtes (ab 1946 Magistratsabteilung 15) der Stadt Wien bestellte Kommunist und Widerstandskämpfer Ehrenfried Lande (1896–1968).[16] Die wenige Monate nach Kriegsende gegründete Sozialistische Ärztevereinigung, der ehemalige »Krankenbehandler« wie Viktor Frankl (1905–1997), Marcell Schnardt (1894–1970) oder Emil Tuchmann (1899–1976) angehörten, sah ihre Mitglieder massiv benachteiligt und appellierte an den SPÖ-Vorstand, sie in ihrem Bemühen um ein Vordringen in den leitenden Apparat der Gesundheitsverwaltung zu unterstützen, da der »gegnerische Beamtenapparat« allenthalben gegen ihre Bewerber Stellung nehme. Es ging um die Besetzung eines Leiters des Volksgesundheitsamtes oder wenigstens einflussreicher Positionen im Bundesministerium für soziale Verwaltung durch Vertrauensleute aus den Reihen der sozialistischen Ärzte, die sich von der SPÖ-dominierten Stadtverwaltung eine Unterstützung bei der Postenvergabe erhofften.[17]

13 Vgl. Czech, Braune Westen, weiße Mäntel, 181–182.

14 Vgl. ebd., 184–191, 196–201.

15 Vgl. Manfred Mugrauer, Die KPÖ im Staatsapparat, in: *Alfred Klahr Gesellschaft. Mitteilungen* 23 (2016) 4, 1–18, 2.

16 Vgl. ebd., 12.

17 Vgl. Schreiben der Sozialistischen Ärztevereinigung an den Parteivorstand der sozialistischen Partei vom 10.3.1946, gezeichnet Dr. Karl Rom, Dr. Otto Erlsbacher u. Dr. Friedrich Artner, BSA-Korrespondenz mit dem SPÖ-Zentralsekretariat 1946–1953, Archiv Verein für Geschichte der ArbeiterInnenbewegung Wien, auszugsweise zitiert in: Wolfgang Neugebauer/Peter Schwarz, *Der Wille zum aufrechten Gang. Offenlegung der Rolle des BSA bei der gesellschaftlichen Integration ehemaliger Nationalsozialisten*, herausgegeben vom Bund

Die wiedererrichtete Wiener Ärztekammer stand nun in der Verantwortung, ihren durch den Nationalsozialismus geschädigten Mitgliedern zu ihrem Recht zu verhelfen, um ihnen den Wiedereinstieg ins Berufsleben zu ermöglichen. Die überlebenden und aus den Konzentrationslagern oder der Emigration heimgekehrten jüdischen Ärztinnen und Ärzte waren nach dem »Anschluss« ihrer Wohnungen und Ordinationen samt Einrichtung beraubt worden und standen vor dem ökonomischen Nichts. Die Ärztekammer Wien wies ihnen mit Unterstützung des Wohnungsamtes unbenutzte Wohnungen und Ordinationen zu, deren Ausstattung jedoch vielfach unbrauchbar war. Zudem waren zahlreiche Ordinationen noch von politisch belasteten Ärztinnen und Ärzten besetzt.[18] Ähnliches galt für die Spitäler, wo teils schwer belastete ehemalige NationalsozialistInnen weiterhin im Dienst standen.[19]

Der KZ-Rückkehrer Franz Hahn (1913–2000), der von 1938 bis zu dessen Übersiedelung in die Malzgasse im Rothschildspital auf der damals so bezeichneten »Herzstation« sowie nach seiner Deportation nach Theresienstadt als Lagerarzt tätig gewesen war, erinnerte sich an seinen erfolglosen Versuch, über die Ärztekammer Räumlichkeiten zu bekommen:

> »Ich komme zurück, ich habe keine Wohnung, nichts, ich habe kaum was zum Anziehen. Nun, wohin gehst du, du bist Arzt? Immerhin habe ich in Wien promoviert. Ich gehe also in die Ärztekammer, zum Wohnungsreferenten. Der war sicher kein Antisemit, denn er hatte, glaube ich, eine jüdische Frau. Der sagte zu mir: ›Herr Kollege, eine Wohnung kann ich Ihnen leider nicht vermitteln. Denn die haben wir auch nicht. Ich kann Ihnen nur sagen, in welchem Bezirk wir zu viele Ärzte haben, wo Sie sich nicht niederlassen dürfen.‹ Können Sie sich das vorstellen? Ich habe ihn angegrinst und gesagt: ›Und Sie glauben wirklich, dass ich als befreiter jüdischer KZ-ler im Jahr 1945, wenn ich eine Wohnung vom lieben Gott kriege in einem Bezirk, den Sie für mich sperren, dass ich mich um diese Sperre kümmern werde? Guten Tag!‹, und ich bin

sozialdemokratischer AkademikerInnen, Intellektueller und KünstlerInnen (BSA), Wien: Czernin 2005, 216–217.

18 Oberstadtphysikus Ehrenfried Lande berichtete im Juni 1946, dass von den 2.440 niedergelassenen Ärztinnen und Ärzten Wiens 1.341 (das sind 55 %) der NSDAP angehört hatten. Noch 1947 schätzte Lande den Anteil der in Wien praktizierenden schwer belasteten, dauerhaft von der Berufsausübung auszuschließenden Ärztinnen und Ärzte auf 200, den der minder belasteten, bis 1950 auszuschließenden Ärztinnen und Ärzte auf 500. Vgl. Czech, Braune Westen, weiße Mäntel, 191, 196.

19 In einem Bericht des Volksgesundheitsamtes an die alliierte Kommission für Österreich hieß es, dass »eine durchgreifende Reinigung des Berufsstandes der Ärzte noch nicht durchgeführt werden konnte. Dies gilt ganz besonders für die Wiener Spitäler, in denen von der Gemeindeverwaltung zum Teil sogar noch Illegale im Dienste belassen wurden, da die Gemeindeverwaltung den Spitalsbetrieb bei radikaler Entfernung aller Illegalen nicht weiterführen könnte.« Vgl. ÖStA, AdR, BMfsV, Volksgesundheit, Kt. 3, 161.780/45. – Im Allgemeinen Krankenhaus etwa waren noch im Jänner 1946 zahlreiche frühere Mitglieder von NSDAP, SS und SA beschäftigt. Vgl. Czech, Braune Westen, weiße Mäntel, 186.

> gegangen. [...] Ich habe dann Anfang 1946 eine Wohnung gekriegt. Fragen Sie mich nicht, auf welchen Wegen!«[20]

Zur Durchsetzung ihrer berechtigten Interessen gründeten einige politisch und rassistisch verfolgte Ärzte[21] das »Komitee antifaschistischer nazigeschädigter Ärzte«. Obmann war der ehemalige Generalstabsarzt Siegfried Toch (1884–1949), ein Überlebender des Ghettos Theresienstadt. In einem Memorandum, gerichtet an die Leitung der Ärztekammer, forderten die Mediziner ein Ende der Bevorzugung ehemaliger Nationalsozialisten bei der Besetzung von Arbeitsstellen und Praxen. An die Ärztekammer richtete man den Vorschlag, dass von nun an Vertreter des Komitees bei der Ausarbeitung von Stellenplänen bzw. bei der Vergabe freiwerdender Posten mitentscheiden sollten. Die Denkschrift erging gleichfalls an die Vertreter der Ärztevereinigungen, das Bundesministerium für soziale Verwaltung, das dort angesiedelte Opferfürsorgereferat, das Gesundheitsamt sowie den Bundesverband der politisch Verfolgten.[22]

Im Frühjahr 1946 wurde unter der Leitung von Siegfried Toch innerhalb der Wiener Ärztekammer ein Wiedergutmachungsreferat gegründet. Zu seinen Aufgaben zählten vor allem die Unterstützung rückkehrwilliger emigrierter Ärztinnen und Ärzte, die Zuweisung von Praxen und Wohnungen, finanzielle und materielle Hilfe zur Einrichtung von Ordinationen und die Ermöglichung der Wiedereinsetzung von NS-geschädigten KollegInnen in ihre vor 1938 innegehabten Positionen. Ebenso sollten diese ein Vorzugsrecht bei der Besetzung freier Stellen genießen.[23]

Im März 1947 stellte eine Vollversammlung politisch verfolgter Ärztinnen und Ärzte mit Bedauern fest, dass die Wiener Ärztekammer ihrem Auftrag nicht im erwünschten Umfang nachgekommen war. Intention der versammelten MedizinerInnen war es, die Befugnisse des Wiedergutmachungsreferats innerhalb der Ärztekammer zu festigen. Außerdem forderte man von der Standesvertretung die Einrichtung eines Wiedergutmachungsfonds, der aus den Sühneabgaben der im Sinne des kurz zuvor verabschiedeten Nationalsozialistengesetzes belasteten Ärztinnen und Ärzte gespeist werden sollte, um die materielle Hilfestellung für geschädigte BerufskollegInnen zu sichern. In diesem Punkt erklärte sich die Kammer allerdings für nicht zuständig, da dies dem

20 Interview mit Franz Hahn, geführt von Gabriele Anderl, 1987, DÖW, Sammlung Erzählte Geschichte, EG 510.

21 Zu diesen zählten neben dem Obmann Siegfried Toch der Vizeobmann Josef Pichler, Alfred Fischer (1894–1964), Eduard Broczyner (1892–1976), Kurt Penzias (1910–1986), Georg Rechnitzer (geb. 1902), Max Schacherl (1876–1964), Erich Schindel (1906–1993) und Otto Wolken (1903–1975).

22 Vgl. Komitee nazigeschädigter Ärzte, ÖStA, AdR, BMfsV, Volksgesundheit, Kt. 10, 45.938/46.

23 Vgl. Dr. S[iegfried] T[och], Ein Wiedergutmachungs-Referat in der Ärztekammer, in: *Österreichische Ärztezeitung* 1 (1946) 9/10, 10–11.

zuständigen Ministerium obliege. Auch die Besetzung von Stellen sei nicht Sache der Ärztekammer, sondern der Gesundheitsbehörden und Krankenkassen.[24]

Tätigkeit im öffentlichen Gesundheitswesen

Da sich für NS-verfolgte Ärztinnen und Ärzte eine Existenzgründung im niedergelassenen Bereich aufgrund der beschriebenen Situation oft als außerordentlich schwierig erwies, war eine Etablierung im öffentlichen Gesundheitswesen sowie bei Behörden wie der Polizei eine naheliegende Möglichkeit, den Berufsweg wieder aufzunehmen bzw. fortzusetzen. Manche von ihnen waren bereits vor 1938 bzw. 1934 als beamtete MedizinerInnen angestellt gewesen.[25] Mit den ehemaligen »Krankenbehandlern« und den in den Konzentrationslagern tätig gewesenen Ärztinnen und Ärzten eröffnete sich für diese Einrichtungen nun ein Potenzial an MedizinerInnen, die nicht nur den politischen Ansprüchen einer entnazifizierten Verwaltung entsprachen, sondern auch unter extremen Bedingungen zu arbeiten gewohnt und im Umgang mit Epidemien erfahren waren. Sie kamen zum Beispiel im Rahmen der Seuchenbekämpfung an den zuständigen Referaten, Beratungs- und Fürsorgestellen des Gesundheitsamtes zum Einsatz. Ein weiteres Wirkungsfeld war die Wiener Gebietskrankenkasse mit ihren Ambulatorien. Der relativ hohe Anteil NS-verfolgter Ärztinnen und Ärzte – neben ehemaligen »Krankenbehandlern« auch weitere Überlebende sowie RemigrantInnen – im Personalstand der letztgenannten beiden Einrichtungen, insbesondere bei der Wiener Gebietskrankenkasse, weist darauf hin, dass hier am ehesten eine Option bestand, beruflich Fuß zu fassen.[26] Die abgelegte Physikatsprüfung war keine Voraussetzung für eine Aufnahme in den amtsärztlichen Dienst, 1946 war die Möglichkeit gegeben, diese nachzuholen. Im

24 Vgl. O. A., Wiedergutmachungsreferat, in: *Österreichische Ärztezeitung* 2 (1947) 7, 77–78.

25 Bereits vor der Machtergreifung der Nationalsozialisten bzw. der Errichtung des »Ständestaates« war der Eintritt in den öffentlichen Dienst für Ärztinnen und Ärzte jüdischer Herkunft und/oder aus dem Lager der Arbeiterbewegung mangels anderer Optionen eine Möglichkeit zur Karriereentfaltung.

26 Folgende Quellen stützen diesen Befund: Wiener Gebietskrankenkasse, Personalabteilung, Aufstellung der am 14.6.46 im Dienst stehenden Ärzte, Liste der Ärzte deren Dienststelle sich in der engl. Zone befindet, Liste der Ärzte deren Wohnort sich in der engl. Zone befindet, ÖStA, AdR, BMfsV, Volksgesundheit, Kt. 8, 12.445/46. – Magistrat der Stadt Wien, Gesundheitsamt, Liste der Amtsärzte die zur Zeit tätig sind, ÖStA, AdR, BMfsV, Volksgesundheit, Kt. 8, 12.445/46. – Karl Langer, *Handbuch für die Sanitätsberufe Österreichs. Adreß- und Nachschlagewerk über sämtliche Sanitätsberufe, Sanitätsbehörden und sanitäre Einrichtungen in Österreich*, Wien: A. Göschl & Co. (o. J.).

Folgenden sollen anhand ausgewählter Beispiele Berufswege ehemaliger »Krankenbehandler« dargestellt werden.[27]

Gesundheitsamt der Stadt Wien

Die Stelle eines Leiters der Beratungsstelle für Geschlechtskranke am Gesundheitsamt der Stadt Wien in der Gonzagagasse übernahm ab Juni 1945 der am 23.9.1894 in Kreuzburg an der Bistritz geborene Dermatologe Theodor Friedländer (1894–1976). 1923 an der Universität Wien promoviert, trat er in die von Ern(e)st Finger (1856–1939) geleitete II. Klinik für Haut- und Geschlechtskrankheiten ein, wo er seine Facharztausbildung erhielt und bis 1931 beschäftigt war. Anschließend war er als Leiter eines Ambulatoriums für Haut- und Geschlechtskrankheiten der Arbeiterkrankenkasse tätig, bis er als »Geltungsjude« im August 1938 aus seiner Stellung entfernt wurde. 1939 musste er auch seine Privatpraxis aufgeben. Während des Krieges verrichtete er Hilfsarbeiten in einem Arbeitslager in Wien, bevor er als Kontrollarzt der Israelitischen Kultusgemeinde in der Gesundheitsversorgung ungarisch-jüdischer ZwangsarbeiterInnen Beschäftigung fand. Friedländer leitete die Beratungsstelle für Geschlechtskranke mehr als zwei Jahrzehnte lang. 1946 wurde er zum Vizepräsidenten der Dermatologischen Gesellschaft ernannt. 1967 erhielt er das Goldene Ehrenzeichen für Verdienste um die Republik Österreich. Er starb 1976.[28]

Der spätere praktische Arzt und tschechische Staatsbürger Karl Thierfeld (1895–1974) wurde am 7.1.1895 in Iglau, Mähren, geboren. Im Ersten Weltkrieg nahm er als Kriegsfreiwilliger teil und rüstete im November 1918 als Sanitätsleutnant ab, um an der deutschen Universität Prag sein Medizinstudium abzuschließen. Nach der Promotion 1921 war er zunächst als praktischer Arzt tätig, ab 1926 war er staatlicher Distriktsarzt in Salnau im Böhmerwalde. Nach der Annexion des Sudetengebietes durch das nationalsozialistische Deutschland im Jahr 1938 wurde er entlassen. Anschließend arbeitete er in seinem Wohnort als

27 Die biografischen Daten stammen, wenn nicht anders ausgewiesen, aus der Datenbank des Österreichischen Biographischen Lexikons, Domain Jüdische Ärzte in Wien 1938–1945. Sie wurden im Rahmen des Projekts »Das Schicksal der in Wien verbliebenen jüdischen Ärzte von 1938 bis 1945 und die Versorgung ihrer jüdischen Patienten« (Projektnummer LWI0172-22300, Laufzeit: September 2009–April 2013) von Christine Kanzler unter der Projektleitung von Daniela Angetter erhoben.

28 Vgl. Lappin-Eppel, *Ungarisch-jüdische Zwangsarbeiter und Zwangsarbeiterinnen*, 84. – Magistrat der Stadt Wien, Gesundheitsamt, Liste der Amtsärzte die zur Zeit tätig sind, ÖStA, AdR, BMfsV, Volksgesundheit, Kt. 8, 12.445/46. – Wiener Stadt- und Landesarchiv [WStLA], Magistratsabteilung [M.Abt.] 202, A5 – Personalakten 1. Reihe: Theodor Friedländer. – KZ-Verbands-Akt Theodor Friedländer, DÖW 20.100/2727. – Langer, *Handbuch für die Sanitätsberufe*, 21.

Knecht. Im Februar 1942 wurde Thierfeld als Zwangsarbeiter nach Wien verschleppt, wo er zunächst als Straßen- und Hilfsarbeiter eingesetzt wurde. Ab August 1944 wirkte er als Kontrollarzt der Israelitischen Kultusgemeinde für die Lager der ungarisch-jüdischen Zwangsarbeiter im Großraum Wien und übte diese Tätigkeit bis zum April 1945 aus. Während der Kampfhandlungen um die Marienbrücke wurde er durch Granatsplitter schwer verwundet; in der Folge musste ihm ein Arm amputiert werden. Im November 1945 trat er ins Gesundheitsamt ein. Zunächst im Referat zur Bekämpfung übertragbarer Krankheiten beschäftigt, war er danach bis zu seiner Pensionierung 1961 in leitender Funktion bei der Abteilung für Totenbeschau- und Leichenwesen tätig und maßgeblich an der Schaffung eines modernen Leichengesetzes beteiligt. Thierfeld starb 1974.[29]

Marcell Schnardt (urspr. Mendel Schnarch) wurde am 15.3.1894 in Suczawa in der Bukowina geboren. Nachdem er im Ersten Weltkrieg als Sanitätsfähnrich gedient hatte, absolvierte er ein Medizinstudium an der Universität Wien, das er 1924 abschloss. Seine Ausbildung zum Facharzt für innere Medizin erhielt er am Allgemeinen Krankenhaus bei dem Internisten und Neurologen Hermann Schlesinger (1866–1934). Danach war er als niedergelassener Arzt sowie von 1930 bis 1933 als Tuberkulosefürsorgearzt bei der Gemeinde Wien tätig. Nach dem »Anschluss« als jüdischer »Krankenbehandler« zugelassen, war Schnardt sodann am Rothschildspital beschäftigt und nach dessen Übersiedlung in die Malzgasse in Wien-Leopoldstadt als Assistent an der internen Abteilung. Nach dem Ende der nationalsozialistischen Herrschaft in Österreich war Schnardt zunächst in der Tbc-Fürsorgestelle in der Kleinen Sperlgasse in Wien-Leopoldstadt angestellt und verblieb bis 1963 in der Tuberkulosefürsorge der Stadt Wien. Daneben fungierte er als Chefarzt zweier Kassenambulatorien und als ehrenamtlicher Leiter der Lungenambulanz im Spital der Israelitischen Kultusgemeinde. 1950 wurde er dort zum Primar der internen Abteilung bestellt, später zum Spitalsdirektor. Nebenher führte er seine fachärztliche Praxis. Als überzeugter Sozialist war Schnardt von 1949 bis 1955 Vorsitzender der Sozialistischen Ärztevereinigung Österreichs. In der Wiener Ärztekammer hatte er unter anderem von 1950 bis 1962 das Amt des Vizepräsidenten inne. Sein humanitäres Engagement im Rahmen der sogenannten Ungarnhilfe verhalf zahlreichen 1956 nach Österreich geflüchteten StandeskollegInnen zu einer Wie-

29 Vgl. Dr. Karl Thierfeld, Ausübung der Praxis (Curriculum vitae), ÖStA, AdR, BMfsV, Volksgesundheit, Kt. 3, 162007/45. – Magistrat der Stadt Wien, Gesundheitsamt, Liste der Amtsärzte die zur Zeit tätig sind, ÖStA, AdR, BMfsV, Volksgesundheit, Kt. 8, 12.445/46. – WStLA, M.Abt. 202, A5 – Personalakten 1. Reihe: Thierfeld Karl. – Langer, *Handbuch für die Sanitätsberufe*, 21.

dereingliederung in den Beruf. 1967 erhielt er das Goldene Ehrenzeichen für Verdienste um die Republik Österreich. Er starb am 26.3.1970.[30]

Für die Ärztin Rita Smrčka, verheiratete Krause (1913–2004), wurde das Gesundheitsamt zum Ausgangspunkt einer beeindruckenden Laufbahn auf dem Gebiet der Sozialmedizin. Am 9.7.1913 in Wien geboren, absolvierte sie das Akademische Gymnasium und inskribierte im Wintersemester 1932/33 an der Medizinischen Fakultät der Universität Wien. Ihr Studium konnte sie im Rahmen einer »Nichtarierpromotion« am 31.10.1938 noch abschließen. Als Hospitantin kam sie am Rothschildspital unter, bevor sie am 24.9.1942 ins Ghetto Theresienstadt deportiert wurde. Von dort wurde sie im Oktober 1944 nach Auschwitz überstellt, im selben Monat ins KZ Flossenbürg, wo sie bis zur Befreiung im April 1945 verblieb. Nach ihrer Rückkehr nach Wien trat sie ins Gesundheitsamt ein, legte 1946 die Physikatsprüfung ab und war in weiterer Folge Leiterin der Abteilung für zusätzliche Krankenernährung. Außerdem war sie als niedergelassene praktische Ärztin tätig und absolvierte zudem eine tropenmedizinische Ausbildung in Tübingen. 1952 wurde sie am Gesundheitsamt zur Leiterin des Referats »Impfungen für Auslandsreisende« bestellt. Ab 1970 fungierte sie als Stadtphysikus im Gesundheitsamt der Stadt Wien (Landessanitätsdirektion). Rita Krause erwarb große Verdienste um das Wiener Impfwesen, insbesondere durch ihre Publikationen zu Impfproblemen und tropenmedizinischen Fragen. Krause war außerordentliches Mitglied des Obersten Sanitätsrats, der Internationalen Gesellschaft für Neuraltherapie nach Huneke und der Gesellschaft der Ärzte in Wien sowie Mitglied der Österreichischen Tropenmedizinischen Gesellschaft (Österreichische Gesellschaft für Tropenmedizin und Parasitologie). Als Trägerin des Goldenen Ehrenzeichens für Verdienste um die Stadt Wien starb sie am 8.11.2004.[31]

---

30 Vgl. Ermar Junker, Ein Blick zurück III (1949–1955) Wahlen und Funktionsverbote, in: *Analyse Online, Zeitschrift der Sozialdemokratischen Ärztevereinigung Österreichs* (2008) 1, URL: www.analyse-online.at/servlet/ContentServer?pagename=X01/Page/Index&n=X01_1.l.a&cid=1205260774241 (abgerufen am 6.7.2017). – Gauhauptstellenleiter Hobenstorfer an die Kassenärztliche Vereinigung, Abteilung Zulassungswesen, ÖStA, AdR, BMfsV, Kt. 2392, 1939. – WStLA, Ärztekammer Wien, A1 – Personalakten: Ärztinnen und Ärzte: Schnardt Marcell. – WstLA, M.Abt. 202, A5 – Personalakten 1. Reihe: Schnardt Marcell. – KZ-Verbands-Akt Marcell Schnardt, DÖW 20.100/10500.

31 Vgl. Katharina Kniefacz, Rita Smrčka (Krause), Gedenkbuch für die Opfer des Nationalsozialismus an der Universität Wien 1938, URL: gedenkbuch.univie.ac.at/index.php?person_single_id=12665 (abgerufen am 6.7.2017). – KZ-Verbands-Akt Rita Smrčka, DÖW 20.100/6283. – Magistrat der Stadt Wien, Gesundheitsamt, Liste der Amtsärzte die zur Zeit tätig sind, ÖStA, AdR, BMfsV, Volksgesundheit, Kt. 8, 12.445–46.

Wiener Gebietskrankenkasse für Arbeiter und Angestellte

Etliche ehemalige »Krankenbehandler« konnten die wachsenden Aufgaben der Wiener Gebietskrankenkasse, vor allem den Ausbau der Ambulatorien, die Eröffnung von Heilanstalten und das breitere Angebot an Dienstleistungen nach 1945[32] für einen beruflichen Neuanfang nutzen.

Führend im Wiederaufbau der Wiener Gebietskrankenkasse für Arbeiter und Angestellte war der Allgemein- und Sozialmediziner Emil Tuchmann. Er wurde am 5.12.1899 in Jablonitz in der Bukowina geboren und übersiedelte 1915 nach Wien, wo er Medizin studierte und 1927 promoviert wurde. Seine weitere Ausbildung erhielt er an den Kliniken Chvostek (Franz Chvostek, 1864–1944) für Innere Medizin und Hochenegg (Julius Hochenegg, 1859–1940) für Chirurgie am Allgemeinen Krankenhaus, danach kam er als Sekundararzt an die geburtshilflich-gynäkologische Anstalt in der Wielemanngasse in Wien-Währing. Ab 1928 war Tuchmann als beamteter Arzt der Versicherungskasse der kaufmännischen Angestellten tätig, nach seiner politisch motivierten Kündigung 1934 ließ er sich als Allgemeinmediziner in Wien-Leopoldstadt nieder. Daneben fungierte er als Anstaltsarzt, unter anderem in der niederösterreichischen Heilanstalt Grimmenstein. Nach dem »Anschluss« 1938 wurde Tuchmann als jüdischer »Krankenbehandler« zugelassen und war zunächst als erster Fürsorgearzt der Israelitischen Kultusgemeinde für die medizinische Betreuung mittelloser jüdischer PatientInnen verantwortlich. In dieser Eigenschaft organisierte er die Neueinrichtung von Alters- und Siechenheimen sowie eines Kinderspitals in Wien-Leopoldstadt. 1940 wurde er zum Vertrauensarzt für den gesamten Fürsorgebereich der Israelitischen Kultusgemeinde bestellt und war als solcher der Gestapo berichtspflichtig. Tuchmann wurde überdies dem Leiter des Rothschildspitals, Arnold Raschkes (1859–1950), zur Seite gestellt. Als Oberarzt der Arbeitslager ungarisch-jüdischer Zwangsarbeiter in und um Wien war er mit der Organisation der dortigen medizinischen Versorgung betraut. Tuchmann gelang es, zusätzliche Bettenkapazitäten in den jüdischen Einrichtungen, aber auch in öffentlichen Krankenhäusern wie im Wilhelminenspital oder im Meidlinger Notspital (heute Unfallkrankenhaus Meidling) zu organisieren. Er bemühte sich unter widrigsten Umständen, die Interessen der PatientInnen zu vertreten, indem er dank seines Organisationstalents für die ihm unterstellten Einrichtungen unermüdlich vermehrte Aufnahmekapazitäten schuf, über illegale Kanäle Medikamente und Nahrungsmittel beschaffte und Inventar vor dem Zugriff der Behörden rettete. Durch Aufnahme und möglichst

32 Vgl. Wiener Gebietskrankenkasse für Arbeiter und Angestellte, *Bericht der Wiener Gebietskrankenkasse für Arbeiter und Angestellte für die Jahre 1945, 1946 und 1947*, Wien: Wiener Gebietskrankenkasse für Arbeiter und Angestellte 1948.

langfristige Hospitalisierung gelang es ihm zudem, Menschen vor der Deportation zu bewahren. Dennoch hatte er in dem erzwungenen Kooperationsgefüge zwischen Israelitischer Kultusgemeinde und nationalsozialistischen Behörden eine nicht unproblematische Machtposition errungen und wurde unmittelbar nach der Befreiung Österreichs 1945 verhaftet. Tuchmann wurde beschuldigt, MitarbeiterInnen des Rothschildspitals, die sich nicht an die Vorschriften hielten, zur Deportation preisgegeben zu haben, darüber hinaus wurde er der Kollaboration mit der Gestapo und der Bespitzelung von KollegInnen bezichtigt. Das Verfahren wurde jedoch 1946 eingestellt, zumal andere ehemalige MitarbeiterInnen des Rothschildspitals und der Kultusgemeinde in ihren Zeugenaussagen für Tuchmann Partei ergriffen. Bereits Anfang September 1945 erhielt er eine Anstellung an der chefärztlichen Station der Wiener Gebietskrankenkasse für Arbeiter und Angestellte, ehe er 1947 zum Chefarzt sowie auch als beratender Arzt des Hauptverbandes der österreichischen Sozialversicherung bestellt wurde. Zu Tuchmanns Leistungen zählte neben dem Ausbau des Krankenkassenwesens, der Kassenambulatorien und der Betriebsfürsorge insbesondere die Jugendfürsorge. Er war maßgeblich an der Errichtung eines Jugendambulatoriums mit Fachambulanzen beteiligt (eröffnet in Wien-Wieden 1949) und trat als Initiator von Reihenuntersuchungen an Wiener Lehrlingen hervor. Sein Name ist außerdem mit der Errichtung des Hanusch-Krankenhauses und zusammen mit dem Psychiater und Neurologen Hans Hoff (1897–1969) mit der Gründung des Genesungsheims Kalksburg (heute Anton-Proksch-Institut) verbunden. 1950 wurde Tuchmann zum ordentlichen Mitglied des Landessanitätsrats für Wien bestellt, 1956 zum ordentlichen Mitglied des Obersten Sanitätsrats. Nach seiner Pensionierung 1968 setzte er bis 1971 seine Beratertätigkeit für den Hauptverband der österreichischen Sozialversicherung fort. Als Sozialist war Tuchmann beratend an der Erstellung des Humanprogramms der SPÖ (1969) beteiligt. 1969 wurde er Ehrenbürger der Universität Wien. Als einer der bedeutendsten Sozialmediziner der Zweiten Republik erhielt er 1975 das Große Ehrenzeichen für Verdienste um die Republik Österreich. Er starb am 14. 9. 1976 in Wien.[33]

Ebenfalls nach 1945 in der Wiener Gebietskrankenkasse tätig war der Internist und Kardiologe Robert Pfeiffer (1885–1966). Er wurde am 1. 2. 1885 in Wien geboren und 1910 zum Dr. med. an der Universität Wien promoviert. Danach

33 Vgl. Lappin-Eppel, *Ungarisch-jüdische Zwangsarbeiter und Zwangsarbeiterinnen*, 84–85. – Rabinovici, *Instanzen der Ohnmacht*, 275–277, 389–390. – Akt des Landesgerichtes für Strafsachen Wien: Verfahren gegen Dr. Tuchmann wegen Verbrechens nach dem Kriegsverbrechergesetz, DÖW 17142 a, DÖW 17142 b. – Vgl. hier insbesondere: Emil Tuchmann, Bericht über meine Tätigkeit bei der Wiener Kultusgemeinde in den Jahren des Naziregimes 1938–1945, ebd., DÖW 17142 a. – WStLA, Ärztekammer Wien, A1 – Personalakten: Ärztinnen und Ärzte: Tuchmann Emil.

erhielt er eine Assistentenstelle an der I. medizinischen Abteilung des Krankenhauses Wieden. Ende der 1920er-Jahre wurde er Ambulanzleiter in der Krankenanstalt des Vereines Herzstation unter Professor Emil Zak (1877–1949). Nach dem »Anschluss« 1938 als »Fachbehandler« für Innere Krankheiten zugelassen, wurde Robert Pfeiffer Anfang des Jahres 1943 nach Theresienstadt deportiert, wo er als Arzt im Krankenhaus C1 tätig war. Anfang August 1945 kehrte er nach Wien zurück. 1946 übernahm er die Leitung des Ambulatoriums Strohgasse der Wiener Gebietskrankenkasse, das zu einem Großambulatorium und damit zu einem neuen Gesundheitszentrum mit Schwerpunkt auf Krankheitsverhütung, beratende Tätigkeiten und Behandlung ausgebaut wurde. Robert Pfeiffer starb am 21. 7. 1966 in Wien.[34]

Der Laborfacharzt Heinrich Neuhaus (1891–1954) konnte gleichfalls seine Laufbahn bei der Gebietskrankenkasse fortsetzen. Er wurde am 12. 2. 1891 in Wien geboren und schloss 1917 sein Medizinstudium mit der Promotion in Wien ab. Gemeinsam mit Julius Schnek (1888–1938) bzw. Marianne Richter betrieb er in Wien-Alsergrund ein Institut für medizinisch-chemische Diagnostik (Laboratorium für Mikroskopie und Bakteriologie). Nach dem »Anschluss« wurde er als jüdischer »Fachbehandler« zugelassen und betrieb sein Laboratorium weiter. Neuhaus beherbergte und unterstützte politische Oppositionelle und wurde am 13. 10. 1943 in Polizeihaft genommen, wo er bis zum 11. 11. 1943 verblieb. Anschließend wurde er nach Theresienstadt deportiert. Im Juli 1945 konnte er heimkehren und übernahm die Leitung des chemisch-mikroskopischen Laboratoriums der Wiener Gebietskrankenkasse. Er starb am 24. 8. 1954.[35]

Am Kinderambulatorium der Wiener Gebietskrankenkasse Am Fuchsenfeld in Wien-Meidling war die Pädiaterin Sala Weitz (1895–1972) ab Juli 1945 tätig. Geboren am 17. 1. 1895 im damaligen galizischen Kolomea wurde sie 1922 an der Universität Wien promoviert. Nach dem »Anschluss« war sie stellvertretende Leiterin des 1941 eröffneten Kinderkrankenhauses der Israelitischen Kultusgemeinde in der Ferdinandstraße im 2. Bezirk gewesen. Ab 1946 praktizierte Weitz wieder als niedergelassene Kinderfachärztin in Wien. Sie starb 1972.[36]

---

34 Vgl. K. H. Tragl, *Chronik der Wiener Krankenanstalten*, Wien–Köln–Weimar: Böhlau 2007, 757. – KZ-Verbands-Akt Robert Pfeiffer, DÖW 20.100/8680.

35 Vgl. Bundesministerium für Soziale Verwaltung, *Die Einrichtungen Österreichs zur Bekämpfung der Tuberkulose. Auf Grund amtlicher Unterlagen nach dem Stande vom 1. Jänner 1947*, zusammengestellt von F. Puntigam und M. Lasch, Wien: Österreichische Staatsdruckerei 1947, 40. – KZ-Verbands-Akt Heinrich Neuhaus, DÖW 20.100/8132.

36 Vgl. Ingrid Arias, »... und in Wirklichkeit war es Zufall, dass man am Leben geblieben ist...«. Das Schicksal der jüdischen Ärztinnen in Wien 1938–1945, in: Dies. (Hg.): *»Im Dienste der Volksgesundheit«. Frauen – Gesundheitswesen – Nationalsozialismus*, Wien: Verlagshaus der Ärzte 2006, 31–92, 77–79. – Wiener Gebietskrankenkasse, Liste der Ärzte deren Dienststelle sich in der engl. Zone befindet, ÖStA, AdR, BMfsV, Volksgesundheit, Kt. 8, 12.445/46. – KZ-Verbands-Akt Sala Weitz, DÖW 20.100/13308.

Bundespolizeidirektion Wien

Paul Klaar (1887–1948) kam am 19. 1. 1887 als Sohn des Oberbezirksarztes und Stadtphysikus Ludwig Klaar (1849–1922) in Wien zur Welt. Nach dem Besuch des Piaristengymnasiums studierte er Medizin an der Universität Wien, wo er 1911 promoviert wurde. Seine Ausbildung absolvierte er unter anderem an der I. Universitätsfrauenklinik in Wien unter Friedrich Schauta (1849–1919). Im Ersten Weltkrieg war er Kommandant eines Feldlazaretts. Danach wirkte er als Facharzt für Gynäkologie, bis er 1922 die Praxis seines Vaters übernahm und als praktischer Arzt ordinierte. Ab 1919 stand er im Dienst der Bundespolizeidirektion Wien und errang die Position eines Polizeisanitätsrats. Nach dem »Anschluss« wurde Klaar zwangsweise pensioniert. Vom 10. bis zum 27. 11. 1938 war er im Polizeigefängnis Rossauer Lände inhaftiert. Danach als »Krankenbehandler« zugelassen, fungierte er als Chefarzt in den Sammellagern Sperlgasse und Malzgasse, wo er für die medizinische Betreuung der zur Deportation bestimmten Häftlinge zuständig war und Gutachten über deren Transportfähigkeit ausstellte. Am 27. 5. 1943 wurde er gemeinsam mit seiner Frau Alice (geb. 1892) und seiner Mutter ins Konzentrationslager Theresienstadt verbracht, wo er als Leiter einer Altersheimabteilung seinen Dienst versah. Nach der Rückkehr aus der mehr als zweijährigen Haft Anfang August 1945 konnte Klaar erneut in die Bundespolizeidirektion Wien eintreten und wurde bald zum Chefarzt befördert. Daneben war er als niedergelassener praktischer Arzt und als beeideter Gerichtssachverständiger tätig. Nach drei Selbstmordversuchen erlag Klaar am 12. 9. 1948 seinen Verletzungen nach einem Verkehrsunfall.[37]

In den Polizeidienst zurückkehren konnte auch Paul Pollak (1892–1974). Er wurde am 20. 4. 1892 in Mährisch-Aussee als Sohn eines Eisenbahningenieurs geboren. Nach seiner Promotion an der Universität Wien 1919 trat er noch im selben Jahr in den Polizeidienst ein. 1938 wurde er als jüdischer »Fachbehandler« für Lungenkrankheiten zugelassen, aber bereits im Oktober 1938 ins Konzentrationslager Buchenwald deportiert. Pollak gelang nach seiner Entlassung mit einem Touristenvisum die Flucht nach Italien, wo er 1940 in Mailand verhaftet und ins Internierungslager Urbisaglia eingeliefert wurde. Dort war er als Lagerarzt aktiv. Nach der deutschen Besetzung im Spätsommer 1943 wurde Pollak 1944 gemeinsam mit anderen Insassen von Urbisaglia über das Transitlager Fossoli nach Auschwitz deportiert. Im Juni 1945 kehrte er nach Wien zurück.

37 Vgl. George Clare, *Letzter Walzer in Wien*, Wien: Mandelbaum 2001, 267–268. – Rabinovici, *Instanzen der Ohnmacht*, 401. – KZ-Verbands-Akt Paul Klaar, DÖW 20.100/5563. – Emil Tuchmann, Bericht über meine Tätigkeit bei der Wiener Kultusgemeinde in den Jahren des Naziregimes 1938–1945, Akt des Landesgerichtes für Strafsachen Wien: Verfahren gegen Dr. Tuchmann wegen Verbrechens nach dem Kriegsverbrechergesetz, DÖW 17142 a. – WStLA, Ärztekammer Wien, A1. – Personalakten: Ärztinnen und Ärzte: Klaar Paul.

Danach war er an der Tbc-Fürsorgestelle des Gesundheitsamtes in der Borschkegasse in Wien-Alsergrund beschäftigt. Er trat erneut in den Dienst der Polizei und wurde 1948 zum Chefarzt der Polizeidirektion Wien befördert. Außerdem war er als niedergelassener Lungenfacharzt tätig. 1957 ging er in Pension und starb im Mai 1974 in Wien.[38]

Spitals- und Versorgungseinrichtungen der Gemeinde Wien

Eine Anstellung ehemaliger »Krankenbehandler« in einem öffentlichen Krankenhaus oder einer Versorgungseinrichtung der Stadt Wien fand offenbar in geringerem Ausmaß statt. Hingegen konnten zahlreiche politisch belastete Ärztinnen und Ärzte im Spitalsdienst verbleiben. Nur wenigen der überlebenden jüdischen Ärztinnen und Ärzte gelang es in der Folge, leitende Positionen zu erringen.

Die spätere Kinderärztin Fanny Reiter (1895–1972) wurde am 14.11.1895 in Czernowitz in der Bukowina geboren und 1923 an der Universität Wien promoviert. 1924 erhielt sie eine Stelle als Sekundarärztin am Mautner-Markhof'schen Kinderspital und war von 1928 bis 1934 als Assistentin und schließlich Primaria am Karolinen-Kinderspital tätig. Nach dem »Anschluss« Oberärztin wurde sie als jüdischer »Fachbehandler« für Kinderkrankheiten zugelassen und war im Waisenhaus der Israelitischen Kultusgemeinde tätig. Im April 1941 übernahm sie die Leitung des neu gegründeten Kinderspitals in der Ferdinandstraße in Wien-Leopoldstadt. Außerdem war sie als Kontrollärztin für ungarisch-jüdische ZwangsarbeiterInnen eingesetzt. Unmittelbar nach der Befreiung wurde Fanny Reiter als Mutterberatungsärztin bei den Beratungsstellen im 9. und 17. Wiener Gemeindebezirk angestellt, 1946 trat sie ihren Dienst im Zentralkinderheim der Stadt Wien an und wurde schließlich Primaria dieser Anstalt. Sie starb am 25.6.1972.[39]

Franziska Stengel (1904–1997), die am 14.9.1904 in Wien geboren wurde, studierte Medizin, Psychologie und Soziologie und wurde 1930 an der Universität Wien promoviert. Stengel ließ sich im Allgemeinen Krankenhaus zur Internistin ausbilden und arbeitete danach im Altersheim Lainz. Nach dem »Anschluss« praktizierte sie als jüdischer »Krankenbehandler« im 6. und 4. Wiener Gemeindebezirk. Nach dem Ende des Zweiten Weltkriegs wurde sie Primaria der Stoffwechselabteilung im Altersheim Lainz. Vorübergehend hatte sie auch die

38 Vgl. Christina Köstner/Klaus Voigt (Hg.), *Österreichisches Exil in Italien 1938–1945*, Wien: Mandelbaum 2009, 171–172. – KZ-Verbands-Akt Paul Pollak, DÖW 20.100/8950.

39 Vgl. Arias, »... und in Wirklichkeit war es Zufall«, 48. – WStLA, M.Abt. 202, A5 – Personalakten 1. Reihe: Reiter Fanny.

Position einer Vizedirektorin des Altersheims inne. Als international anerkannte Gerontologin gilt sie heute als Pionierin des kognitiven Gedächtnistrainings (»Stengel-Methode«). Sie verfasste über 100 wissenschaftliche Aufsätze und mehrere populärwissenschaftliche Bücher. Stengel war Trägerin des Goldenen Ehrenzeichens für Verdienste um das Land Wien. Sie starb am 28. 8. 1997.[40]

Oskar Stricker-Barolin (1886–1972) wurde am 11. 3. 1886 in Wien geboren und an der dortigen Universität 1911 zum Dr. med. promoviert. Er vertiefte seine Kenntnisse zunächst als Demonstrator am Anatomischen Institut bei Julius Tandler (1869–1936) und anschließend an der I. Chirurgischen Universitätsklinik bei Anton Eiselsberg (1860–1939). Eine weitere Ausbildung an der urologischen Abteilung der Wiener Allgemeinen Poliklinik wurde durch seine Kriegsdienstleistung im Ersten Weltkrieg unterbrochen. Erst 1920 konnte er aus der Kriegsgefangenschaft heimkehren. Nach dem »Anschluss« 1938 wurde Stricker-Barolin als jüdischer »Fachbehandler« für Krankheiten der Harnwege zugelassen. Einen Selbstmordversuch im Haus der Gestapo am Morzinplatz überlebte er. Nach der Befreiung übernahm er 1945 die Leitung der urologischen Abteilung des Sophien-Spitals. Stricker-Barolin machte sich nicht nur als Fachschriftsteller, sondern auch als Sekretär der Urologischen Gesellschaft verdient. Er starb 1972.[41]

International bekannt ist der Begründer der Psychotherapierichtung »Logotherapie und Existenzanalyse« Viktor Emil Frankl. Frankl wurde am 26. 3. 1905 in Wien als Sohn einer Beamtenfamilie geboren. Bereits während seiner Gymnasialzeit von 1915 bis 1923 in Wien befasste er sich mit den Theorien von Sigmund Freud (1856–1939) und des Begründers der Individualpsychologie Alfred Adler (1870–1937). Er engagierte sich zudem in der sozialdemokratischen Bewegung, war ab 1921 Funktionär der Sozialistischen Arbeiterjugend und später Obmann der sozialistischen Mittelschüler Österreichs. Sein Medizinstudium an der Universität Wien schloss er 1930 ab. Zunächst Assistent an der psychotherapeutischen Abteilung der Psychiatrischen Universitätsklinik in Wien, setzte er von 1931 bis 1932 seine Ausbildung zum Facharzt für Neurologie im »Maria Theresien Schlössl« fort. Von 1933 bis 1937 leitete er den »Selbstmörderinnenpavillon« am städtischen Psychiatrischen Krankenhaus Wien Am Steinhof, wo er jährlich rund 3.000 Patientinnen betreute. 1937 eröffnete er eine

---

40 Vgl. Ingrid Arias, »… und bietet Gewähr, sich jederzeit rückhaltlos einzusetzen…«. Kontinuitäten und Brüche in den Karrieren des ärztlichen Personals im Altersheim Lainz 1938–1945, in: Dies./Sonia Horn/Michael Hubenstorf (Hg.), *»In der Versorgung«. Vom Versorgungshaus Lainz zum Geriatriezentrum »Am Wienerwald«*, Wien: Verlagshaus der Ärzte 2005, 215–253, 223. – Michael Hubenstorf, Lainz, die ÄrztInnen und die Republik, in: Ebd., 255–282, 280–281.

41 Vgl. Tragl, *Chronik der Wiener Krankenanstalten*, 350. – Langer, *Handbuch für die Sanitätsberufe*, 153.

eigene Praxis als Facharzt für Neurologie und Psychiatrie. Daneben leitete er von 1928 bis 1938 von ihm gegründete psychologische Jugendberatungsstellen. Nach dem »Anschluss« 1938 als jüdischer »Fachbehandler« für Nerven- und Geisteskrankheiten zugelassen, arbeitete er in der Ambulanz für Nervenkranke des Rothschildspitals, wo er 1940 die Nachfolge von Moritz Infeld (geb. 1868) als Leiter der neurologischen Station antrat. Umstritten sind bis heute die in dieser Zeit von ihm durchgeführten Gehirnoperationen an PatientInnen nach Suizidversuchen. Zugleich sind jedoch seine Bemühungen überliefert, die von den Nationalsozialisten angeordnete Euthanasie von »Geisteskranken« mittels falscher Diagnosen in seinen ärztlichen Gutachten zu verhindern. Am 24.9.1942 wurde Frankl selbst Opfer der Deportationen. Gemeinsam mit seiner Frau Tilly, geborene Grosser (geb. 1920), Krankenschwester am Rothschildspital, kam er ins Ghetto Theresienstadt, später nach Auschwitz, Bergen-Belsen (wo Tilly Frankl umkam), Dachau-Kaufering und Dachau-Türkheim. 1945 konnte er nach Wien zurückkehren. 1946 übernahm er die Leitung der Neurologischen Klinik der Allgemeinen Poliklinik und absolvierte nebenbei ein Philosophiestudium, das er 1948 mit dem Doktorat abschloss. Ab 1948/49 Privatdozent für Neurologie und Psychiatrie an der Medizinischen Fakultät der Universität Wien, wurde Frankl 1955 zum Professor ernannt. 1950 gründete er die »Österreichische Ärztegesellschaft für Psychiatrie« und übernahm die Präsidentschaft. Für seine Verdienste erhielt Frankl zahlreiche Ehrungen, unter anderem wurde er 1997 Ehrenmitglied der Österreichischen Akademie der Wissenschaften. Bereits ab 1995 Ehrenbürger der Stadt Wien, erhielt er im selben Jahr das Große Goldene Ehrenzeichen mit dem Stern für Verdienste um die Republik Österreich. Er starb am 2.9.1997 in Wien.[42]

Spital und Altenheim der Israelitischen Kultusgemeinde nach 1945

Neben dem kommunalen Bereich waren es nach Kriegsende die Einrichtungen der jüdischen Kultusgemeinde, wo einige der ehemaligen »Krankenbehandler« ihren ärztlichen Dienst fortsetzen konnten.

Das Rothschildspital, nach der Räumung 1942 von der Gestapo enteignet und in ein Lazarett umfunktioniert, wurde durch Bombentreffer schwer beschädigt und nach dem Ende des Zweiten Weltkriegs mithilfe der US-Militärregierung notdürftig wieder instand gesetzt. Bis 1952 diente es als Zwischenstation für rund 250.000 Flüchtlinge aus Polen, Rumänien und Ungarn auf dem Weg über

42 Vgl. Alfried Längle, *Viktor Frankl. Ein Porträt*, München–Zürich: Piper 2001. – Timothy Pytell, *Viktor Frankl. Das Ende eines Mythos?*, Innsbruck–Wien–Bozen: StudienVerlag 2005. – Viktor E. Frankl, *Dem Leben Antwort geben. Autobiografie*, Weinheim: Beltz 2017.

Österreich in die USA oder nach Palästina. Mehrere Versuche einer nachhaltigen Wiedererrichtung scheiterten an den finanziellen Mitteln. Der Gebäudekomplex wurde 1959 von der Kultusgemeinde an die Kammer der gewerblichen Wirtschaft verkauft, die 1960 nach dem Abriss auf dem Gelände das Wirtschaftsförderungsinstitut errichtete. Parallel zum Rothschildspital stand das Israelitische Spital in der Seegasse zunächst für die Behandlung und Versorgung der PatientInnen, später als Altersheim zur Verfügung. Dieses war ebenfalls 1942 von der Gestapo geräumt worden und übersiedelte in das Krügerheim in der Malzgasse 7 in Wien-Leopoldstadt. Nach der Befreiung Wiens wurde das Gebäude in der Seegasse der Israelitischen Kultusgemeinde zurückgegeben. Zunächst fanden dort RückkehrerInnen aus den Konzentrationslagern bzw. der Emigration Aufnahme. Nach der Renovierung wurde das Gebäude vorerst wieder als Altersheim und ab 1952, nachdem das Spital in der Malzgasse 16 geschlossen worden war, als Spital der Israelitischen Kultusgemeinde genutzt. Neben einer internen und einer chirurgischen Abteilung verfügte das Spital über ein Röntgeninstitut und Ambulanzen für Innere Medizin, Chirurgie, Urologie, Gynäkologie, Augenheilkunde, Dermatologie und Hals-Nasen-Ohren-Erkrankungen.[43]

Matthias Reich (1878–1957) wurde am 30.9.1878 im ungarischen Baja geboren und 1903 in Wien promoviert. Danach wirkte er bis 1912 als Sekundararzt an der I. chirurgischen Abteilung des Wiener Allgemeinen Krankenhauses. 1920 übernahm er als Vorstand die chirurgische Abteilung des Kaiser-Franz-Josef-Ambulatoriums in Wien-Mariahilf. Nach dem »Anschluss« 1938 leitete er als jüdischer »Krankenbehandler« die chirurgische Abteilung am Rothschildspital, die mit der urologischen Station zusammengelegt wurde. Matthias Reich konnte die Zeit des Nationalsozialismus in Wien überleben und wurde Primararzt sowie Direktor des 1952 wiedererrichteten Israelitischen Spitals. Er starb am 30.11. 1957 in Wien.[44]

Der Internist Julius Donath (1870–1950) kam am 11.11.1870 als Sohn eines Geschäftsmanns in Wien zur Welt. Er besuchte das Franz-Joseph-Gymnasium, wo er 1889 maturierte, und studierte anschließend Medizin an der Universität Wien. Nach seiner Promotion 1895 vertiefte er seine Kenntnisse unter anderem an der I. Medizinischen Universitätsklinik bei Hermann Nothnagel (1841–1905) und als Assistent an der internen Abteilung der Wiener Poliklinik bei Julius

43 Vgl. Tragl, *Chronik der Wiener Krankenanstalten*, 755–756.

44 Vgl. H. Kunz, Nachruf für Prim. Dr. Matthias Reich, in: *Klinische Medizin* 13 (1958), 256. – August Borchard/Walter Brunn (Hg.), Deutscher Chirurgen-Kalender. Verzeichnis der dt. Chirurgen und Orthopäden mit Biographien und bibliographischen Skizzen, der Direktoren der chirurg. Universitätskliniken und der leitenden Ärzte der Chirurg. Abt. öffentl. Krankenhäuser, 2. Auflage, Leipzig: Barth 1926. – Harry Schneiderman/Itzhak J. Carmin (Hg.), *Who's who in world Jewry. A biographical dictionary of outstanding Jews*, New York: Mc Kay 1955. – KZ-Verbands-Akt Matthias Reich, DÖW 20.100/9370.

Mannaberg (1860–1941). Von 1898 bis 1907 wirkte er als Assistent an der Klinik Nothnagel. 1905 habilitierte er sich an der Medizinischen Fakultät der Universität Wien für Innere Medizin mit einer Arbeit über paroxysmale Kältehämoglobinurie. 1910 wurde Donath zum Primararzt der II. Medizinischen Klinik am neu errichteten Krankenhaus der Wiener Kaufmannschaft in Wien-Döbling bestellt, wo er, 1927 auch zum ao. Professor ernannt, bis 1936 tätig war. Daneben fungierte er ebenfalls ab 1910 bis Februar 1938 als Konsiliararzt der Krankenkasse für kaufmännische Angestellte. Nach dem »Anschluss« Österreichs wurde Donath die venia legendi entzogen. Als »Krankenbehandler« übernahm er ab Oktober 1938 die Leitung der internen Abteilung am Spital der Israelitischen Kultusgemeinde. Er überlebte die Zeit der NS-Herrschaft in Wien, geschützt durch die Ehe mit der nichtjüdischen Anna, geb. Kindler (1883–1962). Nach der Befreiung verblieb er an seinem Posten als Leiter der internen Abteilung. Die Serodiagnostik verdankt Donath, in Zusammenarbeit mit dem Pathologen und späteren Nobelpreisträger Karl Landsteiner (1868–1943), die Entwicklung des Bluttests zum Nachweis der nach ihren Erforschern benannten Donath-Landsteiner-Antikörper zur Diagnose der paroxysmalen Kältehämoglobinurie (Donath-Landsteiner-Test). Weitere Forschungen widmete er den Erkrankungen der Nierenhüllen, der Chondrodystrophie (Kleinwuchs), der Proteinkörpertherapie sowie der Malariatherapie. Donath war Mitglied der Gesellschaft der Ärzte sowie der Gesellschaft für Innere Medizin und Kinderheilkunde in Wien. 1930 wurde ihm das Goldene Ehrenzeichen für Verdienste um die Republik Österreich verliehen. Er starb am 1.9.1950 in Wien.[45]

Universität Wien

Nur wenige der ehemaligen »Krankenbehandler« kehrten als Lehrende an die Universität Wien zurück. Die Neubesetzung der Vorstandspositionen an den Universitätsinstituten erfolgte großteils durch Hochschullehrer, die nach dem »Anschluss« aufgrund ihrer Nähe zum austrofaschistischen Regime von ihren Posten entfernt worden waren. Somit kann von einer personellen Kontinuität der konservativ-katholischen Eliten auch an der Medizinischen Fakultät gesprochen werden.[46] Kaum Interesse bestand an der Wieder- und Neubesetzung der Lehr-

45 Vgl. Judith Bauer-Merinsky, *Die Auswirkungen der Annexion Österreichs durch das Deutsche Reich auf die medizinische Fakultät der Universität Wien im Jahre 1938*, phil. Diss., Wien 1980, 36. – O. A., o. T., *Wiener klinische Wochenschrift* 62 (1950) 43, 818. WStLA, Ärztekammer Wien, A1 – Personalakten: Ärztinnen und Ärzte: Donath Julius.

46 Vgl. Ingrid Arias, *Die Wiener Medizinische Fakultät von 1945 bis* 1955. *Entnazifizierung, Personalpolitik und Wissenschaftsentwicklung*, phil. Diss., Wien 2013, 119–124. – Zur Besetzungspolitik an der Medizinischen Fakultät vgl. ebd., 150–182.

kanzeln aus den Reihen der Remigranten und Holocaust-Überlebenden.[47] Zum Teil war den vertriebenen jüdischen Professoren schon aufgrund ihres Alters die Fortsetzung ihrer universitären Laufbahn nicht mehr möglich. Der Faktor Alter war jedoch nicht immer ein Hindernisgrund, wenn es galt, ehemalige Parteigänger des »Ständestaats« an die Lehrkanzeln zu berufen. Antisemitismus war offenkundig ein Grund, dass die Berufung emigrierter oder überlebender Mediziner in etlichen Fällen scheiterte, wie das Beispiel von Robert Otto Stein (1880–1951) zeigt. Dieser war 1946 vom Professorenkollegium für die Nachfolge des Dermatologen Wilhelm Kerl (1880–1945) befürwortet worden. Diesem Vorschlag wurde seitens der zuständigen Ministerialbeamten nicht nähergetreten, was vordergründig mit dem fortgeschrittenen Alter des Kandidaten begründet wurde.[48]

Kurzzeitig kehrte Robert Otto Stein zumindest in den Lehrkörper der Universität Wien zurück. Stein kam am 13. 12. 1880 als Sohn des Rechtsanwalts Adolf Stein (1838–1937) in Wien zur Welt. Er studierte Medizin an der dortigen Universität und wurde im Jahr 1904 promoviert. Zunächst an internen und chirurgischen Kliniken tätig, vertiefte er seine Ausbildung 1905 als Hospitant am Pathologisch-Anatomischen Institut der Universität Wien sowie 1906–1907 als Volontär an der Klinik für Haut- und Geschlechtskrankheiten (Klinik Finger). Danach folgte ein zweijähriger Aufenthalt in Bern, wo er an der Dermatologischen Universitätsklinik bei Josef Jadassohn (1863–1936) beschäftigt war. Nach Wien zurückgekehrt, wirkte Stein bis 1927 an der Klinik für Haut- und Geschlechtskrankheiten als Assistent, ab 1926 als erster Assistent. Danach übernahm er die Leitung der Abteilung für Haut- und Geschlechtskrankheiten am Kaiser-Franz-Joseph-Ambulatorium und des Spitals in Wien-Mariahilf (Mariahilfer Ambulatorium). Stein, der sich 1915 habilitiert hatte, war außerdem als Privatdozent bzw. ab 1926 als ao. Professor für Dermatologie und Syphilidologie im Lehrkörper der Universität Wien vertreten. Im Rahmen seiner reichen Publikationstätigkeit zu den Haut- und Geschlechtskrankheiten war er Autor von grundlegenden Werken sowie Fachkapiteln in mehreren medizinischen Handbüchern. Seine Forschungsschwerpunkte umfassten Pilzerkrankungen der Haut sowie Haarerkrankungen. Im April 1938 wurde dem weltweit anerkannten Forscher die venia legendi entzogen und er wurde von seinem Posten als Abteilungsvorstand im Mariahilfer Ambulatorium entfernt. Danach war er als jüdischer »Krankenbehandler« zugelassen und am Rothschildspital tätig, wo er 1939 in der Nachfolge von Hans Königstein (1878–1960), der nach Palästina emigriert war, der dermatologischen Abteilung vorstand. Durch seine Ehe mit Maria Jahn (1889–1952), die nicht jüdischer Herkunft war, konnte er in Wien

47 Vgl. ebd., 183–206.
48 Vgl. ebd., 168–169.

überleben. 1945 wurde Robert Otto Stein zum Ambulanzleiter bei der Wiener Gebietskrankenkasse bestellt. Auch seine Lehrtätigkeit an der Universität Wien nahm er in diesem Jahr wieder auf. 1946 wurde ihm der Titel eines ordentlichen Professors verliehen. 1948 übernahm er die Präsidentschaft der Österreichischen Gesellschaft für Dermatologie. Er starb nach längerer Krankheit am 12.5. 1951 in Wien.[49]

Ein bedeutender Mediziner, der sich nach 1945 nicht nur um den Wiederaufbau des Gesundheitswesens in Wien Verdienste erwarb, sondern auch die venia legendi wieder erhielt, war Max Schacherl (1876–1964). Geboren am 6.11. 1876 in Wien, erwarb er an der dortigen Universität 1902 das Doktorat. Seine Ausbildung zum späteren Facharzt für Neurologie und Psychiatrie absolvierte er bei Lothar Frankl-Hochwart (1862–1914) sowie von 1913 bis 1924 an der Psychiatrischen Klinik bei Julius Wagner-Jauregg (1857–1940). 1919 habilitierte sich Schacherl für Neurologie und Psychiatrie, von 1924 bis 1938 fungierte er als Vorstand der Neurolues-Station und des Ambulatoriums für Nervenkranke am Kaiser-Franz-Josefs-Spital. Nach dem »Anschluss« aus seiner Position entfernt und als jüdischer »Fachbehandler« für Nerven- und Geisteskrankheiten zugelassen, emigrierte er bald nach Großbritannien. Nach der Befreiung erfolgte seine Rückkehr nach Österreich. Im April 1946 wurde ihm die venia docendi wiederverliehen und er übte seine Lehrtätigkeit an der Universität Wien bis zum Jahre 1950 aus. Im Mai 1946 kehrte er an das Kaiser-Franz-Josef-Spital zurück, ab Jänner 1947 übernahm er zusätzlich provisorisch die Leitung der neurologischen Ambulanz der Rudolfstiftung. Von 1947 bis zu seiner Pensionierung 1958 leitete er die neurologische Ambulanz der Gebietskrankenkasse in der Strohgasse. Er gehörte dem Landessanitätsrat an. Schacherl, der sich im Rahmen des erwähnten Komitees für die Entschädigung der NS-verfolgten Ärztinnen und Ärzte einsetzte, war auch Aufsichtsrat und Mitglied bzw. ab 1946 Ehrenmitglied der Gesellschaft der Ärzte in Wien. Er starb im Oktober 1964 in Wien.[50]

Der Oto-Laryngologe Julius Popper (1888–1956) konnte, trotz vorgerückten Alters, nach seiner Remigration noch eine Universitätslaufbahn einschlagen. Geboren am 29.7.1888 in Wien, wurde er 1918 an der dortigen Universität promoviert und erhielt seine Ausbildung zuerst in allgemeiner Chirurgie unter Professor Hans Finsterer (1877–1955). Anschließend war er Assistent an der I.

49 Vgl. Bauer-Merinsky, *Die Auswirkungen der Annexion Österreichs*, 254–256. – Leopold Arzt, Prof. Dr. Robert Otto Stein, in: *Wiener klinische Wochenschrift* 63 (1951) 22, 408. – KZ-Verbands-Akt Robert Otto Stein, DÖW 21.100/11701.

50 Vgl. Bauer-Merinsky, *Die Auswirkungen der Annexion Österreichs*, 232–233. – O. A., Schacherl Max, in: Werner Röder/Herbert A. Strauss (Hg.), *International Biographical Dictionary of Central European Emigrés 1933–1945 / Biographisches Handbuch der deutschsprachigen Emigration nach 1933* (Band 2), München: Saur 1999, 1019. – Langer, *Handbuch für die Sanitätsberufe*, 21.

Universitätsklinik für Hals-, Nasen- und Ohrenkrankheiten bei Professor Heinrich Neumann (1873–1939). Von 1928 bis 1936 fungierte er als Konsiliararzt in Wiener Kinderspitälern. Nach dem »Anschluss« als jüdischer »Krankenbehandler« zugelassen, stand er bis zu seiner Emigration 1939 nach Großbritannien der Hals-, Nasen- und Ohren-Abteilung des Rothschildspitals vor. Zunächst am Guy's Hospital in London tätig, wurde er 1941 zum Vorstand der Hals-, Nasen- und Ohren-Abteilung am LCC Hospital in Bexley, Kent, bestellt. 1946 kehrte er nach Österreich zurück, wo er im selben Jahr das Primariat der HNO-Abteilung am Hanusch-Krankenhaus übernahm. 1947 erfolgte seine Habilitation. Popper starb am 4. 1. 1956 in Wien.[51]

Ebenfalls an die Universität seiner Geburtsstadt kehrte der in Wien am 12. 12. 1877 geborene Alfred Saxl (1877–1962) zurück. Er wurde 1902 promoviert, habilitierte sich 1921 als Dozent für orthopädische Chirurgie und lehrte als ao. Professor bis zur Widerrufung seiner venia legendi am 22. 4. 1938. Am 7. 11. 1939 als jüdischer »Fachbehandler« zugelassen, war er bis zu seiner Deportierung am 1. 10. 1942 nach Theresienstadt im Rothschildspital tätig. Im Sommer 1945 gelang ihm die Rückkehr nach Wien, am 29. 8. 1945 wurde ihm der Titel eines ao. Professors wiederverliehen. Er starb am 12. 3. 1962 in Wien.[52]

Zusammenfassung und Resümee

In den unmittelbaren Nachkriegsjahren war das öffentliche Gesundheitswesen für die überlebenden Ärztinnen und Ärzte, die als sogenannte »Krankenbehandler« im Gesundheitswesen der Wiener Israelitischen Kultusgemeinde tätig gewesen waren, eine Möglichkeit der beruflichen Wiederetablierung, gestaltete sich doch der Wiedererhalt und die Zuweisung von Wohnungen und Ordinationen äußerst schwierig. Im Rahmen der Reorganisation der Gesundheitsverwaltung traten sie an die Stelle jener Beamten, die als Nationalsozialisten zu Kriegsende geflohen waren bzw. aus dem Dienst entfernt wurden. Wirkungsbereiche dieser Ärztinnen und Ärzte waren in erster Linie Einrichtungen des Wiener Gesundheitsamtes und der Wiener Gebietskrankenkasse. Anstellungen ehemals verfolgter MedizinerInnen in öffentlichen Spitalseinrichtungen können

51 Vgl. O. A., Popper Julius, in: Verlag E. Huttern (Hg.), *Wer ist wer in Österreich*, Huttern: Klagenfurt 1951, 151. – Emil Schlander, Nachruf für Dozent Julius Popper, in: *Wiener klinische Wochenschrift* 68 (1956) 4, 71.

52 Vgl. Bauer-Merinsky, *Die Auswirkungen der Annexion Österreichs*, 219–220. – Katharina Kniefacz, Alfred Saxl, Gedenkbuch für die Opfer des Nationalsozialismus an der Universität Wien 1938, URL: gedenkbuch.univie.ac.at/index.php?person_single_id=34335 (abgerufen am 17. 6. 2017).

in geringerem Ausmaß festgestellt werden. Wenige ehemalige Hochschullehrer kehrten in der Nachkriegszeit an die Medizinische Fakultät zurück.

Von wenigen Ausnahmen abgesehen konnten die ehemaligen »Krankenbehandler« weder im Bereich der öffentlichen Gesundheitsverwaltung noch in Spitälern und Universitäten Spitzenpositionen, z. B. als KlinikleiterIn oder Vorstand/Vorständin eines Universitätsinstituts, erringen. Leitungsfunktionen übernahmen diese MedizinerInnen etwa als LeiterInnen von Spezialabteilungen des Gesundheitsamtes, von Kassenambulatorien oder in Form von Primariaten in öffentlichen Spitälern. Ein ehemaliger Kontrollarzt für jüdische ZwangsarbeiterInnen, Karl Thierfeld, brachte es in den Folgejahren zum Stadtphysikus, dem Landessanitätsrat Wien gehörte der ehemalige »Krankenbehandler« Max Schacherl an.

Welche Entscheidungsstrukturen bei der Besetzung dieser Stellen wirksam waren, bzw. inwieweit informelle Netzwerke oder persönliche Beziehungen abseits der offiziellen Vorgaben für Bewerbungen eine Rolle spielten, kann derzeit nicht beantwortet werden. Hier wären vertiefende Forschungen nötig.

Zugleich können diese vielfach beeindruckenden Laufbahnen nicht darüber hinwegtäuschen, dass eine konsequente Entnazifizierung des Berufsstandes der Ärztinnen und Ärzte, der einen der höchsten Anteile an Mitgliedern der NSDAP und anderen NS-Organisationen aufwies, nicht stattgefunden hatte und sowohl im Sinne des Nationalsozialistengesetzes »belastete« als auch »minderbelastete« MedizinerInnen in großer Zahl ihren Beruf unbehelligt weiter ausüben konnten.[53]

Fest steht, dass die ehemaligen »Krankenbehandler«, die sich nach schweren Verfolgungen und Entbehrungen gleichsam von der »Stunde Null« der Zweiten Republik an als Ärztinnen und Ärzte in den Dienst der Wiener Bevölkerung stellten, eine bedeutende Rolle beim Wiederaufbau des Wiener Gesundheitswesens spielten und einen festen Platz in der österreichischen Sozialmedizin erworben haben.

Daniela.angetter[at]oeaw.ac.at

c.kanzler[at]gmx.net

53 Vgl. Czech, Braune Westen, weiße Mäntel, 196–201.

8. Disziplinen und Vernetzungen im internationalen Feld

Wolfgang Schütz

Einfluss der Pharmakologie auf die moderne Medizin

The Influence of Pharmacology on Modern Medicine

Abstracts

Vor dem Hintergrund der sich Ende des auslaufenden 19. Jahrhunderts als eigene wissenschaftliche Disziplin etablierenden Pharmakologie und einer anschließend stark wachsenden pharmazeutischen Industrie ergab sich die Fragestellung, in welchem Ausmaß fachbezogene und fachübergreifende Vernetzungen, vor allem aber Kooperationen zwischen Universitäten und der Industrie, für den hohen internationalen Stellenwert der Wiener Pharmakologie bis 1938 verantwortlich waren. Als Quellengrundlage dienten einerseits wissenschaftliche Originalarbeiten, andererseits deren Zitierungen in nach 1945 erschienenen Übersichtsartikeln und Textbüchern. Der Ophthalmologe Carl Koller (1857–1944) beschrieb 1884 die lokalanästhetische Wirkung von Kokain, welches ihm Sigmund Freud (1856–1939) verschaffte. Die erste Professur für Pharmakologie in Wien erhielt erst 1904 Hans Horst Meyer (1854–1939), der den Grundstein für die Entwicklung moderner Narkotika legte. Vernetzt mit der Schmiedeberg-Schule, benannt nach dem damals führenden Pharmakologen Oswald Schmiedeberg (1838–1921), war er prominentester Mitbegründer der Deutschen Pharmakologischen Gesellschaft. Meyers Schüler Otto Loewi (1873–1961), später Lehrstuhlinhaber in Graz, erhielt für die Entdeckung der neurohumoralen Transmission 1936 den Nobelpreis. Die Wiener Pharmakologen Heribert Konzett (1912–2004) und Richard Rössler (1897–1945) entwickelten 1937 – erstmals in Zusammenarbeit mit einem Pharmaunternehmen (Boehringer-Ingelheim) – mit Isoprenalin das erste β-selektive Sympathomimetikum, den Grundpfeiler für die moderne Asthmatherapie.

At the end of the 19th century, pharmacology was established as a separate scientific discipline and, subsequently, a pharmaceutical industry rapidly evolved. Against this background the question was raised to the extent of subject-specific and interdisciplinary networks, in particular of cooperations between universities and industry, on the international reputation of Viennese pharmacology until 1938. Scientific original papers as well as their citations in post-war review articles and textbooks were used as sources. In 1884, the ophthalmologist Carl Koller described the local anesthetic action of cocaine; he received the sample from his friend, Sigmund Freud. The first full professor of Pharmacology on the University of Vienna was – since 1904 – Hans Horst Meyer, who provided the basis for the development of modern general anesthetics. Meyer came from the Schmiedeberg group, named for the leading pharmacologist at that time, and was the most prominent cofounder of the German Society of Pharmacology. A student of Meyer, Otto Loewi, became full professor of Pharmacology at the University of Graz; 1936 he received the Nobel Prize for the discovery of neurohumoral transmission. At the end of the 1930s the Viennese pharmacologists Heribert Konzett and Richard Rössler and the pharmaceutical company Boehringer-Ingelheim in close cooperation developed isoprenaline. It was the first sympathomimetic drug selective for β-adrenergic receptors, a milestone in modern therapy of asthma.

Keywords
Kokain, Isoprenalin, Pharmakologie, Wiener Medizinische Schule

Cocaine, Isoprenaline, Pharmacology, Viennese School of Medicine

Pharmakologie im internationalen Kontext bis zum Beginn des 19. Jahrhunderts

Bis in die erste Hälfte des 18. Jahrhunderts war Pharmakologie durch pflanzliche Zubereitungen – in der Regel Auszüge (Extrakte, also Tinkturen, Mazerate, Dekokte) – charakterisiert, die aufgrund jahrhundertelanger Erfahrungsdaten hergestellt wurden.[1] Beispiele für Extrakte, deren Wirksamkeit sich später auch wissenschaftlich belegen ließ, sind das aus dem Samen des tropischen Wunderbaums gewonnene Rizinusöl als Laxans, ein Extrakt aus der Tollkirsche (*Atropa belladonna*) zur Krampflösung im Darm, von Harn- oder Gallenblase, oder Opium, eine Tinktur aus dem getrockneten Saft der unreifen Kapsel des Schlafmohns *(Papaver somniferum)* bei Koliken, ohne dass dabei auch Klarheit über den eigentlichen Wirkort herrschte, sei es die glatte Muskulatur, das vegetative oder zentrale Nervensystem, oder dass die Wirkung bloß als physikalischer Effekt erklärbar war. Die Verwendung der meisten Substanzen und Zubereitungen beruhte aber auf trügerischer Empirie. Mit der Isolierung von Morphin aus Opium wurde 1804 erstmals gezeigt, dass nicht ein Pflanzenextrakt als solcher, sondern ein chemisch definierter Stoff für die erwünschte Wirkung, hier die Schmerzstillung, aber auch für die Giftwirkung, hier in höherer Dosis die Atemlähmung, verantwortlich ist.[2] Erst wesentlich später erfolgte die Isolierung anderer pflanzlicher Wirkstoffe. Wiederum in einem späteren Schritt gelang deren synthetische Herstellung, womit auch die Synthese noch wirksamerer oder wirkungsspezifischerer Analoga möglich wurde. Bereits einige Jahre vor der

1 Vgl. Heribert Konzett/Fred Lembeck, Pharmakologie in Österreich, in: Karl Acham (Hg.), *Geschichte der Österreichischen Humanwissenschaften* (Band 2). *Lebensraum und Organismus des Menschen,* Wien: Passagen 2001, 465–496.

2 Vgl. Friedrich W. A. Sertürner, Darstellung einer reinen Morphinsäure (Opiumsäure), nebst einer chemischen Untersuchung des Opiums, mit vorweisender Hinsicht auf einen darin entdeckten Stoff, in: *Journal der Pharmacie* 14 (1805), 47–93.

Isolierung von Morphin gelang als zweites Ereignis dieser Zeit, das die spätere wissenschaftlich fundierte Pharmakologie beflügelte, 1799 John Ferriar (1761–1815) die erstmalige Entdeckung des Wirkorts einer Substanz, nämlich des Extrakts aus Digitalis purpurea, dem roten Fingerhut: Die Schlagkraft eines geschwächten Herzmuskels wurde verstärkt.[3] Es handelte sich hier um die wahrscheinlich einzige relevante pharmakologische Entdeckung des 18. Jahrhunderts. Bereits zwanzig Jahre vorher wurde von William Withering (1741–1791) die Ausschwemmung bestimmter Formen von Ödemen (Wassersucht) mit Fingerhutextrakt beschrieben, ohne dass diese Wirkung einer verstärkten Pumpleistung des Herzens zugeschrieben wurde.[4]

Wirklich wirksame Arzneizubereitungen gab es bis 1800 nur wenige.[5] Im Vordergrund standen Methoden als »ultima ratio«, wie Brechmittel, drastisch wirkende Abführmittel oder der Aderlass, alles um die Krankheit »aus dem Körper zu vertreiben«. Diese Sinnlosigkeit der für den Körper schwer belastenden damaligen »Therapien« fiel dem Leipziger Arzt Samuel Hahnemann (1755–1843) auf. 1810 veröffentlichte er im Buch *Organon der Heilkunst* seine Homöopathie genannte Lehre: Stoffe, die in wirksamer Dosierung ähnliche Symptome hervorrufen wie die zugrundeliegende Erkrankung, sollen bei stark unterdosierter Verabreichung Patienten von dieser Krankheit heilen können[6] (man beachte den Konjunktiv »sollen« auch in der lateinischen Definition der Homöopathie: »*similia similibus curentur*«). Im Jahr 1887, zu einer Zeit als die Entwicklung der modernen Pharmakologie begann, reagierte die österreichische Gesetzgebung auf die Homöopathie mit unverhohlener Klarheit: Apotheker haben homöopathische Zubereitungen an Patienten unentgeltlich zu expedieren.[7] Im Gegensatz zu heute, wo die Homöopathie ein milliardenschweres Geschäft geworden ist, war damals gesetzlich definiert, dass für Zubereitungen, die Wirkstoffe in nicht ausreichender Menge enthielten, auch kein Geld verlangt werden dürfe.

---

3 Vgl. J. Lawrence Naiman, Digitalis purpurea (Foxglove), in: *New England Journal of Medicine* 331 (1994) 23, 1563.

4 Vgl. William Withering, An account of the foxglove and some of its medicinal uses. With practical remarks on dropsy and other diseases, in: *Medical Classics* 2 (1937) 4, 305–443.

5 Vgl. Konzett/Lembeck, Pharmakologie in Österreich.

6 Vgl. Samuel Hahnemann, *Organon der Heilkunst,* Dresden: Arnold 1810.

7 Vgl. Verordnung des Ministeriums des Inneren vom 27. Mai 1887 betreffend die Verabreichung von homöopathischen Arzneiverdünnungen an Kranke durch der homöopathischen Heilmethode ergebene Ärzte und Wundärzte, in: *Reichsgesetzblatt für die im Reichsrathe vertretenen Königreiche und Länder* 67/1887, 357.

Lehrkanzel für Pharmakologie und Pharmakognosie an der Universität Wien bis 1904

International entwickelte sich die Pharmakologie in der zweiten Hälfte des 19. Jahrhunderts zwar zögerlich, aber die Zahl wissenschaftlich verwertbarer Befunde nahm sukzessive zu, besonders aus Deutschland.[8] In Ermangelung ausreichender wissenschaftlicher Daten war die Pharmakologie an der Universität Wien bis 1904 noch nicht als eigenes Fach vertreten, sondern erst als Lehrkanzel (Lehrstuhl). Außerdem beinhaltete die Lehrkanzel auch die Pharmakognosie, also neben der Lehre von definierten Wirkstoffen (Pharmakologie) hielt man weiter an der Lehre von biogenen – pflanzlichen und tierischen – Zubereitungen (Pharmakognosie) der vorherigen Jahrhunderte fest. Die *Ars prescribendi* (lat.: das Rezeptieren) war Aufgabe des Arztes, die *Ars preparandi* (lat.: das Zubereiten) die des Apothekers, der halbwegs verträgliche biogene Arzneien herstellte. Wissenschaftliche Netzwerke im heutigen Sinn gab es noch keine, sondern gemeinsame Projekte auf Basis von Freundschaften. Das wesentlichste pharmakologische Ergebnis dieser Zeit kam aufgrund einer Freundschaft unabhängig von einer Lehrkanzel für Pharmakologie und Pharmakognosie zustande: Sigmund Freud (1856–1939) und der Augenarzt Carl Koller (1857–1944) beschrieben unter Verwendung von Kokain zum ersten Mal eine Lokalanästhesie am Menschen.[9] Freud, der auch eine umfassende Abhandlung zu Kokablättern und den darin verantwortlichen Wirkstoff, das Kokain, verfasste,[10] erhielt dieses von der Merck Apotheke in Darmstadt und ließ es über Umwege seinem Freund Koller zukommen.[11]

Kokain als Lokalanästhetikum wurde rasch und umfassend akzeptiert und Kollers Befund war Anstoß für zahlreiche weitere Untersuchungen. Innerhalb von zwei Jahren wurde Kokain nach der Augenheilkunde auch in der Zahnheilkunde und bei kleinen chirurgischen Operationen eingesetzt und experimentell – an Hunden – gelang mit Kokain eine Spinalanästhesie. Im Jahr 1905 wurde mit Procain das erste zur Infiltration geeignete Lokalanästhetikum synthetisiert, welches für viele Jahrzehnte das am meisten verwendete geblieben ist. Die Hemmung der neuronalen Erregungsfortleitung als Wirkprinzip von Lokalanästhetika machte man sich erst Mitte des 20. Jahrhunderts auch bei Herz-

8 Vgl. Ernst Muscholl, The evolution of experimental pharmacology as a biological science. The pioneering work of Buchheim and Schmiedeberg, in: *British Journal of Pharmacology* 116 (1995) 4, 2155–2159.

9 Vgl. Carl Koller, Vorläufige Mittheilung über locale Anästhesierung am Auge, in: *Beilageheft zu den Klinischen Wochenblättern für Augenheilkunde* 22 (1884), 60–63.

10 Vgl. Sigmund Freud, Über Coca, in: *Centralblatt für die gesamte Therapie* 2 (1984), 289–314.

11 Vgl. Sigmund Freud, *Autobiography*, New York: W.W. Norton 1935.

rhythmusstörungen zunutze, wobei die Wirkstoffe (Procainamid, Lidocain) nun systemisch verabreicht wurden.[12]

Etablierung der Pharmakologie als eigene Disziplin unter Hans Horst Meyer

Im Jahr 1904 erfolgte mit der Emeritierung des Lehrstuhlinhabers für Pharmakologie und Pharmakognosie August Emil Vogl (1833–1909) die endgültige und in anderen Ländern schon längst erfolgte Trennung der beiden Disziplinen und Hans Horst Meyer (1854–1939) wurde als erster ordentlicher Professor für das Fach Pharmakologie berufen.[13] Er entstammte der Schule von Oswald Schmiedeberg (1838–1921), dem prominentesten Pharmakologen seiner Zeit.[14] Meyer wurde im damals ostpreußischen Insterburg geboren und bekleidete wie Schmiedeberg seinen ersten Lehrstuhl im baltischen Dorpat (Tartu). Sein wissenschaftlicher Bekanntheitsgrad beruht auf der heute noch gelehrten und in modernen Textbüchern der Pharmakologie gewürdigten Meyer-Overton-Korrelation für Narkotika. Diese besagt, dass die Wirksamkeit der Präparate mit ihrem Öl-Wasser-Verteilungskoeffizienten (VK) positiv korreliert (siehe Abb. 1).[15] Dieser VK ist ein Maß für die Fähigkeit von Substanzen, sich in die Lipidschicht der Zellmembranen, somit auch in die von Ganglienzellen, einzulagern. Gemäß der Meyer-Overton-Theorie hätten somit alle narkotisch wirkenden Stoffe, trotz unterschiedlichster chemischer Struktur, den gleichen Wirkmechanismus, nämlich die Beeinträchtigung der physikalischen Eigenschaften von Zellmembranen. Erst 2006 wurde endgültig widerlegt, dass es sich dabei zumindest nicht um den einzigen Wirkungsmechanismus von Narkotika handeln kann, da Stereoisomere (Enantiomere) von Narkotika, deren physikalisches Verhalten ident ist, durch unterschiedliche narkotische Wirksamkeit charakterisiert sind.[16]

---

12 Vgl. Henry Max Woske, The effect of procaine amide on excitability, refractoriness, and conduction in the mammalian heart, in: *Journal of Pharmacology and Experimental Therapeutics* 107 (1953) 2, 134–150. – Donald C. Harrison/J. Henry Sprouse/Andrew G. Morrow, The antiarrhythmic properties of lidocaine and procaine amide, in: *Circulation* 28 (1963) 4, 486–491.

13 Vgl. Heribert Konzett, 70 Jahre österreichische Pharmakologie, in: *Subsidia Medica* 27 (1975) 1/2, 1–6.

14 Vgl. Muscholl, The evolution of experimental pharmacology, 2155–2159. – Bo Holmstedt/Göran Liljestrand (Hg.), *Readings in Pharmacology*, Oxford: Pergamon Press 1963.

15 Vgl. Laurence L. Brunton (Hg.), *Goodman & Gilman's The Pharmacological Basis of Therapeutics*, 12. Auflage, New York: McGraw-Hill 2011, 530.

16 Vgl. Nicholas P. Franks, Molecular targets underlying general anesthesia, in: *British Journal of Pharmacology* 147 (2006) Suppl. 1, 72–81.

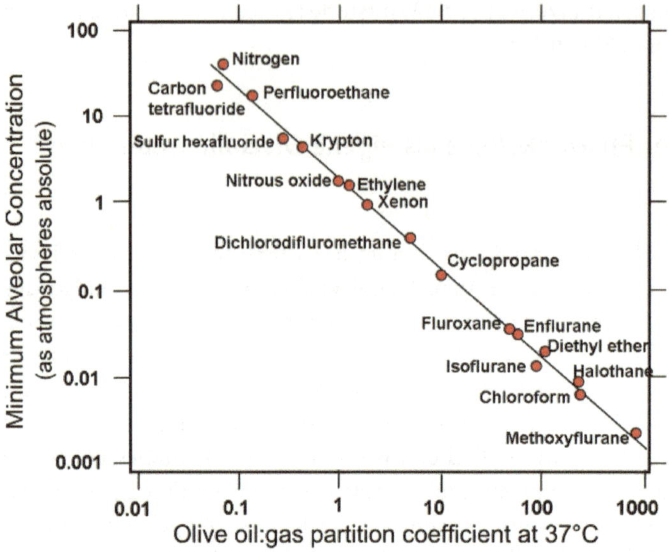

Abb. 1: Die Korrelation der Wirksamkeit von Narkotika mit ihrem Öl-Gas-Verteilungskoeffizienten nach Meyer-Overton (je geringer die für eine Narkose erforderliche minimale alveolare Konzentration, desto größer die Wirksamkeit). Vgl. The Meyer-Overton correlation for anesthetics, Wikimedia çommons, URL: commons.wikimedia.org/wiki/File:The_Meyer-Overton_correlation.png (abgerufen am 30.5.2018).

Bereits 1920, bevor Meyer nach Wien kam, war er prominentestes Gründungsmitglied der Deutschen Pharmakologischen Gesellschaft.[17] In den zwanzig Jahren seines Wirkens in Wien baute Meyer dann zusätzlich, sowohl national als auch international ein beeindruckendes Netzwerk in der Pharmakologie auf, unter seinen MitarbeiterInnen waren fünf (!) spätere NobelpreisträgerInnen.[18] Mit ihm gemeinsam kam Otto Loewi (1873–1961) nach Wien, der 1909 auf die Pharmakologie in Graz berufen wurde; 1936 erhielt Loewi den Nobelpreis für die Entdeckung der neurohumoralen Signalübertragung. George H. Whipple (1878–1976), Corneille Heymans (1892–1968) sowie Carl Ferdinand Cori (1896–1984) und Gerty Cori (1896–1957) waren StipendiatInnen bei Meyer, die später ebenfalls allesamt den Nobelpreis erhielten: Whipple für die Beschreibung der perniziösen Anämie, Heymans zur reflektorischen Steuerung der Atmung, Carl und Gerty Cori für Arbeiten über den Glykogenstoffwechsel.

Der wichtigste dauernde Mitarbeiter von Meyer, wie auch von seinem

17 Vgl. Muscholl, The evolution of experimental pharmacology, 2155–2159.

18 Vgl. Fred Lembeck, Pharmakologie in Österreich im 20. Jahrhundert, in: *Wiener klinische Wochenschrift* 115 (2003) 5–6, 200–207.

Nachfolger Ernst Peter Pick (1872–1960), war Alfred Fröhlich (1871–1953),[19] der insbesondere am autonomen Nervensystem forschte. Fröhlich ging 1936 zwar regulär in Pension, musste aber 1939, mit 68 Jahren, nichtsdestoweniger noch flüchten und es gelang ihm in den USA weiterhin forschend tätig zu sein (May Institute of Medical Research des Jewish Hospital in Cincinnati). Meyer selbst widerfuhren – bedingt durch die Naziherrschaft – im Ruhestand noch schwere Schicksalsschläge (vgl. den Abschnitt dieses Beitrags zu »Anschluss« und Vertreibung).

Erste Netzwerke von universitärer und pharmazeutisch-industrieller Forschung auf internationaler Basis

Bis Anfang des 20. Jahrhunderts war eine Zusammenarbeit von Universitätsinstituten mit der Industrie untersagt, nur die technischen Hochschulen bildeten hier eine Ausnahme. Es herrschte noch der hehre Gedanke, dass die Freiheit der Forschung nicht durch wirtschaftliche Zweckerwägungen beeinträchtigt werden dürfe. Umgekehrt hat sich – bezogen auf die Pharmakologie – eine relevante pharmazeutische Industrie überhaupt erst ab Beginn des 20. Jahrhunderts entwickelt, davor oblag die Arzneimittelherstellung den Apotheken. Deshalb mussten die Ärztinnen und Ärzte die »magistraliter«-Rezeptur perfekt beherrschen und sie war im Studium entsprechend gefürchtet. Auch aus den Apotheken gingen später teilweise Pharmakonzerne hervor, wie beispielsweise Merck in Darmstadt. Reihensynthesen in chemischen Laboratorien und Auswertungen dieser Substanzen im Tierversuch wurden schließlich zunehmend eine Domäne der Industrie. Einerseits reichten die staatlichen Mittel dafür an den Universitäten nicht aus, andererseits waren derartige Versuche wenig fruchtbar für die Wissenschaft. Bald stellte sich heraus, dass mechanische Abänderungen eines Moleküls und dessen Auswertung an einer Serie standardisierter Präparate bei der Beurteilung eines eventuellen therapeutischen Werts an Grenzen stieß. Das führte zur – fast zwangsläufigen – Geburt einer Vernetzung zwischen Industrie und den Pharmakologieinstituten an den Universitäten. Beispiele für erste Ergebnisse dieser Zusammenarbeit war die Entwicklung des Sympathomimetikums Synephrin[20], Vorläufer des heute noch in Augen- und Ohrentropfen verwendeten Phenylephrins, von Veritol[21], dessen Folgeprodukt Hydroxy-

19 Vgl. Ernest P. Pick/Otto Loewi/Josef Warkany, Alfred Froehlich 1871–1953, in: *Science* 118 (1953) 3064, 314.

20 Vgl. George Barger/Henry H. Dale, Chemical structure and sympathomimetic action of amines, in: *Journal of Physiology* 41 (1910) 1/2, 19–59.

21 Vgl. Wilhelm Biehler, Veritol (H 75). A new circulatory drug with peripheral action, in: *Zeitschrift für die gesamte experimentelle Medizin* 101 (1937) 1, 62–68.

amphetamine später als Mydriatikum diagnostischen Zwecken diente und von Pentylentetrazol[22], das in Europa unter dem Namen Cardiazol im Handel war. Es war ein Stimulator des zentralen Nervensystems und diente der Abschwächung einer überschießenden Wirkung von Narkotika (Analepsie), erlangte aber auch zweifelhafte Bedeutung in der Krampfbehandlung psychiatrischer Erkrankungen. Seit Mitte der 1980er-Jahre gilt es weltweit als obsolet.

Vernetzung der Wiener Pharmakologie mit der Pharmaindustrie unter Ernst Peter Pick und Richard Rössler

Mit der Emeritierung Meyers im Jahre 1924 übernahm sein Schüler Ernst Peter Pick die Leitung des Wiener Instituts für Pharmakologie. Er setzte die Forschungen seines Lehrers fort, das Institut beschäftigte sich unter Picks Leitung mit dem Angriffspunkt der Wirkung von Schlafmitteln. Er gründete aber auch die experimentell-pharmakologische Untersuchungsanstalt, Vorläufer der heutigen Zulassungsbehörde für Arzneimittel, und war an der ersten Arzneispezialitätenordnung des Sozialministeriums beteiligt, der Vorstufe des heutigen Austria-Codex.[23]

Produzierte Meyer Nobelpreisträger quasi am Fließband, waren für die Ära Pick die Industriekooperationen entscheidend, die durch ihn schon in den 1920er-Jahren initiiert wurden. Picks Mitarbeiter Otto Schaumann (1891–1977) und Rudolf Rigler (1898–1991) gingen zu den Farbwerken Hoechst nach Frankfurt am Main, Schaumann wurde dort sogar die Leitung der pharmakologischen Abteilung anvertraut.[24] Hans Molitor (1895–1970), der hier später noch Erwähnung finden wird, ging 1932 in die USA und leitete bis 1960 das Merck Institute in Rahway, New Jersey. Vor allem hervorzuheben sind aber die Kooperationsprojekte des Pharmakologischen Instituts mit C. H. Boehringer & Sohn in Ingelheim. Dort erfolgte zuerst eine Untersuchung homologer Derivate von Synephrin und Phenylephrin; die detaillierte Analyse von deren Herz-Kreislauf-Wirkungen wurde hingegen am Institut in Wien vorgenommen. Die in den Jahren 1935 bis 1937 durchgeführten Experimente wurden wegen der Vertreibung des Erstautors Klaus Unna (1908–1987) infolge des »Anschlusses« erst 1951 publiziert.[25] Auch Ernst Peter Pick musste 1938 Österreich verlassen.

22 Vgl. Fritz Hildebrandt, Pentamethylentetrazol (Cardiazol) in: *Naunyn-Schmiedebergs Archiv für experimentelle Pathologie und Pharmakologie* 126 (1926) 1/2, 100–109.

23 Vgl. Franz Brücke/Adolf Lindner, Professor Dr. Ernst Peter Pick zum Gedächtnis, in: *Wiener klinische Wochenschrift* 72 (1960) 3, 109–110.

24 Hoechst änderte in den 1990er-Jahren seinen Namen auf Aventis und ist zwischenzeitlich im französischen Pharmaunternehmen Sanofi aufgegangen.

25 »Diese Arbeit wurde 1937 ausgeführt und gelangte aus äußeren Gründen erst jetzt zu Ver-

Picks Nachfolger Richard Rössler (1897–1945), ein begnadeter Experimentator, führte am Institut eine geeignete Verfahrensweise ein, auch die Wirkung von Substanzen auf die Bronchialmuskulatur zu untersuchen. Diese Methode führte mit der Erstbeschreibung des ebenfalls von Boehringer synthetisierten N-Isopropyl-Noradrenalins (siehe Abb. 2), das unter dem internationalen Freinamen Isoprenalin (bzw. Isoproterenol) bekannt wurde, zu einem entscheidenden Durchbruch.[26] Während der physiologische Botenstoff (Transmitter) des sympathischen Nervensystems, Noradrenalin, und das neben Noradrenalin aus dem Nebennierenmark freigesetzte Adrenalin ihre Wirkungen – wenn auch in unterschiedlichen Proportionen – über α- und β-adrenerge Rezeptoren hervorriefen, erwies sich Isoprenalin als reiner Agonist an β-adrenergen Rezeptoren. Die Unterscheidung in α- und β-adrenerge Rezeptoren wurde allerdings erst etwas später, 1948, von Raymond Ahlquist (1914–1983) eingeführt.[27] Da die Bronchialmuskulatur nur β-adrenerge Rezeptoren enthält, die eine Dilatation glatter Muskeln vermitteln, wirkt Isoprenalin – und das bereits in sehr niedriger Konzentration – bronchial dilatorisch, ohne eine unerwünschte pressorische Wirkung an den peripheren Gefäßmuskeln zu entfalten, die über dort lokalisierte α-adrenerge Rezeptoren vermittelt wird.[28] Bereits zwei Monate nach dieser Entdeckung wurde Isoprenalin von Boehringer patentiert, da es sich um den ersten Wirkstoff handelte, der – bei Inhalation in Aerosolform – in der Therapie von Asthma bronchiale erfolgreich eingesetzt werden konnte. Am Wiener Institut für Pharmakologie federführend für diese Untersuchungen war ein Mitarbeiter Rösslers, Heribert Konzett (1912–2004), der 1949 selbst in eine Forschungsabteilung der pharmazeutischen Industrie wechselte (nämlich bei Sandoz AG in Basel), bevor er 1958 bis 1980 die Leitung des Instituts für Pharmakologie der Universität Innsbruck innehatte.

Natürlich stimulierte und intensivierte eine solche Entdeckung die Forschung weltweit. Längst haben Weiterentwicklungen des Isoprenalins dieses in der Asthmatherapie abgelöst. Neue Präparate wie Salbutamol und Fenoterol sind aufgrund schwächerer kardialer Nebenwirkungen (Tachykardie) besser verträglich. Die derzeit aktuellste Entwicklung sind β-adrenerge Agonisten mit zusätzlich längerer Wirkungsdauer wie Salmeterol und Formoterol.

öffentlichung.« Vgl. Klaus R. Unna, Pharmakologische Untersuchungen über neue Sympatolabkömmlinge, in: *Naunyn-Schmiedebergs Archiv für experimentelle Pathologie und Pharmakologie* 213 (1951) 1, 207–234.

26 Vgl. Heribert Konzett, On the discovery of isoprenaline, in: *Trends in Pharmacological Sciences* 2 (1981) 2, 47–49.

27 Vgl. Raymond P. Ahlquist, A study of adrenotropic receptors, in: *Journal of Physiology* 153 (1948) 3, 586–600.

28 Vgl. Heribert Konzett, Neue broncholytisch hochwirksame Köper der Adrenalinreihe, in: *Archiv für Experimentelle Pathologie und Pharmakologie* 197 (1940) 1, 27–40. – Ders., Zur Pharmakologie neuer adrenalinverwandter Körper, in: Ebd., 41–56.

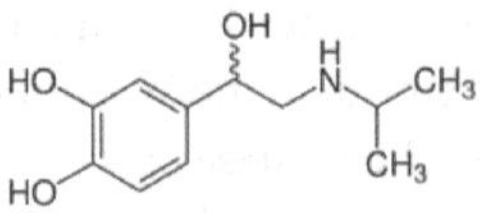

Abb. 2: Strukturformel für Isoprenalin (N-Isopropyl-Noradrenalin), vom Autor selbst gezeichnet.

»Anschluss« und Vertreibung

Der 1938 durch den »Anschluss« Österreichs an das Deutsche Reich bedingte Exodus aus dem Pharmakologischen Institut der Universität Wien war gravierend und übertraf den aus allen anderen deutschsprachigen pharmakologischen Instituten bei weitem. Denn die meisten erfahrenen WissenschaftlerInnen der Wiener Pharmakologie und aus deren Umfeld – insgesamt 14 – wurden entlassen, drei flohen bereits vor 1938, neun 1938 und 1939. Die Geflüchteten konnten allesamt ihre Arbeiten in amerikanischen oder britischen Instituten fortsetzen. Das Schicksal all dieser durchwegs aus rassischen Gründen Entlassenen (»Nichtarier«) sei hier schlagwortartig genannt; detailliert beschrieben wurde es bereits an anderer Stelle.[29]

Alfred Fröhlich: Emigration 1939; danach May Institute of Medical Research of the Jewish Hospital, University of Cincinnati, OH, USA.

Susi Glaubach (1893–1964): Emigration 1938; danach Newark Beth Israel Hospital, NJ, und College of Physicians and Surgeons, Columbia University, NY, USA.

Walther Hausmann (1877–1938): Aberkennung seiner beiden veniae docendi (Physiologie und Pharmakologie) und Entlassung aus allen Ämtern 1938, nämlich als Leiter des staatlichen Instituts für Lichtbiologie und -pathologie und als Referent des Volksgesundheitsamts im Sozialministerium; er erhängte sich wenige Wochen später.

Hans Sigmund Heller (1905–1974): Emigration 1934; danach University College Hospital, London, und Beit Memorial Fellow for Medical Research, Department of Pharmacology, University of Bristol, UK.

29 Vgl. Konrad Löffelholz/Ulrich Trendelenburg (Hg.), *Verfolgte deutschsprachige Pharmakologen 1933–1945*, Frechen: Schrör 2008.

Regina Kapeller-Adler (1900–1991): zwangsweiser Abbruch ihres Medizinstudiums 1938, danach Putzarbeiten in der Wiener Gestapozentrale am Morzinplatz, Emigration 1939; danach Department of Animal Genetics; Biochemical Laboratory, Royal Infirmary; Department of Pharmacology; Department of Clinical Chemistry; alles in Edinburgh, UK.

David Lehr (1910–2010): Entlassung und Emigration nach Schweden 1938, 1939 in die USA; danach Newark Beth Israel Hospital, NJ, und Department of Pharmacology and Physiology, New York Medical College, NY, USA.

Hans Mautner (1886–1963): Entlassung und Emigration 1938; danach Middlesex University Medical School, North London, MA; Wrentham Stage School, Wrentham, MA; Pineland Hospital and Training Center, Pownal, ME, USA.

Hans Horst Meyer: musste mit 85 Jahren seine Wohnung verlassen und in eine Baracke ziehen; er stirbt am 6.10.1939. Bereits 1933 in Berlin hatte, nach Machtergreifung durch die Nationalsozialisten, ein Sohn Meyers, der Chirurg A. W. Meyer, seine Frau und sich selbst erschossen.

Hans Molitor: Emigration 1932; danach Merck Institute of Therapeutic Research, Rahway, NJ, USA.

Ernst Peter Pick: Zwangspensionierung, Umzug in eine Baracke und Emigration 1938; danach Columbia University Medical School, NY, und Berater bei Merck, Sharp & Dohme, Rahway, NJ, USA.

Leo Pollak (1878–1946): Entlassung 1938, Emigration 1939; danach White Lodge Hospital, Newmarket, UK.

Klaus Robert Walter Unna: Emigration vom Deutschen Reich nach Österreich 1933, Emigration in die USA 1937; danach Merck Institute of Therapeutic Research, Rahway, NJ; Department of Pharmacology, University of Pennsylvania, PA; Department of Pharmacology, University of Illinois College of Medicine, Chicago, IL, USA.

Richard Balthasar Wasicky (1884–1970): Leiter des Pharmakognostischen Instituts der Universität Wien, Zwangspensionierung 1938, da mit einer Nichtarierin verheiratet, dann Emigration nach Frankreich, 1940 nach Brasilien; danach Universität Sao Paulo und Universität Rio Grande do Sul, Santa Maria.

Emil Zak (1877–1949): Entlassung 1938, 1939/40 Emigration in die USA, dort als Kardiologe tätig.

Hinzu kam, dass in der Nacht vom 11. auf den 12. März 1938 am Grazer Pharmakologischen Institut der Nobelpreisträger *Otto Loewi* in »Schutzhaft« genommen wurde; er konnte noch im selben Jahr mit seiner Frau und seinen vier Kindern zuerst nach Großbritannien und dann in die USA emigrieren, nachdem er das Nobelpreisgeld den Nationalsozialisten überwiesen hatte.[30] Ein letztes Unglück betraf schließlich *Richard Rössler*, der das Wiener Institut über die Kriegsjahre führte. Im August 1945 kehrte er nach einer Vorladung bei einer Bezirksbehörde gerade noch zu Fuß ins Institut zurück und starb wenige Tage danach an den Folgen eines Schädel-Hirn-Traumas. Die näheren Umstände wurden nie geklärt.[31] Jedenfalls war mit diesem gewaltigen Exodus von WissenschaftlerInnen die Wiener Pharmakologie samt ihren Strukturen und Netzwerken endgültig zerschlagen.

Die Zeit nach 1945

Nach 1945 verblieben am Wiener Institut mit Heribert Konzett und Franz Theodor Brücke (1908–1970) letztlich nur zwei Pharmakologen, die nicht den Umständen der Herrschaft der Nationalsozialisten zum Opfer fielen. Konzett verließ das Institut 1949 in Richtung pharmazeutische Industrie, während Brücke ein Jahr davor zum ersten Nachkriegsleiter des Instituts berufen wurde. Er leitete dieses 22 Jahre, als er noch im Amt verstarb, und es war ihm zu verdanken, dass bereits eine Generation nach Kriegsende die Wiener Pharmakologie wieder Anschluss an die internationale kompetitive Forschung fand. Brücke war nicht nur ein exzellenter akademischer Lehrer und Wissenschaftler, es gelang ihm vor allem, hervorragende junge MitarbeiterInnen zu akquirieren und sie gezielt zu fördern. Fünf von ihnen sind als Lehrstuhlinhaber für Pharmakologie an ausländische Universitäten berufen worden, zwei erhielten leitende Positionen in der pharmazeutischen Industrie.[32] Einen Höhepunkt gab es

30 Vgl. Otto Loewi, An autobiographic sketch, in: *Perspectives in Biology and Medicine* 4 (1960) 1, 3–25.

31 Vgl. Lembeck, Pharmakologie in Österreich.

32 Vgl. Josef Suko, Pharmakologisches Institut, Medizinische Fakultät der Universität Wien, in: Athineos Philippou (Hg.), *Geschichte und Wirken der pharmakologischen, klinisch-pharmakologischen und toxikologischen Institute im deutschsprachigen Raum,* Innsbruck: Berenkamp 2004, 624–633.

bereits 1960 mit der Entdeckung des L-Dopa zur Therapie des Morbus Parkinson durch Oleh Hornykiewicz (geb. 1926).[33]

Schlussfolgerung

Fachbezogene und fachübergreifende Vernetzungen, vor allem aber Kooperationen mit der pharmazeutischen Industrie, bestimmten den hohen internationalen Stellenwert der Wiener Pharmakologie bis 1938 wesentlich mit. Für dessen Beleg gab es damals zwar keine bibliometrischen Messmethoden wie heute (Impact-Faktor, Zitierungsrate, Hirsch-Index etc.), aber die Tatsache, dass alle hier beschriebenen Leistungen der Wiener PharmakologInnen bis 1938 in der internationalen Bibel der Pharmakologie (»The Blue Bible«), in Goodman & Gilman's *Pharmacological Basis of Therapeutics* zitiert wurden,[34] ist ein eindrucksvolles Äquivalent.

wolfgang.schuetz[at]meduniwien.ac.at

33 Vgl. Herbert Ehringer/Oleh Hornykiewicz, Verteilung von Noradrenalin und Dopamin im Gehirn des Menschen und ihr Verhalten bei Erkrankungen des extrapyramidalen Systems, in: *Klinische Wochenschrift* 38 (1960) 24, 1236–1239.

34 Vgl. Louis A. Goodman/Alfred Gilman (Hg.), *The Pharmacological Basis of Therapeutics*, 2. Auflage, New York: Macmillan 1955.

Katrin Pilz

Lorenz Böhlers Filme zur Unfallmedizin und Orthopädie. Debatten um Operationstechniken, Therapieformen, Konkurrenz und transnationale Wissensvermittlung

Lorenz Böhler's films on accident medicine and orthopaedics. Debates on surgical techniques, forms of therapy, competition and transnational knowledge transfer

Abstracts

Klinische Spezialisierungsprozesse, Netzwerke und kompetitive Systeme anhand von technisch reproduzierbaren bildgebenden Verfahren, also visuellen Wissensvermittlern zu betrachten, wirft ganz neue Fragen zur klinischen Lehre, zu volkswirtschaftlichen Aspekten für die medizinische Forschung und zur Kommunikation von Forschungs- und Lehrinhalten auf.[1] Mitte des 20. Jahrhunderts herrschten gewisse Ressentiments gegen medizinische Öffentlichkeitsarbeit, wie etwa das Heranziehen von Werbeannoncen, die im seriösen klinischen Milieu generell explizit abgelehnt wurden.[2] Mit der Instrumentalisierung des Lehrfilms erschienen die Möglichkeiten, die eigene Forschung und Praxis jenseits von wissenschaftlichen Texten zu publizieren und Behandlungstechniken und Heilmethoden gegenüber der Konkurrenz zu vermarkten, auf neue Art legitim. Mit wettbewerbsfähiger Wissenschaftskommunikation und versprochener induzierter gesteigerter Effizienz für Spezialisierungsbestrebungen trug dies dazu bei, visuelle Normen und Darstellungsformen in Frage zu stellen.[3] Im folgenden Beitrag sollen anhand von Lorenz Böhlers (1885–1973) Sammlung von Lehr- und Forschungsfilmen Produktions-, Vermittlungs-, und Kommunikationsstrategien und ihre Potenziale und Probleme für die Formierung neuer klinischer Disziplinen wie der Unfallmedizin näher untersucht und die filmischen Quellen anhand von Fragen zu Inhalt, Ästhetik und Ausdrucksweise diskutiert werden.

1 Vgl. Scott Curtis, Dissecting the Medical Training Film, in: Marta Braun/Charlie Keil/Rob King/Paul Moore/Louis Pelletier (Hg.), *Beyond the Screen. Institutions, Networks and Publics of Early Cinema*, New Barnet: John Libbey Publishing 2012, 161–167.

2 Vgl. Christian Bonah, Marketing Film. Audio-Visuals for Scientific Marketing and Medical Training in Psychiatry. The Sandoz Example in the 1960s, in: Jean-Paul Gaudillière/Ulrike Thoms (Hg.), *The Development of Scientific Marketing in the Twentieth Century*, London–New York: Taylor & Francis/Routledge 2015, 87–104.

3 Vgl. Kirsten Ostherr, Medical education through Film. Animating anatomy at the American College of Surgeons and Eastman Kodak, in: Dan Streible (Hg.), *Learning with the Lights Off. A Reader in Educational Film.* New York: Oxford University Press 2012, 168–192. – Scott Curtis, *The Shape of Spectatorship. Art, Science, and Early Cinema in Germany*, New York: Columbia University Press 2015.

Imaging techniques and films used in the clinic gave rise to new questions on medical teaching, operative techniques and the communication of research. Throughout the 1920s clinicians considered the film medium as a promising educational tool, but its use was also contested by the scientific community among others for being a sensational spectacle device. The possibilities to publish one's own research and practice as extension and supplementing scientific texts engendered new forms of promoting operative techniques and therapy methods and was applied to legitimate clinical specialisation efforts. In the following article Lorenz Böhler's collection of educational and research films will be analysed and questions on production, mediation and communication, as well as on content, aesthetics and expression, and their potentials and problems for the formation of new clinical disciplines, such as accident medicine, will be discussed.

Keywords
Lehrfilm, Kinematografie, wissenschaftlicher Film, medizinischer Film, klinische Spezialisierung, Unfallmedizin, Orthopädie, AUVA Unfallkrankenhaus, Arbeitsunfall, Lorenz Böhler, Erster Weltkrieg, visuelle Medizingeschichte, »Rotes Wien«, Bildstatistik

Educational film, cinematography, research film, medical film, clinical specialisation, emergency medicine, orthopaedics, clinical accident hospital, occupational medicine, Lorenz Böhler, World War I, visual medical history, »Red Vienna«, pictorial statistics

Lorenz Böhler und die Unfallmedizin

Der in Chirurgie und Orthopädie ausgebildete und ab 1916 vor allem als Unfallmediziner praktizierende Vorarlberger Lorenz Böhler (1885–1973)[4] betonte bis ins hohe Alter, dass erst die Erfassung der großen Anzahl an Verletzten während des Ersten Weltkrieges die Etablierung der modernen Unfallmedizin ermöglichte und so den Verlauf seiner spezialisierten Karriere bestimmt hatte.[5] Eine Schlüsselfunktion hatte hier stets das systematische und typisierte Aufnehmen von Bilddokumenten und die Zusammenstellung von multimedialen Krankenakten. Im Sinne moderner Rationalisierungsmaßnahmen und in

4 Vgl. zu Böhler allgemein: Inge Lehne, *Lorenz Böhler. Die Geschichte eines Erfolges*, Wien–München–Bern: Maudrich 1991, 98. – Die Benennung zum Facharzt für Chirurgie wurde erst 1930 mit der Unterstützung von Julius Hochenegg gewährt und 1936 unter dem austrofaschistischen Ständestaat wurde Böhler der Titel des ao. Universitätsprofessors für Unfallchirurgie zugesprochen. Vgl. Daniela Angetter, Lorenz Böhler, in: Gerhard Heindl (Hg.), *Wissenschaft und Forschung in Österreich. Exemplarische Leistungen österreichischer Naturforscher und Techniker*, Frankfurt/Main–Berlin–Bern: Lang 2000, 125–146.

5 Vgl. Lorenz Böhler, Ein Leben für die Unfallchirurgie, in: *Carinthia I. Zeitschrift für geschichtliche Landeskunde von Kärnten* 155 (1965), 32–56. – Interview mit dem Schöpfer der Unfallchirurgie Lorenz Böhler, geführt von Erich Schenk am 27.5.1967, Mp3-Audiodatei, 35:42 min, Österreichische Mediathek, 99-67211_k02, URL: www.mediathek.at/portaltreffer/atom/017828FE-051-00650-00000BEC-01772EE2/pool/BWEB/ (abgerufen am 12.2.2017).

Kombination mit technisch produzierten bildgebenden Verfahren, wie der Röntgenfotografie und der klinischen Fotografie, stand diese multimediale Datenverarbeitung methodisch im Zentrum der gesammelten Patientenakten und daraus entwickelter Heilungskonzepte.[6] Böhler erinnerte sich gerne an seine »Frakturenbildersammlung«, die er explizit als Grundlage für seine Bestellung zum Leiter des 1925 gegründeten *Unfallkrankenhauses* der *Arbeiterunfallversicherungsanstalt* (AUVA) nannte. Bereits während des Krieges nutzte er die Fotografie im Lazarett für Leichtverletzte in Bozen,[7] in dem er vor allem Knochenbrüche und Gelenksverletzungen behandelte. Als Primarius einer unfallchirurgischen Klinik in Brixen ordnete er später systematisch die Behandlung und Therapie von Verletzungsfällen und erfasste typisiert insbesondere Frakturen der Oberschenkel, Wirbel, Arme, Hände und Finger sowie Gelenksverletzungen.[8]

Vor dem Krieg trat Böhler 1913 eine Stelle als Sekundararzt in Tetschen (dem heutigen Děčín) an der Elbe an, bevor er 1914 Studienreisen nach Nordamerika unternahm. Dort nahm er am Chirurgenkongress in New York teil und besuchte die *Mayo Clinic* in Rochester, die bereits früh verschiedene Fachdisziplinen in einem Haus vereinte und bekannt für moderne Operationstechniken war.[9] In Wien unterstand er 1919 an den Abteilungen für Unfallmedizin und Orthopädie des Wiener *Allgemeinen Krankenhauses* (AKH), welches als Aushängeschild der *Wiener Medizinischen Schule* betrachtet wurde, dem Chirurgen Julius Hochenegg (1859–1940), der gemeinsam mit dem Chirurgen Anton Eiselsberg (1860–1939) bereits 1909 die Spezialisierung der Unfallmedizin anregte, und dem Orthopäden Adolf Lorenz (1854–1946), einem der damals international bekanntesten orthopädischen Spezialisten.[10]

6 Vgl. Jürgen Probst/Hartmut Siebert/Hans Zwipp (Hg.), *60 Jahre Deutsche Gesellschaft für Unfallchirurgie*, Berlin: Langenbeck-Virchow-Haus 2010, 29. – Thomas Schlich, The Perfect Machine. Lorenz Böhler's rationalized fracture treatment in World War I, in: *Isis* 100 (2009) 4, 758–791. – Gunnar Schmidt, *Anamorphotische Körper. Medizinische Bilder vom Menschen im 19. Jahrhundert*, Köln: Böhlau 2001, 36.

7 Böhler arbeitete ab 1910 im Krankenhaus in Bozen, 1912 wurde er dort als Sekundararzt am Chirurgischen Institut bestellt, ab 1914 wurde er als Militärarzt im Kriegslazarett eingesetzt. Vgl. Fritz Povacz, *Geschichte der Unfallchirurgie*, 2. Auflage, Berlin: Springer 2007, 161.

8 »Und gerade in der übersichtlichen Herausarbeitung dieser Punkte ist ja Böhler unbestrittener Meister.« Vgl. Paul Huber, Buchbesprechung. Technik der Knochenbehandlung, in: *Wiener Medizinische Wochenschrift* 89 (1939) 17, 449–450.

9 Vgl. Angetter, Lorenz Böhler, 127–128.

10 Vgl. Hans Finsterer, Julius v. Hocheneggs Leben und Wirken, in: *Wiener klinische Wochenschrift* 53 (1940) 45, 907–912. – Vgl. Felix Czeike, Hochenegg Julius, in: Ders., *Historisches Lexikon Wien* (Band 3), Wien: Kremayr & Scheriau 2004, 207–208. – Der 19. Orthopädische Kongreß in Graz. Die Vorträge des ersten Kongreßtages, *Reichspost*, 18.9.1924, 6. – Klaus Taschwer, Nachwort, in: Adolf Lorenz, *Ich durfte helfen. Mein Leben und Wirken* (Bibliothek der Erinnerung 11), Wien: Czernin 2017, 413–439.

Die vom Ministerium für soziale Verwaltung erlassene und 1919 in Kraft getretene Novelle der Arbeiterunfallversicherung besagte, dass Versicherungsanstalten künftig mit mehr als nur der Administration von Invalidenrenten beauftragt wären. Vielmehr sollten sie nun direkten Einfluss auf die Behandlung und den möglichen Ausgang auf die Arbeitsfähigkeit von UnfallpatientInnen nehmen, also für die medizinische Betreuung von Versicherten Sorge tragen.[11] Dies veranlasste Böhler noch im selben Jahr, an den Vorstand der AUVA in Wien heranzutreten, um über die potenzielle Einrichtung eines Unfallkrankenhauses zu verhandeln, ähnlich wie es bereits seit den 1890er-Jahren in Bochum installiert war.[12] Eigenen Aussagen zufolge konfrontierte er den Anstaltsleiter mit den während des Krieges von der AUVA eigens erhobenen Statistiken von Arbeitsunfällen und der großen Anzahl resultierender Invalidenrenten und hob dabei die ungünstigen Behandlungsergebnisse von PatientInnen mit Oberschenkelhalsbrüchen hervor. Daraufhin präsentierte Böhler sein multimedial aufbereitetes Dossier zu Oberschenkelbrüchen, dessen Argumente er primär mit unterschiedlichen Bilddokumenten von Verletzungen im Reservelazarett in Bozen belegte.[13]

»Nachdem ich in Bozen eine größere Anzahl von Oberschenkelbrüchen behandelt habe, nachdem ich die alle fotografiert hatte, ging ich mit diesem Material zur Anstalt und erklärte dort dem Direktor der Anstalt, Hofrat Kögler, dass nach meiner Ansicht die Zahl der Renten mindestens um 50, aber wahrscheinlich um 70 Prozent oder vielleicht noch mehr, herabgesetzt werden könnten. Ich zeigte ihm hunderte von Fotos und Röntgenbildern, auf denen ganz klar zu erkennen war, dass es tatsächlich möglich ist, andere Ergebnisse zu erzielen.«[14]

Zeitgenössische Studien der Bild- und Filmtheoretiker Béla Balázs (1884–1949) und Walter Benjamin (1892–1940) verorteten eine neuartige moderne visuelle Kultur durch das technisch reproduzierbare Filmbild.[15] Das Verständnis von

11 Vgl. Lorenz Böhler, Die volkswirtschaftliche Bedeutung der Unfallkrankenhäuser, in: *Wiener Medizinische Wochenschrift* 78 (1928) 46, 1458. – Im Zeichen der sozialen Fürsorge, *Salzburger Chronik*, 7.6.1929, 8.

12 Vgl. Interview mit dem Schöpfer der Unfallchirurgie. – Die Versorgung durch Versicherungsträger war in Deutschland bereits ab 1892 möglich, was die Gründung des Unfallkrankenhauses der *Bergbau-Berufsgenossenschaft* ermöglichte. Vgl. Hans-Jörg Oestern/Jürgen Probst, *Unfallchirurgie in Deutschland. Bilanz und Perspektiven*, Berlin–Heidelberg: Springer 1997, 32.

13 Vgl. Lorenz Böhler, *Spezialabteilungen für Knochenschussbrüche und Gelenkschüsse nahe an der Front und die in denselben erzielten Erfolge* (unveröffentlichtes Manuskript mit diversen Fotos), Bozen: o. J., Josephinum – Ethik, Sammlungen und Geschichte der Medizin, Archivaliensammlung [AS], Nachlass Lorenz Böhler, MUW-HS 4.346/1.

14 Interview mit dem Schöpfer der Unfallchirurgie, 05:05–05:54 min. – Vgl. auch: Lorenz Böhler, Wie schützen wir die Verwundeten vor Amputation und Krüppeltum?, in: *Zeitschrift für orthopädische Chirurgie* 45 (1924) 18, 244–281, 266.

15 Vgl. Gilles Deleuze, *Cinema* (Band 1). *The Movement-Image*, Minneapolis: University of

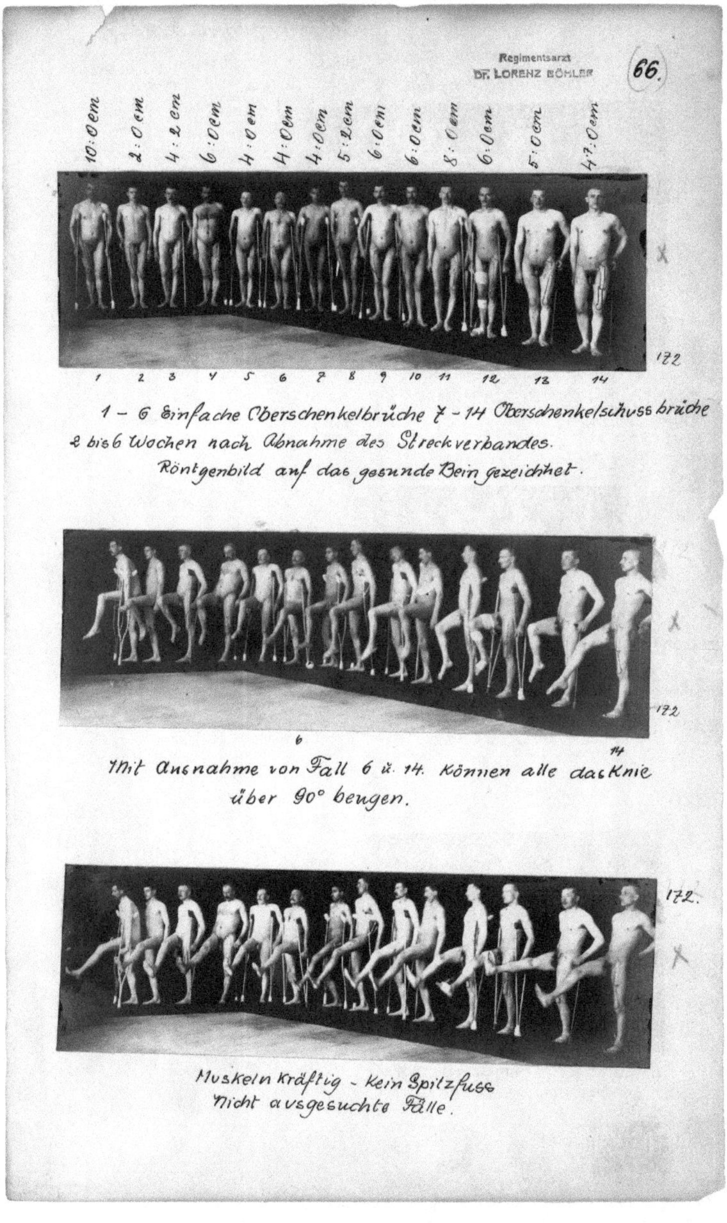

Abb. 1: Darstellung von postoperativen Resultaten diverser Oberschenkelfrakturen bei Kriegsverletzten. Auszug aus Böhlers Fotoaktensammlung Oberschenkelblätter, Kriegslazarett Bozen ca. 1916, Josephinum – Ethik, Sammlungen und Geschichte der Medizin. Bildarchiv, Nachlass Lorenz Böhler, Oberschenkelblätter 1–70, S 5.180/66.

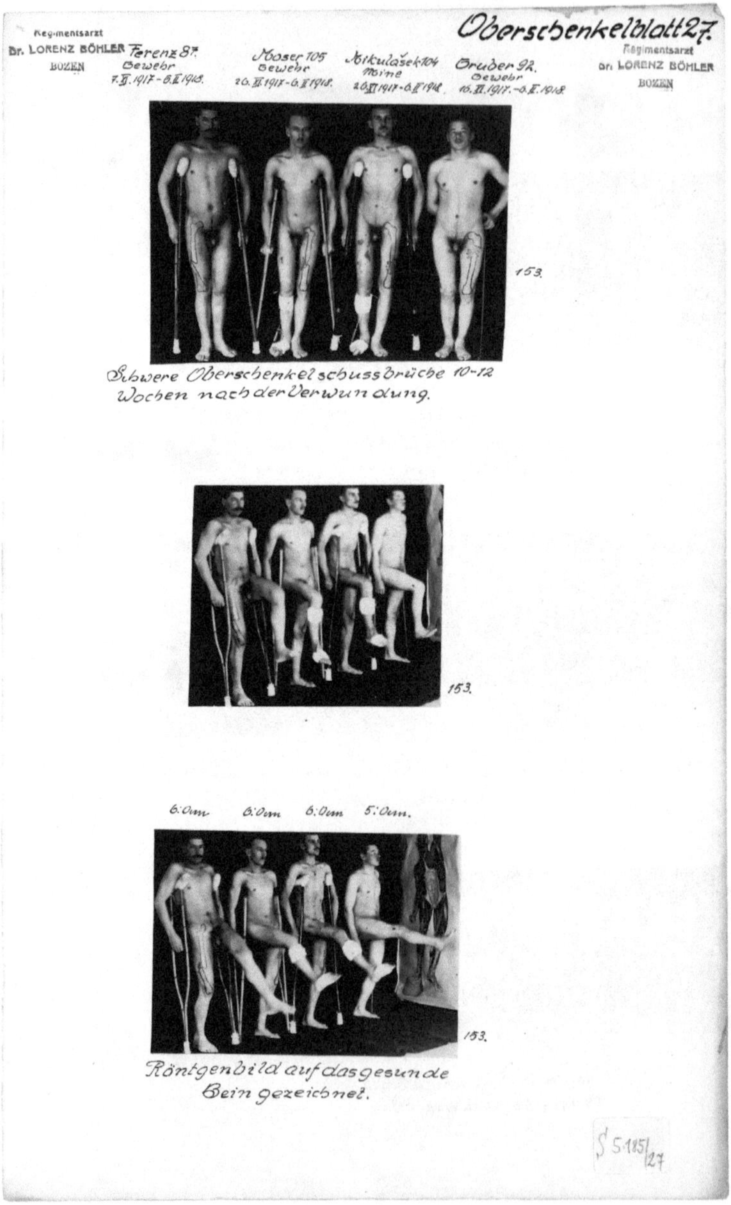

Abb. 2: Darstellung von postoperativen Resultaten diverser Oberschenkelfrakturen bei Kriegsverletzten. Auszug aus Böhlers Fotoaktensammlung Oberschenkelblätter, Kriegslazarett Bozen ca. 1916, Josephinum – Ethik, Sammlungen und Geschichte der Medizin. Bildarchiv, Nachlass Lorenz Böhler, Oberschenkelblätter 1–70, S 5.185/27.

wissenschaftlicher Objektivität im kinematografischen Bild dieser frühen Phase erschien nur vereinzelt der Kritik von medizinischen ZuseherInnen ausgesetzt zu sein. Dem Medium wurde, sofern von MedizinerInnen als Forschungs- und Lehrinstrument genutzt, in hohem Maße wissenschaftliche Integrität und klinische Objektivität zugeschrieben. Die »Durchdringung der Wirklichkeit mit der Apparatur«, wie Benjamin die Praxis des technisch reproduzierbaren Bilds bezeichnete,[16] und die sich oft entpuppten Schwierigkeiten im Umgang mit Film in der Medizin, wie die Grenzen des Darstellbaren und die teils technisch mangelhafte Ausführung, wurden jedoch immer wieder kritisiert. Daher wurden trotz gängiger Film- und Fotografievorführpraxis weiterhin klinische Live-Demonstrationen als gültige Methode von Ärztinnen und Ärzten sowie StudentInnen im Konferenz- und Hörsaal gefordert.[17] Echte PatientInnen als Demonstrationsobjekte sollten nicht gänzlich vom Filmbild verdrängt werden. Generell waren Filme vorzugsweise für neurologische Bewegungsstudien und chirurgische Operationstechniken unter MedizinerInnen verbreitet, wurden jedoch als amorphe, nicht etablierte wissenschaftliche Methode von zahlreichen FachkollegInnen mit Skepsis betrachtet.[18]

Wie sich in vielen Fällen und vor allem zunehmend ab den 1930er-Jahren zeigte, waren medizinische Filmprojektionen dennoch auf internationalen Kongressen, bei denen PatientInnen nicht ohne weiteres mitgeführt werden konnten, gern gesehenes Kommunikationsmittel und wurden als gängiges hilfswissenschaftliches Dokumentationsinstrument und visuelles Kommunikationsmittel zur Wissensgenerierung und -vermittlung generell anerkannt.[19]

Minnesota Press 2013, 87. – Béla Balász, *Der sichtbare Mensch oder die Kultur des Films*, mit einem Nachwort von Helmut H. Diederichs und zeitgenössischen Rezensionen von Robert Musil, Andor Kraszna-Krausz, Siegfried Kracauer und Erich Kästner, Frankfurt/Main: Suhrkamp 2001. – Walter Benjamin, *Das Kunstwerk im Zeitalter seiner technischen Reproduzierbarkeit*, Berlin: Suhrkamp 2010.

16 Vgl. Benjamin, *Das Kunstwerk*, 503.

17 Böhler nennt je unterschiedliche Gründe für die multimediale und die Live-Demonstration von PatientInnen. Vgl. O. A., Berichte aus den wissenschaftlichen Vereinen. Gesellschaft der Ärzte Wien. Sitzung vom 11. Februar 1927, in: *Wiener Medizinische Wochenschrift* 77 (1927) 8, 258–260, 259.

18 Vgl. Adolf Nichtenhauser, *History of Motion Pictures in Medicine* (unveröffentlichtes Manuskript), ca. 1950 [1954], III/186–187, National Library of Medicine, Bethesda, History of Medicine Division, Modern Manuscripts Collection, MD. MS C 380. 1954.

19 Vgl. Felix Mikulicz-Radecki, Die Bedeutung der Kinematographie für die Medizin, insbesondere für die Geburtshilfe und Gynäkologie, in: *Zentralblatt für Gynäkologie* 52 (1928) 13, 794–805. – Lorenz Böhler publizierte zu seinen medizinischen Filmen als einzig österreichischer Vertreter in der von 1926 bis 1927 in Berlin halbmonatlich erschienenen Zeitschrift *Medizin und Film* (unter anderem herausgegeben vom Berliner Alexander Rothe, Förderer des medizinischen Filmes in Deutschland). Vgl. Lorenz Böhler, Behandlung der Schlüsselbein-, Oberarm-, Vorderarm-, Hand- und Fingerbrüche, in: *Medizin und Film* 3 (1926) 23/24, 172–173.

Beachtenswert ist hierbei, dass die Nacktheit eines Patienten oder einer Patientin in klinischen Demonstrationen ohne weiteres akzeptiert wurde, während die nackte Patientendarstellung bei Filmaufnahmen oft als anstößig kritisiert wurde.[20] Die kinematografische Visualisierung von medizinischen Befunden half aber, diese als Entitäten für die ZuschauerInnen erfassbar zu machen.[21] Böhlers Patientendatensammlung hatte zudem den Vorteil, dass er Jahre später die ausgewählten PatientInnen nochmals kontaktierte und so die Folgen des Unfalls sowie die Ergebnisse der Rehabilitation mit den zuvor aufgenommenen Bildern vergleichen und demonstrieren konnte. Dadurch war es ihm möglich, fehlerhafte Verläufe oder anhaltend positive Resultate festzuhalten.[22]

In Wien hatten bereits 1895 die experimentellen Pathologen Salomon Stricker (1834–1898) und Ludwig Braun (1867–1936) mit physiologischen Filmaufnahmen experimentiert, während seit dem Ersten Weltkrieg Ärztinnen und Ärzte Kriegsgeschädigte, Kriegsneurotiker und die operative Versorgung in Feldlazaretten filmen ließen.[23] Nach dem Krieg entstanden in Kooperation mit der neu gegründeten *Staatlichen Film-Hauptstelle* in Wien mehrere Serien von medizinischen Lehr- und Forschungsfilmen, aufgenommen am AKH. Kliniker wie der Gynäkologe Wilhelm Weibel (1876–1945), Anton Eiselsberg, der Ophthalmologe Friedrich Dimmer (1855–1926) und Adolf Lorenz wurden u. a. damit betraut, als medizinische Aufnahmeleiter und Operateure die jeweilige Fachdisziplin im und durch Film zu repräsentieren.[24]

20 Vgl. Alexander Friedland/Rainer Herrn, Der demonstrierte Wahnsinn. Die Klinik als Bühne, in: *Berichte zur Wissenschaftsgeschichte* 37 (2014) 4, 309–331.

21 Vgl. Anita Gertiser, *Falsche Scham. Strategien der Überzeugung in Aufklärungsfilmen zur Bekämpfung der Geschlechtskrankheiten (1918–1935)*, Göttingen: V&R unipress 2015, 104.

22 Vgl. Jacques Rancière, *Politik der Bilder*, Paris: Diaphanes 2003, 127. – Lorraine Daston/ Elizabeth Lunbeck (Hg.), *Histories of Scientific Observation*, Chicago–London: University of Chicago Press 2011. – José van Dijck, *The Transparent Body. A Cultural Analysis of Medical Imaging*, Seattle–London: University of Washington Press 2005, 7. – Anson Rabinbach, *The Human Motor. Energy, Fatigue, and the Origins of Modernity*, Berkeley–Los Angeles: University of California Press 1992, 256. – Luc Pauwels (Hg.), *Visual Cultures of Science. Rethinking Representational Practices in Knowledge Building and Science Communication*, Hannover–New Hampshire: University Press of New England 2006. – Martina Hessler (Hg.), *Konstruierte Sichtbarkeiten. Wissenschafts- und Technikbilder seit der Frühen Neuzeit*, München: Fink 2006.

23 Vgl. Katrin Pilz, Re-Edited Medical Films in Vienna. Vom »physiologischen Theater« zum chirurgischen Filmset und »orthopädischen Filmzirkus«, in: Delia González de Reufels/ Rasmus Greiner/Stefano Odorico/Winfried Pauleit (Hg.), *Film als Forschungsmethode. Produktion – Geschichte – Perspektiven*, Bremen: Bertz + Fischer 2018, 91–100, 91–92.

24 Vgl. Fortführung der Filmstelle des Kriegspressequartiers für Zwecke der staatlichen Propaganda, Staatsamt für soziale Fürsorge, Errichtung der Film-Hauptstelle sowie Lichtbildstelle, Direktion des Technischen Museums, Österreichisches Staatsarchiv [ÖStA], Archiv der Republik [AdR], Bundesministerium für Unterricht, Zl 809/101 ex 23.6.1919. – O. A., Eine staatliche Filmunternehmung, in: *Neue Kino-Rundschau* 121 (1919) 121, 1. – Vgl. auch: Katrin Pilz, Der schwangere Frauenkörper in der frühen Wiener Kinematografie, in: Werner

Die mögliche Manipulierbarkeit, das Loslösen von Aufnahmezeit und -geschwindigkeit und die suggerierte Objektivität der medizinischen Laufbilder spielte üblicherweise bloß eine marginale Rolle, tatsächlich wurden diese Aspekte im Projektionssaal wissenschaftlicher Sitzungen nur selten direkt angesprochen oder angezweifelt. Es war zwar in der medizinischen Wissenschaftsgemeinde durchaus bekannt, dass fotografische, also auch filmische, und insbesondere röntgenfotografische Bilder selbst für erfahrene KlinikerInnen nicht selbsterklärend waren.[25] Dennoch hielt dies Kliniker, die sich als medizinische Filmregisseure betätigten, nicht davon ab, die Anwendungsgebiete und Ausschöpfungsformen von klinisch bildgebenden Verfahren weiter auszutesten. Auch KritikerInnen waren fasziniert vom Medium und konnten sich diesem schwer entziehen. Dieser Umstand half Böhler mehrfach, sich vor potenziellen nationalen und internationalen KonkurrentInnen im Rahmen wissenschaftlicher Reunionen, Konferenzen und Sitzungen Gehör zu verschaffen. Wenn diese Filme auch oft Anlass zu umfangreicher Kritik gaben, schien Böhler vor allem daran interessiert zu sein, die eigene Forschung und Praxis mithilfe seiner Filmbilder eindrücklicher als andere ins Bewusstsein seiner KollegInnen und KritikerInnen zu bringen. Dabei war es weniger relevant, ob seine klinischen OpponentInnen auch tatsächlich überzeugt von der Art und Weise waren, wie er seine Behandlungs- und Heilmethoden demonstrierte.[26]

Böhlers illustriertes Behandlungskonzept und die Empfehlung zur strukturellen institutionellen Einrichtung einer notfallmedizinischen Klinik der AUVA beinhalteten unter anderem »einen Photographen, einen Zeichner, eine Bibliothek, eine Lehrmittelsammlung sowie die Möglichkeit Lehrfilme und Statistiken herstellen zu können.«[27] Die bewilligte Summe zur Umsetzung dieser Pläne wurde durch die Inflation und andere hindernde ökonomische und administrative Gründe letztendlich nicht ausgezahlt und die Gründung der Unfallklinik im 20. Bezirk daher vorerst nicht realisiert. Böhler ging daraufhin zunächst weiter seiner Tätigkeit in Bozen und Brixen nach, bis er 1923 in erneute Verhandlungen über die Umsetzung des Wiener Unfallkrankenhauses trat. Die öffentliche Debatte der zunehmenden Arbeiterunfallzahlen der Jahre zuvor und

---

Michael Schwarz/Ingo Zechner (Hg.), *Die helle und die dunkle Kammer der Moderne. Festschrift für Siegfried Mattl zum 60. Geburtstag*, Wien–Berlin: Turia + Kant 2014, 145–151. – Dies., Re-Edited Medical Films in Vienna. – Walter Mentzel, Schlagwort-Archive: Guist Gustav, Van Swieten Blog, Universitätsbibliothek Medizinische Universität Wien, URL: ub.meduniwien.ac.at/blog/?tag=guist-gustav (abgerufen: 3.9.2017).

25 Vgl. Monika Dommann, *Durchsicht, Einsicht, Vorsicht. Eine Geschichte der Röntgenstrahlen 1896–1963*, Zürich: Chronos 2003, 69.

26 Vgl. Kommentare Böhlers zu diversen Einwänden zu seinem klinisch demonstrierten Bildermaterial: O. A., Berichte aus den wissenschaftlichen Vereinen. Gesellschaft der Ärzte Wien. Sitzung vom 11. Februar 1927, 259.

27 Böhlers Handschriften, zit. nach: Fritz Povacz, *Geschichte der Unfallchirurgie*, 162.

die seit Jahren leerstehenden Räume der Anstalt bewegten diesmal VertreterInnen der AUVA, direkt an Böhler heranzutreten und die Gespräche zur Errichtung der Unfallklinik wiederaufzunehmen.[28]

Neue Zeit – neues Schlachtfeld

Während die Kriegsversehrten immer noch das Straßenbild prägten, trat im Wien der 1920er-Jahre die verletzte Arbeiterschaft zunehmend ins Blickfeld des allgemeinen Bewusstseins. Die Arbeiterpresse aus unterschiedlichen politischen Lagern deklarierte den Arbeitsplatz und seine potenziellen Betriebsgefahren für die Wiener Arbeiterschaft zur Kampfzone. Berufskrankheiten sowie Arbeitsunfälle und ihre Folgen, die zu Arbeitsunfähigkeit und Invalidität führten, wurden zum sozial- und bevölkerungspolitischen Problem ausgerufen. Staatliche Interventionen der Sozialpolitik, die die Verantwortung und Sorge für den Arbeiterschutz tragen sollten, wurden gefordert.[29] Dies regte weitere Fragen zum allgemeinen Sozialversicherungswesen und mögliche rigorosere sozialpolitische Maßnahmen im Kontext der Stadtverwaltung an. Industrie-, Textil- und weitere FabriksarbeiterInnen sowie Angestellte wurden in der Medienberichterstattung als neue Opfer der industriellen Betriebs-, Freizeit-, Sport- und Verkehrsunfälle hervorgehoben.[30] Eine Auflistung der jeweiligen Gefahren für Verletzungen der Arbeitenden beschrieb unter anderem:

> »Rißquetschwunden des Kopfes und Ohres bei Bauarbeitern, Verbrennung der Hände bei Asphaltarbeitern, Abszesse an der Schulter bei Lastträgern, […] Verbrühungen

28 Vgl. Streit um die Amtsräume. Aufschub von Übersiedlungen, *Neues Wiener Tagblatt*, 20.12.1923, 7. – Die Mordarbeit des Akkordsystems. Sprunghaftes Ansteigen der Unfallstatistik, *Die Rote Fahne*, 5.11.1926, 3.

29 Vgl. Für die Helden auf dem Schlachtfeld der Arbeit! Ein Krankenhaus der Arbeiterunfallversicherungsanstalt, *Arbeiter-Zeitung*, 17.1.1926, 9. – O. A., Gräßlicher Unfall einer jungen Arbeiterin, in: *Salzburger Wacht* 25 (1923) 190, 3. – Als generelle Tendenz erschien es als umso tragischer, wenn eine Arbeiterin am »Schlachtfeld der Arbeit« verunglückte. Bis zum Ende der 1920er-Jahre finden sich wenige explizite Nennungen von Arbeiterinnen als Opfer von Betriebsunfällen. Vgl. z. B.: Therese Schlesinger, Frauenarbeit und proletarische Lebenshaltung, *Arbeiter-Zeitung*, 3.2.1925, 8.

30 Vgl. regelmäßige Berichterstattung in unterschiedlichen Organen der ArbeiterInnen-Presse zu Betriebsunfällen in Tischlerwerken, Stahlbau etc. Verkehrsunfälle und Sportunfälle wurden in eigenen Rubriken vermerkt. Vgl. u. a.: Unfälle bei der Arbeit, *Arbeiterwille*, 27.11.1924, 8. – Diverse Artikel in der *Christlichsozialen Arbeiter-Zeitung*, *Freiheit!* sowie der *Arbeiter-Zeitung*. Explizite wiederkehrende Rubriken mit dem Titel vgl. z. B.: Vom Schlachtfelde der Arbeit, *Die Rote Fahne*, 24.8.1924, 6. – Karl Ney, Schlachtfelder der Arbeit, in: *Die Unzufriedene* 3 (1925) 40, 1–2. – Vom Schlachtfelde der Arbeit, *Die Rote Fahne*, 8.10.1931, 8. – Im Hause der Profit-Krüppel. Ein Gang durch das Arbeiter-Unfallspital, *Die Rote Fahne*, 26.10.1926, 3.

> durch ausströmenden Dampf einer Dampfmaschine, Verätzung durch Salzsäure bei Kesselputzern, [...] Amputation des Daumens durch Fleischhackmaschinen [...] [und diverse Frakturen der Glieder von] Pflasterern, Schaufelarbeitern, Schustern und Kuhmelkern.«[31]

Neben den reinen Betriebsverletzungen sowie den Berufskrankheiten wirkten sich auch die zunehmenden Verkehrs-, Sport-, und allgemein Freizeitunfälle fatal auf die Arbeitsfähigkeit und soziale Wiedereingliederung der Verletzten aus.[32] Auch in zeitgenössischen Schriften wie *Die Angestellten* des Journalisten und Filmkritikers Siegfried Kracauer (1889–1966) wurden soziologische Fragen zu geänderten beruflichen Voraussetzungen und deren Auswirkungen auf Berufsgefahren thematisiert.[33] Das novellierte Arbeitsrecht, das die Konstitution des Freizeit- und Wochenendlebens erst ermöglichte, war hierfür zentral.[34] Wie Hochenegg und Böhler sahen Berichte in der öffentlichen Presse die Unfallmedizin bereichert durch die Erfahrungen im Krieg. Sie forderten nun den weiteren Ausbau des Rettungswesens mit Unfallabteilungen, angepasst an die Gefahren der »neuen Zeit«[35]:

> »In der Nachkriegszeit hat sich der Wirkungskreis der Unfallstation ganz beträchtlich vergrößert. Das Anwachsen des Großstadtverkehrs, die Zunahme von Unfällen im Wintersport, beim Fußball usw. haben dazu geführt, daß heute jährlich weit mehr als 10.000 Fälle in der Unfallstation behandelt werden.«[36]

Die kommunale Sozialpolitik des *Roten Wien*, das seit 1919 sozialdemokratisch verwaltet war, griff aktiv Methoden auf, die relevante soziale Fragen mittels volkswirtschaftlichen Erhebungen zur Wohn-, Sozial- und Gesundheitspolitik klären sollten.[37] Im Gegensatz zu anderen leitenden Mitgliedern der sozialdemokratischen Stadtverwaltung hatte Sozialmediziner und Stadtrat Julius Tandler (1869–1936) Böhlers Bestellung am Krankenhaus der AUVA zumindest for-

---

31 O. A., Wiener medizinisches Doktoren-Kollegium. Seminarabend vom 17. Mai 1926. Kleine Unfallchirurgie, in: *Wiener Medizinische Wochenschrift* 76 (1926) 27, 828.

32 Vgl. Die Beratung der Sozialversicherung. Die Unfallversicherung, *Arbeiter-Zeitung*, 11.2. 1926, 4.

33 Vgl. Siegfried Kracauer, *Die Angestellten. Aus dem neuesten Deutschland*, Frankfurt/Main: Suhrkamp 1971.

34 Vgl. Angela Schwarz, Die Erfindung des Wochenendes in der Presse der Weimarer Republik, in: Katja Leiskau/Patrick Rössler/Susann Trabert (Hg.), *Deutsche illustrierte Presse. Journalismus und visuelle Kultur in der Weimarer Republik* (Mediengeschichte 1), Baden-Baden: Nomos 2016, 275–304.

35 Vgl. Adele Bruckner, Vom Schlachtfeld der Arbeit. Besuchsstunde im Arbeiterunfallspital, in: *Die Unzufriedene* 11 (1934) 1, 5.

36 Julius Hochenegg, Erinnerungen an die II. Chirurgische Klinik im alten Krankenhause, in: *Wiener Medizinische Wochenschrift* 85 (1935) 24, 651–652.

37 Vgl. Helmut Konrad, Das Rote Wien. Ein Konzept für eine moderne Großstadt?, in: Helmut Konrad/Wolfgang Maderthaner (Hg.), *Das Werden der ersten Republik. ...der Rest ist Österreich* (Band 1), Wien: Gerold 2008, 223–240.

mal unterstützt.[38] Zwei der wichtigsten Bereiche entlang der Fragen zum Sozialversicherungswesen und rund um Rente und Erwerbsfähigkeit waren für Böhler eindeutig die Unfallversorgung und die Versicherungsbegutachtung, die nicht nur die physische und soziale Rehabilitierung von verletzten ArbeiterInnen zum Ziel hatten, sondern vor allem Renten einsparen sollten.[39]

Böhlers systematische Erhebungen basierten auf in der Militärmedizin gewonnenen Erfahrungen. In Kooperation mit der volksgesundheitlich motivierten Forschung der Versicherungsanstalt und der Bestellung Böhlers nahmen diese nun auch direkt Einfluss auf Behandlungsmethoden. Böhlers multimediale Bildmontagen halfen ihm, die Unterstützung der AUVA zu erhalten. Gemäß Böhler hatte hier das bildliche Material als überzeugende Instanz zur Kollaboration der AUVA und Umsetzung der Pläne zur Gründung des Arbeiterunfallkrankenhauses unter seiner Leitung geführt.[40]

Im AKH in Wien sah man immer wieder argwöhnisch auf die Praxis der Unfallklinik in der Webergasse – jenseits rein ideologischer Faktoren. Julius Hochenegg befürchtete fallende Patientenzahlen durch das jüngst in Betrieb genommene und in direkter Konkurrenz zur Unfallabteilung im AKH stehende Arbeiterunfallkrankenhaus. Trotz oder gerade wegen seiner chirurgischen Tätigkeit an der Unfallabteilung stand Anton Eiselsberg der Spezialisierung des Faches und so auch der Unterstützung von Böhlers Unternehmungen in der eigens der Notfallmedizin gewidmeten AUVA-Klinik lange Zeit kritisch gegenüber. Hinzu kam, dass die glorreichen Zeiten der Wiener Medizinischen Schule am AKH besonders in der Zeit unmittelbar nach dem Krieg vorüber zu sein schienen und in den folgenden Jahren zunehmend Stimmen nach Ausbau und Innovation riefen, um mit den Neugründungen städtischer Krankenhäuser im Roten Wien mithalten zu können.[41]

Die Ärztekammer und Mitglieder der Gesellschaft der Ärzte sprachen sich zu Beginn von Böhlers Tätigkeit in dem der AUVA angegliederten Spital ebenso verhalten aus. Die weitere Förderung der Unfallmedizin wurde hingegen von verschiedenen VertreterInnen der Wiener Medizinischen Schule besonders im Kontext der Herausforderungen einer neuen Gesellschaft und in Kooperation mit dem Wiener Rettungsdienst in der öffentlichen Presse für gut befunden. Sowohl die Unfallstationen des AKH als auch das Arbeiterunfallkrankenhaus

38 Vgl. Angetter, Lorenz Böhler, 136.

39 Vgl. Interview mit dem Schöpfer der Unfallchirurgie. – Josef Pointner, *Unfallverhütung und Sicherheit. Durchbruch und Erfüllung einer humanen Forderung*, Wien: Internationale Publikationen 1989, 230.

40 Vgl. Povacz, *Geschichte der Unfallchirurgie*, 162.

41 Vgl. Trutzuniversität?, *Reichspost*, 20.12.1930, 1–2. – Anton Eiselsberg, *Lebensweg eines Chirurgen*, Innsbruck: Deutscher Alpenverlag 1939, 537.

und ihre jeweils assoziierten Kliniker, Hochenegg, Eiselsberg und Böhler, wurden Ende der 1920er-Jahren weitgehend einheitlich positiv erwähnt.[42]

Ein brisanter Punkt bei der Bestellung Böhlers nach Wien war zudem die ambivalente Resonanz in der kommunistischen und sozialdemokratischen auf der einen und der deutschnationalen und christlichsozialen Presse auf der anderen Seite. Im Gegensatz zur an die breite Gesellschaft gerichteten Tagespresse[43] fanden diese schärfere Worte für die unterschiedlich wahrgenommene, vermeintlich gegensätzliche Allianz eines immer wieder als christlich-konservativ verorteten Böhlers mit der sozialdemokratisch verwalteten Arbeiterversicherungsanstalt. Auf die Kritik der Redaktion des kommunistischen und der Sozialdemokratie nahestehenden Sensationsblattes *Der Abend* zu Böhlers Besetzung antwortete die *Christlichsoziale Arbeiter-Zeitung* mit antisemitischen Kommentaren:

> »Die Eröffnung des neuen Krankenhauses bot merkwürdigerweise gerade dem marxistischen kaiserlichen Rat vom ›Abend‹ den Anlaß zu einem Angriffe. Namentlich traf es ihn schwer, daß ein Deutschsüdtiroler zum Primarius bestellt wurde. Die Anstalt hat sich bei der Bestellung Dr. Böhlers einzig und allein von seinen hervorragenden Qualitäten leiten lassen. Wäre irgendein Ostjude aus Polen oder aus dem Sowjetungarn seligen Angedenkens bestellt worden, hätte es der kaiserliche Rats-Bolschewik jedenfalls in Ordnung gefunden.«[44]

Böhlers Nähe zur militärisch liberal-deutschnationalen und katholischen Ideologie und gleichzeitige Tätigkeit für die AUVA, die im Wiener Kommunalmilieu als sozialdemokratisch galt, verdeutlichte die vermeintlich widersprüchlichen Beziehungen zwischen WissenschaftlerInnen und MedizinerInnen sowie ihren oftmals politisch motivierten, kontrastierenden Ideen von Volksgesundheit und Sozialverwaltung, wie sie im Wien der 1920er-Jahre aufeinandertrafen.[45] Ausgetragen am volkswirtschaftlich betrachteten Patientenkörper war diese diachrone Auffassung volksgesundheitlicher Systeme eingebettet in eine auf Rationalität und Funktionalität ausgerichtete Agenda und verband entgegenstehende politische Lager, die im gleichen Volksgesundheitssystem vernetzt waren und dem gleichen Aktionsradius angehörten.[46] Während Hochenegg und Ei-

42 Vgl. Das Unfallkrankenhaus. Sendung am Freitag, 5. März, 18.30 Uhr, *Radio Wien*, 26.2. 1937, 7. – Der Rettungsärztekurs, *Reichspost*, 28.2.1930, 6. – Zwei Unfallstationen in Salzburg, *Salzburger Chronik*, 15.4.1936, 5.

43 Vgl. Zur Eröffnung des ersten Unfallspitals in Wien, *Illustrierte Kronen-Zeitung*, 19.1.1926, 3.

44 Ein Unfallkrankenhaus der Arbeiter-Unfallversicherungsanstalt, *Christlichsoziale Arbeiter-Zeitung*, 30.1.1926, 5.

45 Vgl. Deborah Holmes/Sarah Silverman (Hg.), *Interwar Vienna. Culture between Tradition and Modernity*, Rochester, NY: Camden House 2009. – Janek Wasserman, *Black Vienna. The Radical Right in the Red City, 1918–1938*, Ithaca–London: Cornell University Press 2014.

46 Vgl. Sybilla Nikolow, Gesellschaft und Wirtschaft. An Encyclopedia in Otto Neurath's Pic-

selsberg sich wohl weniger an Böhlers politischer Gesinnung stießen – waren sie doch als deutschsprachige katholische Österreicher ähnlich sozialisiert – standen diese eher der konkurrierenden Wiener Klinikführung und dem unterschiedlichen Umgang mit Behandlungs- und Heilmethoden kritisch gegenüber. Eiselsberg kommentierte zum Beispiel die zu einseitige Verfügbarkeit der Verletzungspatienten: Es würden keine Kinder und zu wenig ältere Patienten aufgenommen und dieser Zustand würde sich für die Versorgung des Arbeiterunfallkrankenhauses und die gewonnenen Erkenntnisse für die Lehre negativ auswirken.[47]

Die hier angeführten Aspekte im Zusammenhang mit der Bestellung Böhlers nach Wien zeigen die Position des Roten Wien und die Einordnung Böhlers in die Sozialpolitik der Stadtverwaltung, die in den 1920er-Jahren stets äußerst komplex war.

Böhlers »Filmzirkus«[48]

> »Als ich vor zehn Jahren vom Armeeoberkommando den Auftrag erhielt, Chirurgen verschiedener Armeen in der Behandlung von Knochenbrüchen und von Wunden zu unterrichten, empfand ich es als unangenehm, daß ich trotz meines damals reichen Materiales (250 Betten, ausschließlich für Knochenbrüche und Gelenksverletzungen) nicht jederzeit imstande war, bei jeder einzelnen Bruchart die ganze Behandlung vom Anfang bis zum Ende zeigen zu können. Deshalb hatte ich damals schon die Absicht, den ganzen Verlauf aller Knochenbrüche zu filmen. In zweijähriger Arbeit ist es mir jetzt gelungen, dieses Vorhaben auszuführen.«[49]

Mit Böhlers Dienstantritt am Unfallkrankenhaus verfügte er nun über die notwendigen Ressourcen, sein visuelles Patientenarchiv als Teil seiner klinischen datenverarbeitenden Forschungsmethode auszubauen. Bereits 1926 bestellte er den Kurz- und Werbefilmemacher Karl Köfinger (1879–1938)[50], um ihn bei der

torial Statistics from 1930, in: Warden Boyd Rayward (Hg.), *European Modernism and the Information Society*, Aldershot: Ashgate Publishing 2008, 257–278. – Dies., Imaginäre Gemeinschaften. Statistische Bilder der Bevölkerung, in: Martina Heßler (Hg.), *Konstruierte Sichtbarkeiten. Wissenschafts- und Technikbilder seit der Frühen Neuzeit*, München: Fink 2006, 263–278.

47 Vgl. Rudolf Demel/Otto Hoche/Paul Moritsch, *Die Unfallstation der 1. chirurgischen Klinik der Universität Wien*, Wien: Springer 1925.

48 Lehne, *Lorenz Böhler*, 86. – Abschnitte dieses Kapitels waren Teil eines Vortrags am internationalen Filmsymposium in Bremen 2017, Teile davon sind erstmals veröffentlicht in: Pilz, Re-Edited Medical Films in Vienna, 95–97.

49 Lorenz Böhler, Die Behandlung der Knochenbrüche mit Ruhe und Bewegung, erläutert durch einen Lauffilm von 1400 m Länge und zahlreiche Diapositive, in: *Wiener klinische Wochenschrift* 41 (1928) 8, 289–290.

50 »Der gerichtlich beeidete Sachverständige für Kinotechnik Ing. Karl Köfinger, Spezialist für

Umsetzung seiner Filmprojekte, die Krankenfälle zu verschiedenen Knochenbrüchen, deren Heilverfahren und Nachsorge dokumentieren sollten, zu unterstützen.[51] Diese Prioritätensetzung deutet darauf hin, dass Böhler wissenschaftliche Marketingstrategien für seine weitere Arbeit nutzbar machte. Die Filmserien wurden durchaus a priori als Lehrfilmsammlung vorgestellt. In der Sitzung der Gesellschaft der Ärzte vom Februar 1928 zeigte Böhler einige Filme, die er als Unterrichtsfilme besprach. Der Schriftführer der Sitzung erklärte:

> »[Der] Vortr[agende] [...] berichtet über die von ihm angewandten Methoden an Hand von Kinematogrammen und Diapositiven. Vortr. hat den Film vor allem für Unterrichtszwecke herstellen lassen und hat aus diesem Grunde das ganze Material typisiert und normalisiert. Er verwendet nur eine einzige Größe von Gipsbinden, nur eine Lagerungsschiene für das Bein usw.«[52]

Die Filme zählten für Böhler also gewiss zur Kategorie des Lehr- oder Bildungsfilms bzw. klinischen Forschungsfilms, so wie es die wissenschaftliche Gemeinschaft und ihr Verständnis von Unterrichts- bzw. Lehrfilm der Zeit erwartete. Die oftmals verschwommene Definition des Genres Lehrfilm unterschied hier nur bedingt zwischen didaktisch aufgearbeitetem Filmmaterial und allgemeiner gestalteten semiprofessionellen Forschungsfilmen. Diese Lehrfilme wurden oft vielseitig genutzt und für den jeweiligen Demonstrationskontext angepasst und zweckentsprechend abgeändert.[53] Aus heutiger Perspektive könnte man Böhlers und Köfingers hergestellte Kurzfilme auch als Werbefilme

---

Lehrfilmherstellung, wurde auch als Sachverständiger für Filmfabrikation und Filmverleih (Lehrfilme) bestellt.« Vgl. Personalnachrichten, *Reichspost*, 7.2.1931, 4. – Vgl. auch: Brief der Kammer für Handel, Gewerbe und Industrie in Wien an das Bundesministerium für Handel und Verkehr, 20.1.1936, ÖStA, AdR, Bundesministerium für Handel und Verkehr, 581c, 1936, Kt. 3650, Zl 92.739/36.

51 Karl Köfinger produzierte seit den frühen 1920er-Jahren Werbefilme für unterschiedliche staatliche und private Betriebe. Vgl. Theodor Jencsescu, Der neue Kinobetriebsapparat. Ingenieur Karl Köfinger als Ratgeber des »Filmboten«, Konsulent, Kinoeinrichter und Reklamemacher, in: *Neue Kino-Rundschau* (1921) 208, 6–8. – Von morgens bis abends in Baden, *Neues Wiener Tagblatt*, 14.7.1923, 107. – O. A., Werbefilme für den Postkraftwagenverkehr, in: *Österreichische-Film-Zeitung* (1928) 44, 19–20. – Karl Köfinger, Aus den Arbeitsgebieten des Kurzfilmherstellers, in: *Allgemeine photographische Zeitung* 19 (1937) 11, 178.

52 O. A., Berichte aus den wissenschaftlichen Vereinen. Gesellschaft der Ärzte Wien. Sitzung vom 17. Februar 1928, in: *Wiener Medizinische Wochenschrift* 78 (1928) 9, 292–295, 295.

53 Es wurden etwa Zwischentitel sprachlich und didaktisch an potenzielles Publikum angepasst, Standbilder aus Lehrfilmen wurden für Printversionen von medizinischen Publikationen genutzt, in Lichtbildvorträgen eingesetzt und mit anderen Medien verglichen. Vgl. Filmdokumente der British medical film library und des Filmarchiv Austrias: *Prof. L. Bohler and Vienna Accident Hospital*, VHS und 16 mm (Digitised Collections), s/w, 8 min, silent, Österreich 1933, Wellcome Archive, Donation British Medical Association Film Archive, Nachlass Leopoldine Wodenegg-Böhler, RSM184–RSMS195. – Lorenz Böhler, *Behandlung von Wirbelbrüchen*, 35 mm, s/w, 5 min, stumm, Österreich 1932, Filmarchiv Austria, Österreich, ab 1926, FC/3/24/0 1, 1237510411 0411.

bezeichnen, die unterschiedlichen Genregrenzen waren in diesem Zeitraum sehr durchlässig.[54] Der Unfallmediziner nutzte die Laufbildserien nämlich vorzüglich als wissenschaftliches Kommunikationsmittel, um auf Kongressen mögliche Konkurrenz zu beeindrucken und gleichzeitig seine Methoden und klinische Lehre am Arbeiterunfallkrankenhaus zu bewerben. So wurden die Filme über ihr instruktives Potenzial für die Ausbildung von KrankenpflegerInnen und MedizinstudentInnen hinaus verwendet und vor unterschiedlichen mehr oder minder wissenden wissenschaftlichen ZuseherInnen ausgetestet.[55] Die Kooperation mit dem Kurzfilmproduzenten Köfinger ermöglichte diesem umgekehrt, sein Repertoire von Werbefilmen zu erweitern und zu verwissenschaftlichen, wie es laufend in der heterogenen wissenschaftlichen Lehrfilmpraxis der 1920er-Jahre üblich war.[56]

Dieser Einsatz von Filmen als Marketingstrategie schien filmästhetisch und strategisch gemäß Böhler vor allem transnational zu gelingen. Die ersten Filme führte er bei einer Sitzung der Gesellschaft der Ärzte 1926 vor.[57] Sie wurden, wohl auch dem Umstand geschuldet, dass Böhler allgemein im vom AKH dominierten Klinikermilieu eine schwierige Stellung hatte, verhalten aufgenommen. Der 1927 erstmals im Ausland bei einer medizinischen Vortragsreihe in Skandinavien projizierte Film *Behandlung von Speichenbrüchen*[58] erregte weit mehr Aufsehen und machte entsprechend der Berichterstattung genug Eindruck, um Böhlers

54 Vgl. Philipp Osten/Gabriele Moser/Christian Bonah/et al. (Hg.), *Das Vorprogramm. Lehrfilm/Gebrauchsfilm/Propagandafilm/unveröffentlichter Film in Kinos und Archiven am Oberrhein 1900–1970*, Heidelberg–Strasbourg: A25 Rhinfilm 2015.

55 Vgl. Sensationelle Erfolge eines Wiener Chirurgen. Ein Umsturz in der Unfallbehandlung, in: *Neues Wiener Journal*, 20.12.1927, 5–6. – Als Kommentar zu Böhlers gezeigten Lehrfilmen vgl.: O. A., Berichte aus den wissenschaftlichen Vereinen. Gesellschaft der Ärzte Wien. Sitzung vom 17. Februar 1928, 295. – Lorenz Böhler, Die Behandlung der Knochenbrüche mit Ruhe und Bewegung erläutert durch einen Lauffilm von 1400 m Länge und zahlreiche Diapositive (Manuskript), 17.2.1928, Josephinum, AS, Nachlass Lorenz Böhler, MUW-HS 42.434/1. – Weitere relevante Handschriften in: Lorenz Böhler, Briefkorrespondenz, Josephinum, AS, Nachlass Lorenz Böhler, MUW-HS 4418/25.

56 Fremdenverkehrsfilme und öffentliche Anstaltswerbefilme standen Köfingers Ambitionen als erfolgreicher Lehrfilmemacher gegenüber. Obwohl er 1931 den erwünschten informellen Titel eines Lehrfilmspezialisten und Sachverständigen der Kinotechnik innehatte, folgten in der nächsten Dekade nur wenige Aufträge, die tatsächlich weitreichenden Vertrieb erfuhren. Vgl. Josef Navratil, *Das Werk des österreichischen Kulturfilmproduzenten Ing. Karl Köfinger am Beispiel einer Serie von Fremdenverkehrsgewerbefilmen* (Schriftenreihe des Österreichischen Filmarchivs 23), Wien: Verlag Österreichische Gesellschaft für Filmwissenschaft, Kommunikations- und Medienforschung 1989. – Ders. (Hg.), *100 Jahre Postbus. Im Postkraftwagen durch Österreichs Alpenwelt 1907–2007*, DVD, Österreich 2007, Hundert Jahre Postbus in Filmen, Bildern und Texten (Filmarchiv Austria, Edition Historischer Verkehr 2).

57 Vgl. O. A., Berichte aus den wissenschaftlichen Vereinen. Gesellschaft der Ärzte Wien. Sitzung vom 11. Februar 1927, 258–259.

58 Vgl. Povacz, *Geschichte der Unfallchirurgie*, 162.

Operations-, Behandlungs- und Heilverfahren international zu bewerben.[59] Seine klinische Praxis und unfallmedizinischen sowie orthochirurgischen Eingriffe wurden plötzlich weiträumig und vorzüglich in der transnationalen Wissenschaftsgemeinschaft diskutiert. MedizinerInnen und StudentInnen kamen daher anfänglich vorwiegend aus skandinavischen Ländern ans Krankenhaus in der Webergasse.[60] 1928 folgten Einladungen zu Vorträgen in Tschechien und Ungarn (für VertreterInnen der Unfallversicherung in Brünn und die Konferenz zur Unfallmedizin und Berufskrankheiten in Budapest),[61] bei denen Böhler seine Forschungsarbeit am Wiener Institut mit Filmvorträgen vorstellte. Sein weitreichender wissenschaftskommunikativer, mit Filmen gestützter Aktionsradius führte dazu, dass zahlreiche ausländische StudentInnen und FachkollegInnen das Unfallkrankenhaus für ihre Studien aufsuchten. Böhler besuchte zudem in den folgenden Jahren weiterhin regelmäßig Sitzungen der Gesellschaft der Ärzte, bei denen er seine Forschung unter volkswirtschaftlichen Aspekten mit seinen visuellen »Frakturprotokollen«[62] diskutierte.[63]

Obwohl die klinischen Laufbilder oftmals von MedizinerInnen und WissenschaftlerInnen, die sich mit Film als Lehr- und Forschungsmittel auseinandersetzten, als trocken und sachlich empfunden wurden,[64] sorgten sie dennoch bei einigen der exklusiven ZuseherInnen regelmäßig für positives und negatives Aufsehen in gleichem Maße.[65] Während viele MedizinerInnen vom Filmemachen absahen, um nicht auf die für manche als rein sensationell empfundenen Affektbilder reduziert zu werden,[66] erschien Böhler durchaus angetan von der Idee, dass Film mehr vermochte als nur zu dokumentieren und Emotionen, wenn auch irritierende, sogar hervorrufen sollte. In einem Aufsatz, in dem er die immer noch von vielen KollegInnen als für das Heilverfahren unabdingbar befürwortete völlige Ruhigstellung von Wirbelbruchpatienten anprangerte, schrieb er unter

59 Vgl. O. A., Wiener medizinisches Doktoren-Kollegium. Seminarabend vom 17. Mai 1926. Kleine Unfallchirurgie, in: *Wiener Medizinische Wochenschrift* 76 (1926) 27, 828.

60 Vgl. O. A., Prof. Dr. Lorenz Böhler gestorben. Ein Leben für die Unfallchirurgie, in: *Soziale Sicherheit* 26 (1973) 2, 33.

61 Vgl. Böhler, Die volkswirtschaftliche Bedeutung der Unfallkrankenhäuser.

62 Vgl. Povacz, *Geschichte der Unfallchirurgie*, 163.

63 Vgl. Böhler, Die volkswirtschaftliche Bedeutung der Unfallkrankenhäuser. – Im Zeichen der sozialen Fürsorge, *Salzburger Chronik*, 7.6.1929, 8. – Lorenz Böhler, Röntgendiagnostik im Dienste der Unfallmedizin, in: *Wiener Medizinische Wochenschrift* 79 (1929) 40, 1267–1269. – Lehne, *Lorenz Böhler*, 86.

64 Beschrieben als »dry/dull/boring«. Vgl. Nichtenhauser, *History of Motion Pictures in Medicine* (unveröffentlichtes Manuskript), II/64.

65 Wenn nicht illegitim kopiert und in anderem Kontext gezeigt, waren Böhlers Filme grundsätzlich ausschließlich für den wissenschaftlichen und medizinischen Projektionsraum bestimmt. Vgl. O. A., Berichte aus den wissenschaftlichen Vereinen. Gesellschaft der Ärzte Wien. Sitzung vom 17. Februar 1928, 295.

66 Vgl. O. A., Krüppelnot und Krüppelfürsorge, in: *Der Krüppel* 3 (1929) 11/12, 267–269.

anderem in stets kampfesfreudiger Rhetorik: »In Berlin werde ich den Angriff auf der ganzen Linie eröffnen mit Film und Buch und wir werden sehen, was dann von den Bochumern noch übrig bleibt.«[67] Er spricht hier von seinen kritischsten internationalen Gegnern aus dem Umfeld der deutschen Unfallmedizin, die wiederholt Böhlers Forderung nach aktiven Übungen angegriffen hatten. Der Film *Behandlung von Wirbelbrüchen*[68] sollte in Böhlers Rhetorik auch die Bochumer Kollegen am Berliner Kongress verstummen lassen.

Drei turnende »Böhler-Boys«, wie die athletischen Patienten süffisant von FachkollegInnen genannt wurden, welche ebenso von Böhlers »Filmzirkus« sprachen,[69] sind am Anfang des Kurzfilmes in Gipsmieder eingepasst. Sie führen verschiedene Muskelübungen in speziell konstruierten orthopädischen, mechanisch-therapeutischen Krankenhausbetten und vor einer beleuchteten weißen Wand eines Behandlungsraumes der Unfallklinik aus. Zwischentitel stellen die unterschiedlichen Wirbelbruchverletzungen vor und zeigen Röntgenbilder vor und nach den operativen und konservativen Eingriffen und Therapien. In den nächsten Szenen befreien klinische Assistenten die Patienten von ihren Gipsmiedern, die unmittelbar danach ganz nackt verschiedene Lasten-, Turn- und Trageübungen auf der klinischen Filmbühne ausführen. Sie zeigen gemeinsame Hebeübungen, springen über Krankenhausinterieur, balancieren Gewichte am Kopf und schwingen an Turnringen hängend durch den Behandlungsraum. Durch das zeitweise dandyhafte Schmunzeln der durchtrainierten »Böhler-Boys« in die Kamera und das zum Teil unsystematisch erscheinende Kommunizieren mit jemandem neben oder hinter der Kamera könnte das Geschehen manchmal als improvisierter Übungsablauf wahrgenommen werden.[70]

> »Der Film mit den eingegipsten turnenden Wirbelbruchpatienten muß großen Anstoß erregt haben. Es war sogar von einer ›Entweihung‹ des Virchow-Langenbeckschen Hauses in Berlin die Rede. Er wird auch heute noch gelegentlich auf Kongressen als medizinhistorisches Dokument gezeigt und findet immer wieder großes Interesse.«[71]

67 Lorenz Böhler, Offene Kampfansage gegen Massage und passive Bewegung bei frischen Knochen- und Gelenksverletzungen, in: *Münchener medizinische Wochenzeitschrift* 80 (1933) 27, 1040–1042, 1040.

68 Lorenz Böhler/Karl Köfinger, *Behandlung von Wirbelbrüchen*, aufgenommen im Unfallkrankenhaus Wien, XX. Webergasse 2–6, Leiter: Professor Dr. Lorenz Böhler, 35 mm, s/w, 5 min, Österreich 1932, Filmarchiv Austria, FC/3/24/0 1, 1237510411 0411. – Vgl. auch weitere Filme mit gleichem Filmtitel aber anderer Datierung im Archivbestand des Filmarchivs Austria: Lorenz Böhler, *Behandlung von Wirbelbrüchen*, Österreich datiert ab 1926/1929, Filmarchiv Austria, 1932/1934, FC/3/24/0 1, 1237510411 0411.

69 Vgl. Böhlers Korrespondenz, Josephinum, AS, Nachlass Lorenz Böhler, MUW-HS Sammlung 41.

70 Vgl. Nichtenhauser, *History of Motion Pictures in Medicine* (unveröffentlichtes Manuskript), 110.

71 Lehne, *Lorenz Böhler*, 98.

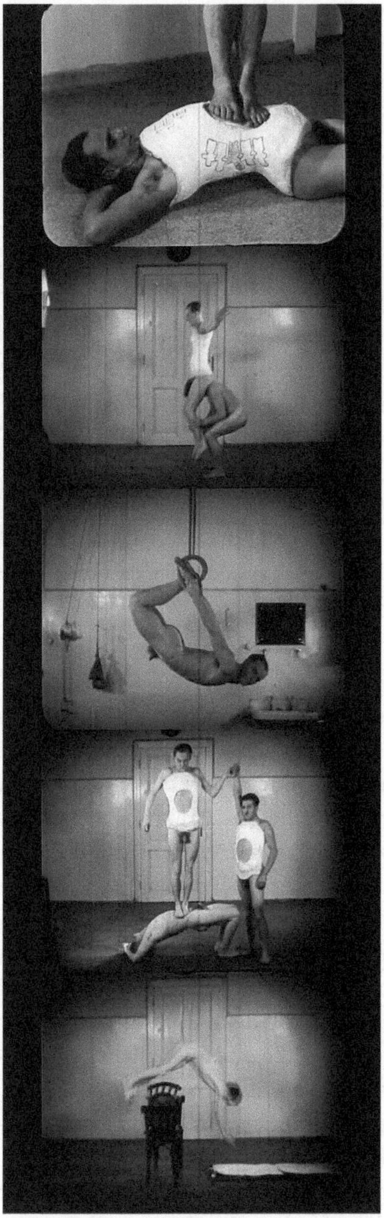

Abb. 3: »Turnende« Patienten, Filmstills aus: Lorenz Böhler/Karl Köfinger, *Behandlung von Wirbelbrüchen*, aufgenommen im Unfallkrankenhaus Wien, XX. Webergasse 2–6, Leiter: Professor Dr. Lorenz Böhler, 35 mm, s/w, 5 min, Österreich 1932, 01:00–5:00 min, Filmarchiv Austria, FC/3/24/0 1, 1237510411 0411.

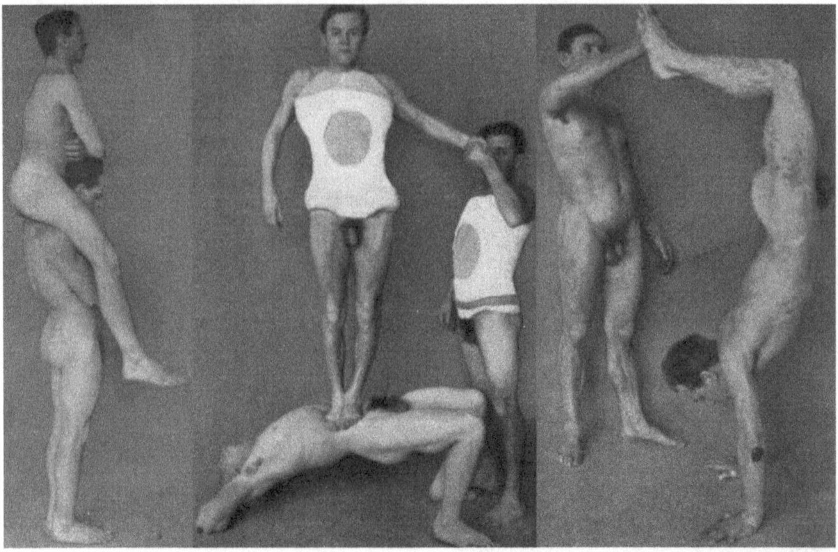

Abb. 4: Fotografien im gleichen Stil bzw. vermutlich generiert aus dem Film *Behandlung von Wirbelbrüchen* (A 1932) finden sich in: Lorenz Böhler, *Die Technik der Knochenbruchbehandlung*, Wien: Maudrich 1932, 177.

Der gezeigte Film schien mit der expliziten, performativen Art der nackt turnenden Patienten besonders aufzufallen und bei einigen kritischen ZuseherInnen Unbehagen auszulösen. Trotz Kritik hielt Böhler weiterhin an dieser Art der klinischen Demonstration fest. Generell sah er in einer Vielzahl von Filmen, in denen nur bestimmte Körperteile, vor allem Arm- und Handfrakturen behandelt wurden, davon ab, die PatientInnen ganz nackt zu zeigen. Auf die erregten Reaktionen zu seinen turnenden Patienten reagierte er meist gelassen und blieb bei seinem Standpunkt, dass für die Darstellung der Form und Funktion gewisser Bewegungsabläufe jegliche störende Abdeckung des Körpers vermieden werden sollte. Seine Darstellung der vollkommen entkleidet fotografierten und gefilmten männlichen Patienten war wohl auch vor dem Hintergrund seiner datengestützten visuellen Erhebungen notwendig, die einen möglichst entindividualisierten (und visuell möglichst ansprechenden) Eindruck machen sollten.

Andere europäische medizinische Filmproduktionen, vornehmlich im Militärkontext, wählten ähnliche Visualisierungsformen. Vergleichbare Darstellungen fand man etwa in neurologischen Filmen, die sogenannte Kriegshysteriker nackt in einer Reihe oder im Kreis auf und ab laufend vor der Kamera zeigten, um deren deviante Bewegungen und deren Zittern möglichst naturgetreu und natürlich projizieren zu können.[72] Die filmisch visualisierten klinischen Befunde

72 Vgl. Julia Barbara Köhne, *Kriegshysteriker. Strategische Bilder und mediale Techniken mili-*

erfüllten sowohl als dokumentarische Registrierung als auch Katalogisierung von klinischen Daten eine Vorstellung von moderner Patientendokumentation.[73] Zudem war es üblich, dass neurologische Filme unwillkürliche Bewegungen textilfrei darstellten, gynäkologische Filme nackte schwangere Frauenkörper bei Untersuchungen und bei der Geburt im Fokus hatten und dermatologische Aufnahmen unbekleidete pathologische Körperteile von PatientInnen nackt filmten.[74] Der normierte nackte Soldatenkörper oder wie im Fall der nächsten Generation der verletzte männliche Arbeiterkörper schien nackt naturgetreuer und einfacher visuell zu normieren zu sein. Fragen nach der Art und Weise, wie man Filmbilder »dachte und machte«[75], wurden – wie auch im Falle von Böhlers Filmproduktionen – in semiamateurhafter Manier reflektiert. So beeinflussten regelmäßig Zuschauerreaktionen und Seherfahrungen zukünftige Filmproduktionen, wodurch nach und nach eine eigene Ästhetik, inhaltliche Normen und eine eigene medizinische Filmsprache entwickelt wurden. Die Nacktheit der Dargestellten wurde als Form klinischer Uniformierung inszeniert, die das Gezeigte möglichst naturgetreu und ohne als störend empfundene sichtbare persönliche Charakteristika darstellen sollte. Die in anderen von Böhlers Filmen nur vereinzelt gefilmten Patientinnen trugen zumindest immer ein Patientenhemd oder andere Arten von Bedeckungen – der weibliche Patientenkörper war in Böhlers bewegten Bildern nie nackt dargestellt und er entschied sich wohl auch aus diesem Grund generell seltener für Frauen als filmische Akteurinnen.[76] Die Darstellung einiger geradezu idealmännlicher rehabilitierter Körper ähnelte zumal der Ikonografie seiner in Kampflinie aufgestellten und fotografierten Soldatenpatienten aus den Kriegsjahren.[77] Die Einwilligung der gefilmten Pati-

tärpsychiatrischen Wissens (1914–1920) (Abhandlungen zur Geschichte der Medizin und der Naturwissenschaften 106), Husum: Matthiesen 2009.

73 Vgl. Gertiser, *Falsche Scham.*

74 Vgl. K. Podoll/J. Lüning, Geschichte des wissenschaftlichen Films in der Nervenheilkunde in Deutschland 1895–1929, in: *Fortschritte der Neurologie Psychiatrie* 66 (1998) 3, 122–132. – Katrin Pilz, »Aufklärung? Abschreckung? In der mit Sexualität gespannten Athmosphäre (!) des Kinos?« Sexualität in Wiener klinischen und populärwissenschaftlichen Filmen der Moderne, in: Aylin Basaran/Julia B. Köhne/Klaudia Sabo/Christina Wieder (Hg.), *Sexualität und Widerstand. Internationale Filmkulturen*, Wien–Berlin: Mandelbaum 2018, 54–76.

75 Vgl. Regula Valérie Burri, *Doing Images. Zur Praxis medizinischer Bilder*, Bielefeld: transcript 2008.

76 Weibliche Körper wurden noch mehr als männliche Patientenkörper als erotisierend und sexuell anzüglich erachtet. Zum Vorwurf potenzieller Unsittlichkeit im medizinischen Film durch Nacktdarstellungen vgl.: Mehr Lehrfilme. Eine Anregung, *Wiener Sonn- und Montags-Zeitung*, 6. 4. 1925, 9. – »Ausbeutungs«-Möglichkeiten des Films, *Reichspost*, 17. 2. 1928, 10. – Edith Blaschitz, *Der »Kampf gegen Schmutz und Schund«. Film, Gesellschaft und die Konstruktion nationaler Identität in Österreich (1946–1970)* (Österreichische Kulturforschung 16), Berlin–Wien: Lit 2014.

77 Vgl. Lorenz Böhler, Spezialabteilungen für Knochenschussbrüche und Gelenkschüsse nahe

entInnen erfolgte meist in pragmatischer Weise. In der Regel traten die MedizinerInnen an die auserwählten PatientInnen heran und erfragten lediglich informell ihre Einwilligung, in klinischen Lehrfilmen vor die Kamera zu treten. Anonymisierte Patientengesichter (Lichtschutzmasken verdecken beispielsweise einen Teil des Gesichtes) sind vor allem in pathologischen und dermatologischen Filmen zu sehen, die vornehmlich zentral exponierte Geschlechtsteile oder mit Geschlechtskrankheiten in Zusammenhang stehende Körperregionen zeigten, welche insbesondere sozialen Stigmata ausgesetzt waren. Es ist anzunehmen, dass es an den Überredungskünsten der jeweiligen medizinischen FilmautorInnen lag, in welcher Form die Patientenkörper vor der Filmkamera erschienen.[78]

Abgesehen von der ästhetischen und funktionellen Wiederherstellung des Bewegungsapparates mithilfe operativer und konservativer Behandlungsmethoden betrachtete Böhler ebenso seelischen Zuspruch und moralische Unterstützung als zentrale Faktoren seines Behandlungskonzeptes.

> »Wichtig wäre, daß man solchen kraftstrotzenden selbstbewußten Männern in der Fürsorgeberatung und in der Krankenkasse kein orthopädisches Stützmieder aufdrängte und sie nicht mit Kurzwellen, Massage etc. behandelte, wodurch sie schwer krank und neurotisch würden.«[79]

Diese kurze Randnotiz deutet zum einen auf die von Böhler oftmals kritisierte Ignoranz der »Fürsorgetiger«, wie er sie nannte, also soziale Fürsorgebeamte, die vermeintlich willkürlich »befürsorgten«. Die Zusammenarbeit mit anderen vornehmlich kommunalen AkteurInnen im eigenen Haus gestaltete sich oftmals eher schwierig und Böhler zeigte eine andauernde feindselige Haltung zur Wiener sozialdemokratischen Sozialfürsorgepolitik. Er beklagte die durch seine Behandlungsmethode potenziell wiederherstellbaren Männer gar als »Opfer der

---

an der Front und die in denselben erzielten Erfolge, Josephinum, AS, Nachlass Lorenz Böhler, MUW-HS 4.346/1.

78 Es gab keine expliziten Filmveröffentlichungs- bzw. Anonymisierungsrechte für diese Periode. Obwohl die PatientInnen in der Sammlung Wiener klinischer Filme aus den 1920er-Jahren meist nicht anonymisiert waren, ist es sehr schwer diese aus heutiger Perspektive anhand von Patientenakten oder anderen schriftlich überlieferten Quellen zu identifizieren. Da so gut wie keine konkreten Produktionsnotizen von den jeweiligen KlinikerInnen verfasst und überliefert wurden, sind diese gewissermaßen anonymer als PatientInnen, die in Patientenaktenarchiven dokumentiert wurden. Die in den Filmen präsentierten PatientInnen sollten in gewisser Weise idealtypisch für ihre dargestellte Krankheit, Funktionsstörung und eventuelle Genesung stehen. Wenn die Patientenfälle in den Filmen in medizinischen Publikationen erwähnt wurden, wurden jedoch ihre Namen anonymisiert.

79 Lorenz Böhler, Behandlung von Wirbelfrakturen, in: *Wiener Medizinische Wochenschrift* 85 (1935) 17, 464.

sozialen Fürsorge«.[80] Seine klinischen Demonstrationen endeten oft mit einer spitzen Formulierung wie »Die Pat[ienten] sind also kräftiger und elastischer als jemals früher, solange nicht die soziale Fürsorge dazukommt.«[81]

Ferner zeigt der oben zitierte Kommentar im Kontext der Kriegsnachwirkungen die unterschiedliche Herangehensweise an psychische Auswirkungen diverser Behandlungsmethoden, die nun ein Bewusstsein für Neurosen bei Männern schuf und changierende Bilder von Männlichkeit und deren Psyche bewirkte.[82] Solche Beobachtungen könnten überdies erklären, wie Vorstellungen von Männlichkeit auch physiologisch reflektiert wurden und mit dem Herausgreifen ausgewählter idealtypischer männlicher Unfallpatienten ein pragmatischerer Zugang gesucht wurde, um soziale Fürsorge und psychische (Lebens-)Bedingungen im Kontext sozialpolitischer Konflikte zu hinterfragen und anzupassen. Das Arbeiterunfallkrankenhaus, das auch von kritischen Fachkollegen durchaus positiv als »autoritär-patriarchalisch-militärisch geleitete[s] Spital« eingestuft wurde,[83] erschien hier als optimaler Ort, um nicht nur die Funktion männlicher Körper, sondern indirekt damit auch eine besondere Vorstellung von männlicher Moral wiederherzustellen.[84]

Wenn man Béla Balázs' filmtheoretische Begriffe Typus und Ausdruck weiterdenkt, scheinen Böhlers Patienten-Filmdarsteller eine weitere Ebene klinischer Typen zu ergänzen.[85] Sie sollten ursprünglich nicht nur die erfolgreich wiederhergestellte Funktionalität und uneingeschränkte Beweglichkeit ihrer Körper implizit als Arbeitskraft vermitteln, sondern standen filmfigurativ für jeweilige Typen von Operationsresultaten, angewandten Heilmethoden und erfolgreichen Forschungsergebnissen. Vermittelt wurde etwa die Technik des Eingipsens, die Lagerung von PatientInnen in eigens konstruierten beweglichen Krankenbetten, die Verwendung klinischen Operationsmaterials und die An-

---

80 Vgl. O. A., Berichte aus den wissenschaftlichen Vereinen. Gesellschaft der Ärzte Wien. Sitzung vom 19. Mai 1933, in: *Wiener Medizinische Wochenschrift* 83 (1933) 24, 674–678, 675.

81 Böhler, Behandlung von Wirbelfrakturen, 464.

82 Zu Männlichkeitskonzepten in der Nachkriegszeit sowie Kriegsneurosen etc. vgl.: Tony Kaes, War – Film – Trauma, in: Inka Mülder-Bach (Hg.), *Modernität und Trauma. Beiträge zum Zeitenbruch des Ersten Weltkrieges*, Wien: WUV 2000, 121–130. – Melanie Ruff, *Gesichter des Ersten Weltkrieges. Alltag, Biografien und Selbstdarstellungen von gesichtsverletzten Soldaten*, Stuttgart: Steiner 2015. – Köhne, *Kriegshysteriker*. – Annelie Ramsbrock, *Korrigierte Körper. Eine Geschichte künstlicher Schönheit in der Moderne*, Göttingen: Wallstein 2011, 205.

83 Vgl. Psychiater Erwin Stranskys Kommentar zu Böhlers Demonstration der Wirbelbruchpatienten und Auswirkung auf die Psyche bei fehlerhafter Befürsorgung: Erwin Stransky, Berichte aus den wissenschaftlichen Vereinen. Gesellschaft der Ärzte Wien. Sitzung vom 5. April 1935, in: *Wiener Medizinische Wochenschrift* 85 (1935) 17, 462–466, 464.

84 Vgl. ebd. – Fotoaktensammlung Oberschenkelblätter, Kriegslazarett Bozen ca. 1916, Josephinum, Bildarchiv, Nachlass Lorenz Böhler, Oberschenkelblätter 1–70, S 5–185/15.

85 Vgl. Balázs, *Der sichtbare Mensch oder die Kultur des Films*, 38.

wendung therapeutischer Bewegungsübungen. Ähnlich wie andere klinische FilmakteurInnen führten die »Böhler-Boys« sowohl Operations- und Therapieresultate vor und sollten, so wie es auch die Vorher-nachher-Röntgenbilder taten, das erfolgreiche Management von Unfallkranken mithilfe standardisierter Abläufe zeigen. Diese medizinischen Filme bedienten sich ästhetischen Codes, die denen von zeitgenössischen Filmemachern entsprachen. Wenn auch nicht immer bewusst bei der Produktion mitbedacht, spielten visuelle Konventionen und Filmsprache in der darstellenden Umsetzung und im angestrebten Wirkungseffekt stets eine Rolle, ungeachtet der sich in vielen Fällen nicht direkt austauschenden wissenschaftlichen und nichtwissenschaftlichen Filmpraxis.

In seiner Darstellung der »perfekten Maschine« zeichnete Thomas Schlich die Verbindungslinien von Böhlers visuellen Programmen zu bestehenden visuellen Bildpolitiken, die von Zeitgenossen wie dem Wiener Nationalökonomen Otto Neurath (1882–1945) generiert wurden.[86] In diesem Zusammenhang fügten sich Böhlers eigene Bemühungen um eine möglichst bildgestützte Form der statistischen Erhebung und eine visuelle klinische Ausdrucksform in die theoretische und angewandte Wiener Sozialpolitik ein. Die Entwicklung von visuellen Vermittlungszeichen, die von einer rein numerischen und linearen Darstellung von Statistik abwich, prägte bestimmte Arten von Bildtypen. Während Neurath das sogenannte *Isotype* schuf, dessen Symbole er direkt in die grafischen Statistikmontagen einfügte,[87] zeichnete Böhler anatomische Zeichnungen direkt auf die kinematografischen Patientenkörper, ließ Röntgenbilder auf die jeweils betroffenen eingegipsten Körperteile kopieren und fertigte davon wiederum Foto- und Filmabzüge, die er als Stand- und Laufbild normiert und typisiert den Forschungsdossiers und dem hauseigenen Lehrmittelarchiv beifügte.[88]

Der Kontext des sozialpolitischen Programmes der Stadtverwaltung des Roten Wien wurde für Neuraths und Böhlers Interpretation von modernen Bildkonzepten in Verbindung mit statistischen Darstellungsformen als günstiges Milieu verortet. Die in diesem Zusammenhang hervorgehobenen Parallelen zwischen synergetisch entwickelten bildsprachlichen Formen von Statistik – grafische und im Falle Böhlers fotografische und filmische – und klinischen Forschungsergebnissen deuten auf eine Auffassung von moderner wissenschaftlicher Bildsprache hin. Diese wurde nicht nur von grafisch arbeitenden SozialreformerInnen, wie beispielsweise Otto Neurath, gestützt, sondern ebenso im Bereich der Klinik, wie das Beispiel von Böhler zeigt.[89]

86 Schlich, Perfect Machine, 784–789.

87 Zur Wiener Methode der Bildstatistik vgl.: Angelique Groß, *Die Bildpädagogik Otto Neuraths. Methodische Prinzipien der Darstellung von Wissen* (Veröffentlichungen des Instituts Wiener Kreis 21), Heidelberg: Springer 2015.

88 Vgl. Abb. 1 und Abb. 2 in diesem Text.

89 Vgl. Nikolow, Gesellschaft und Wirtschaft. – Dies., Imaginäre Gemeinschaften.

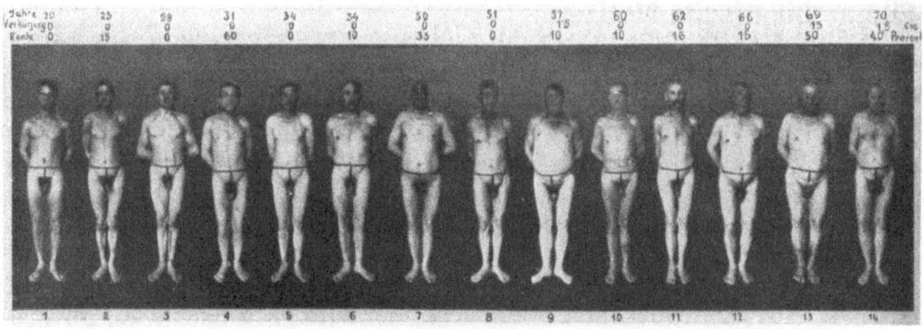

Abb. 5: Bild-Statistik der Oberschenkelbrüche dargestellt anhand von unfallversicherten Arbeitern. Originalbildbeschreibung: »Darstellung der 14 unfallversicherten Oberschenkelschaftbrüche, welche 1927 behandelt wurden. Fälle 9, 13 und 14 haben eine Verkürzung von 1.5 cm infolge leichter Varusstellung, weil das Bein zu früh belastet wurde. Bei allen Verletzten ist oben das Alter, die Verkürzung und die Rente eingetragen«. Vgl. Böhler, *Technik der Knochenbruchbehandlung*, 462.

Conclusio

Interdisziplinäre Auseinandersetzungen mit den filmisch behandelten Inhalten als Wissenschaftsinformation und Forschungsevidenz markierten eigene Debatten darüber, in welcher Form klinische Bilder konstruiert und vermittelt werden sollten, um sie weder obszön noch unwissenschaftlich oder losgelöst von der wissenschaftlichen Botschaft und ihrem wissenschaftlichen Subtext erscheinen zu lassen. Anhand von Böhlers Verwendung der Kinematografie, eingebettet in soziopolitische und klinische Zusammenhänge, sollte aufgezeigt werden, wie kompetitive nationale und internationale Spannungen und Netzwerke durch systematisches Verwenden und Nichtverwenden von Stand- und Laufbildern visuelle Wissenschaftskommunikation mitgeformt hatten. Gekoppelt mit einem neuen Verständnis von serienbildlicher Vermittlung konnten diese frühen Filmexperimente zum einen klinische und interdisziplinäre Kooperationen fördern, zum anderen aber auch als Versuch verstanden werden, medizinische Konkurrenz mit eigenen Interpretationen und der Integration von Evidenzbildern für Forschung und Lehre bildargumentativ zu verdrängen. Kognitive wie technologische Überlegungen haben somit zur Diskussion von epistemologischen und ästhetischen Fragen zur Darstellbarkeit und Vermittelbarkeit geführt, die auch jenseits des medizinischen Kollektivs vorangetrieben wurden.

Filmarchivarische Notizen

Es ist nicht bekannt, ob und in welcher Dimension Lorenz Böhler seine Filme aktiv national und international vertrieben oder verliehen hat oder dies zu einem späteren Zeitpunkt passiert ist. Zumindest eine Serie von Filmkopien ist im *Wellcome Archive* in London deponiert. Sie kam 2007 über eine Spende der medizinhistorischen Filmsammlung der *British Medical Film Library* (BMFL) mit dem Verweis »short film of historical interest only« in den Bestand des Archivs.[90] Die größte bekannte überlieferte Sammlung, bestehend aus Normalfilm und Nitrofilmen, befindet sich im Filmarchiv Austria. Es ist anzunehmen, dass auch noch einige Kopien in Nachlässen rund um Karl Köfinger und Individualprints von MedizinerInnen, die sich damals im Umlauf befindliche Kopien sicherten, existieren. Zwischentitel waren unter anderem auf Deutsch, Englisch, Französisch und Spanisch editiert. Böhlers eigenen handschriftlichen Notizen nach hat er zumindest zeitweise Kopien für KollegInnen oder für den Austausch mit anderen chirurgischen und orthopädischen Lehrfilmen angefertigt. 1985 wurden einige Ausschnitte, die Böhlers – aus historischer Perspektive filmikonografische – turnende Wirbelbruchpatienten zeigten, in einer Fernsehdokumentation verwendet, in der Böhlers Sohn Jörg (1917–2005), der ebenfalls Unfallchirurg und von 1972 bis 1983 Leiter des Unfallkrankenhauses in Wien war, die Geschichte seines Vaters erzählt.[91] Wie auch in anderen Ländern und Instituten üblich, wurden ausrangierte und fachlich sowie technologisch überholte klinische Filme höchstens als medizinhistorisch nostalgisches Kuriosum bei Konferenzen oder ähnlichen Gelegenheiten gezeigt. Darüber hinaus wurden diese frühen Filme meistens nicht mehr genutzt und nicht selten in Krankenhauskellern und klinischen Depots oder Privatbibliotheken vergessen, weil Originalsammlungen über die folgenden Jahrzehnte durch ihre mittlerweile nicht mehr zeitgemäße Projektionstechnologie und inhaltlich veraltete Operationstechniken und Behandlungsmethoden die Filme als ephemer erscheinen ließen. Derart losgelöst von ihrem ursprünglichen Anwendungsgebiet, beglei-

90 18 orthopädische Kurzfilme mit dem Verweis »Prof. L. Bohler and Vienna Accident Hospital«, VHS und 16 mm (Digitised Collections), s/w, 2–8 min, silent, Österreich 1933, Wellcome Archive, Donation British Medical Association Film Archive, Nachlass Leopoldine Wodenegg-Böhler, RSM184–RSMS195.

91 Vgl. Ausschnitt aus einer Filmdokumentation zu Lorenz Böhlers Wirbelbruchbehandlung, erzählt von Jörg Böhler, keine Referenz zum Produktionskontext, ca. 1985. Gezeigt werden Ausschnitte aus Aufnahmen, die Böhler regelmäßig seit 1926 hergestellt hatte. Gleiche Szenen wurden regelmäßig mit aktuellen PatientInnen nachgedreht, wie hier in einer englischsprachigen Fassung von 1934, die auch von Jörg Böhler für den Unterricht und die Forschung weiterverwendet wurde. Vgl. Lorenz Böhler Documentary Film, Open Operation Theatre, URL: www.oot-esj.com/en/product/127189/Lorenz_Böhler_Documentary_Film (abgerufen 28.5.2017).

tenden Schriften und der klinischen Praxis und Lehre wurden die Filme im ausgehenden 20. Jahrhundert Filmarchiven überlassen.

Katrin.Pilz[at]geschichte.lbg.ac.at

Patrizia Giampieri-Deutsch

Zu den Ursprüngen der Frage der Voraussage in der Psychoanalyse in Wien und zu ihrer Fortsetzung in der Emigration

On the origins of the question of prediction in psychoanalysis in Vienna and its continuation in emigration

Abstracts

Die Frage der Voraussage in der Psychoanalyse stand ursprünglich in Zusammenhang mit der Frage der Geschlossenheit der Kausalität in der Natur. Nach Sigmund Freud (1856–1939), dem Begründer der Psychoanalyse, der an der Universität Wien sein Medizinstudium absolvierte und seine wissenschaftliche Laufbahn als Neurologe dort aufnahm, weist auch das Geistige als Naturgeschehen kausale Determiniertheit auf. Freuds Beziehung zur Universität Wien wurde von Kurt Robert Eissler (1908–1999), Psychoanalytiker und Gründer der Sigmund Freud Archives an der Library of Congress, Washington, D.C., im Lichte der Unterscheidung von Freuds früher universitärer Laufbahn als Neurologe, die ihm Anerkennung an der Universität Wien einbrachte, und Freuds späterem akademischem Schicksal als Psychologe betrachtet. Die wissenschaftsphilosophische Frage der Voraussage wird von den emigrierten Psychoanalytikern Robert Waelder (1900–1967), Psychoanalytiker und Physiker, und Robert Wallerstein (1921–2014), Psychoanalytiker und Psychoanalyse-Forscher, in den Vereinigten Staaten wiederaufgenommen. Die Menninger-Klinik als Zentrum psychoanalytischer empirischer Forschung und Anlaufstelle für PsychoanalytikerInnen in der Emigration spielte dabei eine entscheidende Rolle. Wallerstein distanzierte sich schließlich von der Verbindung von Determiniertheit und Voraussage zugunsten der empirischen Erforschung vergangener Behandlungsverläufe und Ergebnisse, mittels welcher eine Vorhersagbarkeit zukünftiger Verläufe erschlossen werden könnte.

The question of prediction in psychoanalysis was originally related to the question of the causal closure of nature. According to Sigmund Freud, the founder of psychoanalysis, the mind as part of the phenomena of nature would be included within the domain of the causal closure of nature. Freud was awarded his Doctorate of Medicine from the University of Vienna, where he first embarked on and then later continued his scientific career as a neurologist after his medical degree. The following outline of Freud's relationship with the University of Vienna takes into consideration the distinction by Kurt Robert Eissler – an emigrated Viennese psychoanalyst and founder of the Sigmund Freud Archives at the Library of Congress, Washington, D.C. – between Freud's early academic career as a neurologist, which secured him the acknowledgment of the University of Vienna, and Freud's late academic vicissitudes as a psychologist. The question of prediction in philosophy of science was taken up and further developed in the United States by emigrated psychoanalysts such as Robert Waelder, physicist and psychoanalyst, and Robert Wallerstein, psychoanalyst and researcher in psychoanalysis. The Menninger Clinic played a crucial role as a centre of psychoanalytic empirical research and a focal point for emigrated psychoanalysts. Wallerstein ultimately distanced himself from the link between determination and prediction in favor of empirical research on the outcome and process of past treatments by which predictions about future psychoanalytic therapies might be inferred.

Keywords
Determiniertheit/Determinismus, Emigration, Kausalität, Psychoanalyse, psychoanalytische empirische Forschung, Psychotherapiewissenschaften, Psychotherapieforschung, Universität Wien, Voraussage

Determinism, emigration, causality, psychoanalysis, psychoanalytic empirical research, psychotherapy science, psychotherapy research, University of Vienna, prediction

Innerhalb der Psychotherapiewissenschaften gilt die Psychoanalyse als eine paradigmatische Theorie unter einer Vielzahl von psychodynamischen Ansätzen, die seit der zweiten Hälfte des 18. Jahrhunderts komplexere Modelle der Subjektivität und des Geistes anbieten. Die bewusste Einheit der Subjektivität und des Geistes wird in ihnen zugunsten von Modellen aufgegeben, die aus bewussten und nicht bewussten Anteilen bestehen, die zusammenwirken, jedoch auch in Konflikt geraten können. An dieser Stelle sei das Wort einem Pionier der psychoanalytischen Untersuchungen zur Voraussage, dem Physiker und Psychoanalytiker Robert Waelder (1900–1967; * Wien; 1938 Emigration; † Broomall, Marple Township, Pennsylvania, USA)[1], übergeben, der sich in den 1960er-Jahren bemühte, die Aspekte der Psychoanalyse als Behandlung im Unterschied zu anderen psychotherapeutischen Ansätzen oder der Seelsorge allgemein verständlich zu machen:

> »Die psychoanalytische Behandlung ist weder ein Weg, sein Gewissen loszuwerden noch eine automatische Behebung unerwünschter Charakterzüge durch Kenntnis ihres Ursprungs noch eine Nacherziehung, die versucht, ›Fehler‹ der Eltern zu korrigieren, sondern ist eine Schulung in der Fähigkeit, sich selbst unerschrocken ins Gesicht zu sehen, um eine gangbare Lösung innerer Konflikte herauszuarbeiten, statt sie zu umgehen.«[2]

Wissenschaftsgeschichtliche und -philosophische Überlegungen zu den Ursprüngen und zur frühen Entwicklung der Frage der Voraussage in den Psychotherapiewissenschaften nehmen ihren Ausgang im besonderen Fall der

1 Bei den EmigrantInnen wurden zuerst die Lebensdaten, danach durch Nennung des Lebensortswechsels Einblick in die Emigrationswege gewährt.

2 Robert Waelder, Anhang. Eine Liste der häufigsten Missverständnisse psychoanalytischer Begriffe, in: *Die Grundlagen der Psychoanalyse*, 2. Auflage, Stuttgart: Klett-Cotta 1983, 232.

Psychoanalyse, einer Psychotherapieform, die sowohl ihren epistemischen Fragen als auch ihrem klinischen Prozess eine kontinuierliche und erhöhte Aufmerksamkeit widmet. Seit ihrer Gründung versteht sich die Psychoanalyse anhand von drei Dimensionen und umfasst: erstens eine klinische Forschungsmethode als Untersuchung nicht bewusster Vorgänge, zweitens eine psychotherapeutische Behandlung als psychoanalytische Therapie und drittens eine Theorie des Geistes als allgemeine Psychologie.[3]

Die psychoanalytische Psychotherapieforschung nahm ihren Ursprung größtenteils in der Erforschung der Ergebnisse, in der »Outcome«-Forschung, um sich verstärkt der Untersuchung psychotherapeutischer Abläufe, die zu einer therapeutischen Wirkung der Behandlung führen können, zuzuwenden. Die Vorhersagbarkeit zukünftiger Verläufe und Ergebnisse wird somit auf der quantitativen Erforschung vergangener Verläufe und Ergebnisse aufgebaut.[4]

Der Werdegang einer wissenschaftlichen Disziplin lässt sich in Form einer Ideengeschichte kaum abbilden; sie wird von WissenschaftlerInnen getragen. In ihrer wissenschaftlichen Entwicklung hatte die Psychoanalyse einen weitreichenden Bruch zu verkraften: die Vertreibung der PsychoanalytikerInnen zuerst aus Deutschland und anschließend aus Österreich. Nach Wilhelm Burian, Psychiater und Psychoanalytiker, ist der »elitäre Rückzug« der Psychoanalyse in Österreich und ihre Isolation von der Öffentlichkeit erst durch das Verständnis des Traumas der Vernichtung und der Vertreibung der VertreterInnen der Disziplin 1938 in Wien begreifbar: Im Ausbildungsprozess werden den jüngeren Generationen Trauma und Isolation immer noch weitergegeben. Während die Zusammenarbeit der Psychoanalyse mit ihren Nachbardisziplinen zur Einbindung des Faches in den Kreis der Wissenschaften beiträgt, könnte die zeitgeschichtliche Aufarbeitung des Traumas der nationalsozialistischen Verfolgung eine neue emotionale Bereitschaft für die zukünftige Integration der Psychoanalyse in das breitere akademische und kulturelle Leben bewirken.[5] Eine

3 Vgl. Freud 1923a [1922], 211. – Die Zitation erfolgt in diesem Artikel nach Sigmund Freud, *Gesammelte Werke* (18 Bände und ein nichtnummerierter Nachtragsband), herausgegeben von Anna Freud/Eduard Bibring/Wilhelm Hoffer/Ernst Kris/et al., Frankfurt/Main: Fischer 1940–1987. – Die in Klammern ergänzten Jahresangaben geben das Jahr der Erstveröffentlichung an. Im gleichen Jahr publizierte Schriften werden durch Kleinbuchstaben unterschieden. Die nachgestellten Zahlen nennen das Jahr der Niederschrift. Die Jahresangaben zu den Publikationen Sigmund Freuds sind entnommen aus: Ingeborg Meyer-Palmedo/Gerhard Fichtner, *Freud-Bibliographie mit Werkkonkordanz*, Frankfurt/Main: Fischer 1989, 15–90.

4 Die folgenden Ausführungen sind eine Wiederaufnahme und Weiterentwicklung des Materials aus: Patrizia Giampieri-Deutsch, Ansätze zur Frage der Voraussage in der Psychoanalyse und in den Psychotherapiewissenschaften vom geschichtsphilosophischen, klinischen und empirischen Standpunkt, in: Reinhard Bachleitner/Martin Weichbold/Markus Pausch (Hg.), *Wissenschaftstheoretische und methodologische Problemlagen empirischer Voraussagen und statistischer Vorhersagen*, Wien–New York: Springer 2016, 202–220.

5 Vgl. Patrizia Giampieri-Deutschs Einführung zum Beitrag: Wilhelm Burian, Aktuelle Ver-

gründliche zeitgeschichtliche Untersuchung sprengt den Rahmen dieser knappen Bestandaufnahme der Ursprünge der Frage der Voraussage in der Psychoanalyse aus wissenschaftsgeschichtlicher und -philosophischer Sicht bis etwa Mitte der 1950er-Jahre. Dennoch wird im folgenden Beitrag versucht, die Zäsur der Emigration zumindest anzusprechen.[6]

Robert Waelders Anfänge der Fragestellung zur Voraussage in der Psychoanalyse in Wien

Robert Waelder war nicht lediglich ein Meister der psychoanalytischen Behandlungstechnik, sondern auch Physiker. Er setzte sich mit wissenschaftsphilosophischen Fragen der Psychoanalyse, der Voraussage inbegriffen, auseinander[7] und räumte deswegen der Untersuchung des Determinismus, bzw. Sigmund Freuds (1856–1939; * Freiberg in Mähren; 1938 Emigration nach London; † 1939 London) meistgebrauchtem Terminus präziser folgend, Freuds Annahme der Determiniertheit einen besonderen Platz ein.

Noch in Wien veröffentlichte Waelder »Die Bedeutung des Werkes Sigmund

---

änderungen der Psychoanalyse durch die empirische psychoanalytische Forschung, in: Patrizia Giampieri-Deutsch (Hg.), *Psychoanalyse im Dialog der Wissenschaften. Europäische Perspektiven* (Band 1), Stuttgart: Kohlhammer 2002, 16.

6 Auskünfte bzgl. der Emigration von PsychoanalytikerInnen aus Österreich vgl.: Friedrich Stadler, *Vertriebene Vernunft, Emigration und Exil österreichischer Wissenschaft 1930–1940* (2 Bände), Wien: Jugend und Volk 1987/88. – Psyalpha Wissensplattform für Psychoanalyse, URL: www.psyalpha.net (abgerufen am 24.6.2018). – Vgl. bzgl. der Emigration aus Österreich in die Vereinigten Staaten im Allgemeinen: Peter Eppel (Hg.), *Österreicher im Exil. USA 1938–1945*, mit einem Geleitwort von Henry A. Grunwald (2 Bände), Wien: Österreichischer Bundesverlag 1995. – Bzgl. der Emigration und Rückkehr einer Psychoanalytikerin vgl.: Patrizia Giampieri-Deutsch, Die Rückkehrerin Hedda Eppel (1919–2004). Ihr Beitrag zur Wiener Psychoanalytischen Vereinigung und zur internationalen Psychoanalyse, in: Waldemar Zacharasiewicz/Manfred Prisching (Hg.), *Return from Exile – Rückkehr aus dem Exil. Exiles, Returnees and their Impact in the Humanities and Social Sciences in Austria and Central Europe*, Wien: Verlag der Österreichischen Akademie der Wissenschaften [ÖAW] 2017, 363–373. – Vgl. auch den von der ÖAW in Auftrag gegebenen Film: Frederick Baker, *Exile & Excellence. The Class of 1938*, 45 min, Österreich 2018. – Johannes Feichtinger/Herbert Mathis/Stefan Sienell/Heidemarie Uhl, *Die Akademie der Wissenschaften in Wien 1938 bis 1945. Katalog zur Ausstellung*, Wien: Verlag der ÖAW 2013.

7 Vgl. Robert Waelder, Psychic determinism and the possibility of predictions, in: *Psychoanalytic Quarterly* 32 (1963) 1, 15–42. – Deutsche Übersetzung: Robert Waelder, Über psychischen Determinismus und die Möglichkeit der Voraussage im Seelenleben, in: *Psyche – Zeitschrift für Psychoanalyse* 20 (1966) 1, 5–28. – Eine Reihe von rezenteren Überlegungen zur Voraussage in der Psychoanalyse basieren auf dieser Arbeit, z. B. die Replik: Robert Wallerstein, The role of prediction in theory building in psychoanalysis, in: *Journal of the American Psychoanalytical Association* 12 (1964) 4, 675–691. – Helmut Thomä/Horst Kächele, *Psychoanalytische Therapie. Forschung*, Heidelberg: Springer 2006.

Freuds für die Sozial- und Rechtswissenschaften« im Jahr 1936 und vertrat die Auffassung, dass zwei klinische Grenzfälle Voraussagen in der Psychoanalyse zulassen. Erstens jene Fälle, »in denen das Verhalten ausschließlich vom reifen Ich gesteuert ist« und zweitens jene Fälle, »in denen die Steuerung vom reifen Ich her praktisch vollständig ausgeschaltet ist und das Handeln daher ausschließlich von biologischen Kräften (Trieben) und den primitiven Lösungsversuchen des unreifen Ichs gesteuert ist«.[8] Waelders Erläuterung dafür war, dass in beiden Fällen »der Reichtum der Determinanten des menschlichen Verhaltens verringert ist«.[9]

Zum Thema der Voraussage kam Waelder erst in den 1960er-Jahren zurück, als er bereits in der Emigration in den Vereinigten Staaten war,[10] um festzustellen, wie die Determiniertheit in der psychoanalytischen Literatur »ein wesentlicher Bestandteil der wissenschaftlichen Methodik und daher ein Eckpfeiler der Psychoanalyse als wissenschaftlicher Psychologie« ist.[11] Die Frage der Determiniertheit war für Waelder insofern wissenschaftsphilosophisch relevant, weil die Determiniertheit »mit der Frage der Voraussagbarkeit eng verknüpft [ist]. Wenn alles vollständig determiniert ist, muß es prinzipiell möglich sein, Voraussagen zu machen«.[12]

Sigmund Freuds Überlegungen zur Determiniertheit in Wien

Waelder konnte in Freuds Werk eine Reihe von Stellen aufzeigen, in denen Freud – wie z. B. in *Über Psychoanalyse. Fünf Vorlesungen* – deutlich hervorhebt,

> »daß sich der Psychoanalytiker durch einen besonders strengen Glauben an die Determinierung des Seelenlebens auszeichnet. Für ihn gibt es in den psychischen Äu-

8 Robert Waelder, Die Bedeutung des Werkes Sigmund Freuds für die Sozial- und Rechtswissenschaften, in: *Internationale Zeitschrift für die Theorie des Rechts* 10 (1936), 90–91.

9 Waelder, Die Bedeutung des Werkes Sigmund Freuds, 90–91. – Vgl. auch Waelder, Psychic determinism, 33–34. – Waelder, Über psychischen Determinismus, 22.

10 Allfällige Unterschiede zwischen der kontinentalen und der angloamerikanischen Psychoanalyse wurden in der von der Autorin unternommenen Gliederung in zwei Bänden ihrer Untersuchungen zur psychoanalytischen Forschung zum Ausdruck gebracht: Patrizia Giampieri-Deutsch (Hg.), *Psychoanalyse im Dialog der Wissenschaften* (Band 1). – Dies. (Hg.), *Psychoanalyse im Dialog der Wissenschaften. Anglo-amerikanische Perspektiven* (Band 2), Stuttgart: Kohlhammer 2004. – Sowie im rezenteren Beitrag: Dies., Angloamerikanische Modelle universitärer Forschung und Lehre der Psychoanalyse im Vergleich mit kontinentaleuropäischen Modellen, in: Franz Lackner/Hemma Rössler-Schülein (Hg.), *Psychoanalyse und Universität. Zur Verbindung akademischer Lehre und analytischer Praxis*, Gießen: Psychosozial Verlag 2017, 115–129.

11 Waelder, Über psychischen Determinismus, 5.

12 Ebd., 16.

ßerungen nichts Kleines, nichts Willkürliches und Zufälliges; er erwartet überall [...] eine ausreichende Motivierung«[13],

und in denen Freud von seiner »hohen Meinung von der Strenge der Determinierung seelischer Vorgänge«[14] oder von »der strengen und ausnahmslos geltenden Determinierung des seelischen Lebens«[15] spricht.

Auch im späteren Beitrag »Psychoanalyse«[16] im *Handwörterbuch der Sexualwissenschaften* von dem Sexualwissenschaftler Max Marcuse (1877–1963; * Berlin; 1933 Emigration; † Tel Aviv oder Jerusalem) kommt Freuds »Zutrauen zur Strenge der Determinierung im Seelischen«[17] deutlich zum Ausdruck.

Zu den von Waelder herausgehobenen Stellen lassen sich noch weitere Passagen in Bezug auf Freuds Annahme der Geschlossenheit der Kausalität in der Natur, die seine Annahme der Determiniertheit des Geistes begründet, anführen.[18] Da der Geist nach Freud ein Teil der Natur ist, unterliegt er deren Gesetzen und kann infolgedessen wissenschaftlich untersucht werden. Deshalb bekennt sich Freud in »Über eine Weltanschauung«, der 35. Vorlesung der *Neuen Folge der Vorlesungen zur Einführung in die Psychoanalyse*, zur wissenschaftlichen Erforschung des Geistes:

> »Geist und Seele sind in genau der nämlichen Weise Objekte der wissenschaftlichen Forschung wie irgendwelche menschenfremde Dinge. Die Psychoanalyse hat ein besonderes Anrecht, hier das Wort für die wissenschaftliche Weltanschauung zu führen, weil man ihr nicht den Vorwurf machen kann, daß sie das Seelische im Weltbild vernachlässigt habe. Ihr Beitrag zur Wissenschaft besteht gerade in der Ausdehnung der Forschung auf das seelische Gebiet«.[19]

Die Annahme, dass sich auch der Geist der kausalen Determiniertheit nicht entziehen kann, stellt für Freud als Folge die Annahme der Freiheit des Willens in Frage. In Freuds *Zur Psychopathologie des Alltagslebens* ist in der Folge auch vom

13 Freud 1910a [1909], 38.
14 Ebd., 27–28.
15 Ebd., 56.
16 Freud 1923a [1922], 211–233.
17 Freud 1923a [1922], 214.
18 Siehe dazu auch meine Argumentation im Vergleich von Freuds Denken mit der Philosophie von Spinoza anhand dieser Zitate Freuds: Patrizia Giampieri-Deutsch, Der »Philosoph der Psychoanalyse«? Zu den Verwandtschaften zwischen Spinoza und Freud, in: Violetta Waibel (Hg.), *Affektenlehre und amor Dei intellectualis. Die Rezeption Spinozas im Deutschen Idealismus, in der Frühromantik und in der Gegenwart*, Hamburg: Meiner 2012, 91–120. – Auf die Frage der Überdeterminierung, die in meinem Aufsatz und davor von Waelder (1963), von Wallerstein (1964) und von Thomä/Kächele (2006) ausführlich besprochen wurde, werde ich hier nicht eingehen, möchte jedoch verweisen auf: Robert Waelder, Das Prinzip der mehrfachen Funktion. Bemerkungen zur Überdeterminierung, in: *Internationale Zeitschrift für Psychoanalyse* 16 (1930) 3/4, 285–300.
19 Freud 1933a [1932], 171.

Phänomen der Selbsttäuschung die Rede, wenn die reichliche Kasuistik psychischer Fehlleistungen (des Vergessens, Versprechens, Verschreibens, Vergreifens, der Zahleneinfälle sowie der sogenannten »Zufallshandlungen«) besprochen wird:

> »Diese Einsicht in die Determinierung scheinbar willkürlich gewählter Namen und Zahlen kann vielleicht zur Klärung eines anderen Problems beitragen. Gegen die Annahme eines durchgehenden psychischen Determinismus berufen sich bekanntlich viele Personen auf ein besonderes Überzeugungsgefühl für die Existenz eines freien Willens. Dieses Überzeugungsgefühl besteht und weicht auch dem Glauben an den Determinismus nicht.«[20]

Dieses nach Freud bloß illusorische Erste-Person-Gefühl wird im Kapitel »Die Fehlleistungen« – einer der *Vorlesungen zur Einführung in die Psychoanalyse* – als Täuschung entlarvt, weil auf diese Weise die Annahme der Geschlossenheit der Kausalität in Frage gestellt würde: »Wenn jemand so den natürlichen Determinismus an einer einzigen Stelle durchbricht, hat er die ganze wissenschaftliche Weltanschauung über den Haufen geworfen«.[21]

Vor der Möglichkeit dieses Selbstbetrugs werden die HörerInnen seiner *Vorlesungen zur Einführung in die Psychoanalyse* auch nachdrücklich gewarnt, wenn Freud ihnen vorhält,

> »daß ein tief wurzelnder Glaube an psychische Freiheit und Willkürlichkeit in ihnen steckt, der aber ganz unwissenschaftlich ist und vor der Anforderung eines auch das Seelenleben beherrschenden Determinismus die Segel streichen muß«.[22]

Excursus über Freud und die Universität Wien

Freud war ein Leben lang – vor und nach der Gründung der Psychoanalyse, in Wien wie in der Emigration – Mediziner gewesen. Sein Medizinstudium (1873–1881), seine wissenschaftliche Laufbahn und seine akademischen Schicksale sind mit der Universität Wien eng verwoben. Freuds Beziehungen zur Universität wurden mehrfach untersucht,[23] deshalb sei an dieser Stelle nur eine kleine

20 Freud 1901b, 282.

21 Freud 1916–17a [1915–17], 104.

22 Ebd.

23 Zu Freud an der Universität Wien insbesondere als Student der Philosophie vgl.: Patrizia Giampieri-Deutsch, Schlomo-Sigmund Freud. Das Unbehagen in der Kultur, in: Carlo de Incontrera (Hg.), *Com'era dolce il profumo del tiglio. La musica a Vienna nell'età di Freud*, Triest: Stella Editore 1988, 67–91. – Dies., Freud. Ein österreichischer Philosoph?, in: *Austriaca. Aspects de la philosophie autrichienne* 14 (1989) 28, 69–86. – Dies., Mach und Freud. Ein Vergleich, in: *Zeitgeschichte* 17 (1990) 7/8, 291–310. – Dies., Freud und die österreichische Philosophie, in: Ludwig Nagl/Helmuth Vetter/Harald Leupold-Löwenthal (Hg.), *Phi-*

Auswahl jener Schnittstellen angegeben, welche ihn mit den Wiener MedizinerInnen und ihrem Umkreis verbanden. An der Universität Wien arbeitete der Medizinstudent Freud anfänglich am Institut für Vergleichende Anatomie von Carl Friedrich Claus (1835–1899), Professor für Zoologie, der die österreichische Versuchsstation für Meereszoologie in Triest leitete, an welcher auch der junge Freud forschte. In seiner Studienzeit bis 1882, also auch noch nach seiner Promotion, war Freud im Labor von Ernst Wilhelm Brücke (1819–1892), Professor der Physiologie und einer der Schüler des deutschen Physiologen Johannes Müller (1801–1858), tätig.

Im Brücke'schen Institut für Physiologie lernte Freud dessen damaligen Assistenten Sigmund Exner (1846–1926) kennen, der 1891 zum Professor für Physiologie und zum Nachfolger von Brücke berufen wurde, ebenso Ernst Fleischl von Marxow (1846–1891) sowie den aufgrund eines eigenen Forschungsvorhabens im Labor arbeitenden Physiologen und Neurologen Josef Breuer (1842–1925).

Im Selbstversuch hatte Freud ab 1884 die physiologischen und insbesondere die anästhetisierenden Wirkungen von Cokain untersucht und seinen Kollegen freimutig davon erzählt. Da Freud es vorzog, zu seiner Verlobten Martha Bernays (1861–1951; * Hamburg; 1938 Emigration nach London; † London) nach Wandsbek in Hamburg zu reisen, konnte sein Kollege Carl Koller (1857–1944; * Schüttenhofen in Böhmen; 1885 Emigration; † New York), Ophthalmologe und Sekundararzt an der II. Augenklinik, in der Zwischenzeit die entscheidenden Versuche durchführen und publik machen. Koller gilt somit als Entdecker der Lokalanästhesie durch Cokain.[24]

Durch Fürsprache von Brücke und Theodor Meynert (1833–1892), Professor für Psychiatrie und Neuroanatom, erhielt Freud das Universitätsjubiläum-Reisestipendium für einen Studienaufenthalt (1885–1886) bei Jean-Martin Charcot (1825–1893), Professor für pathologische Anatomie an der Psychiatrischen Klinik des Hôpital Salpêtrière in Paris.

Ins Jahr 1885 fiel der Beschluss des Professorenkollegs und die Bestätigung des k. u. k. Ministeriums für Cultus und Unterricht, Freud zum Privatdozenten

losophie und Psychoanalyse, Frankfurt/Main: Nexus 1990, 41–54. – Dies., Alfred von Winterstein und die Rolle der Philosophie in den Diskussionen der Mittwoch-Gesellschaft, in: Ernst Federn/Gerhard Wittenberger (Hg.), *Aus dem Kreis um Sigmund Freud. Zu den Protokollen der Wiener Psychoanalytischen Vereinigung*, Frankfurt/Main: Fischer 1992, 69–95. – Dies., Nach Leibniz: Die Entwicklung der Auffassung eines nicht-bewussten Denkens bei Freud, in: *Studia Leibnitiana* 39 (2017) Sonderheft *300 Jahre Monadologie*, 237–254. – Dies., Ernst Mach und Sigmund Freud. Fortsetzung der Philosophie mit anderen Mitteln?, in: Friedrich Stadler (Hg.), *Proceedings Mach Centenary Conference* (Veröffentlichungen des Instituts Wiener Kreis), Dordrecht: Springer 2018 (in Druck).

24 Vgl. Wilhelm Fleischhacker, Sigmund Freud und Karl Koller – Fluch und Segen des Cocains, in: Patrizia Giampieri-Deutsch (Hg.), *Geist, Gehirn, Verhalten. Sigmund Freud und die modernen Wissenschaften*, Würzburg: Königshausen/Neumann 2009, 135–141.

für Nervenpathologie zu ernennen und im Jahr 1887 wurde er zum Mitglied der k. u. k. Gesellschaft der Ärzte zu Wien gewählt. Der Vorschlag zur Ernennung Freuds zum außenordentlichen Titularprofessor wurde 1887 seitens des Internisten und Neurologen Hermann Nothnagel (1841–1905), Professor und Direktor an der I. Medizinischen Klinik der Universität Wien, und des Psychiaters, Neurologen und Rechtsmediziners Richard Krafft-Ebing (1840–1902), Professor für Psychiatrie an der Universität Graz, eingebracht.

Bis zu diesem Zeitpunkt hatte Freud von den MedizinerInnen der Universität Wien eine kontinuierliche Förderung genossen, wie Kurt Robert Eissler (1908–1999; * Wien; 1938 Emigration nach Chicago, Illinois, USA; † New York), Psychoanalytiker und Historiker, der 1952 an der Library of Congress, Washington, D.C. die Sigmund Freud Archives gründete, hervorhob.[25]

Es sei hier auch erwähnt, dass sich Freuds Lehrtätigkeit an der Universität Wien in Folge über zumindest 32, 36[26] oder sogar 39 Jahre[27] erstreckte.

Jedoch verstrich eine ungewöhnliche Wartezeit bis zur tatsächlichen Verleihung des Titels eines außenordentlichen Professors im Jahr 1902. Zur wissenschaftsgeschichtlichen Klärung dieser Verzögerung führt Eissler die Unterscheidung von Freuds universitärer Laufbahn als Neurologe, die ihm Anerkennung und Fürsprache einbrachte, und Freuds akademischem Schicksal als Psychologe an. Erst die akribischen Recherchen von Eissler widersprachen der tendenziösen Auslese und Deutung der archivarischen Quellen zu Freuds akademischer Laufbahn von Josef Gicklhorn (1891–1957), Historiker, Biologe und Physiologe, und Renée Gicklhorn, Historikerin.[28] Diese irreführende Interpretation färbte auch manche Stellen im Freud gewidmeten Kapitel in Henri Ellenbergers einflussreicher Geschichte der psychodynamischen Psychiatrie.[29]

Auf Vorschlag von Julius Wagner-Jauregg (1857–1940), Professor für Psychiatrie an der Universität Wien und 1927 Nobelpreisträger für Medizin, wurde Freud im Jahr 1920 der Titel eines ordentlichen Professors verliehen.

Im Gedenken an Freuds Verbundenheit mit der Universität Wien und mit deren MedizinerInnen wurde am 4. Juni 2018 eine Bronzestatue im heutigen Campus der Medizinischen Universität Wien enthüllt, auf den Tag achtzig Jahre nach jenem 4. Juni 1938, an welchem Freud gezwungen wurde, Wien zu verlas-

25 Vgl. Kurt Robert Eissler, *Sigmund Freud und die Wiener Universität. Über die Pseudo-Wissenschaftlichkeit der jüngsten Wiener Freud-Biographik*, Bern–Stuttgart: Hans Huber 1966.

26 Vgl. ebd., 27.

27 Vgl. Josef Gicklhorn/Renée Gicklhorn, *Sigmund Freuds akademische Laufbahn*, Wien–Innsbruck: Urban & Schwarzenberg 1960, 158.

28 Vgl. ebd.

29 Vgl. Henri F. Ellenberger, *The Discovery of the Unconscious. The History and Evolution of Dynamic Psychiatry*, New York: Basic Books 1970. – Leider konnte Eisslers richtigstellende Studie in Ellenbergers Kapitel über Freud (7. Kapitel) nicht mehr berücksichtigt werden.

sen. Ursprünglich war die Plastik im Jahr 1936 anlässlich Freuds 80. Geburtstags von Oscar Nemon (geb. Oskar Neumann, 1906–1985; * Osijek, Österreich-Ungarn, heute Kroatien; 1938 Emigration von Belgien nach England; † Oxford)[30] im Auftrag der Wiener Psychoanalytischen Vereinigung entworfen worden.

Sigmund Freuds Überlegungen zur Voraussage in Wien

Was die Möglichkeit einer verlässlichen Voraussage in der psychoanalytischen Behandlung betrifft, so konnte Freud gewisse Zweifel kaum verhehlen:[31]

> »Solange wir die Entwicklung von ihrem Endergebnis aus nach rückwärts verfolgen, stellt sich uns ein lückenloser Zusammenhang her, und wir halten unsere Einsicht für vollkommen befriedigend, vielleicht für erschöpfend. Nehmen wir aber den umgekehrten Weg, gehen wir von den durch die Analyse gefundenen Voraussetzungen aus und suchen diese bis zum Resultat zu verfolgen, so kommt uns der Eindruck einer notwendigen und auf keine andere Weise zu bestimmenden Verkettung ganz abhanden. Wir merken sofort, es hätte sich auch etwas anderes ergeben können, und dies andere Ergebnis hätten wir ebenso gut verstanden und aufklären können. Die Synthese ist also nicht so befriedigend wie die Analyse; mit anderen Worten, wir wären nicht imstande, aus der Kenntnis der Voraussetzungen die Natur des Ergebnisses vorherzusagen«.[32]

Freud versuchte eine Erklärung dafür zu finden, weshalb aus jenen der Klinikerin oder dem Kliniker bereits bekannten Voraussetzungen doch kein verlässliches Ergebnis vorausgesagt werden kann:

> »Es ist sehr leicht, diese betrübliche Erkenntnis auf ihre Ursachen zurückzuführen. Mögen uns auch die ätiologischen Faktoren, welche für einen bestimmten Erfolg maßgebend sind, vollständig bekannt sein, wir kennen sie doch nur nach ihrer qualitativen Eigenart und nicht nach ihrer relativen Stärke. Einige von ihnen werden als zu schwach von anderen unterdrückt werden und für das Endergebnis nicht in Betracht kommen. Wir wissen aber niemals vorher, welche der bestimmenden Momente sich als die schwächeren oder stärkeren erweisen werden. Wir sagen nur am Ende, die sich durchgesetzt haben, das waren die stärkeren. Somit ist die Verursachung in der Richtung der Analyse jedes Mal sicher zu erkennen, deren Vorhersage in der Richtung der Synthese aber unmöglich«.[33]

30 Zum Bildhauer Oscar Nemon siehe die Biografie, welche von seiner Tochter Lady Aurelia Young mit Julian Hale verfasst wurde: Aurelia Young/Julian Hale, *Finding Nemon. The Extraordinary Story of the Outsider Who Sculpted the Famous*, London: Peter Owen Publisher 2018.

31 Freud 1920a, 296.

32 Ebd., 296.

33 Ebd., 297.

Robert Waelders Fortsetzung seiner Untersuchung der Frage der Voraussage in den Vereinigten Staaten

Zurückkehrend zu Waelders Überlegungen weist dieser auf einen Widerspruch in der Psychoanalyse hin. Einerseits zeigt er die Bereitschaft von PsychoanalytikerInnen, »im Prinzip für die vollständige Determinierung alles Seelischen« einzutreten, andererseits entgeht ihm jedoch nicht der Hang in der Psychoanalyse, »die Forderung nach Voraussagen« zurückzuweisen. Dies ist für Waelder eine inakzeptable »Duldung von Widersprüchen. Denn die Möglichkeit der Voraussage ist doch in der deterministischen These enthalten. Sie ist gleichsam die Kehrseite der Medaille«.[34]

Im Laufe seiner Argumentation schlägt Waelder zuerst eine Eingrenzung des Status der Voraussage in der Psychoanalyse als Wahrscheinlichkeitsaussage[35] vor, denn solche Voraussagen

> »sagen ein wahrscheinliches, nicht ein sicheres zukünftiges Verhalten vorher. Die Möglichkeit solcher Voraussagen liefert daher kein Argument für die These des vollständigen Determinismus, schließt sie aber andererseits auch nicht aus«.[36]

Nachdem Waelder jedoch am Ende seiner Ausführungen eine eher skeptische Schlussfolgerung bezüglich der Kraft der Voraussage in der Psychoanalyse erreicht, ruft er zur Aufgabe der Annahme der Determiniertheit des Mentalen auf:

> »Die Möglichkeiten exakter Voraussagen sind beschränkt. Sie sind es nicht nur, weil unsere Wissenschaft noch ›jung‹ ist oder weil wir angeblich versäumt haben, uns an strenge Untersuchungs- und Verifizierungsverfahren zu halten. Die Einschränkung ist im Wesen des Gegenstandes selbst begründet und damit im Großen und Ganzen unabänderlich. Wenn dem aber so ist, kann ich keine Rechtfertigung dafür sehen, daß eine These der universellen vollständigen Determinierung alles Seelischen verkündet wird, die wir ja doch nicht mit exakten Voraussagen künftigen Geschehens beweisen können. Behauptungen, die über das hinausgehen, was man belegen kann, sind bestenfalls Arbeitshypothesen«.[37]

Der dem Wiener Kreis nahestehende Philosoph und Mathematiker Richard Mises (1883–1953; * Lemberg, Galizien, Österreich-Ungarn; 1933 Emigration nach Istambul; 1939 Cambridge, Massachusetts; † Boston, Massachusetts, USA) widmet in seinem Werk vom Jahre 1939 *Kleines Lehrbuch des Positivismus. Einführung in die empiristische Wissenschaftsauffassung* der Psychoanalyse einen wohlwollenden Artikel. Nichtsdestoweniger wirft er auch die Frage auf, inwieweit »auf die von der Psychoanalyse nachgewiesenen Zusammenhänge

34 Waelder, Über psychischen Determinismus, 17.
35 Vgl. Freud 1937d, 46.
36 Waelder, Über psychischen Determinismus, 20.
37 Ebd., 28.

weniger der Begriff der strengen Kausalität als der einer *statistischen* Beziehung anwendbar«[38] ist.

Sigmund Freud und die klinischen Aspekte der Voraussage in Wien

Auf den ersten Blick scheint bereits Freud der von Waelder missbilligten »Duldung von Widersprüchen« erlegen zu sein. Die Handhabung des analytischen Prozesses betreffend, rät Freud in seiner Abhandlung »Ratschläge für den Arzt bei der psychoanalytischen Behandlung« der Psychoanalytikerin und dem Psychoanalytiker davon ab, »seinen Fortgang erraten zu wollen« und fügt hinzu: »[D]agegen gelingen jene Fälle am besten, bei denen man wie absichtslos verfährt, sich von jeder Wendung überraschen läßt, und denen man immer wieder unbefangen und voraussetzungslos entgegentritt«.[39]

Damit wurzelt der behandlungstechnische Hinweis des Kleinianischen Psychoanalytikers Wilfred Bion (1897–1979; * Mathura, Indien; 1903 Emigration nach England; † Oxford, England) in »Notes on memory and desires« klassisch in Freuds Schriften:[40] Die psychoanalytische Behandlung möge sich in erster Linie der Beobachtung und dem Zuhören widmen. Dies gelinge am besten, wenn Erinnerungen an den bisherigen Behandlungsverlauf, Erwartungshaltungen sowie therapeutische und pädagogische Wünsche der Psychoanalytikerinnen und Psychoanalytiker möglichst suspendiert werden.

> »Psychoanalytische ›Beobachtung‹ beschäftigt sich weder mit dem, was geschehen ist, noch mit dem, was geschehen wird, sondern mit dem, was geschieht. [...] Jede Sitzung, in der die Psychoanalytikerin oder der Psychoanalytiker zugegen ist, darf keine Vergangenheit und keine Zukunft aufweisen. [...] Der einzige Punkt von Bedeutung in jeder Sitzung ist das Unbekannte. Nichts darf zugelassen werden, was von dessen Intuition ablenkt. In jeder Sitzung findet eine Entwicklung statt«.[41]

Das Denken Freuds verlangt jedoch einen zweiten Blick auf die Frage, ob Freud der Duldung von Widersprüchen erlegen ist, da sich bei näherer Betrachtung der zeitgleich zu »Ratschläge für den Arzt bei der psychoanalytischen Behandlung« erschienenen Abhandlung »Zur Einleitung der Behandlung. Weitere Ratschläge zur Technik der Psychoanalyse I« zeigt, dass Freud sich fortgesetzt die Frage

38 Richard Mises, *Kleines Lehrbuch des Positivismus. Einführung in die empiristische Wissenschaftsauffassung*, herausgegeben von Friedrich Stadler, Frankfurt/Main: Suhrkamp 1990, 344–345, Hervorh. im Orig.

39 Freud 1912e, 380.

40 Vgl. Parthenope Bion Talamo, Bion. A Freudian innovator, in: *British Journal of Psychotherapy* 14 (1997) 1, 47–59, 47.

41 Wilfred Bion, Notes on memory and desire, in: *The Psychoanalytic Forum* 2 (1967) 3, 272–273, 272, Übersetzung P. G.-D.

nach der Möglichkeit einer Voraussage der Behandlungsdauer stellt und diese noch ein weiteres Mal aufnimmt:

> »Eine dem Arzte unliebsame Frage, die der Kranke zu allem Anfange an ihn richtet, lautet: Wie lange Zeit wird die Behandlung dauern? Welche Zeit brauchen Sie, um mich von meinem Leiden zu befreien? Wenn man eine Probebehandlung von einigen Wochen vorgeschlagen hat, entzieht man sich der direkten Beantwortung dieser Frage, indem man verspricht, nach Ablauf der Probezeit eine zuverlässigere Aussage abgeben zu können. Man antwortet gleichsam wie der Äsop der Fabel dem Wanderer, der nach der Länge des Weges fragt, mit der Aufforderung: Geh, und erläutert den Bescheid durch die Begründung, man müsse zuerst den Schritt des Wanderers kennen lernen, ehe man die Dauer seiner Wanderung berechnen könne. Mit dieser Auskunft hilft man sich über die ersten Schwierigkeiten hinweg, aber der Vergleich ist nicht gut, denn der Neurotiker kann leicht sein Tempo verändern und zu Zeiten nur sehr langsame Fortschritte machen. Die Frage nach der voraussichtlichen Dauer der Behandlung ist in Wahrheit kaum zu beantworten«.[42]

Im Rahmen der genannten Arbeit versucht Freud zumindest eine vorläufige Antwort zu geben, weil er sich wohl darüber im Klaren ist, dass selbst Wahrscheinlichkeitsaussagen der Patientin oder dem Patienten ermöglichen, Entscheidungen für oder gegen die psychoanalytische Behandlung zu treffen:

> »Um es direkter zu sagen, es handelt sich bei der Psychoanalyse immer um lange Zeiträume, halbe oder ganze Jahre, um längere, als der Erwartung des Kranken entspricht. Man hat daher die Verpflichtung, dem Kranken diesen Sachverhalt zu eröffnen, ehe er sich endgültig für die Behandlung entschließt«.[43]

Wie der zitierten Stelle zu entnehmen ist, handelt es sich bei Freuds Voraussageversuchen um subjektive Einschätzungen eines erfahrenen Klinikers, die auf seinem klinischen Fachwissen beruhen. Seine Auffassung der Voraussage als Wahrscheinlichkeitsaussage gründet somit in seiner Einschätzung eines durchschnittlichen Krankheitsverlaufs im Bezugsrahmen der ihm zur Verfügung stehenden Diagnostik und seiner Erfahrung mit vergangenen Behandlungsprozessen von bisherigen PatientInnen. So handelt es sich in dieser Hinsicht um Freuds Extrapolation in Bezug auf seine eigenen Ergebnisse.

1936 hatte Robert Waelder, wie anfänglich erwähnt, die Auffassung vertreten, dass zwei Sonderfälle Voraussagen ermöglichen: Einerseits jene, »in denen das Verhalten ausschließlich vom reifen Ich gesteuert ist« und andererseits solche, »in denen die Steuerung vom reifen Ich her praktisch vollständig ausgeschaltet ist.« In beiden Grenzfällen ist die Vielfältigkeit »der Determinanten des

42 Freud 1913c, 460.
43 Ebd., 462.

menschlichen Verhaltens« eingeschränkt.[44] In seinem späteren Aufsatz »Über psychischen Determinismus und die Möglichkeit der Voraussage im Seelenleben« kommentiert Waelder seine damalige Annahme der Zulässigkeit einer Voraussage in beiden klinischen Grenzfällen folgendermaßen:

> »Was allen diesen Fällen – dem realitätsbestimmten Verhalten, dem die Realität nichtbeachtenden Verhalten und einer für das betreffende Individuum charakteristischen Kombination subjektiver und objektiver Faktoren – gemeinsam ist, ist die *Reduktion in der Zahl der relevanten Verhaltensdeterminanten.* Demgemäß sind die Aussichten für Voraussagen ungünstig, solange alle die vielfältigen Faktoren, die menschliches Verhalten beeinflussen, am Werke sind; aber die Möglichkeit der Voraussage würde in dem Maße steigen, wie die Zahl der Variablen abnimmt«.[45]

Waelder geht auch auf die Auffassung der Psychoanalytikerin und Begründerin der Kinderanalyse Anna Freud (1895–1982; * Wien; 1938 Emigration nach London; † London) ein, die bereits zur Zeit der Veröffentlichung seiner ersten Arbeit (1936) den Standpunkt vertrat, dass Voraussagen nicht lediglich in den beiden von Waelder erwähnten Grenzfällen möglich sind. Ihrerseits wies Anna Freud auf zahlreiche Fälle aus dem Bereich der Kinderpsychoanalyse hin, in denen beide erwähnten Komponenten – triebhafte Kräfte und Wirklichkeitssinn – in einem für das betreffende Subjekt charakteristischen und stabilen Verhältnis bestehen, sodass diese konstanten Mischungen das Wesen des Charakters des Subjekts ausmachen.[46]

Aus dem Bereich der Kinderpsychoanalyse können noch weitere KlinikerInnen wie u. a. Marianne Kris[47] (geb. Rie, 1900–1980; * Wien; † London), Ärztin, Psychoanalytikerin und Kinderpsychoanalytikerin, der Kinderpsychoanalytiker John D. Benjamin (1901–1965) sowie die Kinderpsychoanalytikerinnen Sibylle K. Escalona (1915–1996) und Grace M. Heider (gest. 1994)[48] angeführt werden, die der Frage der Voraussage der Kinderentwicklung nicht nur anhand von klinischen Daten aus der analytischen Behandlungssituation, sondern auch über zusätzliche klinische Beobachtung und empirische Langschnittuntersuchungen nachgegangen sind. Eine wichtige retrospektive Ergeb-

44 Vgl. Waelder, Die Bedeutung des Werkes Sigmund Freuds, 90–91. – Ders., Psychic determinism, 33–34. – Ders., Über psychischen Determinsmus, 22.

45 Waelder, Über psychischen Determinismus, 22–23, Hervorh. im Orig.

46 Vgl. Anna Freud, Child observation and prediction of development. Memorial lecture in honor of Ernst Kris, in: *The Psychoanalytic Study of the Child* 13 (1958) 1, 92–116.

47 Vgl. Marianne Kris, The use of prediction in a longitudinal study, in: *The Psychoanalytic Study of the Child* 12 (1957) 1, 175–189.

48 Vgl. Sibylle K. Escalona/Grace M. Heider, *Prediction and outcome. A study in child development*, New York: Basic Books 1959.

nisstudie des Anna Freud Centre in London widmet sich ausdrücklich den Prädiktoren der Ergebnisse von 763 Fällen der Kinderpsychoanalyse.[49]

Zur klinischen Voraussage des Endes der psychoanalytischen Behandlung und zu den Versuchen, die klinischen Prädiktoren einer geglückten Behandlungsbeendigung zu bestimmen, trug der Psychoanalytiker Sándor Ferenczi (1873–1933; * Miskolc; † Budapest) mit dem Aufsatz »Das Problem der Beendigung der Analyse« Wesentliches bei:

> »Ein wirklich geheilter Patient löst sich langsam, aber sicher von der Analyse los; [...] Man könnte diesen Ablösungsprozess auch so charakterisieren, dass der Patient schliesslich vollkommen davon überzeugt wird, dass er sich in der Analyse ein neues, immer noch phantastisches Befriedigungsmittel vorbehielt, das ihm realiter nichts einbringt. Hat er die Trauer über diese Einsicht langsam überwunden, so sieht er sich unweigerlich nach anderen, realeren Befriedigungsmöglichkeiten um«.[50]

Gerade vor dem Hintergrund Ferenczis seminaler Arbeit soll Freuds Aufsatz »Die endliche und die unendliche Analyse«[51] verstanden werden, der sich nicht nur mit Ferenczis behandlungstechnischen Beendigungskriterien auseinandersetzt, sondern in dem sich Freud mit seinem verstorbenen Schüler und ehemaligen Analysanden auch in ein stilles Gespräch einlässt. Somit kommt Freud dazu, sich erneut mit der Frage nach dem Ende einer Analyse zu befassen:

> »Man muß sich zunächst darüber verständigen, was mit der mehrdeutigen Redensart ›Ende einer Analyse‹ gemeint ist. Praktisch ist das leicht zu sagen. Die Analyse ist beendigt, wenn Analytiker und Patient sich nicht mehr zur analytischen Arbeitsstunde treffen. Sie werden so tun, wenn zwei Bedingungen ungefähr erfüllt sind, die erste, daß der Patient nicht mehr an seinen Symptomen leidet und seine Ängste wie seine Hemmungen überwunden hat, die zweite, daß der Analytiker urteilt, es sei beim Kranken soviel Verdrängtes bewußt gemacht, soviel Unverständliches aufgeklärt, soviel innerer Widerstand besiegt worden, daß man die Wiederholung der betreffenden pathologischen Vorgänge nicht zu befürchten braucht. Ist man durch äußere Schwierigkeiten verhindert worden, dies Ziel zu erreichen, so spricht man besser von einer unvollständigen als von einer unvollendeten Analyse. Die andere Bedeutung des Endes einer Analyse ist weit ehrgeiziger«.[52]

---

49 Vgl. Peter Fonagy/Mary Target, Predictors of outcome in child psychoanalysis. A retrospective study of 763 cases at the Anna Freud Centre, in: *Journal of the American Psychoanalytic Association* 44 (1996) 1, 27–77.

50 Sándor Ferenczi, Das Problem der Beendigung der Analyse, in: Ders., *Bausteine zur Psychoanalyse* (Band 3), Bern–Stuttgart–Wien: Hans Huber 1984 [unveränd. Nachdruck der 1938 erschienenen Erstausgabe], 367–379, 378. Die ersten zwei Bände der *Bausteine zur Psychoanalyse,* Ferenczis erste Sammlung, erschienen 1927 in Leipzig im Internationalen Psychoanalytischen Verlag und waren seit Mitte der 1930er-Jahre vergriffen, da unter dem nationalsozialistischen Regime die meisten Exemplare verbrannt wurden. Die 1938 in Budapest gedruckten Exemplare des dritten und des vierten Bandes wurden nach Bern gerettet.

51 Freud 1937c.

52 Ebd., 63.

Mit Blick auf die ehrgeizigere Bedeutung des Endes einer Analyse versuchten immer wieder PsychoanalytikerInnen, darunter zwei andere Experten der psychoanalytischen Behandlungstechnik, die Ärzte und Psychoanalytiker John Rickman (1891–1951) und Ricardo Horatio Etchegoyen (1919–2016), klinische Prädiktoren einer gut gelungenen Beendigung der Psychoanalyse aufzuzeigen, die von ihnen jedoch lieber mit einem schwächeren Terminus und damit in ihren Arbeiten als Indikatoren bezeichnet werden. Für Rickman ist das Erreichen verschiedener intrapsychischer und intersubjektiver Fähigkeiten, die sich rund um den klinischen Indikator des »Punktes der Unverrückbarkeit« konstituieren, von entscheidender Bedeutung.[53] Etchegoyen fügt in diesem Zusammenhang noch hinzu, dass diese Indikatoren nicht von der Patientin oder dem Patienten angekündigt werden, sondern sich aus dem Material des psychoanalytischen Prozesses entnehmen lassen.[54] Die Bestimmung von klinischen Prädiktoren oder Indikatoren erfolgte nicht nur auf der Grundlage eigener klinischer Erfahrungen, sondern im Zuge der Sammlung und Durcharbeitung von bisherigen klinischen Fallgeschichten.[55]

Robert Wallerstein und die Menninger-Klinik (Vereinigte Staaten) als Zentrum empirischer psychoanalytischer Forschung und Anlaufstelle für emigrierende PsychoanalytikerInnen aus Wien

Kurz vor seinem Tod berief sich der Psychoanalytiker Robert Wallerstein (1921–2014; * Berlin; 1923 Emigration nach New York; † Belvedere, Kalifornien, USA), Psychoanalyseforscher und ehemaliger Professor an der University of California in San Francisco, auf die Auffassung des Psychoanalytikers und ehemaligen Professors für klinische Psychologie an der schwedischen Univer-

53 Unter anderem die Beweglichkeit der Erinnerungen, die dem Gedächtnis ermöglicht, zwischen Vergangenheit und Gegenwart hin- und herzupendeln, die Fähigkeit inbegriffen, das Auftauchen von Gefühlen aus der Vergangenheit zuzulassen, kennzeichnen den Punkt der Unverrückbarkeit. Siehe dazu: John Rickman, On the criteria for the termination of an analysis, in: *International Journal of Psycho-Analysis* 31 (1950), 200–201, 200.

54 Vgl. Ricardo Horacio Etchegoyen, *The fundamentals of psychoanalytic technique*, London–New York: Karnac Books 1991, 632–634.

55 Den klinischen Standpunkt betreffend haben zahlreiche weitere KlinikerInnen sich dem Thema der klinischen Prädiktoren einer gelungenen Beendigung der Psychoanalyse und der psychoanalytischen Psychotherapie gewidmet, u. a.: Harold Kelman, Diagnosing and prognosing in psychoanalysis, in: *The American Journal of Psychoanalysis* 15 (1955) 1, 49–70. – Franz Heigl, Personality structure and prognosis in psychoanalytic treatment, in: *Contemporary Psychoanalysis* 2 (1966) 2, 151–167. – Otto F. Kernberg, Prognostic considerations regarding borderline personality organization, in: *Journal of the American Psychoanalytic Association* 19 (1971) 4, 595–635.

sität von Linköping Rolf Sandell (geb. 1938) einer »doppelten Perspektive« (»double vision«), um weit auseinanderliegende Standpunkte der Psychoanalyse zu überbrücken: einerseits die klinische Perspektive der Psychoanalytikerin oder des Psychoanalytikers anhand ihres oder seines Wissens über die eigene klinische tägliche Arbeit sowie anderseits den empirischen Standpunkt der psychoanalytischen Ergebnis- und Prozessforschung. Der Ansatz der »doppelten Perspektive« wäre imstande, zwei Sichtweisen zu erhalten. Diese »bringt Designstrategien mit sich, die sowohl das Verallgemeinerbare als auch das Individuelle [...], und somit das formale systematische Forschungsprogramm und die intensiven individuellen Fallstudien [...] berücksichtigen«.[56]

Der Psychoanalytiker und Psychoanalyseforscher Rolf Sandell beschrieb den genannten Ansatz folgendermaßen:

> »*Doppelte Perspektive* in der Forschung bedeutet, zwei Sichtweisen gleichzeitig gegenwärtig zu haben: Die eine Sichtweise bringt mit sich, die Aufmerksamkeit darauf zu richten, was an Allgemeinem zu erwarten ist [...] Es gibt tatsächlich Regelmäßigkeiten. Die zweite Sichtweise erfordert es, die individuellen Unterschiede ins Blickfeld zu rücken [...]«.[57]

Nach Wallerstein werden in der gegenwärtigen Psychoanalyse – neben der facheigenen Verfeinerung der klinischen Behandlungstechnik – Forschungsbemühungen in empirische Ergebnis- und Prozessstudien investiert, welche zwei Fragen stellen:

> »1. *welche* Veränderungen finden während und als Folge der Therapie statt (d. h. die *Ergebnis*frage) und 2. *wie* kommt es zu diesen Veränderungen oder wie werden sie erzielt, d. h. durch die Wechselwirkung welcher Faktoren des Patienten, des Therapeuten, der Therapie, und der entstehenden Lebenssituation des Patienten (d. h. die *Prozess*frage)«.[58]

In der Tat ist es kaum bekannt und noch unzureichend rezipiert, dass Ergebnis- und Prozessstudien für die Psychoanalyse kein neues Forschungsvorhaben sind. Die erste Ergebnisstudie, in der von 93 Fällen 73 Prozent geheilt oder als wesentlich gebessert ausgewertet wurden, wurde bereits im Jahre 1917 von Isador-Henry Coriat (1875–1943), Psychiater und Neurologe und einem der Gründer der Boston Psychoanalytic Society, also noch im ersten Jahrzehnt der Anwen-

---

56 Vgl. Robert Wallerstein, Psychoanalytic therapy research. A commentary, in: *Contemporary Psychoanalysis* 50 (2014) 1/2 (Special Section: Systematic research on psychoanalytic treatment, herausgegeben von Rebecca Coleman Curtis), 259–269, 263, Übersetzung P. G.-D.

57 Rolf Sandell, On the value of double vision, in: *Contemporary Psychoanalysis* 50 (2014) 1/2, 43–57, 56, Übersetzung P. G.-D., Hervorh. im Orig.

58 Robert Wallerstein, Die Generationen der Psychotherapieforschung – Ein Überblick, in: Ulrich Stuhr/Marianne Leuzinger-Bohleber/Manfred Beutel (Hg.), *Langzeit-Psychotherapie. Perspektiven für Therapeuten und Wissenschaftler*, Stuttgart: Kohlhammer 2001, 38–60, 39, Hervorh. im Orig.

dung der Psychoanalyse in den Vereinigten Staaten, veröffentlicht.[59] Die erste in Europa verfasste Ergebnisstudie »Statistischer Bericht über die therapeutische Tätigkeit 1920–1930« über die therapeutischen Ergebnisse des Berliner Psychoanalytischen Instituts wurde in den 1930er-Jahren von dem Wiener Neurologen, Psychiater und Psychoanalytiker Otto Fenichel (1897–1946; * Wien; 1934 Emigration nach Oslo; 1935 Emigration nach Prag; 1939 Emigration nach Los Angeles; † Los Angeles, Kalifornien, USA) publiziert.[60] Bereits in den 1940er-Jahren versuchte eine erste Übersichtsarbeit des Psychoanalytikers Robert P. Knight, die bisherigen Ergebnisstudien der Psychoanalyse und der psychoanalytischen Psychotherapien zusammenzufassen.[61]

Im Bereich der Ergebnis- und Prozessstudien in der Psychoanalyse stellt die Langzeitstudie über die Wirksamkeit der psychoanalytischen Psychotherapie und Psychoanalyse ausgehend von der Menninger Clinic in Topeka, Kansas, beginnend in den 1950er-Jahren und geleitet von Robert Wallerstein, eine historische Wende dar. Die Menninger Foundation und das Topeka Institute for Psychoanalysis wurden somit zum Zentrum der klinischen Psychoanalyse und der empirischen Forschung.

Nicht nur als zukunftsweisende Werkstatt der psychoanalytischen empirischen Forschung, sondern auch als Anlaufstelle nicht zuletzt für die aus Wien emigrierten KlinikerInnen, wie den Biologen, Neurologen, Psychiater und Psychoanalytiker Robert Hans Jokl (1890–1975; * Hullein in Mähren; 1938 Emigration nach Frankreich; † Los Angeles, Kalifornien, USA), Lehranalytiker von Robert Waelder und von der Psychologin und Psychoanalytikerin Hedda Eppel (1919–2004; * Wien; 1939 Emigration nach London; † Wien), den Psychologen und Psychoanalytiker Ernst Ticho (1915–1996; * Wien; 1939 Emigration nach Jerusalem; † Washington, D.C., USA) und die Ärztin und Psychoanalytikerin Gertrude Höllwarth-Ticho (1920–2004; * Wien; 1951 Emigration nach São Paulo, Brasilien; † Chevi Chase, Maryland, USA), wurde die Menninger-Klinik bekannt. Ab Mitte der 1960er-Jahre kamen PsychoanalytikerInnen wie Hedda Eppel, die ursprünglich nach England emigriert war, dann 1946 nach Wien zurückkehrte, und in den 1960er-Jahren erneut über die Möglichkeit einer Emigration in die Vereinigten Staaten nachdachte.[62]

59 Vgl. Isador-Henry Coriat, Some statistical results of the psychoanalytical treatment of the psychoneurosis, in: *Psychoanalytic Review* 4 (1917) 2, 209–216.

60 Vgl. Otto Fenichel, Statistischer Bericht über die therapeutische Tätigkeit 1920–1930, in: Sándor Radó/Otto Fenichel/Carl Müller-Braunschweig (Hg.), *Zehn Jahre Berliner Psychoanalytisches Institut, Poliklinik und Lehranstalt*, Wien: Internationaler Psychoanalytischer Verlag 1930, 13–19.

61 Vgl. Robert P. Knight, Evaluation of the results of psychoanalytic therapy, in: *American Journal of Psychiatry* 98 (1941) 3, 434–446.

62 Vgl. Giampieri-Deutsch, Die Rückkehrerin Hedda Eppel, 370.

Die empirische Psychoanalyseforschung wurde von dem Psychoanalytiker Robert Wallerstein, dem Psychiater und Psychoanalytiker Otto Kernberg (geb. 1928; * Wien; 1939 Emigration nach Chile) und anschließend von dem Psychiater und Psychoanalytiker Glen Owens Gabbard (geb. 1949) u. a. besonders vorangetrieben. Wallersteins longitudinale Studie wurde erst in den 1980er-Jahren als *Forty-two lives in treatment. A study of psychoanalysis and psychotherapy* gänzlich veröffentlicht.[63]

Wallerstein war sich der wissenschaftsphilosophischen Schwierigkeit der Voraussage in der psychoanalytischen Psychotherapie und Psychoanalyse bewusst. Sein Zugang bestand jedoch darin, gegenüber ungelösten wissenschaftsphilosophischen Fragen etwas Distanz zu nehmen. So setzte sich Wallerstein in seinem Artikel »The role of prediction in theory building in psychoanalysis« mit Freuds Fragen der Geschlossenheit der Kausalität in der Natur und der Determiniertheit auseinander, aber ließ sie schließlich zugunsten der Möglichkeit der Voraussage in der Psychoanalyse und in der psychoanalytischen Psychotherapie ruhen. Er widmete sich dieser anhand einer großangelegten empirischen Ergebnis- und Prozessstudie, die ihre Wurzel bereits in den 1950er-Jahren hatte:

> »Innerhalb des Psychotherapieforschungsprojekts der Menninger Foundation wird ein besonderer Aufwand für explizite *Langzeit*voraussagen zum Verlauf und zum Ergebnis einer psychoanalytischen Behandlung unternommen, welche auf der umfassenden Auswertung der Eigenschaften der Persönlichkeitsstruktur der Patientinnen und Patienten und ihrer Erkrankung sowie auf den Annahmen der psychoanalytischen Theorie der Therapie gründet. Dies wird ungeachtet der Ungewissheiten bezüglich der spezifischen Bedingungen der Zukunft auf der Grundlage einer ›durchschnittlich erwartbaren Psychoanalyse‹ und einhergehend mit einer ›durchschnittlich erwartbaren Umgebung‹ durchgeführt, für die gleichfalls relative Stabilität und Zurechenbarkeit erwartet wird. Und ergänzend dazu lässt sich bezüglich der Auswirkungen von entscheidenden umgebungsbedingten Zufällen voraussagen, dass sie eine erkennbare Wahrscheinlichkeit in ihrem Auftreten aufweisen. All dies ist innerhalb eines dreiteiligen, logischen Voraussagemodells ›wenn-dann-aufgrund‹ folgender Form angelegt: ›*wenn* diese Bedingungen erfüllt werden, *dann* wird es zu diesen Auswirkungen kommen, *aufgrund* der in unserer Theorie psychoanalytischer Therapie begründeten Annahmen‹«.[64]

63 Vgl. Robert Wallerstein, *Forty-two lives in treatment. A study of psychoanalysis and psychotherapy*, New York: Guilford Press 1984.

64 Wallerstein, The role of prediction, 691, Übersetzung P. G.-D., Hervorh. im Orig.

Ausblick

Nach der Pionierarbeit von Robert Wallerstein nahmen die empirischen Ergebnis- und Prozessstudien in der Psychoanalyse signifikant zu und diversifizierten sich dank dem Einsatz von Methodologien aus den klinischen Nachbardisziplinen sowie aus den Sozial- und Humanwissenschaften.[65] Diese naturalistischen Prä-Post- wie auch die katamnestischen (Follow-up-)Langzeitstudien waren aufwendig designt und wurden sorgfältig durchgeführt.

Jedoch schwächte die erfolgreiche Durchsetzung der evidenzbasierten Medizin die empirisch gesammelte Evidenz der Psychoanalyse und der aus der Psychoanalyse stammenden Psychotherapien, weil naturalistische Studien gegenüber randomisierten kontrollierten Studien (RCT) für unterlegen und unzeitgemäß gehalten wurden. Die allgemeine Psychotherapiewissenschaft integrierte hingegen die Methode der RCT-Studien systematischer und bereits um einiges früher.[66] So wurden manualisierte Behandlungen spezifischer Störungen mit Kontrollgruppen nach dem Standardverfahren der RCT-Studien durchgeführt, entsprechende Stichproben, objektive Auswertungsskalen und Anerkennung der Rolle der externen ForscherInnen inbegriffen.[67]

Inzwischen sind nicht nur manualisierte Behandlungen nach dem verhaltenstheoretischen Ansatz, wie z. B. der Kognitiven-Behavioralen Therapie (CBT) oder der Dialektischen-Behavioralen Therapie (DBT) vorhanden. Auch in der Psychoanalyse der Gegenwart wurden nach dem psychodynamischen Ansatz manualisierte Behandlungen entwickelt, wie anhand der Dynamischen Interpersonalen Therapie (DIT) nach dem Psychologen und Psychoanalytiker Peter Fonagy und den Psychoanalytikerinnen Mary Target und Alessandra Lemma, der Übertragungsfokussierten Psychotherapie (TFP) nach Otto Kernberg oder der mentalisierungsbasierten Behandlung für Borderline-Persönlichkeitsstörungen nach Antony Bateman und Peter Fonagy.

Weiter wird in der Psychoanalyse neben der Prüfung bereits bestehender RCT-Studien und der kritischen Auswertung des Ansatzes der evidenzbasierten

65 Vgl. J. Stuart Ablon/Enrico E. Jones, How expert clinicians' prototypes of an ideal treatment correlate with outcome in psychodynamic and cognitive-behavioral therapy, in: *Psychotherapy Research* 8 (1998) 1, 71–83. – Paul Crits-Christoph/Kathryn Baranackie/Julie Kurcias/Aaron Beck/et al., Meta-analysis of therapist effects in psychotherapy outcome studies, in: *Psychotherapy Research* 1 (1991) 2, 81–91.

66 Auf ihre Bedeutung wurden breitere psychotherapeutische Kreise vornehmlich aufmerksam durch: Klaus Grawe/Ruth Donati/Friederike Bernauer, *Psychotherapie im Wandel. Von der Konfession zur Profession*, 3. Neuauflage, Hogrefe: Verlag für Psychologie 1994.

67 Im Rahmen der evidenzbasierten Medizin werden manualisierten Behandlungen höhere Wirksamkeit und Effektivität zugeschrieben und aus diesem Grund von Versicherungsträgern und Gesundheitsbehörden gegenüber der Psychoanalyse vorgezogen.

Medizin im Allgemeinen[68] eine zunehmende Anzahl von eigenen RCT-Studien durchgeführt. In einer der renommierten Langzeitstudien, der »Helsinki Studie« von Paul Knekt mit KollegInnen konnte im Lauf von Jahrzehnten zuerst die Wirksamkeit der psychodynamischen Psychotherapie (durchschnittlich: eine Sitzung wöchentlich, für eine begrenzte Anzahl von Sitzungen), dann die Wirksamkeit der psychoanalytischen Psychotherapie (durchschnittlich: zwei bis drei Sitzungen wöchentlich für etwa drei bis fünf Jahre) und schließlich die Wirksamkeit der klassischen hochfrequenten Psychoanalyse auf der Couch (durchschnittlich: vier Sitzungen wöchentlich für etwa fünf Jahre) gezeigt werden.[69] Unter den weiteren beeindruckenden RCT-Studien in der Psychoanalyse können unter vielen anderen die »Münchner Studie« geleitet von der Psychoanalytikerin Dorothea Huber,[70] die Depression-Studie geleitet von der Psychoanalytikerin Ellen Driessen,[71] die Angststörungen-Studie geleitet von dem Psychoanalyseforscher Falk Leichsenring (geb. 1955),[72] die »Tavistock Adult Depression Study (TADS)« geleitet von Peter Fonagy[73] sowie die Studie zu den empirischen Prädiktoren therapeutischer Veränderung geleitet von dem Psychoanalytiker Sidney Blatt (1928–2014)[74] erwähnt werden.

Die Anlehnung an und die Übernahme der Methoden der Psychotherapie-

68 Vgl. Sigal Zilcha-Mano/Jacques P. Barber, Learning from well-trained and experienced dynamic psychotherapists. Research on the efficacy of dynamic psychotherapy and its mechanism of change, in: *Contemporary Psychoanalysis* 50 (2014) 1/2, 58–88. – Jonathan Shedler, Where is the evidence for »evidence-based« therapy?, in: *The Journal of Psychological Therapies in Primary Care* 4 (2015) 1, 47–59. – Als revidierte und erweiterte Version in: *The Psychiatric Clinics of North America* 41 (2018), 319–329.

69 Vgl. Paul Knekt/Olavi Lindfors/Maarit A. Laaksonen/Camilla Renlund/et al., Quasi-experimental study on the effectiveness of psychoanalysis, long-term and short-term psychotherapy on psychiatric symptoms, work ability and functional capacity during a 5-year follow-up [Helsinki Studie], in: *Journal of Affective Disorders* 132 (2011) 1/2, 37–47.

70 Vgl. Dorothea Huber/Johannes Zimmermann/Gerhard Heinrich/Günther Klug, Comparison of cognitive-behaviour therapy with psychoanalytic and psychodynamic therapy for depressed patients – A three-year follow-up study [Münchner Studie], in: *Zeitschrift für Psychosomatische Medizin und Psychotherapie* 58 (2012) 3, 299–316.

71 Vgl. Ellen Driessen/Henricus L. Van/Frank J. Don/Jaap Peen/et al., The efficacy of cognitive-behavioral therapy and psychodynamic therapy in the outpatient treatment of major depression. A randomized clinical trial, in: *American Journal of Psychiatry* 170 (2013) 9, 1041–1050.

72 Vgl. Falk Leichsenring/Simone Salzer/Ulrich Jaeger/Horst Kächele/et al., Short-term psychodynamic psychotherapy and cognitive-behavioral therapy in generalized anxiety disorder. A randomized, controlled trial, in: *American Journal of Psychiatry* 166 (2009) 8, 875–881.

73 Vgl. Peter Fonagy/Felicitas Rost/Jo-Anne Carlyle/Susan McPherson/et al., Pragmatic randomized controlled trial of long-term psychoanalytic psychotherapy for treatment-resistant depression. The Tavistock Adult Depression Study (TADS), in: *World Psychiatry* 14 (2015) 3, 312–321.

74 Vgl. Sidney Blatt/David C. Zuroff/Lance L. Hawley/John S. Auerbach, Predictors of sustained therapeutic change, in: *Psychotherapy Research* 20 (2010) 1, 37–54.

wissenschaft ermöglichten, eigene psychoanalytische RCT-Ergebnis- und Prozessstudien zu designen. Aus der jüngeren, jedoch inzwischen etablierten Disziplin der Psychotherapieforschung eignete sich die psychoanalytische empirische Forschung einiges an und entwickelte dabei selbst eigene Auswertungsinstrumente mit validen und reliablen Messtechniken. Historische und neuere Studien sowie Auswertungsinstrumente wurden in Peter Fonagys Sammlung *An open door review of outcome studies in psychoanalysis* zusammengefasst.[75]

Metaanalysen der Wirksamkeit und der Effektivität der psychodynamischen und der psychotherapeutischen Psychotherapien sowie der Psychoanalyse werden in unabhängigen medizinischen, psychiatrischen und psychologischen – nicht hauseigenen psychoanalytischen – Zeitschriften veröffentlicht und zeigen die therapeutischen Ergebnisse als anhaltend, wobei sich PatientInnen auch nach der Beendigung ihrer Behandlung weiterentwickeln.[76]

Erwähnenswert ist, dass die Annahme der unumstrittenen Wirksamkeit und Effektivität der kognitiv-behavioralen Psychotherapie von einer rezenten Metaanalyse der kognitiv-behavioralen Behandlung der Depressionen von unabhängigen ForscherInnen zuweilen auch in Frage gestellt wird.[77]

Dass sogar psychodynamische Kurzzeittherapien signifikante und stabile Verbesserungen bewirken, zumindest wie es kognitiv-behaviorale Therapien zu tun meinen, wird von dem Kognitionspsychologen Jonathan Shedler aufgezeigt. Shedler stellt darüber hinaus die Vermutung auf, dass nicht-psychodynamische Psychotherapien zum Teil deshalb wirksam sein könnten, weil die effektiveren PsychotherapeutInnen in ihnen Techniken einsetzen, die seit langem im Mittelpunkt psychoanalytischer und psychodynamischer Behandlungstechnik stehen und schließt:

---

75 Vgl. Peter Fonagy (Hg.), *An open door review of outcome studies in psychoanalysis*, 2. Ausgabe, London: International Psychoanalytical Association 2002. – Vgl. auch die ausführlichen Beschreibungen von Einzelstudien und von Instrumenten in: Giampieri-Deutsch, *Psychoanalyse im Dialog der Wissenschaften* (Band 1), Teil IV, 217–326. – Dies., *Psychoanalyse im Dialog der Wissenschaften* (Band 2), Teil IV, 297–368. – Dies. (Hg.), *Psychoanalysis as an empirical, interdisciplinary science*, Wien: Verlag der ÖAW 2005, Teil B und C, 167–305. – Dies., *Geist, Gehirn, Verhalten*, passim. – Raymond Levy/J. Stuart Ablon/Horst Kächele (Hg.), *Psychodynamic psychotherapy research. Evidence-based practice and practice-based evidence*, New York–Dordrecht–Heidelberg: Springer Science, Humana Press 2012.

76 Vgl. z. B. Falk Leichsenring/Sven Rabung, Effectiveness of long-term psychodynamic psychotherapy. A meta-analysis, in: *Journal of the American Medical Association* 300 (2008) 13, 1551–1565. – Falk Leichsenring/Sven Rabung, Long-term psychodynamic psychotherapy in complex mental disorders. Update of a meta-analysis, in: *British Journal of Psychiatry* 199 (2011) 1, 15–22.

77 Tom J. Johnson/Oddgeir Friborg, The effects of cognitive behavioral therapy as an antidepressive treatment is falling. A meta-analysis, in: *Psychological Bulletin*. Advance online publication, 11.5.2015, URL: dx.doi.org/10.1037/bul0000015 (abgerufen am 25.6.2018).

> »Darstellungen, die die Psychoanalyse mit überholten Konzepten gleichsetzen, die in der psychoanalytischen Gemeinde zu Beginn des frühen 20. Jahrhunderts Aktualität aufwiesen, sind auf ähnliche Weise irreführend: Sie sind bestenfalls uninformiert und schlimmstenfalls unredlich«.[78]

Schließlich meldete sich auch der Neurobiologe Eric Kandel (geb. 1929 Wien; 1939 Emigration nach New York) zur Frage der Wirksamkeit der Psychoanalyse in einem Interview aus dem Jahr 2011 zu Wort:

> »Wir brauchen unabhängige Evidenz für zwei Punkte - ob die Psychoanalyse wirkt (unter welchen Bedingungen und für wen) und, falls sie wirkt, wie wirkt sie, welche Veränderungen bewirkt sie im Gehirn? Die Neurobiologie sollte ihre Kräfte mit jenen der Psychoanalyse verknüpfen, um dies zu zeigen«.[79]

Kandels Fragen erhielten in der Tat bereits eine positive Antwort durch die Dokumentierung bewirkter neurobiologischer Veränderungen. Um besser zu verstehen, wie die psychodynamischen Psychotherapien, die psychoanalytische Psychotherapie sowie die Psychoanalyse therapeutische Veränderungen bewirken, wird dazu auch die Auswirkung psychodynamischer Behandlungen auf neurobiologische Funktionen untersucht, wie unter vielen anderen die Ergebnisstudie der psychodynamischen Behandlung der Panikstörung geleitet von Manfred E. Beutel unter Anwendung der funktionellen Magnetresonanztomografie (fMRT)[80] oder die Untersuchung der neuralen Korrelate der psychodynamischen Psychotherapien der Depression geleitet von Sharmin Ghaznavi beeindruckend zeigen konnten.[81]

patrizia.giampieri-deutsch[at]univie.ac.at

78 Jonathan Shedler, The efficacy of psychodynamic psychotherapy, in: *American Psychologist* 65 (2010) 2, 98–109, 106–107, Übersetzung P. G.-D.

79 Joan Arehart-Treichl, Analysis can use dose of neuroscience, says Kandel, in: *Psychiatric news* 46 (2011) 5, 1–31, 1, Übersetzung P. G.-D.

80 Manfred E. Beutel/Rudolf Stark/Hong Pan/Sylvia Dietrich, Changes of brain activation prepost short-term psychodynamic inpatient psychotherapy. An fMRI study of panic disorder patients, in: *Psychiatry Research: Neuroimaging* 184 (2010) 2, 96–104.

81 Sharmin Ghaznavi, Bridging technology and psychotherapy. Toward investigating psychological and neural correlates of psychodynamic psychotherapy, in: Levy/Ablon/Kächele, *Psychodynamic psychotherapy research*, 301–311.

Ursula Rokitansky-Tilscher

Das Handbuch der pathologischen Anatomie und seine Auswirkung auf Carl Freiherr von Rokitanskys internationale Verbindungen

The handbook of pathological anatomy and its impact on Carl Freiherr von Rokitansky's international connections

Abstracts

In Wien setzte sich in der medizinischen Forschung und Praxis in der Mitte des 19. Jahrhunderts ein naturwissenschaftlich orientierter Zugang durch, der wesentlich durch Carl Rokitanskys (1804–1878) klinisch-pathologische Korrelation in der Beschreibung des Krankheitsverlaufs und der Diagnostik geprägt war. Rokitanskys systematische Klassifizierung von Krankheiten dokumentierte er in einem dreibändigen *Handbuch der pathologischen Anatomie*, wodurch er zur Spezialisierung in der Medizin in Wien sowie über die Grenzen Österreichs hinaus, und so auch zur internationalen Verbreitung des Modells der Wiener Medizin beitrug. Seine Methodik bei der Erstellung des Handbuchs war von seiner geisteswissenschaftlichen Haltung geprägt.[1] In diesem Aufsatz wird die Wirkungsgeschichte von Rokitanskys Handbuch erstmals durch Quellen aus dem Familienarchiv Rokitansky[2] dargestellt, wobei insbesondere auf die internationale Rezeption und die daraus entstehenden Netzwerke eingegangen wird. Der Beitrag versteht sich als Forschungsauftakt und schließt mit Desideraten für weitere Arbeiten, um Quellen aus dem Familienarchiv Rokitansky als Voraussetzungen für den internationalen Erfolg der *Wiener Medizin* genauer zu beleuchten. Dies könnte zu einem besseren Verständnis beitragen, wie die Medizinische Fakultät der Universität Wien, ausgehend vom Allgemeinen Krankenhaus, nach Erscheinen des *Handbuchs der pathologischen Anatomie* zum interdisziplinären Wissensraum von internationaler Attraktivität für naturwissenschaftliche und medizinische Studien wurde.[3]

1 Vgl. dazu den Beitrag »Im fruchtbaren Spannungsfeld von Natur- und Geisteswissenschaften – eine erste Studie zur Prägung der Persönlichkeit Carl Freiherr von Rokitanskys aus familienbiografischer Sicht« von Ursula Rokitansky-Tilscher in diesem Band.

2 Das Familienarchiv selbst und Rokitanskys Biografie anhand der Quellen aus diesem Archiv sind ausführlich dargestellt in: Ebd.

3 Ich danke den Familien Bernhard Gittler, Rechtsanwalt und Cellist, Georg Gittler, Vorstand des Instituts für angewandte Psychologie der Universität Wien und Philipp Gittler, Vorstand des Instituts für Strömungslehre und Wärmeübertragung der Johannes Kepler Universität in Linz, für die Zurverfügungstellung ihrer Familiendokumente zur Erstellung dieses Beitrages. Dem Philologen Hubert Reitterer danke ich für seine kompetenten Übersetzungen diverser Dokumente aus dem Lateinischen.

The scientifically orientated Viennese Medicine arose from collaboration of pathological anatomy and clinical medicine. The recognizing of the clinical-pathological correlation enabled Carl Rokitansky to describe the course of a disease and make a diagnosis. Rokitansky's systematic classification of diseases, documented in the *Manual of Pathological Anatomy*, published in three volumes between 1842 and 1846 led to medical specialisation in Vienna and beyond the borders of Austria and points out how the Medical Faculty of the University of Vienna became an interdisciplinary area of knowledge with international attractiveness for studies in scientific medicine. His methodology concerning the preparation of his handbook was influenced by his humanities attitude. In this essay, the impact of Rokitansky's handbook is presented for the first time by sources from the Rokitansky family archive, focusing in particular on international reception and the resulting networks. The article sees itself as a research launch and concludes with desiderata for further work in order to shed more light on sources from the Rokitansky family archive as prerequisites for the international success of Viennese medicine. This could contribute to a better understanding of how the Medical Faculty of the University of Vienna, starting from the General Hospital, became an interdisciplinary knowledge space of international attractiveness for scientific and medical studies after the publication of the Handbook of Pathological Anatomy. This article therefore focuses in particular on the international reception of Rokitansky's *Manual of Pathological Anatomy* in the medical world.

Keywords
Allgemeines Krankenhaus Wien, Handbuch der pathologischen Anatomie, pathologische Anatomie, Autopsie, Klinik, Diagnostik, Studienreise, Fortbildungskurs, Wissenstransfer

General Hospital Vienna, Manual of Pathology, pathological anatomy, autopsy, clinic, diagnosis, study tour, advanced training course, transfer of knowledge

Voraussetzungen für die Entstehung von Carl Rokitanskys Handbuch der pathologischen Anatomie

Wie hinlänglich bekannt, hatte Paris im 18. und beginnenden 19. Jahrhundert lange die führende Position unter den medizinischen Schulen Europas inne. Die damaligen Kenntnisse in Wien bauten weitgehend auf dem Einfluss von Medizinern aus Frankreich, wie etwa des Pariser Pathologen Gabriel Andral (1797–1876)[4] und des Pathologen Jean Frédéric Lobstein (1777–1835) aus Straßburg auf. Andral unternahm bereits in den 1820er-Jahren den Versuch, durch pathologisch-anatomische Studien eine systematische Beschreibung der Krankheiten zu erarbeiten und veröffentlichte 1829 sein Werk *Précis d'anatomie*

4 Vgl. Wolfgang U. Eckart, *Geschichte der Medizin*, 4. Auflage, Berlin–u. a.: Springer 2001, 258–260.

pathologique; Lobstein publizierte 1829/31 das zweibändige Werk *Traité d'anatomie pathologique* in Paris.[5]

Als Carl Rokitansky (1804–1878) 1834 die Leitung der Prosektur des Allgemeinen Krankenhauses übernahm, war die pathologische Anatomie in Wien ein Fach mit geringem Stellenwert.[6] Die Versuche von Rokitansky, gemeinsam mit dem Kliniker Joseph Škoda (1805–1881) und dem Dermatologen Ferdinand Hebra (1816–1880) Erneuerungen durch einen wissenschaftlichen Zugang zur Medizin einzuführen, stießen anfänglich auf großen Widerstand.[7]

> »Ich trat mein Amt mit der schon früher gewonnenen Überzeugung an, dass die Leichensektionen eine Fundgrube von neuen oder doch vom diagnosticierenden Arzte am Krankenbette völlig unbeachteten Thatsachen sein müßten. Indem als palpable anatomische Veränderungen der Organe und Gewebe augenscheinlich die Ergebnisse von Processen vorlagen, so musste doch eingehende Kenntnis dieser Ergebnisse für die Gewinnung einer Einsicht für die Natur jener Processe unerlässlich und zugleich für die klinische Medicin von größtem Werthe seyn. Es stellten sich demnach zwey Aufgaben; *erstens* die Aufgabe die Thatsachen vom rein anatomischen Standpunkte wissenschaftlich zu ordnen, und dabey eine ihre Sonderungen und Zusammenfassungen fachgemäss rechtfertigende allgemeine pathol. Anatomie zu schaffen; *zweytens* die Aufgabe zu zeigen, dass und wie die Thatsachen für die Diagnose am Lebenden zu verwerthen seyn, dass eine fortschrittliche Nosologie die anatomische Basis nicht entbehren könne. [...] Insbesondere die Bemühungen um die zweyte Aufgabe waren es, welche eine viele Jahre währende Opposition zumahl im Kreise der Professoren wachriefen [...].«[8]

Erst Ludwig Türkheim (1777–1846) gelang es als medizinischer Referent bei der Studienhofkommission, die Rahmenbedingungen für den Aufbau der naturwissenschaftlichen Medizin im Allgemeinen Krankenhaus in Wien zu schaffen,[9] was in Folge Rokitansky, aber auch dem Allgemeinen Krankenhaus internatio-

5 Vgl. Frank R. Menne, Carl Rokitansky the pathologist. The influence of his work on medical progress, in: *Annals of Medical history* 7 (1925), 379–386. – Vgl. Ronald E. Batt, *A History of Endometriosis*, London: Springer 2011, 29.

6 Vgl. Helmut Rumpler/Helmut Denk (Hg.), *Carl Freiherr von Rokitansky 1804–1878. Pathologe, Politiker, Philosoph, Gründer der Wiener Medizinischen Schule des 19. Jahrhunderts*, Wien–Köln–Weimar: Böhlau 2005, 112.

7 Vgl. Felicitas Seebacher, *»Freiheit der Naturforschung!« Carl Freiherr von Rokitansky und die Wiener Medizinische Schule. Wissenschaft und Politik im Konflikt*, Wien: Verlag der Österreichischen Akademie der Wissenschaften [ÖAW] 2006, 36–41. – So waren sich beispielsweise die Professoren Anton Rosas (1791–1855), Professor für Augenheilkunde, der Botaniker Stephan Ladislaus Endlicher (1804–1849) sowie der Pathologe Stanislaus/Szaniszlów Töltényi (1795–1852) einig, dass progressive Mediziner keine leitenden Positionen an der Medizinischen Fakultät einnehmen sollten. Vgl. ebd.

8 Erna Lesky (Hg.), Carl von Rokitansky. Selbstbiographie und Antrittsrede, in: *Sitzungsberichte der Österreichischen Akademie der Wissenschaften*, phil.-hist. Klasse, Abteilung III, 234 (1960), 53–54, Hervorh. im Orig.

9 Vgl. Seebacher, *»Freiheit der Naturforschung!«*, 39.

nale Bekanntheit verschaffte.[10] Insbesondere Ärzte aus dem englischen Sprachraum wurden auf Rokitansky aufmerksam, laut der Medizinhistorikerin Erna Lesky durch William Wildes (1815–1876) Publikation *Austria, its literary, scientific and medical institutions* (1843), und kamen zur Fortbildung nach Wien. Rokitansky bot hier Privatkurse an,[11] die ab 1834 gut besucht waren, jeweils sechs Wochen dauerten und bei acht bis zwölf Teilnehmern eine intensive Betreuung versprachen.[12]

> »Der Zudrang vom Auslande, Deutschland, England, Schweden, Holland, Amerika, Russland war von Zeit zu Zeit ganz ausserordentlich, und verschaffte mir frühzeitig einen Ruf, wie ihn in Wien wohl Niemand seit den Zeiten *Peter Frank's* genossen hatte.«[13]

---

10 Der amerikanische Chirurg Valentine Mott beurteilte beispielsweise das Allgemeine Krankenhaus 1840 im internationalen Vergleich der Gesundheitssysteme als weltweit beststrukturierteste Gesundheits- und Ausbildungseinrichtung und zeigte sich davon überzeugt, dass die dort geltende medizinische Praxis international Verbreitung finden würde: »There is an immense civil general hospital connected with this school, and it is, in my opinion, the best regulated, the most perfectly neat and admirably ventilated, and the most practically useful in all its arrangements, of any establishment of the kind in any part of the world. They have adopted a practice there deserving of imitation everywhere […] We trust this practice will sooner or later be universally adopted. […] Practical experience at the bedside, and in autopsic examination« werde die Zukunft der Medizin bestimmen. Mott absolvierte eine sechsjährige Studienreise durch Europa und den Fernen Osten, die ihm einen internationalen Vergleich ermöglichte. Vgl. Valentine Mott, Dr. Mott's Travels in Europe and the East, in: *The Boston Medical and Surgical Journal* 26 (1842) 6, 87–93, 91–92.

11 William Wilde nahm während seiner Studienreise 1840/41 an einem solchen Kurs teil. Vgl. Lesky, *Carl von Rokitansky*, 84–98, 92 (Erläuterungen).

12 Vgl. ebd. – Ernest-Charles Lasègue, französischer Internist, Neurologe, Epidemiologe und Medizinhistoriker beispielweise erklärte, dass sich Wien von Paris insofern unterschied, da die Arbeitsweise einem strengen didaktischen Plan folgend auf jedes einzelne Organ einging und für jedes Organ dieselbe Methode in Fragen der Exposition und der Untersuchung anwandte. Lasègue unternahm einen Vergleich zwischen Rokitanskys Unterricht und dem des französischen Pathologen Jean Curveilhier (1791–1874). Curveilhier habe es an Genauigkeit gemangelt, er habe sich nicht der Mühe einer Systematisierung unterzogen und wäre weit davon entfernt gewesen, ein derart komprimiertes Werk zu hinterlassen. Vgl. Pierre Huard/Marie José Imbault-Huart, Quelques rapports médico-chirurgicaux entre l'Autriche et la France, in: Erna Lesky (Hg.), *Wien und die Weltmedizin, 4. Symposium der Internationalen Akademie für Geschichte der Medizin, veranstaltet im Institut für Geschichte der Medizin der Universität Wien*, Wien–Köln–Graz: Böhlau 1974, 74–89, 82–84. – Einen Aufschwung der Medizin in Wien konstatierte auch der Medizinhistoriker John Harley Warner für die Amerikanische Medizin. Nach Warner berichteten amerikanische Ärzte 1854, »that they had seen in action the Viennese clinicians whose names were becoming well known in the United States, such as Rokitansky, Škoda, Johann von Oppolzer and Joseph Hyrtl«. Vor allem beim »bedside-teaching« lehrten Dozenten am Allgemeinen Krankenhaus in Wien die Methoden der Untersuchung, Auskultation und Perkussion, »laying especial stress upon the means of arriving at the diagnosis«. Vgl. John Harley Warner, *Against the Spirit of System. The French Impulse in Nineteenth-Century American Medicine*, New Jersey: Princeton University Press 1998, 298–299.

13 Lesky, Carl von Rokitansky, 54.

Parallel zum guten Ruf der Medizin in Wien als Lehr- und Ausbildungsstätte wurden Rokitanskys in den späteren 1830er-Jahren erschienene Veröffentlichungen in Deutschland bekannt und motivierten gemäß dem Internisten und Medizinhistoriker Carl Reinhold August Wunderlich (1815–1877) deutsche Mediziner, sich in Wien fortzubilden.[14] Rokitanskys Beiträge in den *Medizinischen Jahrbüchern des k. k österreichischen Staates* wie beispielweise »Über innere Darmeinschnürungen« (1836)[15] oder »Über die divertikel-ähnlichen Erweiterungen des Luftröhrenkanals« (1838)[16] regten auch Wunderlich selbst zu einem Aufenthalt in Wien an, insbesondere weil ihn die »imponierende, originelle Sprache« in dessen Sektionsprotokollen beeindruckte. 1841 schrieb er dazu:

> »Erst seit wenigen Jahren ist es, dass von dem ausserordentlichen Professor der Pathologischen Anatomie, Dr. Carl Rokitansky, hin und wieder Aufsätze in den österreichischen medicinischen Jahrbüchern erscheinen, Aufsätze, die nicht nur nach Form, Tendenz und Inhalt mit den meisten übrigen derselben Blätter, sondern auch mit fast allen anderen, wie man sie in Deutschland gewohnt war, frappant contrastiren. Mit jeder neuen Abhandlung wurde klarer, dass es nicht die wichtigen Beobachtungen für sich waren, die das Interesse in Anspruch nahmen, und die am Ende jeder hätte machen können, dem sich die Fälle dargeboten hätten, sondern dass ein eigenthümlicher, consequenter Geist in diesen scheinbar trockenen Artikeln herrschte, der sie belebte und sie hoch über die Stufe der gewöhnlichen Sectionsprotokolle erhob.«[17]

Für Wunderlich begründete diese wissenschaftliche Methode bekanntlich »eine neue Schule«, die er als *Junge Wiener Schule* bezeichnete: »Fremde Ärzte strömten von Jahr zu Jahr in größerer Menge nach Wien zu, es waren Dinge zu sehen, die man an allen Orten vergeblich suchte.«[18] Er empfahl: »Man gehe selber hin und sehe« und betonte die neuen inhaltlichen Schwerpunkte, die in Wien vermittelt wurden.[19]

Bisher in der Literatur noch nicht beleuchtet wurde der Umstand, dass Rokitansky mit Wunderlich in brieflichen Kontakt stand. Rokitansky nahm 1843 eine Einladung Wunderlichs zu einer Vorlesung an der Universität Tübingen an, um den 1842 veröffentlichten dritten Band des *Handbuchs der pathologischen*

14 Vgl. Carl August Wunderlich, *Wien und Paris: ein Beitrag zur Geschichte und Beurtheilung der gegenwärtigen Heilkunde in Deutschland und Frankreich*, Stuttgart: Ebner & Seubert 1841, 70.

15 Carl Rokitansky, Über innere Darmeinschnürung, in: *Medicinische Jahrbücher des k. k. österreichischen Staates* 19 (1836), 632–676.

16 Carl Rokitansky, Über die divertikel-ähnliche Erweiterung des Luftröhrenkanals, in: *Medicinische Jahrbücher des k. k. österreichischen Staates* 25 (1838), 374–385.

17 Wunderlich, *Wien und Paris*, 70.

18 Ebd., 71.

19 Vgl. ebd., 126.

Anatomie[20] vorzustellen.[21] Aufgrund der positiven Rezensionen in Deutschland versuchte Wunderlich im Vorfeld der Veröffentlichung des zweiten Bandes 1844,[22] Rokitansky zu einer Publikation in einem deutschen medizinischen Journal zu überreden:

> »Hoch zu verehrender Herr Professor,
> Ich bin kaum so frei, mich wieder einmal an Sie zu wenden u. Sie an die gütige Zusage zu erinnern, durch die Sie mich in Ihrem Briefe und Ihrem Hiersein zu freudigen Hoffnungen berechtigten. Der Fortgang unseres Journals läßt nichts zu wünschen übrig, als daß die Herren, welche uns mit Versprechen beehrten, unsere Erwartungen realisierten. Es kann Ihnen nicht schwersein, verehrtester Herr Professor, uns aus dem Schatze Ihrer Beobachtungen und Ideen ein Scherflein mitzutheilen und gewiß haben Sie zu den, in Ihrer pathologischen Anatomie bereits abgehandelten Capiteln hin u. wieder einige weitere Erörterungen hinzuzufügen. Und der künfthige Theil, die allgemeine pathologische Anatomie wird von allen Ihren Verehrern mit so viel Begierde erwartet, daß Sie der ganzen medizinischen Welt eine Wohltat erweisen würden, wenn Sie vorläufige Fragmente davon uns zur Publikation überließen. Ihre Mittheilungen bedürfen keiner umständlichen Redaction; wenn Sie noch so unzusammenhängend u. fragmentarisch gegeben würden, so wird doch niemand Klage darüber erheben. Wählen Sie, wenn es Ihnen gut dünkt, die Correspondenzform, wo Sie keine Mühe auf die Abfassung zu verwenden haben. Unser Archiv wird Ihren Mitteilungen eine möglichst große Publizität verschaffen: Denn wir sind bereits soweit, daß dasselbe unter den deutschen Journalen (mit Ausnahme von Schmidts Jahrbüchern) das Verbreitetste oder nahezu das Verbreitetste sein wird. [...] Ihr dankbarer Schüler Wunderlich«.[23]

20 Carl Rokitansky, *Handbuch der pathologischen Anatomie* (Band 3). *Handbuch der speciellen pathologischen Anatomie II. Enthaltend: Die Abnormitäten des Respirations-, des Digestions-, des Harn- und Geschlechts-Apparates*, Wien: Braumüller & Seidel 1842.

21 Vgl. Brief von Carl Reinhold August Wunderlich an Carl Rokitansky, Tübingen, 6. Juni 1843, Familienarchiv Rokitansky [FaRok].

22 Vgl. Carl Rokitansky, *Handbuch der pathologischen Anatomie* (Band 2). *Handbuch der speciellen pathologischen Anatomie I. Enthaltend: Die Abnormitäten des Zellgewebes, der serösen und Schleim-Häute im Allgemeinen, der äussern Haut, des fibrösen, des Knochen-, Muskel-, Gefäss- und Nerven-Systemes*, Wien: Braumüller & Seidel 1844.

23 Brief von Carl Reinhold August Wunderlich an Carl Rokitansky, Tübingen, 6. Juni 1843, FaRok. – Da Rokitansky keinen Beitrag verfasste, versuchte Wunderlich, ihn im Jänner 1844 noch einmal zu überreden: »Hochverehrtester Freund! Das Briefchen, das mir neulich hier Doktor Türck überbrachte, hat mich in hohen Grade erfreut, als Beweis, daß Sie trotz Ihres Stillschweigens meiner noch freundlich gedenken. Sie wissen, von welchem Werth dies für mich ist, oder vielmehr wenn Sie es wüssten würden Sie mir öfter diese Freude machen. Ich sehne mich eigentlich wieder einmal nach Wien, und wenn meine Verhältnisse es erlauben, so kann es wohl sein, daß ich Ihrer gütigen Einladung folge und in den Herbstferien die schöne Donaufahrt mache. Die Aussicht, daß Sie einmal unser Journal durch einen Beitrag beehren, ist ihren Worten zufolge wieder auf lange vertagt. Ich weiß zwar nicht, *was* Ihnen die Journalistik zuwider macht, doch könnten Sie vielleicht einmal, um mir eine ganz besondere Freude zu bereiten, Ihren Mißwillen überwinden. Das gleichzeitige Erscheinen Ihrer patholog. Anatomie würde das nicht heißen, da es unendlich viele Capitel der allgem. patholog. Anatomie gibt, auf die das gesamte medizinische Publikum gespannt ist und die wir gerne

Zu dieser Veröffentlichung kam es nicht, da Rokitansky seit dem Jahr 1840 bei dem Verlag Braumüller & Seidel unter Vertrag stand.[24]

Rokitanskys Forschungen wurden unter anderem dadurch ermöglicht, dass die gesetzlichen Regelungen für das Allgemeine Krankenhaus bezüglich der Obduktionen relativ liberal waren. Seit dem Erlass Kaiser Franz II. (I.) (1768–1835) von 1811/12 bestand die gesetzliche Verordnung, dass alle im Allgemeinen Krankenhaus Verstorbenen obduziert werden mussten.[25] In keinem anderen Krankenhaus weltweit standen so viele Leichen für Medizinstudenten und Ärzte als Anschauungsobjekte für verschiedenste Krankheitsbilder zur Verfügung.[26] Von allen Abteilungen wurden die Leichen mit der vom zuvor behandelnden Arzt erstellten Diagnose und einer kurzen Krankengeschichte zur Sezierbaracke in der Nähe des Narrenturms gebracht.[27] Bis zu Rokitanskys Emeritierung nach 47 Dienstjahren lagen 59.785 protokollierte Obduktionen vor, die er alle überprüft und unterzeichnet hatte.[28]

Auf Basis dieses Forschungsmaterials entwickelte Rokitansky ein Modell, das letztendlich zur Verwissenschaftlichung der Medizin führte. Seine Methodik bestand darin, Befunde vom rein anatomischen Standpunkt zu ordnen, aus der Vielfalt der Krankheitsbilder Gesetzmäßigkeiten zu erfassen und gleichzeitig

---

aufnehmen, wenn Sie dieselben auch später bei der Ausgabe Ihres ersten Theils im Wesentlichen oder wörtlich wieder ableiten ließen; ich wüsste nicht, wie anfangen, wollte ich sie benennen: aber ich versichere Sie, daß ich nicht allein im egoistischen Interesse für unser Journal Sie dränge sondern noch vielmehr in Hoffnung und Aussicht, für mich selbst und das Publikum Belehrung und Aufschluss über Ihre Ansichten zu erhalten. Die allgemeine patholog. Anatomie ist auch zuletzt die Hauptsache, und ihre Ansichten über die Veränderungen des Blutes, über die Aufeinanderfolge der Prozesse, über einzelne allgemein verbreitete Prozesse selbst usw., usw. werden – das wissen Sie selbst – aufs lebhafteste entgegengesehen. Obwohl ich weiß – daß das Ihnen in keinem Momente ist – erlaube ich mir doch Ihnen anzudeuten, daß wir Ihnen Bedingungen bieten können, wie nur irgendein Journal oder ein Verleger tun wird. Der über Erwartung günstige Erfolg unserer Zeitschrift erlaubt uns dies. Werden Sie nicht böse über meine unendliche Zudringlichkeit und erhalten Sie mir Ihre mir so ehrenvolle Freundschaft. Mit stets gleicher Verehrung Ihr ergebenster Wunderlich 31. Januar 1844.« Brief von Carl Reinhold August Wunderlich an Carl Rokitansky, Tübingen, 31. Jänner 1844, FaRok, Hervorh. im Orig.

24 Vgl. Contract zur Publikation des Handbuches zwischen Carl Rokitansky und dem Verlag Braumüller & Seidel, Wien am 18. Sept. 1840, FaRok.

25 Vgl. *Sr. k. k. Majestät Franz des Ersten politische Gesetze und Verordnungen für die Oesterreichischen, Böhmischen und Galizischen Erbländer* (Band 37), Wien: k. k. Hof- und Staatsdruckerei 1813, 160–165.

26 Vgl. Noël Poynter, British Medicine and the Vienna School, in: Lesky, *Wien und die Weltmedizin*, 90–98, 93.

27 Vgl. Wunderlich, *Wien und Paris*, 73. – Vgl. dazu auch: Tatjana Buklijas, Cultures of Death and Politics of Corpse Supply Anatomy in Vienna, 1848–1914, in: *Bulletin of the History of Medicine* 82 (2008) 3, 570–607.

28 Vgl. Batt, *A History of Endometriosis*, 26.

durch Vergleich und Ausschluss eine Diagnose abzuleiten.[29] Dabei half ihm, so die Forschungshypothese dieses Beitrags, der methodische Zugang der Geisteswissenschaften.

Wie bereits in dem Beitrag »Im fruchtbaren Spannungsfeld von Natur- und Geisteswissenschaften – eine erste Studie zur Prägung der Persönlichkeit Carl Freiherr von Rokitanskys aus familienbiografischer Sicht« ausführlich dargestellt, interessierte sich Rokitansky für einen Vergleich der lateinischen und griechischen Sprachgebäude mit jenem des Deutschen.[30] Der logische Aufbau der antiken Sprachen wurde zum Muster für eine Methodik im Sinne des wissenschaftlichen Denkens, wie er in seinen autobiografischen Notizen angibt.[31]

> »Wenn mir die Gelegenheit [...] geworden wäre, so hätte ich, bevor ich zu naturwissenschaftlichen Studien, namentlich der Anatomie, Liebe gefasst hatte, für Philologie und Linguistik [...] mich entschieden. Ich habe schon frühzeitig beym Lernen des Lateinischen und Griechischen, ungeachtet von der erbärmlichen Oberflächlichkeit, mit der namentlich Letzteres behandelt wurde, eine Ahnung von der Bedeutung des Studiums dieser Sprachen bekommen. Immer mehr und mehr bewunderte ich die Disziplin dieser alten Sprachgebäude im Vergleich zu der deutschen Unterrichtssprache; die Mannigfaltigkeit und Biegsamkeit der Formen, die Logik und Plastizität und Prägnanz der Constructionen [...]. Seitdem ich eben auch frühzeitig auf die alte indische Literatur gerieth, war ich untröstlich, dass es mir nicht möglich gewesen, Sanskrit zu studieren.«[32]

Die in der Philologie angewandte schrittweise Methodik des Sammelns der verschiedenen Textzeugen, deren Vergleich – mit dem Ziel, den gemeinsam zugrunde liegenden »Urtext« (den sogenannten Archetyp) festzustellen – und

29 Dabei wandte man in Wien die Methode der logischen Schlussfolgerung, den disjunktiven Syllogismus an, eine Schlussfigur der klassischen Aussagelogik, der zu einer klaren und strikten Ausschlussdiagnostik führte. Bei dieser neuartigen Methode verschaffte man sich bei der Untersuchung eines Patienten/einer Patientin zunächst einen Überblick über alle möglicherweise vorliegenden Erkrankungen, um anschließend durch Erklärung, warum diese oder jene Diagnose nicht zutreffen könne, also durch Ausschluss, die einzig zutreffende Diagnose abzuleiten. Dies war für den behandelnden Arzt einerseits eine Rückversicherung, keine Möglichkeit außer Acht gelassen zu haben, andererseits auch eine logische, sich immer wiederholende Schulung des Studenten, der durch diese Denkweise rasch die Zusammenhänge der jeweiligen Krankheitsbilder erfassen konnte. Die Ausschlussdiagnostik wurde theoretisch in Vorlesungen und Seminaren zur pathologischen Anatomie und in der Praxis am Krankenbett gelehrt, was den Lernprozess in Exaktheit und Geschwindigkeit nach Aussagen ausländischer Studenten und Ärzte förderte. Vgl. Huard/Imbault-Huart, Quelques rapports médico-chirurgicaux, 81.

30 Siehe dazu Fußnote 35 in dem Beitrag »Im fruchtbaren Spannungsfeld...« in diesem Band.

31 Vgl. Hans Freiherr von Rokitansky, *Aus meinem Leben I* (unveröffentlichtes Manuskript), undatiert, 2c, FaRok. Hans Rokitansky hinterließ zwei unveröffentlichte Manuskripte, deren Bögen er nummerierte und dann faltete, weshalb sich die Unterteilung eines Bogens in a–d ergibt. – Lesky, Carl von Rokitansky, 69–70.

32 Ebd., 73–74.

schließlich die weitmöglichste Wiederherstellung des ursprünglichen Textes, spiegelte sich in seiner Erklärung und Klassifizierung der Krankheiten wider. Er sammelte und ordnete pathologisch-anatomische Präparate nach Gesetzmäßigkeiten, verglich sie mit den physiologischen, vom gesunden Körper stammenden und beschrieb auf seiner Suche nach dem Ursprung einer Erkrankung deren gegenseitige Abweichungen. Er fragte nach deren Entstehungsbedingungen und rekonstruierte diese, indem er sie Schritt für Schritt nach rückwärts verfolgte. Um den Krankheitsverlauf zu rekonstruieren, erforderte dies die Zusammenarbeit mit dem Arzt, der den Patienten/die Patientin vor dessen/deren Tod behandelt hatte, um Aufschluss über die Krankheitssymptome zu erhalten. Im Sinne der Hermeneutik suchte er durch die klinisch-pathologische Korrelation nach einer Interpretation, einer Erklärung für die Entstehungsbedingungen des vorgefundenen Befundes, die zur Diagnose führte.

> »Die Korrelation von anatomischem Substrat und klinischem Symptom ist erreicht, wenn dieses auf die Entstehungsbedingungen von jenem zurückgeführt und zugleich als bedeutungsvolles Glied im Ganzen eines Prozesses erwiesen ist.«[33]

Ein solches In-Beziehung-Setzen war neu. Rokitansky versuchte aber nicht nur, vom Krankheitsprodukt aus rückschreitend dessen Ätiologie zu klären. Er dachte auch voraus, »indem er aus der Kenntnis seiner Entstehungsbedingungen Folgerungen für die Zukunft und für die Praxis« des zu erwartenden Krankheitsverlaufs ableitete.[34] Dieser Gedankenansatz führte zu einem neuen wissenschaftlichen Zugang und einem Paradigmenwechsel von der spekulativen naturphilosophischen zur systematischen naturwissenschaftlichen Medizin.[35]

Ronald Batt sieht Rokitanskys wissenschaftliche Entwicklung als »long intellectual journey […] from macrosopic to microscopic pathological anatomy, a journey that enabled him to discover and describe […] new and important diseases«.[36] Mark Luprecht beschrieb das Jahr 1832 als Beginn einer neuen Ära in der Wiener Medizin.[37] Über den paradigmatischen Wandel, den Rokitansky mit seiner Methode begründete, ist sich jedoch nicht nur die Forschungsliteratur einig, er wurde auch unter Zeitgenossen wahrgenommen. Der Rektor der Friedrich-Wilhelms-Universität in Berlin, Heinrich Adolf Bardeleben (1819–1895), nannte »alle gerade jetzt lebenden Ärzte Rokitanskys Schüler.«[38] Der klinische Direktor der Charité, Theodor Frerichs (1819–1885), bezeichnete

33 Ebd., 31.

34 Vgl. ebd.

35 Vgl. dazu den Beitrag von Daniela Angetter in diesem Band.

36 Batt, *A History of Endometriosis*, XXV.

37 Vgl. Mark Luprecht, *»What people call pessimism«. Sigmund Freud, Arthur Schnitzler and Nineteenth-Century Controversy at the University of Vienna Medical School*, Riverside, CA: Ariadne Press 1991, 12.

38 Brief von Dr. Bardeleben an Carl von Rokitansky, Berlin, 13. Februar 1874, FaRok.

Rokitansky 1873 als »Begründer der kritischen Medizin.«[39] Der Mediziner und Philosoph Ernst Haeckel (1834–1919), zunächst ein Verfechter der Virchow'schen Theorien, äußerte sich in jungen Jahren negativ über Rokitanskys Arbeit, revidierte jedoch später seine Meinung und sprach diesem seine Anerkennung für die Verknüpfung von schärfster Beobachtung und klarster Reflexion, von exakter Empirie und umfassender Philosophie aus.[40] Rokitanskys Schüler, der Chirurg Eduard Albert (1841–1900), interpretierte die Methode seines Lehrers als »wissenschaftliche Revolution«. Die systematische Erforschung jedes einzelnen Organs und die damit einhergehende Auswertung für die klinische Untersuchung führten laut Albert zu einer Ausformung weiterer klinischer Fachdisziplinen.[41]

Das Handbuch der pathologischen Anatomie

Auf Basis der dargestellten Forschungsmöglichkeiten im Wiener Allgemeinen Krankenhaus und seiner neuen Methode der Diagnostik verfasste Rokitansky sein *Handbuch der pathologischen Anatomie* in drei Bänden. Mit dem dritten Band beginnend, wurden diese in den Jahren 1842, 1844 und 1846 veröffentlicht.

Die drei Bände wurden im Oktavformat (Lagenzählung) auf Velinpapier gedruckt und in Halbfranzbänden, also Halblederbänden, in der ersten Auflage mit einer Stückzahl von 1.200 Exemplaren herausgegeben.[42] Die Druckkosten wurden bewusst niedrig gehalten, da einerseits laut dem Kontrakt zwischen Rokitansky und dem Verlag Braumüller & Seidel das gesamte Risiko für den Druck beim Verleger lag[43] und andererseits eine Buchfassung gefunden werden musste, die für die Studenten leistbar war. Daher, und auch weil Rokitansky nicht zeitgerecht seine eigenhändigen Zeichnungen vollenden konnte,[44] wurde bei den ersten beiden Auflagen auf die Illustration verzichtet. Die dritte Auflage, nunmehr als *Lehrbuch* und nicht mehr als *Handbuch* tituliert, weist hingegen die in Rokitanskys handschriftlichem Manuskript des Handbuchs mit den jeweiligen Figuren und der entsprechenden Nummerierung vorgesehenen,[45] von ihm an-

39 Brief von Prof. Frerichs an Carl Rokitansky, Berlin, 16. November 1873, FaRok.

40 Vgl. Brief von Ernst Haeckel an Carl von Rokitansky, Jena, 12. Oktober 1872, FaRok.

41 Vgl. Eduard Albert, *Rede, gehalten bei der Enthüllung der Gedenktafel am Geburtshause Rokitansky's zu Königgrätz am 3. August 1879*, Reichenau: Ferd. Švasta 1879, 10.

42 Vgl. O. T., *Wiener Zeitung*, 10.3.1847, 8.

43 Vgl. Contract zur Publikation des Handbuchs zwischen Carl Rokitansky und dem Verlag Braumüller & Seidel, Wien am 18. Sept. 1840, FaRok.

44 Vgl. Carl Rokitansky, *Handbuch der pathologischen Anatomie* (Band 1). *Handbuch der allgemeinen pathologischen Anatomie*, Wien: Braumüller & Seidel 1846, IV.

45 Vgl. Carl Rokitansky, handschriftliches Manuskript des Handbuchs, Josephinum – Ethik, Sammlungen und Geschichte der Medizin, Archivaliensammlung, MUW-AS-002256.

gefertigten Zeichnungen und Skizzen auf,[46] die Präparate in teilweise 480facher Vergrößerung zeigen.[47] Der erste Band wurde mit 130 Holzschnitten, der zweite mit 46 Holzschnitten und der dritte mit 50 Holzschnitten illustriert, wobei die Präzision der Zeichnungen durch den Holzschnittdruck an Qualität verlor.

Die Publikation der drei Bände, beginnend mit dem dritten Band wurde bereits 1840 in der *Wiener Zeitung* angekündigt.[48] Die *Vereinigte Laibacher Zeitung* bewarb 1841 die erste Lieferung mit Pränumeration auf die zweite zu einem Preis von 5 fl. Die Lieferung des zweiten Bandes erfolgte nur in einzelnen Bögen. »Jeder Band wird in zwanglosen Heften oder Lieferungen ausgegeben und 30 bis 40 Druckbogen stark sein.«[49] Die *Wiener Zeitung* vom 30. Dezember 1846 gibt an, dass der zweite und dritte Band im Buchhandel bereits vergriffen seien und neu gedruckt werden müssten.[50]

Rokitansky stimmte die Reihenfolge seiner Lehrbuchbände für den Studenten im Einklang mit dem Ablauf der klinischen Untersuchung am Patienten/an der Patientin ab. Indem er die Abfolge der Untersuchungen am Krankenbett vor Augen hatte, beschrieb er zunächst Erkrankungen von Organen, die von außen zugänglich waren, die am Patienten/an der Patientin auskultiert (abgehört) oder palpiert (getastet) werden konnten.

> »In Bezug auf die Anordnung habe ich den alten Plan beibehalten, weil ich mich von dessen Nutzen für den Elementar-Unterricht, zumal soferne er an die klinische Beobachtung anknüpft, vielfach überzeugt habe. Es geschieht nämlich dadurch, dass nach ihm vom Äusserlichen auf das Innere gegangen wird.«[51]

Im dritten, 1842 erschienenen Band des Handbuchs ging Rokitansky daher einem strengen Schema folgend[52] auf Organerkrankungen der Atemwege, des

46 Vgl. Eigenhändige anatomische Zeichnungen von Carl Rokitansky, Pathologisch-anatomische Sammlung im Narrenturm, MN 11.931.

47 Vgl. Carl Rokitansky, *Lehrbuch der pathologischen Anatomie* (3 Bände), 3. umgearbeitete Auflage, Wien: Braumüller 1855–1861.

48 Vgl. O.T., *Wiener Zeitung*, 4.10.1840, 6. »Unter der Presse ist und wird binnen kurzem in Heften bey v. Rösle's Wwe und Braumüller in Wien, im Hause der Oesterr. Sparcasse, so wie in Brünn bey L. W. Seidel, erscheinen: Handbuch der Pathologischen Anatomie von Dr. Carl Rokitansky, k. k. a. o. Professor an der Universität zu Wien. In 3 Bänden. Der Druck beginnt mit dem 2ten Theil der speciellen pathologischen Anatomie.« Vgl. ebd. – Der dritte Band des gesamten Handbuchs stellte gleichzeitig Band 2 der *Speciellen pathologischen Anatomie* dar.

49 Literarische Anzeigen, *Vereinigte Laibacher Zeitung*, 14.1.1841, 10. – Weitere Annoncen fanden sich beispielsweise in: Literarischer Anzeiger, *Brünner Zeitung der k. k. priv. mähr. Lehenbank*, 8.1.1841, 12. – Pathologische Anatomie, *Neue jenaische Allgemeine Literatur-Zeitung*, 9.6.1845, 1.

50 Vgl. Literarische Anzeigen, *Wiener Zeitung*, 30.12.1846, 22.

51 Rokitansky, *Handbuch* (Band 1), IV.

52 Als Basis für sein Werk diente Rokitansky das 1829 erschienene Buch *Traité d'anatomie pathologique* von Jean Frédéric Lobstein. Vgl. Batt, *A History of Endometriosis*, 29. – Lobstein unterschied 1829 noch zwischen dynamischen und organischen Erkrankungen. Er beschrieb

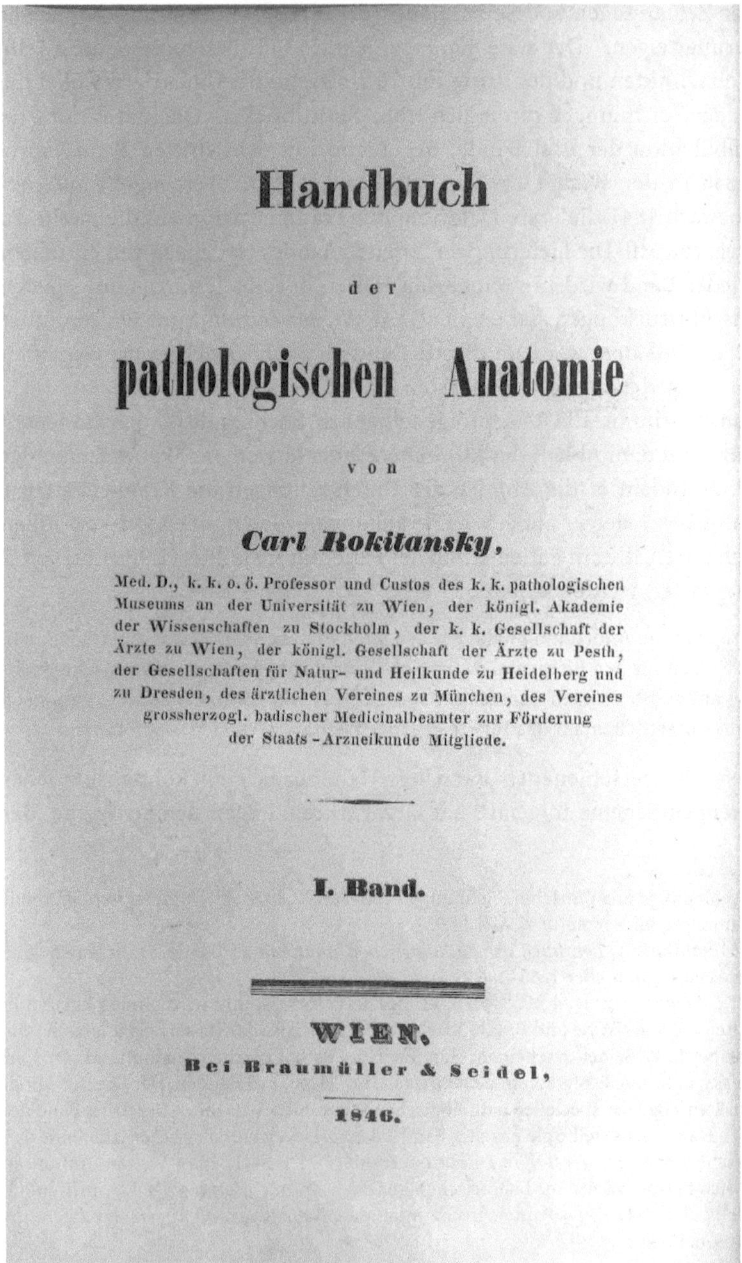

Handbuch

der

pathologischen Anatomie

von

Carl Rokitansky,

Med. D., k. k. o. ö. Professor und Custos des k. k. pathologischen Museums an der Universität zu Wien, der königl. Akademie der Wissenschaften zu Stockholm, der k. k. Gesellschaft der Ärzte zu Wien, der königl. Gesellschaft der Ärzte zu Pesth, der Gesellschaften für Natur- und Heilkunde zu Heidelberg und zu Dresden, des ärztlichen Vereines zu München, des Vereines grossherzogl. badischer Medicinalbeamter zur Förderung der Staats-Arzneikunde Mitgliede.

I. Band.

WIEN.

Bei Braumüller & Seidel,

1846.

Abb. 1: Carl Rokitansky, *Handbuch der pathologischen Anatomie* (Band 1), Wien: Braumüller & Seidel, 1846.

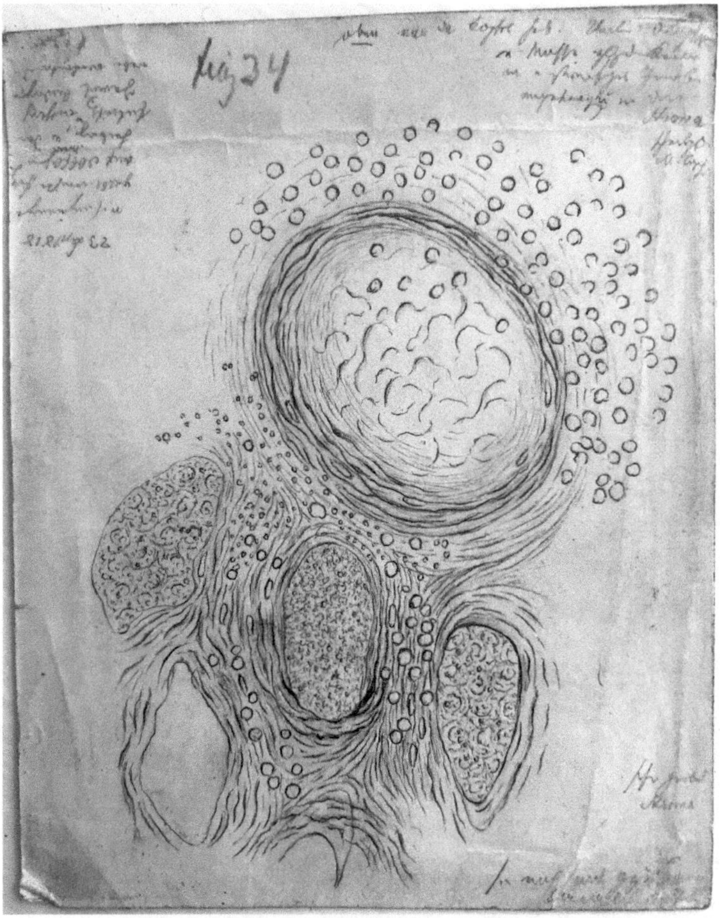

Abb. 2: Ein Beispiel Rokitanskys eigenhändiger Zeichnungen für sein Handbuch. Pathohistologisches Präparat der Nierenrinde bei Bright'scher Krankheit, Glomerulonephritis, in 480-facher Vergrößerung, Pathologisch-anatomische Sammlung im Narrenturm, MN 11.931.

331

nen Abschnitten das Bindegewebe so zugenommen, dass die Nierentextur in einer massenhaften Schwiele unterging.

Die genauere Untersuchung zeigt nebst den den früheren Stadien angehörigen Befunden theilweisen Collapsus und Verödung der Harnkanälchen, während andere Antheile in Form blasiger Gebilde zurückbleiben, Verschrumpfung der Malpigh'schen Körper, Retraction des Stroma mit Schliessung seiner Lücken, eine kernreiche Bindegewebsneubildung (Fig. 34).

Fig. 34.

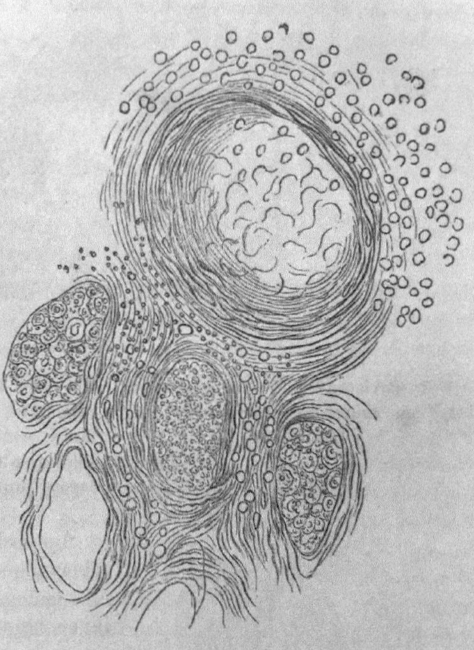

Aus einer verödenden Nierenrinde: Massenhaftes von zahlreichen Kernen durchsetztes Stroma mit verzogenen, im Zerfalle begriffene Epithelien und Detritus enthaltenden Lücken. Oben eine von reichlichem Bindegewebe umfasste Malpighische Kapsel. 480mal. Vergr.

Wie Fig. 35 u. 36 zeigt, so verengern sich die Harnkanälchen gleichförmig, oder in einzelnen Strecken so, dass Varicositäten auftreten, die sich abschnüren und als Blasen — Cysten — zurückbleiben. Sie variiren von $^1/_{25}$ bis $^1/_2$ Mill. Durchm., sind hell und durchscheinend oder opak; ihr Inhalt kommt zunächst mit dem der Harnkanälchen überein: Viele enthalten eine klare Flüssigkeit ohne irgend welche Formelemente, andere sind mit einer Schichte Zellen ausgekleidet, welche den Epithelien der Harnkanälchen gleichen oder enthalten derlei abgelöste Zellen, andere enthalten einen

Abb. 3: Holzschnittdruck von Rokitanskys eigenhändiger Zeichnung. Vgl. Carl Rokitansky, *Lehrbuch der pathologischen Anatomie* (Band 3), Wien: Braumüller 1861, 331.

Verdauungs-, des Harn- sowie des Genitaltrakts ein. Bei der Untersuchung durch Krankheit veränderter Organe wandte Rokitansky die Methodik an, die Morphologie jedes einzelnen Organs kategorisch hinsichtlich folgender Merkmale zu beschreiben: 1. Bildungsmangel und Exzess, 2. Anomalie der Größe, 3. Anomalie der Gestalt, 4. Anomalie der Lage, 5. Anomalie der Konsistenz, 6. Trennung des Zusammenhanges, 7. Anomalie der Textur und 8. Anomalie des Inhalts.[53]

1844 veröffentlichte Rokitansky den zweiten Band, in welchem er derselben Methodik folgend Erkrankungen des Bindegewebes, der Knochen, des Nerven- und des Herz-Kreislauf-Systems abhandelte. Diese beiden zuerst erschienenen Bände umfassten die *Spezielle pathologische Anatomie.*

In seinem 1846 veröffentlichten ersten Band, der *Allgemeinen pathologischen Anatomie und Anomalien des Blutes*, wurden Neubildungen und Umwandlungen von Geweben und allgemeine Missbildungen und Krankheiten des Blutes, von Rokitansky auch Dyskrasien genannt, abgehandelt. Im Sinne der Klinik stellten sich für ihn folgende Aufgaben der allgemeinen pathologischen Anatomie: »[D]as zwischen Anomalie in der Constitution der Blutmasse und der anatomischen Veränderung der Solida obwaltende Verhältnis zu erforschen« sowie über »deren Intensitäts-Grad und Ausbreitung auf[zuklären].«[54]

Die hier behandelten Aspekte konnten sowohl die Entstehung sowie den Verlauf der in der *Speciellen pathologischen Anatomie* bearbeiteten Erkrankungen beeinflussen, weshalb die *Allgemeine pathologische Anatomie* als übergeordneter erster Band publiziert wurde. Des Weiteren sollte die allgemeine pathologische Anatomie 1. gleiche Symptomenkomplexe bei verschiedenen Organerkrankungen erkennen und zur Differenzierung beizutragen.[55] 2. Die Entstehung, Fortbildung und Involution von Krankheiten erforschen um somit in dem jeweiligen Befund das Krankheitsstadium zu bestimmen. 3. Die Häufigkeit der anatomischen Störungen erheben und in Zusammenhang mit Alter, Geschlecht, äußeren Einflüssen usw. stellen. 4. Die gegenseitige Beeinflussung von zwei gleichzeitig ablaufenden Erkrankungen erläutern.[56]

Über seine Intention zu diesem umfassenden Lehrbuch schrieb Rokitansky selbst:

---

jedoch bereits Veränderungen der Form, Textur, Lage und Verbindung bei Erkrankungen und gab dazu Beispiele an, jedoch unterzog er nicht systematisch jedes Organ denselben schematischen Fragestellungen. Vgl. Jean Frédéric F. Lobstein, *Traité d'anatomie pathologique*, Paris: Levrault 1829, 50–229, bes. 35.

53 Vgl. Rokitansky, *Handbuch* (Band 3), 1861, 549–557.

54 Carl Rokitansky, *Lehrbuch der pathologischen Anatomie* (Band 1). *Allgemeine pathologische Anatomie und Anomalien des Blutes*, Wien: Braumüller 1855, 2.

55 Siehe Fußnote 29.

56 Vgl. Rokitansky, *Lehrbuch* (Band 1), 2–3.

> »Ich habe mich vorzüglich auf den Standpunkt des Klinikers zu stellen und zu erhalten gesucht, und glaube dadurch die Aufgabe und das Bedürfniss unserer Zeit begriffen und das mir dargebotene riesige Materiale würdig benützt zu haben. [...] Vor Allen dürfte man dem Buch entnehmen, wie sehr ich der Überzeugung bin, dass die pathologische Anatomie die Grundlage nicht nur des ärztlichen Wissens, sondern auch des ärztlichen Handelns sein müsse, ja dass sie Alles enthalte, was es an positivem Wissen und an Grundlagen zu solchem in der Medicin gibt.«[57]

Rokitanskys Zugang zur Systematisierung unterschied sich deutlich von seinen zeitgenössischen Kollegen. Nach dem deutschen Pathologen Johann Nepomuk Narr (1802–1868) wurde unter Naturlehre der Krankheit (allgemeiner Nosologie) jener Teil der allgemeinen Pathologie verstanden, welcher eine Darstellung des Krankheitsprozesses in gleichzeitiger und aufeinanderfolgender Reihe von abnormen Veränderungen lieferte. Dieser Teil der allgemeinen Pathologie war bisher sehr verschieden bearbeitet worden und man konnte sich hierbei nicht auf entsprechende Kriterien einigen, die untersucht werden sollten.[58] Meist wurde in diesem Zusammenhang eine Einteilung in dynamische und organische Erkrankungen erstellt, wonach das Wesen einer Krankheit entweder nur in veränderter Dynamik oder nur in veränderter Form und Mischung vorlag.[59] Der Ursprung einer Erkrankung wurde als das dynamische Moment bezeichnet.

Rokitansky widersprach in seiner Einleitung der *Allgemeinen pathologischen Anatomie* dieser Einteilung in organische und dynamische Krankheiten.

> »Ein missverstandenes Verhältnis zwischen Kraft und Stoff[60] hat die Eintheilung der Krankheiten in organische und dynamische veranlasst. Eine richtige Ansicht von Kraft und Materie lehrt, dass es keine Kraft ohne materielles Substrat gebe. Jede Erscheinung ist die Äusserung irgend einer oder combinierter Kräfte und diese sind selbst das Resultat der aus einem gewissen Zustande in einen anderen übergehenden – mit einem Wort – die Art ihres ursprünglichen Seins langsam oder schnell ändernden Materie.«[61]

57 Rokitansky, *Handbuch* (Band 1), V.

58 Vgl. Johann Narr, *Grundzüge zur Allgemeinen Krankheitslehre,* Würzburg: Stahel 1839, 437–438.

59 Vgl. ebd., 437–441. – »Der Zusammentreffungspunkt der dynamischen und organischen Krankheiten heisst Entzündung.« Vgl. Josef Hermann Schmidt, *Zwölf Bücher über Morphologie überhaupt und vergleichende Noso-Morphologie insbesondere* (Band 1), Berlin: Enslin 1831, 19. – Vgl. weiter: J. B. Friedreich/A. K. Hesselbach, *Bibliothek der deutschen Medicin und Chirurgie* (Band 1), Würzburg: Strecker 1828, 226. – Johann Friedrich Pierer/ Ludwig Choulant, *Allgemeine medizinische Annalen des neunzehnten Jahrhunderts auf das Jahr 1823 oder Kritische Annalen der Medizin als Wissenschaft und als Kunst,* Leipzig: Brockhaus 1823, 487–488. – Carl Ferdinand Kleinert/et al., *Allgemeines Repertorium der gesammten deutschen medizinisch-chirurgischen Journalistik,* Leipzig: Kollmann 1833, 75.

60 Vgl. Ludwig Friedrich Büchner, *Kraft und Stoff. Empirisch-naturphilosophische Studien. In allgemein-verständlicher Darstellung,* Frankfurt/Main: Meidinger 1855.

61 Rokitansky, *Handbuch* (Band 1), 2.

Aus philosophischer Sicht, teilweise in Anlehnung an Immanuel Kant,[62] begründete er seine Kritik und erläuterte seinen Zugang zu einer Systematisierung nach der Anatomie, dem Sitz der Erkrankungen folgendermaßen:

»Es ist demnach jede Erscheinung durch die Materie bedingt und von jenen Kräften, von denen wir überhaupt einige Kenntnis besitzen, beschränkt sich unser Wissen auf die sinnlich wahrnehmbaren Veränderungen der materiellen Substrate, die ihre Entwicklungen bedingen, und andererseits auf die Abänderungen, die sie gelegentlich in anderen Stoffen hervorbringen. Es kann uns demgemäss die Materie allein genügend Aufschlüsse über die Kräfte geben. [...]
Indem man [...] mit Recht eine gewisse Beschaffenheit der Organe und Gewebe zum Grunde legt, die man die normale nennt, so muss den Erscheinungen der anderen Art, den sogenannten krankhaften Erscheinungen eine andere Beschaffenheit jener Organe und Gewebe zum Grunde liegen, und diese wird man eine von der Norm abweichende oder eine krankhafte nennen müssen.
Wenn man dies festhält, so ergibt sich, dass es nicht nur durchaus keine dynamische Krankheit, sondern dass es auch nicht ein sogenanntes dynamisches Moment in der Krankheit, als ihre ersten Anfänge bezeichnend, gäbe.«[63]

In seiner philosophisch begonnenen Einleitung folgerte er als Mediziner weiter: »Die pathologische Anatomie hat die Abweichungen der Organisation, die durch anatomische Forschung nachweislichen Störungen der Organe und Gewebe zum Gegenstande.«[64]

Die Anatomie sah er als Grundlage der pathologischen Anatomie, der Physiologie und der pathologischen Physiologie. Da Krankheit seine Ursache in einer abnormen Physiologie habe, suchte er nicht nach dem »dynamischen Moment« als Ursprung der Krankheitsentstehung, sondern nach dem anatomischen Sitz der Erkrankung, um die Krankheitserscheinung in der anatomischen Störung eines Organs zu begründen.[65] Die Widmung auf dem Gebäude des viele Jahre später errichteten Pathologisch-Anatomischen Instituts in der Spi-

62 Vgl. dazu die transzendentale Elementarlehre von Kant: Immanuel Kant, *Kritik der reinen Vernunft*, Riga: Hartknoch 1781.

63 Rokitansky, *Handbuch* (Band 1), 2–3. – »So wenig das Leben etwas ist, was der unter einer bestimmten Form und Mischung in die Erscheinung tretenden Materie bloss adhärirt, wodurch sie zu einer organischen, lebenden wird, so lässt es sich umso weniger abgerissen von einem materiellen Substrate als Individualität begreifen. Wäre dem so, so würde man an ihm, als an etwas Absoluten nicht zwei Richtungen seines Seins in verschiedener Zeitfolge bemerken, sondern der Lebensprozess müsste nach einer Richtung hin fortbestehen und diese würde immerdar die normgemässe und überhaupt wohl einzig denkbare sein. Da es aber gewiss ein gesundes und krankes Leben gibt, so muss eines, oder es müssen vielmehr beide bedingt sein, und es muss weiters Etwas geben, was die Bedingung dieser beiden Zustände oder dieser beiden Richtungen des Lebensprozesses enthält. Und dieses Bedingende wird wohl nichts Anderes als die organische Materie sein.« Vgl. ebd.

64 Ebd., 3.

65 Vgl. Rokitansky, *Lehrbuch* (Band 1), 1–2.

talgasse in Wien IX lautet daher heute noch: »Indagandis sedibus et causis morborum«. Rokitansky sah in den »Symptomata« nicht mehr Zufälle, sondern äußere sichtbare Zeichen einer inneren Organerkrankung. Bei der Suche nach dem Sitz der Erkrankung fiel ihm auf, dass einerseits einem Symptomenkomplex oft verschiedene anatomische Störungen zugrunde liegen, dass jedoch andererseits manchmal bedeutende anatomische Veränderungen auch ohne auffällige Symptome vorkommen konnten. Dadurch fühlte er sich zur Erhebung objektiver, durch die anatomischen Veränderungen gegebener Zeichen im Sinne der Nosologie aufgefordert.

Auf allerhöchste Entschließung seiner k. k. Majestät vom 18. Mai 1844 wurde ein neuer Lehrplan zur Verbesserung des Studiums eingeführt. Die Vorlesungen des neu eingeführten obligatorischen Fachs der pathologischen Anatomie erfolgten auf Grundlage Rokitanskys Handbuchs. Eine Erweiterung dieser Modalitäten auf die übrigen Universitäten ersten Rangs der Habsburgermonarchie wurde anbefohlen.[66]

Rokitanskys Lehrbücher wurden in die kaiserliche Privatbibliothek aufge-

---

66 Vgl. W. R. Weitenweber (Zusammenstellung), Medicialwesen, Personalien, Miscellen, Verordnungen, in: *Vierteljahrschrift für die praktische Heilkunde* [hg. von der medicinischen Facultät in Prag] 1 (1844) 4, 226–227. – »Se. k. k. Majestät haben mit allerh. Entschliessung von 18. Mai I. J. zu bestimmengeruht, dass vor der Hand, und bis über den höchsten Orts unvorzüglich vorzulegenden Plan eines verbesserten medicinisch-chirurgischen Studiums entschieden sein wird, der Vortrag über pathologische Anatomie als *obligaten Lehrgegenstand* an der Wiener Universität eingeführt werde. Dem Professor dieses Lehrfaches wird ein Jahresgehalt von 2000fl. bewilligt und die betreffende Lehrkanzel dem Dr. Karl Rokitansky verliehen. Auch werden unter Einem die von der Studienhofcomission für die Ertheilung dieses Unterrichts vorgeschlagene Modalitäten, deren definitive Festsetzung mit der Ausdehnung auf die übrigen Universitäten ersten Ranges, dem allgemeinen medicinisch-chirurgischen Studienplane vorbehalten ist, *provisorisch* genehmigt und anbefohlen, dass dieser Lehrgegenstand in die Zahl der Rigorosen-Prüfungen aufzunehmen sei. [...] Den künftig zu ertheilenden ordentlichen öffentlichen Unterricht über pathologische Anatomie an der Wiener Hochschule haben Se. Majestät mit allerhöchster Entschliessung vom 18. Mai I. J. unter nachstehenden Modalitäten allergnädigst zu genehmigen geruht: 1. Die Vorträge über path. Anatomie sollen einen ganzen Jahrcurs hindurch und zwar fünfmal die Woche gehalten werden. 2. Die einzelnen Vorlesestunden sollen grösseren Theils dem geregelt fortschreitenden demonstrativen Unterrichte, nebstdem aber auch der Demonstration der verschiedenen, bei den täglichen pathologischen und gerichtlichen Sectionen aufgefundenen Anomalien (gleichsam einem Praktikum) gewidmet sein. 3. Ausserdem wird den Schülern eine Anleitung zur kunstgemässen Obduction, zur Stellung der Diagnose aus einem Gesammtbefunde und zur kunstgemässen Zubereitung und Darstellung erkrankter Gebilde von dem Professor unter Mitwirkung des Assistenten in Abtheilungen, [...] zu ertheilen sein. 4. Diese Vorträge sind in dem vierten medic. Jahrgang abzuhalten und in den obligaten Gegenständen dieses Jahrganges einzuverleiben. 5. Die Bestimmung der Tagesstunden und des Locales für diese Vorträge ist den Verhältnissen gemäss zu treffen, sowie als Handbuch bei diesen Vorträgen das von Prof Rokitansky in Druck gelegte Handbuch der pathologischen Anatomie benutzt werden kann.« Vgl. ebd., Hervorh. im Orig.

nommen. Der Kaiser zeichnete den Verfasser für seine Leistungen auf dem Gebiet der pathologischen Anatomie mit der Goldenen Gelehrten-Medaille aus.[67]

Das umstrittene Kapitel der Krasenlehre und die Wegbereitung zur heutigen Humoralpathologie

Die pathologische Anatomie war für Rokitansky nicht bloß eine beschreibende, sondern auch eine erklärende Wissenschaft.[68] Da die Veränderungen der Solidis (morphologischen Gegebenheiten) manchmal keinen ausreichenden Grund für die Todesursache der PatientenInnen darstellten, müsse man eine Experimentalpathologie gründen, um chemische, histologische und physiologische Aufschlüsse über Erkrankungen zu gewinnen,[69] wobei seiner Ansicht nach die aktuelle Chemie die nötigen Forschungsfragen noch nicht genügend beantwortete.[70]

Laut Meinrad Peterlik, der das Institut für Allgemeine und Experimentelle Pathologie von 1984 bis 2006 leitete, lagen für Rokitansky die Antworten seiner Forschungsfragen in einer Paarung aus Solidar- (Morphopathologie) und Humoralpathologie.[71] Rokitansky wies in seinem Handbuch auf die Humoralpathologie hin und gab an, dass sie seit ihren Anfängen vielfache inhaltliche Veränderungen erfahren habe.[72] Rokitanskys Zugang zur Humoralpathologie bestand darin, in die pathologische Anatomie auch die Analyse von Blut, Blutplasma, Blutserum, Sekreten, Exkreten, Lymphen sowie Exsudaten einzubeziehen.[73] Er behauptete in seinem Handbuch ferner, dass der Krankheitsverlauf durch verschiedene Formen von Proteinen und Fibrin im Blut bestimmt

67 Vgl. Brief von Fürst von Dietrichstein im Auftrag Kaiser Ferdinands I. an Carl Rokitansky, Wien, 21. Februar 1847, FaRok. – »Seine Majestät der Kaiser haben das von Ihnen überreichte ›Handbuch der pathologischen Anatomie in 3 Bänden‹ für Allerhöchst Ihre Privatbibliothek zurückzubehalten geruht. Zur gleichen Zeit haben mir Allerhöchst Dieselben den angenehmen Auftrag zu erteilen geruht, Euer Hochwohlgeboren die beiliegende goldene Gelehrten Medaille zu übermachen. Ich wünsche Ihnen zu dieser Auszeichnung Glück und versichere Dieselben meiner besonderen Hochachtung.« Vgl. ebd.

68 Vgl. Elena Taddei, *Franz von Ottenthal (1818–1899). Arzt und Tiroler Landtagsabgeordneter*, Wien–Köln–Weimar: Böhlau 2005, 33.

69 Vgl. Rokitansky, *Lehrbuch* (Band 1), 3.

70 Vgl. Rokitansky, *Handbuch* (Band 1), 496–497.

71 Vgl. Meinrad Peterlik, »Indagandis sedibus et causis morborum«. Die Entwicklung der Pathophysiologie als Desiderat Rokitanskys, in: *Wiener Medizinische Wochenschrift* 154 (2004) 19/20, 467–471.

72 Vgl. Rokitansky, *Handbuch* (Band 1), 495.

73 Vgl. ebd., 497.

wird.[74] Für ihn hing der Verlauf einer bestehenden Entzündung, ob diese heilen konnte oder sich verstärkte, von den Proteinstoffen in der Blutmasse ab. »Ob sich ein Blastem [Granulationsgewebe, Anm.] wieder zum ursprünglichen Gewebe organisiert oder eine andere Neubildung stattfindet, hängt von den Proteinstoffen, insbesondere von anomalen Konstitutionen der Faserstoffe in der Blutmasse ab.«[75]

Er sprach von »Oxydation von Eiweiß zu Faserstoff,«[76] was heute als Koagulation bezeichnet wird. Des Weiteren beschrieb er »Erkrankungen des Eiweißes«, heute geläufig beispielsweise unter Paraproteinämien, Amyloid und Immundefekten, und »Erkrankungen des Faserstoffes«, die als Koagulopathien bei hämorrhagischer Diathese bekannt sind.

Da in vielen Kritiken behauptet wird, dass Rokitansky in die »alte« Humoralpathologie zurückgefallen sei, soll hier angemerkt werden, dass sein Forschungsansatz mit der aus der Antike stammenden Viersäftelehre von Hippokrates (450–300), der die Lebenssäfte Blut, gelbe Galle, schwarze Galle und Schleim unterschied,[77] sowie mit deren Weiterentwicklung durch den Anatomen Galenos aus Pergamon (129–199)[78] nicht mehr gleichgesetzt werden konnte. Von seinem Standpunkt aus gesehen hatten erkrankte Blutbestandteile (Dyskrasien) Einfluss auf das Gewebe in seiner zellulären und interzellulären Dimension. Dabei war er bemüht, diese Wechselwirkung in seiner Krasenlehre[79] darzustellen.[80]

Die Oxydation als chemischer Prozess zwischen biologischer Materie und Sauerstoff ist immer wieder bei pathogenen Prozessen ein vieldiskutierter Faktor.[81] Der Stellenwert der humoralen Pathologie hat sich durch die Forschungsergebnisse in den letzten 30 Jahren ergeben und in der modernen Medizin sind die subzellulären Dimensionen der Humoralpathologie eine Selbstverständlichkeit. Lokalisierte Erkrankungen bzw. Traumen können über den Blutweg eine systemische entzündliche Antwort bewirken,[82] die ihrerseits andere

74 Vgl. L. J. Rather, *A Commentary on the Medical Writings of Virchow*, San Francisco: Norman Publishing 1990, 7.

75 Vgl. Rokitansky, *Handbuch* (Band 1), 139.

76 Ebd., 195.

77 Vgl. Elisabeth Tuisl, *Die Medizinische Fakultät der Universität Wien im Mittelalter. Von der Gründung der Universität 1365 bis zum Tod Kaiser Maximilians I. 1519*, Göttingen: V&R unipress, 2014, 26.

78 Vgl. ebd., 29.

79 Es handelt sich um die Auffassung, dass der Mischung von Körpersäften eine grundlegende Bedeutung für Krankheit und Gesundheit zukommt.

80 Vgl. Rokitansky, *Handbuch* (Band 1), 139.

81 Man denke heute an die zytotoxische Bildung von Radikalen und in diesem Zusammenhang beispielsweise an den essentiellen Peroxidentgiftungsmechanismus in den Erythrozyten.

82 Vgl. diesbezüglich das »systemic inflammatory response syndrom«: Stanley L. Robbins/Ramzi S. Cotran, *Pathologic Basis of Diseases*, Philadelphia: Elsevier Saunders 2015, 171.

Organe (Niere, Lunge) in deren Funktion beeinträchtigt und somit erkranken lässt. Vermittelt werden diese systemischen Effekte[83] durch humorale Faktoren in komplexen Regelkreisen.[84] Die Meilensteine dazu waren die Erstbeschreibung des Tumornekrosefaktors und die des Interleukin-1.[85]

In Kenntnis gegenständlicher Entwicklung ist die Notwendigkeit, neben der morphologischen auch eine Humoralpathologie zu etablieren, nachvollziehbar und zum damaligen Zeitpunkt als visionärer medizinischer Ansatz einzuordnen.

Rezensionen über das Handbuch der pathologischen Anatomie

Der deutsche Internist Friedrich Müller (1858–1941) schrieb über den ersten Band, dass vor allem dem Blutserum eine wichtige Rolle zuerkannt und die reine Solidarpathologie durch Humorallehren ergänzt wurde. Rokitansky habe die Bedeutung für die Serologie erkannt, wäre jedoch als Anatom an die Grenze seiner Methodik gelangt und habe die Chemie als erklärende Wissenschaft zum damaligen Forschungsstand überschätzt.[86]

Der spätere Zellularpathologe Rudolf Virchow (1821–1902) hingegen lehnte die Humoralpathologie ab. In seiner Kritik schrieb er: »Erkrankungen chemischer Körper, wie des Eiweißes und des Faserstoffes sind nach der heutigen naturwissenschaftlichen Anschauung tiefe ontologische Irrtümer« und »Rokitansky schließt sich ferner der noch ganz unbewiesenen Meinung einiger Chemiker an, daß durch Oxydation von Eiweiß Faserstoff entstehe.«[87] Des Weiteren warf Virchow Rokitansky vor, er habe in einer Vergrößerungssucht Übergriffe in fremde Fachgebiete getätigt und den Versuch einer Wiederaufnahme humoralpathologischer Vorstellungen unternommen. Seiner Ansicht nach seien Rokitanskys naturwissenschaftliche Methoden zu wenig exakt, er weiche in die naturphilosophische Medizin ab, kenne die Fachliteratur zu wenig oder zitiere sie nicht.[88] Darüber hinaus beanspruche er fremde Theorien, die er von den französischen Pathologen René Théophile Laennec (1781–1826) oder Jean Cruveilhier (1791–1874) übernommen habe, als die seinen.[89] Lelland Joseph Rather merkte in diesem Zusammenhang an:

83 Diese reichen von immunologischer Abwehr bis hin zur Autoaggression.

84 Vgl. dazu die »pathogenesis of septic shock«: Robbins/Cotran, *Pathologic Basis of Diseases*, 290.

85 Vgl. ebd.

86 Zu Müller vgl. Seebacher, *»Freiheit der Naturforschung!«*, 47.

87 Rudolf Virchow, Rokitansky. Handbuch der allgemeinen pathologischen Anatomie, in: *Medizinische Zeitung Berlin* 15 (1846) 49, 237–238, 238; 50, 243–244.

88 Vgl. ebd., 237.

89 Vgl. ebd. – Siehe auch Fußnote 12.

»Virchow [...] severely criticizes the system of humoral pathology advocated by Rokitansky, in particular the claim that specific forms of protein or fibrin in the blood determine the nature and course of inflammatory, tuberculous, cancerous, typhoid, exanthematous, and other ›dyscrasias‹.«[90]

Virchow schloss seine Rezension über Rokitanskys Handbuch mit einem vernichtenden Resümee: »Fassen wir schließlich unser Urtheil über das Buch zusammen, so müssen wir gestehen, dass wir selten ein für die Medicin gefährlicheres gesehen [...] haben.«[91]

Virchows Kritik wurde nicht von allen Ärzten dieser Zeit geteilt. Der Mediziner Gustav Zimmermann (1817–1866) beschrieb in seinem Lehrbuch, dass Rokitanskys Blutuntersuchungen »wie mit einem elektrischen Schlage alle diejenigen traf, die von dem Eifer beseelt waren, hinter die Geheimnisse der pathologischen Prozesse selbst zu gelangen«[92], kritisierte jedoch die physiologischen Erklärungen als zu mangelhaft. Er sei überzeugt, dass Rokitansky keine Opfer scheuen werde, sich eine selbstständige Anschauung von einer ihm bisher ferner gelegenen Disziplin zu verschaffen und darin produktiv tätig zu sein.[93]

Eine positive Besprechung des Handbuchs liegt auch von dem Wiener Medizinhistoriker Theodor Puschmann (1844–1899) vor. Rokitansky beweise in seinem Werk, dass er die französische und englische Literatur einbezog und die Bedürfnisse des praktizierenden Arztes berücksichtigte. Da sowohl Bekanntes auf innovative Weise dargestellt, als auch viele neue Erkenntnisse beschrieben wurden, wäre das Handbuch bei Medizinern der ganzen Welt bekannt geworden.[94]

Der Physiologe und Chemiker Carl Gotthelf Lehmann (1812–1863), der ab 1856 das chemische Institut der Universität Jena leitete, das der Philosophischen Fakultät unterstand,[95] urteilte, man hätte die chemischen Hilfsmittel völlig überschätzt und fatalerweise versucht, eine pathologische Chemie vor einer physiologischen zu errichten.[96] Lehmann bezeichnete in seinem *Lehrbuch der physiologischen Chemie* die Krasenlehre als »Missgeburt« der pathologischen Anatomie, die er »perhorresciere«; die scharfsinnigen Beobachtungen von

90 Rather, *Commentary on the Medical Writings*, 7.

91 Virchow, Rokitansky, 244.

92 Gustav Zimmermann, *Ueber die Analyse des Blutes und die pathologischen Krasenlehren, nebst Beiträgen zur Physiologie der dyskrasischen Processe*, Berlin: Reimer 1847, 170.

93 Vgl. ebd., 171–172.

94 Vgl. Theodor Puschmann, *Die Medicin in Wien während der letzten 100 Jahre*, Wien: Perles 1884, 215.

95 Vgl. Helmut Werner, *Geschichte der anorganischen Chemie. Die Entwicklung einer Wissenschaft in Deutschland von Döbereiner bis heute*, Weinheim: Wiley-VCH 2017, 344.

96 Vgl. R. Stefan Ross. Der Beitrag Carl Schmidts (1822–1894) für die frühe Entwicklung der klinischen Chemie an der Universität Dorpat, in: *Trames. Journal of the Humanities and Social Sciences* 2 (2001) 5, 136–156, 149.

Rokitansky und vor allem von dessen Assistenten Maximilian Engel (1807–1876) fanden jedoch seine Anerkennung.[97]

Derlei wissenschaftliche Dispute wie zwischen Lehmann und Rokitansky sowie zwischen Virchow und Rokitansky waren keine Seltenheit und wurden im gemeinsamen Bemühen um weitere Fortschritte in der Wissenschaft ausgetragen.[98] Kritiken an wissenschaftlichen Arbeiten galten, so der Medizinhistoriker Christian Andree, als willkommene Herausforderung, sich mit Geisteswaffen zu messen und sich weiterzuentwickeln. So interpretierte Rokitansky jeden Fortschritt an und für sich als Angriff auf das Bestehende und ermutigte beispielsweise in seiner Abschiedsrede an seine Studierenden, diesen Kampf mit ehrlichen Waffen zu führen.[99] Trotz unterschiedlicher Meinungen auf dem Gebiet der Krasenlehre blieb die Gesprächsbereitschaft und die gegenseitige Achtung der beiden einflussreichen Wissenschaftler Rokitansky und Virchow in anderen Sachfragen aufrecht, wie ein Brief von Rokitansky an Virchow belegt.[100] Ebenso unterzeichnete Lehmann als Dekan der Philosophischen Fakultät der Universität Jena (gemeinsam mit dem Botaniker und Mitbegründer der Zellularpathologie Matthias Jakob Schleiden (1804–1881) als Rektor) am 16. Dezember 1861 die Verleihung des Ehrendoktorats an Rokitansky – unter anderem für seine Krasenlehre.[101] Auf welche Weise Lehmann die Verleihung dieser Ehrung unterstützte, müsste in weiteren Forschungsarbeiten recherchiert werden.

Ungeachtet dieser Würdigungen und der guten Kontakte Rokitanskys zu einflussreichen Kollegen reagierte er auf die diversen Kritiken, indem er seine damals noch nicht wissenschaftlich nachweisbaren, aber visionären humoralpathologischen Ansichten zurückzog. »Was nicht klar ist, ist keine Wissenschaft«[102] hatte er schließlich einst selbst postuliert. Auch um diesen, seinen

97 Vgl. Carl Gotthelf Lehmann, *Lehrbuch der physiologischen Chemie,* Leipzig: Engelmann 1853, 175.

98 Vgl. Christian Andree, Waren Rokitansky und Virchow Feinde?, in: Rumpler/Denk, *Carl Freiherr von Rokitansky,* 83–102, 98.

99 Vgl. Abschiedsrede des Professors Carl Freiherr von Rokitansky [an die Studierenden], am 16. Juli 1875, in: Rumpler/Denk, *Carl Freiherr von Rokitansky,* 336–337.

100 Vgl. Andree, Waren Rokitansky und Virchow Feinde?, 97–98.

101 Vgl. Ehrendoktordiplom der Universität Jena an Carl Rokitansky, Jena, 16. Dezember 1861, FaRok. »Carl Rokitansky, aus Böhmen, dem höchst angesehenen Professor der pathologischen Anatomie der Universität Wien, höchst berühmten Begründer der (wissenschaftlich) exakteren Medizin, dem äußerst scharfsinnigen Erforscher der Natur, der aufgezeigt hat, aus der krankhaften Veränderung (Dyskrasie) des Blutes dessen gesunden Zustand (Eukrasie), aus der Krankheit die Gesundheit, aus dem Tod das Leben zu erkennen.« Wörtlich: »qui ex dyscrasia eucrasiam ex morbo sanitatem ex morte vitam cognoscere docuit.« Vgl. ebd.

102 Max Neuburger, Rokitansky als Vorkämpfer der mechanistischen Forschungsmethode und der idealistischen Weltanschauung, in: *Wiener klinische Wochenschrift* 47 (1934) 12 (Sonderabdruck), 1.

eigenen Worten, gerecht zu werden, überarbeitete er den ersten Band, der schließlich im Jahre 1855 in der dritten Auflage publiziert wurde. Die Krasenlehre wurde darin nicht mehr veröffentlicht und die ursprünglich 572 Seiten auf 391, diesmal jedoch illustrierte Seiten gekürzt, wodurch mehr als 200 Seiten Textinhalte wegfielen.[103]

Im Familienarchiv findet sich diesbezüglich ein Hinweis seines Enkelsohns, des Juristen Friedrich Rokitansky (1866–1942), der rückblickend Rokitanskys Revision seiner eigenen Arbeit wie folgt beschrieb:

> »Als Strafe legte er sich den Widerruf seiner Theorie und die Umarbeitung seines Sammelwerkes in Form gründlichster Überholung und ehrlichster Richtigstellung nach den strengen Gesetzen unbedingter Verlässlichkeit, nüchternster Prüfung und äusserster Folgerichtigkeit auf. Danach empfand er jede Rechtfertigung nach außen hin als überflüssig.«[104]

»Nachdem ein Mann über sich selbst zu Gericht gesessen hat, [...] wird ihm die Meinung der Mitwelt gleichgültig«[105], waren Rokitanskys diesbezügliche Worte.

Als Reaktion auf die Kritikpunkte an seiner Forschung entwickelte Rokitansky gemäß Peterlik eine neue Form der Krasenlehre, die er als ideale Paarung von pathologischer Anatomie und Humoralpathologie dachte. Daraus resultierte die Schaffung zweier Lehrkanzeln in Wien, das Institut für Medizinische Chemie und die Lehrkanzel für allgemeine und experimentelle Pathologie.[106]

Die Beweggründe der Kritik Virchows, die mit dazu beitrug, dass das Handbuch so stark gekürzt wurde, sind bis heute nicht restlos geklärt und stellen ein Forschungsdesiderat dar. Ergänzend zu den inhaltlichen Meinungsverschiedenheiten mag die Auseinandersetzung zwischen Virchow und Rokitansky, wie Constantin Goschler argumentierte, unter dem Aspekt zu verstehen sein, dass Virchow dazu neigte, »wissenschaftliche Schulen mit politischen Richtungen« in Zusammenhang zu bringen. Noch 1861 sei Virchow überzeugt gewesen, dass die Humoralpathologie die Medizin in gleichem Maß gefährdet habe »wie gleichzeitig der Socialismus in seiner doktrinärsten Form die Gesellschaft und den Staat.«[107] Bei der Analyse von Virchows Vorgangsweise wird von Goschler folgender Aspekt miteinbezogen: Als junger Protegé des einflussreichen geheimen Medizinalrats Joseph Hermann Schmidt (1804–1852) vom Berliner Kultusministerium war Virchow 1846 auf eine Studienreise nach Prag und Wien

103 Vgl. Rokitansky, *Handbuch* (Band 1). – Rokitansky, *Lehrbuch* (Band 1).

104 Le[opoldine] Freifrau von Rokitansky, *Der Enkel über Carl Rokitansky als Mann und Mensch* (unveröffentlichtes Manuskript von Leopoldine, der Gattin von Friedrich Rokitansky), FaRok.

105 Ebd.

106 Vgl. Peterlik, Indagandis sedibus, 467–471.

107 Constantin Goschler, *Rudolf Virchow: Mediziner – Anthropologe – Politiker*, Köln–Wien: Böhlau 2009, 57.

geschickt worden,[108] um dort den neuesten »Stand der Pathologischen Anatomie und ihrer benachbarter Disziplinen« herauszufinden und daraus Erfolgsstrategien für die Berliner Medizinische Schule zu entwickeln.[109] Einen dringenden Bedarf für eine Medizinalreform sah Schmidt darin, »dass es auf diese Art nicht mehr gehe, dass wir von den Wienern überflügelt sind.«[110] Virchow blieb nur zehn Tage in Wien.[111] Im Dezember 1846 legte er Kultusminister Friedrich Eichhorn (1779–1856) ein disziplinäres Programm über die pathologische Anatomie vor und erhoffte sich dafür von seinem Mentor einen raschen Karrieresprung zum außerordentlichen Professor.[112]

Für ein besseres Verständnis dieser Studienreise ist es wichtig zu bedenken, dass die pathologische Anatomie in den 1830er- und 1840er-Jahren Grundlage der klinischen Diagnostik und Nosologie geworden war, woran Rokitansky, der das erste Ordinariat für pathologische Anatomie an einer deutschsprachigen Universität innehatte, maßgeblich beteiligt war.[113] Die künftige Gestaltung der pathologischen Anatomie in Deutschland sollte nach österreichischem Vorbild geplant werden.[114] Virchows Bericht beinhaltete auch Kritik an anerkannten österreichischen Autoritäten, in deren Mittelpunkt Rokitansky als »Haupt«[115] der Wiener Medizinischen Schule stand.[116] Virchow lehnte, wie bereits erwähnt, Rokitanskys Humoralpathologie ab, obwohl der damals 25-Jährige seine Kritik nicht durch eine andere oder eigene Lehre begründen konnte.[117] Im Februar 1847 wurde vom preußischen Kultusminister bereits der »Antrag auf vorzeitige Meldung der Habilitation« Virchows genehmigt, die normalerweise erst »drei Jahre nach [...] Approbation als praktischer Arzt« erfolgte. Als eine seiner

108 Vgl. Seebacher, »*Freiheit der Naturforschung!*«, 47.

109 Vgl. Goschler, *Virchow*, 56. – Schmidt habe in dem jungen Prosektor der Charité einen »willkommenen Verbündeten [im] Kampf um die Wettbewerbsfähigkeit der preußischen Medizin« gesehen, die noch nicht an das Niveau der Wiener und Pariser medizinischen Schulen heranreichte. Vgl. ebd.

110 Rudolf Virchow, Brief an seinen Vater, Charité, 25. Mai 1846, in: Marie Rabl (Hg.), *Rudolf Virchow, Briefe an seine Eltern 1839 bis 1864*, Leipzig: Engelmann 1907, 109–113, 110.

111 Vgl. Rudolf Virchow, Offener Brief an den Redakteur der »Wiener medizin. Wochenschrift«, in: *Wiener Medizinische Wochenschrift* 6 (1856) 8, 113–116, 115.

112 Vgl. Seebacher, »*Freiheit der Naturforschung!*«, 47.

113 Vgl. Goschler, *Virchow*, 160.

114 Wie er es in Wien nun kennengelernt hatte, benannte Virchow die zur Umsetzung seines disziplinären Programmes für die pathologische Anatomie erforderlichen Ressourcen: Er benötigte Leichen, Präparate, Zeichnungen, Instrumente, Räumlichkeiten – kurz ein pathologisches Institut. Er unterstrich die Notwendigkeit, da Frankreich dies bereits realisiert habe und Österreich im Begriff stehe, ein großes modernes Pathologisches Institut zu errichten, während Deutschland diesem, mit Ausnahme des Göttinger Institutes, nichts entgegenzusetzen habe. Vgl. ebd., 162.

115 Seebacher, »*Freiheit der Naturforschung!*«, 47.

116 Vgl. Goschler, *Virchow*, 57.

117 Vgl. Seebacher, »*Freiheit der Naturforschung!*«, 48.

Leistungen wurde ihm seitens der preußischen Regierung zugutegehalten, dass es ihm gelungen sei, an einer der »Säulen« der Wiener Schule zu rütteln. Virchow habe damit »den Interessen der preußischen Kultusbürokratie« sowie seiner eigenen Karriere gedient.[118]

Rokitansky widmete das Handbuch auf Anraten Škodas dem aus Böhmen stammenden Staatsmann Franz Anton Graf von Kolowrat-Liebsteinsky (1778–1861), der junge talentierte Landsmänner förderte. In seinem Dankschreiben prognostizierte Kolowrat, dass das Lehrbuch den Namen des Verfassers weit über die Grenzen der Monarchie tragen werde,[119] was sich bestätigte. Ungeachtet der unterschiedlichen Rezensionen war das Handbuch auch im Ausland bald sehr gefragt und rasch vergriffen, wie Victor Rokitansky (1836–1896) seinen Eltern aus Leipzig mitteilte: »Des Vaters Anatomie ist in Leipzig schon wieder vergriffen. Der alte berühmte Buchhändler Hartleben aus Wien und Perthes sagten mir, das wird ein Verlagsartikel werden.«[120] Das Buch war für damalige Begriffe sozusagen ein »Kassenschlager«.[121] Der Verleger und Buchhändler Wilhelm Braumüller (1807–1884) beschrieb die große Nachfrage nach dem Handbuch auf der Leipziger Buchmesse:

> »Hochgeehrter Herr Professor, Die Ungeduld, mit der der neueren Auflage Ihrer Anatomie entgegengesehen wird, wächst mit jedem Tage; bei meiner Anwesenheit zur Buchhändler Oster Messe in Leipzig bin ich von den vielen anwesenden Collegen förmlich mit Anfragen über das Erscheinen bestürmt worden und habe manchem versprechen müssen, baldigst irgend eine bestimmte Nachricht über das Erscheinen zu geben […].«[122]

Internationale Netzwerke Rokitanskys als Vertreter der »Jungen Wiener Schule der Medizin«

Rokitansky agierte als zentrale Figur der Wiener Medizin innerhalb eines internationalen Netzwerks. Als Akteure des Wissenstransfers standen er sowie seine Schüler und Kollegen in Wien mit medizinischen Schulen und Fakultäten in europäischen und außereuropäischen Ländern wie etwa Großbritannien, Frankreich, USA, Persien, Italien, Griechenland, Russland, Mexiko, Japan und wie bereits erwähnt Deutschland in wechselseitiger Zusammenarbeit. Rokitan-

118 Vgl. Goschler, *Virchow*, 57.

119 Vgl. Brief von Franz Anton Graf von Kolowrat-Liebsteinsky an Carl Rokitansky, Wien, 31. Oktober 1846, FaRok.

120 Brief Victor Rokitansky an Marie Rokitansky, Leipzig, 17. Mai 1855, FaRok. – Gemeint sind hier Konrad Adolf Hartleben (1778–1863) und Andreas Perthes (1813–1890).

121 Vgl. ebd.

122 Brief Wilhelm Braumüller an Carl Rokitansky, Wien, 31. Mai 1857, FaRok.

skys Kontakte dienen als aufschlussreiche Belege dafür, wie Studenten und Ärzte aus verschiedensten Ländern Europas, Amerikas und Asiens durch Studium und Fortbildung mit der Medizinischen Fakultät der Universität Wien verbunden und in Prozesse des Wissensaustausches involviert waren.

In diesem Abschnitt sollen diese Kontakte auf Basis der Korrespondenz Rokitanskys dargestellt werden. Bisher wurden 21 im Familienarchiv befindliche Schriftstücke an Rokitansky aus Ländern außerhalb der Habsburgermonarchie und zusätzlich der Briefwechsel mit seinen Söhnen, der die Verbindungen zu Ärzten im Ausland belegt, analysiert. All diese Briefe illustrieren Rokitanskys internationale Verbindungen, auf die im Folgenden eingegangen wird.

Großbritannien

Rokitansky unternahm 1842 zusammen mit Škoda eine dreimonatige Studienreise nach Deutschland, Großbritannien und Frankreich. Diese Reise ermöglichte ihnen, mit zahlreichen Institutionen und Personen aus Wissenschaft und Politik in Kontakt zu treten. Rokitanskys Korrespondenz mit seinem Sohn Hans (1835–1909) und seiner Gattin Marie (1806–1888), die ihren Sohn zu dessen beruflicher Etablierung nach London begleitete, gibt Aufschluss über Rokitanskys Kontakte zu Kollegen und zur Sydenham Society in London.[123]

Die pathologischen Handbücher von Rokitansky wurden unter dem Titel *A Manual of Pathological Anatomy*[124] von 1849 bis 1854 in vier Bänden herausgegeben.[125]

Sie waren im Auftrag des Sekretärs der Sydenham Society, des Mediziners James Risdon Bennett (1809–1891), durch Edward Swaine übersetzt worden.[126] Teile der langen Einleitung von Band 1 erschienen dem Übersetzer allerdings »too philosophical« für das englische Zielpublikum[127] und wurden daher weggelassen. Erst 1872 wurde dieser Teil ergänzt. Das Handbuch wurde in den angelsächsischen Ländern rasch bekannt. Die US-amerikanischen Wissenschaftler bezeichneten es anerkennend als »Sydenham Society's honorific English

123 Vgl. Brief Carl Rokitansky an Marie Rokitansky in London, Wien, 25. Mai 1855, FaRok. – Die Sydenham Society, benannt nach Thomas Sydenham (1624–1689), dem sogenannten »english Hippocrates«, wurde 1843 gegründet. Ziel der Gesellschaft war, fremdsprachige Werke auf Englisch zu publizieren. Dadurch übernahm die Sydenham Society eine wichtige Rolle in der Zirkulation von wissenschaftlichen Publikationen.

124 Carl Rokitansky, *A Manual of Pathological Anatomy* (4 Bände), translated from the German by William Edward Swaine, London: Sydenham Society 1855.

125 Vgl. Poynter, British Medicine and the Vienna School, 92.

126 Vgl. Rokitansky, *A Manual of Pathological Anatomy* (Band 2), XI.

127 Vgl. Poynter, British Medicine and the Vienna School, 92.

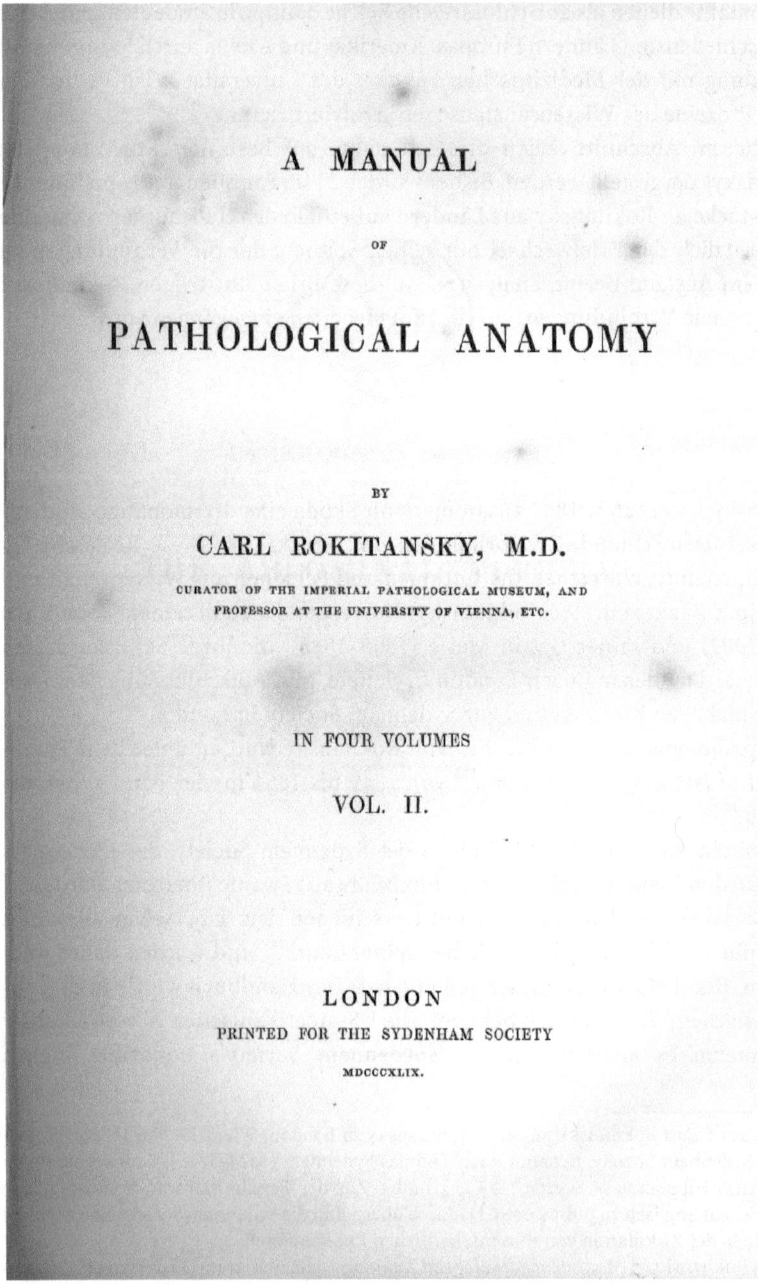

A MANUAL

OF

PATHOLOGICAL ANATOMY

BY

CARL ROKITANSKY, M.D.

CURATOR OF THE IMPERIAL PATHOLOGICAL MUSEUM, AND
PROFESSOR AT THE UNIVERSITY OF VIENNA, ETC.

IN FOUR VOLUMES

VOL. II.

LONDON
PRINTED FOR THE SYDENHAM SOCIETY
MDCCCXLIX.

Abb. 4: Carl Rokitansky, *A Manual of Pathological Anatomy* (Band 2), Sydenham Society 1849.

translation.«[128] Wien gewann dadurch für Mediziner aus dem englischsprachigen Ausland an Attraktivität für wissenschaftliche Forschung und weiterführende Studien.

Neben Bennett[129] stand der Arzt James Clark (1788–1870), Mitglied der Sydenham Society und von 1837 bis 1860 Physician-in-Ordinary von Queen Victoria (1819–1901), mit Rokitansky in Kontakt.[130] Zu Rokitanskys Netzwerk in London gehörte auch Seth Thompson (1806–1860), Pathologe und Vizepräsident der 1805 gegründeten Royal Medical and Chirurgical Society of London, die bis 1907 bestand und Vorläufer der Royal Society of Medicine war.[131] Ferner stand Rokitansky mit James Paget (1814–1899) in Verbindung.[132] Paget, Chirurg und Pathologe, galt als Mitbegründer der modernen Pathologie in England.[133]

Rokitansky nutze seine Bekanntschaften auch, um andere österreichische Ärzte im Ausland zu vernetzen. So brachte ein Empfehlungsschreiben Rokitanskys den Ohrenarzt Adam Politzer (1835–1920) in London mit Paget und dem Ohrenarzt Joseph Toynbee (1815–1866) in Kontakt.[134]

Frankreich

In Frankreich empfahlen der Pariser Otologe Prosper Menière (1799–1862),[135] der 1851 das Allgemeine Krankenhaus in Wien besuchte, sowie Ernest-Charles

128 Batt, *A History of Endometriosis*, 29.

129 Vgl. Brief von Carl Rokitansky an Marie Rokitansky, Wien, 25. Mai 1855, FaRok.

130 Die Korrespondenz von Carl Rokitansky mit seinem Sohn, dem Sänger Hans, und seiner Gattin Marie belegen die Kontakte mit Wissenschaftlern in London. Vgl. Brief Carl Rokitansky an Marie Rokitansky, Wien, 25. Mai 1855, FaRok.

131 Vgl. Hans Rokitansky, *Aus meinem Leben II* (unveröffentlichtes Manuskript), undatiert, 13c–d, FaRok. – Dankbar dachte Hans an James Clark, James Paget, James Risdon Bennett und Seth Thomson, die ihn in London in die Gesellschaft einführten. Vgl. ebd., 12c.

132 Vgl. Brief Carl Rokitansky an Marie Rokitansky, Wien, 25. Mai 1855, FaRok. – Pagets Frau besuchte im Jänner 1857 Familie Rokitansky in Wien. Vgl. Brief Carl Rokitansky an Hans Rokitansky, Wien, 18. Jänner 1857, FaRok.

133 Vgl. Who was Sir James Paget?, James Paget University Hospitals, URL: www.jpaget.nhs.uk/about-us/who-was-sir-james-paget/ (abgerufen am 13.5.2017). – 1837 war Paget Kurator des Museums im St. Bartholomew's Hospital und später Präsident der Royal Medical and Chirurgical Society of London. 1858 wurde er Surgeon-in-Ordinary für den Prinzen von Wales, 1875 übernahm er den Vorsitz des Royal College of Surgeons und wurde 1877 in die American Academy of Arts and Sciences gewählt. Vgl. ebd.

134 Vgl. Albert Mudry, *Adam Politzer. A Life for Otology and Neurotology*, Asunciòn: Wayenborgh 2010, 268.

135 Vgl. Prosper Menière, Une Promenade en Allemagne, à Monsieur Docteur Jules Guérin, in: *Gazette médicale de Paris. Journal de médecine et des sciences accessoires* 3 (1851) 6, 731–739, 739.

Lasègue (1816–1883), französischer Internist, Neurologe, Epidemiologe und Medizinhistoriker,[136] Rokitanskys Handbuch.

Rokitanskys Forschungen und Publikationen beeinflussten ferner seinen früheren Schüler David Gruby (1810–1898). Gruby hatte sich unter der Leitung von Rokitansky und des Anatomen Joseph Berres (1796–1844) der mikroskopischen Erforschung der pathologischen Anatomie zugewandt und seine erste Publikation *Observationes microscopiae, ad morphologiam pathologicam* diesen beiden Lehrern gewidmet.[137] Nachdem für ihn eine akademische Karriere an der Wiener Medizinischen Fakultät aufgrund seiner jüdischen Herkunft schwierig war, ging er nach Paris, wo er ein Privatlabor für Mikroskopie, Physiologie und pathologische Anatomie aufbaute.[138] Er avancierte zum Begründer der medizinischen Mykologie, jenem Teilbereich der Medizin, der sich der Rolle von Pilzen bei der Entstehung von Krankheiten widmet, und stand mit Rokitansky in regem Schriftwechsel.[139] Hans schrieb an seinen Vater, dass Gruby ein »edler, und dir gegenüber erkenntlicher Mensch« sei.[140] In diesem Zusammenhang ergibt sich als weiteres Forschungsdesiderat die Frage, ob sich Rokitansky, der im Herrenhaus als Hauptredner der Liberalen für die Gleichstellung der Konfessionsgesetzte eintrat,[141] für jüdische Studenten und Mediziner einsetzte.

Amerika

Rege Verbindungen in die USA begannen 1845, als *The Boston Medical and Surgical Journal* berichtete, dass Teile des *Handbuchs der pathologischen Anatomie* durch John Charles Peters (1819–1893) in New York auf Englisch publiziert wurden, der bereits 1841 auf einer Studienreise in Wien bei Rokitansky gelernt hatte.[142] Die vollständige Übersetzung durch die Sydenham Society wurde 1855 von dem Verlag Blanchard & Lea in Philadelphia als *Manual of Pathological*

136 Vgl. Huard/Imbault-Huart, Quelques rapports médico-chirurgicaux, 82. – Vgl. dazu auch Fußnote 12.

137 Vgl. Raphaël Blanchard, *Archives de parasitologie* (Band 2), Paris: Georges Carré et C. Naud 1899, 4.

138 Vgl. Georg Dhom, *Geschichte der Histopathologie,* Berlin–Heidelberg–New York: Springer 2001, 29.

139 Vgl. Telegraphische Depesche von Dr. David Gruby an Carl Rokitansky, Paris, 18. Jänner 1857, FaRok.

140 Brief Hans Rokitansky an Carl Rokitansky, London, 16. Juni 1857, FaRok.

141 Vgl. Rokitansky-Tilscher, Im fruchtbaren Spannungsfeld… in diesem Band.

142 Vgl. W. W. Morland/Francis Minot, Rokitansky's Pathological Anatomy, in: *The Boston Medical and Surgical Journal* 31 (1845) 10, 203.

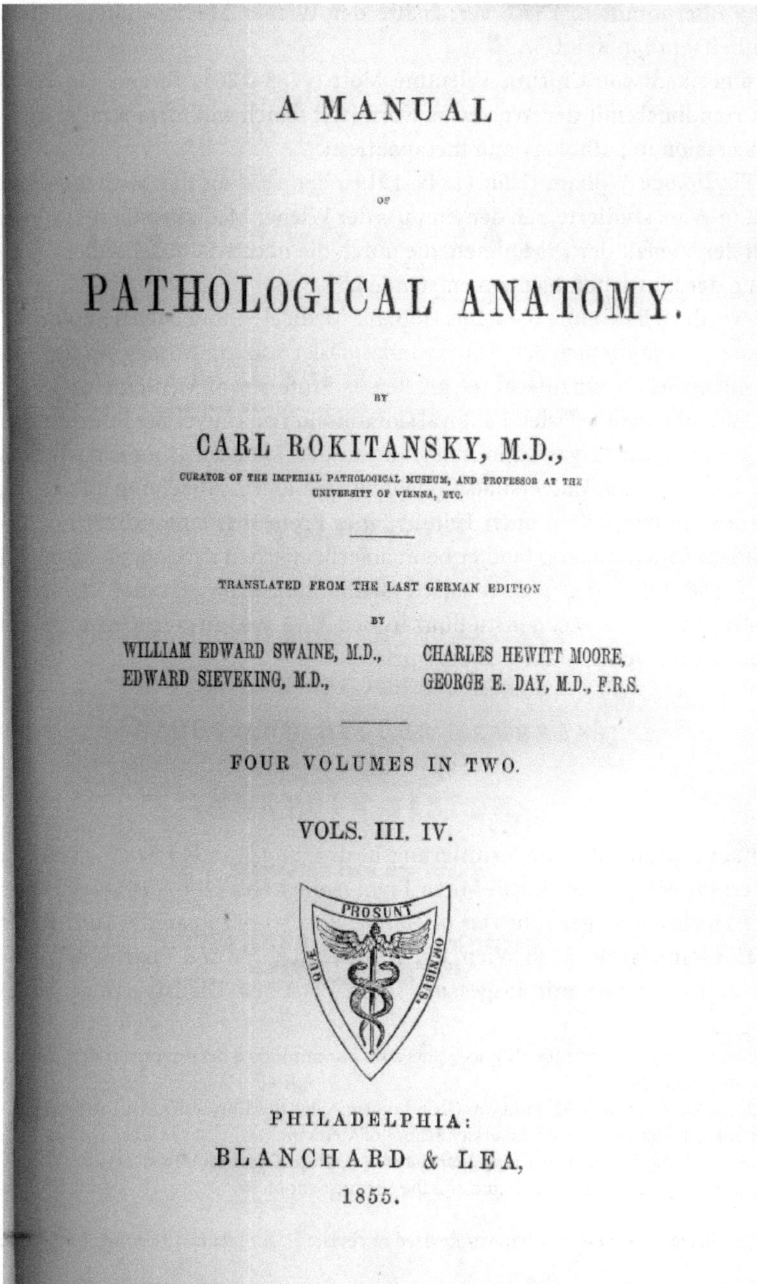

A MANUAL

OF

PATHOLOGICAL ANATOMY.

BY

CARL ROKITANSKY, M.D.,

CURATOR OF THE IMPERIAL PATHOLOGICAL MUSEUM, AND PROFESSOR AT THE UNIVERSITY OF VIENNA, ETC.

TRANSLATED FROM THE LAST GERMAN EDITION

BY

WILLIAM EDWARD SWAINE, M.D., CHARLES HEWITT MOORE,
EDWARD SIEVEKING, M.D., GEORGE E. DAY, M.D., F.R.S.

FOUR VOLUMES IN TWO.

VOLS. III. IV.

PROSUNT QUE OMNIBUS.

PHILADELPHIA:
BLANCHARD & LEA,
1855.

Abb. 5: Carl Rokitansky, *A Manual of Pathological Anatomy* (Band 3 und 4), translated from the last German edition, Philadelphia: Blanchard & Lea 1855.

Anatomy übernommen. Diese verschaffte der Wiener Medizin einen hohen Bekanntheitsgrad in den USA.[143]

Der amerikanische Chirurg Valentine Mott (1785–1865) rezensierte Rokitanskys Handbuch mit den Worten »a work […] which will form a most invaluable accession to pathology and therapeutics.«[144]

Der Physiologe William Osler (1849–1919), der 1874 an der Medizinischen Fakultät in Wien studierte, sah den Einfluss der Wiener Medizin auf die USA vor allem in der Vielfalt der Disziplinen, die durch die naturwissenschaftliche Orientierung der klinischen Medizin entstanden.[145]

1876 wurde in Baltimore die Johns Hopkins Medical School nach dem Vorbild der *Wiener Medizinischen Schule* begründet; Osler war ein Mitbegründer. Anschließend erhielt er eine Berufung als Regius Professor of Medicine nach Oxford.[146] 1913 überzeugte Osler die Royal Commission on University Education in Großbritannien, die Organisationsstruktur an den Medical Schools nach dem Vorbild des deutschen Universitätsmodells zu verändern. Forschung und Lehre, Theorie und Praxis sollten unter Leitung eines Professors eine »klinische Einheit« bilden. Unterstützung fand er beim amerikanischen Pädagogen Abraham Flexner (1866–1959), der nach einem Besuch in Europa im »Flexner Report«[147] empfohlen hatte, das Medizinstudium in den USA wie an den Universitäten Österreichs und Deutschlands zu organisieren.[148]

Persien

In Rahmen beginnender Modernisierungsbestrebungen in Persien[149] gründete im Jahre 1851 Ministerpräsident Mirza Taghi Amir Kabir (1807–1852) die erste säkulare Hochschule, genannt *Dar ol-Fonun.* Parallel dazu sandte Amir Kabir seinen Hofdolmetscher nach Wien, um geeignete Lehrer und Instruktoren anzuwerben. Es wurden mit insgesamt sechs Personen Dienstverträge abge-

143 1850 wurde Rokitansky zum Mitglied, 1863 zum Ehrenmitglied der American Academy of Arts and Sciences gewählt.

144 Mott, Dr. Mott's Travels, 92. Mott war Gründungsmitglied des University Medical College of New York, später New York University School of Medicine.

145 Vgl. H. Cushing, *Life of Sir William Osler* (Band 1), Oxford: Clarendon Press: 1925, 112–113. Zit. nach: Poynter, British Medicine and the Vienna School, 97.

146 Vgl. ebd.

147 Gert H. Brieger, The Flexner Report. Revised or revisted?, in: *Medical Heritage* 1 (1985) 1, 25–34.

148 Vgl. Antonie M. Luyendijk-Elshout, Medizin, in: Walter Rüegg (Hg.), *Geschichte der Universität in Europa* (Band 3). *Vom 19. Jahrhundert zum Zweiten Weltkrieg 1800–1945*, München: Beck 2004, 447–486, 477–478.

149 Vgl. dazu Beiträge von Afsaneh Gächter und Marcel Chahrour in diesem Band.

schlossen, darunter auch mit dem Mediziner und Chirurgen Jacob E. Polak (1818–1891).[150] Er studierte unter anderem in Wien bei Rokitansky und reiste Ende August 1851 mit einer Reihe wissenschaftlicher Demonstrationsobjekte, darunter einem Skelett, konservierten Präparaten, medizinischen Instrumenten sowie anatomischen und chirurgischen Lehrbüchern nach Persien. Während seiner neunjährigen Tätigkeit in Teheran erwarb sich Polak durch die Vermittlung der neuesten Errungenschaften der Wiener Schule große Verdienste.[151] Zu seinen bedeutenden Pionierarbeiten zählte die Übermittlung der pathologischen Anatomie und der praktischen Chirurgie.[152] Im Jahre 1919 wurde die von Polak gegründete Abteilung für Medizin am *Dar ol-Fonun* zu einer eigenständigen »Schule für Medizin« umgewandelt. Aus dieser ging schließlich die Fakultät für Medizin an der Universität Teheran hervor, die 1934 gegründet wurde.[153]

Italien

In Italien wurde Rokitanskys Handbuch lediglich durch Ausschnitte, die in italienischen medizinischen Journalen publiziert wurden, bekannt. 1851 kontaktierten italienische Ärzte aus Modena und Reggio Rokitansky und regten eine Übersetzung ins Italienische an, wofür sie um seine Genehmigung ersuchten. Zudem hatten sie bereits oft versucht, die drei Bände in Wien zu erhalten, die jedoch vergriffen waren. Sie ersuchten Rokitansky daher, sie über eine Neuauflage zu informieren oder ihnen die neuen Bände zukommen zu lassen.[154] Es geht aus der Korrespondenz nicht hervor, wie Rokitansky auf die Anfrage reagierte. In jedem Fall wurde 1852 Rokitanskys Handbuch ins Italienische übersetzt. Es erschien unter dem Titel *Trattato Completo di Anatomia Patologica* bei dem Verlag Il Lombardo Veneto. Hervorzuheben ist, dass, ähnlich wie bereits im Rahmen der englischen Übersetzung erwähnt, auch die Italiener Probleme mit

150 Zur Berufung von Polak nach Persien vgl.: Jacob E. Polak, *Persien. Das Land und seine Bewohner. Ethnographische Schilderungen* (Band 1), Leipzig: Brockhaus 1865, 295–299.

151 Vgl. Afsaneh Gächter, *Briefe aus Persien. Jacob E. Polaks medizinische Berichte*, Wien: new academic press 2013, 15–48.

152 Zur Polaks Pionierrolle in der Einführung moderner Errungenschaften der Wiener Schule nach Teheran vgl. Afsaneh Gächters Beitrag in diesem Sammelband.

153 Vgl. Afsaneh Gächter, Medicine and Anthropology. The »Ambassador-Physician« Jacob Eduard Polak (1818–1891) as a Mediator of Modernity in Iran, in: Anna Krasnowolska/Renata Rusek-Kowalska (Hg.), *Studies on the Iranian World* (Band 2). *Medieval and Modern*, Krakow: Jagiellonian University Press 2015, 329–339, 330.

154 Vgl. Brief Dr. Francesco Magnani, medico primario dell'Ospedale di Santa Maria, und Kollegen, 2. Januar 1851 aus Reggio da Modena an Carl Rokitansky in Wien, FaRok.

Rokitanskys philosophischer Ausdrucksweise hatten.[155] Trotz dieses Kritikpunktes galt das Werk lange Zeit als Standardlehrbuch, sodass König Viktor Emanuel II. (1820–1878) Rokitanskys wissenschaftliche Verdienste 1874 mit der Verleihung des Großoffizierskreuzes des königlichen italienischen Kronenordens würdigte.[156]

Griechenland

1837 gründete König Otto I. von Griechenland (1815–1867) die Ottonische Universität, die heutige Nationale und Kapodistrias-Universität Athen,[157] die erste moderne Universität des östlichen Mittelmeer- und Balkanraums. Durch Vermittlung des königlichen Leibarztes Bernhard Roeser (1806–1868)[158] schickte Rokitansky mehrere Sammlungen pathologischer Präparate für Studienzwecke nach Athen, um die Ausbildung der Medizinstudenten an dieser Universität zu fördern. 1851 erhielt Rokitansky für diese Unterstützung von König Otto I. das Ritterkreuz und 1864 das Offizierskreuz des griechischen Erlöserordens.[159]

Russland

Von der Medizinischen Fakultät in Odessa erhielt Rokitansky die Berufung, die Universitätsorganisation zu übernehmen und dafür den Titel eines kaiserlichen russischen Staatsrats zu erhalten, was mit einer hohen finanziellen Dotierung verbunden gewesen wäre. Er lehnte zugunsten von Nicolai Pirogow (1810–1881)

155 Vgl. L. Castagnoli/N. Jonjic/C. Rizzardi/M. Melato, Carl von Rokitansky and the Italian translation of the Handbuch der Pathologischen Anatomie. A linguistic and doctrinal enigma, in: *Pathologica* 93 (2001) 6, 654–661, 654.

156 Vgl. Dekret zur Verleihung des Großoffizierskreuzes des königlichen italienischen Kronenordens, Rom, 16. Februar 1874, FaRok.

157 Vgl. National and Kapodistrian University of Athens, A Self-Portrait, 9, URL: en.uoa.gr/fileadmin/user_upload/PDF-files/organa/UoAFylladiov2.pdf (abgerufen am 18.8.2017).

158 Vgl. Annemarie Fleisch-Klotz, *Frühe Reisende in Phokis und Lokris. Berichte aus Zentralgriechenland vom 12. bis 19. Jahrhundert*, Göttingen: Universitätsverlag 2009, 107. – Wolfgang Schultheiß/Evangelos Chrysos, *Meilensteine deutsch-griechischer Beziehungen.* Beiträge eines deutsch-griechischen Symposiums am 16. und 17. April 2010 in Athen, Athen: Stiftung für Parlamentarismus und Demokratie des Hellenischen Parlaments 2010, 78.

159 Vgl. Dekret zur Verleihung des Ritterkreuzes des königlich griechischen Ordens vom Erlöser, unterzeichnet von König Otto I. von Griechenland, Athen, 30. Dezember 1851, FaRok.

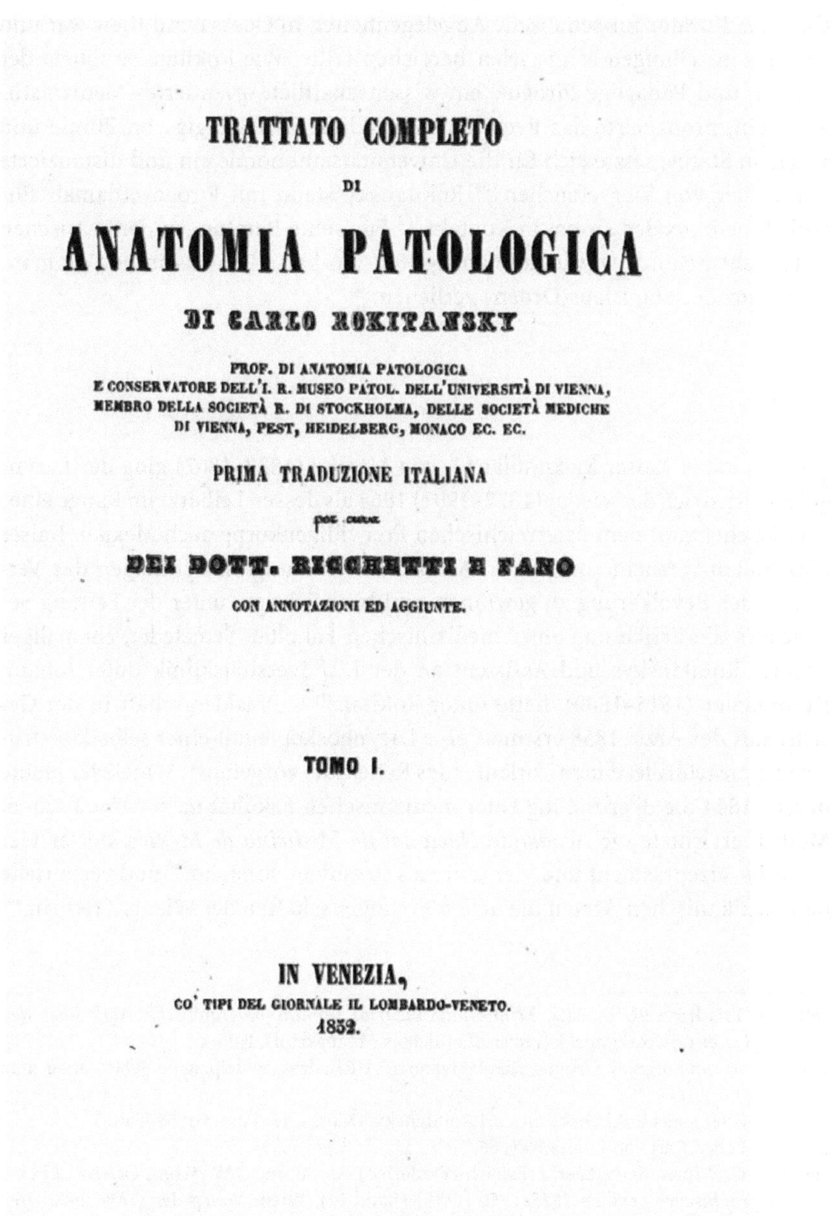

TRATTATO COMPLETO

DI

ANATOMIA PATOLOGICA

DI CARLO ROKITANSKY

PROF. DI ANATOMIA PATOLOGICA
E CONSERVATORE DELL'I. R. MUSEO PATOL. DELL'UNIVERSITÀ DI VIENNA,
MEMBRO DELLA SOCIETÀ R. DI STOCKHOLMA, DELLE SOCIETÀ MEDICHE
DI VIENNA, PEST, HEIDELBERG, MONACO EC. EC.

PRIMA TRADUZIONE ITALIANA

per cura

DEI DOTT. RICCHETTI E FANO

CON ANNOTAZIONI ED AGGIUNTE.

TOMO I.

IN VENEZIA,
CO' TIPI DEL GIORNALE IL LOMBARDO-VENETO.
1852.

Abb. 6: Carlo Rokitansky, *Trattato completo di anatomia patologica* (Band 1), prima traduzione italiana per cura dei Dott. Richetti e Fano con annotazioni ed aggiunte, Venezia: Co' Tipi del Giornale Il Lombardo-Veneto, T. Gattei 1852.

ab,[160] der Kurator für schulische Angelegenheiten in Odessa und Kiew war und dessen Einstellungen er in vielen Bereichen teilte. Wie Rokitansky führte der Chirurg und Pädagoge Pirogow ein wissenschaftlich orientiertes Medizinstudium ein, propagierte das Recht auf Ausbildung unabhängig von Ethnie und sozialem Status, setzte sich für die Universitätsautonomie ein und distanzierte sich später von Tierversuchen.[161] Rokitansky stand mit Pirogow, damals Ehrenleibmedikus des Zaren, in Kontakt.[162] Für seine Beratungen der russischen Unterrichtsbehörde wurde Rokitansky 1861 das kaiserlich-russische Commandeurkreuz des Stanislaus-Ordens verliehen.[163]

Mexiko

Auf Ansuchen Kaiser Maximilians I. von Mexiko (1832–1867) ging der Laryngologe Friedrich Semeleder (1832–1901) 1864 als dessen Leibarzt im Range eines Sanitätschefs mit dem österreichischen Freiwilligenkorps nach Mexiko. Kaiser Maximilian versuchte durch den Ausbau von Bildungseinrichtungen das Vertrauen der Bevölkerung zu gewinnen und beabsichtigte unter der Leitung Semeleders die Errichtung einer medizinischen Fakultät. Semeleder, ehemaliger Schüler Rokitanskys und Assistent an der I. Universitätsklinik unter Johann Dumreicher (1815–1880), hatte unter Rokitanskys Präsidentschaft in der Gesellschaft der Ärzte 1858 erstmals eine Laryngoskopie mit einer selbstkonstruierten Spiegelbrille, einem Vorläufer des Reflektors vorgeführt. Semeleder plante bereits 1864 die Begründung einer medizinischen Fakultät nach europäischem Modell, errichtete die *Academia Nacional de Medicina de México*, der er vier Jahre als Vizepräsident und vier Jahre als Präsident vorstand[164] und vermittelte den mexikanischen Ärzten die neuen Errungenschaften der Wiener Medizin.[165]

160 Vgl. Friedrich Rokitansky, *Erinnerungsmaterial für das biographische Werk über den Großvater Carl Rokitansky* (unveröffentlichtes Manuskript), FaRok.

161 Vgl. Oxana Kosenko, Pirogov, Nikolaj Ivanovič, URL: drw.saw-leipzig.de/30801 (abgerufen am 19.6.2017).

162 Vgl. Brief Hans Rokitansky an Carl Rokitansky, Odessa, 15. Jänner 1858, FaRok.

163 Vgl. Lesky, Carl von Rokitansky, 66.

164 Vgl. G. Winter, Semeleder, Friedrich (Frederico) Anton, in: ÖAW (Hg.), *Österreichisches Biographisches Lexikon 1815–1950* [*ÖBL*] (Band 12), Wien: Verlag der ÖAW 2002, 166.

165 Semeleder berief den Pathologen Samuel Basch (1837–1905), der während seines Medizinstudiums von Prag nach Wien gewechselt hatte, wo er Assistent Ernst Wilhelm Brückes (1819–1892) wurde, 1865 nach Mexico, um die geplante Lehrkanzel für pathologische Anatomie zu übernehmen. Basch leitete zunächst das Militärspital in Puebla und ließ seine dortigen Erfahrungen mit Ruhrpatienten in seine Forschung über Dysenterie einfließen, die ihn zum Mitbegründer der damaligen Bakteriologie machte. 1866 wurde auch Basch Leibarzt von Kaiser Maximilian von Mexiko, den er während seiner Gefangenschaft betreute

In diesem Zusammenhang verlieh Kaiser Maximilian von Mexiko 1865 auf Semeleders Vermittlung[166] das Großkreuz des mexikanischen Guadeloupe-Ordens für dessen wissenschaftliche Verdienste an Rokitansky.[167]

Japan

Wie rasch internationaler Wissenstransfer stattfand, belegen Ausschnitte aus damaligen japanischen Lehrbüchern, wie beispielsweise von Kure Shūzō (1865–1932). Der Hauptakteur in der Institutionalisierung der Psychiatrie in Japan bezog sich in seinem *Lehrbuch für Psychiatrie*, das auch Jahrzehnte nach seiner Erstauflage 1895 noch in der universitären Ausbildung verwendet wurde, im Kapitel »Einführung in die Anatomie« auf Rokitansky, um die Veränderungen der Farbe und Konsistenz der Großhirnrinde zu beschreiben.[168] Das belegt, dass Rokitanskys Arbeit auch unter japanischen Psychiatern und Neurologen bekannt war.[169]

Resümee

Am Beginn des 19. Jahrhunderts war die Medizinische Fakultät der Universität Paris das medizinische Zentrum in Europa. Ärzte in Wien ließen sich durch Frankreich in der Entwicklung der klinischen Medizin inspirieren. In den 1830er- und 1840er-Jahren durchbrachen die Wiener Mediziner jedoch die starren Strukturen im Allgemeinen Krankenhaus und an der Medizinischen Fakultät der Universität Wien und veränderten den Alltag in Forschung und Lehre. Trotz Widerständen der Wiener Professorendynastien wurde die Medizin vom philosophisch orientierten in das naturwissenschaftliche Zeitalter geführt. Der Pathologe, Philosoph und Politiker Rokitansky schuf eine bis heute gültige

und dessen Leichnam er nach Österreich begleitete. Vgl. Daniela Angetter, Basch, Samuel Ritter von, in: ÖAW (Hg.), *ÖBL* (Band 12), Wien: Verlag der ÖAW 2002, 52.

166 Vgl. Lesky, Carl von Rokitansky, 56.

167 Vgl. Dekret zur Verleihung des Großkreuzes des kaiserlichen Ordens von Guadelupe, unterzeichnet von Kaiser Maximilian von Mexico, FaRok. – »Indem wir ein Zeichen unserer Wertschätzung und Hochachtung an Doktor Carl Rokitansky, Arzt in Wien zu geben wünschen, verleihen Wir Ihm das Großkreuz des Kaiserlichen Ordens von Guadalupe. Verliehen in Mexico am 6. August 1865, Maximilian.« Vgl. ebd.

168 Akimoto Haruo (Hg.), Kure Shūzō, *Seishinbyōgaku-shūyō* (Band 2), Tokyo: Sōzō Shuppan 2002–2003, 483.

169 Die Autorin dankt Bernhard Leitner für diese Information zu Kure Shūzō und die Übersetzung der relevanten Stelle aus dessen Handbuch. Vgl. auch den Beitrag von Leitner in diesem Band, 540–541.

Systematisierung morphologischer Krankheiten, die durch sein Handbuch internationale Verbreitung fand. Durch Interdisziplinarität und Kooperation zwischen der pathologischen Anatomie und der Universitätsklinik für Innere Medizin wurde erstmals die Bedeutung der Diagnose erkannt, um daraus die richtige Therapie ableiten zu können. Bisher hatten die jeweils behandelnden Ärzte eine Krankheit nach dem für sie subjektiv auffälligsten äußeren Symptom benannt, welches zur Feststellung einer Diagnose herangezogen wurde. Die neuen Methoden der Diagnostik waren in allen Disziplinen anwendbar. Krankheiten wurden nach wissenschaftlichen Kriterien erfasst und der Bedarf an Spezialisierung ließ neue Disziplinen entstehen.

Die Wiener Medizinische Schule mit ihren Spezialkliniken wurde nicht zuletzt durch die Verbreitung von Rokitanskys Handbuch für Ärzte aus dem Ausland als Fortbildungsinstitution attraktiv. Während ihrer Studienaufenthalte bildeten sich internationale Netzwerke, die den Wissenstransfer ermöglichten. Diese führten nicht zuletzt zu Neugründungen von medizinischen Schulen in Persien, Japan oder in den USA.

ursula.rokitansky[at]a1.net

Helmut Denk
(Institut für Pathologie der Medizinischen Universität Graz)

Persönliche Gedanken zur Geschichte der Pathologie in Österreich

Personal thoughts concerning the history of pathology in Austria

Der Aufschwung des Faches Pathologie (pathologische Anatomie) begann in Österreich 1745 mit der Berufung von Gerard van Swieten (1700–1772) zum Leibarzt Erzherzogin Maria Theresias (1717–1780). Van Swieten erkannte die Bedeutung von Obduktionen für das Verständnis von Krankheiten und sorgte für die notwendigen gesetzlichen Regelungen.[1] Die pathologische Anatomie lag auch in Österreich wie in vielen anderen Ländern anfangs in den Händen von Klinikern und hatte in Lehre und Forschung nur untergeordnete Bedeutung.[2] Von Anton de Haen (1704–1776), Maximilian Stoll (1742–1787), Anton Stoerck (1731–1803), Georg Hasenöhrl (1729–1796), Leopold Auenbrugger (1722–1809) und Joseph Quarin (1773–1814) wurden Leichenöffnungen durchgeführt und Einzelbefunde erhoben. 1796 kam es auf Initiative von Johann Peter Frank (1745–1821), dem Direktor des Wiener Allgemeinen Krankenhauses, zur Gründung eines von dem unbesoldeten Prosektor Aloys Rudolph Vetter (1765–1806) geleiteten und der Inneren Medizin angeschlossenen Pathologischen Kabinetts. Vetter versuchte, seine Beobachtungen an der Leiche im Sinne einer allgemeinen Pathologie zu interpretieren. Er wurde 1803 als Anatom nach Krakau berufen.[3]

Erst 1811 kam es zur Bestellung von Lorenz Biermayer (1778–1843) als besoldetem Prosektor, der 1821 zum außerordentlichen Professor für pathologi-

1 Vgl. Johann Heinrich Holzner, Die Pathologie in Wien, in: *Verhandlungen der Deutschen Gesellschaft für Pathologie* 62 (1978), XXII–XXVIII, XXII. – Siehe für weitere Informationen auch: Johann Heinrich Holzner, Carl von Rokitanskys Wiener Pathologie im Wandel der Zeit, in: Helmut Rumpler/Helmut Denk (Hg.), *Carl Freiherr von Rokitansky (1804–1878) Pathologe – Politiker – Philosoph, Gründer der Wiener Medizinischen Schule des 19. Jahrhunderts*, Wien–Köln–Weimar: Böhlau 2004, 111–125. – Erna Lesky (Hg.), Carl von Rokitansky. Selbstbiographie und Antrittsrede, in: *Sitzungsberichte der Österreichischen Akademie der Wissenschaften*, phil.-hist. Klasse, Abteilung III, 234 (1960).

2 Vgl. Jan G. van den Tweel/Clive R. Taylor, A brief history of pathology, in: *Virchows Archiv* 457 (2010) 1, 3–10, 7–8.

3 Vgl. Holzner, Die Pathologie in Wien, XXII–XXIII.

sche Anatomie ernannt wurde.[4] Biermayer vernachlässigte in der Folge das nun selbstständige Fach aufgrund einer Erkrankung, was schließlich 1829 zu seiner Amtsenthebung führte. Sein Nachfolger Johann Wagner (1799–1832) verstarb bereits 1832. Carl Rokitansky (1804–1878), der 1827 in die pathologisch-anatomische Lehranstalt eingetreten war, – nach seiner Aussage ein »Gebäude, welches seiner Anlage, Einrichtung und Beheizung nach wohl das Einzige auf der Welt, und geeignet war, jede Gesundheit dauernd zu zerrütten«[5] – wurde nach dem Ableben Wagners mit der Supplierung betraut; 1834 erfolgte seine Ernennung zum Prosektor, Kustos des pathologisch-anatomischen Museums und außerordentlichen Professor.[6] Ab 1844 war die pathologische Anatomie unter Rokitansky als Ordinarius ein obligates Lehrfach im Medizinstudium. Seine Ansichten zum Wesen der Pathologie wurden damals als revolutionär empfunden:

> »In solcher Weise erwächst der pathologischen Anatomie die Aufgabe nicht nur die einem jeden Gewebe und Organe zukommenden krankhaften Veränderungen aufzuführen und zu beschreiben, deren Bedeutung, Beziehung zu einander, deren Entwicklung und Ausgänge u. s. w. auseinanderzusetzen und praktisch an der Leiche kennen zu lernen, sondern auch dieselben überall an die Erscheinungen im Leben, zum wenigsten die pathognomonischen anzuknüpfen, anatomischen Befund und klinische Beobachtung in den richtigen Zusammenhang zu setzen und sofort aus dem ersteren je

4 Vgl. ebd., XXIII.

5 Vgl. ebd., XXIV.

6 Vgl. Lesky, Carl von Rokitansky. – Ein Teil des Nachlasses, den Lesky für ihre Forschung von Familie Rokitansky in Graz zur Verfügung gestellt bekam, wurde im Archiv des Instituts für Geschichte der Medizin im Josephinum, welches sie leitete, unbearbeitet archiviert, ein Teil der Familie zurückgegeben. Jene Selbstbiografie Rokitanskys, die sein Sohn Hans transkribierte, diente Lesky als Quelle und liegt in der Handschriftensammlung im Josephinum auf. Vgl. Lebenserinnerungen Karl Rokitansky's, getreu nach dem Originale, kopiert von Hans Rokitansky (o. O. 1880), Josephinum – Ethik, Sammlungen und Geschichte der Medizin, Archivaliensammlung. – Jene Lebenserinnerungen, die Margarethe Rokitansky transkribierte, sind im Familienarchiv Rokitansky archiviert. Vgl. Carl Freiherr von Rokitansky, Selbstbiographie (unveröffentlichtes Manuskript, kopiert von Margarete Freifrau von Rokitansky im Jahr 1942), Familienarchiv Rokitansky. In dieser Arbeit wird aus dem Transkript von Margarethe Rokitansky zitiert. – Ausschnitte aus Rokitanskys Lebenserinnerungen wurden erstmals ein Jahr nach seinem Tod kurz publiziert. Vgl. Carl Rokitansky, Autobiographie, in: *Almanach der kaiserlichen Akademie der Wissenschaften* 29 (1879), 149–172. – Vgl. auch: Erna Lesky, *Die Wiener medizinische Schule im 19. Jahrhundert* (Studien zur Geschichte der Universität Wien 6), Graz–Köln: Böhlaus Nachf. 1965, bes. 129–141. Das Buch beruft sich vorwiegend auf die Geschichte der Institutionen und ihre medizinischen Leistungen. Entsprechend der damaligen Medizinhistoriografie bezieht Lesky politische, ökonomische und soziale Einflussfaktoren nicht mit ein, die aber medizinische Entwicklungen dieser »Schule« wesentlich beeinflussten. Da Lesky diese Publikation anlässlich der 600-Jahr-Feier der Universität Wien veröffentlichte und dafür die Wiener Medizinische Schule als Erfolgssymbol der Universität Wien darstellen wollte, ist in manchen Kapiteln eine Überhöhung bestimmter Mediziner mit einer Tendenz zur »Heldengeschichte« feststellbar.

nach Maassgabe seiner Vollständigkeit eine mehr oder weniger detaillirte Diagnose der vorausgegangenen Krankheit zu erstellen.[7] [...] Gegenüber solchen und anderen Bemängelungen, die insgesammt darauf hinausgehen, dass die pathologische Anatomie nicht allein Alles aufklären könne, erhebt sie sich endlich gerade durch das freimüthige Bekenntnis, dass sie als die Basis, als die elementäre Doctrin für naturhistorische Forschung auf dem Gebiet der Medizin allerdings nicht ausreiche und eben desshalb einerseits und zwar in ihrer praktischen Richtung sich der klinischen Beobachtung anschliesse, und andererseits die Bahn zu höheren physikalischen und chemischen Forschungen eröffne [...].[8]«

Rokitanskys Verständnis von den Aufgaben der Pathologie stieß auf Neid und Missgunst vieler Kollegen an der Wiener Medizinischen Fakultät.[9] Trotz des Widerstandes und mit besonderer Unterstützung des Internisten Joseph Škoda (1805–1881) blieb Rokitansky seiner Vision und seinen Bemühungen um eine in engem Kontakt mit der Klinik und auf der modernen Entwicklung der Grundlagenwissenschaften, vor allem der Physiologie und Chemie, beruhende Krankheitslehre und -forschung treu. In seiner Abschiedsrede anlässlich seiner Emeritierung konnte er sein Lebenswerk so zusammenfassen:

»Ich habe einem dringenden Bedürfnis meiner Zeit gemäss die pathologische Anatomie vor Allem im Geiste einer die klinische Medizin befruchtenden Forschung betrieben und ihr auf deutschem Boden jene Bedeutung errungen, dass ich dieselbe meinen Zuhörern als das eigentliche Fundament einer pathologischen Physiologie und als die elementare Doktrin der Naturforschung auf dem Gebiete der Medizin bezeichnen konnte. Wie sie das klinische Wissen fester begründet, erweitert und ergänzt hat, so hat sie, nachdem sie sich zur pathologischen Histologie vertieft, eine pathologische Chemie angebahnt, eine Experimental-Pathologie in's Leben gerufen, um sich selbst durch die Forschung am lebendigen Thierleibe zu ergänzen. Sie hat in dem innigen Verkehre mit allen medizinischen Doctrinen nicht nur Licht am Krankenbette gemacht und vielfaches Heil gebracht, sondern auch die Wissenschaft vom Leben überhaupt und damit das Reich der Naturwissenschaft erweitert.«[10]

Die Breitenentwicklung des Faches war Rokitansky ein besonderes Anliegen. In seinem 1862 errichteten (und später erweiterten) neuen Institut wurden ein chemisches und ein experimentell-pathologisches Laboratorium eingerichtet, welches später in die Lehrkanzel für Allgemeine und Experimentelle Pathologie transformiert wurde – erst geleitet von Salomon Stricker (1834–1898), danach von Richard Paltauf (1858–1924). 1853 erfolgte in Wien die Gründung der ersten Lehrkanzel für Histologie, die mit seinem Schüler Carl Wedl (1815–1891) besetzt

7 Carl Rokitansky, *Handbuch der pathologischen Anatomie* (Band 1). *Handbuch der allgemeinen pathologischen Anatomie*, Wien: Braumüller & Seidel 1846, 7.
8 Ebd., 11.
9 Vgl. Holzner, Die Pathologie in Wien, XXV.
10 Carl Rokitansky, *Abschiedsrede*, Wien: Braumüller 1875, 5.

wurde. Der Weiterführung des Rokitansky'schen Erbes fühlten sich seine Schüler verpflichtet. Anton Weichselbaum (1845–1920) und seinen Mitarbeitern, u. a. Jakob Erdheim (1874–1937) und Anton Ghon (1866–1936), verdanken wir grundlegende Erkenntnisse auf dem Gebiet der Infektionspathologie (Tuberkulose, Geschlechtskrankheiten). Die wichtigste Leistung erbrachte Karl Landsteiner (1868–1943) mit der Entdeckung der Blutgruppen (Nobelpreis 1930). Unter Johann Heinrich Holzner (1924–2013) wurde das Wiener Universitätsinstitut im Sinne Rokitanskys den modernen klinischen und wissenschaftlichen Anforderungen gemäß und unter besonderer Berücksichtigung der Molekularpathologie ausgebaut.[11]

Rokitansky war sich bewusst, dass für das Erreichen seiner Ziele nicht nur medizinisch-fachliches, sondern auch wissenschaftspolitisches Engagement unumgänglich war. 1849/50 fungierte er als erster frei gewählter Dekan der Wiener Medizinischen Fakultät, 1852/53 als erster frei gewählter Rektor der Universität Wien. Ab 1850 bekleidete er die Position des Präsidenten der Gesellschaft der Ärzte in Wien, von 1869 bis zu seinem Tod die des Präsidenten der kaiserlichen Akademie der Wissenschaften in Wien – ein Amt, das er nach eigener Aussage als Höhepunkt seines Lebens betrachtete. Als Mitglied des Herrenhauses und ab 1863 als Berater des Ministeriums für Cultus und Unterricht war er an der damaligen Universitätsreform maßgeblich beteiligt. Freiheit der Forschung, Lehr- und Lernfreiheit im Sinne der Errungenschaften von 1848 betrachtete er als besondere Anliegen.[12]

Rokitansky hat die Entwicklung der Pathologie in Österreich nachhaltig geprägt. Im Studienjahr 1862/63 initiierte er die Gründung der Medizinischen Fakultät der Universität Graz. Der Lehrstuhl für Pathologische Anatomie wurde mit dem Rokitansky-Schüler Richard Heschl (1824–1881) besetzt. Das seit 1810 bestehende pathologische Museum und die Einrichtung für die Lehre der »Zergliederungskunst« in der medizinisch-chirurgischen Lehranstalt für Wundärzte wurden in die Aufgabengebiete des neuen Lehrstuhls eingegliedert.[13] Das 1868 errichtete Universitätsinstitut beherbergte nach dem Wiener Vorbild auch ein chemisches Laboratorium. Heschl wurde 1875 als Nachfolger Rokitanskys nach Wien berufen. Seine Nachfolger in Graz, die in der Pathologie exzellente Leistungen erbrachten, waren Johann Kundrat (1845–1893 – Arbeiten über »Lymphosarkomatose«), Hans Eppinger sen. (1848–1916 – bakteriologische Arbeiten, Pathogenese und Klassifikation von Aneurysmen; Neubau des

11 Vgl. Holzner, Die Pathologie in Wien, XXVIII.

12 Vgl. Lesky, *Wiener medizinische Schule*, 137.

13 Vgl. Helmut Denk, Die Pathologie in Graz, in: *Verhandlungen der Deutschen Gesellschaft für Pathologie* 76 (1992), 1–8.

Instituts) und Friedrich Feyrter (1895–1973 – Beschreibung des diffusen endokrinen Systems).

Mit der Berufung des Verfassers dieses Beitrags von Wien nach Graz als Ordinarius für pathologische Anatomie und Vorstand des Pathologischen Instituts der Universität (heute Medizinische Universität Graz) lebte 1983 der Rokitansky'sche Geist, der im Laufe der Jahre etwas verblasst war, im Rahmen der klinischen und wissenschaftlichen Tätigkeit wieder auf; die Zusammenarbeit mit der Klinik wurde intensiviert, die Diagnostik optimiert und erweitert und im Institut wurden modern ausgestattete Laboratorien für biochemische, molekularpathologische und experimentelle Untersuchungen etabliert.

Carl Rokitansky war 1869 auch der Initiator für die Errichtung der Medizinischen Fakultät in Innsbruck. Die Leitung der Pathologischen Anatomie übernahm der Rokitansky-Schüler Ferdinand Schott (1830–1887).[14]

Ausblick und Forschungsdesiderate

Als klinisch-theoretisches Fach nimmt die Pathologie eine zentrale Stellung in Diagnostik, Lehre und Forschung in der Medizin ein. Die modernen Therapiemöglichkeiten erfordern nicht nur eine exakte Diagnostik krankhafter Prozesse, sondern auch Aussagen über deren Entwicklung (Pathogenese) und Prognose. Dies kann durch Anwendung der neuesten (v. a. molekularen) Methodik in Korrelation mit der klassischen morphologischen Vorgangsweise erreicht werden; die Erkenntnisse und Erfahrungen vergangener Generationen bilden dabei eine unentbehrliche Grundlage.

Um die Entwicklung vom Erkennen der Bedeutung von Obduktionen für das Verständnis von Krankheiten bis zur Anerkennung der naturwissenschaftlich orientierten pathologischen Anatomie als eigenständige Disziplin, verbunden mit Lehre und Forschung, untersuchen zu können, ist eine genaue, interdisziplinäre Umfeldanalyse ein Forschungsdesiderat. Sowohl die Fakultätsakten im Universitätsarchiv als auch die Akten des Ministeriums für Cultus und Unterricht im Staatsarchiv wurden bisher nicht genauer bearbeitet. Mit diesen Quellen können die Förderung oder Verzögerung der Einführung bestimmter Disziplinen, deren Bedarf aus der Kooperation von pathologischer Anatomie und Klinik erkannt wurde, rekonstruiert werden. Der universitäts- und bildungspolitische Einfluss vor 1848 und nach der Unterrichtsreform von Minister Leo Graf von Thun und Hohenstein (1811–1888) 1849 sowie Rokitanskys liberale Haltung und sein Engagement für die Freiheit der Naturforschung sind dafür zu berück-

14 Vgl. Gregor Mikuz, The History of Pathology in Innsbruck, in: *Pathology. Research and Practice* 189 (1993) 6/7, 625–628.

sichtigen. Ferner stellt sich die Forschungsfrage, ob Rokitansky sein Modell der pathologischen Anatomie unabhängig von Modellen im Ausland entwickelte und wie sein Modell international wahrgenommen wurde. Diese Reaktionen können zum Beispiel mit Quellen aus Archiven in Paris, London oder Berlin erforscht werden. Für Berlin ist zudem eine genaue Analyse der Wissenschaftsbeziehungen zwischen dem Pathologen Rudolf Virchow (1821–1902) an der Berliner Charité und Rokitansky an der Medizinischen Fakultät der Universität Wien ein Forschungsdesiderat. Eine Reduktion auf ein »Freund-Feind« Schema oder die Konkurrenzthese, wie bisher oft in der Literatur beschrieben, greifen hier zu kurz. Die komplexen Beziehungen der beiden Universitäten mit ihren verschiedenen Entwicklungslinien in der Pathologie spiegeln zwei Wissenschaftskulturen, die Virchow und Rokitansky prägten. Ihre genaue Erforschung wird die Bedeutung der pathologischen Anatomie für die Klinik und die Grundlagenforschung sowie die Steuerung medizinischen Fortschritts durch äußere Faktoren verdeutlichen.

Die Pathologie muss, wenn sie wie jede Wissenschaft den modernen Anforderungen gerecht werden soll, dynamisch und interaktiv betrieben werden. In diesem Sinne lernen wir aus der Geschichte: Carl Rokitansky hat es uns vorgegeben.

Namensregister

(Japanische Namen werden gemäß der im Japanischen natürlichen Reihenfolge von Familiennamen gefolgt vom Rufnamen wiedergegeben, daher ohne Komma)

Bei Fragen zur Produktsicherheit wenden Sie sich bitte an:
If you have any questions regarding product safety, please contact:

Brill Deutschland GmbH
Robert-Bosch-Breite 10
37079 Göttingen
info@v-r.de